Psychodynamic Psychiatry in Clinical Practice,
Fifth Edition

精神力動的精神医学

その臨床実践 | 第5版（DSM-5®準拠）

グレン・O・ギャバード 著　奥寺崇　権成鉉　白波瀬丈一郎　池田暁史 監訳

岩崎学術出版社

Psychodynamic Psychiatry in Clinical Practice, Fifth Edition
by Glen O. Gabbard, M.D
First Published in the United States by American Psychiatric Association Publishing, Washington DC.
Copyright © 2014. All rights reserved.
First Published in Japanese in Japan by Iwasaki Gakujutsu Shuppansha.
Iwasaki Gakujutsu Shuppansha is the exclusive publisher of Psychodynamic Psychiatry in Clinical Practice, Fifth Edition,
authored by Glen O. Gabbard, M.D., Copyright © 2019 in Japan for distribution Worldwide.
Permission for use of any material in the translated work must be authorized in writing by Iwasaki Gakujutsu Shuppansha.

Japanese translation rights arranged with American Psychiatric Association Publishing, Washington DC.
through Tuttle-Mori Agency, Inc., Tokyo

The American Psychiatric Association played no role in the translation of this publication from English to the Japanese language
and is not responsible for any errors, omissions, or other possible defects in the translation of the publication.

アメリカ合衆国での初版は American Psychiatric Association Publishing, Washington DC. による。
著作権© 2014。すべての権利を保有する。日本での日本語版初版は岩崎学術出版社による。
岩崎学術出版社は Psychodynamic Psychiatry in Clinical Practice, Fifth Edition, authored by
Glen O. Gabbard, M.D., Copyright © 2019 の日本語版を全世界で排他的に刊行する。
本訳書の中のいかなる素材の使用も，岩崎学術出版社の書面による許可を必要とする。

日本語翻訳権は，Tuttle-Mori Agency, Inc., Tokyo を通して
American Psychiatric Association Publishing, Washington DC. と締結された。

The American Psychiatric Association は本書の英語から日本語への翻訳において
いかなる役割も担わず，訳書における誤字，脱字．その他のいかなる欠陥にも責任を有しない。

私の指導医，私の患者，そして私の教え子に

著者について

　グレン・O・ギャバード医師は，ニューヨーク州立大学，ニューヨーク州シラキューズのアップステート医科大学の精神科教授であり，テキサス州ヒューストンのベイラー医科大学の精神科臨床教授である。彼はまた，ヒューストンの精神分析的研究センターの教育・スーパーヴァイジング分所家であもり，テキサス州ベルエアーのギャバードセンターにおいて個人開業を行っている。

　著者は，この著作への貢献について金銭的利害関係や競合する他機関との提携を表すことはないと示唆している。

推薦のことば

　本書は，米国医科大学の教授であり，かつ精神分析家として個人開業，若手の訓練にもあたっている，グレン・O・ギャバード教授による，『精神力動的精神医学──その臨床実践　第5版』の訳書である。日本の精神医学・精神分析の第一人者らによる訳で，極めて正確，かつ翻訳と感じさせない読みやすさがありがたい。

　「米国の精神医学では，かつて力動的精神医学が盛んであったが，現代では生物学的精神医学や認知行動科学に完全にとって代わられた」との極端な言説が日本人の間でなされるのを聞いたことは一度ではない。しかし実際に米国精神医学会に顔を出すと，若手精神科医の訓練に力動的精神医学がまだまだ息づいていることに気づかされる。本書の出版社は，米国精神医学会の公式出版局であるので，その証拠と言ってもいいだろう。それでもギャバード教授は，DSM-5で多軸診断の採用をやめたことが，（パーソナリティ障害とは診断されない）ひとりひとりの患者のパーソナリティのアセスメントに対する精神科医の感受性を退化させるのではないか，という深刻な憂慮で本書を始める。

　ひるがえって日本の精神医学，臨床心理学の状況は，精神病理学や力動的視点軽視の一途をたどっており，脳科学的説明やパッケージ化された認知行動療法にとって代わられている。若手精神科医の指導の中核をなす，大学精神医学教室のスタッフで，力動的精神医学を専門とする者はまさに絶滅危惧種である。心理臨床職が国から公認されるようになったものの，研修の基盤がともなわず，力動的視点の獲得も中心的柱となっているとはいいがたい。多元主義的多職種協働のパートナーとしての精神科医には，心理職にもっとも期待するのはそれであるのに。私自身は生粋の生物学的精神医学者ではあるが，こうした危機感から，精神分析家らの協力のもと，若手精神科医に対する力動的精神医学トレーニングを担当する精神医学教室で開始している。パートナーとしての心理職の若手に，力動的視点や投映法などクライアントの意識されない内界を取り扱えるようなトレーニングプログラムを文科省の助成を得て開始している。

　本書は大部ではあるが，たいへん読みやすいので，若手にはぜひ全体を通読していただきたい。しかし，多忙のあまり，本書の随所にちりばめられた人の心理や行動への深い洞察に触れる機会がなくなってしまうのはもったいない。そこで，第I部での拾い読みのポイントを自分なりに挙げさせていただくと，

p.6： 「『人』が意味するものを正確に定義しようとするときに私たちが出会う次の問題は，自己 self と人 person が同じものではないということである。」

p.7： 主観的経験の比類なき価値

p.21： 「すべてではないにしても，多くの患者への力動的な情報に基づいた dynamically informed アプローチ」

p.63： 「あらゆる重要な関係において，転移が働いているという事実からすると，医師と患者の最初の出会いから転移の要素が存在していることは確かである。」

p.64： 「定義によると，転移は反復である。過去からの人物に関係した感情が現在の状況における精神科医とともに反復されつつあるのである。」

p.65： 「面接者は最初に患者が自由に語る気分になる雰囲気を作らなければならない。一般的に初心者の精神科研修医は，病歴と症状を引き出すためだけに積極的に患者に質問するという過ちをする。」

p.66： 「力動的精神医学における発達理論の中心的役割のために，発達史は詳細な力動的アセスメントの一部でなければならない。」

p.67： 「病歴上の出来事の記憶は不完全であるとしても患者は子ども時代や青年期の発達の振り返りに携わるべきである。力動的面接の基本原理は，現在における過去の反復である。」

p.71： 「力動的診断は，薬物の処方が患者にもたらす意味や，服薬遵守といった面で，臨床家の理解を促進するだろう。
　　　 この文脈において，私は力動的診断の有用性が力動的精神療法を処方された患者に限られていないということを強調したい。患者のパーソナリティの治療的マネジメントは，常に治療計画において考慮されなければならないすべての精神科治療の不可欠な部分である。」

p.75： 症例部分

p.77： 表 3-1　精神力動的アセスメント

p.142： 複数の治療者による治療設定におけるスプリッティング（分裂）
　　　 「それらの反応は，患者の投影された内的対象との無意識的同一化として理解することができる。1 つの自己‐対象の布置によって生み出される転移‐逆転移パラダイムと，別の自己‐対象布置によって生み出されるものは著しく異なるかもしれない。この食い違いが，患者について話し合うスタッフ・ミーティングで最初に表れることがある。」

　第Ⅱ部では，（ギャバード教授にとって葛藤はあったものの）DSM-5 にそって，障害カテゴリーごとに，生物学的エビデンスを含む当該障害の概説を導入したうえで，力動的視点の適用の実際を豊富な症例を用いて説明しており，本書の醍醐味である。統合失調症のように，一部の教科

書では精神分析的心理療法は禁忌と教えられているカテゴリーに対しても，多くの紙面が割かれている。私のつたない臨床経験においても，統合失調症をもつ方の心理や行動，症状の背景の理解は，力動的な視点を導入することで格段に深まる。第Ⅱ部では，症例の記述のみならず，実際の精神療法場面の治療者と患者の面接の逐語的記録を掲載している（たとえば p.384）。たとえ精神分析的治療設定でなくても，このような場面はすべての精神科医が遭遇するものであり，ぜひお読みいただきたい。上述した私の担当教室において開始したトレーニングも，ちょうど本書のように，後期研修医が入院病棟で担当した（非精神分析的設定での）患者との面接を逐語的に記録して，精神分析家を含む多様な精神・心理療法家からスーパーヴィジョンを受ける試みである。

第Ⅱ部の締めくくりに，さりげなく書いてある珠玉の言葉に私はくぎ付けになった。「力動的な精神科医は，個人のユニークさと特異性に関心がある。実際に，力動的な精神科医は，患者がいかに類似しているかよりもいかにお互いに異なるかに関心を持つ。この原理は，パーソナリティ障害のある状況において，他のどんな状況よりも的を射ている。しかしながら，診断にかかわらず，力動的な精神科医は，人間が常に疾患に影響を及ぼすことを知りつつも，常に人間と疾患の両者を手当て（治療）するのである。」(p.500)

診断マニュアルの翻訳書やガイドライン，資格試験対策のオムニバス的書籍があふれるなか，本書のような教科書が，日本の精神医学や臨床心理学の機関学会等から日本語で出版され，すべてのメンタルヘルス専門家が，患者と自身の，主観と行動と人生と関係性の背景にある，見えない何かを観，触れ，取り扱えるようになることを願っている。人間の苦悩やその支援は，人類に普遍的な原理もあるが，歴史，社会，文化，そして何より思考の道具や対人関係の手段としての言語にもとづいているからである。

東京大学医学部精神医学教室
笠井清登

目　次

著者について　　　　　　　　　　　　　　　　　　　　iv

推薦のことば　　　　　　　　　　　　　　　　　　　　v

第5版への序　　　　　　　　　　　　　　　　　　　　xi

原　典　　　　　　　　　　　　　　　　　　　　　　xiii

第Ⅰ部
力動精神医学の基本原則と治療アプローチ

第1章　力動精神医学の基本原則　　　　　　　　　　　*3*

第2章　力動精神医学の基礎理論　　　　　　　　　　　*27*

第3章　患者の精神力動的アセスメント　　　　　　　　*61*

第4章　力動精神医学における治療：
　　　　個人精神療法　　　　　　　　　　　　　　　　*81*

第5章　力動精神医学における治療：
　　　　集団療法，家族/夫婦療法，および薬物療法　　*111*

第6章　力動精神医学における治療：
　　　　複数の治療者による治療設定　　　　　　　　*135*

第Ⅱ部
DSM-5 障害への力動的アプローチ

第 7 章	統合失調症	157
第 8 章	感情障害	183
第 9 章	不安障害	213
第10章	心的外傷およびストレス因関連障害，および解離性障害	233
第11章	パラフィリアおよび性機能不全	259
第12章	物質関連および嗜癖性障害，および摂食障害	287
第13章	神経発達障害および神経認知障害	317
第14章	A 群パーソナリティ障害： 猜疑性，シゾイド/スキゾイド，統合失調型	331
第15章	B 群パーソナリティ障害：境界性	355
第16章	B 群パーソナリティ障害：自己愛性	399
第17章	B 群パーソナリティ障害：反社会性	427
第18章	ヒステリーおよび演技性パーソナリティ障害	451
第19章	C 群パーソナリティ障害：強迫性，回避性，依存性	479
あとがきに代えて		505
人名索引		509
事項索引		514

第5版への序

このたび『精神力動的精神医学——その臨床実践』第5版出版の運びとなった。第4版以来じつに9年ぶりの改訂となり，25年前に執筆を始めてからもっとも長く間隔があいたことになる。これはAmerican Psychiatric Publishing社と私が，DSM-5が広く行き渡ったところで第5版を出すことが最良であると判断したためである。今回も私の意向で章の構成はDSM-5のカテゴリーに準拠することとしたが，DSM-5のワーキンググループの判断に全面的に同意しているわけではない。DSM-5のシステムは研修医の指導に広く利用されているものの，あえて理論的に曖昧にされている部分がある。それが私にとって非常に気がかりであり，臨床家があくまでも精神力動的な思考で患者との作業に臨めるよう援助したいと考えている。私たちが患者に最善を尽くすには，人の複雑さを見失ってはならない。かつてヒポクラテスが記したように，「患者の疾患そのものよりも，その人について知ることのほうが重要なのである」。そのような思いを下敷きとして第I部の最初の数章はこれまで通り，読者が理論，評定，定式化と精神療法の形式の問題をアップデートした内容とし，続いてDSM-5のカテゴリーに則るかたちで再編成した。

必要に応じて新しい要素についての議論を各所で加えた。たとえば第13章では自閉症スペクトラム障害の患者の治療に精神力動的思考を応用することについて述べている。また，以前のテキストからいくつかの議論を割愛し，全体のボリュームを前版とほぼ同じくらいにしてコストダウンを図った。第10章はトラウマとストレッサーに関係する主要な精神疾患をベースとした内容となるよう，心的外傷後ストレス障害［PTSD］と解離性障害の両方を取り上げた。DSM-5ではDSM-IVで採用していた多軸診断システムを廃止しているので，多様な軸への言及をすべて削除した。DSM-5最終決定版の責任者たちの判断によりパーソナリティ障害はDSM-IVと同じくDSM-5でも扱われているが，多軸診断は適用されていない。この新しい動きには正と負の両方の意味合いがあると私は考える。多軸診断によるパーソナリティ障害の過小評価という（他のすべての精神疾患に比べて精神科医にとって重要度が低いものであるかのような）問題は，確かになくなる。その一方で，パーソナリティという領域に特別な注意を促す軸がなくなれば，精神医学におけるパーソナリティの役割への注目度が多少低くなるのではないかという懸念がある。

この改訂版を作成するにあたっては，2005年に出した第4版以後にじっくりと時間をかけて関連資料を収集したため，各章を体系的にアップデートすることができた。結果的に19の章すべてに新たな参考文献と資料が加わっている。上述したように本書のボリュームを勘案し，今回

削除した資料もある。社会全体が，そして医療という分野が単純化する時代だが，私は思考を生き生きとしたものに保つよう心掛けた。力動精神医学の専門家の思考は生物心理社会的 bio-psycho-social でなくてはならない。内なる葛藤，トラウマが思考に及ぼす影響，無意識的空想，内的対象関係，自己構造，防衛機制といった事柄に重点を置いた思考をする場合でも。そう，私たちは「炎」の守護者である。自分たちは決して単なるゲノムや神経回路の塊ではない，もっと遥かな存在であると忘れずにいるための炎を。人間一人ひとりにおいてなにが固有であるのか，なにが特異であるのか，そしてその固有の特徴に神経生物学がどのようなはたらきをしているのか，環境が脳にどう影響しているのか，それこそが精神力動的な臨床家にとって重要なのである。

　これまで同様，この改訂版においてもベイラー医科大学，ニューヨーク州立大学，シラキューズのアップステート医科大学で近年指導する機会に恵まれた研修生たちに大変お世話になった。サイコセラピストにとって患者は最良の教師であるのと同様，学生は教育者にとって最良の教師である。私にとって未来の同僚となる若き trainee たちから学び続けた成果を今回の改訂版に反映することができた。また，自分の考えを世界中の臨床家に伝えようと奮闘する私を 30 年近くにわたって支えて下さった American Psychiatric Publishing 社の皆様に深い感謝を申し上げたい。『精神力動的精神医学——その臨床実践』は現在まで 11 の言語に翻訳され世界中で教科書として使われている。本書が完成にこぎつけるまでにお力添えをいただいたレベッカ・ラインハート，ロバート・ヘイルズ，ジョン・マクダフィー，グレッグ・クニー，ベシー・ジョーンズに厚く御礼申し上げる。ヒューストンのジル・クレイグは今回の改訂版のための原稿を細心の注意とともに準備してくださった。その類いまれな情熱を称えたい。最後に，わたしの家族，とりわけ妻のジョイスに感謝を伝えたい。本書の初版から今回の第 5 版の執筆まで妻は一貫して私をサポートし，比較的短時間のうちに集中して膨大な量の情報をまとめあげるための時間，スペースを私に与えてくれた。

グレン・O・ギャバード，M.D.
テキサス州ベルエアーにて

原　典

筆者は以下の文献の引用を許可してくれたことに深く感謝したい。

American Psychiatric Association: Diagnostic and Statistical Manual of Mental Disorders, 5th Edition. Washington, DC, American Psychiatric Association, 2013. Portions reprinted with permission.

Gabbard GO: The exit line: heightened transference-countertransference manifestations at the end of the hour. J Am Psychoanal Assoc 30:579–598, 1982. Portions reprinted with permission.

Gabbard GO: The role of compulsiveness in the normal physician. JAMA 254:2926–2929, 1985. Copyright 1985, American Medical Association. Portions reprinted with permission.

Gabbard GO: The treatment of the "special" patient in a psychoanalytic hospital. Int Rev Psychoanal 13:333–347, 1986. Portions reprinted with permission.

Gabbard GO: A contemporary perspective on psychoanalytically informed hospital treatment. Hosp Community Psychiatry 39:1291–1295, 1988. Portions reprinted with permission.

Gabbard GO: Patients who hate. Psychiatry 52:96–106, 1989. Portions reprinted with permission.

Gabbard GO: Splitting in hospital treatment. Am J Psychiatry 146:444–451, 1989. Copyright 1989, American Psychiatric Association. Portions reprinted with permission.

Gabbard GO: Two subtypes of narcissistic personality disorder. Bull Menninger Clin 53:527–532, 1989. Portions reprinted with permission.

Gabbard GO: Psychodynamic psychiatry in the "decade of the brain." Am J Psychiatry 149:991–998, 1992. Copyright 1992, American Psychiatric Association. Portions reprinted with permission.

Gabbard GO, Coyne L: Predictors of response of antisocial patients to hospital treatment. Hosp Community Psychiatry 38:1181–1185, 1987. Portions reprinted with permission.

Gabbard GO, Menninger RW: The psychology of the physician, in Medical Marriages. Edited by Gabbard GO, Menninger RW. Washington, DC, American Psychiatric Press, 1988, pp 23–38. Portions reprinted with permission.

Gabbard GO, Nemiah JC: Multiple determinants of anxiety in a patient with borderline personality disorder. Bull Menninger Clin 49:161–172, 1985. Portions reprinted with permission.

Gabbard GO, Horwitz L, Frieswyk S, et al: The effect of therapist interventions on the therapeutic alliance with borderline patients. J Am Psychoanal Assoc 36:697–727, 1988. Portions reprinted with permission.

第I部

力動精神医学の基本原則と
治療アプローチ

第1章

力動精神医学の基本原則

　精神病理の領域を探求する時，われわれが患者を避けることができるとしたら，事はより簡単である。つまり，患者の脳の化学と生理を検索することに，そして心的な事象を私たちの直接の経験と馴染みのないものに，あるいは非人間的な統計学の公式の単なる変数として扱うことに限定できるのだとしたら事はより単純である。重要なことは，これらの手法は人間の行為を理解するためのものであり，これらによって関連するあらゆる事象の覆いをとり，説明することはできないということなのである。他人の心を調査するために，私たちは自らを連想と感情の洪水に浸さなくてはならない。私たちは自らを，患者を打診する道具にしなくてはならない。

John Nemiah, 1961

　精神力動的精神医学（本書では力動精神医学と同義に用いる）の先駆者には，Leibniz, Fechner, 神経学者の Hughlings Jackson, そして Sigmund Freud らがいる（Ellenberger 1970）。**精神力動的精神医学**という用語は，通常は精神分析の理論や知見に深く関わり合う手法に関係する。概して現代の精神力動理論は，葛藤の産物としての心的現象を説明するモデルだとみなされてきた。この葛藤は，現れようとする強い無意識的な力と，現れを妨げる対抗する力による恒常的な監視を要請する強い無意識的な力に由来する。これらの相互に作用する力は（重複するところもあるが），1）願望と願望に対する防衛，2）異なった目的と優先事項を持つ種々の精神内界の諸審級 agencies, あるいは「複数の部位」，3）外的現実の要請への内面的な気づきに対抗する衝動，として概念化されてきた。

　精神力動的精神医学は疾患の葛藤モデル以上のものを意味するようになっている。今日の力動的精神科医は通常，疾患の「欠損モデル deficit model」といわれているものも理解しなくてはならない。このモデルは，発達上の問題がどういったものであれ，精神の構造が脆弱であるか欠損している患者に適応される。この危うい状態は，彼ら自身が無傷で安全だと感じることを妨げる。その結果，彼らは心理的な平衡を保つために人びとから混乱した反応を引き出す。また，関係性についての無意識的な内的世界も精神力動的精神医学の範疇に含まれている。すべての患者は自らの中に自分自身と他者のさまざまな心的表象を宿しているのであり，その多くが対人関係での困難な特徴的パターンを作り出すのであろう。これらの自己と他者の表象が無意識の内的対象関係世界の大部分を構成する。

4　第Ⅰ部　力動精神医学の基本原則と治療アプローチ

　今日の精神力動的な臨床医は，精神医学の実践において，身体，社会文化的な影響を遠ざけて
おくことはもはやできない。それどころか精神力動的精神医学は**生物心理社会的精神医学**という
複合概念を架橋するところに位置しているとみなされるべきである。遺伝学と神経科学の劇的な
進歩は，逆説的に精神力動的精神科医の立場を強化した。今や私たちは，精神生活の多くが無意
識であることについて，社会的な圧力が遺伝子の発現を方向づけることについて，そして心が
脳の活動を反映することについて，これまで以上に説得力のある証拠を持っている。今や私たち
は「どちらか/または」というよりも「どちらも/および」という状況にある。すべての心的機能
は究極的には脳の産物だということは真実ではあるのだが，それは生物学的な説明が人間の行動
を理解する最適で最も理にかなったモデルだということにはならない（Cloninger 2004; LeDoux
2012）。現代の神経科学はすべてを遺伝子や生物学的な構成要素に還元しようとはしない。深い
見識のある神経科学者は，還元主義的方法よりも統合的方法に焦点を合わせており，生物学的知
見と同じく心理学的なデータが科学的に妥当だということを認めている（LeDoux 2012）。

　なかでも精神力動的精神医学は——自らの患者についてだけでなく，患者と治療者の間の対人
関係の湯における自分自身について——**思考する**方法である。要するに，力動精神医学の本質を
特徴づけるためには，以下の定義を用いるのがよいだろう。**精神力動的精神医学とは，無意識的**
葛藤，精神内界の構造の欠損と歪曲，および対象関係を含み，これらの要素を神経科学の現代の
知見と統合する，患者と治療者双方について思考する方法を特色とした診断と治療の取り組みで
ある。

　この定義は精神力動的臨床医に挑戦状を突きつける。いかにして人は心の領域と脳の領域を統
合するのだろうか？　精神医学はデカルトの実体二元論という概念をはるかに上手くこなしてき
た。私たちは心が脳の活動であること（Andreasen 1997），両者は分かちがたく結びついている
ことを認める。心と脳とについて論究することは，広い領域で私たちの患者と彼らに対する治療
について多様な考え方をするための規範となった（Gabbard 2005）。遺伝子対環境，薬物療法対
精神療法，生物学的対心理社会的といった両極性は，多くの場合表面的には脳と心というカテゴ
リーに組み込まれる。このような二分法には問題があり，精神医学の臨床的な問題を検討する際
に失敗しやすい。遺伝子と環境は人間の行動を方向づける上で分かちがたく結びついている。人
間のゲノムと「個別化医療」との約束は未だ果たされていないのである[訳注1)]。遺伝率[訳注2)]とい
った用語は，遺伝子への環境の影響という観点からますます無意味で還元主義的な用語になりつ
つある（Keller 2011）。ゲノミクスを基礎とした学識としての個別化医療に関してにわかに噴出
した当初の興奮は，一連の批判をうけるようになった。たとえばHorwitzら（2013）は，疾患
の転帰に影響する環境，社会，臨床について考慮しないゲノミクスの知見は期待外れなので，こ
の風潮を「脱個別化医療 de-personalized medicine」と呼称している。「人」を考慮に入れるこ
とが必要である。体験は，ある遺伝子の転写機能を封じ込め，一方で他の遺伝子を刺激する。人
との関わりでのトラウマといった心理社会的ストレッサーは，脳の機能を変えることで深く生物

訳注1）個別化医療 personalized medicine：オーダーメイド医療ともいう。バイオテクノロジーに基づいた患者
　の個別診断と，環境の要因を考慮して患者個人に適した治療法を計画しようとすること。
訳注2）遺伝率 heritability：遺伝力ともいう。身長や体重など連続した数で示される形質がどのように遺伝的に
　決定されるかを示す尺度。

学的に影響する。さらに，「心理学に基礎を置く障害」の治療としての精神療法と「生物学的あるいは脳に基礎を置く障害」の治療としての薬物療法という考え方は見せかけだけの区別である。精神療法が脳に影響を及ぼすことは紛れない事実として定着している（Gabbard 2000 を参照）。

　人との関わりからのトラウマがいかに「人」の生態と心理の双方に広範囲に影響するかということについての実例が，子ども時代に虐待を経験した成人の画像研究で明らかになった（Heim et al. 2013）。対照研究において，さまざまな身体領域を写像する「脳の中のこびと」の中にある第1次体性感覚野の性器領域で，子ども時代に性的虐待を経験した人たちの皮質に菲薄化があった。この菲薄化という特性にある神経可塑性が特異な虐待体験の知覚処理から子どもを保護するのではないかと推論することは可能だが，それでは大人の性器領域での個々人の「無感覚 numb」を放置しまうのではないだろうか。この主観的な体験が，今度はいかにして若者が性的関心を大人の自己としての感覚に統合するのかを明らかにするだろう。例として，生物学に基礎を置く「欠損」は成長の過程で心理的な葛藤の一因になるかもしれない。

　私たちが心と脳の二極化から離れ，患者を生物心理社会的文脈における人として見る時，私たちはそれでも心と脳は同一ではないという問題に直面する。私たちの心は確かに脳の活動を反映するのだが，心を神経科学的な説明によって単純化することはできない（Edelson 1988; LeDoux 2012; MacGinn 1999; Pally 1997; Searle 1992）。機能的核磁気共鳴映像法（fMRI）と陽電子放出断層撮影（PET）の利用は脳機能の理解に画期的な飛躍をもたらした。それにもかかわらず，もし私たちが脳スキャンに見るものを自己と同等とみなすなら，これらの技術には固有の危険がある。スキャンという科学技術は，「私」はどうも調子が良くないという代わりに「私の脳」はどうも調子が良くないと述べることで問題を外在化する便利な方便をもたらす（Dumit 2004）。

　もし私たちが心と脳が同一でないことを認めるとすると，何が違うのだろうか？　第1に，脳は第三者の視点から観察することができる。脳は検屍で頭蓋骨から外し，重さを量ることができる。脳は解剖し，顕微鏡下で精査することができる。一方心は知覚に基づかないので，内側からのみ伺い知ることができるのである。心は個に属するものなのである。実体二元論という時代遅れのやり方に頼るよりも，現代の精神科医や神経科学者は多くの場合，**説明二元論** explanatory dualism の概念を用いる（Kendler 2001）[訳注3]。モノと心というこの種の二元論は，二種の異なる説明を必要とする，知ること，理解することの二通りの方法があることを承認する（LeDoux 2012）。1つの説明は，第一人称であり心理学的で，もう1つは第三人称，すなわち生物学的である。どちらの方法も，それ自体による説明は完全ではない。Damasio（2003）が指摘したように「意識は心の同義語ではない」ことが問題を一層複雑にしている（p. 184）。さまざまな神経学的状態で，意識が障害されていたとしても心の過程が続くことを豊富な証拠が示している。

　私はこの本のまえがきで「人」を知るために「脳」と「心」を統合することを主張した。結局助けを求めてきたのは人である。とはいえ，人とはなんだろうか？　辞書の定義は現実の自己すなわち実存について教えてくれるだろう。しかしながら，自己を定義するのもまた容易な作業で

訳注3）実体二元論 substance dualism　この世界には肉体や魂といった，異なる実体があるとする考え方。古典的二元論，心身二元論ともいう。これに対して現代的には性質二元論 property dualism で心の哲学を議論することが多い。性質二元論では，この世に存在する実体は1つだが，心理的な性質と物理的な性質の2つを持っているとする。説明二元論は心身を分けては考えるが，最近の哲学では，相互に関連があるとされている。

はない。事を複雑にしているのは，自己が主体でも対象でもあるためである。「私は私自身について考える」という文章には，哲学者が記述する現象としての「私」と自己の意識的な表象の両者がある。確かに自己の1つの側面は，高度に個性化された意味を基礎とする個々人のユニークなレンズを通してふるいにかけられた私的な記憶の集合体である。加えて，自己の一部は私たちから隠されている——私たちはおそらくそれほど好きではない部分を抑圧か否認しながら，自己の好ましい部分を意識するのである。力動精神医学の教訓の1つは，私たちすべてが自己欺瞞の達人だということである。私たちの大多数は自分自身を十分には知らない。さらなる紛糾の種の1つは一枚岩の自己などないということだ。私たちの多くは，異なる状況で作動する自己の多様な側面を持っている。文化はそれらの状況の1つである。たとえばアジアの文化は自己の経験を中心としておらず，社会的な脈絡に焦点を当てる育児によって相互依存的な自己が作られる（Jen 2013）。

　「人」が意味するものを正確に定義しようとする時に私たちが出会う次の問題は，**自己** self と**人** person が同じものではないということである。その違いは，主観的に体験される自己を他者によって観察される自己から区別することで説明できる。ビデオテープで自分自身を見る時，人はめったに満足しない。彼らは彼ら自身について「私はあんなふうには見えない」とか「私の声はあんなふうに聞こえない！」と思う。しかし，部屋にいる他の人に尋ねるなら，実際そのように見えたり聞こえたりすると言われるだろう。真実は単純で，私たちは他人が見るように私たち自身を見ない。どちらがより本当の自己なのだろうか，主観的に体験する自己か，それとも他者が見る自己か？　その質問に適切に答えることはできない。それというものどちらも人が誰なのかを知るために不可欠だからである。どちらも十分ではない。つまり，私たちはどのような印象を他者に与えるのかを知ることはできないが，他者は私たちが内心どのように感じるかを常に気づくことができるとは限らないのである。人間性をよく知るためには内側と外側の視点の統合が必要である。

　まとめると，人は簡単な分類を受け付けない。ユニークで特異な——多様で変わりやすい複雑な混合物といった事柄に関係している。人を決定する主要な因子のいくつかをここに記す。

1. 独特な意味あいを持つ水晶体を通して選別された固有の歴史的物語に基づく自分自身の主観的な経験
2. 一連の意識的 - 無意識的な葛藤（それに関連する防衛），表象，自己欺瞞
3. 一連の無意識的に再演される内在化されて，他者の印象を生み出す他者との交流
4. 私たちの身体的な特徴
5. 環境の力との相互作用における遺伝子の産物であり，経験の蓄積に基づく神経ネットワークの創造物としての私たちの脳
6. 私たちの社会文化的背景
7. 私たちの宗教上の/精神的な信念
8. 私たちの認知の様式と能力

　この本の至る所で，人の探求について心理学的な説明を強調するが，神経学的な基盤にも言及

し，心理学と生物学の統合領域を重視する。心の領域と脳の領域は異なる言語を持つ。現代の力動精神科医はバイリンガルであるよう努めなくてはならない。**人**を知り最適な患者のケアを与えるためには，脳の言語と心の言語のどちらも習得されなければならない（Gabbard 2005）。

　力動的精神科医の治療手段のなかで，精神力動的精神療法は最も重要な物の１つではあるけれども，力動的精神療法は力動精神医学と同義ではない。力動精神科医は，患者のニーズの力動的評価に基づいた幅広い治療介入を用いる。力動精神医学は，あらゆる治療法を規定する首尾一貫した概念枠を単に提供する。力動的精神療法であろうと薬物療法であろうと，治療は力動的に特徴づけられている。実際のところ，力動精神科医の専門知識の鍵となる要素は，治療が患者の心的平衡をより脅かさないために，どのような場合に探索的な精神療法を避けるべきかを知ることである。

　今日の力動的精神科医は神経科学がめざましい進歩を遂げる状況の中で診療しなくてはならない。文化的経験を内在化し，考え方，感じ方やあらゆる精神症状の現れに深く影響を与える文化，宗教，倫理，人種といった列挙される膨大なもので，臨床実践の設定もまた特徴づけられる。したがって今日の力動精神科医は，常に精神分析的な見識を病気の生物学的な理解や「人」に影響する文化的な要素と統合しようと努めている。それにもかかわらずすべての力動精神科医は，他に類のない精神力動的精神医学が備える精神分析理論や技法に由来する伝統的な数少ない原則に今なお導かれている。

主観的経験の比類ない価値

　力動精神医学は記述精神医学との対比により一層明確に定義される。後者の方法を専門とする医師は患者を一般の行動科学的，現象学的な特徴から分類する。彼らは患者を分類可能な症状のチェックリストを作り上げる。チェックリストの項目を報告している時を除き，患者の主観的経験はさして重要ではない。行動科学を志向する記述精神科医は，精神医学の診断や治療の本質に対して患者の主観的経験はあまり重要ではなく，それらは観察可能な行動に基づかなくてはならないと主張するだろう。最も極端な行動科学的見解では，行動と心的生活は同義なのだ（Watson 1924/1930）。加えて記述精神科医は，なによりも患者が適合する特徴を持つほかの患者といかに**異なっているか**よりもいかに**似ているか**に関心を持つ。

　対照的に力動精神科医は，患者それぞれについて何が独特なのか，つまり他にはない生活史の結果としてこの患者が他の患者たちといかに**違っている**のか，を確定しようと試みつつ患者に接する。生物学的そして環境的決定因を選別する極めて個人的な問題とされる主観的経験の最終的な共通経路として症状と行動はみなされるだけである。さらに，力動精神科医は，空想，夢，恐れ，希望，衝動，願望，自己イメージ，他者の知覚，症状への心理学的な反応といった患者の内的世界に最も重要な価値を置く。

　山腹に埋もれている閉ざされた洞窟のことに取りかかる記述的精神科医は，洞窟に入るのを拒んでいる大きな岩の特徴を詳細に記述するのが関の山である。対照的に力動精神科医は，岩の先にある洞窟の暗い人目につかないところを知りたがるだろう。記述精神科医のように彼らも入口

の模様に注意するが，それらを違った眼差しで見るだろう。彼らは洞窟の外側が内側をどのように反映しているかを知ろうと望むだろう。彼らはなぜ入口の岩が内部を守らなくてはならないのかを知りたがるかもしれない。

無意識

　洞窟の比喩を続ければ，力動精神科医は岩を取り除く方法を見つけ出し，洞窟の暗い人目につかないところに入り，たぶん懐中電灯で内部を照らすだろう。底部の人工物，あるいは壁の模様は，この洞窟の歴史を語るので探検家の特別な興味を引くだろう。ごぼごぼと変わらず地面から聞こえる水の音は下から力を加える地下の水源を暗示しているのかもしれない。力動精神科医は洞窟の奥深くを探検することに特に関心を抱くだろう。洞窟は山の斜面のどれくらい遠くまで伸びているのか？　奥の壁は洞窟の内部の空間の本当の行き止まりなのか，あるいは「偽の壁」でもっと深いところへの通路があるのか？

　洞窟の比喩が示唆するように，力動精神医学を定義する第2の原則は，無意識を含む心の概念的なモデルである。Freud（1915/1963）は異なる二種の無意識の心的内容を識別した。それらは，1）前意識（ただ注意を移すだけで容易に意識的に気づくことができる心的内容）と，2）本来の無意識（受容できないために検閲され，ゆえに抑圧されて容易に意識的に気づくことができない心の内容）である。

　心のシステムとしての無意識，前意識，そして意識は，ともにFreud（1900/1953）が**局所モデル**と呼んだものを構成する。彼は，夢と失策行為という2つの主要な臨床的事実から無意識の存在を確信するようになった。夢の分析は，通常は無意識の子ども時代の願望が夢の原動力であることを明らかにした。夢作業は願望を偽装するので，夢の分析は願望の本当の姿を見分けることを必要とする。**失策行為**は，口を滑らすこと，「予期しない」振る舞い，名前や言葉を忘れるか，置き換えるといった現象からなる。たとえばあるタイピストは，「母親 mother」と打ち込もうとする時に何度も「殺人 murder」と打ち込んだ。今日われわれの文化のある側面にしっかりと根付いている「うっかり本音の出た失言 Freudian slip」という概念は，人の無意識の願望，もしくは気持ちが意に反して露呈するということを意味している。Freud（1901/1960）は，これらの困惑させられるような出来事を抑圧された願望の解明を例証するために，そして日常生活での心的過程と神経症の症状形成との類似を論証するために用いた。

　ちょうど岩が洞窟の中身を露出から守るように，症状と行動が抑圧された願望や感情から防御する無意識の過程の反映，その一部分であると力動的精神科医はみなす。さらに言えば，夢と失策行為は洞窟の壁の絵画のようなものである。それらは，象徴的であれ，そうでないにせよ，忘れ去られた過去からのメッセージを今に伝える情報である。この暗闇をつまずくことなく探索するために力動精神科医が習得しなければならないのは，身構えない姿勢である

　臨床場面で無意識そのものが現れる他の主要な経路は，医師に対する患者の非言語的な態度にある。子ども時代に始まる他人との関わりの特徴的なパターンは，内在化されるようになり，患者の性格の一部として自動的に無意識のうちに実行に移される。それゆえある患者たちはいつも

医師にうやうやしいかもしれないが，ほかの患者たちはとても扱いにくいだろう。これらの関わりの持ち方はSquire（1987）の述べる手続き記憶概念と密接に関係し，意識的で言語的な陳述記憶の領域外に現れる。

　記憶システムの研究は，臨床場面における行動に関する私たちの知見を大きく拡大させている。精神力動的思考と関連があり広く用いられるのは，顕在（意識的）記憶と潜在（無意識的）記憶の区別である。

　顕在記憶は，事実や観念についての知識に関係し，**包括的**であるか，特定の自伝的出来事の記憶に関わり**挿話的**であるかのどちらかになりうる。潜在記憶は意識的には気づいていない観察可能な行動に関わる。潜在記憶の一種が**手続き**記憶であり，それはピアノの演奏や「どのように」他者と社会的に関わるかといった技量の知識に関わる。内的対象関係という無意識的スキーマはある程度手続き記憶であり，多様な個人間の状況の中で何度も繰り返される。他の種類の潜在記憶は，本質的に**結びつき**を持ちやすく，言葉，感情，考え，人，出来事や事実のつながりに関係する。たとえば，人がある歌を聞いてなぜだかわからないが悲しみを感じるのは，家族の死の知らせが届いた時にその歌がラジオで流れていたからなのかもしれない。

　精神生活の大部分が無意識であるという見解は，しばしば精神分析への批判として疑問を投げかけられているが，実験心理学の文献によって広く正当性を立証された（Wasten 1999a, 1999b）。両側の海馬に病変を持つ被験者らは，2つの別個の出来事が関係していることを学ぶのが非常に困難であるが，彼らの情緒的反応は彼らが2つの出来事に無意識的なつながりを作ることを示唆している（Bechara et al. 1995）。被験者に情緒的，精神力動的な意味を持つ刺激をサブリミナルに提示すると，たとえその刺激に意識的に気づかなくても，行為には広範な影響を示す（Weinberger and Hardaway 1990）。脳の事象関連電位の研究によると，情緒的な言葉は意識の水準で認識されるよりも早く，それを伴わない記号的な言葉とは異なった脳波のα波を誘発することが証明されている。ある研究で，医師チームはどの葛藤が患者の症状と関係するかを評価した。それらの葛藤を反映する言葉を選択し，サブリミナルとスプラリミナルの両方で患者に提示した（Shevrin et al. 1996）。患者の症状と意識的に関連している言葉と，無意識的に関連していると仮定される言葉では異なるパターンの反応が記録された。

　無意識の人種差別主義傾向を明らかにする研究は，人の相互作用において無意識が継続して果たす役割を見事に証明した。この現象に関するデータの多くは，潜在連合テスト Implicit Association Test から得た。このテストは，肯定的および否定的な記述的形容詞と共に，被験者の前に瞬間的に現れる白人と黒人の顔写真を用いる（Banaji and Greenwald 2013）。被験者は肯定的な記述を白人の顔に結び付けるのと同じくらいすばやく黒人の顔に結びつけるように意図されている時でさえ，そうすることができないことを研究者は見出した。これらの研究から，アメリカ人の75%は無意識的自動的に黒人よりも白人を好むことが明らかになった。性，性愛的志向，年齢，体重，障害，民族によっても変わらず同様の割合が出る傾向にあった。

　2008年の大統領選挙が無意識の心的機能の証明をまた1つ生み出した。Galdiら（2008）は，自然発生的な連想を評価するためのコンピュータによる迅速分類タスクを開発した。彼らは意識的に是認する信念や選択を評価するための自記式の指標についての連想を比較した。政治的に誰に投票するかを決めかねている参加者の自然発生的な連想によって，意識的に報告した信念や重

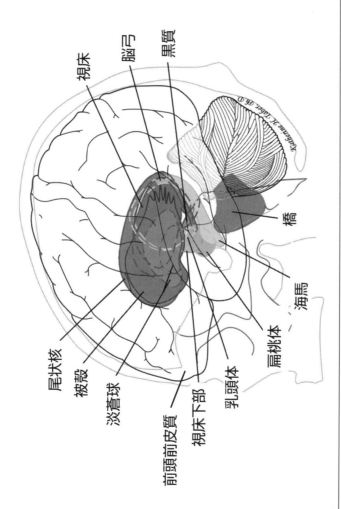

図1-1 前頭前皮質と海馬の相対的な位置を示す概略図（横矢状面）

出典 Reprinted from Hurley RA, Hayman LA, Taber KH: "Clinical Imaging in Neuropsychiatry," in The American Psychiatric Publishing Text-book of Neuropsychiatry and Clinical Sciences, 4th Edition. Edited by Yudofsky SC, Hales RE. Washington, DC, American Psychiatric Publishing, 2002, pp. 245-283. Copyright 2002, American Psychiatric Publishing. Used with permission.

要な意味を持つ選択の一週間での変遷が予測された。研究者たちは，意識的には誰に投票するか
を決めかねていた人たちが，無意識レベルでは多くの場合すでに心を決めていたことを見出し
た。調査者たちは，政治的選択にかかわる重要な事柄でも，人びとは自身の無自覚に気づいてい
ないようであることに注目した。彼らは選択の理由を説明したが，それらは明らかに作話的だっ
た。人びとは投票理由を知らない時でさえ，尋ねられると，「わからない」と答えることはめっ
たになかった。

　人は望まない過去の経験を積極的に忘れようとするという Freud の考えは，fMRI 研究によっ
て裏付けられた（Anderson et al. 2004）。その過程は，前頭前皮質と海馬の間での相互的な関係
が新たに生じることを意味する（図 1-1）。被験者が望まない記憶を制御している場合には，海
馬の活動の減弱に関係する前頭葉背側部の活動が増進する。どのくらい忘れるかは前頭葉前部，
皮質，そして右海馬の活性化によって予測される。

心的決定論

　症状と行為が無意識の過程の外的現れだと主張することは力動精神医学の 3 番目の原則である
心的決定論に関係する。精神力動的アプローチは，私たちは意識的に混乱しており，無意識的に
制御されていると主張する。私たちは日々を選択の自由を持っているかのように過ごしているの
だが，思っているよりずっと制限されている。大方私たちは無意識によって描かれた脚本をまっ
とうする登場人物なのである。配偶者の選択，職業選択，余暇の楽しみは無作為に選ばれたので
はない。それらは互いに力動的な関係の中にある無意識的な力によって決められている。

　例として，1 人の若い女性は彼女の精神療法のなかで，専門職としての医学の選択は彼女の子
ども時代の出来事や，その出来事への彼女の反応によって方向づけられていたことを知った。彼
女が 8 歳の時，彼女の母は癌に倒れた。この悲劇を目撃した幼い少女は，その時なすすべのなさ
と弱さを感じたのであり，そして彼女の医師になるという決意は，部分的には病気や死を把握し
統制するという無意識的な願望によって決定された。無意識レベルでは，医師であるということ
は受け身的に体験させられた外傷を積極的に掌握する試みであった。意識レベルでは，彼女は単
に医学をとても魅力的な分野だと体験していた。

　人の行為がきわだって症状化する時，自由の限界はより明白になる。自慰の最中，筋肉隆々の
サディストの手による屈辱を想像することでのみオルガスムに達することができる男性は，性的
空想の自由を失っている。力動精神科医はこれらの症状に，それらが生物学的な力，初期の愛着
の問題，防衛，対象関係，自己の障害の混合物によって作られた無意識的な脚本の要求への順応
を表わすと理解することで取り組む。つまり，行為には意味がある。

　その意味は，先に述べた医師に関する例のように単純で分かりやすいことはまれである。通常
一つの行為や症状は，いくつかの機能を提供し多くの問題を解消する。Sherwood（1969）が指
摘したように，「Freud は行為の原因が複雑（過剰規定されている）で多様（十分条件にはいく
組かの代わりがあるという意味）であるとはっきり考えていた」（p. 181）。つまり，ある種の行
為や症状は時に特殊な要因の精神内的布置によって引き起こされるが，その他の場合には多数の

病因的な力によって引き起こされるのだ。人の行為についての精神力動的見解は，それを現実の要請や無意識的要求の両方に対応する種々の異なる作用をもたらす矛盾した多くの力の最終的な結果だと定義すると述べることで足りる。

心的決定論の原理は，確かに基本的な概念であるものの，2つの注意すべき点がある。第1に，無意識の要素がすべての行為や症状を決めるわけではない。アルツハイマー病の患者が配偶者の名を忘れる場合，それはおそらく失策行為ではない。複雑部分発作を持つ患者が発作の前駆状態で儀式のようにシャツのボタンをかけたり外したりする場合，症状はおそらく側頭葉の過敏な部位に帰することができる。力動精神科医がすべきことは，どの症状や行為が力動的要因によって説明できるのか，あるいはできないのかを選り分けることである。第2の注意点は，無意識の力の被害者でどうすることもできないと主張し行動を変える努力をしない患者との経験に由来する。心的決定論の概念の中にも選択の余地はある。私たちが望むよりは限られているのかもしれないが，変わりたいという意識的な心構えは症状からの回復に影響を与える要因となりえる（Appelbaum 1981）。力動的精神科医は，心的決定論を訴えて病気にとどまることを正当化する患者がいることに留意しなくてはならない。

過去はプロローグ

力動精神医学の第4の原則は，幼児期と子ども時代の経験が成人の人格を決める欠くことのできない因子であるということである。William Wordsworth の簡潔な言葉では「子どもは大人の父親」である。力動精神科医は，患者が子ども時代の思い出を語る時に，たぶんそれらの経験が今現れている問題に決定的な役割を果たしているだろうということを知りつつ熱心に耳を傾ける。実際に力動的見解では，病因や発病はたいてい子ども時代の出来事に結び付けられている。いくつかの事例では，近親姦や身体的虐待のような明白な外傷が成人の人格の障害を引き起こす。慢性的で繰り返される家族の相互関係パターンは，しばしば病因としてなおさら重要である。

力動的見地はまた，乳幼児や子どもが周りの人物の実際の特性を歪めてしまうことがある高度に主観的なフィルターを通して環境を認識するという事実も考慮する。同様に，ある子どもたちは両親の養育に問題がなくても，生まれつき育てることが難しい。研究はいくつかの新生児の個別的な生来の気質を，時間をかけて明らかにした（Thomas and Chess 1984）。いくつかの精神疾患の病因には，子どもの気質と子どもの世話をする人物の気質の「相性fit」の良さの度合いが関係していることもある。穏やかで，控えめな母親とほどよくうまくゆくとても興奮しやすい子どもは，過度に神経質な母親とは上手く折り合えないことがある。「相性の良さ」というモデルは，子どもの精神科的問題について親と子どものどちらかのせいにすることを防ぐ。

子どもの発達理論はいつでも力動精神医学の中心であった。Freud は，子どもは成熟への道程で3つの基本的な精神性的段階を通過すると仮定した。口唇期，肛門期，性器期のそれぞれはFreud が子どものリビドー，すなわち性的エネルギーが集中すると考えた特定の体の領域と関係している。環境による外傷，生まれつきの要因，あるいはその双方の結果，子どもは口唇期か肛門期で発達を止めることがあり，成年期にも維持される固着となる。ストレス下で成人は，より

原始的な発達の段階に退行し，その段階に関係する本能の充足に関わる心的組織を顕にすることがある。Freud は子どもの発達を，精神分析療法の中での大人の患者の報告に基づき遡及的に再構築したのだが，後に続く精神分析的な研究者は乳児や子どもの直接観察を通じて将来を見越した研究を行ってきた。これらの理論は第 2 章でより詳しく検討する。

　精神力動的な考えによる発達の見解は近年遺伝学的な還元主義の波により異議を唱えられている。人の遺伝子の解読は科学の大いなる躍進なのだが，遺伝子を人間らしさと同義だとみなす当惑させるような風潮がある。生命倫理学者の Arex Mauron（2001）は個人の同一性は遺伝子の同一性と重複しないことを主張した。全く同じ遺伝子を持つ一卵性の双子はお互いにかなり違う個人でいることができる。幸運にもこの還元主義的な風潮は，遺伝子は環境と相互作用しており，DNA は運命ではないと主張した著名な科学者らによる巻き返しで終わった。Robinson（2004）が記すように「私たちは今や素質 - 養育の論争を超えて進むために遺伝子を十分に詳しく調査することができる。今や DNA は，遺伝により受け継がれることも，環境に反応することもどちらもはっきりしている」（p. 397）。逆説的であるが，現代の遺伝子研究と脳可塑性の調査は，生涯にわたって遺伝子が環境からの信号によって高度に制御されていることを示した（Hyman 1999）。個人の遺伝的素質は両親から受ける養育の様式に影響し，両親やその他の周囲の人物から発達過程でもたらされたものが，今度は遺伝子のさらなる読み出しに影響する。皮質，辺縁系，自律神経系の神経結合は，発達しつつある生物体の固有の経験に従って回路を形成して行く。したがって感情と記憶の回路は，刺激と環境に由来する関係の一貫したパターンによって互いに結び付けられている。この発達上のパターンはしばしば次のように要約される。「神経はいっせいに発火し，いっせいにつながる」（Schatz 1992, p. 64）。

　霊長類の研究は，いかに環境の影響の方が遺伝子の性向よりも優先されるかを論証するうえで大変役に立つ。Suomi（1991）は，サルのコロニーで母親に育てられていた猿の乳児の 20% が，短期の分離に次のような反応をしたと指摘した。それは，コルチゾール値と副腎皮質刺激ホルモン値の増加，抑うつ反応，ノルエピネフリン代謝の促進である。この脆弱性は遺伝的なものと思われた。しかし，サルのコロニーのなかでも著しく養育的な母猿たちが乳児たちと一緒にいる場合，分離不安に対する生来の脆弱性はなくなった。これらの猿たちは最終的にはコロニーの階層の頂点に登りつめた。これによって示唆されるのは，これらの「スーパーマザーたち」の助けで若い猿は群れ社会の合図により上手く呼応することができ，自分たちに有利になる方法でそれらの合図に反応できる適応的方向で生来の感受性を伸ばしたということである。

　アカゲザルの個体数の 5 から 10% は特に衝動的で鈍感で，群れの他のメンバーに著しく攻撃的である（Suomi 2003）。アカゲザルは遺伝子のおおよそ 95% を人と共有するのだが，衝動攻撃性とセロトニン系代謝の程度との関連についてもやはり共通点を示す（Higley et al. 1991）。脳脊髄液（CSF）の 5 - ヒドロキシインドール酢酸（5-HIAA）濃度と衝動攻撃性の程度には逆相関がある。しかしながら，衝動攻撃性のパターンを発展させる生来の性質は，社会的な愛着関係などの早期の経験によりおおむね緩和することができる。仲間に養育された猿は，母親に養育された猿と比較して常に低い脳脊髄液 5-HIAA 濃度を示す。

　セロトニントランスポーター遺伝子（**5HTT**）は，**5HTT** 発現での対立遺伝子変異の結果，プロモーター部位の長さに変異を示す。「短い」対立遺伝子（**LS**）の **5HTT** プロモーターは，「長

い」対立遺伝子（LL）に比べ転写能力が低い。このことは，**5HTT** 発現の低さがセロトニン系機能の減少という結果になることを示唆している。Bennett ら（2002）は，母ザルに養育された対象では **5HTT** の作用として CSF の 5-HIAA 濃度に違いがないが，その一方仲間に養育された対象では，**LS** 対立遺伝子を持つ個体が **LL** 対立遺伝子を持つ個体より明らかに低い CSF の 5-HTT 濃度を示すことを見出した。母に養育されるということは，セロトニン代謝における **LS** 対立遺伝子の潜在的に有害な影響を緩和するようであった。反対に，**LS** の多形性を持つ仲間に養育されたサルたちは，**LL** の多形性を持つ仲間に養育されたサルたちよりも高いレベルの衝動攻撃性を示した。**LL** の多形性を持つ仲間に養育されたサルたちは母親に養育された **LL** と **LS** 両方のサルたちと同様低い衝動攻撃性のレベルを示しており，この場合にも母親の養育の緩和効果を示唆する。

CSF の 5-HIAA 濃度が低いアカゲザルはまたアスパルテーム[訳注4] を加えた7％エタノール飲料を飲める「ハッピーアワー」状況で，より多くのアルコールを消費する傾向がある（Suomi 2003）。このように母親の緩和効果に関するデータは，遺伝子に影響を及ぼす環境の役割を衝撃的なまでに示している。**LS** 対立遺伝子を持つ仲間に養育されたサルたちは，**LL** 対立遺伝子を持つ仲間に養育されたサルたちよりもより多くのアルコールを消費した。もし対象が母親に養育されたなら，まさしく逆が当てはまっていただろう。事実 **LS** 対立遺伝子では，**LL** 対立遺伝子よりもアルコール消費が少ないという結果になった。**5HTT** の短い対立遺伝子が不運な早期の養育歴もつアカゲザルでは精神病理をもたらすかもしれないが，母親との早期の安心できる愛着関係を持つサルたちはことによると適応的である可能性があると研究者らは結論付けている（Suomi 2003）。

Meaney とその同僚らは（Francis et al. 1999; Weaver et al. 2002, 2004）一連の研究で，養育の間毛づくろいやなめることで子ネズミをよく世話する母ネズミが，子ネズミにストレスに対する一生の保護を与えることを例示した。糖質コルチコイド受容体を制御する遺伝子の発現は，なめることや毛づくろいで強化される。この強化された発現と協調するのが，副腎皮質刺激ホルモン放出因子合成を制御する遺伝子の抑制である。さらに衝撃的なのは，なめることと毛づくろいをよくする母ネズミの雌の子ネズミが，よくなめ，毛づくろいする母親になるという事実である。もし毛づくろいやなめる行為の少ない母親が生んだ雌の子ネズミが，よくなめ毛づくろいする母親に育てられたなら，子ネズミもまた，よくなめ毛づくろいする母親になる。この母らしい行為は遺伝子の変異なしに世代を超えて伝達される。したがってこの伝達は，後成的な修正，あるいはプログラミングといわれ，DNA のメチル化の違いと関係している（Weaver et al. 2004）。後成学は私たちの体が遺伝的性質を実際に修正できると述べている[訳注5]。

動物の遺伝子と環境の相互作用に関する次に述べる研究の大部分で，人に対応するものが見出されつつある。動物のデータは，環境のある種の影響によって遺伝子がその発現を決める間に空白時間があることを示唆している。研究者たちは，人の発達における脳形成の大規模な構造

訳注4）人口甘味料の一種。

訳注5）後成学：遺伝子配列の変化を伴わない遺伝子発現制御に関する研究領域のこと。個体の発生以前にすでに生物の成体のひな形ができあがっているという前成説に対し，後成説では個体は未分化な状態から発達すると考える。

的変化の時期にも同じような空白時間を発見した（Ornitz 1991; Perry et al. 1995; Pynoos et al. 1997）。たとえば Bremner ら（1997）は，子ども時代に身体的性的虐待を経験した心的外傷後ストレス障害をもつ成人では，対照群に比べ左海馬の容積が減少していたことを示した。脳発達における復元力の大きい時期の外傷的経験は，時に神経の働きや構造の早期の段階への退行した様態を引き起こすことができるのかもしれない（Pynoos et al. 1997）。

　第 17 章で論議されるように，Reiss ら（1995）は，親の子どもたちへの反応が反社会的行動に陥りやすい遺伝的脆弱性に関する表現型の発現に影響することがあることを論証した。同様に臆病な傾向と，ことによると社会恐怖症では，その特質には遺伝的に受け継がれた脆弱性に加えて環境の作用が必要となるように思われる（Kegan et al. 1998）。この現象は第 9 章でより詳しく検討される。

　これらのアカゲザルのセロトニントランスポーター遺伝子に関する研究は，人の研究でもその類例がある。セロトニントランスポーター遺伝子のプロモーター領域（**5-HTTLPR**）の多型性は遺伝子の転写率に影響しており，短い（s）対立遺伝子は長い（l）対立遺伝子よりも非効率的であった。あるメタ解析（Karg et al. 2011）は，ストレス下でうつ病発症リスクの増加に係わる s 対立遺伝子を持っていても，**5-HTTLPR** がうつ病とストレスの関係を和らげる有力な証拠を発見した。別の研究（Xie et al. 2009）は心的外傷後ストレス症候群について，ストレスの大きい人生での出来事とセロトニントランスポーターの **5-HTTLRP** 遺伝子型との相互作用を調査した。研究者らは，**5-HTTLRP** 遺伝子型のみで PTSD の発症を予測することはできないが，**5-HTTLRP** 遺伝子型が成人の外傷的な出来事や子ども時代の逆境と影響し合って PTSD の危険性を高めることを見出した。メタ解析を用いたその他の研究は否定的な結果に終わったが，解説者のなかには，遺伝子変異と環境の作用の広範なネットワークの強い影響が意味をなす結果を見出すためには必要であるので，たった 1 つの変異に焦点を合わせる意味はほとんどないと感じている者もいる（Blakely and Veenstra-VanderWeele 2011; Brzustowicz and Freedman 2011）。

転 移

　成人の生活における子ども時代の精神の組織化の持続は，過去はそれ自体が現在繰り返されていることを意味する。最も説得力のある例は精神分析の中核的概念である転移であり，患者は医師を患者の過去の重要な人物のように経験する。過去の人物の性質が医師に帰せられ，その人物にかかわる感情が医師に対するのと同じように経験される。患者は過去の関係を思い出す代わりに**再演**するのであり，そうしながら過去の関係についての豊富な情報を治療に持ち込む。

　転移の概念は，通常精神分析や精神療法と結びつけて考えられるのだが，治療関係はより全般的な現象の一例にすぎない。Brenner（1982）が記載したように，「**すべて**の対象関係は最初の関係に新しく加えられたものであり，子ども時代の決定的な愛着……転移は至る所にあり，それはその人の生活で他人が重要な影響を持つすべての状況で起きるのだから，あらゆる分析状況で起きる」（pp. 194〜195）。転移理解についての最近の寄与によれば，治療者の**現実**の特徴がいつでも転移の性質の一因となることが認められている（Hoffman 1998; Renik 1993）。言い換えると，もし治療者が沈黙し患者から距離を置いているなら，治療者への転移は冷たく，よそよそし

く，超然としたものとして発展するだろう。転移は部分的には子ども時代の早期の愛着から発生するとしても，治療者の実際の行動にも影響される。臨床場面でのあらゆる関係は，実際の関係と転移現象の混合物である。

　何人かの分析家は，転移には2つの次元があると論じている。1) 反復の次元，患者は治療者が両親のようにふるまうことを恐れ，予期している。2) 自己対象の次元，患者は子ども時代に得ることのなかった癒し，あるいは償われるべき経験を切望している (Stolorow 1995)。転移のこれらの側面は，患者の経験の前景と背景の間を揺れ動いている。

　力動精神科医は転移現象が広範に行き渡ることを認識しており，患者が不満を述べる人間関係の問題それ自体がしばしば治療者との関係に現れることをよく理解している。力動精神医学で医師‐患者関係に独特なのは，転移の存在では**なく**，転移が理解されるべき治療的な素材を示しているということである。両親からの憎しみに満ちた悪口にさらされた場合には，力動精神科医は患者たちの人生における大多数の人がしたように怒って彼らを拒絶したりしない。その代りにどんな過去の患者の人間関係が今繰り返されているのか，治療者の実際の特徴がその状況にどんな寄与をしているのか見出そうとする。この点で，力動精神科医は彼らがすることと同じくらい**し**ないことによっても規定される。

　神経科学の視点から見ると，転移は治療者の実際の特徴によって誘発された対象の内的表象との関連で理解される (Westen and Gabbard 2002)。表象は相前後して活性化される神経ネットワークのように存在している。表象とは，患者に治療者の姿が患者の神経ネットワークの中に描かれる人物に似た性質を思い出させる時に活性化されるのを待つ潜在能力のようなものである。ひげを生やした年上の男性治療者を見た若い男性は，ひげを生やした彼の父を思い出すことがあり，そして治療者が彼の父であるかのように関わろうとし始める。神経心理学の視点からすると，転移に関係する予期の機能は視神経が眼球を出る盲点を私たちがどのように処理するかに似ている (Solms and Turnbull 2003)。視野の「穴」にもかかわらず，私たちは見えると予測されるものに基づいて欠落を埋める。感情状態によって結び付けられた自己と他者の内的表象の発達において鍵となる役割を右眼窩前頭皮質が果たすと考えられている (Schore 1997)。脳のこの領域に，動機や感情状態についての皮質下で処理された情報と外的環境に関係する皮質で処理された情報が収斂する。それゆえ表象を生み出す神経ネットワークは，脳のこの領域から多くの符号化された情報を受け取る (図1-2)。

　Schore (2011) は，内在している自己は発達しつつある右脳の中で築かれると力説する。左半球がより言葉に関わる行動を媒介するのに対し，右半球は直観や無意識の関係性の側面の責任領域である。したがって精神療法では，患者の右半球は自分自身の心理状態に対するのと同じく治療者の心理状態に敏感に反応することに携わっている。この理解からすると，精神療法の二者関係での主として非言語的なコミュニケーションに基づいて形成された潜在的な転移があるということになる。たいてい「虫の知らせgut feelings」，すなわち直観は単なる当てずっぽうではなく，治療者と患者の間の暗黙のコミュニケーションに基づいて無意識的に得られた結論である。

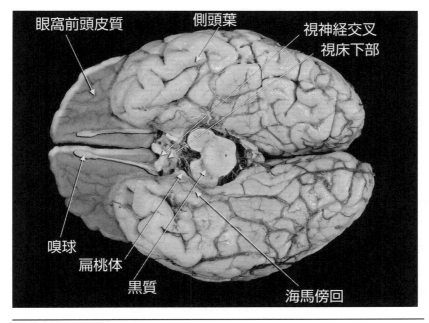
図 1-2　脳の下面の眼窩前頭皮質

逆転移

　力動精神医学を実践する私たちが従う広く行き渡った原則は，実のところ私たちは患者たちと違うというよりも，よく似ているということだ．病的な状態での心理的機制は，単に正常な発達での機能に関係する原則の延長にすぎない．医師と患者はともに人間である．患者が転移を起こすのとちょうど同じように，治療者は逆転移を起こす．すべての今の関係性は古い関係性の新たな拡張部分であるので，精神科医の逆転移と患者の転移が本質的に同じ過程だというのは理にかなっている．つまり，各人は無意識のうちに相手を過去の誰かとして経験する．
　逆転移の概念はその始まりからかなりの変革を経てきた（Hamilton 1988; Kernberg 1965）．Freud（1912/1958）の狭い定義では，分析家の患者への転移，あるいは患者の転移への分析家の反応のことを指していた．この概念において言外の意味するところは，分析家の無意識に由来する未解決な葛藤の現れということである．しかしながらWinnicott（1949）は精神病患者や重症の人格障害患者との作業で異なる形式の逆転移に注目した．彼はその感覚を**客観的な憎しみ** objective hate と呼んだ．というのはそれが治療者の未解決の無意識的葛藤に起因する反応ではなく，むしろ患者の常軌を逸した行動への自然な反応だったからであった．それは患者の挑発的な行為にほとんど誰でも同じように反応するだろうという意味で客観的である．
　治療者の患者への意識的で適切な情緒的反応といった逆転移の広い定義は，それがとりわけ力動精神科医の業務のありふれた一コマになりつつある重症人格障害患者との作業の特徴を述べるのに役立つので大いに支持を得ている．この定義は，治療を必要とする治療者の未解決の問題であるという逆転移の軽蔑的な意味合いを軽減することや，逆転移を患者の内的世界について治療

者に多くを伝える診断や治療の主要な道具としてとらえるという概念に置き換えることに役立つ。

　定義が変革を続けるに従い，逆転移は今や狭い特質や，全体的もしくは広い特質のどちらにもかかわっているとみなされている。最も理論的な観点では，逆転移はいくぶんか治療者の過去の寄与といくぶんか患者の行為に誘発された感覚から共同して作られた治療者の反応だとみなされている（Gabbard 1995）。患者より治療者の寄与に重きを置く事例もあるのだろうし，その逆が正しい事例もあるのだろう。逆転移は患者の内的世界と治療への妨害のどちらについても価値ある情報源である。

抵　抗

　力動精神医学の最後の主要な原則は，洞察と変化をもたらそうとする治療者の努力に反してそのままの状況を保ちたいという患者の願望にかかわっている。技法に関する初期の論文でFreud（1912/1958）はすでにこれらの抵抗する強い力に注目していた。「抵抗は治療に歩調を合わせ連れ添っている。治療を受けている人のすべての連想や行為は抵抗を考慮に入れなくてはならず，回復を渇望する力と回復の妨害を渇望する力との妥協を表わしている（p. 103)。」治療への抵抗は転移現象と同じく至る所にあり，ほんの2，3例あげると予約に遅れること，薬の服用を拒むこと，精神科医の助言あるいは解釈を忘れること，セッション中沈黙していること，セッション中にさして重要でない素材に集中していること，あるいは治療費の支払いを忘れることなど，さまざまな様式をとるだろう。抵抗はおそらく意識的でも，前意識的でも，無意識的でもある。すべての抵抗は，共通して怒り，罪悪感，憎しみ，愛（治療者のような禁じられた対象に向けられるのならば），羨望，恥，悲哀，不安であれ，あるいはそれらの組み合わせであれ，不快な感情を避けるための企てを含んでいる。

　抵抗は患者の病気を擁護する。不快な情緒から保護するために作られた患者の性格的な防衛機制は，力動的治療の間に表面化する。つまり抵抗は，精神力動的治療で現れるような患者の防衛として定義される（Greenson 1967）。抵抗と防衛機制の違いは，単に前者が観察できるのに対して，後者は推測されなくてはならないということである（Thomä and Kächele 1987）。防衛あるいは抵抗の強さは，必然的に内在する衝動の強さに比例する。Ralph Waldo Emerson がかつて述べたように「彼が自分の信用を声高に言えば言うほど，私たちは素早くスプーンを数える」のである訳注6)。

　力動精神科医は治療で抵抗に出くわすことを見越して，この現象を治療過程の骨子として取り組む用意がある。力動的でない治療者は患者が所定の治療に応じない場合に怒るかもしれないが，力動精神科医はこの抵抗が何を守っているのか，過去のどんな状況が再演されているのかに好奇の目を向ける。治療を行うために取り除かなくてはならない障害といった抵抗の意味合いにもかかわらず，かなりのところ，抵抗を理解することが多くの事例では治療である。Freud は抵抗を2つの異なる現象を表わすために用いる傾向があった。それは，1）患者の自由連想の中断と，2）

訳注6) Ralph Waldo Emerson 1803-82：米国ボストンに生まれた詩人，エッセイスト。超越主義を唱えた。The conduct of life: A Philosophical Leading の一節。誠実さを声高に語る人は，なおさら疑わしいという意味。

その時点での治療者に移された患者の過去の大変重要な内的対象関係の露呈である（Friedman 1991）。患者が抵抗するやり方は，多様な今日の関係に影響する過去の関係の再現であるようである。たとえば，両親に反抗することで子ども時代を送った患者たちは，無意識のうちにほかの権威的な人物に対するのと同じように医師に反抗するのかもしれない。力動的な臨床医は患者にそれらの傾向を理解するのを助けるので，患者は十分に意識するようになる。

神経生物学と精神療法

　精神力動的精神療法は力動精神科医のアイデンティティーにかかわる重要な責務の1つである。近年神経生物学での発見は，われわれが精神療法を理解する上で活気をもたらしている。これらの発見を簡単に概略すると，精神療法は脳に多大な影響を与えるもので，単なる「励まし」や好意的な再保証として退けることはできないという事実が強調されている。

　海生巻貝のアメフラシに関する一連の革新的研究で，Kandel は環境からの学習に関連した遺伝子発現の調整を通して，シナプス結合がいかに恒久的に変化し，強化されるかを証明した（Kandel 1979, 1983, 1998）。この生物では，学習の結果シナプスの数が2倍もしくは3倍になった。脳のシナプスで同じような変化を精神療法がもたらすのではないかと Kandel は仮定した。自己と対象の表象が精神療法的な介入によって容易に影響されると想定する精神療法家と同じように，Kandel は脳そのものが可塑的で動的な構造だと指摘した。仮に精神療法を1つの学習の形式だとみなすなら，精神療法で生じる学習の過程は遺伝子発現に変化を生じさせ，それによってシナプス結合の強さを変えるのかもしれない。遺伝子の配列 - 鋳型としての機能は環境での経験に影響されないが，特殊な蛋白質の製造を管理する遺伝子の能力である遺伝子の転写機能は確かに環境因子によく反応し，それらの影響によって制御される。

　精神力動的精神療法に必須な要素は個人の問題についての洞察を得ることである。洞察を得る過程は最近まで，神経系統とどのように相関しているかという点で謎に包まれままだった。Jung-Beeman ら（2004）はこの過程をいくぶんか明確にした。fMRI のデータと頭皮上脳波の記録を用いて，彼らは洞察を伴う回答と洞察を伴わない回答では大脳半球の関与が異なることを示唆する明瞭なパターンを特定した。被験者たちは文章題を解き，各々の正解の後で彼らが洞察を伴って回答したのか伴わずに回答したのかを知らせた。研究者らは洞察について2つの重大な神経系統との相関を発見した。画像検査は，洞察を伴う回答では洞察を伴わない回答に比べ右前上側頭回で活動が明らかに亢進していることを示した。頭皮上脳波の記録は，同じ領域で洞察を伴う回答に 0.3 秒先行して高頻度の（ガンマバンド）神経活動の突発性バーストを示した。したがってセラピーでの洞察現象での突然のひらめきは，以前には分かり難かったつながりが明らかになった時に起きる特別な神経活動を反映しているのであろう。

　フィンランドの研究者らは，精神力動的治療がセロトニン代謝に重要な影響を持つことがあることを示した（Karlsson et al. 2010）。研究者たちは大うつ病性障害をもつ 23 人の患者を短期力動的精神療法か 16 週間のフルオキセチンによる薬物療法かのどちらかに無作為に振り分けた。彼らはポジトロン断層法（PET）スキャンを用いて，$5\text{-}HT_{1A}$ 受容体の密度を治療の前後で評価

した。これらの患者では精神療法によって 5-HT_{1A} 受容体への結合が増したが，抗うつ薬での薬物療法は 5-HT_{1A} 受容体の密度を変えないことが見出された。彼らは精神療法が大うつ病を持つ患者でシナプスの分子構造に変化をもたらすと結論を下した。続く解析で，研究者らが明らかにしたのは，5-HT_{1A} 受容体密度の増加が社会的職業的機能の増進と強く関係していることである（Karlsson et al. 2013）。

　多くの病状がいずれかの方法単独よりも組み合わせた治療によく反応するという証拠が増えるにつれて，精神療法と薬物療法の組み合わせは精神医学においてますます一般的になっている（Gabbard and Kay 2001）。どちらの治療も脳に作用するのだから，本質的にどちらも生物学的な治療ではある。しかしながら，2つの治療の作用機序は脳のかなり異なる領域で生じるようである。Goldapple ら（2004）は，17人の薬物を使用していない単極性うつ病患者を連続する15〜20セッションの認知行動療法の前後で PET を用いてスキャンした。彼らは所見を，パロキセチンに反応した別の13人のうつ病患者グループと比較した。精神療法は薬物療法が影響を与えない脳の領域を変えるようであった。精神療法は，前帯状回と海馬での代謝活性の高まりと，背側，腹側，内側前頭皮質での代謝活性の低下に係わっていた。対照的にパロキセチンは，前頭前皮質での代謝活性の高まりと，脳幹と膝下部帯状回での低下を示した。要するに，精神療法は「トップダウン」の方式で作用していた可能性がある一方で，薬物療法は「ボトムアップ」の方式で作用するようである。

　精神療法の神経生物学的なメカニズムに関する研究の多くは，比較的短期の治療で行われている。しかしながら Buchheim ら（2012）は，投薬を受けていない周期的なうつ病の外来患者と，性，年齢，学歴が一致する対照群について15カ月の精神力動的精神療法の前後で調査した。参加者は二時点でスキャンを受けたが，この間に特色のない描写の愛着に関係する場面の提示が，事前に行った愛着インタビューから抽出された個人的な中核をなす文章を含む描写のものに変えられた。測定の結果は，群と時期での個人的な提示と特色のない提示の間の顕著な相違と，治療中での症状の改善とのその関連との相互作用であった。個人的な愛着の素材の処理に関係する顕著な点は起点から終点に至るまで患者により異なった。しかし対照群にはそのような違いはなかった。うつ病患者は治療前には左海馬前部/扁桃体，膝下部帯状回，前頭前皮質内側部で高い活性を示し，15カ月後には同様の領域で減少を示した。この減少は特にうつ病の改善と関係しており，症状の改善に伴い前頭前皮質内側部で一層大きかった。

　精神療法に関連した最近の神経生物学的研究に関するこの短い概説は，章の初めで論議した心-脳のジレンマに私たちを引き戻す。生物学的な力によって発生する症状の存在下で情緒によって賦活される脳の領域に関する知見は，人の人生での出来事の個人的な意味や過去の経験に基づく特異的な解釈の重要性を決して小さくはしない。精神力動的精神医学では，われわれは因果関係と意味を区別しなくてはならない。意味の領域を失った精神医学は無意味である。すでにある精神力動的な葛藤は生物学的に作動する症状と結びつき，その結果症状は葛藤が現れるための乗り物として機能する（Gabbard 1992）。類推してみよう。鉄粉を乗せた一枚の紙の下に磁石を置いた時，鉄粉は隊形を組んで並び，紙の表面にそって磁石の動きを追う。同様に精神力動的な主題は，しばしばその目的のために磁石に似た生物学的な力を充当する。幻聴は部分的には統合失調症患者の神経伝達物質の変化によって引き起こされるのだが，幻聴の内容はしばしば患者の精

神力動的な葛藤に基づく特定の意味を持っている。

現代精神医学での力動的精神科医の役割

　力動精神医学の訓練は臨床医の専門技術の範囲を著しく広げる。力動的アプローチの1つの実際的な利点は，疾患において人格の要因が果たす役割に関心を向けさせることである。患者の人格とその影響は力動精神科医の専門とする主要な領域である（Michels 1988）。Perry ら（1987）が説得力のある論議をしたように，すべての治療は患者の人格の治療的な取り扱いと修正に携わるので，精神力動的評価はすべての患者に適応できるのであり，長期の精神分析的精神療法にだけに限定するものではない。治療への性格的な抵抗は，しばしばどんなに良く練られた治療プランをも無力にする。症状は性格構造に埋め込まれており，力動精神科医は多くの症例でまず初めに性格構造に取り組むことなく症状を扱うことはできないことを分かっている。

　薬物療法計画の遵守の失敗は，多くの場合転移，逆転移や抵抗の問題に関する従来の手順に沿って理解することができる。力動的薬物療法の実践に関する注目に値する論文が増えており（Appelbaum and Gutheil 1980; Book 1987; Docherty and Fiester 1985; Dosherty ら 1977; Gabbard and Kay 2001; Gutheil 1977, 1982; Karasu 1982; Kay 2001; Ostow 1983; Riba and Balon 2005; Thompson and Brodie 1981; Wylie and Wylie 1987），投薬の精神力動的な意味が投薬計画の遵守へのきわめて困難な障害を引き起こすことについては広く意見が一致している。第5章で，いくぶん詳細に薬物療法に対する力動的アプローチについて検討する。

　力動的治療アプローチは確かにすべての精神科患者に必要なわけではない。薬物療法に，電気痙攣療法に，短期精神療法に，あるいは行動に関する脱感作によく反応する患者は，力動精神科医を必要としないだろう。精神医学のその他すべての学派と同様に，力動的精神療法的アプローチは，あらゆる精神疾患もしくは患者を効果的に治療できるとは限らない。

　厳密な力動的な治療アプローチはそれを最も必要とする患者たちとその他すべての介入に反応しないであろう患者たちのために残しておくのがよいだろう。しかしながら，すべてではないにしても，多くの患者への**力動的な情報に基づいた** dynamically informed アプローチは精神科医の実践を高め，人の精神の不思議を把握する臨床医のセンスを増強するだろう。それは効果的な診断と治療を妨げる日々の逆転移の問題を力動精神科医が特定し理解することをもまた助けるだろう。精神力動的視点の主な強みは，どのような効果的な精神科的介入も「人」を主な対象としているという由緒ある格言を実践可能にするということである。遠い昔 Hippocrates が述べたように，「人の病気よりも病気の人を知ることのほうがより重要なのである」。

文　献

Anderson MC, Ochsner KN, Kuhl B, et al: Neural systems underlying the suppression of unwanted memories. Science 303:232–235, 2004

Andreasen NC: Linking mind and brain in the study of mental illness: a project for a scientific psychopathology. Science 275:1586–1593, 1997

Appelbaum PS, Gutheil TG: Drug refusal: a study of psychiatric inpatients. Am J Psychiatry 137:340–346, 1980

Appelbaum SA: Effecting Change in Psychotherapy. New York, Jason Aronson, 1981

Banaji MR, Greenwald AG: Blindspot: Hidden Biases of Good People. New York, Delacorte, 2013

Bechara A, Tranel D, Damasio H, et al: Double association of conditioning and declarative knowledge relative to the amygdala and hippocampus in humans. Science 269:1115–1118, 1995

Bennett AJ, Lesch KP, Heils A, et al: Early experience and serotonin transporter gene variation interact to influence primate CNS function. Mol Psychiatry 7:118–122, 2002

Blakely RD, Veenstra-VanderWeele J: Genetic indeterminism, the 5-HTTLPR, and the paths forward in neuropsychiatric genetics. Arch Gen Psychiatry 68:457–458, 2011

Book HE: Some psychodynamics of non-compliance. Can J Psychiatry 32:115–117, 1987

Bremner JD, Randall P, Vermetten E, et al: Magnetic resonance imaging–based measurement of hippocampal volume in posttraumatic stress disorder related to childhood physical and sexual abuse: a preliminary report. Biol Psychiatry 41: 23–32, 1997

Brenner C: The Mind in Conflict. New York, International Universities Press, 1982

Brzustowicz L, Freedman R: Digging more deeply for genetic effects in psychiatric illness. Am J Psychiatry 168:1017–1020, 2011

Buchheim A, Viviani R, Kessler H, et al: Changes in prefrontal-limbic function in major depression after 15 months of long-term psychotherapy. PLoS One 7: e33745. doi: 10.1371/journal.pone.003745.g003, 2012

Cloninger CR: The Silence of Well-Being: Biopsychosocial Foundations. Oxford, UK, Oxford University Press, 2004

Damasio A: Looking for Spinoza: Joy, Sorrow and the Feeling Brain. New York, Harcourt, 2003 田中三彦訳：感じる脳──情動と感情の脳科学 よみがえるスピノザ．ダイヤモンド社，2005

Docherty JP, Fiester SJ: The therapeutic alliance and compliance with psychopharmacology, in Psychiatry Update: American Psychiatric Association Annual Review, Vol 4. Edited by Hales RE, Frances AJ. Washington, DC, American Psychiatric Press, 1985, pp 607–632

Docherty JP, Marder SR, Van Kammen DP, et al: Psychotherapy and pharmacotherapy: conceptual issues. Am J Psychiatry 134:529–533, 1977

Dumit J: Picturing Personhood: Brain Scans and Biomedical Identity. Princeton, NJ, Princeton University Press, 2004

Edelson M: Psychoanalysis: A Theory in Crisis. Chicago, IL, University of Chicago Press, 1988

Ellenberger HF: The Discovery of the Unconscious: The History and Evolution of Dynamic Psychiatry. New York, Basic Books, 1970 木村敏，中井久夫監訳：無意識の発見，上・下．弘文堂，1980

Francis D, Diorio J, Liu D, et al: Non-genomic transmission across generations of maternal behavior and stress responses in the rat. Science 286:1155–1158, 1999

Freud S: The interpretation of dreams (1900), in The Standard Edition of the Complete Psychological Works of Sigmund Freud, Vols 4, 5. Translated and edited by Strachey J. London, Hogarth Press, 1953, pp 1–627 高橋義孝訳：夢判断．フロイト著作集2．人文書院，1968；新宮一成訳：夢解釈1，2．フロイト全集4，5．岩波書店，2007，2011

Freud S: The psychopathology of everyday life (1901), in The Standard Edition of the Complete Psychological Works of Sigmund Freud, Vol 6. Translated and edited by Strachey J. London, Hogarth Press, 1960, pp 1–279 池見酉次郎，高橋義孝訳：日常生活の精神病理学．フロイト著作集4．人文書院，1970；高田珠樹訳：日常生活の精神病理学．フロイト全集7．岩波書店，2007

Freud S: The dynamics of transference (1912), in The Standard Edition of the Complete Psychological Works of Sigmund Freud, Vol 12. Translated and edited by Strachey J. London, Hogarth Press, 1958, pp 97–108 小此木啓吾訳：転移の力動性について．フロイト著作集9．人文書院，1983；須藤訓任訳：

転移の力動性にむけて．フロイト全集 12．岩波書店，2009

Freud S: The unconscious (1915), in The Standard Edition of the Complete Psychological Works of Sigmund Freud, Vol 14. Translated and edited by Strachey J. London, Hogarth Press, 1963, pp 159–215　井村恒郎訳：無意識について．フロイト著作集 6．人文書院，1970

Friedman L: A reading of Freud's papers on technique. Psychoanal Q 60:564–595, 1991

Gabbard GO: Psychodynamic psychiatry in the "decade of the brain." Am J Psychiatry 149:991–998, 1992

Gabbard GO: Countertransference: the emerging common ground. Int J Psychoanal 76:475–485, 1995

Gabbard GO: A neurobiologically informed perspective on psychotherapy. Br J Psychiatry 177:117–122, 2000

Gabbard GO: Mind, brain, and personality disorders. Am J Psychiatry 162:648–655, 2005

Gabbard GO, Kay J: The fate of integrated treatment: whatever happened to the biopsychosocial psychiatrist? Am J Psychiatry 158:1956–1963, 2001

Galdi S, Arcuri L, Gawronski B: Automatic mental associations predict future choices of undecided decision-makers. Science 321:1100–1102, 2008

Goldapple K, Segal E, Garson C, et al: Modulation of cortical-limbic pathways in major depression: treatment-specific effects of cognitive behavior therapy. Arch Gen Psychiatry 61:34–41, 2004

Greenson RR: The Technique and Practice of Psychoanalysis. New York, International Universities Press, 1967

Gutheil TG: Psychodynamics in drug prescribing. Drug Ther 2:35–40, 1977

Gutheil TG: The psychology of psychopharmacology. Bull Menninger Clin 46:321–330, 1982

Hamilton NG: Self and Others: Object Relations Theory in Practice. Northvale, NJ, Jason Aronson, 1988

Heim CM, Mayberg HS, Mletzko T, et al: Decreased cortical representation of genital somatosensory field after childhood sexual abuse. Am J Psychiatry 170:616–623, 2013

Higley JD, Suomi S, Linnoila M: CSF monoamine metabolite concentrations vary according to age, rearing and sex, and are influenced by the stressor of social separation in rhesus monkeys. Psychopharmacology (Berl) 103:551–556, 1991

Hoffman IZ: Ritual and Spontaneity in the Psychoanalytic Process: A Dialectical-Constructivist View. Hillsdale, NJ, Analytic Press, 1998　岡野憲一郎，小林陵訳：精神分析過程における儀式と自発性——弁証法的・構成主義の観点．金剛出版，2017

Horwitz RI, Cullen MR, Abell J, et al: Medicine. (De)personalized medicine. Science 339:1155–1156, 2013

Hyman SE: Looking to the future: the role of genetics and molecular biology in research on mental illness, in Psychiatry in the New Millennium. Edited by Weissman S, Sabshin M, Eist H. Washington, DC, American Psychiatric Press, 1999, pp 101–122

Jen G: Art, Culture, and the Interdependent Self. Cambridge, MA, Harvard University Press, 2013

Jung-Beeman M, Bowden EM, Haberman, et al: Neural activity when people solve verbal problems with insight. PLoS Biol 2:500–510, 2004

Kagan J, Reznick JS, Snidman N: Biological bases of childhood shyness. Science 240: 167–171, 1988

Kandel ER: Psychotherapy and the single synapse: the impact of psychiatric thought on neurobiologic research. N Engl J Med 301:1028–1037, 1979

Kandel ER: From metapsychology to molecular biology: explorations into the nature of anxiety. Am J Psychiatry 140:1277–1293, 1983

Kandel ER: A new intellectual framework for psychiatry. Am J Psychiatry 155:457–469, 1998

Karasu TB: Psychotherapy and pharmacotherapy: toward an integrative model. Am J Psychiatry 139:1102–1113, 1982

Karg K, Burmeister M, Shedden K, et al: The serotonin transporter promoter variant (5-HTTLPR), stress, and depression meta-analysis revisited. Arch Gen Psychiatry 68:444–454, 2011

Karlsson H, Hirvonen J, Kajander J, et al: Psychotherapy increases brain serotonin 5-HT1A receptors in patients with major depressive disorder. Psychol Med 40: 523–528, 2010

Karlsson H, Hirvonen J, Salminen J, et al: Increased serotonin receptor 1A binding in major depressive disorder after psychotherapy, but not after SSRI pharmacotherapy, is related to improved social functioning capacity. Psychother Psychosom 82:260–261, 2013

Kay J (ed): Integrated Treatment of Psychiatric Disorders (Review of Psychiatry Series, Vol 20, No 2; Oldham JM, Riba MB, Series Editors). Washington, DC, American Psychiatric Press, 2001

Keller EF: The Mirage of a Space Between Nature and Nurture. Durham, NC, Duke University Press, 2011

Kendler KS: A psychiatric dialogue on the mind-body problem. Am J Psychiatry 158: 989–1000, 2001

Kernberg OF: Notes on countertransference. J Am Psychoanal Assoc 13:38–56, 1965

LeDoux J: Afterword. Psychoanal Rev 99:594–606, 2012

Mauron A: Is the genome the secular equivalent of the soul? Science 291:831–832, 2001

McGinn C: The Mysterious Flame: Conscious Minds in the Material World. New York, Basic Books, 1999

Michels R: The future of psychoanalysis. Psychoanal Q 57:167–185, 1988

Nemiah JC: Foundations of Psychopathology. New York, Oxford University Press, 1961, p 4

Ornitz EM: Developmental aspects of neurophysiology, in Child and Adolescent Psychiatry: A Comprehensive Textbook, 2nd Edition. Edited by Lewis M. Baltimore, MD, Williams & Wilkins, 1991, pp 39–51

Ostow M: Interactions of psychotherapy and pharmacotherapy (letter). Am J Psychiatry 140:370–371, 1983

Pally R: How brain development is shaped by genetic and environmental factors. Int J Psychoanal 78:587–593, 1997

Perry DB, Pollard RA, Blakeley TL, et al: Childhood trauma, the neurobiology of adaptation and "use-dependent" development of the brain: how "states" become "traits." Infant Ment Health J 16:271–291, 1995

Perry S, Cooper AM, Michels R: The psychodynamic formulation: its purpose, structure, and clinical application. Am J Psychiatry 144:543–550, 1987

Pynoos RA, Steinberg AM, Ornitz EM, et al: Issues in the developmental neurobiology of traumatic stress. Ann NY Acad Sci 821:176–193, 1997

Reiss D, Hetherington EM, Plomin R, et al: Genetic questions for environmental studies: differential parenting and psychopathology in adolescence. Arch Gen Psychiatry 52:925–936, 1995

Renik O: Analytic interaction: conceptualizing technique in light of the analyst's irreducible subjectivity. Psychoanal Q 62:553–571, 1993

Riba MB, Balon R: Competency in Combining Pharmacotherapy and Psychotherapy: Integrated and Split Treatment (Core Competencies in Psychotherapy Series, Glen O. Gabbard, Series Editor). Washington, DC, American Psychiatric Publishing, 2005

Robinson GE: Genome mix: beyond nature and nurture. Science 304:397–399, 2004

Schatz CJ: The developing brain. Sci Am 267:60–67, 1992

Schore AN: A century after Freud's project: is a rapprochement between psychoanalysis and neurobiology at hand? J Am Psychoanal Assoc 45:807–840, 1997

Schore AN: The right brain implicit self lies at the core of psychoanalysis. Psychoanal Dialogues 21:75–100, 2011

Searle JR: The Rediscovery of the Mind. Cambridge, MA, MIT Press, 1992

Sherwood M: The Logic of Explanation in Psychoanalysis. New York, Academic Press, 1969

Shevrin H, Bond J, Brakel LA, et al: Conscious and Unconscious Processes: Psychodynamic, Cognitive, and Neurophysiological Convergences. New York, Guilford, 1996

Solms M, Turnbull O: The Brain and the Inner World: An Introduction to the Neuroscience of Subjective Experience. New York, Other Press, 2003

Squire LR: Memory and Brain. New York, Oxford University Press, 1987

Stolorow RD: An intersubjective view of self psychology. Psychoanalytic Dialogues 5:393–399, 1995

Suomi SJ: Early stress and adult emotional reactivity in rhesus monkeys, in Childhood Environment and

Adult Disease (CIBA Foundation Symposium No. 156). Edited by Bock GR and CIBA Foundation Symposium Staff. Chichester, UK, Wiley, 1991, pp 171–188

Suomi SJ: Social and biological mechanisms underlying impulsive aggressiveness in rhesus monkeys, in The Causes of Conduct Disorder and Severe Juvenile Delinquency. Edited by Lahey BB, Moffitt T, Caspi A. New York, Guilford, 2003, pp 345–362

Thomä H, Kächele H: Psychoanalytic Practice, Vol 1: Principles. Translated by Wilson M, Roseveare D. New York, Springer-Verlag, 1987

Thomas A, Chess S: Genesis and evolution of behavioral disorders: from infancy to early adult life. Am J Psychiatry 141:1–9, 1984

Thompson EM, Brodie HKH: The psychodynamics of drug therapy. Curr Psychiatr Ther 20:239–251, 1981

Watson JB: Behaviorism (1924). New York, WW Norton, 1930

Weaver IC, Szyf M, Meaney MJ: From maternal care to gene expression: DNA methylation and the maternal programming of stress responses. Endocr Res 28:699, 2002

Weaver ICG, Cervoni N, Champagne FA, et al: Epigenetic programming by maternal behavior. Nat Neurosci 7:847–854, 2004

Weinberger J, Hardaway R: Separating science from myth in subliminal psychodynamic activation. Clin Psychol Rev 10:727–756, 1990

Westen D: Mind, Brain, and Culture, 2nd Edition. New York, Wiley, 1999a

Westen D: The scientific status of unconscious processes: is Freud really dead? J Am Psychoanal Assoc 47:1061–1106, 1999b

Westen D, Gabbard GO: Developments in cognitive neuroscience, II: implications for theories of transference. J Am Psychoanal Assoc 50:99–134, 2002

Winnicott DW: Hate in the counter-transference. Int J Psychoanal 30:69–74, 1949

Wylie HW Jr, Wylie ML: An effect of pharmacotherapy on the psychoanalytic process: case report of a modified analysis. Am J Psychiatry 144:489–492, 1987

Xie P, Kranzler HR, Poling J, et al: Interactive effect of stressful life events and the serotonin transporter 5-HTTLPR genotype on post-traumatic stress disorder diagnosis in two independent populations. Arch Gen Psychiatry 66:1201–1209, 2009

第2章

力動精神医学の基礎理論

良い理論ほど実践的なものはない。

Kurt Lewin

　六分儀を持たない船乗りのように，理論を持たずに無意識という暗い海の航海に出る精神科医は，洋上でたちまち航路を見失うだろう。精神分析理論は力動精神医学の基礎をなす。それは一見無秩序に見える患者の内的世界に秩序をもたらす。それは，精神科医が症状を分類，診断する記述的な面を補完し，止揚するのである。それは洞窟に似た心の内面へ入り込み，理解する手段を提供する。理論は臨床医を診断的理解に導くのみではなく，それぞれの患者への治療法の選択をも提供する。理論的理解は力動精神科医が何を，いつ，どのように発言し，何を発言しないほうが良いかを判断する上で役立つ。

　現代の力動精神医学は，少なくとも4つの幅広い精神分析理論の枠組みを包摂している。1) Freud の古典的精神分析理論に由来する自我心理学，2) Klein と Fairbairn や Winnicott などの「英国学派 British School」メンバーの研究から派生し，また米国の関係性/間主観主義者 intersubjectivist 理論を含む対象関係論，3) Heinz Kohut により始められ，それに続く数多くの貢献者により丹念に作り上げられた自己心理学，そして 4) 愛着理論である。これらの学派の思索について数多くの書物が出版されているが，ここでは4つの理論的枠組みの主たる特徴を概観するに止める。次の章では，それらの理論は臨床場面への適用を説明するために「肉付け」される。

自我心理学

　精神分析研究者としての Freud は初期には自身の局所モデルに強く影響を受けていた（第1章前述）。ヒステリー症状は，出来事の記憶や考えが抑圧された結果として理解された。Freud は精神療法的介入により抑圧が取り除かれた結果，記憶が想起されたと仮定した。同様に，想起された強い感情を伴い，病気を引き起こした考えや出来事が詳細に言語化されると，症状の消失

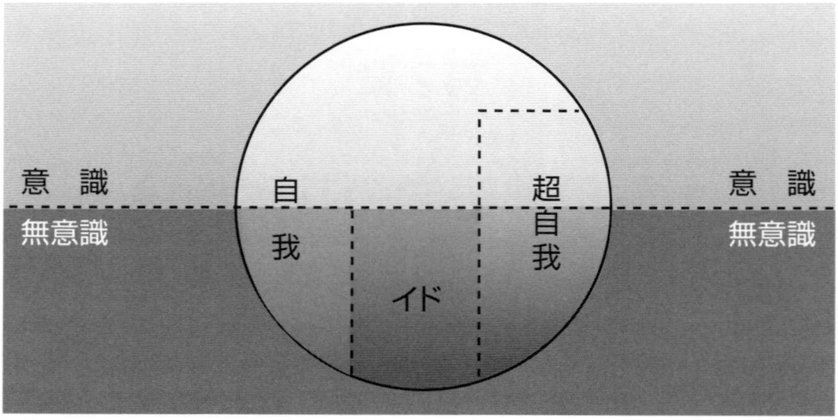

28　第Ⅰ部　力動精神医学の基本原則と治療アプローチ

図 2-1　構造モデル
注：前意識は簡易化のために削除されている。

に繋がるであろう。たとえば，若い男性の腕の麻痺は父親を殴るという抑圧された願望の結果であるかもしれない。このモデルによると，若い男性は無意識からこの願望を取り戻し，それを言葉に出し，父親に対する怒りを表現することにより，腕が回復し使えるようになるかもしれない。**除反応** abreaction としても知られている，このカタルシスの方法は，病気を引き起こした無意識の記憶を意識化させる。

　しかしながら，局所モデルは間もなく Freud の期待を裏切ることになった。彼が繰り返し遭遇したのは，彼の治療手技に対する患者の抵抗であった。一部の記憶を意識へ戻すことができなかった。この抵抗を担う防衛機制自体が無意識であり，それゆえ扱うことができなかった。これらの観察から Freud は，自我には意識と無意識双方の構成要素があると結論付けるに至った。

　「自我とエス The Ego and the Id」の発表により，Freud（1923/1961）は自我，イド，超自我の 3 つの部分から構成される構造論を導入した。局所モデルに代わるこの構造モデルでは，**自我**は本能欲動とは異なるものとして考えられた。自我の意識的側面は，意思決定と知覚データの統合を担う精神の実行機関であった。強力な本能欲動に対抗するために必要とされる抑圧といったような防衛機制を含む自我の無意識的側面は，本質的には性欲（リビドー）と攻撃性からなるイドの中に包み隠されている。

　イドは緊張を解放することにのみ関心がある完全に無意識の精神内界の作用である。イドは自我の無意識的側面と構造モデルの第 3 の作用である超自我の双方によって制御される。ほとんどの部分に対しては，**超自我**は無意識的であるが，その諸側面は確かに意識的である。この審級は道徳的良心と自我理想を組み入れている。前者は禁止し（すなわち，両親や社会的価値の内在化に基づいてしてはならないことを規定する），他方後者は**指令する**（すなわち，実行すべきこと，あるいはあるべき姿を規定する）。超自我はイドの渇望に対してより敏感な傾向があり，それゆえ自我が埋め込まれている以上に，無意識の中に埋め込まれている（図 2-1）。

　自我心理学は，審級間の葛藤の 1 つとしての精神内界の世界を概念化している。性欲と攻撃性が表出と解放のために抗争するように，超自我，自我およびエスは，それらの間で闘争している。審級間の葛藤は不安を生ずる。この信号不安 signal anxiety（Freud 1926/1959）は，防衛機制

が必要とされる自我に対して警告する。神経症の症状形成のメカニズムは，この様式で理解されるかもしれない。葛藤は不安を生じ，その結果防衛をもたらし，そしてイドと自我との間での妥協に導く。症状とは，それゆえ，イドから生じた願望に対する防衛と，偽装した形態での願望充足との間での双方の妥協形成である。

　たとえば，強迫性パーソナリティ障害をもつ会計士は上司が彼に対して怒っているのではないかと常に心配していた。彼は密かに上司に憤っており，上司の怒りについての彼の不安は，上司に対して感情を爆発させ，上司に対する彼の考えを伝えたいという彼自身の願望の投影であった。無意識の防衛として，彼は怒りを向けられるような非難を確実に受けないようにするために上司に対してこびへつらい，機嫌を取っていた。その上司はこの態度を腹立たしく思い，その結果として彼ら2人の間には常に緊張があった。言い換えれば，会計士のこびへつらうスタイルは，彼自身の怒りの噴出に対して防護していたが，彼の上司に生じた反応のために，彼の攻撃願望の弱められた表現も含まれていた。

　そのような妥協形成は正常な心理作用である（Brenner 1982）。神経症は病態の多用性を示すだけではない。性格特性自体が妥協形成となり，精神内界の葛藤に対して適応的で，創造的な解決策をもたらすことがある。

防衛機制

　Freud はその他の防衛機制の存在を認めていたが，自らの関心の大部分を抑圧に向けた。Freud の娘 Anna は，彼女の画期的論文，『自我と防衛機制 The Ego and the Mechanisms of Defense』（Freud 1936/1966）の中で9つの個別の防衛機制を詳述することで自らの研究を発展させた。それらは，退行，反動形成，打消し，取り入れ，同一化，投影，自己への向き換え，逆転および昇華である。さらに重要なことは，これによって自我の防衛操作の詳細な探索が増えたことで，治療的な意味合いを持つことに彼女は気づいた。もはや精神分析家は，イドに受け入れられない願望を明らかにすることに注意を向けるだけではなくなった。全く同じ注意が自我によって発揮される防衛努力の変遷に対して向けられる必要があり，それは治療における抵抗として現れるであろう。

　欲動から自我の防衛へと精神分析が重要視する点を移行させる中で，精神分析と力動精神医学の流れが神経症の症状形成から離れ，性格病理に向かうことを Anna Freud は予期していた。典型的な防衛操作に従ってわれわれは現在人格障害の多くを部分的には類型化している。このように，神経症的問題および人格障害双方の理解に有用であるので，力動精神科医は広い範囲の防衛機制を完璧なまでに精通していなければならない。

　すべての防衛に共通するのは，イドからの本能的要求に対する自我の保護である（Freud 1926/1959）。誰一人防衛機制を持たない者はおらず，使用される防衛の種類によって，われわれについて多くのことが明らかになる。多くの場合それらは，最も未熟，もしくは病的なものから，最も成熟，もくしは健康的なものまでの階層に従って分類され（Vaillant 1977），そして個人の防衛機制のプロフィールは心理的な健康の優れた指標である。最も一般的な防衛機制がこの階層に従って表2-1の表に記載されている。

30　第Ⅰ部　力動精神医学の基本原則と治療アプローチ

表 2-1　防衛機制の階層

防衛機制	解　説
原始的防衛機制	
スプリッティング（分裂） Splitting	統合することができないような自己と他者の経験を区分すること。行動，考え，あるいは感情において個人が矛盾に遭遇する際に，その相違は白々しく否認されるか，重要ではないこととみなされる。この防衛は，自己あるいは他者の二極分化した側面の非両立性から派生する葛藤を防ぐ。
投影同一化 Projective identification	精神内界の防衛機制であるとともに対人関係のコミュニケーションの 1 つでもあり，これは，別の人に投影される自己，もしくは内的対象のある側面の特徴を引き受けさせるために，その人に微妙な対人関係のプレッシャーをかけるようなやり方で振る舞うことを意味する現象である。投影の標的となる個人は，その後に，投影されている内容に合わせて振る舞い，考えそして感じ始める。
投影 Projection	受け入れられない内的衝動とそれらの派生体がまるで自己の外側にあるかのように知覚し，反応すること。投影の標的が変化しない点で，投影同一化とは異なる。
否認 Denial	知覚した事実を無視することにより，直面するのが困難な外界の現実の諸側面を自覚するのを避けること。
解離 Dissociation	無力感や制御能力の喪失に直面した際に，心理的には制御を保持しているという幻想を持ち続ける方法として，主体性，記憶，意識あるいは知覚の領域において自分自身であり続けるいう感覚を途絶させること。スプリッティングと類似しているが，解離は出来事から自己を切り離すために，極端な場合には出来事の記憶の改変を含む場合がある。
理想化 Idealization	軽蔑，羨望，あるいは怒りといった不安，もしくは陰性感情を避ける方法として他者が完全，もしくはほぼ完全と思うこと。
行動化 Acting out	苦痛を与える感情を避ける方法として，無意識の願望，もしくは空想を衝動的に行動として実演すること。
身体化 Somatization	感情的苦痛やその他の感情の状態を身体症状に変換し，注意を（精神内界よりもむしろ）身体への関心に集中させること。
退行 Regression	現在の発達水準に関連する葛藤や緊張を避けるために，より早期の発達や機能の段階へ戻ること。
スキゾイド空想 Schizoid fantasy	対人関係上の状況についての不安を避けるために，私的な内的世界へ退避すること。
より高水準の神経症的防衛 取り入れ Introjection	重要な人物の喪失に対処する方法として，その人のある側面を内在化すること。人によっては対象を支配できているという幻想を得るための方法として，敵対的あるいは悪い対象を取り入れる場合がある。取り入れは正常な発達の部分として，非防衛的形態で起こる。
同一化 Identification	別の人のようになることにより，他の人の特質を内在化する。取り入れは「他者」として経験され，内在化された表象となるが，同一化は自己の一部分として経験される。これもまた，正常な発達において，非防衛的な機能を提供する。
置き換え Displacement	ある考えや対象に関連する感情を本来のものにある意味似ている別のものに移行させること。
知性化 Intellectualization	受け入れ難い感情を避けるために，過度に抽象的な概念化を用いること。

第2章　力動精神医学の基礎理論　*31*

防衛機制	解　説
感情の隔離 Isolation of affect	情緒的混乱を避けるために，ある考えをそれに関連する情動の状態から切り離すこと。
合理化 Rationalization	自分自身にとって許容できるようにするために，受け入れられない考え，信念あるいは行動を正当化すること。
性愛化 Sexualization	嫌悪する経験を興奮させ，刺激的なものに変えるため，あるいは対象に関連する不安を避けるために，対象または行動に性的な意義を与えること。
反動形成 Reaction formation	受け入れられない願望や衝動をその正反対のものへ転換すること。
抑圧 Repression	受け入れられない考えや衝動を追い払い，あるいはそれらが意識に入り込むのを阻止すること。否認は外部の知覚した事実に関係するが，抑圧は内的状態に関係する点で，この防衛は否認とは異なる。
打消し Undoing	詳細な説明，明確化あるいは正反対の行動により，以前のコメントや行動からの性的，攻撃的あるいは恥ずべき意味合いを否定しようとする試み。
成熟した防衛	
ユーモア	困難な状況下での不快な感情や不安を軽減するために，喜劇的，皮肉な要素を見つけること。この機制によってまた，個人が起こっていることを思案できるようにするために，出来事からいくらかの距離を置き，客観的になることができる。
抑制 Suppression	特定の感情，状態あるいは衝動に注意を向けないように意識的に決断すること。この防衛は無意識ではなく，むしろ意識している点で，抑圧や否認とは異なる。
禁欲主義 Asceticism	快楽により生ずる内面的な葛藤ゆえに，経験における快感的側面を取り除こうとする試み。この機制は，禁欲的な独身主義に見られるように，超絶的あるいは宗教的な目標のために用いられる。
愛他主義 Altruism	自分自身の欲求以上に他者の欲求のために専心すること。愛他的な行動は自己愛的な問題 narcissistic problems のために用いられるが，偉大な業績や社会に対する建設的な貢献の源ともなる。
予期 Anticipation	将来の業績や成果について計画し，検討することにより，当面の満足を先延ばしにすること。
昇華 Sublimation	社会的に反対されるか，あるいは内面的に受け入れられない目的を社会的に許容されるものへ転換すること。

　この階層は臨床実践と研究の双方に共通して使えるものの，誤解を生じるような硬直性を伴いもする。「原始的 primitive」などの用語は，言外に軽蔑的な意味合いを持つことがある。ストレスが加わった場合や，大きな集団内では，原始的分類内の一部である，多様な防衛を利用しがちであると言う方がより正確である。反対に，深刻な障害をもつ一部の精神科患者が，特殊な環境下でより成熟した防衛の一部を使用することがある。

自我の適応的側面

　精神にとっての自我の重要性は，その防衛的な操作のみに限定されない。Heinz Hartmann は，

自我の非防衛的側面に焦点を当てることにより，現代の自我心理学における主要な貢献者の１人としての地位を確立した。彼はイドの方に向かっている自我の向きを変え，それが外的世界に向かうように再度焦点付けた。Hartmann（1939/1958）はイドの力と葛藤とは無関係に発達する「自我の葛藤外領域 conflict-free sphere of the ego」が存在すると主張した。「平均的に期待される環境 average expectable environment」が与えられると，誕生時に存在するある自律的な自我機能は，葛藤により阻害されることなく発達することが認められている。2, 3の例を挙げれば，これらには思考，学習，知覚，身体制御および言語を含んでいる。このように Hartmann の**適応的**視点は，自主的存在の彼の概念の派生物である葛藤外自我領域 conflict-free area of the ego なのである。性的および攻撃的なエネルギーの中和化により，Hartmann は特定の防衛ですらエスの本能的な力とのつながりを失い，二次的に自律的または適応性となることができると信じていた。

David Rapaport（1951）と Edith Jacobson（1964）は，Hartmann が成し遂げなかった領域を取り上げて，彼の自我心理学への発展的貢献をさらに一段と精密なものにした。Bellak ら（1973）は，自我の機能を研究と臨床評価双方に用いられるスケールに分類した。これらの自我の機能の最も重要なものには，現実検討能力，衝動制御，思考過程，判断，総合 - 統合機能，熟達 - 能力 mastery-competence，一次および二次的自律性（Hartmann 後の）を含んでいる。

対象関係論

自我心理学の見解では，欲動 drives（すなわち，性的なものと攻撃的なもの）は一次的であるが，その一方で対象関係では二次的である（記述的に**人**を意味するのに**対象**という用語を使うことは，おそらく不幸なことであるにもかかわらず，精神分析では伝統的に確立されている。**対象**という用語にはいくぶん軽蔑的な意味合いがあるが，私は一貫性と明確さのためにここではその使用方法に従うことにする）。言い換えれば，幼児にとっての最も切実な行動指針は，欲動の圧力下で緊張を解放することである。他方，対象関係論では欲動は関係性の脈絡（たとえば，幼児 - 母親の対）に出現し，それゆえに決してお互いを分離することができないと考えられている。一部の対象関係論者（Fairbairn 1952）は，欲動は一次的には緊張の軽減ではなくむしろ，対象希求的であるとさえ指摘している。

最も単純な用語の中に明記されているように，対人関係の関係性を内在化された関係の表象に転換することを対象関係論は包含している。子どもたちが発達する際に，彼らは単に対象や個人を内在化するのではなく，むしろ彼らはすべての**関係性**を内在化する（Fairbairn 1940/1952, 1944/1952）。愛情や有意義な経験の原型は，乳幼児の授乳期間に形成される（Freud 1905/1953）。この原型には，自己（乳児）の有意義な経験，対象（いたわり，世話をする母親）の有意義な経験および有意義な感情経験（喜び，満足）を含んでいる。空腹が訪れ，幼児の母親がすぐには対応できない場合に，自己の否定的な経験（欲求不満で多くを要求する幼児），気を配らない，いらだたしい対象（対応できない母親）および怒りやおそらくは恐怖といった否定的な感情経験を含む，否定的な経験の原型が発生する。最終的にこれら２つの経験は，自己表象，

対象表象，およびその2つを繋いでいる感情から構成される2組の対抗する対象関係として内在化される（Ogden 1983）。

乳幼児による母親の内在化は通常，**取り入れ**といわれ（Schafer 1968），授乳中の母親の存在に関連する身体的感覚から始まるが，内界と外界との境界が発達するまでは有意義なものとはならない。生後16カ月目くらいに，分離された母親のイメージは徐々に永続的な精神的表象に合体する（Sandler and Rosenblatt 1962）。同時に，永続的な自己表象が最初は身体の表象として，後には幼児に所属すると認められる感覚と経験の集合体として形成される。

取り入れられている対象は，必ずしも実際の外界の対象と相互に関連しているとは限らない。たとえば，求められた際に幼児に授乳できない母親は，単に年長の兄弟の世話をしているだけかもしれないが，彼女は幼児により敵対的，拒絶的で頼りにならないと**経験され，取り入れられる**。対象関係論は，実際の対象と内在化された対象表象との間に，1対1の相互関係が存在するのでは**ない**と認めている。

また対象関係論は葛藤を自我心理学の考え方とは異なる視点から見ている。無意識的葛藤は，単に衝動と防衛との間の闘いではなく，それはまた，対峙する一対の内的対象関係の構成単位の間の衝突でもある（Kernberg 1983; Ogden 1983; Rinsley 1977）。言い換えると，いずれの時点でも，自己表象，対象表象，そして感情といったさまざまな布置がお互いに，内的対象関係の精神内界の劇場での表舞台の座をめぐって競っている。

対象関係の内在化は無意識的な下位機構 suborganizations への自我のスプリッティングを伴う（Ogden 1983）。これらは2つのグループに分けられる。

> (1) 自我の自己下位機構 self-suborganizations of ego，すなわち，個人が自身の考えや感情を彼自身のものとして違和感なく十分に経験する自我の側面と (2) 自我のある側面を対象に同一化させることを基礎とするある様式で意味の生成がなされることを通しての自我の対象下位機構。対象とのこの同一化は完膚無きまでに徹底しているので，本来の自己としての感覚はほとんど失われている（Ogden 1983, p. 227）。

このモデルは Freud の超自我の概念の影響を明白に示しており，そしてそれは一般に「異物 foreign body」（すなわち，自我の対象下位機構は自我の自己下位機構が何をしているのかを監視している）であるかのように経験される。Ogden のモデルもまた，精神内界から対人関係へと遡行する経路を提供している。この枠組みにおいて，転移が2つの形態のうち1つをとるものとして考えられる。すなわち，自我の自己下位機構の役割，もしくは自我の対象下位機構のそれが，治療者に外在化されるかもしれない。この過程はこの章の後半で詳細に説明する。

歴史的展望

Melanie Klein は，通常，対象関係運動の創始者であると考えられている。彼女はブダペストから，そして後にはベルリンから1926年に英国に移住し，そこでは彼女の乳児期の発達理論は激しい論争を巻き起こした。彼女は Freud の影響を受けたが，内的対象へ焦点を当てることで新境地をも開拓した。子どもに関する精神分析研究を通して彼女は，無意識の精神内界の空想を

重要視する理論，古典的理論の発達段階が誕生の最初の年に圧縮された理論を発展させた。たとえばエディプスコンプレックスは，1歳の後半における離乳とほぼ同時に出現するとKleinはみなした。

　Kleinによると，幼児は人生の最初の数か月間に，Freudの死の本能に繋がる原始的な破滅的恐怖 primal terror of annihilation を経験する。この恐怖に対する防衛方法として，自我はスプリッティングを被り，その中で死の本能からもたらされるすべての「悪いもの badness」や攻撃は否認され，母親へ投影される。幼児はその後母親の迫害の恐怖の中で生活し，そしてそれは母親が幼児の内面に入り込み，幼児の内部で分割され，保護されている何らかの（リビドーからもたらされる）良いもの goodness を破壊するという恐怖として具現化される。この後者の恐怖は，Klein（1946/1975）が**妄想分裂** paranoid-schizoid **ポジション**と名付けた原始的な不安である。経験を組織化するこの早期の様式は顕著な防衛機制である自我のスプリッティング（「スキゾイド」）と投影（「パラノイド」）からその用語が付けられている。投影と取り入れは妄想分裂ポジションを理解するためにはきわめて重要である。これらの機制は可能な限り「良いもの」と「悪いもの」を分離するために用いられる（Segal 1964）。迫害的，あるいは悪い対象が，良いもの，もしくは理想化された対象からそれらを分離するために，母親へ投影された後に，それらを制御し，支配するために再度取り入れられる（すなわち，内部へ取り戻される）のである。同時に良い対象は，今は内部にある「悪いもの」からそれらを安全に保つために投影されるかもしれない。

　これらの投影と取り入れの振り子のような反復は，幼児が「悪い」母親と「良い」母親が実際には別人ではなく，同じ人物であると気づき始めるまで続く。子どもたちが2つの部分対象を1つの完全な対象に統合する際，母親に向けたサディスティックで破壊的な空想が母親を破壊してしまうかもしれないと彼らは困惑し始める。1つの完全な対象としての母親に対する新しく発見されたこの懸念は，Kleinにより**抑うつ不安** depressive anxiety と名付けられ，**抑うつポジション** depressive position の到来を告げている。この体験様式は，ある個人が他者を傷つけてしまうかもしれないという懸念に関連しており，ある個人が他者により傷つけられるだろうという懸念である妄想分裂ポジションとは対照的である。罪悪感は幼児の感情的生活の顕著な部分となり，そして彼は**償い** reparation によりそれを解決しようと試みる。この過程は現実において，あるいは空想において被った「損傷 damage」を修復するように意図された母親に対する行動に関連しているかもしれない。Kleinはエディプスコンプレックスを抑うつ不安と罪悪感を償いにより解決しようとする努力として再構成した。

　Kleinの定式化は空想に過度に依拠しているため，外的環境での実際の人物の影響を過小評価していること，現代の精神分析理論家によりほとんど顧みられていない概念である死の本能を過大評価していること，そして生後1年目の乳幼児に精緻な成人の認知形態があるとする点で批判されている。それにもかかわらず，私たちが発達段階を漸進する，もしくは脱皮して成長するものとして考えるよりもむしろ，特に心の中に弁証法的な相互作用を生み出す生涯続く2つの様式としてこれらのポジションを考える場合，彼女が見事なまでに発展させた妄想分裂ポジションと抑うつポジションという概念は，臨床的に大きな価値がある（Ogden 1986）。一生涯続く経験様式として概念化したことで，Kleinの発達段階としての意義は減じられることになる。

　Kleinにとって欲動とは，特定の対象関係に親密に結び付けられた実に複雑な心理的現象であ

った。むしろ欲動は身体から発生するというより，身体を単に表現の手段として用いていると考えられた（Greenberg and Mitchell 1983）。同様に，欲動は単に緊張の軽減を求めているのではなく，特定の理由により特定の対象へ向けられていると考えられた。1940 年代，Klein により考えられたこうした一連の観点は，英国精神分析協会 British Psychoanalytic Society での辛辣な議論に発展した。Anna Freud が Klein の主な論敵であり，ついには派閥が協会を決裂させたとき，B グループとして知られる 1 つの分派が指導者である Anna Freud に従ったが，他方 A グループは依然 Klein に忠実であった。第 3 の分派である中間学派は，どちらかに属するのを拒否した。中間学派はある程度 Klein の考え方に影響を受けており，今日私たちが知っているような対象関係論を作り出した（Kohon 1986）。この第 3 の分派と関連がある人びとは，彼らが「独立学派 Independents」として知られるようになった 1962 年まで彼ら自身を公式にグループとは呼ばなかった。しばしば対象関係の「英国学派 British School」（Sutherland 1980）として呼ばれる独立学派の主要な人物の中には D. W. Winnicott, Michael Balint, W. R. D. Fairbairn, Margaret Little および Harry Guntrip がいた。首尾一貫した理論を発表する中心的な導き手が不在であるにもかかわらず（Tuckett 1996），このグループは 1943 年と 1944 年（King and Steiner 1992 参照）の論争の的となった討論の後，数において英国協会を支配した。実際にこれらの思索家の著作には明らかに大きな差異があったが，彼らの研究は共通のテーマを共有していた。すべてはエディプスコンプレックス以前の早期の発達に関係しており，そしてすべては欲動理論よりも，むしろ内的対象関係の変遷に焦点を当てていた。その上，Klein と同じように，そして B グループとは異なり，彼らはより病状の重い患者を精神分析的手法で治療する傾向があり，おそらくそれにより，原始的精神状態 primitive mental state をより詳細に垣間見ることができたのであろう。

　独立学派は幼児早期の環境の影響を強調することにより，Klein による空想への過剰な重み付けからバランスを取る役割を果たした。たとえば，Winnicott（1965）は正常な発達を進めるために幼児により必要とされる最小限の環境的必要条件を特徴付けるために，**ほど良い母親** good-enough mother という言葉を作り出した。Balint（1979）は，何かが欠如していると多くの患者が感じていることを説明し，そして彼はそれを**基底欠損** basic fault と名付けた。彼はこの欠損を子どもの基本的ニーズに応え損ねた母親によって生じさせられると考えた。おそらく最も欲動理論から離れている Fairbairn（1963）は，彼の統合失調症の患者の困難さの病因を欲動に対する欲求不満ではなく，彼ら自身が本当に愛されていると安心させる経験を母親が提供し損ねたことにあると考えた。彼は本能あるいは欲動は快楽を求めているのではなく，むしろ対象を希求していると考えた。さらに，Fairbairn は 3 歳前の発達の転機に患者を「凍てつかせる freeze」傾向がある主な病原因子として，早期トラウマの考え方を導入する役割を果たした（Fonagy and Target 2003）。

　これらの思索家たちはすべて，**欠損** deficit 理論，ならびに**葛藤**理論が人間の完全な精神分析的理解のために必要であるという事実を知らしめた。分析家たちは葛藤の分析に加えて，もう 1 つの課題を持っている。彼らもまた，不完全な精神内構造を支えるように患者によって内在化される新しい対象としての役割を担う。この点は対象関係の臨床理論にとっては重要である。すなわち，患者の内的対象関係は花崗岩に刻まれているのではない。それらは新しい経験によって修正されるように開かれているのである。

英国学派から現れた1つの重要な概念は，幼児は自己実現 self-realization に向かって成長する傾向を生来持っているというものである（Summers 1999）。特に Winnicott は，環境内での母親やその他の人物の反応により成長が促進されたり，阻害されたりする**本当の自己** true self の存在を示唆した。Bollas（1989）はこの考え方を押し広げ，子どもの中での主な動機付けは自分自身になるために必要であり，そしてそれは子どもに自身の本当の自己を母親とのふれあいの中で表現させる母親の能力によって促進されると主張した。この促進する能力を果たせない母親は，子どもが母親の要求や願望に応えるために**偽りの自己** false self を発達させることに寄与するかもしれない。

自己と自我

自我心理学者が徹底した自我の理解の過程で自己の重要性を過小評価する傾向がある一方で，対象関係論者は対象に関係する自己に焦点を当てるために，心的装置における自己の場所をさらに明確にすることを求めている。第1章で説明したように，自己とはつかみどころのない「人」の一側面である。それは以下のようにさまざまな要素から構成されている。それらは主体と対象双方，個人的な記憶の集積，無意識的に苦悩に満ちて否認された諸側面，異なる時間と文化に規定されて現れる状況に関連した様相を含む。精神分析の著作物における論争の多くは，精神内界の表象と，思考，感情および行動を起こす審級[訳注1]との間で繰り広げられる現象を中心的な主題としている（Guntrip 1968, 1971; Kernberg 1982; Meissner 1986; Schafer 1976; Sutherland 1983）。

表象としての自己 self-as-representation と審級としての自己 self-as-agency の双方にはまだ議論の余地がある。実際に，自己は自我に組み込まれていると考えられ，数多くの自己表象を統合した最終産物として定義されもする（Kernberg 1982）。しかしながら，この統合された最終産物は，永続的で，変化しない存在としてみなされるべきではない（Bollas 1987; Mitchell 1991; Ogden 1989; Schafer 1989）。私たちは多くの場合，一貫した自己という幻影を維持したいと願うが，現実には私たちは他者との現実，および空想的な関係により絶えず形作られ，定義される複数の一貫しない自己から構成されている。Schafer（1989）は物語的自己，もしくは物語としてのこの現象は，私たちの人生に情緒的に揺るぎのない根拠を与え，発達することを秩序立てると理解した。Mitchell（1991）が観察したのは，患者がこれら自身の多面性を許容することを身に付けるのに応じて，彼らはより恒常的で，より首尾一貫しているような経験を持ち始めるという逆説的な精神分析の作用である。

防衛機制

対象関係論と深刻な障害をもつ患者との間の歴史的関連により，スプリッティング，投影同一化，取り入れ，および否認といったパーソナリティ障害と精神病性障害の原始的防衛特性が強く

訳注1）精神分析理論の中で局所論における意識，前意識，無意識，構造論における自我，超自我，エスなどの心的装置におけるそれぞれを審級（agency）としている。

強調されている。

スプリッティング（分裂）

スプリッティングは積極的に背反する感情，自己表象あるいは対象表象を互いに分割する無意識的過程である。Freud（1927/1961, 1940/1964）はスプリッティングに対する文献をわずかしか残していないが，それを誕生後の最初の数か月間の情緒的な生き残りの礎の地位にまで高めたのは Klein（1946/1975）であった。乳幼児は，安全に隔離された心の区画部分の中に，肯定的に彩られた経験，感情，自己表象，そして対象表象を保護し，否定的な反対の部分による侵入を免れるために，悪いものからよいものを，不快感から快感を，憎しみから愛を切り離すことがスプリッティングによって可能となる。スプリッティングは危険にさらされるものから危険を及ぼすものを分離することによって，経験を整理する基本的な生物学的様式とみなすこともできる。それは二次的に心理的防衛へと精巧に作り上げられる（Ogden 1986）。それはまた，自我の脆弱さの根本的な原因にもなりうる（Kernberg 1967, 1975）。「よいもの」と「悪いもの」の取り入れに伴うリビドー的，攻撃的欲動派生物の統合は，攻撃性を中性化する役割を果たす。スプリッティングはこの中和を妨げ，その結果自我から成長エネルギーの根本的な源を奪う。

Kernberg の見解では，スプリッティングは以下のような特定の臨床的表出が特徴である。1) 相反する行動と態度が交互に出現し，それを患者は無関心，もしくは馬鹿丁寧な拒絶とみなす。2) 周囲のすべての人を「すべて良い」と「すべて悪い」群に区分しており，そしてそれは多くの場合理想化と脱価値化と呼ばれている。3) 互いに交互に現れる相反する自己表象が共存する。Kernberg はスプリッティングを境界型パーソナリティ障害をもつ患者の主要な防衛活動としてみなしたが，スプリッティングは時にはすべての患者に観察され（Rangell 1982），そしてそれはその他のパーソナリティ障害をもつ患者と境界型の患者を明確には区別するわけではない（Allen et al. 1988）。Kernberg は，神経症と境界型の特徴を部分的に後者が抑圧よりもスプリッティングを優先することを根拠にして区別したが，実証的研究により，これら 2 つの防衛は独立して活動し，同じ個人に共存する場合があることが示唆されている（Perry and Cooper 1986）。

投影同一化

第 2 の防衛機制である投影同一化は無意識の 3 段階の過程であり，それによりある個人の自己のある側面は否認され，他の誰かに帰される（図 2-2, 2-3 および 2-4 参照）。この 3 つの段階（Ogden 1979）は以下のとおりである。

1. 患者は自己または対象表象を治療者に投影する。
2. 治療者は無意識的に何が投影されたかを識別し，患者により及ぼされた対人関係上の圧力に反応して，投影された自己または対象表象のように感じ，あるいは振る舞い始める（この現象の局面は時に**投影性逆同一化** projective counteridentification［Grinberg 1979］）と呼ばれる）。
3. 投影されたものは治療者により「心理的に処理」および修正され，そしてそれは再取り入れにより患者へ戻される。投影されたものの修正は，順次対応する自己あるいは対象表象および対人関係に関連したパターンを修正する。

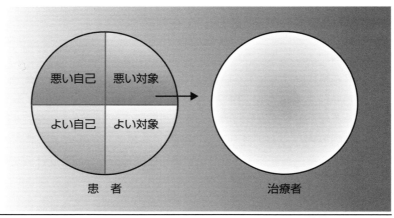

図 2-2　投影同一化―ステップ 1. 患者は自身の内面の悪い対象を否認し，治療者へ投影する。

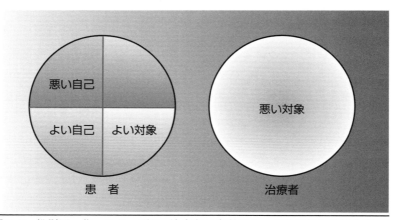

図 2-3　投影同一化―ステップ 2. 治療者は患者によって及ぼされた対人関係上の圧力に反応して，無意識的に投影された悪い対象のように感じ，そしてまたは，そのように振る舞い始める（投影性逆同一化 projective counteridentification）。

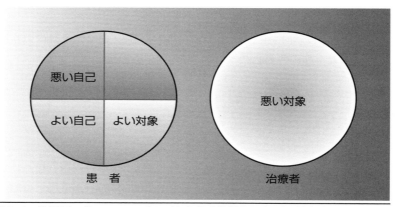

図 2-4　投影同一化―ステップ 3. 治療者は投影された悪い対象をコンテインし，修正し，そしてそれはその後患者により再取り入れされ，同化される（取り入れ同一化）。

これら3つの段階は，簡略化のために，人為的に直線的な様式で提示されている。しかしながら，Ogden（1992）はこれらの局面は実際には直線的ではなく，むしろ弁証法的に止揚するように概念化されるべきだと主張しており，そこでは患者と分析家はお互いに独立しているが，同時に「一体化」した関係にある。2つの主観の相互浸透作用という弁証法的な止揚を通してひとつの独特な主観が作り出される。それにもかかわらず，転移と逆転移はそれぞれステップ1と2に相互に関係しているはずである。この点について，投影同一化は精神内界の防衛機制としての役割に加えて対人関係上の特質を持っている。スプリッティングと投影同一化は，いずれも「良いもの」と「悪いもの」を分離し続けるために機能する高度な相互関係を持った機制である（Grotstein 1981）。Ogden の投影同一化の定義に固有な対人関係上の要素は，母親が彼女の子どもの投影をコンテインするのと同じように，患者の投影のためのコンテイナーとしての治療者をBion（1962）が概念化したことに派生している。

ロンドン在住の現代 Klein 派の分析家たちは，投影同一化に関していくぶん異なった考えを持っている。彼らは患者の一部分の投影を含むのではなく，むしろ対象関係の空想を含むものとして，その防衛を概念化する傾向が強まっている（Feldman 1997）。この点については，投影の標的の転換が絶対に必要というわけではない。それにもかかわらず，Klein 派から出てきて発展しつつある共通概念として，分析家や治療者は患者が投影しているものによって，常にある程度は影響を受けていること，そして，患者の投影に合致した患者の行動化による「小突き nudges」に対してある程度応答することは，何が投影されているかを分析家が意識的に認識できるようになるという点では助けになることがある（Joseph 1989; Spillius 1992）。

第1章で言及したように，逆転移は患者と臨床家双方からの関与を含んだ共同の創作物である（Gabbard 1995）。患者は治療者に特定の応答を喚起するが，逆転移応答の最終的な形を決定するのは，治療者自身の葛藤と内面の自己，および対象の表象である。言い換えれば，その過程には投影の受け手に留まるための「留め金」が必要となる。投影する側が行うよりも，より良く受け取る側がいるという相性が投影によっては存在する（Gabbard 1995）。

投影同一化の概念を防衛機制の範囲に留めておくことは，過度な制限である。それが対人関係の要素でもあるがゆえに，1）患者自身と同じ一連の感情を患者が治療者に経験することを強いるコミュニケーションの手段，2）対象との関連性の様式，そして3）治療者により修正された後に投影された内容物の再取り入れが結果として患者の修正をもたらすという意味での心理的変化の経路としてみなされる場合もある。投影同一化のこのモデルは治療設定内で起こることを強調しているが，投影同一化は治療的な状況以外でも日常的に発生する。これらの臨床環境以外の状況において投影は，完全に歪められた形で戻されるかもしれない，つまりは修正あるいはコンテインされる代わりに「患者ののどに詰め戻される」こともあるのである。

取り入れ

第3の防衛である取り入れは，外部の対象が象徴的に取り入れられ，自分自身の一部として同化される無意識的過程である。この機制は投影同一化の一部として見られる可能性があるが，そこでの取り込まれたものはもともとは投影されたものか，まったく関係なく投影が逆行したもの

として存続している可能性がある。古典的には Freud（1917/1963）が両価的に見られていた対象の取り入れの結果としてうつ病を定式化した。うつ病患者の内的なこの取り入れに焦点を当てた怒りが，結果として自己卑下やその他の抑うつ症状をもたらす。今日的な対象関係論の用語では，取り入れは内在化の2つの主要な様式の1つとして，同一化とは区別されている。たとえば，もし親が**取り入れられる**と，その後その親は自我における対象の一部分として内在化され，実質的に自己表象を変化させない内面の存在として経験される。他方，**同一化**においてはその患者は自我における自己の一部分として内在化され，実質的に自己表象を修正する（Sandler 1990）。

否　認

第4の機制である否認は，認識された外傷的な事実の直接的な否認である。抑圧とは一般に**内的な**願望や衝動に対する防衛として用いられるが，否認は通常現実が圧倒的に不安を引き起こす場合に，現実の外的世界に対する防衛である。この機制は本来精神病や重症の人格障害に関連しているが，特に破滅的な事態に直面した健常者によっても用いられる場合がある。

米国の関係理論

英国学派による対象関係論は，米国の関係理論 relational theory に多大なる影響を与えている。この「二者 two person」理論ときわめて近い関係にある間主観性 intersubjectivity，構成主義 constructivism および対人関係理論は，患者についての治療者の認識が必然的に治療者の主観により色付けされるという共通した考え方を持っている（Aron 1996; Gill 1994; Greenberg 1991; Hoffman 1992, 1998; Levine 1994; Mitchell 1993, 1997; Natterson 1991; Renik 1993, 1998; Stolorow et al. 1987）。この考え方の本質的な特徴は，いつもお互いに影響を与え合う二者が部屋の中にいるというものである。それゆえに，治療者は患者の問題を定式化する際に，自身の主観を超越することができない。さらに，治療者の実際の行動は患者の転移に対して実質的な影響を与えるであろう。この間主観的考え方はすべての学派の個別性を超越し，あらゆる精神療法の状況に関連があると主張する者もいる（Aron 1996; Dunn 1995; Gabbard 1997; Levine 1996）。

過去十年以上，米国の関係理論と英国学派による対象関係論との間の相違は，次第に意味を成さなくなっている。Harris（2011）が言及しているように，「歴史的には大きな相違であったものが，今やより微妙な差異のように見える」（p. 702）。それゆえに，英国の伝統と今日の米国の著作者との間にはかなり重複する部分が存在するので，1つの理論の地理的な起源は，相対的に重要ではなくなってきている。逆転移と二者心理学は確かに関係論の運動の中心にある。不確実性の容認 Acknowledgment of uncertainty と個人のテクニックにおける即興の必要性もまた，関係/間主観的視点にとって決定的に重要性を持っている（Ringstrom 2007）。自己の概念もまた，対人関係論および関係理論の伝統に属する著者において顕著である。Bromberg（2006）は恥に基づく自己の状態は耐えることができず，そのために偽りの継続性と筋道の立たないことが精神療法作業の顕著な特徴となるような様相に分割され，分離される場合があると強調している。最後に，プロセスにおける不確実性の容認では，治療者と患者との間での治療自体の意味と最適

なアプローチについて交渉する必要性がかなり強調されている（Bass 2007; Pizer 2004）。古典的な精神分析の歴史において多くの場合そうであったように，分析家あるいは治療者の考え方は，患者の主観的な視点に勝る特権を与えられてはいない。

自己心理学

Kohut

　対象関係論は，自己と対象の**表象**間の**内在化された**関係を強調している一方で，自己心理学は**外的な**関係がいかにして自尊心 self-esteem と自己凝集性 self-cohesion を維持する助けになるかを強調している。Heinz Kohut（1971, 1977, 1984）の独創的論文に由来するこの理論的アプローチでは，幸福感を維持するために他者からの特定の応答を狂おしいまでに必要としているものと患者は考えられている。

　自己心理学は，Kohut が精神分析で治療していた自己愛に問題のある外来患者についての彼による研究から発展した。彼らはヒステリー性または強迫性の症状により治療に訪れる古典的な神経症患者とは異なっているように思われることに気を留めた。その代わりに，彼らははっきりしない抑うつ感情，もしくは対人関係での不満足を訴えていた（Kohut 1971）。彼らはまた友人，家族，恋人，同僚およびその他から軽視されることに過度に敏感である脆弱な自己評価が特徴であった。Kohut は，その病因を説明し，これらの患者の障害を治癒させるには自我心理学の構造モデルは適当ではないと気づいた。

　Kohut は，これらの患者は鏡転移 mirror transference と理想化転移 idealizing transferenceからなる 2 つの転移の種類を形成していると言及した。鏡転移状況では，患者は分析家が確かめ，確認する反応を当てにしており，これを，Kohut は小さな子どもの側の発達段階にふさわしい自己顕示行動に反応する「母親のまなざしの中の輝き」に関連づけており，それを**誇大的顕示性自己** grandiose-exhibitionistic self と名付けた。Kohut によれば，これらの是認する応答は子どもに自尊心をもたらす点で正常な発達には必須である。母親がそのような映し返し mirroring response を求める子どもに共感し損ねる場合，その子どもは健全である感覚 sense of wholenessと自尊心を維持することが非常に困難となる。この共感の失敗に反応して，子どもの自己の感覚は砕け，渇望した称賛を得るため両親に対して完全であろうと，そして「演ずる」ことを試みる。この形の「誇示」は，誇大的顕示性自己のもう 1 つの兆候である（Baker and Baker 1987）。同様の現象が治療を求める成人における鏡転移の構成要素となる。必死に同意や称賛を得ようと治療者に対して「演ずる」成人患者は鏡転移の症状を示している場合がある。

　理想化転移はその名称が示すように，患者が治療者を慰め癒す存在である全能の親として知覚する状況を指す。理想化された治療者から照らし返される輝きに浴したいという願望がこの転移の明示である。子どもの誇大的顕示性自己を映し返さなかった親の共感の失敗により子どもが精神的外傷を被る場合があるように，母親を理想化する子どもの要求に共感しない母親や，あるい

42　第Ⅰ部　力動精神医学の基本原則と治療アプローチ

は理想化にふさわしいモデルを提供しない母親によって，同じ子どもが精神的外傷を被ることもありうる。

　このように早期に養育の障害があり，こうした類いの転移状況を呈している成人患者はいずれの場合にも欠損的か，不完全な自己と格闘している。それは，断片化しやすい傾向が顕著な段階で，発達的に凍りついてしまった自己である。Kohut の見解によると，自我心理学に関連した葛藤の構造モデルは，映し返しとか理想化といった自己愛的な欲求を説明するには不十分なのである。さらに彼は，古典的見地から自己愛にアプローチする分析家の態度には，道徳的に諭すような軽蔑的傾向があることに言及した。彼は以下のような Freud（1914/1963）のモデルによって，一層害が及んだと信じていた。それは，一次的自己愛の状態から，正常の成熟過程の一部として対象愛への移行という問題提起であった。Freud の考えの派生物は，個人は自己愛的渇望から「脱却」し，他者の要求により心を砕くべきであるというものであった。

　Kohut はこの見解が偽善的であると考えた。彼は自己愛的要求は人生を通して持続し，それらは対象への愛の領域の発達と平行していると主張した。彼は自己愛と対象愛の領域双方において発達の継続が可能な**二軸** double axis 理論（図 2-5 参照）を仮定した（Ornstein 1974）。幼児が成熟するにつれ，乳幼児は 2 つの方策の 1 つに訴えることによって彼らと母親との絆で失われた完璧さを補完しようと試みる。その 2 つとは完璧さが内部に取り込まれる誇大的自己と，親に割り当てられた理想化された親イマーゴである。これらの 2 つの極は，**双極性自己** bipolar self を構成する。彼の最後の著作（死後に発表された）の中で，Kohut（1984）はこの概念化を自己対象欲求，**双子** twinship，もしくは**変容性自我** alter ego の第 3 の柱を加えることにより，**三極性** tripolar 自己にまで拡張した。この自己の側面は転移において，まさに治療者のようになりたいという欲求として現れる。それは徐々に模倣行動へと転換してゆく合体願望の中に発達上の起源を持っている。たとえば，幼い少年は彼の父親が草刈りしている間に芝刈りで遊ぶかもしれない。この第 3 の自己の極は他の 2 つに比べて臨床的な有用性は限られており，多くの場合自己対象転移の議論から除外される。共感の失敗が，これらの方策への通常の親の反応である場合，発達の阻害が生ずる。他方，適切な子育てにより，誇大自己は健全な野心に転換され，理想化された親の心像は理想価値として内在化される（Kohut 1971）。それゆえに，治療者は彼らの患者の自己愛の欲求に，自己中心的で未成熟であるとして軽蔑的にみなすよりもむしろ，発達上の正常なことであるとして共感できる。古典的な自我心理学理論は，放棄される必要性のある幼児的願望を持っているものとして患者を概念化するが，Kohut は治療で理解され，部分的には満たされなければならない**欲求**を患者は持っているとみなしていた（Eagle 1990）。Kohut の最初の著書では，この理論的定式化は自己愛人格の病理に対して主として適用できるとして提案されていた。彼の最後の本が現れるころには，彼は自己心理学の範囲を大きく拡張した。

　　自己心理学が現在示そうと試みているのは……すべての形態の精神病理学は自己の構造における欠損，自己の歪曲あるいは自己の弱さのいずれかに基づいており，自己におけるこれらすべての欠損は，子ども時代の自己 - 自己対象の関係性の障害によるものである，ということである。（Kohut 1984, p. 53）

　自己対象という用語は映し返すこと，理想化すること，そして双子欲求に関して自己のため

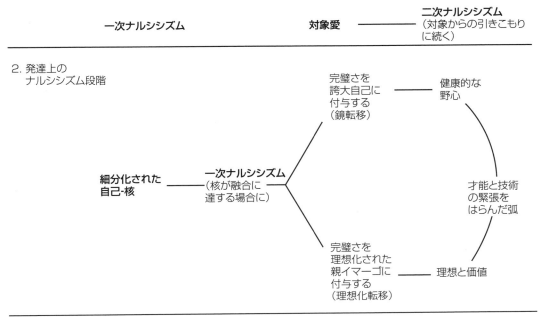

図 2-5 Kohut の二軸理論（1971）

に他者が演じる役割を説明する一般的な用語になった。自己の成長と発達の観点から，他者は分離した個人としてではなく，自己のこれらの欲求を満たす対象としてみなされる。ある意味では，さらに自己対象は人というよりも機能（たとえば，慰めること，認めること）として考えられるかもしれない。自己対象に対する欲求は，Kohut によると決して成長して脱することはなく，むしろ人生を通して持続する。私たちは，身体的生存のために大気の酸素を必要とするのと同様に，情緒的な生き残りのために環境の中に自己対象を必要とする（Kohut 1984）。

Kohut の最後の理論的記述における1つの含蓄は，心理的な分離とは神話であるというものである。自己心理学では，自己対象からの自己の分離は不可能であるとみなしている。私たちはすべて，私たちの自尊心を維持するために生涯を通して他者からの肯定的，共感的応答を必要としている。成熟と成長とは，太古的な自己対象を必要とすることから，より成熟した相応しい自己対象を利用する能力へと移行していくことである。臨床現場における治療のゴールは，自己凝集性を決して喪失することなく，最適な自己対象経験を得なくても耐えられるように脆弱な自己を強化することである（Wolf 1988）。

Kohut は常に自己を単純に定義付けすることに抵抗した。そして彼は自己は無味乾燥な定義付けを許さない非常に厳密な構造であると信じていた。しかしながら，1981年に彼が亡くなる頃には，自己表象としての観点から，「一次的な精神的布置，経験と独創性の中核，そして主たる動機をもたらす審級としての次元を越えた自己 supraordinate self」へと彼の自己に関する観点は明白に移っていった（Curtis 1985, p. 343）。さらなる含蓄は，自我，そして欲動と防衛の変遷について世に言われているほどには強調しないこと，意識的主観的経験により大きな意義があること，そして攻撃性を一次的なもの，もしくは生得的な欲動というよりもむしろ自己対象の失敗

に対する二次的なもの（たとえば，自己愛的な憤怒）と概念化したことである。この枠組みでは防衛と抵抗，あるいは Kohut（1984）がそれらを呼ぶようになったように「防衛 - 抵抗」は，完全に異なるものと考えられる。すなわち，「私の個人的好みは患者の『抵抗』についてではなく，患者の『防御的であること』について話すことであり，そして適応的かつ心理学的に価値のあるものとして彼らの防衛的態度について考えることである（p. 114）」。明らかなことであるが，それらは自己の完全性を保持するので，明白にそれらは価値があり，適応的である。

自我心理学者と対照的に，Kohut はエディプスコンプレックスに二次的な重要性しか与えなかった。性的なものと攻撃的なものに関するエディプス葛藤は，自己 - 自己対象の基盤における発達早期の失敗の単なる「破綻の産物」に過ぎない。母親が彼女の子どもの自己対象欲求を適切に満たす場合，エディプスコンプレックスは子どもが症候的になることなく，切り抜けられる。自己心理学によれば，根本的な不安は「崩壊不安 disintegration anxiety」であり，それには心理的な死の非人間的状態を経験することに繋がる不適切な自己対象に反応して個人の自己が壊れる恐れを含む（Baker and Baker 1987）。自己心理学の観点からすると，症候的行動の多くの形態（たとえば，薬物乱用，性的乱交，倒錯，自傷，過食そして下剤乱用）は，去勢不安に関係する神経症的葛藤から生ずることは**ない**。むしろそれらは，「内的な凝集性と脆弱で不健康な自己との調和を維持し，そして/もしくは，取り戻すための緊急の試み」の反映である（Baker and Baker 1987, p. 5）。自己のこれらの断片化は，中等度の恐怖か不安から，自己が完全に粉々になるという思いになる重症のパニックまでの範囲に及ぶ連続体に沿って生じる（Wolf 1988）。

養育の失敗とその結果もたらされる自己の欠損に関する自己心理学の強調点は，英国学派の対象関係論と相通じるものがある。Winnicott のほどよい母親と Balint の基底欠損に類似する考えは，自己心理学の書物のテーマの中に見聞することができる。Kohut はこれらの理論家の貢献を認めなかったが，彼らの影響は疑う余地がない。しかしながら，対象関係論者は自己の概念を Kohut が成し遂げた程度にまで発展させることはなかった。おそらくそれは Kohut によって避けられたモデル，つまり，道徳的に諭す可能性を保持した成熟モデルを彼らが手放さなかったからであろう（Bacal 1987）。Kohut はまた，精神障害の病因における自尊心の重要性を広めたという点で大きく貢献している。たとえば，他者と問題のある関係をしばしば結果としてもたらす自己凝集性を保持するための懸命の試みとして現れる自己の障害としてパーソナリティ障害をみなすことができる（Silverstein 2007）。同様に，治療者の役割は，解釈的な理解よりもむしろより共感的努力を維持することに移行している。そして治療者とのある種の修正感情体験を通してパーソナリティ障害の癒しとなる自己対象経験を提供し続けることがそのゴールである。言い換えると，他者との行動パターンや関係性についての洞察を強調するよりもむしろ，長期間にわたり共感を提供することが，治療行為の最適な形態かもしれないということである。

Kohut 後の貢献

Kohut の死後，新しい世代の自己心理学者は彼の理論の特徴を洗練したものに拡張した。Wolf（1988）は他の２つの自己対象転移を特定した。**対立的自己対象転移** adversarial selfobject transference は，ある程度の支持的な態度を保持しつつ，穏やかではあるが，対立する個人とし

ての分析家を患者が経験するものである。分析家はまた，患者の対立したい欲求を受け入れることにより，患者にとっては，自己がある程度自主的になることを奨励しているとして認知される。Wolf により観察された第2の自己対象転移は，鏡転移に関連しているが，優越性を達成するために本来備わった動機との関係性のため，固有の権利の是認という点からはそれは全く同じという訳ではない。**効力自己対象転移** efficacy self-object transference として知られている，患者が分析家の中に必要な自己対象に基づく行動を有効に作り出すことを分析家は容認しているという患者の認識を包含している。

　自己心理学に影響されたその他の分析家は，共感的 - 内省的知覚様式外の情報は，分析家が知っていることを基礎にして統合されなければならないと信じている。Lichtenberg（1998; Lichtenberg and Hadley 1989）は，子ども時代と乳幼児の経験の「手本となる光景」の原型の知識を，患者の早期の経験を再構築し，理解することに密接に関連するものとみなしている。彼は5つの個別的な動機付けシステムが患者の中で治療中に作動する力を十二分に理解することが考慮されなければならないと主張した。これらのシステムの各々は，生来の欲求と反応のパターンと関連している。第1のシステムは愛着と親密さの欲求に反応して発達する。第2のシステムは精神の安定と生理的に必要とされるものへの欲求に対する反応に関連する。第3のシステムは，主張と探求の欲求に反応して進化する。第4のシステムは，引きこもり，そして/または反抗を通して嫌悪という経験に反応する欲求に対する応答である。第5のシステムは，感覚的な楽しみと，究極的には，性的な興奮の欲求に対する反応に関連する。これらのシステムは，お互いに弁証法的緊張状態にあり，連続的な階層再編成を受ける。5つのシステムの各々は，養育者からの相互の反応の存在の中においてのみ発達できる。Lichtenberg は，性的および非性的快楽を比較的周辺の地位に退けるその傾向のために，Kohut の理論について留保する立場を示した。

　Bacal と Newman（1990）は自己心理学を対象関係論と統合しようと努めた。彼らは，自己心理学は対象関係論の異形として理解でき，Kohut は彼の考え方における英国学派の対象関係論の影響を認識し損ねたと主張した。Bacal と Newman は，孤立の中ではなくむしろ，その対象と関連した自己が，本当の自己心理学の基本単位であると指摘している。

　その他の修正主義者は，Kohut によって推奨された治療行為の様式に関して疑問を呈した。それは，共感的理解という文脈における患者の欲求についての至適欲求不満が関係する。Kohut は彼の技法は本質的に解釈を提供することであると繰り返し強調したが，一部の観察者（たとえば Siegel 1996）は，彼のアプローチは Freud によって提案された禁欲原則とはかなり異なると強調している。Kohut は，彼の最後の書物の中で修正感情体験の役割を認めた。それにもかかわらず，Bacal（1985）は Kohut の至適欲求不満の考え方に批判的であり，「至適反応性」こそが分析的プロセスにとって重要であると指摘した。Lindon（1994）は同様の懸念を抱き，分析家の側への過度の禁欲に関する問題に対処するために**至適提供**という用語を提案した。しかしながら，彼はこの種類の提供を治療法としてはみなさなかった。むしろ Lindon の提供の概念は，患者の無意識を探索しやすくする雰囲気の創出に関係しており，必ずしも発達上の弱点を修復するためとは限らなかった。彼はその提供は分析的プロセスの破壊ではなく，むしろ分析的作業の促進に役立つべきであると明記した。

　最後に，Kohut 以後の自己心理学者は，Kohut によって強調された生き生きとした主観的経験

46　第Ⅰ部　力動精神医学の基本原則と治療アプローチ

からの転換は，場の中で徐々に起こっているとみなしている。Stern（2004）と Boston Change Process Study Group（2010）の研究を踏まえて，主観的に感じられているものと同様に**黙示的な知**にもより強い関心が向けられている（Coburn 2006）。この点に関して，たとえ経験していることが意識的でないとしても，発達上の間主観的な側面と「生まれ持った」手続き上の暗黙知への気づきが存在する。

発達論的考察

　ある程度，すべての精神分析理論は発達論的思考に基づいている。欲動，防衛，そして自己，対象，そして関係性についての審級間の精神内界葛藤の強調から発展してきた精神分析理論は，それゆえ発達研究もその方向へ動いている。自我心理学に関連する早期の発達理論はリビドーの域に焦点を当て，成人との精神分析治療に基づき早期発達の大部分を再構築した。Hartmann を先駆者とし，その後継者である Erikson（1959）は自我心理学という，より広範囲の構造に審級間の葛藤を織り込む努力をした。彼は環境からの社会精神的問題に焦点を当てたが，それによって各段階での社会精神的な重大局面によって特徴づけられる非遺伝的発達図式を発展させた。たとえば，口唇期では乳児は基本的信頼感と基本的不信感の間で苦悩する。肛門期の局面では自律に対する恥と疑惑という問題に巻き込まれる。男根‐エディプス期では，子どもは自主性と罪悪感に取り込むことになる。

　エディプス期は3歳前後に始まり，快楽の源としての性器により強い関心が向かうことに関連する。この関心に伴い，異性の親を特別な愛情対象として切望するようになる。しかしながらそれと同時に，保証された子どもの二者関係，もしくは母親と子どもという関係は，異性の親の愛情を巡るライバルの存在に子どもが気づくようになるのに伴って三者関係へと変化する。

　男児の場合には最初の愛情対象は母親であるが，これは愛情対象の移動を必要としない。彼は母親と一緒に寝たいとか，彼女を愛撫したいとか，彼女の世界の中心でいたいとか切望する。父親がこれらの目論見を阻むので子どもはライバルを殺害したいという願望を発展させる。これらの願望は，罪悪感，父親からの復讐の恐怖，その復讐が差し迫っているという不安感などの結果を招く。発達段階のこの時期での男児の不安の源泉が導くものは，去勢の形で始まる父親の復讐であることを Freud は繰り返し観察した。この罰を避けるために男児は母親への性的な執着を断念して父親に同一化する。攻撃者へのこの同一化は，母親**のような**女性を探し，その結果，男児は父親**のように**なることができるという決意をそれとともにもたらすのである。このエディプス期の解決法の重要な要素として，5，6歳の終わり頃に報復的な父親は内在化され，Freud がエディプスコンプレックスの継承者であると考えた超自我を形成する。エディプス期の発達に関する今日的な考え方は，**異性の親を排除する**という願望に伴う**同性の親**へのリビドー的な憧れも存在することを明らかにしている。この考え方は多くの場合に**陰性エディプスコンプレックス** negative Oedipus complex として呼ばれている。

　Freud は少女のエディプス期の発達の説明により多くの困難を抱えていた。一連の論文（Freud 1925/1961，1931/1961，1933/1964）の中で，彼は率直に女性の心理学によって彼が当惑したこと

を認めた。彼がこの困難に対処したある方法は，女性の発達は基本的に男性の発達と類似していると想定することであった。Freud が観察したように，少年のエディプスコンプレックスは去勢コンプレックスによって解決されるが，少女においては，「去勢」に気づくことで，それは**伝え知らされる**のである。Freud の考えによれば，発達段階の前エディプス期では，幼い少女はペニスの存在を発見するまでは本質的に幼い少年と同じように感じている。その時点で，彼女は劣等感を感じ始め，ペニス羨望の犠牲者になる。彼女は自分の劣等性のために母親を非難しがちになり，愛情対象としての父親に関心を向け，父親から子どもを授かりたいという願望がペニス願望に取って代わる。「性器的劣等性 genital inferiority」に気づいた後に少女がたどりうる通過経路は以下の３つの経路の内の１つであると Freud は信じていた。1）あらゆる性的なものの停止（すなわち，神経症），2）挑戦的で過度な男勝りさ，もしくは 3）成熟した女性性，これはクリトリスによる性的満足の放棄を必要とする。正常なエディプス期の解決法においては，父親による去勢の恐れよりも，むしろ母親の愛情の喪失が重要な要素として仮定された。

　より今日的な精神分析の著者らは，Freud による女性の発達の定式化について重大な疑問を提起している。Stoller（1976）は，性的な分化，ペニス羨望，そして無意識的葛藤が女性性の進展に寄与しているという Freud の考えに異を唱えている。女性らしさが生まれつきの潜在能力であり，誕生時の性的課題，親の態度，神経生理学的な胎児の脳組織，幼少期の幼児と親のふれあいなどが合わせ合ったものと，女性性という成熟した感覚を巡る複合的核心を形作る環境からの学習が最終的に組織化されると彼は感じていた。彼はこの最初の段階を葛藤の産物としては見ていなかったので，**一次的女性性** primary femininity と名付けた。Tyson（1996）は成熟した女性性は一次的女性性で始まるが，葛藤の解決ならびに両親との同一化が最終的な形態を決定するだろうと強調した。

　Stoller は，ペニス羨望が女性性の発達上の１つの局面に過ぎず，その起源ではないという見解を Lerner（1980）や Torok（1970）などその他の著者たちと共有した。ペニス羨望をさらなる分析と理解を受け付けない「岩盤」事象（Freud 1937/1964）とみなすことは言外に反治療的な意味を含むと今日的なフェミニスト精神分析理論は強調している。「岩盤」と見なすことの危険性は，女性が男性よりも劣ったものであるという考えを一部の治療者が女性患者に受け入れるように誤って仕向けるかもしれないということである。Freud の考え方とは対照的に Frenkel（1996）は，女性患者が一般的に彼女たちの性器，あるいは生殖器の興奮が不適切であるとは考えておらず，クリトリスを劣った器官であると考えるどころか，早くは４歳から６歳で強い快楽と時にはオーガズムの開始のための場所であると感じていると強調した。膣の自覚もまたその年齢には存在する。性別の構築についての最近の考え方は，解剖学的な差異に対してのみ結びつけるのではなく，むしろ文化の影響，対象関係そして両親との同一化へと重点が置かれている（Benjamin 1990; Chodorow 1996）。

　神経科学の研究から私たちは男女の性別についての幅広い知識を獲得した。顔の識別に関する脳の領域は，人生の早期から男性よりも女性の方がより発達する（McClure 2000）。事実，一般的に脳の神経学的成熟速度は，男性に比べて女性の方が早い（Moore and Cocas 2006）。右および左半球間の連結性は，男性におけるよりも女性の方が大きいことが示されている（Friedman and Downey 2008）。そのために，より早い女性の脳の左右分化は，他者の顔における感情を敏

感に読み取る優れた能力を結果としてもたらしているのかもしれない。これらの神経生物的な性差は意義深くはあるが，女性の発達における早期の養育環境のきわめて大きな重要性に影を投げかけるものではない。両親やその他の主な世話をする人物との触れ合いは，個人を形作る上での中心であり，すなわち，生物学と環境は性別の形成において相互に影響を与える（Silverman 2010）。

　精神力動的な思考境域における女性性についての今日的な考え方は，周知となった見識をもとに系統的な探索から特性を明らかにすることが最善であろう，というものである。Chodorow（2012）は数多くの男性らしさが存在するように，数多くの女性らしさが存在していることを強調し，臨床医のアプローチとして，特定の理論に当てはめようという姿勢で女性患者を問診してはならないとしている。むしろ，最適な精神療法的立脚点は，それぞれの女性に固有な個人的人格へと導く多くの文化的，精神内界的，そして生物学的要因が存在すると認識することである。Chodorow（2012）は個人を規定する特異性を見出すための偏りない心の在り方について議論している。

　　　女性性と男性性の間には相違があるということをどんな人でもある程度は認識し，容認しているが，ある特定の個人の性についての人となりは，男性性 - 女性性の相違を巡って組織化される。さらに，それが成される場合の在り方においてすら，性器の自覚あるいは性別間の性器の差異の感覚は，その中心を形成する場合も，しない場合もある（p. 147）。

　性同一性もしくは，自己の形成に関係なく発達は生涯続く。発達はエディプスコンプレックスの解決により終わるものではない。防衛的な布置はそれぞれ次に続く段階——潜伏期，思春期，青年期，老年期——と共に変化する。実際に，Vaillant（1976）は，成人生活の期間を通じて，未成熟な防衛から，愛他主義と昇華といったより成熟した防衛に整然と移行する様を詳細に記録し，人格は生涯にわたって実に動的であり，順応性があると示唆している。さらに，分析的治療は，かつては高齢の患者においてはあまり有用ではないと考えられていたが，現在では60，70および80代の患者において精神力動的な方法を用いることはありふれたものとなっている。

Mahler

　1970年代以来，より実証に基づいた発達理論が精神分析の分野で台頭している。Margaret Mahlerと彼女の同僚（1975）による乳幼児観察研究は，このような諸研究の最も早いものの1つであり，多くの場合自我心理学と対象関係論との間を繋ぐ架け橋を提供していると考えられている。正常および異常な母親と乳幼児ペアの観察を通して，Mahlerと彼女のグループは対象関係の発達の3つの幅広い段階を特定することを可能にした。

　人生の最初の2カ月間に，**自閉** autistic 期が生じ，その中で乳児は自分のことに没頭していて，関係を持つことよりもむしろ生き残りに関心があるように見える。**共生** symbiosis と称される生後2カ月から6カ月の期間は，乳児の微笑み反応と母親の顔を追う視認能力で始まる。乳児は母親が分離した対象であることに漠然と気づいているが，母親 - 乳児二者一組の乳児の最初の経験は，2人の分離した個人のものではなく，むしろ両者一体 dual unity の体験である。

第3の段階である**分離‐個体化** separation-individuation は，4つのサブフェーズにより特徴付けられる。**分化** differentiation という最初のサブフェーズにおける，6カ月から10カ月の間に，子どもは母親が分離した個人であることに気づくようになる。この気づきは毛布やおしゃぶりなどの子どもの移行対象（Winnicott 1953/1971）の欲求に繋がり，母親が常に利用できるわけではないという事実に対処する上で役立つ。**練習** Practicing が次のサブフェーズであり，それは10カ月から16カ月の間に起こる。新たに見出された歩行運動技能で，よちよち歩きの子どもは独力で世界を探索するのを好むが，「燃料補給」のために頻繁に母親の元へ戻る。第3のサブフェーズである**再接近期** rapprochement は，母親が分離していることをよりはっきりと認識することが特徴で，16カ月から24カ月の年齢で起こる。この認識には母親からの分離に対して傷つきやすい強い感覚を伴っている。

第4期，すなわち最後の段階，分離‐個体化のサブフェーズは，個の強化と対象恒常性 object constancy の始まりにより特徴づけられる。人生の3年目にほぼ対応するこの期間には，母親に対する分裂した見解が，母親の不在時に子どもを支え情緒的に慰める内的存在へと内在化されるような全体対象となる。この達成は Klein の抑うつポジションに対応し，子どもがエディプス期に入る用意となる。

Stern とそれを越えるもの

しかしながら前述したように，Kohut の見方は，環境における他者からの自己対象の応答という何らかの形態は生涯欠くことができないと示唆することにより，Mahler の分離‐個体化 separation-individuation の重視に異議を唱えた。さらに，Daniel Stern（1985, 1989）の乳幼児観察研究は，乳幼児は自閉的な自己没頭状態で子宮から出てくるという考え方を疑問視した。Stern の研究は，乳幼児が人生の最初の日から母親あるいは養育者に気づいているように思われることを実証した。Kohut の考え方と一致して，Stern は養育する人物からの肯定し，是認される応答は，乳幼児が自己の感覚を発達させるのにきわめて重要であることを観察した。彼がさらに強調したのは，乳幼児は養育者が乳幼児に調子を合わせる応答によって，他者と共にいる自己 self-with-other という感覚を発達させることである。Stern は空想が最小限の価値しか持たないとみなした点で Klein とは意見を異にしている。それとは対照的に，彼は乳幼児が最初から現実を体験していると考えた。彼は乳幼児が現実観察の達人であり，年長の乳幼児だけが認識をあえて変化させ，意味のある空想や歪曲を使い始めると結論付けた。

Stern は5つの個別の自己感を記述し，これらを連続し，より成熟した発達段階によって置き換わる段階として考えていたというよりむしろ，自己‐経験の異なった領域（新生もしくは「身体」自己，中核自己，主観的自己，言語的もしくは絶対的自己）としてみなしていた。そしてこれらそれぞれは生涯を通じて変化することなく，他と共存する自己感と協調して作用する。生後2カ月目までに生理学的な基盤からの身体自己を優位とする**新生自己** emergent self が現れる。2カ月から6カ月目で，対人関係とより関連する自己の**中核** core 感覚が出現する。**主観的自己** subjective self の感覚は7カ月目から9カ月目の間に現れ，乳幼児と母親の間の精神内界の状態の調和に関係するので，重要な出来事である。年齢が15カ月から18カ月に，象徴的に考え，言

語的に交流する能力が合致するので，自己の**言語的** verbal もしくは**絶対的** categorical 感覚が出現する。**物語的** narrative 自己感は 3 歳から 5 歳までの間に訪れる。Stern はこの自己の歴史的観点が分析的設定で患者の人生の物語が語られる際に遭遇すると信じていた。

　Stern（2004）は，著作を通じて，人間が根本的に社会的存在であることを強調している。私たちは母親と養育者の感受性豊かな情緒的調律の結果である「間主観的母体」から生まれ出てくる。Stern のこの相互関係性の理解は，他者の私たちへの応答が環境における酸素のようであるという Kohut の考えに酷似している。彼が書いているように，「私たち自身を形成し，保持するためには他者の眼差しが必要とされる」のである（Stern 2004, p. 107）。間主観的な方法で関係を持ちたいという願望は，生物学的な欲動と同じくらい強力な動機付けシステムであると彼は確信している。

　発達が自己 - 他者という構成の中で進むという概念は，さらなる発達研究において広く確認されている（Beebe et al. 1997; Fogel 1992）。Kohut と Winnicott の理論的考え方に一致して浮かび上がってきたのは，対象に関連した自己 self-in-relation-to-object の内在化を帰結としてもたらす母親と乳幼児との間の交流という二者一組システムである。言い換えれば，Fairbairn が強調したように，発達において内在化されるのは対象ではなく，対象との**関係性**である。乳幼児によって表現されるのは，相互関係の過程，完結した一連のパターン化された運動，これらの運動を規定する規則，そして乳幼児に対する自己規制の社会的重要性である（Beebe et al. 1997）。ポストモダニズムの見解を踏まえて，発達研究が示唆しているのは，すべての対面でのやりとりは共同で構成されるか，双方向的に規定されるということである（Fogel 1992）。

　Posner と Rothbart（2000）は覚醒の調整を研究し，早期の親 - 乳幼児の相互関係が乳幼児が緊張を調整するのに重要であることを発見した。Meins ら（2001）は，6 カ月の幼児に母親がどのように話しかけるかを調査した。子どもの精神状態を反映し，子どもをひとりの個人として扱うような助言が自己の形成を促進すると彼らは結論付けた。このように，これらの発達研究は子どもの自己の発達において親の共感が重要であることを裏付ける。

　共感のための神経基質を調査する研究は，子どもの発達における養育者や親による感受性の高い調律が発達上重要性であることを強調している。共感は他者の感情を自分自身の神経系に描く能力を必要とする（Leslie et al. 2004）。猿で最初に発見されたミラーニューロンが重要な役割を担っている可能性があり，それらはある行動を実施しても，それを観察しても，それらの間発火するまれな特質を持っていることが発見された。ある霊長類が他の霊長類や人間の手の動きを観察するか，動物が同じ動きを実行した時に運動前野にあるこれらのニューロンは反応する。言い換えると，それらが実施されるか，観測されるかにかかわらず，対象指向性の行動が符号化される。対象に対して目的を持った方法で行動する行為者を観察している間中，運動前野腹側部にあるこのニューロンの集合体は活性化される。Fogassi と Gallese（2002）はミラーニューロンが，目標の探知，従って他者の心の中に何が起こっているかを理解することに関係しているかもしれないと示唆した。機能画像研究は，右半球のミラーリングシステムが他者の感情を処理するために重要な意味を持つことがあると指摘している（Leslie et al. 2004）。発達関連の文献で強まった一致した見解は，早期に経験する親または養育者の応答が当初は情動を調節し，最終的には関係性の内的な作働モデル，もしくは表象へと導くが，それらは内的な調整機能を継続させる（Hofer

2004)。右眼窩前頭皮質領域は，最終的には生物学的な調節器として作用する関係性の内在化された表象の発達には必須であると考えられている（Schore 1997）。

第1章で言及したように，一般的に発達は遺伝的素質の影響と環境的な影響が組み合わされた結果である。多くの精神分析の発達理論は，定式化における遺伝的要素を無視しているが，現代的な理論は純粋な精神分析の理論化を遺伝 - 環境相互作用に関する実証的な研究からの知識で補足している。たとえば Reiss ら（2000）は，子どもの遺伝的特質は，遺伝子が表現され，抑圧されることに影響を与える親からある一定の反応を引き出すと強調した。

愛着理論

力動精神医学に関連のある第4の重要な理論は，実証的研究に根差す愛着理論である。その主題に関して，Bowlby は長年にわたり発展的に研究を進めてきていたが（Bowlby 1969, 1973, 1980），愛着理論が幅広い精神分析関係者に受け入れられたのは最近のことである。愛着は子どもの安全と生存を保証するように意図された生物学的に規定された絆である。対象関係理論とは対照的に，愛着理論は子どもの目標は対象を求めることではなく，母親/対象への近接性により達成される身体的状態を求めることであると仮定している（Fonagy 2001）。発達が進むにつれ，身体的目標は母親あるいは養育者への親近感を得るより一層心理的な目標へと転換される。安全な愛着は，精神的な図式として記憶され，自己に対する他者の行動を期待する経験に繋がる関係性の内的作業モデルの発達に強い影響を与える。

遺伝的影響とはほとんど関係のない愛着の方策は，幼児期に取り入れられ，比較的安定して持続する。Ainsworth ら（1978）はこれらの方策をストレンジシチュエーション Strange Situation^{訳注2)} として知られる実験室での台本を用いて研究した。歩き始めた子どもを養育者から引き離すというこの状況は，4つの行動方策の中の1つを引き出す傾向がある。**安定した**Secure 幼児は，まったく問題なく，養育者が戻ると彼女に歩いて近づき，その後には心が和み，遊びに戻った。離れている間不安げには見えず，養育者が戻ると彼女を相手にしなかった幼児には**回避行動** Avoidant behavior が観察された。これらの幼児は見知らぬ人よりも母親か養育者か，といった選び好みはしないことが分かった。**不安 - 両価的** anxious-ambivalent，あるいは**抵抗的** resistant と呼ばれる第3のカテゴリーでは，引き離された幼児は大変な苦痛を見せ，怒りと緊張を表出し，養育者が戻るとまとわりついた。**無秩序 - 無方向** disorganized-disoriented と呼ばれる第4のグループは，分離の経験に対処する何ら一貫した方策を持っていなかった。

両親の愛着状況よって，未知な状態での子どもの安定している愛着だけでなく正確な愛着の分類もまた予測されることを複数の研究が実証している（Fonagy 2001）。しかしながら，遺伝子に基づく生物学的な気質が，愛着する人物による養育に対する子どもの反応に影響することも事実である（Allen 2013）。逆に，気質は環境の影響を受けやすく，養育や愛着の質により時間が経つにつれ変化する可能性がある。第1章で言及したように，内気さや社会不安を発生させやす

訳注2）1歳児，母親，そして実験者が同室状態から，母親退室，不在，母子再会に至るまでの計8場面からなる実験デザインを組む。母親不在の時間は最大3分，2回，全所用時間20分である。

52　第Ⅰ部　力動精神医学の基本原則と治療アプローチ

くする生来の気質は，養育環境の質によって確実に影響を受けることがある。

　これらの愛着パターンが成人期へと連続的に引き継がれるということについてはいくつかのエ
ビデンスがあり，そして愛着様式のこれらの分類が精緻な面接によって測定できる（George et
al. 1996）。未知な状態に対する4つの反応はそれぞれ以下に示すように成人の愛着の分類に対応
する。1）愛着関係を尊ぶ安定した/自主的な個人，2）過去と現在の愛着を否定し，中傷し，価
値を下げ，あるいは理想化する不安定な/却下する個人，3）過去と現在の愛着関係双方によって
混乱し，あるいは圧倒されていることにとらわれている個人，そして4）度重なる無視，あるい
はトラウマに病んでいる未解決のまま，もしくは無秩序な個人。幼年時代から成人期までの愛着
分類の安定性を試す縦断的研究のすべての調査によると，それには連続性が最小限のものから高
い安定性に至るまでの範囲があることが示唆されている（George and Solomon 2008）。この研
究は幼児期から成人期に至るまでの安定度の変化に関連するかもしれない数多くの要素を示して
いる。これらにはストレスフルな人生の出来事，親の死，社会的支援，家族の機能，離婚，そし
て両親または子どもの深刻な病気を含んでいる。それゆえに，早期の愛着様式は必ずしも花崗岩
に刻まれているとは限らないと結論付けなければならない。

　愛着理論は，人間に動機を与えるものを私たちが理解する上で大きく貢献している。性的なも
の，攻撃性および自己一貫性のすべては，心理療法を受けにくる成人の患者を理解するのに関係
がある。しかしながら，Joseph Sandler（2003）は安全を求めることも重要な動機付けの要素で
あると認識し，彼は愛着理論と調査の研究成果からこの理解を一部分切り離した。さらに，精
神内界の空想を強調するKlein派とは対照的に，愛着理論が精神分析理論という舞台の中心に置
いているのは，現実のネグレクト，放棄，そしてその他の早期のトラウマ，ならびにこうしたト
ラウマの心の動きである。多くのエビデンスが示唆するように，無秩序な愛着は後の精神障害発
症の脆弱性要素であり，愛着の安定性は成人の精神病理に対する防護要素として役に立つこと
ができる（Fonagy and Target 2003）。一部の研究では，愛着の安定性，またはその欠損がある
種のパーソナリティ障害を予測できることがあると指摘している。一貫性のない/無秩序な愛着
は，幼年期のトラウマと混乱した愛着の来歴と一次に関連している。それゆえに，境界型パーソ
ナリティ障害は気が虚ろ，そして一貫性のない/破滅的な愛着双方に関連がある（Westen et al.
2006）。

　幼児の意識的な状態と内的世界を観察する養育者の能力は，子どもの安定した愛着の発達に影
響を与えると思われる。愛着理論の主要な概念は，**メンタライゼーション**であり，それは自分自
身と他者の考えが本質的に表象的なものであり，自分自身と他者の行動が思考や感情などの内面
の状態により動機づけされることを理解する能力を意味する（Fonagy 1998）。自身がメンタラ
イゼーションの能力を持つ両親または養育者は，幼児の主観的精神状態に調律し，その幼児は最
終的に養育者の心の中に自分自身を発見し，中核となる心理的な自己を形成するために養育者の
表象を内在化する。この様式で，養育者への子どもの安定した愛着は，子どものメンタライゼー
ション能力を育むのである。言い換えると，考えと感情が個人の行為を決定するという前提に立
つことで，行動が最もよく理解できるとういことを養育者との触れ合いを通して子どもは学ぶ。

　メンタライゼーションは多くの場合「心の理論」を持つことであると言われている。臨床上の
交流の中で，特に精神療法において起こることの多くは，臨床医が他者の心を理解する能力に依

拠している。真のメンタライゼーションは，4歳から6歳の間に可能となり，最近の神経画像の研究は前頭前皮質内側部，側頭極，小脳，および後部上側頭溝のすべてがメンタライゼーションネットワークの構成要素として関係している可能性を指摘している（Calarge et al. 2003; Frith and Frith 2003; Sebanz and Frith 2004）。

臨床実践における理論の役割

　困惑するほど多くの精神分析理論に直面し，理論の価値をすべて否定することを選ぶ者がいるかもしれない。誰がそれを必要とするだろうか？　どうして初めからそれぞれの患者との治療を開始して，そこでの臨床素材にとどまらないのか？　このアプローチを主唱することは，端的に言うと，新しい理論の定式化を主唱することである。Kernberg（1987）が言及したように，「臨床現象のすべての観察は理論に依拠し，私たちが理論について忘れている場合には，私たちが気づいていない理論を持っていることを意味する」（pp. 181～182）。

　より賢明な解決法は，主要な理論すべてによって記述されている現象に精通し，所定の患者に臨床的に適切な形で，それぞれの視点に焦点を当てることである（Gabbard 2007）。精神分析と精神力動的精神医学は，悲惨なまでに不必要な対立に悩まされている。それは，エディプス期か前エディプス期か，葛藤か欠損か，古典理論か自己心理学か，緊張緩和かまたは対象希求か，である。そのような疑問は，正しいか，間違っているかという観点で投げかけられる傾向がある。それでは，異なるモデルが異なる臨床状況で妥当であるということがありうるだろうか。エディプス期と前エディプス期，葛藤と欠損の双方が個々の患者を理解する上で妥当であるということがありえないだろうか？　もちろんありうる。

　本章で考察されたすべての理論的な展望のいくつかの側面は，患者の治療において有用であることがほぼ間違いなく証明されている。発達の観点から，幼少期の経験のある側面は，別の理論よりもある理論によって良く説明され，臨床データにもよるが，ある患者ではある方向性の方が，他の方向性よりも重要視される（Pine 1988）。しかしながら，大部分の患者で私たちは欠損と葛藤双方を見出すであろう。Eagle（1984）が精神分析理論の役割を評価したうえで，「剥奪された領域が最も葛藤的なのである。……愛情を剥奪された人こそが，愛情を注ぐこと，受け取ることについて強い葛藤を抱くのである」（p. 130）と言及している。実践上では，患者にとっての自己対象として，そして現実の分離した対象として，双方で自分自身が役立っていることに臨床医は気づくのである。

　しかしながら，一部の臨床医にとっては，患者のニーズに従い，ある理論的見地から別の見地へ移ることは，非常に厄介で扱い難いものである。Wallerstein（1988）は臨床医がメタ心理学モデル全体を受け入れることなく，それぞれの理論的見地によって説明される**臨床的現象**に注意を払うことが可能であると指摘している。たとえば，自己表象と対象表象，鏡転移と理想化転移，そして衝動‐防衛布置が臨床状況に出現すると同時に，このような観察の基盤となっている理論体系全体を思い起こすことなく，それらを取り扱うことができる。より広汎に理論的柔軟性を主張する人びと（Gabbard 1996, 2007; Pine 1990; Pulver 1992）は，さまざまな患者とさまざまな

54　第Ⅰ部　力動精神医学の基本原則と治療アプローチ

種類の精神病理学には，さまざまな理論的アプローチが必要であると示唆している。

　現代的な力動精神医学の理論的多様性へのこれらそれぞれのアプローチは，一部の臨床医にとっては実行可能である。どちらのアプローチがより一層適しているかが分かるかどうかにかかわらず，すべての臨床医は臨床素材に理論を厳格に押し付けることに慎重でなければならない。臨床素材に最もよく適合するように見える理論的領域なら，患者がいかなる理論に臨床家を先導することも容認されなければならない。もう１つの可能性は，当然のことであるが，その素材が特に有用な理論的モデルが無い未知の領域へ導くことである。臨床医はよって立つべき理論的体系の恩恵を受けずに臨床素材を前にして行き当たりばったりで対峙せざるを得ないかもしれない。この点に関しては，開かれた心の在り方がなにより重要である。

　理論は常にメタファーであることを臨床医は記憶にとどめておかなければならない。私たちの理論は人間の心理がどのようなものであるかを捉えようと試みているが，すべてのメタファーが持っている宿命からは逃れられない。つまり，それらはいつか瓦解する（Gabbard 2007）。私たちができる最善のことは，多くの試行錯誤が避けられないことを承知の上で，患者の心の中で何が起こっているのかを把握するのに役立つ道具として理論を使うことである。眼前にある道を熟知することなく，時間をかけて洞窟の中をさまよい歩く可能性に備えなければならない。それにもかかわらず，私たちは全く違った洞窟の地図を持つ旅行者よりもはるかにうまくいっているかもしれない。

文　献

Ainsworth MS, Blehar MC, Waters E, et al: Patterns of Attachment: A Psychological Study of the Strange Situation. Hillsdale, NJ, Lawrence Erlbaum, 1978

Allen JG: Mentalizing in the Development and Treatment of Attachment Trauma. London, Karnac, 2013

Allen JG, Deering CD, Buskirk JR, et al: Assessment of therapeutic alliances in the psychiatric hospital milieu. Psychiatry 51:291–299, 1988

Aron L: A Meeting of Minds: Mutuality and Psychoanalysis. Hillsdale, NJ, Analytic Press, 1996

Bacal HA: Optimal responsiveness and the therapeutic process, in Progress in Self Psychology, Vol 1. Edited by Goldberg A. New York, Guilford, 1985, pp 202–227

Bacal HA: British object-relations theorists and self psychology: some critical reflections. Int J Psychoanal 68:81–98, 1987

Bacal HA, Newman KM: Theories of Object Relations: Bridges to Self Psychology. New York, Columbia University Press, 1990

Baker HS, Baker MN: Heinz Kohut's self psychology: an overview. Am J Psychiatry 144: 1–9, 1987

Balint M: The Basic Fault: Therapeutic Aspects of Regression. New York, Brunner/Mazel, 1979　中井久夫訳：治療論からみた退行——基底欠損の精神分析．金剛出版，1978

Bass A: When the frame doesn't fit the picture. Psychoanal Dialogues 17:1–27, 2007

Beebe B, Lachmann F, Jaffe J: Mother–infant interaction structures and presymbolic self and object representations. Psychoanalytic Dialogues 7:133–182, 1997

Bellak L, Hurvich M, Gedimen HK: Ego Functions in Schizophrenics, Neurotics, and Normals: A Systematic Study of Conceptual, Diagnostic, and Therapeutic Aspects. New York, Wiley, 1973

Benjamin J: An outline of intersubjectivity: the development of recognition. Psychoanalytic Psychology

7(suppl):33–46, 1990

Bion WR: Learning From Experience. New York, Basic Books, 1962　福本修訳：経験から学ぶこと．精神分析の方法Ⅰ——セヴン・サーヴァンツ．法政大学出版局，1999

Bollas C: The Shadow of the Object: Psychoanalysis of the Unthought Known. New York, Columbia University Press, 1987　館直彦監訳：対象の影——対象関係論の最前線．岩崎学術出版社，2009

Bollas C: Forces of Destiny: Psychoanalysis and Human Idiom. Northvale, NJ, Jason Aronson, 1989

Boston Change Process Study Group: Change in Psychotherapy: A Unifying Paradigm. New York, WW Norton, 2010　丸田俊彦訳：解釈を越えて——サイコセラピーにおける治療的変化プロセス．岩崎学術出版社，2011

Bowlby J: Attachment and Loss, Vol 1: Attachment. London, Hogarth Press/Institute of Psycho-Analysis, 1969　黒田実郎，大羽蓁，岡田洋子，黒田聖一訳：愛着行動〔改訂新版〕．母子関係の理論Ⅰ．岩崎学術出版社，1991

Bowlby J: Attachment and Loss, Vol 2: Separation: Anxiety and Anger. London, Hogarth Press/Institute of Psycho-Analysis, 1973　黒田実郎，岡田洋子，吉田恒子訳：分離不安〔改訂新版〕．母子関係の理論Ⅱ．岩崎学術出版社，1991

Bowlby J: Attachment and Loss, Vol 3: Loss: Sadness and Depression. London, Hogarth Press/Institute of Psycho-Analysis, 1980　黒田実郎，吉田恒子，横浜恵三子訳：対象喪失〔改訂新版〕．母子関係の理論Ⅱ．岩崎学術出版社，1991

Brenner C: The Mind in Conflict. New York, International Universities Press, 1982

Bromberg PM: Awakening the Dreamer: Clinical Journeys. Hillside, NJ, Analytic Press, 2006

Calarge C, Andreasen NC, O'Leary DS: Visualizing how one brain understands another: a PET study of theory of mind. Am J Psychiatry 160:1954–1964, 2003

Chodorow NJ: Theoretical gender and clinical gender: epistemological reflections on the psychology of women. J Am Psychoanal Assoc 44(suppl):215–238, 1996

Chodorow NJ: Individualizing Gender and Sexuality: Theory and Practice. New York, Routledge, 2012

Coburn WJ: Self psychology after Kohut—one theory or too many? Int J Psychoanal Self Psychol 1:1–4, 2006

Curtis HC: Clinical perspectives on self psychology. Psychoanal Q 54:339–378, 1985

Dunn J: Intersubjectivity in psychoanalysis: a critical review. Int J Psychoanal 76:723–738, 1995

Eagle MN: Recent Developments in Psychoanalysis: A Critical Evaluation. New York, McGraw-Hill, 1984

Eagle M: The concepts of need and wish in self psychology. Psychoanalytic Psychology 7(suppl):71–88, 1990

Erikson EH: Identity and the life cycle: selected papers. Psychol Issues 1:1–171, 1959　小此木啓吾訳編：自我同一性——アイデンティティとライフ・サイクル．誠信書房，1973

Fairbairn WRD: Schizoid factors in the personality (1940), in Psychoanalytic Studies of the Personality. London, Routledge & Kegan Paul, 1952, pp 3–27

Fairbairn WRD: Endopsychic structure considered in terms of object-relationships (1944), in Psychoanalytic Studies of the Personality. London, Routledge & Kegan Paul, 1952, pp 82–136

Fairbairn WRD: Psychoanalytic Studies of the Personality. London, Routledge & Kegan Paul, 1952　山口泰司訳：人格の精神分析学．講談社学術文庫，1995；人格の対象関係論．文化書房博文社，1992

Fairbairn WRD: Synopsis of an object-relations theory of the personality. Int J Psychoanal 44:224–225, 1963

Feldman M: Projective identification: the analyst's involvement. Int J Psychoanal 78: 227–241, 1997

Fogassi L, Gallese V: The neurocorrelates of action understanding in nonhuman primates, in Mirror Neurons and the Evolution of Brain and Language. Edited by Stanemov MI, Gallese V. Amsterdam, John Benjamin's Publishing, 2002, pp 13–36

Fogel A: Movement and communication in human infancy: the social dynamics of development. Hum Mov Sci 11:387–423, 1992

Fonagy P: An attachment theory approach to treatment of the difficult patient. Bull Menninger Clin 62:147–169, 1998

Fonagy P: Attachment Theory and Psychoanalysis. New York, Other Press, 2001　遠藤利彦，北山修監訳：

愛着理論と精神分析．誠信書房，2008

Fonagy P, Target M: Psychoanalytic Theories: Perspectives From Developmental Psychology. London, Whurr Publishers, 2003　馬場禮子，青木紀久代監訳：発達精神病理学からみた精神分析理論．岩崎学術出版社，2013

Frenkel RS: A reconsideration of object choice in women: phallus or fallacy. J Am Psychoanal Assoc 44(suppl):133–156, 1996

Freud A: The ego and the mechanisms of defense (1936), in The Writings of Anna Freud, Vol 2, Revised Edition. New York, International Universities Press, 1966

Freud S: Three essays on the theory of sexuality (1905), in The Standard Edition of the Complete Psychological Works of Sigmund Freud, Vol 7. Translated and edited by Strachey J. London, Hogarth Press, 1953, pp 123–245　懸田克躬，吉村博次訳：性欲論三篇．フロイト著作集5．人文書院，1969；渡邉俊之訳：性理論のための三篇．フロイト全集6．岩波書店，2009

Freud S: Inhibitions, symptoms and anxiety (1926), in The Standard Edition of the Complete Psychological Works of Sigmund Freud, Vol 20. Translated and edited by Strachey J. London, Hogarth Press, 1959, pp 75–175　井村恒郎訳：制止，症状，不安．フロイト著作集6．人文書院，1970；大宮勘一郎，加藤敏訳：制止，症状，不安．フロイト全集19．岩波書店，2010

Freud S: The ego and the id (1923), in The Standard Edition of the Complete Psychological Works of Sigmund Freud, Vol 19. Translated and edited by Strachey J. London, Hogarth Press, 1961, pp 1–66　小此木啓吾訳：自我とエス．フロイト著作集6．人文書院，1970；道籏泰三訳：自我とエス．フロイト全集18．岩波書店，2007

Freud S: Some psychical consequences of the anatomical distinction between the sexes (1925), in The Standard Edition of the Complete Psychological Works of Sigmund Freud, Vol 19. Translated and edited by Strachey J. London, Hogarth Press, 1961, pp 241–258　懸田克躬・吉村博次訳：解剖学的な性の差別の心的帰結の二，三について．フロイト著作集5．人文書院，1969；大宮勘一郎訳：論稿 解剖学的な性差の若干の心的帰結．フロイト全集19．岩波書店，2010

Freud S: Fetishism (1927), in The Standard Edition of the Complete Psychological Works of Sigmund Freud, Vol 21. Translated and edited by Strachey J. London, Hogarth Press, 1961, pp 147–157　山本巌夫訳：呪物崇拝．フロイト著作集5．人文書院，1969；石田雄一訳：フェティシズム．フロイト全集19．岩波書店，2010

Freud S: Female sexuality (1931), in The Standard Edition of the Complete Psychological Works of Sigmund Freud, Vol 21. Translated and edited by Strachey J. London, Hogarth Press, 1961, pp 223–243　懸田克躬・吉村博次訳：女性の性愛について．フロイト著作集5．人文書院，1969；高田珠樹訳：女性の性について．フロイト全集20．岩波書店，2011

Freud S: On narcissism: an introduction (1914), in The Standard Edition of the Complete Psychological Works of Sigmund Freud, Vol 14. Translated and edited by Strachey J. London, Hogarth Press, 1963, pp 67–102　懸田克躬・吉村博次訳：ナルシシズム入門．フロイト著作集5．人文書院，1969；立木康介訳：ナルシシズムの導入に向けて．フロイト全集13．岩波書店，2010

Freud S: Mourning and melancholia (1917), in The Standard Edition of the Complete Psychological Works of Sigmund Freud, Vol 14. Translated and edited by Strachey J. London, Hogarth Press, 1963, pp 237–260　井村恒郎訳：悲哀とメランコリー．フロイト著作集6．人文書院，1970；伊藤正博訳：喪とメランコリー．フロイト全集14．岩波書店，2010

Freud S: Femininity (1933), in The Standard Edition of the Complete Psychological Works of Sigmund Freud, Vol 22. Translated and edited by Strachey J. London, Hogarth Press, 1964, pp 112–135　懸田克躬，高橋義孝訳：女性的ということ．フロイト著作集1．人文書院，1971；

Freud S: Analysis terminable and interminable (1937), in The Standard Edition of the Complete Psychological Works of Sigmund Freud, Vol 23. Translated and edited by Strachey J. London, Hogarth Press, 1964, pp 209–253　道籏泰三訳：続・精神分析入門講義．フロイト全集21．岩波書店，2011

Freud S: Splitting of the ego in the process of defence (1940), in The Standard Edition of the Complete

Psychological Works of Sigmund Freud, Vol 23. Translated and edited by Strachey J. London, Hogarth Press, 1964, pp 271–278　小此木啓吾訳：防衛過程における自我の分裂. フロイト著作集 9. 人文書院, 1983；津田均訳：防衛過程における自我分裂. フロイト全集 22. 岩波書店, 2007

Friedman RC, Downey JI: Sexual differentiation of behavior. J Am Psychoanal Assoc 56:147–175, 2008

Frith U, Frith CD: Development and neurophysiology of mentalizing. Philos Trans R Soc Lond B Biol Sci 358:459–473, 2003

Gabbard GO: Countertransference: the emerging common ground. Int J Psychoanal 76:475–485, 1995

Gabbard GO: Love and Hate in the Analytic Setting. New York, Jason Aronson, 1996

Gabbard GO: A reconsideration of objectivity in the analyst. Int J Psychoanal 78:15–26, 1997

Gabbard GO: "Bound in a nutshell": thoughts on complexity, reductionism, and "infinite space." Int J Psychoanal 88:559–574, 2007

George C, Solomon J: The caregiving system: behavioral systems approach to parenting, in Handbook of Attachment: Theory, Research and Clinical Applications, 2nd Edition. Edited by Cassidy J, Shaver, PR. New York, Guilford Press, 2008, pp 833–856

George C, Kaplan N, Main M: The Adult Attachment Interview. Department of Psychology, University of California, Berkeley, 1996

Gill MM: Psychoanalysis in Transition: A Personal View. Hillsdale, NJ, Analytic Press, 1994

Greenberg J: Oedipus and Beyond: A Clinical Theory. Cambridge, MA, Harvard University Press, 1991

Greenberg J, Mitchell SA: Object Relations in Psychoanalytic Theory. Cambridge, MA, Harvard University Press, 1983

Grinberg L: Countertransference and projective counteridentification, in Countertransference. Edited by Epstein L, Feiner A. New York, Jason Aronson, 1979, pp 169–191

Grotstein JS: Splitting and Projective Identification. New York, Jason Aronson, 1981

Guntrip H: Schizoid Phenomena, Object-Relations, and the Self. New York, International Universities Press, 1968

Guntrip H: Psychoanalytic Theory, Therapy, and the Self. New York, Basic Books, 1971

Harris AE: The relational tradition: landscape and canon. J Am Psychoanal Assoc 59:701–735, 2011

Hartmann H: Ego Psychology and the Problem of Adaptation (1939). Translated by Rapaport D. New York, International Universities Press, 1958

Hofer MA: Developmental psychobiology of early attachment. In Developmental Psychobiology. Edited by Casey BJ. Washington, DC, American Psychiatric Publishing, 2004, pp 1–28

Hoffman IZ: Some practical implications of a social constructivist view of the psychoanalytic situation. Psychoanalytic Dialogues 2:287–304, 1992

Hoffman IZ: Ritual and Spontaneity in the Psychoanalytic Process: A Dialectical-Constructivist View. Hillsdale, NJ, Analytic Press, 1998　岡野憲一郎, 小林陵訳：精神分析過程における儀式と自発性——弁証法的‐構成主義の観点. 金剛出版, 2017

Jacobson E: The Self and the Object World. New York, International Universities Press, 1964

Joseph B: Psychic Equilibrium and Psychic Change: Selected Papers of Betty Joseph. Edited by Feldman M, Spillius EB. London, Routledge, 1989　小川豊昭訳：心的平衡と心的変化. 岩崎学術出版社, 2005

Kernberg OF: Borderline personality organization. J Am Psychoanal Assoc 15:641–685, 1967

Kernberg OF: Borderline Conditions and Pathological Narcissism. New York, Jason Aronson, 1975

Kernberg OF: Self, ego, affects, and drives. J Am Psychoanal Assoc 30:893–917, 1982

Kernberg OF: Object relations theory and character analysis. J Am Psychoanal Assoc 31(suppl):247–272, 1983　前田重治監訳：対象関係論とその臨床. 岩崎学術出版社, 1983

Kernberg OF: Concluding discussion, in Projection, Identification, Projective Identification. Edited by Sandler J. Madison, CT, International Universities Press, 1987, pp 179–196

King P, Steiner R: The Freud-Klein Controversies 1941–45. London, Routledge, 1992

Klein M: Notes on some schizoid mechanisms (1946), in Envy and Gratitude and Other Works, 1946–1963.

New York, Free Press, 1975, pp 1–24　狩野力八郎，渡辺明子，相田信男訳：分裂的機制についての覚書．メラニー・クライン著作集4．誠信書房，1985

Kohon G: The British School of Psychoanalysis: The Independent Tradition. New Haven, CT, Yale University Press, 1986

Kohut H: The Analysis of the Self: A Systematic Approach to the Psychoanalytic Treatment of Narcissistic Personality Disorders. New York, International Universities Press, 1971　水野信義，笠原嘉訳：自己の分析．みすず書房，1994

Kohut H: The Restoration of the Self. New York, International Universities Press, 1977　本城秀次，笠原嘉監訳：自己の修復．みすず書房，1995

Kohut H: How Does Analysis Cure? Edited by Goldberg A. Chicago, IL, University of Chicago Press, 1984　本城秀次，笠原嘉監訳：自己の治癒．みすず書房，1995

Lerner HE: Penis envy: alternatives in conceptualization. Bull Menninger Clin 44: 39–48, 1980

Leslie KR, Johnson-Frey SH, Grafton ST: Functional imaging of face and hand imitation: towards a motor theory of empathy. Neuroimage 21:601–607, 2004

Levine HB: The analyst's participation in the analytic process. Int J Psychoanal 75:665–676, 1994

Levine HB: The analyst's infatuation: reflections on an instance of countertransference love. Paper presented at the annual meeting of the American Psychoanalytic Association, New York, NY, December 1996

Lichtenberg JD: Experience as a guide to psychoanalytic theory and practice. J Am Psychoanal Assoc 46:17–36, 1998

Lichtenberg JD, Hadley JL: Psychoanalysis and Motivation. Hillsdale, NJ, Analytic Press, 1989

Lindon JA: Gratification and provision in psychoanalysis: should we get rid of the "rule of abstinence?" Psychoanalytic Dialogues 4:549–582, 1994

Mahler MS, Pine F, Bergman A: The Psychological Birth of the Human Infant: Symbiosis and Individuation. New York, Basic Books, 1975　高橋雅士，織田正美，浜畑紀訳：乳幼児の心理的誕生——母子共生と個体化．黎明書房，1981

McClure EB: A meta-analysis review of sex differences in facial expression processing and their development in infants, children, and adolescents. Psychol Bull 126:423–453, 2000

Meins E, Ferryhough C, Fradley E, et al: Rethinking maternal sensitivity: mothers' comments on infants' mental processes predict security of attachment at 12 months. J Child Psychol Psychiatry 42:637–648, 2001

Meissner WW: Can psychoanalysis find its self? J Am Psychoanal Assoc 34:379–400, 1986

Mitchell SA: Contemporary perspectives on self: toward an integration. Psychoanalytic Dialogues 1:121–147, 1991

Mitchell SA: Hope and Dread in Psychoanalysis. New York, Basic Books, 1993

Mitchell SA: Influence and Autonomy in Psychoanalysis. Hillsdale, NJ, Analytic Press, 1997

Moore DS, Cocas LA: Perception precedes computation: can familiarity preferences explain apparent calculation by human babies? Dev Psychol 42:666–678, 2006

Natterson JM: Beyond Countertransference: The Therapist's Subjectivity in the Therapeutic Process. Northvale, NJ, Jason Aronson, 1991

Ogden TH: On projective identification. Int J Psychoanal 60:357–373, 1979

Ogden TH: The concept of internal object relations. Int J Psychoanal 64:227–241, 1983

Ogden TH: The Matrix of the Mind: Object Relations and the Psychoanalytic Dialogue. Northvale, NJ, Jason Aronson, 1986　狩野力八郎監訳／藤山直樹訳：こころのマトリックス．岩崎学術出版社，1996

Ogden TH: The Primitive Edge of Experience. Northvale, NJ, Jason Aronson, 1989

Ogden TH: The dialectically constituted/decentred subject of psychoanalysis, II: the contributions of Klein and Winnicott. Int J Psychoanal 73:613–626, 1992

Ornstein PH: On narcissism: beyond the introduction, highlights of Heinz Kohut's contributions to the psychoanalytic treatment of narcissistic personality disorders. Annual of Psychoanalysis 2:127–149,

1974

Perry JC, Cooper SH: A preliminary report on defenses and conflicts associated with borderline personality disorder. J Am Psychoanal Assoc 34:863–893, 1986

Pine F: The four psychologies of psychoanalysis and their place in clinical work. J Am Psychoanal Assoc 36:571–596, 1988

Pine F: Drive, Ego, Object, and Self: A Synthesis for Clinical Work. New York, Basic Books, 1990　川畑直人監訳：欲動，自我，対象，自己——精神分析理論の臨床的総合．創元社，2003

Pizer SA: Impasse recollected and tranquility: love, dissociation, and discipline in clinical dyads. Psychoanal Dialogues 14:289–311, 2004

Posner MI, Rothbart MK: Developing mechanisms of self-regulation. Dev Psychopathol 12:427–441, 2000

Pulver SE: Psychic change: insight or relationship? Int J Psychoanal 73:199–208, 1992

Rangell L: The self in psychoanalytic theory. J Am Psychoanal Assoc 30:863–891, 1982

Rapaport D: Organization and Pathology of Thought: Selected Sources. New York, Columbia University Press, 1951

Reiss D, Neiderhiser J, Hetherington EM, et al: The Relationship Code: Deciphering Genetic and Social Patterns in Adolescent Development. Cambridge, MA, Harvard University Press, 2000

Renik O: Analytic interaction: conceptualizing technique in light of the analyst's irreducible subjectivity. Psychoanal Q 62:553–571, 1993

Renik O: The analyst's subjectivity and the analyst's objectivity. Int J Psychoanal 79: 487–497, 1998

Ringstrom P: Scenes that write themselves: improvisational moments in relational psychoanalysis. Psychoanal Dialogues 17:69–99, 2007

Rinsley DB: An object relations view of borderline personality, in Borderline Personality Disorders. Edited by Hartocollis P. New York, International Universities Press, 1977, pp 47–70

Sandler J: On internal object relations. J Am Psychoanal Assoc 38:859–880, 1990

Sandler J: On attachment to internal objects. Psychoanalytic Inquiry 23:12–26, 2003

Sandler J, Rosenblatt B: The concept of the representational world. Psychoanal Study Child 17:128–145, 1962

Schafer R: Aspects of Internalization. New York, International Universities Press, 1968

Schafer R: A New Language for Psychoanalysis. New Haven, CT, Yale University Press, 1976

Schafer R: Narratives of the self, in Psychoanalysis: Toward the Second Century. Edited by Cooper AM, Kernberg OF, Person ES. New Haven, CT, Yale University Press, 1989, pp 153–167

Schore AN: A century after Freud's project: is a rapprochement between psychoanalysis and neurobiology at hand? J Am Psychoanal Assoc 45:807–840, 1997

Sebanz N, Frith C: Beyond simulation? Neuromechanisms for predicting the actions of others. Nat Neurosci 7:5–6, 2004

Segal H: An Introduction to the Work of Melanie Klein. New York, Basic Books, 1964　岩崎徹也訳：メラニー・クライン入門．岩崎学術出版社，1977

Siegel A: Heinz Kohut and the Psychology of Self. London, Routledge, 1996

Silverman DK: Our sexy brain; our compelling environment: interactionism in female development. Psychoanal Rev 97:1–19, 2010

Silverstein ML: Disorders of the Self: A Personality-Guided Approach. American Psychologica Association, Washington, DC, 2007

Spillius EB: Clinical experiences of projective identification, in Clinical Lectures on Klein and Bion. Edited by Anderson R. London, Tavistock/Routledge, 1992, pp 59–73

Stern DN: The Interpersonal World of the Infant: A View from Psychoanalysis and Developmental Psychology. New York, Basic Books, 1985　小此木啓吾，丸田俊彦監訳：乳児の対人世界，理論編，臨床編．岩崎学術出版社，1989，1991

Stern DN: Developmental prerequisites for the sense of a narrated self, in Psychoanalysis: Toward the

Second Century. Edited by Cooper AM, Kernberg OF, Person ES. New Haven, CT, Yale University Press, 1989, pp 168–178

Stern DN: The Present Moment in Psychotherapy and Everyday Life. New York, WW Norton, 2004　奥寺崇監訳：プレゼントモーメント──精神療法と日常生活における現在の瞬間．岩崎学術出版社，2007

Stoller RJ: Primary femininity. J Am Psychoanal Assoc 24 (suppl):59–78, 1976

Stolorow RD, Brandchaft B, Atwood GE: Psychoanalytic Treatment: An Intersubjective Approach. Hillsdale, NJ, Analytic Press, 1987　丸田俊彦訳：間主観的アプローチ──コフートの自己心理学を越えて．岩崎学術出版社，1995

Summers FL: Transcending the Self: An Object Relations Model of Psychoanalytic Therapy. Hillsdale, NJ, Analytic Press, 1999

Sutherland JD: The British object relations theorists: Balint, Winnicott, Fairbairn, Guntrip. J Am Psychoanal Assoc 28:829–860, 1980

Sutherland JD: The self and object relations: a challenge to psychoanalysis. Bull Menninger Clin 47:525–541, 1983

Torok M: The significance of penis envy in women, in Female Sexuality: New Psychoanalytic Views. Edited by Chasseguet-Smirgel J. Ann Arbor, University of Michigan Press, 1970, pp 135–170

Tuckett D: Editorial introduction to "My Experience of Analysis With Fairbairn and Winnicott" by Guntrip H. Int J Psychoanal 77:739–740, 1996

Tyson P: Female psychology: an introduction. J Am Psychoanal Assoc 44 (suppl):11–20, 1996

Vaillant GE: Natural history of male psychological health, V: the relation of choice of ego mechanisms of defense to adult adjustment. Arch Gen Psychiatry 33:535–545, 1976

Vaillant GE: Adaptation to Life. Boston, MA, Little, Brown, 1977

Wallerstein RS: One psychoanalysis or many? Int J Psychoanal 69:5–21, 1988

Westen D, Nakash O, Thomas C, et al: Clinical assessment of attachment patterns and personality disorder in adolescents and adults. J Consult Clin Psychol 74:1065–1085, 2006

Winnicott DW: The Maturational Processes and the Facilitating Environment: Studies in the Theory of Emotional Development. London, Hogarth Press, 1965　牛島定信訳：情緒発達の精神分析理論．岩崎学術出版社，1977

Winnicott DW: Transitional objects and transitional phenomena: a study of the first not-me possession (1953), in Playing and Reality. New York, Basic Books, 1971, pp 1–25　北山修訳：移行対象と移行現象．小児医学から精神分析へ──ウィニコット臨床論文集．岩崎学術出版社，2005；橋本雅雄，大矢康士訳：移行対象と移行現象．改訳 遊ぶことと現実．岩崎学術出版社，2015

Wolf E: Treating the Self: Elements of Clinical Self Psychology. New York, Guilford, 1988

第3章

患者の精神力動的アセスメント

> 2人の人が出会う時にはいつでも，実際には6人の人がいる。自分自身を見るそれぞれの人，他人が見るそれぞれの人，そして現実の自分としてのそれぞれの人。
>
> William James

　患者の精神力動的アセスメントは，医学的‐精神医学的な伝統から生じる，病歴，徴候，症状の評価とは別には存在しない。力動精神科医は，診断的アセスメントの重要な構成要素として，そのような情報を評価している。しかしながら，その情報を集めるアプローチは，診断に対する純粋な記述的アプローチとは異なる。さらに，他の情報は，力動的精神科医にとっては興味があるもので，その結果，精神力動的評価は，記述的な医学的‐精神医学的な評価を有意に拡大したものとしてみなされるかもしれない。

臨床面接

　臨床面接に対する精神力動的アプローチのいかなる記述も，医師‐患者関係のもつ基本的な重要性から始めなければならない。精神科医と患者が初めて出会う時，2人の見知らぬ人は相手に関してさまざまな予想（期待）をもって接するであろう。ラポールと共有された理解を確立することは常に精神力動的面接の第1の課題でなければならない（MacKinnon and Michels 1971; Menninger et al. 1962: Thoma and Kachele 1987）。それから，面接者の第1の任務は，唯一の問題をもった唯一の人であると患者が受け入れられて，価値を認められ，是認されることを知らせることである。

　患者の経験に共感的に没入しようとする面接者は，患者の視点を理解しようとする明らかな試みに基づいて両者の絆を促進するだろう。そのようなアプローチは，「心配しなくてもいいですよ，すべてうまくいきますよ」というような安心させるようなコメントを必要としない。これらのうわべだけの安心は，患者の不安を和らげるよりもむしろ，友人や家族のかつての同じコメントに似ているので，たいていは失敗する運命にある。それらは，面接者は本当の苦しみをわかっていないと患者に確信させるに過ぎないだろう。面接者は，代わりに「私はあなたが何を経験し

てきたか考えることによって，どのように感じているかを理解することはできます」というようなコメントによって，よりよいラポールを形成するかもしれない。面接の早期に患者が述べたことの正当性に疑問を抱くことは，精神科医は早急に判断を下しがちな親の典型であるという既存の恐れを単に強めるだけだろう。

精神力動的面接と医学的面接の違い

医学的面接において，医師は，主訴からその病因と病原論まで直線的な経過を追求する。患者は，病気に関連する痛みや症状をなくすことを切望しているので，一般的にこの過程に協力的である。臨床面接で同様の直線的経過を辿ろうと試みる精神科医は，舗装道路がデコボコになっていて，迂回路を通るばかりとなる。さらに患者は自分たちを悩ませているものを正確に叙述できないので，患者はめったに要点を迅速に触れることができないということに精神科医は気づく（Menninger et al. 1962）。精神科疾患は常にどこかしら脚色可能なところがあるため，彼らもまた自分たちの症状を手放すことにきわめて両価的である。結局，精神科患者はしばしば症状について困惑し，良い印象を与えるために情報を被い隠すかもしれない（MacKinnon et al. 2006）。

医学的病歴聴取と精神力動的面接のもう1つの大きな違いは，診断と治療の相互関係である。虫垂炎のために患者を評価する医師は，診断は治療に先行するという明らかな思考態度で面接に取りかかる。しかしながら，精神力動的面接では，診断と治療の間のどんな区別も人為なものになるだろう（MacKinnon et al. 2006）。力動的精神科医は，病歴聴取の方法それ自体が治療的であるという理解とともに面接に取りかかる。診断と治療を密接につなぐ力動的視点は，患者の見方を考慮するという意味で共感的である。Menninger らは「患者は治療されるために来て，そして彼が関心を抱かれている限り，彼のために行われるすべてのことは，医師がそれを何と呼ぼうと治療である。それゆえに，ある意味で，治療は常に診断に先行するのである」（p. 3）」と言及した。事実，患者の生活史を聞いて受容することと，患者の人生が意味があり価値あるものと認証すること自体が疑いもなく治療的行為である。臨床家が患者を評定することは，患者に起きた出来事の情緒的インパクトを認識し，把握する目撃者としての役割も持つ。

医学的面接と精神力動的面接の3番目の違いは，能動性と受動性の大きさにある。大部分の患者は医学的診断過程では受動的な参加者である。患者は協力的に質問に答えることで医師の評価に応じる。しかしながら，医師は決定的な診断に到達するために，診断的謎解きの断片を集め，ぴったりと合わせなければならない。力動的精神科医はこの部分の役割を避けるよう試みる。その代わりに，力動的なアプローチは，探索過程において患者を協力者として能動的に関わらせる（Shevrin and Shectman 1973）。患者は，最終的な診断的理解に大きく貢献する人物とみなされる。もし患者が不安とともに面接を始めれば，精神科医は不安を取り除いて面接を進めようとはしない。反対に，精神科医は次のような質問をすることで，患者を協力して不安の起源を調べることに関与するよう誘うのである。それは「この面接に関する心配事が今あなたを不安にさせているのでしょうか？」。「この状況は，過去に似たような不安を引き起こす状況をあなたに思い起こさせますか？」，あるいは「あなたは，あなたを不安にさせるような，私や精神科医一般について何か聞いたことはありますか？」などである。

第3章　患者の精神力動的アセスメント　*63*

　生産的な力動的面接では，精神科医は，記述的診断を考慮した症状と病歴についての情報を引き出す。しかしながら患者の一部をより開放するのを促すために，精神科医は，医師と患者の複雑な関係が展開するのを妨げる，診断的なラベル貼りを強調し過ぎないよう用心すべきである。MacKinnon ら（2006）は，「診断を確定するためだけに方向付けられた面接は，患者は診察される病理標本であるという感情を患者に与え，それゆえに実際に患者が自分の問題を表出するのを抑制してしまう」（p. 6）と警告している。

　臨床面接における医学的な志向性と力動的な志向性の4番目の違いは，関連したデータの選択をめぐる問題についてである。Reiser（1988）は精神科研修医が記述的診断分類を満たし，薬物治療の処方を可能にする症状項目を引き出した後には，データの収集を止めてしまう傾向にあると警告している。彼は，DSM 診断は診断過程の一側面にしかすぎないこと，そして，精神科研修医が患者を人間として理解することへの関心の欠如が治療関係を確立する障害を形成していることを警告している。力動的精神科医にとって，患者の精神内界生活がデータ集積のきわめて重要な部分である。

　精神力動的面接のもう1つの特有な面は，その過程における医師の感情を強調することである。怒り，羨望，熱意，悲しみ，憎しみ，もしくは賞賛に言及する外科医や内科医は，これらの感情が疾患を評価するのを妨げる厄介なものと見る。典型的な医師は，客観性を維持し，診察を続ける活動において感情を抑える。力動的精神科医にとって，そのような感情は重要な診断的情報を構成する。それらは，患者がどんな反応を他人のなかに引き起こすかに関する何かを臨床家に伝える。これらの考えは，精神力動的アセスメントの最も重要な2つの側面——転移と逆転移へとわれわれを直接に案内する。

転移と逆転移

　あらゆる重要な関係において，転移が働いているという事実からすると，医師と患者の最初の出会いから転移の要素が存在していることは確かである。実際に転移は最初の接触前でさえ発展しているかもしれない（Thoma and Kachele 1987）。最初の予約をした後，まもなく患者になる人は，現実的な情報の断片，精神科医との以前の経験，メディアによる精神科医の肖像，以前の他の医師との肯定的あるいは否定的な経験，あるいは権威の象徴に対する一般的態度などに基づく性質が精神科医にあると考え始めるかもしれない。待合室で始めて精神科医に会った青年は，「なんと，あなたは僕が期待した精神科医と全然違う！」と叫んだ。精神科医が患者にさらに詳しく述べるよう尋ねた時，精神科医の名前は年配の男性というイメージを持たせたが，実際の精神科医は若いことにショックを受けたとその青年は説明した。

　転移は患者の医師との協力に深く影響を与えるので，評価の重要な部分をなす。たとえば，医師を厳格で口やかましい親とみる患者は，病歴の恥ずかしい側面に関してさらに消極的になるかもしれない。同様に，精神科医を侵入的でお節介だとみなす患者は，面接で頑固なまでに情報を出さずに，協力することを拒否するかもしれない。面接の始まりから転移の歪曲に取り組む精神科医は，効果的な病歴聴取の障害を取り除くことができるかもしれない。

　精神科医との診察の初めの数分間，1人の患者は話すことについて抑制を克服しようと奮闘し

ていた。精神科医は自分のしぐさやコメントが患者を話しにくくさせているのかどうか尋ねた。その患者は，精神科医は心を読み取る人のようであり，その面前では自分がすることや言うことに用心深くなる必要があるという考えを抱いていると打ち明けた。精神科医は「そんなにすごくないと思うけどね」とおどけた調子で応えた。2人とも笑って，そして面接の残り時間には患者は容易に心を開くことに気づいた。

　定義によると，転移は反復である。過去からの人物に関係した感情が現在の状況における精神科医とともに反復されつつあるのである。この前提は，臨床面接での転移のパターンが患者の過去からの重要な関係の徴候を示すことを意味している。面接者についての患者の見方や面接者への患者の感情はどこかしら反復的である。さらに，これらの反復はまた患者の最近の重要な関係についても多くのことを明らかにする。転移はいたるところにあるので，過去からの同じパターンは患者のすべての関係において再三繰り返される。たとえば，女性患者が精神科医のところにやってきて，男性たちは自分に興味を示さないと訴えた。精神科医の質問に応じて，彼女は無視されるという感情を父親が彼女を無視していたという子ども時代の認識と関連づけることができた。精神科医が面接の終わり頃に時計を見た時，彼女は他のすべての男性たちのように彼が自分に関心を払っていないと非難した。

　医師に対する患者の反応のすべてに転移のラベルを貼ることを控えるために，精神科医は患者‐医師関係はつねに転移と現実の混ざり合ったものであることを念頭に置かなくてはならない。時計を見た精神科医は，またもう1人の男性が彼女への興味を失いつつあるという患者の転移性の恐怖に現実的な核を与えた。精神力動的アセスメントは，診断過程を通して継続的な自己モニタリングを必要とする。気を配らないことを責められた精神科医は，現実的に退屈さを感じている（そしてそれを患者に伝達している）のかどうか，あるいは患者がその状況を曲解しているのかどうかについて疑問を持たなければならない。もし退屈さが問題ならば，次に精神科医は，彼の興味が漸減することが彼自身の問題からの妨害のためなのか，それとも気を配らなくさせる何かを患者がしているのか，それともこの両方なのかを決定する必要がある。

　もちろん，これらの考えは逆転移に関係することである。力動的面接の概念的な枠組みは，2人の人間を必要とする（あえて言うと，2人の患者か？）。各々は個人の過去を現在に持ち込み，内的な自己と対象の表象のさまざまな側面を他者に投影する（Langs 1976）。力動的精神科医にとって，自分自身，患者が他の誰か別な人物であるかのようにかかわりを持っていると気づくことはよくあるのである。精神科医は，患者と過去の誰かとの際立った身体的類似に気づくことがある。結果として，そこで精神科医は過去の人物の性質が患者にも備わっているとしてしまう。

　力動的精神科医にとっての引き続く課題は，患者との面接に現れる精神科医自身の逆転移のエナクトメントと感情をモニターすることである。臨床家自身がどの程度逆転移に寄与しているのか？　どれほどが患者の臨床家に対しての行動によって引き起こされているのか？　第2章で記述したように，通常，転移は，一対のメンバーの両方からの寄与に関係する共同の創作物である。誘発された多様な逆転移と臨床家自身の無意識的葛藤がもたらす状況を区別することはしばしば骨の折れる作業となる。この識別能力は，自分自身の内的な世界に精通していることに大きく頼っており，たいていの力動的精神科医は，逆転移をモニターして理解するにはパーソナルな治療経験（精神分析か精神療法のどちらか）が大きな価値があることを見出す。

自分自身の典型的な反応を熟知することは，関係への寄与を整理する手助けとなる。たとえば，ある児童精神科医は，彼女が今相手にしているのが，児童虐待の犠牲者なのかどうか，いつもはっきりと断言できることに気づいた。なぜならそんな時，彼女は，子どもを虐待する衝動をともなった不合理な怒りの感情を発展させていたからである。言い換えると，子どもの虐待する内的対象が精神科医に投影され，彼女が投影されたものに同一化した部分に対して子どもが起こす反抗的，挑発的な行動によって今度は精神科医である彼女が挑発されるということである。これらの感情に気づくことは，彼女が患者の内的対象世界の性質や患者の対人関係における代表的な問題を理解することを助けた。

同一化しないことのある逆転移の一般的形式は患者の人種や民族性に関する無意識，意識的な想定に関連する。すべての臨床家は，彼らの実践がどれくらい偏見のない雰囲気にコミットしていても，人種，民族的固定観念のありふれた社会で暮らし，働いている。このような固定観念は臨床家の診断的理解に忍び込んで患者との間にうっすらとした形のエナクトメントにおいて姿を現すことがある（Leary 2000）。たとえば，ある精神科研修医は患者が彼女をさえぎって「あなたはそんなにゆっくりと話す必要はないわ。私はここで生まれたの」と丁寧に述べたことによって彼女自身がアジア系米国人とゆっくりと簡単な言葉を使って話していることに気づいたのだった。また白人の臨床医は，生涯にわたる差別的な習慣が少数民族グループのメンバーに与えるアイデンティティと自尊心への影響をよく理解できないかもしれない。社会的に誘発された外傷は，純粋な精神内界の性質の問題として誤って理解されるかもしれない。さらに「白人の特権」は，白人の臨床医を，少数民族のメンバーが感じ取る表面上は些細な侮蔑の強力な影響（しばしば**微小外傷** microtrauma と呼ばれる）に気づかなくさせてしまうかもしれない（Gabbard et al. 2012）。

病歴聴取へのアプローチ

面接における病歴聴取は2つの目標，つまり記述的診断と力動的診断，を同時に含むべきである。これらの目標を達成するために，精神科医は，特定の事実（たとえば，症状，家族歴，ストレッサー，持続期間）の構造化された探究から，患者の思考過程の自然の浮き沈みを聴く構造化されていない姿勢にまで移る柔軟な面接スタイルを維持しなければならない。病歴聴取の構造化された部分と構造化されていない部分の両方を通じて，面接者は患者と医師の相互作用の調和のとれたアセスメントをするのである。Kernberg（1984）は，力動的面接の1つの形態である構造化面接を，症状項目から面接者との今ここでの関係の防衛的な操作に積極的に焦点を当てたものまで系統的な態度として特徴づけた。

面接者は最初に患者が自由に語る気分になる雰囲気を作らなければならない。一般的に初心者の精神科研修医は，病歴と症状を引き出すためだけに積極的に患者に質問をするという過ちをする。もう1つの一般的な過ちは，禁欲，実際上の沈黙，そして受身性といった偽りの分析的な態度を決めてかかることである。温かく性格の良い人かもしれない研修医が，患者を面接する時には突然ぎこちなく，過度に型どおりで，そして冷たくなるのである。面接者は，その関係の積極的な関与者となることによって，つまり温かく共感的に患者の視点の理解を求めることによって，

66 第Ⅰ部 力動精神医学の基本原則と治療アプローチ

さらに多くを得ることができるだろう。

　精神科医は，まずは患者にとりとめなく話させることによって，多くのことを学ぶことができる。最初のコメントは，このとりとめなく話すことを容易にするように企てられるべきである（たとえば，「もっと話して」，「どうぞ続けて」，「あなたがそのように感じる気持ちは分かりますよ」あるいは「それは動揺するでしょう」）。このタイプの自由連想によってつくられた素材の独自性は神経科学研究の証拠によって支持されている。Andreasen ら（1995）は，PET（陽電子放射線断層撮影法）を使って過去を想起する際の焦点づけられたエピソード記憶と，自由連想に近似する無検閲の思考を伴うランダムなエピソード記憶の間の違いを研究した。彼らは，2つのタイプの記憶の有意差を見つけて，ランダムなエピソード記憶に関連した制限のない精神活動は連合野で大規模な活動を誘発し，積極的な過去の経験の回復と未来の経験の計画を反映することを発見した。それゆえに，面接においてとりとめのない連想を可能にすることと患者の特異的な出来事に集中することそれぞれがあることは，異なる種類の精神活動と面接者にとって役立つ異なるタイプの情報をつくることがある。

　重要な病歴や精神状態のデータを引き出すのに加えて，面接者は重要な無意識的な連結が現れることのある連想のパターンを認識することができる。出来事，記憶，関心事，そして他の心理学的問題が言語化される順序は，ランダムということはない。数学者にとっては，誰であっても持続的な乱数配列を生成することが不可能であるということは既知のことである。短時間のうちに数字は，意味あるパターンに収束するだろう。心は混沌よりも秩序を好む。それは患者の言語化も同じである。Deutch と Murphy（1955）は，「連想的病歴 associative anamnesis」として知られる彼らの面接へのアプローチをこの原則に基づかせた。

　　　この手法は，……患者が何を述べたかのみならずどのようにして情報を与えたかから成る。それは患者が単に苦情を語ることにとどまらない，面接のどの部分で，どの部分との関連で彼の身体的，情緒的な発想，苦情や回想を語るのかからの論理的帰結である（p. 19）。

　患者は意識的には症状に翻弄されているかもしれないが，彼らの連想の順序は無意識的な結合を解く手掛かりを提供する。たとえば，精神科的評定に両親とともにやって来た31歳の男性は，両親が別の建物でソーシャルワーカーと個別に会っている間に，精神科医と朝方面接を始めた。その若い男性は仕事が長続きしなかったことの説明から始めた。彼は突然に両親の居場所がはっきりしないために，不安に圧倒され始めた。精神科医は，隣の建物のオフィスでソーシャルワーカーと両親は一緒であることを明らかにした。患者は彼らを呼ぶために精神科医の電話を使ってもよいかを尋ねた。精神科医は，仕事が長続きしないという彼の訴えのすぐ後，即座に両親の所在についての患者の不安が続いたことをそれとなく気づいた。彼は2つの関心事は関連しているかどうかを患者に尋ねた。患者はしばらく考えた後，仕事で両親のもとから離れる時に，両親の身に何かが起こることを心配していることを認めた。このやりとりは，成長し自立することは，両親を破壊するだろうという患者の考えについての生産的な議論へと導いた。

　力動精神医学における発達理論の中心的役割のために，発達史は詳細な力動的アセスメントの一部でなければならない。患者は望まれない妊娠から生まれたか？　患者は年長の兄弟の死後に生まれたか？　発語，歩行，お座りといった発達段階を年齢相応に達成したか？　人格形成期に

外傷的な分離や喪失はなかったか？　このようなとても貴重な情報を得るには，精神科医か連携のとれたソーシャルワーカーによる両親や他の家族の面接がしばしば必要である。患者が小児期のある重要な出来事を想起することができなかったり，別の出来事を歪曲することのあることは明白である。

　病歴上の出来事の記憶は不完全であるとしても患者は子ども時代や青年期の発達の振り返りに携わるべきである。力動的面接の基本原理は，現在における過去の反復である。患者が診断過程における協力者として参加するために，面接者は患者が過去の病歴上の出来事と現在の感情の関連に好奇心を向けることができるよう働きかけることができる。さまざまなオープンエンドの問いかけが協力的関係を築くために役立つ。たとえば，「今日あなたが経験している不安が過去のいかなる時に起きた感情を思い起こさせますか？」「女性は信用できないという大人としてのあなたの気持ちに関係する出来事が子ども時代にありませんか？」「あなたの最近の夫婦問題はあなたの過去の他の関係で経験した問題と似ていませんか？」。過去と現在のつながりの追究において患者が協力し始めたら，面接者は患者にとって重要と思われる病歴上の出来事や時期に特に注目すべきである。同様に発達歴から明らかに削除されたものも注目に値する。たとえば，患者が現在のすべての問題の原因として一人の親にだけ注目し，他の親に言及していないのではないか？　患者の文化的，宗教的な背景についてはどうか？　どのようにこれらの要因は家族関係や感情的問題の受容性に影響を与えているか？

　現病歴，家族歴そして発達的問題を自由に話すように促された，数分間のオープンエンドの質問の後に，精神科医はより限定された直接的な質問で欠落部分を埋めることができる。これらは，記述的診断（たとえば，DSM-5［米国精神医学会 2013］診断のために必要な特徴的な症状，疾病の持続期間に関する情報，他の疾患の除外）に向けてのものであり，あるいは，より完全な力動的診断（たとえば，特徴的な発達上の外傷，関係性のパターンまたは繰り返される空想と白昼夢）に方向づけられるかもしれない。患者が欠落部分を埋めた時，力動的精神科医は，患者の過去の関係と現在の関係や転移に現れるパラダイムとを結びつける仮説を定式化し始めることができる（Menninger 1958）。換言すると，過去の関係性のパターンが現在における種々の問題を形成しているのではないだろうか？

　患者は出来事と症状のつながりの認識について重要な力動的な情報を与えることができる。再度，面接者は現在のストレッサーによって過去からの問題がどのように喚起されるかに関して考えるべきである。1人の女性の重役は昇進を受理した後に強い不安を発症した。彼女は昇進をストレッサーと認識したが，彼女は数年間新しい仕事を探していたので，それがなぜ不安を喚起したのかを究明することができなかった。彼女は面接過程で，頻回に自分の妹について触れた。妹は離婚していて，2人の子どもを単純労働によって養っていた。子ども時代に妹との間に存在した強い同胞葛藤のさらなる探索によって，重役の不安は罪悪感と関係していたことが明らかになった。彼女は彼女の昇進が彼女の妹にとって破壊的であったことを確信した。これらの感情は，彼女が妹に勝利し，両親にとって唯一の子どもでありたいという子どもの頃の願望と共鳴した。

　Holmes と Rahe（1967）は，多くの異なる人生の出来事におけるストレスの重症度をランクづけする尺度を開発した。そのような尺度は，特定の人生の出来事に伴う効果の一致した評価を提供するのに役立つけれども，力動的精神科医は，ただ1人の個人としてそれぞれの患者に接近

しなければならないし，人生の出来事はただ１つの特定の意味をもつと**先験的**に仮定してはいけない。たとえば，ある青年は父親の死に対して，絶え間ない非難を被ることなく，ついに自由に仕事を追求できるという解放感で反応した。それゆえに，ストレッサーは学業の向上とすべての機能を高める結果になった。

　加えて，いくつかのストレッサーが無意識レベルで作動することがあるために，患者は症状を誘発した出来事を同定するように言われても，患者はそれを認識できないということを面接者は念頭に置くべきである。面接の１つの機能は，どんなストレッサーが見逃されているかを追及するための協動作業である。たとえば，命日反応は患者が無視しやすい一般的なストレッサーである。ある慢性的な抑うつ患者は自分の兄弟が自殺した命日に実際に自殺した。もう１つの例では，幸福な結婚をした医師が，表面的には明らかな理由がないのに結婚生活に問題が生じ始めた時，彼は精神科の同僚に助言を求めた。電話での会話の過程で，前妻との離婚から10周年に当たる日に電話していることに医師は突然に気づいた。この洞察は，彼の現在の妻への最近の怒りは，部分的に最初の妻との混乱した関係が原因であることを明らかにした。

精神状態の診察

　記述的精神科医と同様に，力動的精神科医は精神状態のデータに関心を抱くものの，そのデータに対していくぶん異なるアプローチをする。まず，それが合理的で可能である限り，彼らは型通りの精神状態の質問リストの終わりにそれらを加えるよりむしろ，精神状態の質問を面接の構造の中に織り込むのを好む（MacKinnon and Michels 1971）。面接中に引き出せないときに質問すべき特定の状態があるとしても，精神状態の正規の診察を最小限にする方が利点がある。これらの質問が面接の主要部分に組み込まれる際には，患者は意味ある文脈における，認知，思考そして情緒の歪曲を見る。さらに，そのような歪曲と疾病の間のつながりの究明において，患者は単に質問への受身的な応答者ではなくむしろ協力者としての関わりを深めるようになる。

見当識と認識

　時間，場所そして人物に対する患者の見当識は，しばしば病歴聴取の過程で明らかになる。明らかに見当識のよいと思われる人に特別な見当識の質問をすると，医師‐患者関係のラポールを損なう可能性がある。過覚醒は，直接的な質問をしなくても，おのずと明らかになることのある精神状態である。幻聴や幻視のような重要な知覚症状は，患者が精神科治療を求めてきた理由を尋ねられた時に，しばしば面接の最初に明らかになる。しかしながら力動的精神科医は，幻覚の有無以上のことに関心がある。もし患者が声を聞くのなら，精神科医は，声は何と言っているか，どんな状況下で彼らは話すのか，誰の声のようであるか，そしてその声は患者にとってどんな意味があるのか，ということを知ろうとする。

認　知

　定型的な思考障害の存在は，たいていの場合面接の病歴聴取の段階で明らかになる。前に言及したように，連合弛緩でさえ，患者の心の中では特異的につながっている。面接者の仕事は，こ

のような関連の性質を理解することである。妄想はまた「偽りの信念」についての特異的な質問によってよりもオープンエンドの病歴の質問によって引き出される傾向がある。妄想の有無は，精神力動的アセスメントの一部分に過ぎない。それらの意味と機能は，同じように関連している。妄想患者の誇大妄想は，低い自己評価による荒廃した感情を代償することに役立っているのかもしれない。

　認知は言語とコミュニケーションに影響を与えるので，精神科医は無意識活動が垣間見せる失錯行為や言い間違いに耳を傾けなければならない。産科医によって精神科診察に紹介された妊娠中のある女性は精神科医に会うことに腹を立てて，彼女は「私は精神科の親，いや，患者になりたくない！」と叫んだのである。診察した精神科医は，この言い間違いから患者は母親になることについてとても両価的だと結論づけることができた。

　質問に答える患者の方法は，彼/彼女の無意識的な性格様式についての多くことを明らかにする。強迫的な患者は，細部に対して過度に包括的な注意をもって質問に対応するところがあり，依頼された情報を特に念入りに詳細に述べることができるように面接者に頻回に質問する。対照的に，受動的攻撃的な患者は，質問を繰り返すよう求め，病歴を引き出そうとする企てをほとんどの場合妨害することにより面接者の怒りを作り出すことがある。妄想的な患者は，絶えず質問に隠された意味を読み取ることにより面接者を防衛の上に位置させるかもしれない。

　自殺念慮の有無を究明することはいかなる精神医学的評価においても不可欠である。自殺の可能性がある患者は，自殺の計画をしているかどうか，衝動的に実行に移す前に話せる人たちのような支援体制をもっているかどうか，を単刀直入に質問されるべきである。精神力動的アセスメントは，自殺意図の意味をはっきりと認識すべきである。亡くなった愛する人との再会空想はあるか？　自殺は，かつて他の誰かが患者を踏みにじったようにその誰かを踏みにじろうと計画された復讐的行為か？　自殺は，憎まれそして恐れられている内的対象表象を殺害するために現実的に企画されたものか？　患者の問題に対して，多くの可能な解決法がある中でなぜ自殺を企図せずにはいられないのだろう？

情　動

　患者の感情状態についての観察は，防衛機制についての金脈ともいうべき情報を提供する。とりわけ，情動のマネジメントは防衛の最も重要な機能の1つである。まったく動じることなく人生の痛々しい出来事を述べる患者は感情の隔離を使用しているかもしれない。いつも爽快であると訴え，面接者に異常におどける軽躁的な患者は，悲哀や怒りのような感情に対して防衛するために否認を使用しているかもしれない。人生の鍵となる人物に対して軽蔑や憎悪を表現する境界例の患者は，他人への良い感情と悪い感情のいかなる統合も排除すべく，スプリッティングを使用することがある。持続する内的感覚の傾向を含む，情動の下位分類である気分もまたアセスメントされるべきである。患者との気分の探索はしばしばそれらは重要な自己表象と対象表象と関連があるということを明らかにする。

行　動

　臨床面接において豊富な情報は非言語的な行動を通して伝えられる。特にどんな微妙な話題に

70 第Ⅰ部 力動精神医学の基本原則と治療アプローチ

影響された結果，患者は落ち着かなくなるのか？ どんな話題が沈黙を喚起するのか？ どんな問題が原因で患者は面接者と視線を合わさないのか？ 患者は診察する精神科医から重要なデータを隠そうとするという事実にもかかわらず，彼らの非言語的行動は一貫して彼らを裏切るのである。Freud は，1905 年に以下の観察をした。

　　私は，催眠術の強制力によらずに，人間が語り見せたものを観察することによって，その中に隠され続けるものを光の下に曝けだそうとする課題を自らに課した時，私はその課題が実際そうである以上に困難であると感じた。見るべき目と聞くべき耳をもつ者は，死すべき運命にあるものがいかなる秘密も隠すことができないことを確信している。唇は無言でも指先では喋っている。すべての穴を通して裏切りは滲み出る。それゆえに心の最も隠された奥底を意識化させるという課題は全く達成しやすいものである（Freud 1905/1953, pp. 77-78）。

　Freud が示唆したように，無意識の観察への「王道」の１つは非言語的な行動である。Freud の観察は，約 10,000 人の表情を分類する顔面動作符号化システム facial action cording system を開発した Paul Ekman（1985）の仕事に体系化されている。Ekman は，表情が脳に配線されており，刺激の約 200 ミリ秒後にはいかなる意識的認識を伴うことなく放出できるということを知った。彼は人が，質問に応える際の半秒未満持続した微小な表情の研究から，人が嘘を言っている時を同定することができた。彼はまた手の動き，姿勢，音声パターンおよび「遠ざけている言語」は嘘をついている時の特徴であることに気づいた。通常の精神力動的面接は，真実性を追及することが重要である法医学的設定ではないものの，Ekman の所見は，患者が隠したい重要な感情のテーマの徴候としての表情，身体の姿勢，話し方における微妙な変化を研究するすべての臨床医に対して注意を促す。早期の愛着関係は，内在化されて，潜在記憶として記号化される（Amini et al. 1996; Gabbard 1997）。治療者との関係において展開するのは，それらの早期の愛着関係によって形づくられた患者の習慣的な対象関係の様式であり，その様式の多くは非言語的である。たとえば，視線を合わせることに内気で，態度は丁寧で，仕草は制限され，音声パターンでは躊躇を見せる患者は，臨床医に無意識に内在化された自身の対象関係，そして臨床面接の外側の他者に関係する方法について多くを伝えている。

心理検査

　投影法による心理検査は，主にロールシャッハテストと主題統覚検査（TAT）であり，精神力動的アセスメントの非常に有用な補助手段である。ロールシャッハテストは，患者に曖昧な刺激を与える 10 枚の対称的なインクのしみの図版からなる。この曖昧さに直面して，患者は，インクのしみの曖昧な形を解釈することで自分自身に関する多くのものをさらけ出す。ロールシャッハテストの解釈の高度に精緻な手引は，患者の精神力動的診断的な理解に従って反応を体系化している（Kwawer et al. 1980; Rapaport et al. 1968; Schafer 1954）。

　TAT も同様の原則で作動する。さまざまな程度の多義性を持つ人物や場面を描いた一連の図画や木版画から患者は広い範囲で自由な解釈ができる。患者はそれぞれの図版を説明する物語を創作するように要請される。それらの物語を作るうちに，患者は自分自身の空想，願望，そして葛藤を図版に投影する。投影検査は，精神科面接で用心深く寡黙で，それゆえに内的な人生を精

神科医と自由に共有しない患者に特に有用である。しかしながら，多くの患者は，臨床面接の過程で自分自身について大変多くのことを明らかにするので，補助としての心理検査は必ずしも必要ではない。

投影検査に加えて，性格傾向を測定する標準的な心理検査は，同じくかなり有用かもしれない。たとえば，現在は第3版となっているミロン臨床多軸目録MCMI（Millon 1977）は，願望，恐れ，そして防衛を反映するかもしれない患者のパーソナリティの特徴的テーマを同定するのに有用である。

身体的検査と神経学検査

当然のことながら，患者の身体的で神経学的な状態は，記述的精神科医にとって重要であると同様に力動的精神科医にとっても重要である。「頭蓋骨は，頸骨とつながっている」という言葉が示すように，身体に異変が出現すれば必ず脳に影響を与えるのである——そしてその逆もまた同じである。もしアセスメントが病院という設定において行われるなら，力動的精神科医は，自分自身で身体的検査や神経学的検査を実施してもよいし，しなくてもよい。もしアセスメントが個人開業オフィスの外来患者であるならば，たいていの力動的精神科医は，内科医か他の医師が身体的検査をすることを好む。誰がそれをするかに関係なく，身体的検査の意味を明らかにすることは，転移の問題という点からも，身体についての患者の空想という点からも，たいていは有用である。いかなる場合でもこれらのデータなくして記述的アセスメントも力動的アセスメントも完全なものにはならない。

精神力動的診断

精神力動的アセスメントが完了した時，臨床家は，記述的診断（DSM-5の診断基準に基づく）と精神力動的診断（患者と疾患の理解に基づく）に到達するべきである。両方の診断は，治療計画を告げるけれども，記述的診断は正しいラベルの割当に適合し，一方で精神力動的診断は，ラベル貼りを越えた理解の要約として考えられる。

記述的診断は，臨床医が適切な薬理学的な介入を計画するのに役立つことがある。力動的診断は，薬物の処方が患者にもたらす意味や，服薬遵守といった面で，臨床家の理解を促進するだろう。

この文脈において，私は力動的診断の有用性が力動的精神療法を処方された患者に限られていないということを強調したい。患者のパーソナリティの治療的マネジメントは，常に治療計画において考慮されなければならないすべての精神科治療の不可欠な部分である（Perry, et al. 1987）。

完全な精神力動的診断はまた第2章の自我心理学，対象関係論，自己心理学，愛着理論で論じられた4つの主要な理論的な見方のうち，1つあるいはそれ以上で患者を評価することを含む。

72　第Ⅰ部　力動精神医学の基本原則と治療アプローチ

セッションにおける素材が展開した時に精神力動的な面接者が多数の理論モデルによって考えることには明確な利点がある。臨床医は，彼が好む1つまたは2つよりもむしろ多数の視点で描写する時，心の中のそれぞれ異なるモデルによって，より豊かで複雑な治療計画を設定することができるために，患者は利益を得る傾向にある（Peebles 2012）。さらに精神分析的そして精神力動的な今日の考えの範囲では，われわれは1つの理論体系はすべての患者のためにすべての答えをほとんど持っていないことを学んできたように，多元主義は遙かに一般的である。

自我の特徴

　患者の職歴や対人関係のパターンから，彼らの全般的な自我の強さについて多くのことを学ぶことができる。仕事を続け，かなり長い期間に信頼ある関係を確立できる人は，そうでない人よりもより強い自我をもっている傾向がある。

　ある鍵となる自我機能のアセスメント（Bellak et al. 1973）は，患者の強さと弱さについての精神科医の理解を助け，それによって彼らが治療プログラムを処方することを可能にする。患者の現実検討はどうか？　外的なものと内的なものを区別する能力はあるか，または持続する妄想的な誤った知覚パターンはあるか？　患者の現実検討は，構造化された状況では問題はないが，構造化されていない状況で損なわれていないか？　患者の衝動コントロールはどうか？　衝動の発散を遅らせるのに十分な自我は存在するか，または，患者は，衝動に駆られて事実上他者か自己に対して危険な地点まで追いやられているか？　判断能力は，評価されなければならないもう1つの自我機能である。患者は，行動の結果を十分に予測できるか？

　精神療法の適切な形態のための計画において，精神科医は患者の心理学的素養についてもまた決めるべきである。患者は問題を内的原因をもつものとしてみているか，あるいはすべての困難は外在化されて，周囲の他者のせいにされているか？　患者は，データの多様な断片を組み立てて統合し，症状と対人関係の困難さを意義深く説明，発展させるためにそれらの関連を顧みることができるか？　患者はさまざまな水準の抽象概念の間の連結を可能にするメタファーやアナロジーで考えるか？　これらすべての検討は，心理学的素養の程度を評価するのに役立つ。

　自我の評価の主要な部分は，自我の防衛機能に集中している。精神分析的設定において，Waelder（1960）は，患者の防衛操作に言及する一連の質問を発展させた。これらと同じ質問は，力動的アセスメントにも適合するかもしれない。それは「患者の欲求は何か？　患者は何を（無意識的に）求めているか？　そして何を恐れているか？……そして，恐れを抱いた時に何をするのか？」（pp. 182～183），である。Pine（1990）は，欲動と欲動に対する自我の反応との間の関係を評価するための付加的疑問を追加した。

　　いかなる願望が表出されているのか？　願望の意識に対する関係はどうか？　空想は何であり，そこには願望と防衛と現実との間の妥協がどのように反映されるか？　どのように願望は防衛されているか？　そして防衛はどのように効果的で適応的か？　特定の不安を辿ると，防衛が有効でなかった何らかの願望に行き着くことができるか？　また特定の罪悪感を，なんらかの願望に関連する意識の操作という観点から理解することができるか？　（pp. 44-45）。

Pine はまた機能の自我親和的な方式として表出される患者の特徴的な防衛様式を見ることによって，同じ方法で性格を評価すべきであると提案している。また第2章で述べた未熟から成熟という連続体において防衛機制を評価することができる。難しい状況の真っ只中で抑制とユーモアを使うことができる患者は，同様の状況でスプリッティングや投影同一化に頼る患者よりも自我がより強いことを示している。

　自我の超自我との関係を究明することは，自我心理学的アセスメントのもう1つの重要な要素である。超自我は厳格で自我の過酷な監視役であるか？　それとも自我に対する超自我の関係に柔軟性と調和はあるか？　患者は現実的な理想を持ち続けているか，それとも患者は到達できない空想的な目標に動かされているか？　患者の中に超自我の欠損または超自我の未発達によって特徴づけられる反社会的傾向はないか？　超自我は両親像の内在化された表象であるので，これらの質問に対する答えは，患者の子ども時代の両親像との経験についての手がかりも与える。

対象関係

　精神力動的アセスメントの最終結果として，臨床医は3つの脈絡に関して患者の対人関係の情報を知ることになる。それらは，子ども時代の関係，患者と面接した臨床医との関係における現実的かつ転移的側面，そして医師 - 患者関係以外の最近の対人関係である。これらの対人関係の性質は，精神科医に家族や社会組織における患者の立場についての非常に多くの情報を与える。しかしながら，さらに必要とされるものは，患者を精神科医のもとに連れて行った臨床像の発展に患者の家族関係がどのように影響を及ぼしているかという評価である。青年期患者の症候学的臨床像が両親の結婚生活の問題を反映しているか？　換言すれば，患者は，家族全体の病気の「担い手」として役立っているか？

　患者の対人関係についての情報はまた患者の内的対象関係の性質について大変多くのものを伝える。家族のメンバーや重要な他者との面接は，他者との関係についての患者の考えの固有の歪曲の程度を整理するのに役立つ。比較的容易に認識できるパターンはすべて対人関係に広がっているようである。たとえば，患者はサド・マゾキスティックな結びつきの中でいつも行き着く先は自虐的なパートナーではないか？　患者はいつも，機能的により劣っていて，より世話が必要な他人の世話をしていないか？　Pine（1990）は，面接の経過で臨床家が熟考することができる対象関係を特に標的にした一連の質問を発展させた。

　　　どんな古い対象関係が反復されているのか？　そしてその対象関係の中でどの役割を主体（患者）が再演しているのか？——彼自身のものか，それとも他者のそれか，あるいは両者か？　患者はかつての彼のように行動しているか？　彼は両親の目の届く範囲にいたいか？　両親が彼をそうさせたいのか？　両親がそうであったのか？　彼は両親のようになりたいのか？　そして早期のどんな受動的な経験が能動的に反復されつつあるのか？（p. 47）。

　対象関係の成熟度を決めることは，このアセスメントの不可欠な統合的要素である。患者は，良い性質と悪い性質を合わせもった全体対象として他者を両価的に経験しているか？　代わりに患者は，理想化された（すべて良い），あるいは脱価値化された（すべて悪い）のどちらか一方

で他者を見ていないか？　患者は，他者を彼ら自身の要求や関心をもつ独立した人物としてよりもむしろ患者に対してただ１つの機能として仕える要求を満たす部分対象として見ているか？　最後に対象恒常性はどうか？　患者は傍らにいない人の内的なイメージを喚起することにより慰めを得ることで，重要な他者から分離していることに耐えられるか？

自　己

　完全な力動的アセスメントは，患者の自己のいくつかの側面を評価しなければならない。自己心理学の大きな枠組みの中で，精神科医は自己の耐久性と凝集性を調べるべきである。友人や同僚からのほんの些細な軽蔑に反応して断片化する傾向があるか？　患者は自己対象から肯定する反応を受けるためにいつも注目される必要があるか？　患者の自己対象の成熟度もまた評価されるべきである。長期の関わりの文脈において，相互に満足する関係によって，患者の自己対象の必要性は満たされているか？

　自尊心に加えて，精神科医はまた患者の自己連続性を評価すべきである。外的環境にかかわらず患者は継時的に同一であるか，それとも全般的に同一性拡散があるか？　Horowitz（1997）が強調したように，自己一貫性と継続性の感覚がないと，人は彼/彼女の心の状態において症状と爆発的な変化を発展させる傾向にある。Horowitz はまた自己一貫性は自分の性格の中に誠実さと美徳を含んでいて，対人様式以上のものであることを指摘した。同一性拡散の証拠は，互いに分裂排除された異なる自己表象が，全人格を支配すべく絶えず操作していることを示すだろう。異なる自己表象は，特定の瞬間に対人的な文脈によって大きく影響される異なる対象表象に関連して発生する。自己の境界もまた重要である。患者は明らかに彼/彼女自身の心的な内容を他者のものと区別できるか，あるいは自己 - 対象の境界に全般的な不鮮明なところはあるか？　患者の身体の境界は損なわれていないか？　心と身体は継時的につながっているか？　それとも離人症や身体から独立した心の幽体離脱体験のエピソードはあるか？

愛着パターンとメンタライゼーション

　評価を担当する臨床医は，愛着パターンを聞いて，大人の愛着の慣れ親しんだカテゴリーに従って患者の内的作業モデルを理解することを期待する。1）安定 secure/自律的 autonomous，2）不安定 insecure/却下 dismissing，3）とらわれ preoccupied，そして4）未解決 unresolved/無秩序な disorganized（第２章を参照）。研究の設定において，面接者は成人愛着質問表 Adult Attachment Inventry を利用する傾向がある。それは，子どもの頃の両親や保護者についての個人の体験と彼らの大人としての個人に影響を与えた，15 の質問によって構成される半構造化された面接である（Gullestad 2003）。いくつかの点で，それは大人のストレンジ・シチュエーションの評価である（Stein et al. 1998）。この手法は，広範囲にわたる訓練と点数化の手順を必要とする。臨床設定において，臨床医は単にパターンを聴いて，そして子どもの頃の体験がどのように大人の関係に寄与するかについて考えねばならない。その上，彼らは，早期の愛着の困難がメンタライズする能力をどの程度に促進あるいは損なったかについて評価することができる。子ど

第3章　患者の精神力動的アセスメント　*75*

もたちが安全に愛着を抱いた時，彼らは感情，欲求，信念と期待に関して，人びとを理解する能力を高める（Fonagy 2001）。外傷やネグレクトの場合に，子どもたちは，彼らの考えを封じ込め，両親や養育者の心をあえて想像しない傾向がある。この防衛的な反応はメンタライズする能力を損なうことがある（Fonagy 2001）。

精神力動的定式化

　これまでの議論で列挙された精神力動的アセスメントのさまざまな要素は，精神力動的定式化の基本である。この一時的な仮説あるいは作業モデルは，患者によって提示された臨床像を造り上げるために，その要素がいかに相互に関係しているかということを例示している。精神力動的定式化は，生物心理社会的な文脈に落とし込まれなければならない（Gabbard 2010）。3つの構成要素が良い定式化の基盤を形成する（Sperry et al. 2010）。定式化は，臨床像および関連するストレッサーや助けを求める理由を引き起こすストレッサーを記述する1，2の文章で始まるべきである。定式化の第2の部分は，生物学的，精神内界的，社会文化的な要因がどのように臨床像に寄与するかについての一組の仮説を発展させる。第3の構成要素は，定式化の最初の2つの特徴がどのように治療と予後を知らせることができるかについての簡単な記述である。根底にあるいくつかの原則は，精神力動的定式化の構築に関わるべきである。第1に生物学的要因は遺伝子的なものか，早期の外傷や頭部傷害のような環境的影響に基づくものか。第2に社会文化的要因は，家族，宗教，文化的慣習あるいは移住の影響も含むかもしれない。一部の患者は，彼らが母国で経験したかもしれないことよりも新しい文化でより障害されるだろう。愛する対象，文化的価値，母国語そして最初の環境の喪失は，移民のアイデンティティと自尊心をひどく傷つけ，喪の過程を引き起こす「カルチャーショック」現象を導くことがある（Halperin 2004）。定式化は患者の状態を説明することを意図しているが，すべてを説明する必要はない。それは主要な問題，特に治療計画に対するそれらの関連を簡潔に強調するべきである。

　患者によっては，1つの理論モデルは他の2つよりも説明的価値があるようにみえるだろう。しかしながら，他の患者では，患者の精神病理のさまざまな面を概念することにおいて，1つ以上の理論的な見方が役立つようにみえることもある。第1章で示唆したように，臨床医はすべての主要な理論的枠組みに心を開くべきであり，「どちらか/または」という態度よりもむしろ「双方/および」という態度を包含するべきである。定式化は，治療の進展として継続的な修正が施されるという理解とともにアプローチされるべきである。力動精神医学において，診断と治療はいつも同時進行である。ある症例の病歴は，これらの点を例示している。

　　図書館員として雇用されているAさんは33歳の独身女性で，妄想的特徴を伴う精神病エピソードの真っ只中に来院した。彼女は母親が彼女を殺そうと密かに企んでいると確信するようになり，男兄弟と共用しているアパートに立てこもった。
　　Aさんは少量の抗精神病薬を服用した後，再びまとまりをみせて，彼女は快活にポリアンナ[訳注1]

訳注1）米国の作家エレナ・ポーター（1868-1920）の小説『少女ポリアンナ』に出てくる主人公の名前で，極端な楽天家のことを表している。

のような人物として振る舞い，「私の中に怒りはありません」と述べた。彼女は，元気だと感じて，家に帰りたいと言った。彼女の母親は彼女が「正気にもどった」のを見て喜んだが，Aさんの男兄弟がまだアパートにいるので懸念を表した。彼は移り住んで，彼女の食物を食べて，家賃を払わずに過去数週間生活し，明らかに姉を搾取していた。

母親によると，Aさんは孤立した生活を送っていて，仕事でのいくつかの表面的な関係以外に，対人的接触はほとんどなかった。さらに彼女の男兄弟が移り住むより18カ月前に同じ搾取的状況下で1つの精神病エピソードがあったことを患者の母親は明らかにした。Aさんの母親はまた双極性感情障害の家族歴があることを報告した。

精神力動的定式化は次のように発展した。Aさんは双極性感情障害の素因を受け継いだ。彼女の周期的な精神病エピソードは，統合失調症様であるが，おそらく双極性疾患の亜型である。精神病を安定させた後，精神科医はリチウムあるいは他の気分安定薬で予防法を検討することができた。

Aさんが精神病的でない時，彼女の適応はすべての陰性感情，特に怒りの大きな否認の犠牲によって，スキゾイド的な生活に行き着いている。彼女の男兄弟がアパートに寄生虫のように住んでいるというストレッサーは，通常の防衛的な姿勢を維持できなくなるほどの多くの怒りを引き起こした。この強い感情の圧迫の下で，彼女は妄想分裂ポジションへと退行した。そこで，受け入れがたい自己表象は，怒りを心に抱いており，殺人感情は分裂排除されて母親へと投影された。Aさんの精神病が服薬で寛解した後，彼女は自己表象を再び取り入れて，もう一度否認の下に覆い隠され始めたのである。

患者は，探究的な治療過程で取り組むあらゆる問題をみるための心理学的素養を欠いている。ケースワークや家族療法では，それゆえにストレッサー（すなわち男兄弟である）を取り除き，投薬計画のフォローアップと彼女の防衛を保ち，他の潜在的なストレッサーを同定するための支持的精神療法によりAさんが彼女の以前の適応を回復させることが必要である。もし彼女の男兄弟が戻ってくることがあるなら，われわれはさらに治療コンプライアンスの問題を予測することができる。

この概念化自体が力動的ではあるけれども，この定式化は，Engel（1977），Fink（1988），その他の遺伝素因，社会的‐家族的な影響そして精神内界的な要因を考慮する人びとによって支持された精神医学の生物的‐心理的‐社会的モデルと調和する。

結　論

表3-1に周到な精神力動的アセスメントを網羅する手順を要約する。最終的な分析において，アセスメントの目的は，全体的な治療計画の特徴を提供し，導くことである。症例Aさんは，力動的精神療法が禁忌である時でさえも，精神力動的診断そして特に精神力動的定式化がどのように有用であるかを説明する。治療はそれでも力動的に特徴づけられている。力動的アセスメントは，治療計画のすべての側面を助ける。自我機能の評価は，個人を入院すべきか外来とすべきかの決定に寄与することができる。たとえば，衝動コントロールの程度は，患者はまず入院すべきかどうか，もしそうなら，患者はいつ退院できるかを決定する上で重要な変数かもしれない。そうした患者らの力動的理解は，臨床医がそれらの患者らがセックス療法，行動変容，家族療法あるいは集団療法への推奨を受け入れるかどうかを究明するのを助ける。最後に，投薬計画に伴うそれぞれの患者の服薬遵守は，その特定の患者の性格学的な気質に影響される。次章で議

第3章　患者の精神力動的アセスメント　77

表 3-1　精神力動的アセスメント

生活史データ
　関連するつながりとストレッサーに注意した現症
　過去それ自体がどのように現在に反復しているかを強調した既往歴
　　発達史
　　家族歴
　　文化的/宗教的背景
精神状態像の診察
　見当識と知覚
　認知
　感情
　行動
投影的心理検査（必要時）
身体的神経学的診察
精神力動的診断
　記述的な DSM-5 診断
　自我の特徴
　　強さと脆弱性
　　防衛機制と葛藤
　　超自我との関係
　対象関係の性質
　　家族関係
　　転移 - 逆転移のパターン
　　内的対象関係についての推測
　自己の特徴
　　自尊心と自己融和性
　　自己一貫性
　　自己境界
　　心身相関
愛着パターン/メンタライゼーション能力
上記のデータを用いた精神力動的定式化

論される症例は，他の理論モデルが定式化の発展にどのように使われるか，そして患者の力動的アセスメントが治療計画をどのように導くかを例示する。

文　献

American Psychiatric Association: Diagnostic and Statistical Manual of Mental Disorders, 5th Edition. Washington, DC, American Psychiatric Association, 2013　高橋三郎，大野裕監訳：DSM-5 精神疾患の診断・統計マニュアル．医学書院，2014

Amini F, Lewis T, Lannon R, et al: Affect, attachment, memory: contributions toward psychobiologic integration. Psychiatry 59:213-239, 1996

Andreasen NC, O'Leary DS, Cizadlo T, et al: Remembering the past: two facets of episodic memory explored with positron emission tomography. Am J Psychiatry 152:1576-1585,1995

Bellak L, Hurvich M, Gedimen HK: Ego Functions in Schizophrenics, Neurotics, and Normals: A Systematic Study of Conceptual, Diagnostic, and Therapeutic Aspects. New York, Wiley, 1973

Deutsch F, Murphy WF: The Clinical Interview, Vol 1: Diagnosis: A Method of Teaching Associative Exploration. New York, International Universities Press, 1955

Ekman P: Telling Lies: Clues to Deceit in the Marketplace, Politics, and Marriage. New York, WW Norton, 1985

Engel GL: The need for a new medical model: a challenge for biomedicine. Science 196:129-136, 1977

Fink PJ: Response to the presidential address: is "biopsychosocial" the psychiatric shibboleth ? AmJ Psychiatry 145:1061-1067, 1988

Fonagy P: Attachment Theory and Psychoanalysis. New York, Other Press, 2001　遠藤利彦，北山修監訳：愛着理論と精神分析．誠信書房，2008

Freud S: Fragment of an analysis of a case of hysteria (1905), in The Standard Edition of the Complete Psychological Works of Sigmund Freud, Vol 7. Translated and edited by Strachey J. London, Hogarth Press, 1953, pp 1-122　細木照敏，飯田真訳：あるヒステリー患者の分析の断片．フロイト著作集 5．人文書院，1969

Gabbard GO: Challenges in the analysis of adult patients with histories of childhood sexual abuse. Canadian Journal of Psychoanalysis 5:1-25, 1997

Gabbard GO: Long-Term Psychodynamic Psychotherapy: A Basic Text, 2nd Edition. Washington, DC, American Psychiatric Publishing, 2010　狩野力八郎，池田暁史監訳：精神力動的精神療法――基本テキスト．岩崎学術出版社，2012

Gabbard GO, Roberts LR, Crisp-Han H, et al: Professionalism in Psychiatry. Washington, DC, American Psychiatric Publishing, 2012

Gullestad SE: The Adult Attachment Interview and psychoanalytic outcome studies. IntJ Psychoanal 84:651-668, 2003

Halperin S: The relevance of immigration in the psychodynamic formulation of psychotherapy with immigrants. Int J Appl Psychoanal Studies 1:99-120, 2004

Holmes TH, Rahe RH: Social Readjustment Rating Scale. J Psychosom Res 11:213-281,1967

Horowitz MJ: Formulation as a Basis for Planning Psychotherapy Treatment. Washington, DC, American Psychiatric Press, 1997

Kernberg OF: Severe Personality Disorders: Psychotherapeutic Strategies. New Haven, CT, Yale University Press, 1984　西園昌久監訳：重症パーソナリティ障害――精神療法的方略．岩崎学術出版社，1996．

Kwawer JS, Lerner HD, Lerner PM, et al (eds): Borderline Phenomena and the Rorschach Test. New York, International Universities Press, 1980

Langs RJ: The Bipersonal Field. New York, Jason Aronson, 1976

Leary K: Racial enactments in dynamic treatment. Psychoanalytic Dialogues 10:639-653, 2000

MacKinnon RA, Michels R, Buckley PJ: The Psychiatric Interview in Clinical Practice, 2nd Edition. Washington, DC, American Psychiatric Publishing, 2006

Menninger KA: Theory of Psychoanalytic Technique. New York, Basic Books, 1958　小此木啓吾，岩崎徹也訳：精神分析技法論．岩崎学術出版社，1965

Menninger KA, Mayman M, Pruyser PW: A Manual for Psychiatric Case Study, 2nd Edition. New York, Grune & Stratton, 1962

Millon T: Millon Clinical Muttiaxial Inventory Manual. Minneapolis, MN: National Computer Systems, 1977

Peebles MJ: Beginnings: The Art and Science of Planning Psychotherapy, 2nd Edition.New York, Routledge, 2012

Perry S, Cooper AM, Michels R: The psychodynamic formulation: its purpose, structure, and clinical application. Am J Psychiatry 144:543-550, 1987

Pine F: Drive, Ego, Object, and Self: A Synthesis for Clinical Work. New York, Basic Books, 1990　川畑直人監訳：欲動，自我，対象，自己――精神分析理論の臨床的総合．創元社，2003

Poland WS: The analyst's witnessing and otherness. J Am Psychoanal Assoc 48:16-35, 2000

Rapaport D, Gill MM, Schafer R: Diagnostic Psychological Testing, Revised Edition. Edited by Holt RR. New York, International Universities Press, 1968

Reiser MF: Are psychiatric educators "losing the mind?" Am J Psychiatry 145:148-153, 1988

Schafer R: Psychoanalytic Interpretation in Rorschach Testing: Theory and Application. New York, Grune and Stratton, 1954

Shevrin H, Shectman F: The diagnostic process in psychiatric evaluations. Bull Menninger Clin 37:451-494, 1973

Sperry L, Gudeman JE, Blackwell B, et al: Psychiatric Case Formulations. Washington, DC, American Psychiatric Press, 1992

Stein H, Jacobs NJ, Ferguson KS, et al: What do adult attachment scales measure？ Bull Menninger Clin 62:33-82, 1998

Thoma H, Kachele H: Psychoanalytic Practice, Vol 1: Principles. Translated by Wilson M, Roseveare D. New York, Springer-Verlag, 1987

Waelder R: Basic Theory of Psychoanalysis. New York, International Universities Press. 1960

第4章

力動精神医学における治療

個人精神療法

　個人精神療法に習熟しているというのが，おそらくは力動精神科医の証である。精神分析から発展したものであるので，力動精神医学が精神療法家と患者との間の治療関係における微妙な綾を強調するのももっともである。紙幅を考慮すると，ここでは個人精神療法に関する膨大な文献に由来する一般原則の概要に触れるくらいしかできない。これらの諸原則を各障害にどう応用していくかは，本書の第Ⅱ部で例示し，説明する。個人精神療法についてのより包括的な議論に関心のある読者は，いくつかある成書（Basch 1980; Busch 1995; Cabaniss et al. 2011; Gabbard 2010; Luborsky 1984; McWilliams 2004; Roth 1987; Summers and Barber 2009）を参照されたい。

表出的-支持的連続体

　正式な精神分析の技法原則に基づく精神療法にはいろいろな名称がある。いくつか例を挙げると，表出的，力動的，精神分析的方向付け，洞察志向的，探索的，覆いを取る，そして集中的^{インテンシヴ}などである。防衛の分析と転移の探索に主眼を置いたこの形式の治療は，伝統的に，支持的精神療法として知られるものとは全く異なるものとみなされてきた。無意識的葛藤の抑制と防衛の強化とにより方向づけられた治療である後者は，表出療法より劣ったものと一般的にみなされてきた。この傾向は，何年もの間，精神療法家の指針となってきた「可能な限り表出的であれ。やむを得ない分だけ支持的であれ」（Wallerstein 1986, p. 688）という臨床的格言に反映されている。

　多数の著者が，この伝統的二分法に懸念を表明している（Gabbard 2010; Horwitz et al. 1996; Pine 1976, 1986; Wallerstein 1986; Werman 1984; Winston et al. 2004）。この区別に伴う問題の1つは，支持的精神療法は精神分析的に方向づけられたものではないという含みがある点である。実際には，多くの型の支持的精神療法は，あらゆる段階で精神分析的理解から指針を得ている。その上，この二分法は，表出的精神療法と支持的精神療法との間には全く関連性がないと描写しているが，実のところ，これらが純粋な形で存在することはほとんどない（Wallerstein 1986;

Werman 1984）。結局のところ，表出的精神療法や精神分析の方がより高尚であるとする価値の差別化は，洞察や精神内的な葛藤解決の結果として到達した変化が支持的技法を通して到達したものよりも卓越しているという想定を常にもたらしている。この想定を裏付ける信頼性の高いデータはない。

　メニンガー財団精神療法研究計画において治療された42名の患者の縦断的研究の結果，Wallerstein（1986）は，あらゆる形式の精神療法には表出的要素と支持的要素との混成物が含まれており，支持的要素によって到達した変化には表出的要素によって到達したそれと較べて何ら劣るところがないと結論付けた。表出的精神療法と支持的精神療法とを2つの別個の治療様式と考えるより，精神療法は表出的‐支持的連続体の上で行われるものとみなすのがよい。その方が，臨床実践の現実にも実証研究にも即している。ある種の患者では，治療のある時点で，表出的要素の方に治療の重きを置くであろうし，患者やタイミングが異なれば，支持的要素に注意を向ける必要が生じるであろう。Wallerstein（1986）が言及したように，「適切な治療というものは何であれ，（いろいろな意味で）常に表出的かつ支持的である。そして，あらゆる治療におけるすべての時点で未解決の問題は，**いつ，どのように表出的で，いつ，どのように支持的**なのがよいかということである」（p. 689）。

　この連続体に合わせた個人精神療法は，**表出的‐支持的**あるいは**支持的‐表出的**と呼ぶのが最もよいのかもしれない。連続体上の表出的な側の最極端に位置付けられる精神分析でさえ，支持的要素を含んでいる。それと同時に，連続体の反対側に位置する最も支持的な精神療法によってもときには洞察や理解が得られる。それゆえ，効果的な力動療法家は，精神療法過程のある時期に患者の求めに応じて，表出的‐支持的連続体上を柔軟に行ったり来たりするであろう。

　支持的‐表出的連続体の概念が提示するのは，個人精神療法の目標，特徴，そして適応を考えるための枠組みである。

表出的‐支持的精神療法

目　標

　歴史的に，洞察や理解は常に，精神分析や精神分析的原則に由来する精神療法の究極の目標と考えられていた。しかしながら，1950年代以降，洞察を生み出す役割とは独立して，治療関係それ自体が治癒をもたらすという見解がかなりの程度まで受け入れられるようになってきた。Loewald（1957/1980）が記したように，変化の過程は「単に分析家の技法的熟練によって促されるだけでなく，患者と分析家との間で新しい『対象関係』の進展に役立つように分析家が自らを差し出すという事実によっても促される」（p. 224）。

　目標には洞察と治療関係を伴うことを多くの精神分析的治療者は支持してはいるが，どの次元を最も強調するかという点に関してはさまざまな見解がある。解釈を通しての葛藤の解決により焦点化するものもいれば，真正性 authenticity や「真の自己」（Winnicott 1962/1976）を発展

させる重要性を強調するものもいる。治療成果に関してより意欲的な治療者もいれば，自分自身に関する真実の探求として治療過程を概念化するものもいる（Grinberg 1980）。自分の内的世界について内省する能力を目標にするのがよいと依然として信じているものもいる（Aron 1998）。クライン派は，投影同一化を通して以前に失われた自己の諸側面を再統合することを目標とみなすであろう（Steiner 1989）。愛着理論に影響を受けた人びと（Fonagy 2001）は，メンタライゼーション能力の向上が目標であると論じるであろう。

　対象関係論の見地からは，支持的と表出的と，連続体のどちらの側に重きを置くかにかかわらず，患者の関係性の質の改善が精神療法の目標である。内的対象関係は精神療法の経過中に変化するので，患者は以前とは違う形で外的人物を知覚し，関わることが可能になる。現代の実践において，患者が治療を求めるのは，関係性の質に不満があるためであって，フロイトの時代の患者がそうであったように個々の症状のため，ということは少ない。それゆえ，この目標の重要性は，どれだけ誇張してもし過ぎることはない。

　自己心理学的な指向性をもつ精神療法において，目標となるのは，第2章で示唆したように，自己の一貫性を強化することと，患者がより成熟した自己対象を選択するよう手助けすることである。Kohut（1984）は，「精神分析的治癒の本質は，患者が現実の環境に自らを関与させ，そこからの支えを得ながら，適切な自己対象を探し出し，同一化する能力を新たに獲得することにある」（p.77）と述べている。

　連続体上の支持的な側の精神療法の目標は，第1に，患者のストレスに対する適応と，防衛の強化とを助け，日常生活のストレスを上手く処理する適応的能力を支援することである。さらに，支持的技法は深刻な自我脆弱性を有する患者を治療する際にしばしば用いられるために，自我形成が支持的精神療法の重要な側面となる。たとえば，治療者は補助自我として機能することで，患者のより正確な現実検討や行為の結果の予測を手助けし，それによって患者の判断力を高めることがある。Winston ら（2004）は，個々の患者のニーズに合わせた支持的精神療法のための体系的アプローチを提示している。

治療期間

　表出的‐支持的精神療法の治療は，表出的‐支持的連続体のどこに位置するのかとは本質的に無関係である。極度に支持的であれ極度に表出的であれ，期間は短いことも長いこともある。短期力動精神療法と長期力動精神療法の定義には幅があるけれど，私は**長期精神療法**を6カ月あるいは24週以上続く治療として概念化している（Gabbard 2010）。たいていの長期療法は終結の時期をあらかじめ決めてはおかないが，最初から所定の回数を決めておくものもある。この節では長期力動療法について論じ，短期療法については本章の終わりの方で扱う。

面接の頻度

　治療の継続期間とは対照的に，週毎の面接頻度と表出的‐支持的連続体は相関する傾向が高い。一般的に，毎週の面接回数が多いというのが連続体上の表出的な側の特徴である。極度に表出的

84 第Ⅰ部 力動精神医学の基本原則と治療アプローチ

な治療である精神分析は，週3回から5回の面接を特徴とし，患者は寝椅子に横になり，治療者は寝椅子の後方に座るという形で行われるのが普通である。高度に表出的な形式の精神療法には通常，週1回から3回の面接が含まれ，患者は背もたれを倒していない状態で椅子に座る。対照的に，主として支持的な目標での精神療法は，週1回以上行われることはまれで，しばしば月1回の頻度で行われる。

　頻度の問題は，（本章の後半で論じる）精神療法過程における転移の役割と関連がある。臨床経験が示しているところでは，面接頻度が増えるにつれ転移の強度も増す。表出的な治療であるほど転移に焦点化するので，通常こうした治療者は少なくとも週1回は患者に会うことを好む。対照的に，支持的過程では転移に取り組む程度はより低いので，週1回の面接を必要としない。また，高度に表出的な治療ではほぼ毎回45分か50分の面接が行われるのに対し，支持的過程ではより柔軟に時間を使う傾向がある。治療者とのより頻回の支持的接触を必要とする患者では，50分の面接1回よりも25分の面接を2回にした方が賢明である。

　面接頻度を決める際に，精神科診療の現実が実践上の問題として理論的考察よりも重みをもつことがある。週3回が望ましいのだけれど，経済的に週1回の面接費しか払えない患者もいれば，仕事の時間調整ができなかったり，交通手段の問題があったりで，週1回しか治療者のオフィスにやって来られない患者もいるだろう。しかしながら，これらの制約を受け入れる前に，抵抗は格好の隠れ家をみつけるものであるということを肝に銘じておきたい。これらの実践上の制約を吟味することで，患者が認識し受け入れているよりもはるかに時間とお金の面で柔軟性があると判明することがある。

自由連想

　自由連想は，患者が分析家に何かを伝える際の主要なやり方であるとみなされることが多い。このために患者は，自分の思考過程に対する普段の制御を緩めて，自分の言葉や思考を検閲することなく，何であれこころに浮かんだことを言葉にする努力が求められる。現実の実践では，患者が自由連想を試みるとき，抵抗が干渉することは避けがたい。半分冗談ではあるが，しばしばいわれるように，もういつでも終結を迎えてよいという時期になって初めて，患者は抵抗からの干渉なく自由連想できるようになるのである。患者はまた，目下の生活状況の中での特定の問題に焦点化することへの抵抗として，自由連想それ自体を用いることもありうる（Greenson 1967）。

　自由連想はまた，分析の場合と比較すると選択的ではあるが，高度の表出的療法でも有用である。たとえば治療者は，夢のさまざまな要素に対する連想を尋ねることで，夢解釈を可能にする無意識のつながりを患者と治療者とが理解するのを手助けするかもしれない。自由連想という考え方は，立ち往生していたり沈黙に陥ったりしている患者を手助けする手段としても有用であることに気づくかもしれない。患者が「何をしたらいいんですか」と尋ねてくるなら，治療者は「こころに浮かんでくることをそのまま仰ってください」と応じることができる。

　連続体を支持的なものに基礎を置く治療の方向へと進んでいけばいくほど，自由連想の有用性は少なくなる。Greenson（1967）が指摘したように，その過程そのものが成熟した健康な自我を必要としており，そうでないと観察自我と経験自我との間の分割を維持できないのである。精

神病の傾向がある患者は，支持的過程の中で自由連想を許されると次第に退行的になることがある。その上，そうした患者はしばしば，自分の連想を内省し，それらを無意識の問題に関する意味ある首尾一貫した理解へと統合するための自我の能力を欠いている。

中立性，匿名性，そして禁欲

1912年から1915年まで，Freudは技法に関する一連の規定を刊行した。それらは，治療の「古典」モデルとしてしばしば言及されるものの基礎を形成している。中立性，匿名性，そして禁欲といった原則は，これらの論文から生まれてきた。しかしながら近年，これらの概念は大きな議論を呼んでいる。というのも，実のところFreudの実践が，彼が技法論文の中で推薦しているものとは相当に異なっているということが次第に明らかになってきたからである（Lipton 1977; Lohser and Newton 1996）。Freudは，情緒的に超然として，自らのことを何も明らかにせず，自分自身の感情は脇に置いておくよう分析家に折に触れて勧告したが，彼の患者の手記からみえてくるのは，自分の気分に関して率直なFreudであり，しばしば噂話に興じ，他者や美術作品や最新の政治問題について自分の意見を開けっ広げに述べ，「生身の人間」として熱心にかかわるFreudであった。彼自身の主体性は際立っていた。彼が書いた技法に関する規定は，分析過程を進めるために最善であると彼が感じたことというよりも，同僚たちが逆転移性の行動化に走る可能性を懸念してのものなのは明らかであった。Freudはさほど「フロイト派」ではなかったのである。

中立性は，精神分析や精神療法の技法の中で最も誤解されているものである。Freudは彼の著作の中でこの言葉を使ってすらいない。実際のところドイツ語のIndifferenzには，無関心というよりも，こころの奥底での分析家の情緒的参与という含意があるのだが，James Stracheyはこのドイツ語を「中立性 neutrality」と訳した。それはしばしば，冷淡さやよそよそしさを意味すると誤解されている（Chessick 1981）。最も表出的な治療においてでさえ，情緒的暖かさは治療関係に不可欠な要素である。同様に，患者の独自の状況への関心がラポールの形成には不可欠である。

超然とし，関与者としての意識を欠く態度によって治療という対人関係の場に身をさらさない治療者は，患者の内的対象世界を経験することから閉じこもることで，その効果を減じている（Hoffman and Gill 1988）。治療者が知らず知らずのうちに治療過程に関わる関与者であることは大多数の一致した合意である（Gabbard 1995; Hoffman and Gill 1988; Mitchell 1997; Racker 1968; Renik 1993; Sandler 1976）。Freud自身の実践が例証しているように，匿名性の仮面では拭いきれない最小限の主体性（Renik 1993）がある。そのうえ，治療者を転移対象に変形しようとする患者の無意識の試みにあえて応じることができれば，患者の内的世界についてはるかに大きな理解をえることになる。治療者は，患者が投影してきた内的対象や自己表象のうちの1つのように反応してしまった**後**でようやく逆転移感情に気づくようになるかもしれない（Sandler 1976; Gabbard 1995も参照）。第1章に記したように，治療者の主体性と患者が投影してきた内的表象との共同産物である逆転移は，治療過程における価値ある情報源である。

中立性について最も広く受け入れられた現代的意味は，患者の行動や思考，願望，感情に関し

て偏りのない公平な姿勢を引き受けることである。Anna Freud（1936/1966）は，中立性という術語こそ使わなかったものの，分析家がエス，自我，超自我，および外的現実の要求から等距離を保つのがよいと示唆した。しかしながら，この姿勢は，現実的な立ち位置というよりも1つの**理想**である。治療者は患者が言うこと，もしくはすることについて個人的な判断を下すこともしばしばあり，自発的であることに腐心し，専心して患者に関わる治療者は患者に対して明確な意見ではないにしても，それらの判断を時に示す。Greenberg（1986）は，中立性を再定義し，患者の過去の古い対象と現在の治療者という新たなる対象との間で等距離を取ること，とした。この概念モデルは，治療者の内的過程をより正確に反映しているかもしれない。治療者は患者の内的世界が惹起する役割に引きずり込まれ，次に，その役割から解き放たれようと試みることで，患者と治療者との間で生じていることに思いを馳せる。

　匿名性も，同様に，現代的実践の中で再定義されてきた。Freud（1912/1958）は，分析家は鏡のような不透明性を目指すべきである，と記した。しかし，分析家や分析的治療者は今日，匿名性とは神話的な構築物であると認識している。治療者のオフィスには，写真や本，治療者の私的な関心を示すその他の品々が溢れている。治療者が話すことを選ぶとき，話の内容からも患者の素材にどう反応するかということからも，治療者の主体性が疑いもなく明らかとなる。ゆえに，人は言語的なモードだけでなく非言語的にも常に自己開示していることになる。しかしながら，たいていの分析家や分析的治療者は，いまだに自制には価値があると認識している。治療者の家族や治療者の個人的問題についてあまりに詳しく明かすことが有用であることはめったにない。それによって，治療者の世話をしなければいけないと患者に思わせてしまうような役割の逆転が生じ，患者の負担となるかもしれない。同様に，患者の思考や感情，行為に関して厳しい判断を下すことは，患者の自己批判を悪化させることで破壊的に作用するかもしれない。

　禁欲は，実践家によっては大いに誤解されている第3の用語である。Freud は，転移願望を充足させるのではなく分析可能にするため，分析家はそうした願望に満足を与えてはいけない，と示唆した。今日，治療を通して部分的な転移の満足が生じるということは広く認識されている。冗談に反応しての治療者の笑い，精神療法に本来備わっている共感的傾聴，そして治療者からもたらされる温かみや理解，これらすべてが患者に満足を与える。共感，投影同一化，そして取り入れの過程を通して心理的，情緒的境界が思い描かれるようにするために治療的境界あるいは分析的境界という概念は身体的関係に制限を設けている（Gabbard and Lester 2003）。よい専門的境界は硬直さや冷淡さを促進すると理解されてはならない（Gutheil and Gabbard 1998）。よい治療者は，笑いたければ患者と笑うし，悲しい話を聞けば涙目になることもある。彼らはまた，セッション冒頭で患者を迎える際，非常に情熱的かもしれない。しかしながら，彼らは，性的願望の満足や，治療者自身の私的欲求に基づくあらゆる形態での潜在的な患者搾取に関しては，まさに禁欲を維持するのである。

介　入

　治療者が行う介入は，表出的‐支持的連続体に沿って8項目に分類することができる。1）解釈，2）観察，3）直面化，4）明確化，5）詳述の奨励，6）共感的是認，7）心理教育的介入，そ

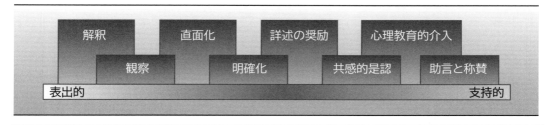

図 4-1 介入の表出的‐支持的連続体

して 8) 助言と称賛，である（図 4-1）。

解　釈

　最も表出的な治療形態の中で，解釈は治療者の究極的，決定的な方策とみなされている（Greenson 1967）。最も単純な形の解釈は，それ以前には無意識であった何事かを意識化することに関与する。解釈は，感情，思考，行動，あるいは症状とその無意識の意味や起源とをつなぐ説明的な発言である。たとえば，治療者のいかなる発言をも受け入れたがらない患者に向かって，治療者は「もしかしたらあなたは私の意見に反対せざるを得ないと感じていらっしゃるのかもしれません。というのも，私があなたにどうしようもなくお父さんのことを思い出させてしまうからです」と言うかもしれない。治療の時期や患者に耳を傾ける準備ができているかに応じて，解釈は，（この例のように）転移に，転移外の問題に，患者の過去や現在の状況に，あるいは患者の抵抗や空想に焦点化するかもしれない。一般原則として，治療者が解釈によって無意識内容を扱うのは，その素材がほとんど意識化され，したがって患者の気づきにとって比較的理解しやすくなってからである。

観　察

　観察は，解釈までは至らないものであり，無意識の意味を説明したり，因果論的につなげたりはしない。治療者は，非言語的行動や，治療経過の中でのパターンや，表情から窺える情動の痕跡や，発言の順序を単に指摘するだけである。たとえば治療者は「私が気になっているあるパターンがあるのですが，毎回セッションの初めにこの部屋に入って来られると，あなたはちょっとビクッとされて，椅子を壁際まで引き下げてからお座りになります。それについて何かお考えがおありですか」と言うかもしれない。この例のように，治療者は行動の動機について推測しない。代わりに，その問題に関して患者を協力へと案内する。

直面化

　次に表出度の強い介入である直面化は，患者が受け入れようとしない何かを扱い，患者の回避や矮小化を同定したりする。患者の認識の外にある何かを標的とするのが常である観察とは異なり，直面化は通常，意識的な素材が回避されていることを指摘する。直面化は，穏やかな形を取ることがしばしばだが，日常的には，攻撃的で無遠慮という不幸な意味合いをもっている。次の例がよく示すように，直面化は必ずしも強制的であったり非友好的であったりするのではない。長

期療法の最後の面接で，ある患者は面接に来る途中で出くわした車のトラブルについて非常に長いこと語った。治療者は「私たちの最後の面接について感じていらっしゃる悲しみに直面するよりも，あなたは車の話の方がしやすいと思っていらっしゃるようですね」と発言した。

明確化

表出的介入から支持的介入へと連続体上をさらに進んだところに位置する明確化は，そこでやり取りされているものについて，より首尾一貫した見解を伝えるため，患者の言語化を再定式化したり，まとめあげたりすることと関係している。明確化が直面化と異なっているのは，否認や矮小化の要素を欠いているためである。明確化が目指すのは，上手く言葉にし難いものについて明確に話ができるよう患者を手助けすることである。

詳述の奨励

介入も連続体の真ん中近くにまで来ると，それ自体，支持的でも表出的でもなくなる。詳述の奨励は，大まかには，患者によって持ち出された話題についての情報提供依頼と定義してもよいかもしれない。それは，「それに関して何が連想されますか」といった自由回答形式の質問かもしれないし，「お父さんのことについてもっと教えていただけますか」といったより特定の依頼かもしれない。そうした質問は，最も表出的な治療でも最も支持的な治療でも，一般的に用いられる。

共感的是認

共感的是認とは，患者の内的状態に対する治療者の共感的調律の例示である。典型的な是認を意味する発言とは「なぜあなたがそのことで落ち込んでいらっしゃるのかが私にはよく理解できます」とか「そんなふうに扱われれば傷つきますよね」というものである。自己心理学者の見解では，その治療が表出的‐支持的連続体のどこに位置しようとも，患者の内的体験への共感的没頭が不可欠である（Kohut 1984; Ornstein 1986）。治療者が患者の主観的体験を理解していると彼らが感じると，彼らは解釈をより受け入れるようになる。肯定的介入（Killingmo 1995）も共感的是認として聞こえるかもしれない。たとえば幼少期に虐待を受けた患者の治療者は「あなたには父親に腹を立てる権利があって当然です」と言うことがある。

心理教育的介入

心理教育的介入は，治療者の訓練や知識に基づき，患者と情報を共有することと関係している。たとえば治療者は，悲嘆とうつ病との違いを説明するかもしれない。

助言と称賛

助言と称賛のカテゴリーには，ある種の活動を指示し強化するという事実によってつながっている2つの介入が含まれる。助言とは，いかに振る舞うべきか，について患者への直接指示を伴う一方で，称賛とは，明白な承認を表出することで患者のある種の行動を強化する。前者の例は「あの男性とのお付き合いはすぐに止めるべきだと思いますよ」であり，後者の例は「あなたが，

もう会うつもりはない，と彼にいえたことはとてもよかったと思います」である。これらの発言は，連続体上で，伝統的な精神分析的介入の反対側に位置する。というのも，それらは中立性から逸脱しており，判断を下すに際しての患者の自律性をある程度まで危険にさらしているからである。

　大多数の精神療法過程では，治療の経過中のある時期に，これらすべての介入がみられる。しかしながら，ある治療は，どちらの介入が有意を占めるかに基づき，主として表出的か主として支持的かに分類される。こうした介入と連続体との関係は，厳密なものではない。

　Pine（1986）や Horwitz ら（1996）は，脆弱な患者の精神療法において解釈の「痛手を和らげる」ために支持的技法を推奨した。Werman（1984, p. 83）は，転移行動や転移感情を早期体験ではなく現在の状況に関連付ける「上向きの解釈」をすることを提案した。これによって，深刻な自我脆弱性を抱えた患者の退行を防ぐことができる。これらの介入は，患者の行動や感情に無意識的というよりも意識的な説明を与えるという点で，古典的解釈とは正反対のものである。

　この一連の介入は，教育的目的のためになされるのだけれど，精神療法家としては，患者に「医療行為」を施しているという印象を与えないように注意すべきである。技法は人目につかないのがよい。患者にとって，精神療法とは，自分のことを心配して，有益な理解を示してくれている人との会話のように感じられるのがよい。独断的に断言したり，患者に不快感を抱かせる古めかしい専門用語を口にしたりすることは避けなければならない。

転　移

　Freud は，治療過程を精神分析的にするのは転移と抵抗への焦点づけである，という言い方を好んだ。確かに，あらゆる形態の力動的に方向づけられた精神療法は，転移の状態に細心の注意を払う。しかしながら，転移を扱う（あるいは，扱わないままでおく）上での手法は，表出的 - 支持的の次元に応じて相当に異なる。正式な精神分析では，転移を強調し理解することが最重要である。最も現代の分析家たちは，これという 1 つの転移を取り上げるというより，転移群あるいは一連の諸転移について語ることが多いようである（Westen and Gabbard 2002）。同一の患者を治療中に，治療者は母親転移，父親転移，そして同胞転移のすべてに遭遇するかもしれない。

　精神分析と表出的精神療法とのどちらもが，転移解釈と同様に転移外解釈を使用する。精神療法は精神分析と較べると，主たる問題に最も密接に関連するものとして転移の動態に焦点化するという点においてはいくぶんか限定的かもしれない（Roskin 1982）。しかしながら，実践においては，精神分析と表出的精神療法との区別は曖昧であり，線引きは難しい。

　転移解釈のことを，高機能で神経症的構造を有する患者のための高度に表出的な精神療法で用いられる介入と考える長年の伝統がある。より混乱した患者の場合，一般通念上，転移解釈はほとんど用いられずにきた。そうした患者は脆弱過ぎて「いま，ここ」での相互作用を思案することができないとみなされてきたためである。しかしながら，近年の厳密な調査研究によってこの一般通念には疑問符がつけられようになった。ある力動精神療法の無作為対照試験（Høgland et al. 2006）は，100 名の患者を転移解釈を用いる群と用いない群とに無作為に割り付けた。転移解釈を受ける群は，1 セッション当り 1～3 回と適度な回数の解釈を供されていた。2 つの治療集団

の成績で総合的には差がなかったものの，一般通念とは正反対の所見が出たのは予期せぬことであった。対象関係が損なわれた患者たちは，転移解釈なしの治療よりも転移解釈を用いる治療からより利益を得ていた。この効果は3年後の追跡時にも持続していた。その後の研究（Høgland et al. 2011）で，調査者たちは治療同盟と対象関係の質という文脈で転移の作業の効果をより詳細に吟味した。彼らの所見では，強い同盟と高水準の対象関係とを有する患者の場合，転移の作業の特異的効果が小さくなる傾向にあり，ごくわずかに有意であるに過ぎなかった。治療同盟が弱いという背景を持ち，対象関係の質尺度の得点が低い患者の場合，転移の作業は最も強い特異的効果を示した。

　この研究が1つ意味するのは，安定かつ充足した関係を築くのが困難な患者を治療する場合，転移の作業が決定的に重要なのかもしれないということである。換言すると，こうした患者にとって治療同盟は非常に困難なものであり，治療者が患者と「いま，ここ」での状況を吟味し，治療者と同盟を形成することについての患者の不安を理解する場合にのみ可能となるであろう。その際に，治療者はまた，患者を手助けして，転移外で安定した関係を築くときにつきまとう不安を理解させる。この研究がもう1つ意味しているのは，対象関係が高水準にある患者は，それほど多くの転移解釈を必要としないのかもしれないということである。素養に富み，陽性の同盟を作ることのできる人びとにとって，転移解釈は耳障りに感じられるのかもしれない。逆説的に，そうした取り組みは抵抗を増大させる結果になるのかもしれない。この所見は，転移はそれが抵抗にならない限り解釈されるべきではないという治療者の間での長年の忠告を反映しているのかもしれない。

　第1章に記したように，今日では転移はしばしば二次元的な性質を有しているとみなされている。すなわち，一方でそれは古い対象との過去の経験の反復と関連しており，他方では患者にとって修復的で修正的となるであろう新たな対象の体験や自己対象体験の探索と関連している。加えて，歪曲としての転移という発想はより複雑である。治療者は，患者を「非難」するようなアプローチでの転移解釈を避けるべきである。なぜなら，患者は治療者の行動や態度に対してごく当然の反応を示しているのかもしれないからである。治療者は常に内省し続けることで，患者の精神内界に由来する転移の反復的で「鋳型的」な側面と，相互関係に対する治療者の現実の寄与とを選別しなければならない（Gabbard 1996; Hoffman 1998; Mitchell 1997）。

　主として支持的であることを意図した治療において治療者は，転移の発展や逆転移反応を観察することと同一の過程に携わる。転移を意識はするものの通常は，取り扱って患者に解釈することはない。解釈を控える中での治療目標は，陽性転移と連動して強固な治療同盟を築くことである（Wallerstein 1986）。陽性転移による愛着と協働的治療同盟とのこの組み合わせが，「転移性治癒」の機制である。この機制のおかげで，患者は熱心に作業に取り組み，治療者を喜ばせ，誇らしい気持ちにさせようとする。このモデルに由来する変化は，葛藤解決により生じる変化よりも劣るものとして過小評価されてきたという伝統があるが，調査研究が示唆するところに寄れば，両者ともにその効果は長期安定的である可能性がある（Horwitz 1974; Wallerstein 1986）。

抵　抗

　第1章で記したように，抵抗は，治療状況において患者の性格防衛が顕れることと関係する。より表出的な治療では，抵抗を分析し理解することが治療者の日常茶飯の仕事の一部である。たとえば，毎回面接に遅刻してくる，あるいはいつも無言になる患者がいれば，治療者は，これらの抵抗を反抗的で意図的な行動として価値下げするよりも，関心と好奇の目でみるであろう。抵抗は，禁止や非難でもって迎えられるものではない。その代わり，治療者は患者の協力を得ながら，転移の起源を理解し，解釈で転移を処理する。

　転移の問題に関連した抵抗は**転移抵抗**と呼ばれる。これは，転移性の知覚に由来する治療作業の妨害を伴う。たとえば，ある患者は，治療者が自慰を決して認めないと確信するがゆえに，自慰空想について話すことができないと感じることがある。したがって，治療者から否定的に判断されるのを防ぐため，患者は沈黙のままでいることを選ぶ。対象関係論の用語では，転移抵抗は特定の内的対象関係に執拗にしがみつく患者の無意識的傾向と理解できるかもしれない。これは，治療者が繰り返し誰か別の人と関連付けられるというような治療的行き詰まりとして顕れることがある。

　精神分析や精神分析的精神療法を学ぶ人にしばしば生じる疑問が「何に対する抵抗なのか」というものである。Friedman（1991）は，抵抗の本当の意味は，それと関連した感情が内省的な観察の代わりに非内省的な行為を取るように患者に強要することであると述べた。彼の指摘によれば，抵抗を受けているものはある特定の精神的態度である。その態度のことを彼は「抑圧された諸願望とそれらの意義についての冷静な熟考を同時に意識的に活性化するので，それらは願望として，そして葛藤に満ちた自己の客観的特徴として経験されること」（p. 590）と描写した。そのうえ，最新の間主観性の強調によっても示唆されているのは，患者の抵抗は治療者の中の逆抵抗と平行関係にあるのかもしれないということであり，精神分析的治療に必要となる内省を可能にする空間を獲得することに関する患者の困難と治療者が共謀している可能性があるということである。

　第2章で私は，自己心理学者が抵抗に関して抱く，異なる視座を記した。彼らは抵抗を，自己の成長を保護する健康な心的活動とみなしている（Kohut 1984）。抵抗を解釈するというより，彼らは患者が抵抗を必要としているということに共感する。この見解は以下のような彼らの懸念と歩調を合わせている。それは，抵抗の下に隠されている内容を追求するという古典的アプローチには暗黙裡に道徳的な意味合いがあるというものである。しかしながら，この共感的アプローチのゆえに，自己心理学の技法は根本的に支持的であるとみなす分析家もいる。

　前述の自己心理学の注釈の意味するところによれば，抵抗は支持的精神療法に比重を置く文脈では本質的かつ適応的なものとみなされている。しばしば抵抗は，治療の一環として支援されるべき防衛構造の顕在化である。治療者は，ある種の問題はあまりに動揺しすぎて話し合うのが難しいので，もっとよい兆しが現れるときまで先延ばしにしておくのがよい，と患者に指摘することで抵抗を奨励することさえあるかもしれない。同様に，猶予という機制は，衝動に苦しむ脆弱化した自我を支持するという理由で強化されるかもしれない。行動化のように，患者の行為が痛

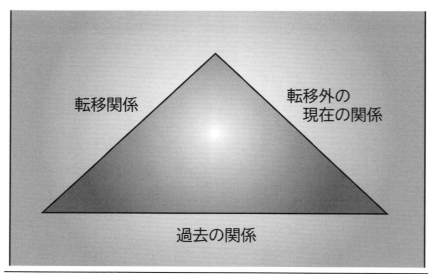

図 4-2 洞察の三角形（Menninger 1958 に基づく）

みに満ちた感情を言語化することに取って代わるとき，治療者は，表出的治療でのように語ることへの抵抗を解釈するというよりも，自己破壊行動に限界を設定せざるを得ないかもしれない。この限界設定には，入院や，治療者に非合法薬物を引き渡すよう強く患者に主張することが含まれるかもしれない。

ワーキングスルー（ワークスルー）

　解釈が「あっ，そうか！」反応[訳注1]と劇的な治癒をもたらすことはまれである。通常，解釈は抵抗の力で妨げられるために，治療者によって異なる文脈でたびたび繰り返されることが求められる。洞察が患者の意識的気づきに十全に統合されるようになるまでこうして転移と抵抗の解釈を繰り返すことは**ワーキングスルー**として知られている。治療者の努力は不可欠であるけれど，患者は実際の治療セッションとセッションの間に治療者の洞察を受け入れ統合する作業の一部を行う（Karasu 1977）。洞察の三角形（Menninger 1958）は，ワーキングスルーの過程のための有用な概念モデルである（図 4-2 参照）。治療過程を通して，治療者は，1）患者の治療外での関係の特定のパターンに注目し，次にそれらを 2）転移のパターンや 3）以前からの家族成員との関係につなぐ。最終的に，患者はこれらの無意識のつながりを意識化する。これらのパターンは，三角形の頂点に関連しているので，治療過程を通して追跡しうるし，それらが姿をみせる度に患者に指摘しうる。あるパターンが新しい文脈の中で何度も何度も立ち現われるのを目にすることで，異物感は徐々に減じ，患者はそれをいままで以上に統制できるようになる。

　これと同じモデルを，対象関係論の観点から言い直すことができる。反復する自己‐対象‐感情の布置は，転移の中に，現在の転移外の関係の中に，そして過去の関係の記憶の中に現れるのである。自己心理学の言葉では，そのパターンはミラーリングへの期待や他者を理想化する欲求

訳注1）アハ体験：心理学用語。未知の事象を瞬間的に認識すること。

第4章　力動精神医学における治療：個人精神療法　*93*

となるかもしれない。しかしながら，どの理論的モデルを採用するかにかかわらず，あらゆる学派は，転移の中でこれら中心となる関係性のパターンを再体験することが前向きな結果のために決定的に重要であるとみなしている。このワーキングスルーの過程が適用されるのは，もっぱら重要な表出的構成要素を有する治療に限られていて，主として支持的な過程を特徴づけるために用いられることはまれである。

夢の使用

　精神分析や高度に表出的な形態の治療では，夢解釈が無意識を理解するための「王道」として高く評価されている（Freud 1900/1953, p. 608）。夢の要素連想が，顕在する明白な内容の背後にある，潜伏する，隠された夢の内容を理解するために用いられる。さらに夢の象徴を解釈することで，患者を手助けし，夢の中の無意識の問題により一層の理解をもたらすことができる。（夢の作業についてのより体系的な説明は Gabbard 2010 を参照。）

　連続体上の最も支持的な端に位置する精神療法では，治療者は患者の夢に注意深く耳を傾け，それについて考えるという点で表出的治療者のやり方と変わりはない。しかしながら，治療者は解釈的努力を上向きの解釈（Werman 1984, p. 83）に留める。上向きの解釈は，患者を手助けすることで，その夢を，実在の人物としての治療者や，覚醒時の生活におけるその他の現実状況に対する，意識的な感情や態度と関連付ける。夢に対する自由連想は推奨されない。というのも，それが行き着くところはさらなる退行へと導いてしまうことがあるからである。

　連続体上の支持的，表出的な両端の間では，治療者は患者の心理生活という制限された領域の中で夢を意識的，無意識的な事柄に関連付けるように選択して夢解釈を行う余地がある。焦点は，無意識の深層よりも心理的表層に当てられ，精神療法の具体的な目標に向けられる（Werman 1978）。

治療同盟

　Freud（1913/1958）は，適切なラポールが先に確立されない限り，患者は解釈的理解を利用できそうにないということに気づいた。患者が分析家との間でもつ，この比較的非葛藤的で合理的なラポールは，Greenson（1965/1978）によって**治療同盟**と名づけられた。治療者が誠意を持って援助してくれる専門職として知覚されているために，そこには，治療者と生産的に協働する患者の能力が含まれている。患者の両親との関係は，治療者との作業同盟の性質を予測する傾向がある（Lawson and Brossart 2003）。

　治療同盟に関する大規模調査研究の取り組みによって確認されたのは，それが精神療法の過程と成果とに影響を及ぼすということであった（Frieswyk et al. 1986; Hartley and Strupp 1983; Horvath and Symonds 1991; Horwitz 1974; Horwitz et al. 1996; Lawson and Brossart 2003; Luborsky et al. 1980; martin et al. 2000; marziali et al. 1981）。この調査研究の大部分が，さまざまな種類の治療の成果の中の主要因子として治療同盟の強度を挙げている（Bordin 1979; Hartley and Strupp 1983; Horvath and Symonds 1991; Lawson and Brossart 2003; Luborsky et al. 1980; Martin et al. 2000)。

　200の調査研究報告と14,000以上の治療を含む近年のメタ解析（Flückiger et al. 2012）は，治療同盟と良好な転帰との間に強い相関があることを見出した。障害特異的なマニュアルの使用の有無，精神療法の種類や成果の特異性にかかわらず，そのつながりは存在している。

　この大掛かりな調査研究から1つ援用できることは，表出的‐支持的連続体のどこに位置しているかにかかわらず，あらゆる精神療法において，治療者は治療同盟の確立と維持に早期から取り組まなければならないということである。この焦点は，否定的感情の表出を許さないような陽性転移の形成を必須とはしない。むしろ治療者は，患者を手助けして治療目標を同定し，患者の自我の健康な側面と手を結ぶことでそれらの目標に到達することを目指さなければならない。やがて患者は，自分に**対抗する**というよりも自分と**ともに**仕事をしている協働作業者として治療者を経験するようになる。脆弱な自我を有する患者とより支持的に作業をするとき，治療者は同盟を発展させ維持するのがより難しいことに気づく（Horwitz et al. 1996）。たとえば，境界例患者の混沌とした転移反応は同盟の形成を妨害するので，患者が最終的に，共通の目標のために協働作業する有益な人物として治療者を知覚できるようになることは重要な治療的達成なのである（Adler 1979）。

変化の機制

　より表出的な形態の精神療法における変化の機制は，ある面で治療目標によって決まる。それゆえ，変化の機制についての見解は，それらの治療目標に応じてしばしば変化する。洞察と回復をもたらす関係性を経験することとは，かつては相互に排他的なものと思われていたが，いまでは治療的変化のため相乗的に働く両立可能な過程とみなされている（Cooper 1992; Gabbard 2010; Jacobs 1990; Pine 1998; Pulver 1992）。言い換えると，関係の中で起こっていることへの洞察がなければ，おそらく治療関係は長続きしないであろう。逆にいうと，関係性それ自体が患者の力動についての解釈的理解を提供するのだろう。

　患者に応じて変化する治療的行為の多様な様式についてもより広く知られるようになってきている。Blatt（1992, 2004）は，さまざまな方法で変化する2種類の患者を同定した。**取り入れ型**の患者は観念的で，対人領域で親密さを築くことよりも，将来的に見込みのある自己概念を築いて維持することばかり考えている。彼らは解釈的介入を通した洞察により一層反応するようである。一方で，**依託型**の患者は，自己の啓発よりも関係性の問題を気にしており，解釈からよりも治療関係の質から大きな治療的価値を得ている。

　患者は，異なる治療機制を用いて，さまざまな方法で変化する。近年の認知神経科学の発展のおかげでわれわれは，いかにして変化が起こり，変化を促進するために治療者は何をすればよいのか，について明確に述べることができる（Gabbard and Westen 2003）。連想ネットワーク間のつながりが治療の結果として修正され，それによって，たとえば，ある権威的人物の表象が治療後には以前呈していたのと同じような情緒反応を引き起こさなくなるかもしれない。そのうえ，以前には弱かった新しい連想ネットワークが強化される。要するに，持続的な変化のためには，活性化されたネットワーク内における問題を孕んだつながりを相対的に不活化し，新しい，

表 4-1　精神力動的精神療法の技法における独自の特徴

感情と情緒表出への焦点化
経験の諸側面を避けようとする企ての探索
反復する主題やパターンの同定
過去の経験についての議論
対人関係への焦点化
治療関係への焦点化
願望，夢，および空想の探索

出典　Blagys and Hilsenroth（2000）

より適応的な接続の活性を増大させる必要がある。こうした連想ネットワークの変更は，いくつかの技法によって促進されるかもしれない。患者が自分自身や自分に対する意識的態度について，そして，いかにして感情を許容しそれらに自覚的になるかについて内省する際のさまざまなやり方の間の差異を治療者は指摘することがある。治療者はまた，意識的情緒状態の頻度や強度を取扱い，患者が自らの意識的対処様式を吟味するのを手助けするのである（Gabbard and Westen 2003）。

　加えて，治療者は解釈を通して，相互接続された多彩な精神的出来事——すなわち，恐怖，空想，願望，期待，防衛，葛藤，転移，そして関係性のパターン——への洞察を提供する。たとえば治療者は，現在の上司との間の問題がいかに過去の両親との間の問題と関連しているか，を指摘するかもしれない。そうした洞察もまた，神経ネットワークの結節点の間での接続を修正するのに役立つのである。

　解釈に加えて，治療者は外部の視座からの観察を提供する。彼らは，患者にとってのある種の習慣的パターンが，情緒的葛藤や内部の混乱のどのような反映であるのかを指摘する。精神療法家のこの機能は，自分をビデオテープでみて，自分が他者にどのような印象を与えているのかを学ぶようなものである。患者がどれほど知的で洞察に満ちていようとも，治療者には常に外部の視座，すなわち患者のものとは異なる視座がある（Gabbard 1997）。しかしながら，患者の問題が効果的にワーキングスルーされるためには，治療者が共感や理解によって主観的な内的体験の正当性を認証することも必要である（Gabbard 2010）。それゆえ，治療者の最適な立ち位置とは，第三者的視座からの観察と，一者的視座で同調した人物への共感的是認との間を揺れ動くことである。Fonagy（1999）が強調したのは，治療的変化のための重大な道は，治療者のこころの中に「自分を見出す」ための能力を患者が高めることにあるということができる。治療者の側からしかみえない感情や非言語的コミュニケーションについて発言することで，患者は治療者の観察に基づき自身の肖像を組み立て始めることがある。こうして，黙示的パターンが意識的内省のためにより一層利用しやすくなる。

　精神療法過程についての比較文献の総説で，Blagys と Hilsenroth（2000）は，精神力動的な形態の治療と認知行動療法とを区別する 7 つの技法を同定した。これらの特徴は表 4-1 に要約されている。

　Diener ら（2007）は，治療者がいかにして患者の情緒体験を促進するかについてのメタ解析を行った。これは，表 4-1 にある通り，力動療法の中核的主目的である。彼らは，結果に関する

96　第Ⅰ部　力動精神医学の基本原則と治療アプローチ

構成概念が1種類以上認められる場合，患者の情緒体験や情緒表出の治療者による促進と，良好な転帰との間には，統計学的に有意な関係があることを見出した。彼らは，これに関して有益であると思われる技法をいくつか特定して述べており，それには，患者の情緒指標について具体的に言及すること，患者が回避しているかもしれない感情への患者の気づきを高めること，そして患者の気分の変化——筋緊張，涙，その他の情緒状態の反映——に明確に焦点づけること，が含まれる。これらの研究者たちは，なんらかの意味を解釈しようとすることよりも感情状態を観察することを優先しなければならないと述べている。

　治療的行為のもう1つ主要な様式は，治療関係それ自体の要素に由来し，具体的な洞察や理解は関係ない。患者は新しい関係性を経験し，その結果として，治療者の情緒的態度の内在化や，治療者の問題に対する取り組み方への同一化が生じるかもしれない。加えて，治療者は，患者をなだめ，慰める内的存在として内在化されるかもしれない。意味ある相互作用をコンテインし処理する人物としての治療者の機能も，治療の結果として内在化される。

　洞察を育むことを目指す技法と，治療関係に由来する技法とに加えて，変化をもたらすうえで有用な二次的戦略がある。これらに含まれるものとして，黙示的あるいは明示的な暗示の使用，機能不全をきたしている信念の直面化，患者の問題解決手法の吟味，自分が他者に与える影響を患者に理解してもらうためのある種の自己開示，そして患者の体験の承認や是認がある（Gabbard and Westen 2003）。

　Wallerstein（1986）はメニンガー財団精神療法研究事業[訳注2]のデータの分析において，支持的であることに重きを置いた手法によって生み出された変化にはさまざまな機制が含まれることを見出した。分析されていない陽性の依存的転移と関連した転移性治癒については先述した。1つの変異型として「治療の囚われ人 therapeutic lifer」がある。治療の終結を試みるとそれまでの進展が失われるが，明確な終結がないままで治療者との接触が続く限りは高い機能水準を維持することのできる人である。多くの患者は接触を月に1回かそれ以下にまで減らすことができるが，少しでも終結の話をしようものなら，代償不全に陥りやすい。もう1つの支持的な治癒の機制は「転移の移動」である。そこでは，治療関係内の陽性の依存性が別の人物——通常は配偶者——に移動する。さらにもう1つの機制は「反転移的治癒」と呼ばれており，治療者に対する反抗や行動化を通しての変化が含まれる。Wallerstein の分析対象の中のさらにまた他の患者は，狭義には修正感情体験の一変異型である，患者の転移行動が定常的で，非判断的な関心を備えた治療者に迎えられることを通して変化した。結局のところ，直接的で非判断的な助言を与える方向性の支持的な治療から利益を得ると思われる患者もいる。Wallerstein はこの過程を「現実検討と再教育」と呼んだ。

　あらゆる治療において，治療者と患者との間の相互作用には，Lyons-Ruth ら（1998）によって**黙示的関係知** implicit relational knowing と言及されている，非意識な nonconscious 感情的かつ双方向的な関連が伴う。この知が生じるのは，治療者と患者との間での出会いのモーメントにおいてであり，そこは通常の意味で象徴的に抑圧されていることも，力動的に無意識であることもない。換言すると，ある特定の関係性の文脈でいかに行為し，感じ，考えるかということを含

訳注2）通称メニンガープロジェクト。精神分析および精神分析的精神療法の予後研究の嚆矢となった。

む手続き知の領域で生じる治療的変化もあるのである。

相互認識——まなざし，しばしのユーモアの共有，関わりあったという強烈な気持ち——が特異的に生じた瞬間というものは，具体的な解釈が忘れ去られた後もずっと記憶に残っているかもしれない。精神療法は，愛着に関連した黙示的記憶を再構築する新しい愛着関係とみなすことができる。記憶されていた原型は，感情的に関わる治療者との新たな相互作用によって修正される（Amini et al. 1996）。同時に，意識的な語りに関わる明示的記憶は解釈的理解により変化する。

この治療的行為の様式が含意するもう1つのことは，図4-1に描かれた介入の表出的‐支持的連続体によってすべての治療的変化を説明できるものではないということである。治療者と患者との間では，多くの出会いのモーメントが「技法」の領域の外部で生じる（Stern et al. 1998）。治療者による自然発生的な人間臭い反応は，強力な治療的影響を及ぼすかもしれない。

近年の調査研究が示唆しているのは，もう1つの変化の反映として，長期精神力動的精神療法を通して防衛の中程度の改善がみられるということである（Perry and Bond 2012）。中央値で228週の治療を受けている，重症のうつ病とパーソナリティ障害との双方あるいはどちらか一方を有する患者21名の自然主義的研究[訳注3]において，研究者が見出したのは，最初の2年半の間に起きる防衛の改善が，5年後の症状および生活機能の外部指標の有意な改善と関連しているということであった。言い換えると，患者は原始的防衛に頼ることが少なくなり，より成熟的と考えられている防衛に頼ることが増すが，このことは，防衛の比較的わずかな改善でさえ実人生の本質的な改善に関連しうるということを例示している。

終　結

精神療法家は，絶え間ない喪失という職業人生を送ることを甘受しなければならない。患者は治療者の人生に加わり，最もこころの奥底にある思考や感情を共有し，そのうえで一切の消息を絶つかもしれない。われわれ皆にとって喪失は不快な経験であるので，精神療法過程が終わりに近づくと転移や逆転移による行動化への脆弱性をもたらす。終結についての合意が秩序だって，相互的になされるのが理想ではあるが，外来患者の半数かそれ以上が，時期尚早に治療を中断しており（Baekeland and Lundwall 1975），地域の精神保健センターで相互交渉に基づき終結の過程を迎える患者は20％に満たない（Beck et al. 1987）。

終結はさまざまな理由で生じうる。治療者や患者の人生における外的事情によってやむを得ない場合もある。保険会社やマネージドケア団体[訳注4]が終了を決定するかもしれない。患者自身の経済的資源が尽きることもあるだろう。患者は，治療者に対する不満や緊迫した主題に対する不安のために，突然治療を去り，戻ってくることを拒むかもしれない。治療者は，治療の恩恵が最大限に達したと感じ，終結を勧めるかもしれないし，治療者と患者とが双方で終結日について合意することもあるだろう。

終結の兆候は絶対的なものではないが，確かな経験則としては，次の2つのうち両方かどちらか一方が挙げられる。すなわち，精神療法の目標に到達したときに患者に終える準備ができてい

訳注3）質的研究の一方法。
訳注4）米国で広く利用されている民間の医療保険団体，その医療システム。

ること，そして，治療者が目の前にいなくても患者が精神療法過程を内在化できること，である。主症状は消失もしくは改善しており，超自我は修正され，患者の対人関係は変化して，患者は自立という新たなる感覚を抱くだろう。支持的であることに比重を置く精神療法の場合，患者の機能の安定性や，何らかの退行過程からの反転，症状の全般的静穏化も指標となる。しかしながら，臨床家が常に認識しておかなければならないのは，ある一部の極度に混乱した患者には，終結を明確に定めることなく，不定期にではあるが患者と会い続けるという治療が必要になるということである（Gabbard and Wilkinson 1994; Wallerstein 1986）。

　いったん治療者と患者との双方が終結日に合意すると，多くの転移が顕在化するであろう。当初の症状が再出現することもあるかもしれない（Dewald 1971; Roth 1987）。治療者は永遠に居続けるわけではないということを患者が悟って初めて，陰性転移が表面化することがある。治療者は，転移の中で究極的に満たされるという空想を悼みとともに喪っていく患者を援助する必要がある。支持的な治療では，治療者は陽性のラポールの継続を強調し，管理不可能な陰性転移が動き出すのを避けなければならない（Dewald 1971）。終結過程の間に治療者が直面する課題は大変手ごわいものなので，多くの治療者は最後まで同じ頻度で面接を続けることを好む。一方で，面接頻度を徐々に減じることで「離乳」させる治療者もいる。

　患者が一方的に治療を終結するとき，治療者は自分が何かしら患者を失望させてしまったという感情に向き合わねばならない。そのような状況で，治療者がこころに留めておくべきことは，患者には常に治療を終了させる特権があるということであり，そうした終結は最終的には良好な転帰に至るかもしれないということである。他方で，治療者は，手助けされることを望み，ある過程において協働することを望むような患者だけを手助けできる。治療者にはそれぞれ至らないところがあり，その技能には制限があるということを認め，受け入れなければならない。

　終結が治療者の一方的な決断である場合には，一連の異なる問題が生じる。ローテーションで新たな臨床現場に赴くことが研修上必要であるため，治療を終結せざるをえない場合，研修中の治療者は罪悪感がゆえに終結過程について話し合うのを避けたいと思うかもしれない。直前まで自分の離任を患者に知らせようとしない治療者さえいるであろう。一般に，治療過程の最中に外的制約が生じたなら，いかなるときであれ，可能な限り早急に患者に知らされるべきである。そうすることで，彼らの反応を治療の一部に適合させることができる。外的理由により治療者が治療を止めなければならないとき，しばしば患者は，親子関係にみられるある種の専制的性質が再現されていると感じる（Dewald 1971）。患者への影響がどのようなものであれ，本質的な点は，患者の怒りや恨み言を聴いているのが治療者にとってどんなに不快なものであろうとも，患者の反応を徹底的に探索する必要があるということである（終結をめぐる複雑さについての十全な議論のためには Gabbard 2010 を参照）。

精神療法において表出的と支持的とのどちらを強調するのかについての指針

　精神療法過程の比重を，連続体の表出的な側と支持的な側とどちらの方に置くかの適応を考える前に，治療者が理解すべきなのは，誰がどのような形態の精神療法に反応するのかを予測することはどうみても不確かな課題であるということである。文献上の適応としては，より重篤な病

表4-2 精神療法において表出的と支持的とのどちらを強調するのかについての適応

表出的	支持的
理解への強い動機	慢性的な著しい自我欠損
著しい苦しみ	深刻な人生の危機
自我のための退行の能力	低い不安耐性
欲求不満への耐性	不十分な欲求不満耐性
洞察能力（心理的資質）	心理的資質の欠如
現実検討が損なわれていない	不十分な現実検討
有意義な対象関係	対象関係の重度の障害
良好な衝動制御	不十分な衝動制御
職を続ける能力	低知能
隠喩や類比の観点から考える能力	自己観察能力の欠如
試験解釈に対する内省反応	器質的な認知機能障害
	治療同盟を形成する能力の乏しさ

気の患者よりも健康な患者の方が精神療法でよくなる（すなわち，豊かなものがより豊かになる [Luborsky et al. 1988]）傾向が高いというものがある。精神療法の恩恵を受けるのは誰かという研究（Luborsky et al. 1980）は，開始時における陽性の関係性，および中核葛藤テーマと解釈内容との一致，この双方が良好な転帰の予測因子であると結論付けた。その問題に関する実証的調査研究（Horvath and Symonds 1991; Martin et al. 2000; Morgan et al. 1982）によれば，初回または2度目の面接での治療同盟の強さが，最終結果の最もよい予測因子になるかもしれない。しかしながら，この変数は患者‐治療者の相性によって大きな影響を受けるため，定量化することはほぼ不可能である。

　表出的と支持的とのどちらに主たる焦点を当てるのが望ましいのかを決定するうえで臨床家の手助けとなる患者の特徴がいくつかある（表4-2）。精神分析のような，高度に表出的な方式の適応としては，1）自己理解への強い動機，2）患者にとって厳しい治療に耐える動因になるほどの人生を妨げている苦しみ，3）退行して，感情や思考を制御することを放棄するだけでなく，素早く制御を取り戻し，その退行について内省する能力（自我のための退行）（Greenson 1967），4）欲求不満への耐性，5）洞察能力，あるいは心理学的素養，6）現実検討が損なわれていないこと，7）有意義で継続している対象関係，8）ほどほどに良好な衝動制御，および9）職を続ける能力，がある（Bachrach and Leaff 1978）。一連の状況を別のものと並列的に把握することを可能とする，隠喩や類比の観点から考える能力も，そこでは一連のある状況を別のそれと比較して把握できるのであるが，表出的治療にとっては好ましい前兆である。最後に，評価期間中の試験解釈に対する内省的な反応が，表出的治療への適合性を示唆するかもしれない。

　支持的精神療法の一般的な二大適応は，慢性的な自我脆弱性あるいは自我欠損，および深刻

な人生の危機を経験中の健康人における退行である。前者には，現実検討の障害，不十分な衝動制御，および不十分な不安耐性といった問題が含まれよう。脳に問題のある認知機能障害や心理学的素養の欠如は，精神療法の比重を支持的な方向に置くもう1つの適応である。行動化を多発しやすい重症パーソナリティ障害の患者も，支持的手法が必要となる（Adler 1979; Luborsky 1984）。支持的アプローチでしばしばよくなる患者としては他に，対象関係の障害が深刻な患者や，治療同盟を形成する能力に乏しい患者がいる。離婚もしくは配偶者や子どもの死のような，人生の危機の只中にいる人や，洪水や竜巻のような大災害に罹災した人に表出的あるいは探索的なアプローチが適切であることはほとんどない。というのも，彼らの自我は直近の外傷に圧倒されているからである。しかしながら，支持的過程を開始した後に，これらの患者が表出的な方向に移ることもときにはある。

　これらの適応は，表出的‐支持的連続体の両端に焦点化されているものの，たいていの患者は，ある部分では表出的方向性を示し，他の部分では支持的な極を示すというように，混合した兆候を呈する。経過の進行とともに，いかに――そして，いつ――支持的あるいは表出的にするのかについて，治療者には不断の探索が必要となる。そのうえ，自然主義的前方視的長期研究（Scheidt et al. 2003）において，調査研究者たちが気づいたのは，個人開業オフィスにおける精神力動的精神療法では，精神医学的診断や症状の重症度は，ある患者の治療を引き受けるうえでの決断にほとんど寄与していないということであった。患者に対する治療者の情緒反応，および患者の動機づけが，患者が力動療法を受けられるかどうかの最も強い決定因であった。

短期精神療法

　過去20年で，精神分析的原則に由来する短期精神療法の諸形式についての関心や文献が急増している。他の治療様式との方法論的に精緻な比較によって，短期力動的精神療法は他の精神療法と同程度に有益であることが例証されている（Crits-Christoph 1992）。多数の優れた概説書が，臨床家に向けた指針を詳述している（Book 1998; Budman 1981; Davanloo 1980; Dewan et al. 2004; Garfield 1998; Gustafson 1986; Horowitz et al. 1984a; Malan 1976, 1980; Mann 1973; Sifneos 1972）。そのアプローチを比較対照し，それらの統合を試みるいくつかの包括的な総説も入手可能である（Gustafson 1984; MacKenzie 1988; Ursano and Hales 1986; Winston and Muran 1996）。変化に富み，アプローチもさまざまであるにもかかわらず，短期精神療法の実践に関して意見の一致をみる印象的な領域がある。この短い論考は，それらの合意点を強調するものである。

適応と禁忌

　表出的な性質をもつ短期力動的精神療法の適応は，多くの点で，長期表出的精神療法に関するそれらと同等である。重要な選別基準としては，1）洞察能力，あるいは心理的素養，2）高水準の自我機能，3）単なる症状からの解放を超えた，自己理解への強い動機，4）深い関係性（とりわけ治療者との最初の同盟）を形成する能力，および5）不安に耐える能力，がある。1つ追加

する点があって，これが短期精神療法の患者選択にとって中核をなす。すなわち，焦点化の問題である。その期間の短さのゆえに，期間制限の精神療法は，広範囲な問題に渡る精神分析や高度に表出的な期限設定のない精神療法とは対照的に，そもそも焦点的でなければならない。したがって，短期療法を進めるため，治療者と患者とは最初の1，2回の査定面接[訳注5]で問題の力動的焦点を同定しなければならない。最終的に，短期療法がとりわけ有益なのは，引っ越し，転職，第1子誕生といった発達的移行期にある比較的健康な個人である。

禁忌には，表出的性質の長期精神療法で禁忌となるのと同じ要素が含まれるが，より長期の治療では禁忌とはならないであろう他の特徴も含まれる。もし患者が問題を焦点化した力動的論点へと限局できないのであれば，短期精神療法は禁忌である。より長期の表出的アプローチが適しているパーソナリティ障害では，悲嘆のような状況性の訴えを呈していて，目標がこの一時的訴えに限定されているのでなければ，短期療法に反応することは期待できない（Horowitz et al. 1984a）。慢性の恐怖症患者や強迫患者を除外する著者もいるが，Davanloo（1980）はそうした症状を有する患者を，彼の流儀の精神療法で十分に治療可能であるとみなしている。

実証的調査研究によって，短期力動的精神療法における良好な転帰は，慎重な患者選択にかかっているということが確かめられている。対象関係の質が転帰の最善の予測因子の1つである（Høglend 2003; Piper et al. 1990）。端的にいうと，より成熟した対象との関係性を維持する能力を有する人びとが治療でよくなる傾向がある。別の研究（Vaslamatzis et al. 1989）によると，本当の意味では短期精神療法に適さない患者の脱落率が高いことが示された。第3の研究では，死別の患者で，動機付けが高い，よくまとまった人が，表出的短期療法により適していて，一方で，動機付けが低く，自己概念のまとまりが悪い人たちは支持的アプローチで改善した，と結論付けている（Horowitz et al. 1984b）。過去に対人関係で問題を起こした患者や，パーソナリティ障害の診断を有する患者は，通常，短期療法には適さない。調査研究の示唆するところによれば，彼らが安定した力動的変化を達成するためには，35回以上の面接を要する（Høglend 2003）。

面接回数

さまざまな著者が，短期療法の実際の期限の取り扱いについてさまざまな方法を推奨している。Mann（1973）は，制限の受容と魔術的期待の放棄を治療過程の中核とみなして，面接を12回に制限することを主張している。その一方で，Davanloo（1980）は，12回から25回を平均として，治療の開始時には具体的な終結を設定しない。Sifneos（1972）も面接回数について具体的な取り決めを交わすことを拒むが，彼の治療は12回から16回しか続かない傾向にあった。原則として，短期療法は早ければ2，3カ月，長くても5，6カ月で，10回から24回の範囲である。

治療過程

長期療法に関連した技法は概して短期治療にも適応可能であるが，それらの最も印象的な差異

訳注5）アセスメント。

は，著しく加速度的であるということである。治療者は，より迅速に中核となる仮説を定式化し，より早く，より積極的に洞察への抵抗を解釈し続けなければならない。抵抗を処理する際にどの程度まで直面化するかに関しては著者各々で異なるが，その過程の強烈さが不安を搔き立てるという点は皆が認めている。Gustafson（1984）は，抵抗を直面化するためには**共感的**参照枠が必要で，さもないと患者は攻撃されたと感じるであろうと強調した。Malan（1976）は，Karl Menninger の洞察の三角形を借りてきて，治療者の主たる課題は，焦点化された訴えを，過去の関係性のパターン，現在の関係性のパターン，そして転移のパターンにつなげることであると示唆した。要約した症例でこの過程を例示しよう。

　　B 氏は 35 歳の軍人で，「自分はあまりに傲慢すぎる」という主訴で治療にやってきた。彼は 8 カ月前に再婚したばかりであったが，彼がいうには，先妻と同様に新しい妻も彼のこの性格特徴についてすでに不満を漏らしているのであった。2 度目の面接で，B 氏はやってくると，いましがた終えてきたばかりのソフトボールの試合について語り出した。彼は，ホームベースでアウトを宣告した審判の判定が不服であったが，「審判とは争わないこと。彼のいう通りにするんです。そんなことをしても面倒なことになるだけだしね」と述べた。その面接の後半で，彼は陸軍の中佐であった父親のことを話した。彼は父親のことを専制的で相談の余地のない人物として描いた。患者は，自分自身の意見など父親に認めてもらえるはずがないと信じ続けてきた。さらにその後で，B 氏は「12 回で充分だなんて思えません。でもそういうふうに制限しないといけないんでしょう。先生がそう仰ったんだし」と言った。

　　この時点で治療者は，三角形の 3 辺を結合した介入を行った。すなわち「あなたが審判との間で経験していることも，お父さんとの間で経験していることも，私との間で経験していることも，全部同じように聞こえますね。ここでもあなたには発言権がない形で専制的に物事が決められていると感じていらっしゃるのでしょう」と。その後，治療者は，患者が 2 人の妻をどう扱ったかについての解釈を定式化することができた。彼は，父親から完全に支配されるという受け身的な外傷体験を，妻を能動的に支配する体験に変えつつあった。彼は，父親が彼を支配してきたやり方で，妻を支配していた。

　Book（1998）は，Luborsky（1984）の中核葛藤テーマを短期力動的精神療法の過程に適用した。治療者はアセスメントの段階で可能な限り迅速に患者の 3 つの構成要素を同定すべきである，と彼は強調した。すなわち，願望，他者からの反応，そして自己からの反応の 3 つである。患者は，これら 3 つの構成要素がすぐに明白になるような関係性にまつわる挿話を描いた物語を語るものである。この定式化内での精神力動的短期療法の目標は，他者がどう反応するのかという恐怖を統制することで，患者が自分の願望を実現できるよう支援することである。そうした恐怖反応を一種の転移による歪曲として概念化することは，この統制を援助する。

　長期力動療法から短期力動療法へと移行する際に一般的に順応させなければならないのは，転移解釈の使用はより慎重に，ということである。頻回の転移解釈と治療直後，あるいは長期の予後との間に負の相関を見出している研究が，個別に 11 ある（Høgland 2003）。この指針は原則でしかない。臨床的特徴や転移をワークする能力次第ではあるが，より頻回の転移解釈の使用が，より生産的となる患者下位集団もあるかもしれない。

短期支持的精神療法

支持的な性質の短期精神療法についての文献はかなり少ない。短期支持的精神療法の主たる適応は，特異的な人生の危機に立つ，比較的健康な人である。技法の内容としては，長期支持的精神療法のそれと同様である。すなわち，次の例で示すように，自我構築，解釈することなく陽性転移の発展を促すこと，そして以前の適応的防衛を取り戻すこと，である。

　　Ｃさんは 52 歳の女性で，23 歳になる娘が婚外子を妊娠したことに関連した罪悪感と不安についての相談のため受診した。精神科医は，わが子が期待と異なる方向に進むのを目の当たりにする両親が抱いている困難について傾聴し，患者に共感した。患者は，その状況に対する罪悪感や不安で非常に取り乱しており，職場でも家庭でもいつものように機能できないと説明した。診察医は，Ｃさんがすべての家事を完璧にこなすことができるようにするために，家庭での日々の決まっている仕事を手順通りにしていたことを示唆することで，彼女の普段の強迫的防衛を回復しようと試みた。忙しくしていれば娘のことを考えずに済ます一助になるだろう，と彼は指摘した。Ｃさんはこの示唆に応じ，次の面接時にはいくらか改善しているようにみえた。この面接中に，精神科医は，Ｃさんが娘の妊娠をあたかも自分自身の責任であるかのように語っていることを指摘した。患者は「私が妊娠させたわけじゃないと仰りたいんですか」と応えた。医師は「ええ。あなたが妊娠させたのではありませんね」と肯定した。患者は医師の言葉に大きな安堵を覚え，罪悪感から解放されたことで彼に感謝した。翌週，彼女は電話を掛けてきて「100％よくなった」と感じているので，もう行かなくていいと思うと述べた。

この例で，精神科医は最初，日常生活に戻るように励ますことで患者の手助けをし，適応的な防衛を回復しようとした。次に彼は患者の陽性転移を用い，彼女を罪悪感から解放した。この解放は，理想化とは言わないまでも尊敬の眼差しでみていた説得力のある人物からであるために，彼女がただ単に自分に言い聞かせていた場合よりもはるかに大きな影響を彼女に及ぼしたのであった。

長期精神療法 対 短期精神療法

長期精神療法と短期精神療法のどちらを治療として選択するか決定するのは，複雑な要素の入り混じった決断である。焦点化された問題の有無が大いに関連するのは明らかである（Ursano and Dressler 1974）。患者の訴えが充分に限局的なものであるなら，短期精神療法を推奨することが，結果的には患者にとって安上がりで，簡便でもある。また，公立の精神保健診療所における脱落率についての研究では，治療開始時に具体的な治療期間を割り当てると，そうした明確な終点を与えない患者と比較して，脱落率が半分になった（Sledge et al. 1990）。しかしながら，いずれの「特効薬」的アプローチであっても，複雑な性格の問題が，患者への効果的な実施を阻む。治療費と患者の利益の検討に基づく第三者あるいは第四者支払機関によってしばしば治療期間が決定される時代では，短いことが必ずしもよいことではない，ということに治療者は留意す

104 第Ⅰ部 力動精神医学の基本原則と治療アプローチ

る必要がある。精神療法における面接回数と効果の関係についての厳密な解析で，治療の総量と
患者の利益の総量との間に明確な正の相関があった（Howard et al. 1986）。

結局，治療者には常に，患者が望んでいるものより，患者に必要であると治療者が考えている
ものを提供する危険性がある。患者はパーソナリティの根本的な吟味や再構築を望んでいるのか，
それともある具体的な問題や訴えの援助に限定された要請なのか。患者が，治療の種類を決定す
る際の協働作業者であらねばならないことは明白である。ある意味で患者は常に正しい，という
Freud による格言を念頭に置くのが賢明というものであろう。

精神療法の効果

個人精神療法の効果についてはもはや疑いの余地はない。今や精神療法が有効な治療である
ということには，圧倒的なエビデンスがある（Luborsky et al. 1975; Shedler 2010; Smith et al.
1980）。実際，精神療法によってもたらされた変化の大きさは，そうした高度に有効な治療を患
者に知らせないことが非倫理的であろうという理由で，臨床試験を中止することが正当化される
ほどの水準に達していることが調査研究で示されている（Ursano and Silberman 1994）。短期力
動的精神療法の効果についてのメタ解析（Crits-Christoph 1992）が見出したのは，標的症状に
ついて調べたところ，平均的な短期力動的精神療法の患者は，待機リストに載っている対照患
者の 86％よりも軽減していたということであった。また別のメタ解析で，Anderson と Lambert
（1995）が見出したのは，短期力動的治療は「追跡調査時の査定において，パーソナリティの尺
度を用いた場合や，治療終結後 6 カ月以上経っている場合では，代替的治療を上回っている」（p.
512）ということであった。Leichsenring ら（2004）は 1970 年から 2004 年までの短期力動療法
に関する研究をメタ解析した。彼らによれば，標的症状，一般的な精神医学上の問題，および
社会的機能の変化に関して，力動療法と認知行動療法との間に差は見出せなかった。Abbass ら
（2006）は，よく似たメタ解析ではあるが，一般的な精神障害を有する成人において短期力動療
法と対照群としての無治療および最小限の治療とを比較したものを発表した。ほとんどどの障害
の結果からも，有意な改善が，対照群と比較して治療群において保たれていることが示唆された。

適切な対照群，人生上の重要事の介在，および途轍もない労力といった，長期力動療法に関
する厳密な調査研究を行ううえでの主要な障害（Gunderson and Gabbard 1999）にもかかわら
ず，長期精神力動療法の有用性を支持する調査研究の数は増えている。Leichsenring と Rabung
（2008）は，長期力動療法の有効性についてのメタ解析を行った。結果としては，長期力動療法
をより短期の形態の治療と比較すると，有意に転帰がよく，標的症状およびパーソナリティ機能
に対する最終的な有効性も高いことが示された。Leichsenring と Rabung は，併存症が多く，よ
り複雑で，取り扱いの難しい患者に対しては，長期間型の力動療法が最善の選択かもしれない，
と結論づけた。Shedler（2010）は，調査文献研究に対する近年の多数の寄与の結果，いまやわ
れわれは実証的エビデンスが精神力動的精神療法の効果を支持しているといってよいと指摘して
いる。彼は，力動療法のエフェクトサイズは「エビデンスに基づく」としばしば喧伝される他の
治療で報告されるものと同程度である，と述べた。加えて，彼が指摘したのは，精神力動的治療

を受けた患者では，追跡調査の評価が含まれている調査研究では，治療が終了した後でも治療効果は維持されるし，しばしば改善し続けるということであった。精神力動療法は「徐放性」の効果をもっているようであり，そこでは自己リフレクションという持続的な内的過程が働いている。本書の後の章で，具体的な障害への応用としてさまざまな研究が概説されるであろう。

　無作為化対照試験は，患者が極度に選別されており，併存症がなく，高度に精緻な文脈で治療されており，「現実世界」で生じていることと相関してないという理由で，しばしば批判される。2つの異なる研究——「Consumer Reports」誌主催の米国でのもの（「精神保健：治療は役に立つのか」1995）と，よく似た調査計画を用いるドイツでのもの（Hartmann and Zepf 2003）——は，自然主義的設定での精神療法の利点を計測しようと試みた。精神療法を受けたことのある患者に質問紙を配り，治療前後の健康状態について評価してもらった。どちらの研究でも，長期精神療法は短期療法よりも有意な改善を生み出しており，治療の継続期間と改善率との間には密接な関連があった。先述したように，短期療法の適応は比較的狭いものなのであり，たいていの患者には短期的介入以上のものが必要である。

　確かに，長期精神力動的精神療法についてより多くの調査研究が行われる必要がある（Gabbard et al. 2002）。とりわけ，疾患を特定しての対照試験がぜひとも必要である。そうした試みは，短期の認知療法の文献では一般的なものではあるが，精神力動的な調査研究者はそこまでは至らず，出遅れている。調査研究はまた，長期精神力動療法の適応と禁忌とを明確に同定するため，精神力動的アプローチと他の手法とを区別する特徴を定義するため，そしてどの種類の患者が最終的にそうした治療の恩恵を受けるのかを調べるためにぜひとも必要である（Gunderson and Gabbard 1999）。

文　献

Abbass AA, Hancock JT, Henderson J, et al: Short-term psychodynamic psychotherapies for common mental disorders. Cochrane Database of Systematic Reviews 2006, Issue 4. Art. No.: CD004687. DOI: 10.1002/14651858.CD004687.pub3

Adler G: The myth of the alliance with borderline patients. Am J Psychiatry 47:642–645, 1979

Amini F, Lewis T, Lannon R, et al: Affect, attachment, memory: contributions toward psychobiologic integration. Psychiatry 59:213–239, 1996

Anderson EM, Lambert MJ: Short-term dynamically oriented psychotherapy: a review and meta-analysis. Clin Psychol Rev 15:503–514, 1995

Aron L: Self-reflexivity and the therapeutic action of psychoanalysis. Paper presented at the annual meeting of the American Psychoanalytic Association, Toronto, Ontario, Canada, May 1998

Bachrach HM, Leaff LA: "Analyzability": a systematic review of the clinical and quantitative literature. J Am Psychoanal Assoc 26:881–920, 1978

Baekeland F, Lundwall L: Dropping out of treatment: a critical review. Psychol Bull 82:738–783, 1975

Basch MF: Doing Psychotherapy. New York, Basic Books, 1980

Beck NC, Lambert J, Gamachei M, et al: Situational factors and behavioral selfpredictions in the identification of clients at high risk to drop out of psychotherapy. J Clin Psychol 43:511–520, 1987

Blagys MD, Hilsenroth MJ: Distinctive features of short term psychodynamic interpersonal psychotherapy: a review of the comparative psychotherapy process literature. Clin Psychol 7:167–188, 2000

Blatt SJ: The differential effect of psychotherapy and psychoanalysis with anaclitic and introjective patients: the Menninger Psychotherapy Research Project revisited. J Am Psychoanal Assoc 40:691–724, 1992

Blatt S: Experiences of Depression. Washington, DC, American Psychological Association, 2004

Book HE: How to Practice Brief Psychodynamic Psychotherapy: The Core Conflictual Relationship Theme Method. Washington, DC, American Psychological Association, 1998

Bordin ES: The generalizability of the psychoanalytic concept of the working alliance. Psychotherapy: Theory, Research, and Practice 16:252–260, 1979

Budman SH (ed): Forms of Brief Therapy. New York, Guilford, 1981

Busch F: The Ego at the Center of Clinical Technique (Critical Issues in Psychoanalysis 1). Northvale, NJ, Jason Aronson, 1995

Cabaniss DL, Cherry S, Douglas CJ, et al: Psychodynamic Psychotherapy: A Clinical Manual. Hoboken, NJ, Wiley-Blackwell, 2011

Chessick RD: What is intensive psychotherapy? Am J Psychother 35:489–501, 1981

Cooper AM: Psychic change: development in the theory of psychoanalytic techniques. Int J Psychoanal 73:245–250, 1992

Crits-Christoph P: The efficacy of brief dynamic psychotherapy: a meta-analysis. Am J Psychiatry 149:151–158, 1992

Davanloo H (ed): Short-Term Dynamic Psychotherapy. New York, Jason Aronson, 1980

Dewald PA: Psychotherapy: A Dynamic Approach, 2nd Edition. New York, Basic Books, 1971

Dewan MJ, Steenbarger BN, Greenberg RP (eds): The Art and Science of Brief Psychotherapies: A Practitioner's Guide. Washington, DC, American Psychiatric Publishing, 2004

Diener MJ, Hilsenroth MJ, Weinberger J: Therapists affect focus and patient outcomes in psychodynamic psychotherapy: a meta-analysis. Am J Psychiatry 164:936–941, 2007

Flückiger C, Del Re AC, Wampold BE, et al: How central is the alliance in psychotherapy? A multi-level longitudinal meta-analysis. J Couns Psychol 59:10–17, 2012

Fonagy P: The process of change, and the change of processes: what can change in a "good" analysis? Keynote address at the spring meeting of Division 39 of the American Psychological Association, New York, April 1999

Fonagy P: Attachment Theory and Psychoanalysis. New York, Other Press, 2001　遠藤利彦, 北山修監訳：愛着理論と精神分析. 誠信書房, 2008

Freud A: The ego and the mechanisms of defense (1936), in The Writings of Anna Freud, Vol 2, Revised Edition. New York, International Universities Press, 1966

Freud S: The interpretation of dreams (1900), in The Standard Edition of the Complete Psychological Works of Sigmund Freud, Vols 4, 5. Translated and edited by Strachey J. London, Hogarth Press, 1953, pp 1–627　高橋義孝訳：夢判断. フロイト著作集2. 人文書院, 1968；新宮一成訳：夢解釈1, 2. フロイト全集4, 5, 岩波書店, 2007, 2011

Freud S: Recommendations to physicians practising psycho-analysis (1912), in The Standard Edition of the Complete Psychological Works of Sigmund Freud, Vol 12. Translated and edited by Strachey J. London, Hogarth Press, 1958, pp 109–120　小此木啓吾訳：分析医に対する分析治療上の注意. フロイト著作集9. 人文書院, 1983；須藤訓任訳：精神分析治療に際して医師が注意すべきことども. フロイト全集12. 岩波書店, 2009

Freud S: On beginning the treatment (1913), in The Standard Edition of the Complete Psychological Works of Sigmund Freud, Vol 12. Translated and edited by Strachey J. London, Hogarth Press, 1958, pp 121–144　小此木啓吾訳：分析治療の開始について. フロイト著作集9. 人文書院, 1983；道籏泰三訳：治療の開始のために. フロイト全集13. 岩波書店, 2010

Friedman L: A reading of Freud's papers on technique. Psychoanal Q 60:564–595, 1991

Frieswyk SH, Allen JG, Colson DB, et al: Therapeutic alliance: its place as a process and outcome variable in dynamic psychotherapy research. J Consult Clin Psychol 54:32–38, 1986

Gabbard GO: Countertransference: the emerging common ground. Int J Psychoanal 76:475–485, 1995

Gabbard GO: Love and Hate in the Analytic Setting. Northvale, NJ, Jason Aronson, 1996

Gabbard GO: A reconsideration of objectivity in the analyst. Int J Psychoanal 78:15–26, 1997

Gabbard GO: Long-Term Psychodynamic Psychotherapy: A Basic Text, 2nd Edition. Washington, DC, American Psychiatric Publishing, 2010　狩野力八郎，池田暁史監訳：精神力動的精神療法──基本テキスト．岩崎学術出版社，2012

Gabbard GO, Lester EP: Boundaries and Boundary Violations in Psychoanalysis. Washington, DC, American Psychiatric Publishing, 2003　北村婦美，北村隆人訳：精神分析における境界侵犯──臨床家が守るべき一線．金剛出版，2011

Gabbard GO, Westen D: Rethinking therapeutic action. Int J Psychoanal 84:823–841, 2003

Gabbard GO, Wilkinson SM: Management of Countertransference With Borderline Patients. Washington, DC, American Psychiatric Press, 1994

Gabbard GO, Gunderson JG, Fonagy P: The place of psychoanalytic treatments within psychiatry. Arch Gen Psychiatry 59:505–510, 2002

Garfield SL: The Practice of Brief Psychotherapy. New York, Wiley, 1998

Greenberg JR: Theoretical models and the analyst's neutrality. Contemporary Psychoanalysis 22:87–106, 1986

Greenson RR: The Technique and Practice of Psychoanalysis. New York, International Universities Press, 1967

Greenson RR: The working alliance and the transference neurosis (1965), in Explorations in Psychoanalysis. New York, International Universities Press, 1978, pp 119–224

Grinberg L: The closing phase of the psychoanalytic treatment of adults and the goals of psychoanalysis: "the search for truth about one's self." Int J Psychoanal 61:25–37, 1980

Gunderson JG, Gabbard GO: Making the case for psychoanalytic therapies in the current psychiatric environment. J Am Psychoanal Assoc 47:679–703, 1999

Gustafson JP: An integration of brief dynamic psychotherapy. Am J Psychiatry 141: 935–944, 1984

Gustafson JP: The Complex Secret of Brief Psychotherapy. New York, WW Norton, 1986

Gutheil T, Gabbard GO: Misuses and misunderstandings of boundary theory in clinical and regulatory settings. Am J Psychiatry 155:409–414, 1998

Hartley DE, Strupp HH: The therapeutic alliance: its relationship to outcome in brief psychotherapy, in Empirical Studies of Psychoanalytic Theories, Vol 1. Edited by Masling J. Hillsdale, NJ, Analytic Press, 1983, pp 1–37

Hartmann S, Zepf S: Defectiveness of psychotherapy in Germany: a replication of the Consumer Reports study. Psychother Res 13:235–242, 2003

Hoffman IZ: Ritual and Spontaneity in the Psychoanalytic Process: A Dialectical-Constructivist View. Hillsdale, NJ, Analytic Press, 1998　岡野憲一郎，小林陵訳：精神分析過程における儀式と自発性──弁証法的‐構成主義の観点．金剛出版，2017

Hoffman IZ, Gill MM: Critical reflections on a coding scheme. Int J Psychoanal 69: 55–64, 1988

Høglend P: Long-term effects of brief dynamic therapy. Psychother Res 13:271–290, 2003

Høglend P, Amlo S, Marble A, et al: Analysis of the patient-therapist relationship in dynamic psychotherapy: an experimental study of transference interpretations. Am J Psychiatry 163:1739–1746, 2006

Høglend P, Hersoug AG, Bogwald KP, et al: Effects of transference work in the context of therapeutic alliance and quality of object relations. J Consult Clin Psychol 79:697–706, 2011

Horowitz MJ, Marmar C, Krupnick J, et al: Personality Styles and Brief Psychotherapy. New York, Basic Books, 1984a

Horowitz MJ, Marmar C, Weiss DS, et al: Brief psychotherapy of bereavement reactions: the relationship of process to outcome. Arch Gen Psychiatry 41:438–448, 1984b

Horvath AD, Symonds BD: Relation between working alliance and outcome in psychotherapy: a meta-analysis. J Couns Psychol 38:139–149, 1991

Horwitz L: Clinical Prediction in Psychotherapy. New York, Jason Aronson, 1974

Horwitz L, Gabbard GO, Allen JG, et al: Borderline Personality Disorder: Tailoring the Psychotherapy to the Patient. Washington, DC, American Psychiatric Press, 1996

Howard KI, Kopts SM, Krause MS, et al: The dose-effect relationship in psychotherapy. Am Psychol 41:159–164, 1986

Jacobs TJ: The corrective emotional experience: its place in current technique. Psychoanalytic Inquiry 10:433–454, 1990

Karasu TB: Psychotherapies: an overview. Am J Psychiatry 134:851–863, 1977 Killingmo B: Affirmation in psychoanalysis. Int J Psychoanal 76:503–518, 1995

Kohut H: How Does Analysis Cure? Edited by Goldberg A. Chicago, IL, University of Chicago Press, 1984 本城秀次，笠原嘉監訳：自己の治癒．みすず書房，1995

Lawson DM, Brossart DF: Link among therapies and parent relationship, working alliance, and therapy outcome. Psychother Res 13:383–394, 2003

Leichsenring F, Rabung S: Effectiveness of long term psychodynamic psychotherapy: A meta-analysis. JAMA 300:1551–1565, 2008

Leichsenring F, Rabung S, Leiding E: The efficacy of short term psychodynamic psychotherapy in specific psychiatric disorders: a meta-analysis. Arch Gen Psychiatry 61:1208–1216, 2004

Lipton SD: The advantages of Freud's technique as shown in his analysis of the Rat Man. Int J Psychoanal 58:255–273, 1977

Loewald HW: On the therapeutic action of psychoanalysis (1957), in Papers on Psychoanalysis. New Haven, CT, Yale University Press, 1980, pp 221–256

Lohser B, Newton PM: Unorthodox Freud: The View From the Couch. New York, Guilford, 1996

Luborsky L: Principles of Psychoanalytic Psychotherapy: A Manual for Supportive-Expressive Treatment. New York, Basic Books, 1984　竹友安彦監訳：精神分析的精神療法の原則――支持・表出法マニュアル．岩崎学術出版社，1990

Luborsky L, Singer B, Luborsky L: Comparative studies of psychotherapies: is it true that "everyone has won and all must have prizes?" Arch Gen Psychiatry 32:995–1008, 1975

Luborsky L, Mintz J, Auerbach A, et al: Predicting the outcome of psychotherapy: findings of the Penn Psychotherapy Project. Arch Gen Psychiatry 37:471–481, 1980

Luborsky L, Crits-Christoph P, Mitz J, et al: Who Will Benefit From Psychotherapy? Predicting Therapeutic Outcomes. New York, Basic Books, 1988

Lyons-Ruth K, Members of the Change Process Study Group: Implicit relational knowing: its role in development and psychoanalytic treatment. Infant Ment Health J 19:282–289, 1998

MacKenzie KR: Recent developments in brief psychotherapy. Hosp Community Psychiatry 39:742–752, 1988

Malan DH: The Frontier of Brief Psychotherapy: An Example of the Convergence of Research and Clinical Practice. New York, Plenum, 1976

Malan DH: Toward the Validation of Dynamic Psychotherapy: A Replication. New York, Plenum, 1980

Mann J: Time-Limited Psychotherapy. Cambridge, MA, Harvard University Press, 1973

Martin DJ, Garske JP, Davis KK: Relation of the therapeutic alliance with outcome and other variables: a meta-analytic review. J Consult Clin Psychol 68:438–450, 2000

Marziali E, Marmar C, Krupnick J: Therapeutic alliance scales: development and relationship to psychotherapy outcome. Am J Psychiatry 138:361–364, 1981

McWilliams N: Psychoanalytic Psychotherapy. New York, Guilford, 2004　狩野力八郎監訳：精神分析的心理療法――実践家のための手引き．金剛出版，2009

Menninger KA: Theory of Psychoanalytic Technique. New York, Basic Books, 1958　小此木啓吾，岩崎徹也訳：精神分析技法論．岩崎学術出版社，1965

Mental health: does therapy help? Consumer Reports, November 1995, pp 734–739

Mitchell SA: Influence and Autonomy in Psychoanalysis. Hillsdale, NJ, Analytic Press, 1997

Morgan R, Luborsky L, Crits-Christoph P, et al: Predicting the outcomes of psychotherapy by the Penn Helping Alliance Rating Method. Arch Gen Psychiatry 39: 397–402, 1982

Ornstein A: "Supportive" psychotherapy: a contemporary view. Clin Soc Work J 14: 14–30, 1986

Perry JC, Bond M: Change in defense mechanisms during long-term dynamic psychotherapy and a five year outcome. Am J Psychiatry 169:916–925, 2012

Pine F: On therapeutic change: perspectives from a parent-child model. Psychoanalysis and Contemporary Science 5:537–569, 1976

Pine F: Supportive psychotherapy: a psychoanalytic perspective. Psychiatric Annals 16:526–529, 1986

Pine F: Diversity and Direction in Psychoanalytic Technique. New Haven, CT, Yale University Press, 1998

Piper WE, Azim HFA, McCallum M, et al: Patient suitability and outcome in shortterm individual psychotherapy. J Consult Clin Psychol 58:475–481, 1990

Pulver SE: Psychic change: insight or relationship? Int J Psychoanal 73:199–208, 1992

Racker H: Transference and Counter-transference. New York, International Universities Press, 1968

Renik O: Analytic interaction: conceptualizing technique in light of the analyst's irreducible subjectivity. Psychoanal Q 62:553–571, 1993

Roskin G: Changing modes of psychotherapy. Journal of Psychiatric Treatment and Evaluation 4:483–487, 1982

Roth S: Psychotherapy: The Art of Wooing Nature. Northvale, NJ, Jason Aronson, 1987

Sandler J: Countertransference and role-responsiveness. International Review of Psychoanalysis 3:43–47, 1976

Scheidt CE, Burger T, Strukely S, et al: Treatment selection in private practice psychodynamic psychotherapy: a naturalistic prospective longitudinal study. Psychother Res 13:293–305, 2003

Shedler J: The efficacy of psychodynamic psychotherapy. Am Psychol 63:98–109, 2010

Sifneos PE: Short-Term Psychotherapy and Emotional Crisis. Cambridge, MA, Harvard University Press, 1972　丸田俊彦，丸田純子訳：短期力動精神療法．岩崎学術出版社，1984

Sledge WH, Moras K, Hartley D, et al: Effect of time-limited psychotherapy on patient dropout rates. Am J Psychiatry 147:1341–1347, 1990

Smith ML, Glass GV, Miller TI: The Benefits of Psychotherapy. Baltimore, MD, Johns Hopkins University Press, 1980

Steiner J: The aim of psychoanalysis. Psychoanal Psychother 4:109–120, 1989

Stern DN, Sander LW, Nahum JP, et al: Non-interpretive mechanisms in psychoanalytic therapy: the "something more" than interpretation. Int J Psychoanal 79: 903–921, 1998

Summers RF, Barber JP: Psychodynamic Therapy: A Guide to Evidence-Based Practice. New York, Guilford, 2009

Ursano RJ, Dressler DM: Brief versus long-term psychotherapy: a treatment decision. J Nerv Ment Dis 159:164–171, 1974

Ursano RJ, Hales RE: A review of brief individual psychotherapies. Am J Psychiatry 143:1507–1517, 1986

Ursano RJ, Silberman EK: Psychoanalysis, psychoanalytic psychotherapy, and supportive psychotherapy, in The American Psychiatric Press Textbook of Psychiatry, 2nd Edition. Edited by Hales RE, Yudofsky SC, Talbott J. Washington, DC, American Psychiatric Press, 1994, pp 1035–1060

Vaslamatzis G, Markidis M, Katsouyanni K: Study of the patients' difficulties in ending brief psychoanalytic psychotherapy. Psychother Psychosom 52:173–178, 1989

Wallerstein RS: Forty-Two Lives in Treatment: A Study of Psychoanalysis and Psychotherapy. New York, Guilford, 1986

Werman DS: The use of dreams in psychotherapy: practical guidelines. Can Psychiatr Assoc J 23:153–158, 1978

Werman DS: The Practice of Supportive Psychotherapy. New York, Brunner/Mazel, 1984

Westen D, Gabbard GO: Developments in cognitive neuroscience, II: implications for theories of transference. J Am Psychoanal Assoc 50:99–134, 2002

Winnicott DW: The aims of psychoanalytic treatment (1962), in The Maturational Processes and the Facilitating Environment. London, Hogarth, 1976, pp 166–170　牛島定信訳：精神分析的治療の目標. 情緒発達の精神分析理論. 岩脇学術出版社，1977

Winston A, Muran C: Common factors in the time-limited therapies, in American Psychiatric Press Review of Psychiatry, Vol 15. Edited by Dickstein LJ, Riba MB, Oldham JM. Washington, DC, American Psychiatric Press, 1996, pp 43–68

Winston A, Rosenthal R, Winston E: Supportive Psychotherapy. Washington, DC, American Psychiatric Publishing, 2004

第5章

力動精神医学における治療

集団療法，家族/夫婦療法，および薬物療法

力動的集団精神療法

　集団という状況の中で生活を営み，仕事をしない者はいない。集団精神療法は，患者が集団の中でどのように考え，振舞うかを学ぶ機会を提供する。つまり，彼らの担う役割，集団について抱く期待と無意識的空想，そして職場や家庭で他者と上手く付き合っていく際に遭遇する障壁についてである。集団の経験に固有な側面は，個人精神療法では一部分が明らかにされるだけである。とりわけ，集団の中で巻き起こる社会心理学的文脈は，一対一の治療では扱いえないものである（Rutan and Stone 2001）。

集団の経験に固有な側面

　集団のなかで作用する力についての認識の多くは，Wilfred Bion（1961）の業績に由来する。第一次世界大戦後，Bion はタビストック・クリニックで小集団を運営し始めた。彼の集団理解は，以下の2つの下位集団がすべての集団に存在するという観察を中心に展開した。それらは，1)「作働集団 work group」と，2)「基底的想定集団 basic assumption group」である。前者は，集団の現実的な作業課題に没頭し，課題の達成に向かって歯車がかみ合っている。しかしながら，基底的想定からの妨害を受けることなく，目標の達成に向けて合理的に作働する集団はまれである（Rioch 1970）。

　基底的想定とは，集団を「かのような様式 as-if manner」で行動させる無意識的空想のことをいう（Rioch 1970）。言い換えると，集団のメンバーは，目の前の課題という現実とは相容れない集団の想定に従って行動し始める。基底的想定は3つに分類される。それらは，依存，闘争‐逃避，つがい，である。これらの情緒的状態には関連性がなく，本来無意識的であるが，集

団の動きから容易に推論される。これらの想定は作働集団を逸脱させ，課題達成を妨害する。精神療法集団にあっては，お互いの問題を理解するという課題は，基底的想定の進展によって歪められてしまう。しかしながら精神分析において転移とは，障害というよりも治療的手段であるとFreud が発見したように，集団という状況のなかで，集団の個々のメンバーが自らを理解するのを援助するために，基底的想定自体がきわめて価値の高いものでありうることを Bion は発見した。

　基底的想定の Bion の初期の観察は記述的水準であったが，集団力動をより深く経験するにつれて，基底的想定が誰にでもある精神病的不安に対する防衛の集合体であることを，彼は確信した。集団は強力な力をもって退行し，強い原始的恐怖に陥る開口部となる。Bion はまた，Melanie Klein（第2章参照）によって同定された妄想分裂ポジションや，抑うつポジションと関連した機制が，基底的想定にも存在することを認識した。

　たとえば，依存基底的想定は抑うつ不安に対する防衛の集合体として考えられる（Ganzarain 1980）。この基底的想定では，患者はあたかもお互いに助け合う力はなく，無知，無能であり，彼らが神のように思っている治療者に全面的に依存しているかのように振る舞うのである。その背後には，彼らの貪欲さ（すなわち口愛的欲求）が治療者を飲み込み，その結果，彼らは見捨てられるという恐怖がある。治療者（つまり，無意識的レベルでの母親）への潜在的な破壊性に関連した不安や罪悪感を防衛するために，治療者が彼らのためにいつもそこにいて，いつも答えを用意している人物で，無限のエネルギーを持ち，何でも分かっていて，万能であると患者は信じ込んでいる。

　闘争‐逃避基底的想定では，集団は完全に妄想分裂ポジションまで退行する。すべて「悪いもの」は分裂排除され，投影される。闘うか，逃げるかという思いは，妄想不安に対する防衛の集合体である。外部にいると認識された彼らを破壊する迫害者を避けるために，集団は迫害者と闘うか，逃走するか，しかできない。集団は分別を失い，行動を起こすことだけが，脅迫と認識された問題を解決する唯一の方法であるとみなす。

　つがい基底的想定は，抑うつ不安に対する防衛の集合体である。この場合の想定は，集団を救うための救世主を復活させ，生み出す2人の集団メンバーを軸に展開する（Rioch 1970）。楽観主義と希望に満ちあふれた雰囲気，愛こそすべてといった確信が支配する。この極端な楽天的態度は，破壊性，憎悪，そして敵意もまた集団内に存在するといった集団についての懸念に対する躁的防衛[訳注1]であると考えられる。したがって，この見解によると，つがいは，躁的償い[訳注1]による奮闘とみなすことができる（Ganzarain 1980）。

　集団の課題がひどく損なわれ始める前に，それらを吟味し，解釈することができるようになるために集団精神療法家は，集団における基底的想定の発展に注意を怠ってはならない。個人の場合には転移が探索されないと，精神療法の中断を招く恐れがある。同様に，基底的想定が探索されないと，集団療法の崩壊を引き起こす可能性がある。

訳注1）躁的防衛と躁的償い：躁的防衛とは，抑うつポジションでの抑うつ不安と対象への罪悪感に耐えきれないときに動員される防衛機制で，基本的には妄想分裂ポジションでの，投影同一化，スプリッティング，否認などからなり，その対象との関係は，支配感，征服感，および軽蔑となる。また，躁的償いとは，抑うつポジションでの対象の修復である償いとは異なり，償うべき対象との間ではなく，遠く離れた対象との間で行われ，罪悪感を否認し，そしてその対象は軽蔑されるべきものとなる。

第5章　力動精神医学における治療：集団療法，家族／夫婦療法，および薬物療法　*113*

基底的想定とは別に，集団に働く異なった固有の力が存在する。緊迫した情緒が集団全体に広がるのとほぼ同時に，情緒的な伝播が起こる（Rutan and Stone 2001）。集団という状況の中で，否応のない悲しみ，怒り，もしくは空騒ぎといった感情が見出される。もう1つの抗し難い力は，「役割の吸引 role suction」である（Redl 1963）。一般的に観察されることは，一対一の状況での個人の行為が，集団に加わることで劇的に変化することである。例えるなら「朱にまじわれば赤くなる」のである。集団の中では自分がいつもとは違う行動に出ることに気がついた人が，コントロールできないように思える役割に引きずりこまれた，とか「吸い寄せられた」と自分自身をしばしば表現する。たとえば，集団精神療法中のある1人の患者は，集団全体のための代弁者としての役割を果たし，その一方，他の全員は沈黙のままであったりする。別のもう1人の患者は生け贄の役を取らされ，全員の怒りの標的になるような仕方で行動するかもしれない。代弁者や生け贄という現象は，投影同一化の集団版として理解される（Horwitz 1983; Ogden 1982）。たとえば，生け贄の過程では，集団のメンバー全員の受け入れられない部分がある個人に投影され，その後に，その個人は，他の患者が投影した部分であるかのように反応することを，強いられていると感じるのである。もし治療者が生け贄となった人を支え，集団の過程を解釈すると，投影された部分は［他の集団メンバーに］再取り入れされる。

精神療法的集団の特徴

大部分の集団の治療者は週1回の面接を設定しているが（Rutan and Stone 2001），週2回の面接を行っている治療者もいる。時間は75分から125分で，平均的な力動的精神療法集団は6人から10人の人数である（Rutan and Stone 2001; Sadock 1983）。もし参加者が積極的であるならば，より小さな集団でも発展性がある。

診断的に異なった患者からなる集団のほうが，同じ診断の患者からなる集団よりも治療効果が高い（Yalom 1985）と考えられているが，力動的治療集団の患者構成はかなり多様である。臨床家のコンセンサスは，全員が類似している集団は，往々にして表面的なやりとりに終始することである。その一方で，もし集団があまりに雑多な患者から構成されていると，患者間での共通の基盤に欠けるので機能不全になりやすい。さらに，年齢，文化的背景，もしくは社会経済的地位の面から，集団内で他の全員と自分がかなり違っていると感じる場合には，疎外感を味わうかもしれない。最後に，もし集団のメンバーが自我の強さの面でさまざまな水準にあると，集団は心理学的な問題を探索する困難さのために，まとまらない可能性がある。

文献的には，力動的治療集団はメンバーの葛藤の点では異質で，自我の強さの水準がそれなりに類似しているという点では同質であるべきである，という一致した見解がある（Whitaker and Lieberman 1964; Yalom 1985）。力動的集団精神療法の大半の文献が重要視するのは，表出的‐支持的連続体の最も表出的な介入である。同様に，より均一な患者集団では，本質的により支持的な介入となる。力動的治療集団は，典型的には終結が決まっていなくて，古いメンバーが終結したときに新しいメンバーが加わる。

近年，マネージドケア［第4章の訳注4参照］の圧力や，ヘルス・ケアを取り巻く環境での報告義務のために，集団精神療法の短期型が，今まで以上に普及して来ている。これは，たとえ診

断が異なる患者集団に対してもそうである。MacKenzie（1997）は，決められた回数の集団精神療法の概念を発展させて，患者のニードや，治療に活用できる資源の限界を考慮に入れた3つのモデルの集団精神療法を述べている。1）危機介入（1〜8セッション），2）期間制限療法（8〜26セッション），そして3）より長期に及ぶ治療（26セッション以上）。実証研究ではより短期型の力動的集団精神療法の有効性が支持され始めている。喪失体験に適応できなかった外来患者の12週間に及ぶ表出的集団精神療法の研究（Piper et al. 1992）によれば，治療を受けた患者らは，対照とした治療の開始を待っている患者らと比較して，大きな改善が認められ，改善した患者らは，6カ月後の追跡調査でその状態を維持し，さらにはより改善さえした。

　力動的集団精神療法の治療者は，個人中心的 individual-centered アプローチに対して，どの程度まで集団中心的 group-centered アプローチを用いるかでかなり幅がある。集団中心的アプローチのより極端な提唱者（Ezriel 1950）は，集団の力を解釈することが，個人の葛藤を解釈することよりもはるかに重要であるとみなしてきた。事実，Ezriel（1950）は，集団に共通した緊張，もしくは話題が発展するまで治療者は解釈を控えるべきであると示唆した。ここまで極端ではないアプローチが，Horwitz（1977）によって提唱されている。彼は，集団に共通の問題を，集団が認識しうるように個人の解釈が使用され，そしてその後にまた共通の問題を解釈すると主張している。リーダーが全員の要求を満たさない，支持を得るために争う，そして，無視されている不安，といった全員が共有し，解釈に値する経験が集団に共通して存在するのである。しかしながら，もし個人にも焦点が向けられないなら，治療を求めた個人的理由が治療者によって見過ごされてしまっていると患者は感じるかもしれない。今日では大部分の治療者は個人中心的介入，そして集団中心的介入の双方を含んでいる複合モデル（Slipp 1988）に賛同している。

転移，逆転移，抵抗，そして集団同盟

　個人精神療法と同様に，転移，逆転移，抵抗は力動的集団精神療法の基本である。しかしながら，集団の様式それ自体が，転移を著しく違ったものにする。第1には，患者の転移の強さは，仲間となっている患者に向け直すことで弱められる。集団精神療法の治療者は，多層的で同時発生的な転移の形成を許容する。その後に，患者の内的対象関係が展開される演習の場が治療者に与えられるが，そこでは集団の各メンバーの相互関係における外在化を全員が看破する。個人療法と同様にさまざまな異なる転移が展開するが，それらは長期間にわたって出現する傾向にある。治療者は集団という設定によって，短期間のうちに患者の内的対象関係を，より詳しく知ることができる。

　転移は集団治療で弱められるかもしれないが，逆もまた真なりである。集団全体が，陽性，もしくは陰性の誘意性 valence[訳注2]という強烈な感情に押し流された場合には，転移が強められることがある。集団のメンバーの中の，すべて悪い対象の投影に対して容器 container として機能している治療者は，逆転移もまた集団という設定のなかで強められることに容易に気がつく。逆

訳注2）誘意性 valence：この用語をビオンは，基底的想定集団におけるメンバーの集団への関わり方の準備状態を示すものとして使用した。その特徴は，植物の向光性に類似している。また，作働集団でのこの関わりは「協
‐働 co-operation」と表現される。

第5章　力動精神医学における治療：集団療法，家族／夫婦療法，および薬物療法　　*115*

転移が集団の治療者に要求するものには過酷なものがある。幸運なことに，厄介な逆転移からの行動化に対する生来的な保護機能がある。というのも，集団の患者は，治療者側の不適切な行動，もしくは勘違いを瞬時に見抜くからである。転移や逆転移を拡散させるために，治療者のなかには集団精神療法でコセラピストと一緒に治療するのを好む者もいる。パートナーをもつことは，治療者が集団から誘発される強い感情を処理するのを助ける。

　同胞葛藤や転移によって，治療者にとって唯一の，もしくはお気に入りの子どもでありたいという願いが展開することは，すべての力動的治療で共通のものである。しかしながら，これらの問題は集団治療ではより抵抗しがたい性質をもっているので，治療者は集団の特定メンバーを依怙贔屓するようなことは断じて避けなければならない（Yalom 1985）。

　治療者と集団の他のメンバーへの患者の転移に加えて，集団に特に固有の第3の転移形態がある。それは，全体としての集団 group as a whole^{訳注3)} に対する転移である。この形態の転移は，彼らがともに生活し，治療を受けている他の集団への期待を吟味する機会を患者に提供する。完全体として体験される集団は，無条件で愛する人物との再会を渇望する患者を満足させるような，理想化された，実に申し分のない「母親」とみなされることがしばしばある。このような傾向を認めて Scheidlinger（1974）は，この現象を「母親集団 mother-group」と呼んだ。転移のこの形態が最高潮になると，治療者は，すべてを与える慈悲深さを備えた全体としての集団とは対照的に，恐ろしい母親的人物とみなされることがある。他の著者ら（Gibbard and Hartman 1973）は，全体としての集団への理想化転移を，サディスティックなものとして集団（母親）を見るのを避ける防衛的態度とみなしている。

　治療同盟が個人精神療法を成功に導く予測因子であるのと同様に，集団精神療法を良い結果に導くのは，集団同盟 group alliance である。事実，集団療法の患者は，個人精神療法の患者よりも，人との絆を巡る場の雰囲気に重きを置きがちである（Holmes and Kivlighan 2000）。集団同盟とは，個人精神療法における治療同盟より定義しがたいものではあるが，一般的には，メンバーと治療者との間，お互いのメンバーの間，そしてメンバーと全体としての集団との間で生じる治療目標についての積極的協働と考えられている（Gillaspy et al. 2002）。予備的なデータによると，居住型治療プログラムにおける物質乱用患者に対する集団精神療法における転帰良好の一番良い指標が，集団同盟である可能性が示唆されている（Gillaspy et al. 2002）。つい最近の研究（Lo Coco et al. 2012）では，異質な患者からなる精神力動的集団の32人の患者の治療同盟が評価された。集団のメンバーと集団の他の患者との間に，全体としての集団に対する自分たちの同盟は強いという合意が存在するときに，患者の症状の軽快がより大きくなることを評価者らは見出した。

　個人精神療法と同様に，力動的治療者の課題の大部分を占めるのは，転移と抵抗のワーキングスルーである。事実，Ganzarain（1983）は，ワーキングスルーが，他の形態の集団治療から精神分析的集団療法を区別する鍵となる特徴であると示唆した。彼は原始的精神病様不安 primitive psychotic-like anxieties と，それらに関連する防衛機制のワーキングスルーをとくに

訳注3)「全体としての集団 group as a whole」：集団それ自体が，全体として無意識を有することを意味する。通常この場合，"group-as-a-whole" と表記される。訳語にすると同じであるが，一応訳注をした。これは，後述される「母親集団 mother-group」のハイフォンと同義である。

116 第Ⅰ部 力動精神医学の基本原則と治療アプローチ

強調した。集団の経験によって賦活される退行的な力によって，患者は個人治療よりもはるかに急速に，かつより深く妄想分裂ポジションと抑うつポジションに起因する不安にさらされるのである。他の集団のメンバーからの入力によってもまた転移のワーキングスルーは促進される。個々の患者は，他の患者と一緒に「点検する」ことで治療者についての個人的印象が妥当なものか確認しようとする。仲間の患者が転移性の知覚に固有の歪曲を直面化する場合には，治療者によってそれが与えられる場合に比較して，より抵抗なくフィードバックに耳を傾け，受け入れやすいのである。

適応と禁忌

　力動的集団精神療法の適応の大部分は，表出的‐支持的個人療法と同様である。これらは，1) 強い動機，2) 心理学的素養，3) ある程度高い自我の強さ，4) 治療過程に固有の欲求不満に患者が耐えるのをいとわないほどに十分な不快感，そして5) 対人関係での問題（Yalom 1985），を含む。しかしながら，以下の疑問が提起されるに違いない。それは，個人精神療法よりもむしろ集団精神療法にとりわけ適合する患者の基準にはどのような特異性があるか，である。

　この分野にはいまだに集団精神療法を一段下の治療様式であるとみなす不幸な伝統が存在する。個人療法と集団精神療法を比較する総説に，この傾向を支持するものはない（Lambert and Bergin 1994; McKenzie 1996）。これらの比較研究の大部分は，転帰に差がないという結果である。医療費の効率という面での魅力にもかかわらず，力動的集団精神療法は，おそらく十分に活用されていない治療様式である。デイケア治療を終えたパーソナリティ障害の患者の維持治療に，外来の集団精神療法はとりわけ有用な方法である（Bateman and Fonagy; Wilberg et al. 2003）。このような患者の退院後の集団治療で，より一層の改善が認められる症例があることは注目に値する。

　幾種類かの問題は個人精神療法よりも集団という設定の方が，より効果的に扱われる可能性がある（Sadock 1983）。権威的な人物をめぐってきわめて強い不安を感じる患者は，仲間と一緒に語り，関わりをもつほうが，無理のないことに気づくのである。一番問題になっているのが同胞葛藤であるような患者は，集団という枠組みが，吟味し解決しやすくするような形で，その問題を賦活化することに気づくことがある。逆に，同胞との葛藤を経験せず，大人になってからの生活でも分かち合いを学ぶことが難しい一人っ子は，集団がそれらの問題に触れる最高の場所であることを発見するかもしれない。投影に強く依拠している非精神病の患者は，他の集団のメンバーの直面化から有益なものを得るが，集団に歪曲を持ち込んで，繰り返し議論したりもする。個人精神療法で強烈な陰性転移を形成する境界例患者は，集団作業が本質的に有する転移の希釈化作用から有益なものを得る。しかしながら，これらの患者は，ほとんどの場合，同時に個人精神療法も必要である（第15章参照）。2つの治療様式が組み合わされる場合には，個人と集団の治療の双方が相俟って，相乗効果をもたらす（Porter 1993; Sperry et al. 1996）。個人精神療法の付加的効果には，深層の精神内界の探索と対個人間の修正感情体験が含まれる。集団治療での付加的効果は，複合的転移の探索，および患者が勇気を出して，今まで取ったことのない行動を起こすことを可能にする環境の提供である。個人精神療法で高められる効果の1つは，集団でのセ

ッションから展開する素材を探索する機会を提供し，その結果として，集団からの早まった脱落を防止することである。集団療法で高められる可能性のある効果は，個人療法のセッションから生じる転移抵抗を分析するための付加的な機会である。

　一般的に集団治療は，ヒステリー性，強迫性，一部の境界性と自己愛性，受動 - 攻撃性，そして依存性のタイプを含むパーソナリティ障害の患者に有効である。なぜならば，これらの患者が，自分の性格パターンが他者にどのような影響を及ぼすかについてのフィードバックを得る唯一の場所が，集団という環境だからである。パーソナリティ障害の患者に認められる精神病理の多くは，自我親和的な性格傾向を含んでいる（すなわち，患者ではなくて，他者を悩ませる行動である）。集団療法の仲間からのフィードバックは，これらの患者が自分の行動パターンについて振り返ることに役立ち，最終的にはこれらの傾向を自我異和的（すなわち，患者自身にとって不快）なものにする。そして，これが変化するための充分な動機を得る第１段階である。特定のパーソナリティ障害についての集団精神療法の効果と，個人療法と集団療法の組み合わせについての適応は本書の第Ⅱ部でさらに述べられる。

　適応のアセスメントに関して，個人精神療法と集団精神療法の間の明確な相違の１つは，集団に加わる患者と，その時点で構成されている集団との適合性について，集団の治療者が絶えず評価しなければならないということである。自我の強さが高水準の患者集団のなかでは，１人の境界例の患者は許容しうるかもしれないが，２人となると，無理難題な要求をし，破壊的な行動化で集団を圧倒するかもしれない。同様に，ある特定の集団への適応を決定する場合には，年齢や性といった問題について均衡が取られなければならない。

　力動的集団精神療法の禁忌を決めるにあたって，臨床症候学的に見解の一致がある。これらの特徴は以下のものを含む。1）低い動機，2）精神病的なまとまりのなさ，3）薬物依存，4）反社会性パーソナリティ障害，5）重篤な身体化，6）器質的な認知障害，そして7）深刻な自殺の危機（Yalom 1985）。しかしながら，依存症患者と反社会的特徴をもつ患者とは，直面化を主とした同一疾患の集団では，効果的に治療される可能性がある（第12章と第17章参照）。適応がある患者と同様に，集団の構成の問題のために，ある特定の集団に適応がない患者でも，その代わりに違う集団には適合することもある。しかしながら，治療者は集団療法中に悪化する患者数を低く見積もっており，集団の関係性を患者がどのように理解するのかを正確に予測することができない，と示唆する研究（Chapman et al. 2012）があることを強調しておくことは重要である。

家族療法と夫婦療法

　今日多くの家族療法家と夫婦療法家の実践は，力動的な方向づけではないが，この分野の起源は，Theodore Lidz, Lyman Wynee, Nathan Ackerman, Murray Bowen, そして Virginia Satir を含む，多くの精神分析的な指向性をもった草創期の臨床家の業績にあった。彼ら初期の家族療法家は，個人の心理について焦点を当てたが，それをパロ・アルト派が1950年代と1960年代の20年間で劇的に変化させた。Gregory Bateson, Don Jackson, そして Jay Haley といった人びとである（Bateson et al. 1956）。システム家族療法は，このグループの業績から発展して

来て，それによって個人から家族システムへとその力点が変化した。個人の精神病理と個人史は
ともに，全体としての家族に対して二次的なものとなった。そして，それ自体が生きているシ
ステムとして考えられるようになった。最近まで，家族療法へのこのシステム・アプローチは，
Minuchin（1974）や Selvini Palazzoli ら（1978）によるその後の精緻化に連動して，家族療法の
分野の大部分を支配してきた。

　Bowen の家族療法は，精神分析理論が基になっているが，Bowen の考え（1978）から発展し
ている技法は，大部分力動的ではない。回数は少ない（しばしば月1回）が，この治療体系では，
患者の家族の世代間のパターンを注意深く調べるために，家族の1人が治療者の面接を受ける。
家族関係での最近のパターンが，過去の世代からのどのような反復であるかを理解すべく患者は
援助を受ける。そのアプローチは完全に認知的で，患者は感情の表出を促されたりしない。転移
の問題は重要視されず，解釈もされない。対照的に，一度患者が家族のパターンを知的に理解す
ると，適切な家族と解決されていない問題について直接話すように勧められる。

　転移や逆転移といった精神分析的な考えに由来する現象は，実にさまざまな家族療法や夫婦
療法で認められている（Glick et al. 2000; Sholevar and Schwoeri 2003）。転移は，患者から治療
者だけではなく，あるパートナーから別のパートナーへも起こりうる。さらに，全体としての夫
婦，もしくは家族が治療者に強い転移を発展させる可能性もある。集団精神療法と類似している
が，個人としての患者の代わりに，全体としての夫婦，もしくは家族に対して治療者は逆転移を
持つかもしれない。

　現在では，対象関係理論，同様にまた対象関係的な考え方，自己心理学，そして間主観的理論
の組合せが，大部分の精神力動的な夫婦療法と家族療法の基礎を形成している。この章では，こ
れらの概念を用いるアプローチのうち主要なものをいくつか，とりわけカップル，そして/もし
くは夫婦に対して設定された治療について検討する。

理論的理解

　1950 年代と 1960 年代に，タビストック・クリニックで夫婦療法にたずさわっていた Henry
Dicks（1963）は，比較的健康な夫婦（彼らは満足した結婚生活をおくっているように見える）
が，しばしば結婚生活で原始的な対象関係を作り上げていることに注目し始めた。彼は一方の配
偶者がもう一方を，あたかも彼もしくは彼女が，他の誰かであるかのように認知する傾向にある
ことを観察した。典型的には，夫は妻を，あたかも彼自身の心から生じた内的対象 - 表象（往々
にして彼自身の母親である）であるかのように認識した。同様に，妻は夫が彼女の内的世界から
の投影物であるかのように彼と関わった。夫婦間の不和の主な原因は，一方の配偶者が他方の配
偶者の真の性格や同一性を確認するのに失敗したからである，と Dicks は結論づけた。その代わ
り，夫婦は高度に紋切型で，束縛するような方法で行動するようお互いを強要する傾向にあった。
お互いを蝕み，サディスティック - マゾヒスティック，支配的 - 服従的，健康的 - 病的，そして
独立的 - 依存的といったような両極端な組み合わせに夫婦はなりがちであった。これらの両極端
な夫婦は，結婚して2人組になることで全体的人格を形成しているが，各人単独では不完全であ
ることに Dicks は気づいた。ちょうど彼の同僚の Bion が，集団には個人を退行させる力がある

ことに注目したように，Dicks は，結婚には同様な退行的効果があることを見出していた。かなり自我の強い人でさえ，結婚は彼らを急速に親子関係に退行させるようであった。

いうまでもないが，Dicks が観察したものは，転移の一形態であった。配偶者は過去の関係を現在において再演していた。対象関係論の用語を用いると，内的な対象表象（通常親であるが）を一方の配偶者に分裂排除し，投影することで，**内的な葛藤を，外的な**，もしくは結婚生活上の葛藤にするために，そうした夫婦はスプリッティングと投影同一化を用いていた。そのときに投影する側は，配偶者を自らが投影した内的対象のように行動させるような態度で振舞った。たとえば，母親からしばしば赤ん坊扱いをされてきた夫は，子どものように振る舞い，自分の妻から母親的な反応を引き出すことによって，結婚生活の中に，母親との間で生じる状況を，無意識的に再現することがある。あるいは，片方の配偶者が相手に自己表象を投影し，その自己表象のように行動するよう強要し，その一方で，投影する側は補足的な対象表象のように行動する。第4章の症例 B 氏はそのような状況であった。彼は支配的で，攻撃的な父親のように振る舞う一方で，犠牲的で，服従的な自己表象を最初の妻と2番目の妻に投影していた。

結婚生活での葛藤は，スプリッティングと投影同一化による両親との葛藤の再現と考えられる。配偶者の選択が，この過程の影響を受けることは明らかである，そうした選択は，「大部分が無意識的な信号や合図に基づいており，それらによって2人は，多少なりとも中心的自我に親和的な人物の中に，互いの『適性』を認識する。すなわち，お互いの人格の中にある，いまだ未解決なままのスプリッティングや葛藤を一緒にワーキングスルーし，反復するための適性であり，それと同時に，逆説的ではあるが，その人物と一緒にやってみてもそれらのスプリッティングや葛藤は決してワークスルーされないであろうと感じられる『適性』でもある」（p. 128）と Dicks （1963）は確信していた。それゆえ，夫婦は，一方では未解決の対象関係をワークスルーしたいが，もう一方ではそれらを単に反復するにとどめたい，という葛藤的な願望によって出会うのである。

結婚生活の葛藤についてのこの対象関係理解を，何人かの著者らは家族全体にまで広げている（Scharff and Scharff 1987; Shapiro et al. 1975; Slipp 1984, 1988; Stewart et al. 1975; Zinner and Shapiro 1972, 1974）。これらの著者らは，家族内の患者とみなされる人物 identified patient が，しばしば家族の他の成員によって分裂排除され，受け入れられない部分の担い手 carrier，もしくは容器 container であることに注目した。その意味で，家族平衡が，このスプリッティングと投影同一化の配置によって維持されているのである。例を挙げると，ある思春期の少年の行動の基になっている反社会的な衝動性は，その父親が受容不可能な［父親自身の］自己表象が否認，投影され，それを受け取った少年がコンテインしているというありようを意味していることがある。ある子どもは自己表象，もしくは対象表象のよい側面の投影同一化による同様の方法で理想化されているかもしれない。対象関係論は，その概念（たとえば，スプリッティングと投影同一化）が，精神内界から対人関係への，そして個人から家族への架け橋を提供するので，それ自体が家族療法に役立つのである（Slipp 1984; Zinner 1976）。

技　法

　夫婦と家族のための対象関係論の治療技法は，理論的理解から生じている。包括的な目標は，家族もしくは夫婦が，投影同一化を通して外在化している葛藤を，再内在化するように援助することである（Scharff and Scharff 1987; Zinner 1976）。実践的なことを述べると，この理論的モデルでは，治療の成果として，個々人が投影した部分を最終的には再度自分に帰属させるために，お互いの配偶者の投影物を検討しながら，彼らの現実的な相違を扱えるように，夫婦を同時に援助しなければならない（Polonsky and Nadelson 2003）。この目標を達成するために，典型的には，対象関係の治療者は，毎週もしくは隔週50分のセッションを，家族もしくは夫婦ともつ（Slipp 1988）。

　内的な自己表象と対象表象とが，スプリッティングや投影同一化を通して，どのように家族全体に拡散しているかを注意深く診断することから治療過程は始まる。このパターンが明確になると，患者とみなされる人物にみられる病理的行動を固定化するために，家族の中でどのように無意識的，共謀的システムが形作られているかの説明を治療者は試みる。家族の安定性は，他の家族成員が投影してくるさまざまな部分をコンテインする能力を有する家族が1人以上いるかどうかにかかっている。他の形態の力動的精神療法と同様に，これらの説明的解釈は，通常初期から抵抗に出会う。この反治療的な力は，家族システムに治療者を「巻き込もう」とするような形をとる。言い換えると，家族は家族の病理的パターンを言語化し，探索する代わりに，無意識的に反復するのである。たとえば夫婦療法では，配偶者にするのと同じ方法で，夫が治療者に投影同一化を用いる。

　これらの強力な抵抗のために，対象関係家族療法家は広義の，もしくは客観的な逆転移反応に特に波長を合わせておかなければならない。換言すると，治療者にとって決定的に重要なのは，家族内に起こるものをより適切に診断し，解釈できるようになるため，進んで家族メンバーから投影された部分の容器containerになることである（Slipp 1988）。そのとき治療者は，治療過程の，今ここで，の病理的共謀パターンを指摘し，それらを治療過程の外で起こっていることと関連付ける立場をとることになる。

　夫婦療法の初期の最も一般的な抵抗は，夫婦ともに治療者が彼らの配偶者を「治すfix」ことを期待するというものである（Jones and Gabbard 1988）。配偶者への葛藤の外在化が非常に巧妙に確立されているので，どちらの配偶者も，自分が「正しい」ことを治療者に納得させることにより関心があり，結婚生活の修復は二の次となる（Berkowitz 1984）。このような葛藤の一方に加担することを，治療者は常に避けるようにする。その代わりに，治療者は夫婦を手助けして，2人の視野を広げさせ，結婚生活上の葛藤に彼ら自身がどれだけ寄与しているかを理解できるようにする。

　問題を結婚生活上の葛藤として理解することから，夫婦内で繰り広げられる内的な葛藤として認識し直すことは，お互いにとって困難な課題である。夫婦という2人組における投影同一化によって，葛藤状態は継続される。スプリッティングの過程に内在する二極化が，安定した均衡を維持するのである（Zinner 1976）。この配置を揺さぶる努力は何であれ，夫婦にとって大変な

脅威となる可能性が高い。配偶者が「悪い対象」である必要性は，非常に切実なものであるので，すべての治療的努力は無駄になってしまう（Dicks 1963）。2人の間の病理的相互作用を理解しているにもかかわらず，ある夫婦は変化にともなう不安に直面することよりもむしろ，混乱した状態のなかで生きていくことを選択するのである。

　当然分析の最終段階における夫婦療法での変化は，治療者の責任ではない。すなわち，伴侶たち自身だけが結婚生活の変化を望むかどうかの決断を下すことができるのである。治療者がいつの間にかある特定の転帰を目指して注力している場合，彼らは共謀的相互関係に巻き込まれ，家族の投影された部分に同一化している。さらに，治療者が変化を強要すればするほど，夫婦は抵抗を一層強める可能性がある。多くの抵抗は，夫婦双方もしくは家族全員の行動に関わる無意識の夫婦協定がシステムを変えようとする治療者の努力によって挑戦を受けることで，生じる。ときに，この暗黙の協定は，治療過程で参加者全員に同定され，明らかになる。治療がこのような抵抗のために行き詰まる場合に，時折役立つのは，夫婦にさまざまな選択の余地があることを示し，自分たちの人生をどのように送っていくかの選択は自由であると知らせることである。離婚，もしくは現状維持は，これらの選択肢の中に含まれていなければならないし，治療者が容認すべき転帰であるとみなさなければならない。その後にだけ，夫婦は，自分たちの人生をいかに生きるかについての選択が，最終的には自分たち次第であることに気づくのである。

間主観的夫婦療法と自己心理学的夫婦療法

　近年，自己心理学の概念も夫婦間の葛藤に応用されている。Kohut（1984）自身，彼の最後の著書の脚注で，「よい婚姻生活においては，ある特定の時点で自己が一時的に障害されているような配偶者に対して，互いに自己対象機能を供与するという課題を遂行することができている」と述べている（p. 220）。彼はまた，自己対象の要求が配偶者によって満たされないと，その結果は離婚となるかもしれないし，終わりなき憎悪，すなわち，あまりに陳腐で慢性的な自己愛的憤怒となることがあると言及している。

　Zeitner（2012）は自己構造が協力関係に入る場合の変遷に焦点を当てている。彼はこの点について，自己心理学と現代対象関係論との貢献を融合させている。**一対の自己** selfdyad という彼の概念は，2人の人間が夫婦関係というシステムに入っていくとき，個々のパーソナリティがどのような修正を受けるか，について説明するのに用いられる。この構成物は個々の夫婦に固有のものであり，将来の関係で再現されはしない。Zeitner は，一対の自己は Kohut の自己対象に関する見解と機能を共有していることに気づき，夫婦が親密で安定しているためには，お互いが相手からの中核的肯定を必要とするのと同時に，互いに相手の諸側面を内在化する一連の漸進的投影同一化を通して発展することも必要になると強調した。

　一方の配偶者から自己対象の応答を求められるために生じた葛藤が，夫婦療法の戦略の基礎を形成する可能性がある（Ringsrom 1994, 1998, 印刷中；Shaddock 1998）。Ringstrom（1994）は，夫婦との治療における転移の二次元的性質の重要性について指摘した（第1章参照）。彼らの自己対象をお互いに合致させようとする試みに阻まれて，「夫婦は相互に向き合う拮抗的で反復的な次元の転移に互いに閉じ込められ，その一方で，それぞれの配偶者は治療者への転移の中で待

ち望んでいた自己対象を経験している」（Ringstrom 1994, p. 161）。この展開はある意味で問題山積ではあるが，それに対する治療者の調律が夫婦に希望を取り戻させるようである。

　Ringstrom（2014）は夫婦の精神力動理解の中心である3つの課題について強調している。それらは，1）長い期間に及ぶ，安定した親密な関係という文脈での自己‐経験の現実化，2）お互いの主観的経験の相互認識，および3）関係性は最終的にそれ自身の心をもつという事実，である。彼はこれらの課題に留意しながら，間主観的アプローチから夫婦療法を考え，実践するための6ステップの操作的手法の概略を述べている。

　はじめに治療者は，希望，視点，そして新たなる成長を植え付ける手段として，夫婦のお互いの主観性に調律しなければならない。Ringstrom が第2のステップで述べている治療の重要な側面は，治療過程に関わる3人の誰も，現実に対する特権的，もしくは「正当」な見解をもってはいないということを，治療者が明確にする必要性である。各人の視点は，それ自体に，確たる妥当性と正当性がある。第3ステップでは，お互いの幼少期や思春期の生活史が，2人の関係性に特別な何かをもたらしているさまを理解するために発達モデルが利用される。第4ステップでは，変わろうと試みつつも，現状を維持するために，葛藤的な過去を，お互いがどのように再演しているのかを治療者が探索する。解離した自己状態は，治療を通して現実化するようになるので，探索しうるようになる。このアプローチの第5ステップでは，お互いの自己現実の能力が，相手の介在のもとでいかに強められるか，ということが強調される。第6ステップは，相手の中にある自らの自己感覚を認識し，協議のうえで2人の関係上の葛藤について何らかの歩み寄りを見出すという間主観的作業に夫婦が専念するよう整える。ある種の条項については交渉の余地がなさそうであるということも，夫婦は認めなければならない。Ringstrom（2014）は，これらのステップが示唆するのは，実践で実際に出現する以上に直線的に進むアプローチであり，1セッション内で6ステップ全部が出現する場合もあると強調している。

　Ringstrom はまた，夫婦双方の愛着の歴史的背景も考慮している。自分と相手とをメンタライズし，認識するお互いの能力を，自分自身の自発性の中核として理解することが，彼のモデルの核心である。早期の外傷体験に基づくメンタライゼーションの失敗は，個人が自身の見解の妥当性に沿って相手の主観的見解の妥当性を理解することをできなくするので，2人に困難な問題を作り出す。

適応と禁忌

　「消費者」モデルは，患者に必要なのが，個人療法か，家族/夫婦療法かを決定するのに，臨床家が使用できる常識的なアプローチである。患者が求めているのは何か。1人の「患者」が診察室に来たのか，2人か。話し合いは，「私の問題」に焦点が当てられたか，「われわれの問題」にか。その問題は内的な起源をもつと考えられているか，それとも外的な起源か。もし両親が思春期の子どもと一緒に来院した場合には，治療の選択を決定するという問題はより複雑である。しばしば思春期の人は，治療の必要性に納得しておらず，最初の面接の大部分の時間は沈黙したままかもしれない。その間，両親は自分たちの息子か娘の問題について話し続けるであろう。診察している臨床家は，次の診察の約束について即座に決定する必要がある。たった1人の「患者」

を診ることは，家族内でのスプリッティングや投影同一化の過程に共謀することになりはしないか（Stewart et al. 1975）。当然のことながら，それが疑われた場合には，臨床家は，家族力動がよりはっきりするまで，地道に探求的評価過程を継続していればよいのである。夫婦，もしくはある家族の1人が治療過程に参加することを断じて拒む場合には，治療者は家族の1人だけと治療を進めるか，まったく治療を行わないか，を余儀なくされる。

治療選択の決断に際しSlipp（1988）は，患者とみなされた人の家族からの分化の度合いを，大まかな指針とするのがよいと主張した。おそらく個人精神療法は，家族から心理学的にも地理的にも分離をなしとげ，適度に成熟した防衛操作をもって自分自身の人生を生き抜いている後期思春期，もしくは成人前期の患者に適した治療選択である。しかしながら，家族療法，もしくは家族療法と個人療法との組み合わせは，まだ家族と一緒に生活しているか，また別に住んではいるが，強烈かつ葛藤的な様式で家族に情緒的に巻き込まれていることに気づいている個人には大変有効である。

個人精神療法でしばしば問題になることは，夫婦問題の処理のため，面接に配偶者を連れて来たいという患者の要求である。もし個人精神療法過程が，問題なく確立しているとしても，それを夫婦療法過程に転換し，同程度までにしようとする試みが，成功するのはまれである。連れて来られた配偶者は，治療者が一番大切にしているのは自分の配偶者であると感じるのが普通のことで，治療者と同盟を作り上げることはほとんどできない。よりよい解決法は，もともとの個人治療過程を継続しつつ，その夫婦を夫婦療法家に紹介することである。

今日，家族療法家と夫婦療法家は，性別genderや役割機能について，異性愛的バイアスが非常に強い精神力動モデルを用いることに慎重でなければならない。1950年代の標準的なテレビのホームコメディのように生活しているアメリカの家族が1/4以下である時代（Schwartz 2004）にあって，それぞれの家族や夫婦に固有な問題について，治療者は積極的に学ばなければならない。面接室で提示される独自の語り（ナラティヴ）を心の基底に持つゲイやレズビアンのカップルについては，母性や，両親それぞれの役割，投影され取り入れられているものについての諸想定を再評価する必要がある。たとえば，1人の代わりに2人の「ママ」を子どもはどのように内在化するのだろうか。同じジェンダーの2人の親の間の争いは，ジェンダーの異なる夫婦で経験されることとはまったく異なっているかもしれない。伝統的な精神力動モデルに当てはまらない家族や夫婦を評価し，治療する場合には，これらのすべての要素を明確にしなければならない。

力動的薬物療法

数十年前「力動的薬物療法」という表現は形容矛盾と考えられていた。心/身体という二元論の遺産が，何年にもわたって精神疾患に対する力動的アプローチと薬理学的アプローチを分極化させていた。幸運なことに，最近の統合的な傾向によって今日的な精神医学は，いまや薬物と精神療法とを組み合わせて用いることが，非精神病状態に対してであれ精神病状態に対してであれ，一般的な治療実践であるというところに到達している（Bush and Sandberg 2007; Gabbard 1999; Gabbard and Kay 2001; Thompson and Brodie 1981）。

124　第Ⅰ部　力動精神医学の基本原則と治療アプローチ

　構造化されていない精神療法が主な治療である施設では，向精神薬のコンプライアンスの向上に精神力動的な思考がきわめて有用である。処方された薬を実際に遵守するのは約1/3の患者であり，1/3はときに飲み忘れ，1/3は遵守しない。これらが示唆するのは，一般的な遵守率が約50％ということである。外来患者における12週後の抗うつ薬遵守率は約40％に過ぎない（Myers and Branthwaite 1992）。統合失調症の患者では，退院後2年以内に外来患者の74％で神経遮断薬の投薬計画を遵守しなくなる（Weiden et al. 1995）。デポ剤への切り替えは一時的にコンプライアンスを改善させるが，退院後6カ月で，デポ剤を受けている患者と，経口投与の患者でのコンプライアンス率に違いはなくなる。

　第8章で議論されるが，双極性障害の患者もまた薬物療法のコンプライアンスでは悪名高い。遵守しないことを扱ううえでさらに厄介な問題は，処方された治療に協力していない程度をきわめて低く報告する傾向が患者にあることである。コンプライアンスを継続的に観察するために，多くの研究は，電子機器を用いた方法を使用している。この方法では，微弱電子回路が薬の容器の開閉日時を記録する。この科学技術を用いた研究の1つによると，面接で査定した自己報告式非遵守率が7％であるのに対し，継続的観察用の電子機器による査定では53％であった（Dunbar-Jacob 1993）。

　精神科の学術雑誌で報告されている多くの薬物の試験で，薬物療法のアドヒアランスは系統的に調査されてこなかった。ようやく最近になって研究者は，服薬の遵守についての精神療法的介入の効果に言及するようになっている。うつ病で，抗うつ薬単独の治療と，心理学的介入を組み合わせた抗うつ薬治療を比較した無作為化試験のメタ解析（Pampallona et al. 2004）では，組合せ療法の方が薬物療法単独よりも，より良い結果であることが見出された。さらに，より長期の治療では，精神療法を併用することにより，患者の治療継続が上手くいくようであった。その研究の脱落率は，精神療法の併用によって改善され，薬物療法における精神療法的問題への配慮が，たとえ構造化された精神療法が行われていないとしても，遵守を高める可能性のあることが推測できる。精神力動的な観点からの，転移，逆転移，抵抗，そして治療同盟といった概念は，精神療法を実践する場合と同様に，薬物を処方する場合にも重要である。

転　移

　薬物を処方する精神科医は，精神療法家に劣らぬほど転移の対象となる。患者にとっては，医師の指示に従うかどうか，という決断は，両親の期待という無意識的な問題を賦活する。患者が処方された薬物を服薬するのを拒否した場合に，精神科医はしばしばより権威主義者となって対応し，疑問を抱くことなく命令に従うよう主張する。このアプローチは，要求ばかりの両親的人物として医師をみるような転移傾向を悪化させるにすぎないので，通常は逆効果となる。BuschとSandberg（2007）は，精神科の薬物を必要とすることについて，患者は羞恥心をしばしば経験すると強調している。処方する精神科医が，権威主義的な態度をより頑なにする場合には，患者は，自分が医師によって恥をかかされ，自尊心を傷つけられたと経験し，医師の指示に従うようにはならないのである。

　それよりもはるかに生産的なアプローチは，患者の協力を得て，懸念を探索することである。

以下のような一連の質問が助けになる。「副作用以外に，薬を飲むことで気になることはありますか」，「かつて服薬によって問題が起こった記憶がありますか」，「この薬について，テレビで何か聞いたり，新聞で何か読んだりしたことがありますか」，「服用についてあなたの家族は特別な感情をもつでしょうか」，「何が病気の原因か，思うところがありますか」，「この薬はあなたに特別な意味をもちますか」，「処方する医師に対して，どんな気持ちになりますか」。

　抗うつ薬の処方を精神科医の側の共感の失敗と経験した患者もいる。薬物遵守不良が探索されたときに患者は「自分の気持ちを汲んでくれる誰かを探していた。そうする代わりに先生は薬で治療して，その気持ちを追いやろうとした」と医師に語った。精神科医が彼にもっと言葉にするよう励ますと，患者はこの気持ちを父親との以前の経験に関連付けることができた。自分の心配について父親は無頓着で，面倒をみてくれないと彼は経験していた。

　特に支配するか，服従させるかといった性格傾向をもつ場合，投薬を彼らの反依存的姿勢を脅かすものとみなす患者もいる。Ciechanowski ら（2001）は，薬物の自己管理をしていた糖尿病患者の非遵守性をより良く理解するため，成人の愛着理論を応用した。拒絶型の愛着スタイルを有する患者は，グリコヘモグロビン（HbA1c）が有意に高値であった。加えて，拒絶型の愛着スタイルの患者の間でも，医療提供者とのコミュニケーションが上手く行っていないと思っている人たちは，コミュニケーション良好と感じている人たちと比較して，より高い値であった。一般的に，拒絶型愛着スタイルの成人は，医療者や両親を情緒的に常に無反応な人たちと経験してきている。結果として彼らは，自分だけを頼りにせざるを得なくなり，治療で必要な協力関係を避けようとする。この研究は精神科の投薬に関するものではないが，それにもかかわらず，薬物の処方計画を遵守することは，強硬な両親像の支配に屈することを意味するかもしれないという事実を浮き彫りにしている。これらの患者には，服薬するかどうかについての決定権をある程度委ねなければならない（Thompson and Brodie 1981）。過度に服従的な患者では，しばしばまったく逆の状況に遭遇する。薬こそが，患者を「滋養して」いて，もはや自分たちの病気のいかなる側面についても責任をとる必要はないと決め込むほどまでに世話をしてくれていると患者に感じさせている。

　転移闘争は，愚痴っぽく「操作的な援助拒絶者 help-rejecters」（Groves 1978）で特に強い。これらの患者は，薬理学的なものであれそれ以外であれ，すべての治療的介入を次から次へと台無しにする。彼らはしばしばいかなる効果も感じることなく，あらゆる種類の向精神薬を試みるのである。転移の力動を探索すると，充分な養育をしなかったと患者が信じている親的な人物像に対する強い恨みや反発が浮上してくる。差し出された援助を拒絶することで，これらの患者は無意識的に彼らの両親に対して報復しようとしている（Gabbard 1988）。このような患者は，自分が医師を惨めな目に合わせていると感じると，しばしば密かな勝利感を味わっているのである。

　力動的薬物療法における転移に固有の側面は，薬物そのものに対する転移である（Gutheil 1982）。薬物への偽薬反応は，しばしば同様な転移の性質をもっている。たとえば，ある躁状態の患者は炭酸リチウムを 300mg を 1 回投与した後に，はっきりと分かるまで沈静された。その反応は薬理学的に説明できない。偽薬による副作用もまた一般的である。それとはまた別の薬物への転移は，慢性患者の習慣的投薬の変更に対する反応として顕在化する（Appelbaum and Gutheil 1980）。このような患者は，彼らが慣れ親しんだ薬物治療の些細な変更で，精神病に陥り，

代償不全となる可能性がある。

薬物への転移関係は，医師の不在を薬が代替する状況で顕著となるかもしれない。薬はある患者にとって移行対象として機能する。精神科医とのつながりはめったに会えないときでさえ，それらによって続いているという感覚を維持することができる（Book 1987）。薬に触れたり，それを眺めたりすることには，患者を落ち着かせる効果がある。研修計画の中で，研修医は年単位で研修場所を変わっていくが，去っていく医師に処方された薬に強い愛着をもつことで，患者は医師との喪失に対処するのである（Gutheil 1977）。

この種の転移は強力であり，また別の形の非遵守を招きうる。すなわち，患者にとって薬物がもつ無意識的意味のために，薬物の中止を拒否するのである。猜疑的な患者に向精神薬が処方される場合には，転移の問題がつねに考慮されなければならない。より巧妙な場合には，患者は不快な副作用を表向きの理由に服薬を中止してしまう。しかし，このような場合，実際のところ患者は，毒が盛られることを恐れているのである。服薬遵守について協力を強く求めることは，患者の猜疑妄想を強めるが，その恐怖の性質を共感的に探索することは，患者がそれらには根拠がないことを理解し，治療者はそんなに怖いものではないと理解する手助けになる（Book 1987）。

逆転移

他の治療的介入と同様に，薬物の処方も逆転移による悪影響を受ける可能性がある。よくみられる逆転移の1つは，過剰処方という形で顕在化する。向精神薬が数多く入った紙袋をもって，患者が病院や救急外来に来ることはまれではない。3種類の抗精神病薬，2種類の抗うつ薬，炭酸リチウム，2種類のベンゾジアゼピンを服用している患者もいた。入院の数日後，この患者は治療者に無力感と怒りという強い感情を巻き起こすことが明らかとなった。過剰に多い薬物は，かかりつけ精神科医の逆転移性の絶望を反映したものであった。

自己愛の傷つきもまた逆転移の要因である。患者が切望している薬物を処方できない精神療法家もいる。そのようなことをするのは，精神療法家としての腕が未熟であると負けを認めるに等しいと信じているためである。医師を傷つけたくないという願望から，その処方に従わざるを得ないと患者が感じるようにするため，遵守しない患者に罪悪感を引き起こさせようとする精神療法家もいる。

あらゆる種類の強い転移感情に不安になる精神科医がいる。投薬はこの逆転移性の不安を処理するための手段と考えられる。副作用についての話し合いも，またこの不安の影響を受ける。たとえば，あからさまに性的な話し合いを不快に思うため，精神科医は，選択的セロトニン再取り込み阻害薬（SSRIs）の副作用である性機能障害の説明を避けるかもしれない。結果として，これらの影響が出た患者は，医師に伝えることなく，ただ単に服薬を中止してしまうであろう。

逆転移性の怒りは，患者の非遵守に対する一般的反応であるが，多様な形態をとる。もし患者が「医師の命令」に従わないと病気がどんなになるかを示すために，その非遵守と共謀しようとする精神科医もいる（Book 1987）。患者を威嚇して服薬させようとしたり，もし患者が遵守しないなら治療を引き受けないと脅したりする者もいる。怒りを制御するのが困難であるこうした精神科医は，薬物を増量してほしいと要求する患者に制限を設けようとしない。これらの場合に

第5章　力動精神医学における治療：集団療法，家族／夫婦療法，および薬物療法　*127*

精神科医は，患者の要求を充たすことで，怒りや敵意を治療関係から遠ざけておきたいと思うのである。残念なことに，このような場合には患者の要求や怒りは増大する。

抵　抗

　精神療法の場合と同様に，治療への抵抗は薬物療法でも強力である。疾病は多くの理由で健康よりも好まれる。たとえば，双極性感情障害の患者がリチウムの服用を中止するのは，躁病エピソードを最大限に楽しみたいからであるというのはよく知られている。統合失調症患者についてのある研究（Van Putten et al. 1976）では，同様の理由による抵抗が明らかにされた。この調査で，副作用や二次的疾病利得は服薬遵守不良とはほとんど関係がなかった。自我親和的な誇大的精神病状態が，服薬を遵守する統合失調症患者と，遵守不良な患者とを区別する最もはっきりした識別要因であった。明らかに，薬物遵守不良の患者は，精神病的誇大感の経験を好んでいた。Goldberg と Ernst（2012）は，**陰性治療反応**という精神分析的概念が，薬物療法にも同様に適用可能であることを指摘している。ある患者らは，しばしば早期の養育者への怒りのために，処方医の努力を台無しにすることで，意識的，無意識的にサディスティックな喜びを得るようである。彼らは，全く効果がないという理由で，次から次へと薬物を却下する。

　疾病の否認もまた薬物療法に対する抵抗の主要な原因である。向精神薬は，ある患者たちにとって精神疾患という烙印を押すものである。精神病の急性期が寛解すると，維持療法は慢性の精神疾患を意味するということで，患者は寛解期に有効な抗精神病薬を中止してしまう。精神療法的治療には喜んで従う非精神病の患者は，服薬が自分たちが考えているよりももっと重篤に障害されていることを意味すると確信して，服薬の示唆にはためらうのである。さらに，精神科薬物治療を受けている親類のいる患者は，同じ薬物が処方された場合に，無意識的にその親類と同一化する（Book 1987）。この同一化は治療を受けることに対して抵抗として働く。特に，その親類が自殺のようなとりわけ好ましくない転帰を辿った場合に，その傾向は一層強くなる。

治療同盟

　薬物遵守不良についての先の議論は，治療同盟が力動的薬物療法において重要な役割を果たすことを明らかにするであろう。数多くの著者らが，治療同盟に関心を向けることは，処方過程の一部であると強調している（Docherty and Fiester 1985; Elkin et al. 1988; Gutheil 1982; Howard et al. 1970）。最近のほとんどの精神薬理学的研究は，医師‐患者関係について定量化こそしていないものの，多くの研究者は，服薬遵守にそれが影響を与えることに注目している。ある研究（Howard et al. 1970）は，声の調子や，身振り，患者の名前の呼び方を含む治療者の振る舞いの微妙な面から，患者の脱落率の低い精神科医と高い精神科医とを識別できることを見出した。この研究はまた，初回面接で治療同盟に関心を向けることが，薬物治療での遵守不良を防止することも示している。内科領域でのより最近の研究（Ratanawongsa et al. 2013）は，糖尿病でのよいコミュニケーションと薬物再処方のアドヒアランスとの間のつながりを観察した。調査者は，約30％の患者が処方されたようには服薬していないことを見出した。しかしながら，主治医と

の信頼関係ができていると述べた患者では，非遵守率は4〜6％に過ぎなかった。事実，よりよい交流をもてる医師は，投薬それ自体を特に話し合わなくても，患者の服薬アドヒアランス率がよりよかった。精神科以外の医療分野でさえ，医師 - 患者関係は，治療計画に対する良好なアドヒアランスを確立するためにきわめて重要である。

　治療形態に関係なく治療同盟が鍵となる要因であることを，うつ病患者の研究が示唆している。患者の主たる治療が抗うつ剤だとしても，治療同盟という精神力動的概念は，患者が精神療法だけを受けている場合と同様にきわめて重要である。ある研究チーム（Krupnick et al. 1996）は，国立精神保健研究所うつ病治療共同研究プログラム the National Institute of Mental Health Treatment of Depression Collaboration Research Program で225人のうつ病患者のサンプルを調査した。4つの下位集団のすべてで，治療セッションをビデオテープに収めて，臨床評価者が点数を付けた。それらは，認知療法16週間，対人関係療法16週間，臨床的マネージメントを加えたイミプラミン治療16週間，臨床的マネージメントを加えた偽薬16週間，であった。これらの患者の転帰を査定すると，4つの全部の下位集団での臨床転帰に，治療同盟が有意に影響していることが明らかになった。実際，標準化された転帰尺度上での転帰の相違の21％が，患者の治療同盟への寄与からくるものであり，一層多くの転帰の相違は治療方法そのものよりも，治療同盟全体に起因するものであった。4つの下位集団間で，治療同盟と臨床転帰の間の関係について有為な差異は認められなかった。これは，治療が，精神療法であれ，薬物療法であれ，それらとは関係なく，転帰に治療同盟が同じ影響を与えることを明らかにした最初の実証的研究であった。

　精神療法的治療設定と，精神科薬物療法的治療設定の両者の脱落率の研究は，患者の期待が脱落に影響を及ぼすことを強調している（Freedman et al. 1985; Overall and Aronson 1963）。さまざまな患者が，どのような種類の治療を受けることができるかについてさまざまな期待をもって精神科医のもとにやって来る。処方される治療が何らかの方法で患者の期待に添うようにするため，初回面接のある時点で精神科医はそれらを探索すべきである。もし一般的に適切と選択される治療が，患者の予想した考えと相容れないなら，その有用性を患者に納得させるために教育的な取り組みが必要となるかもしれない。

　偽薬効果についての調査研究は，患者の期待の役割に関する興味深い視座を供する。ある研究（Wager et al. 2004）では，参加者に，鎮痛のために用いられると伝えたうえで，効果のない塗り薬を塗った。その後，彼らの腕に有痛性の熱刺激もしくは電撃を与えた。刺激に先立って前頭前皮質の活動上昇を示した人びとは，疼痛感受脳領域の活動性が最も低下し，主観的な疼痛の軽減も報告した。その結果が示唆するのは，疼痛緩和を予期することが現実の痛みの軽減と密接につながっているということであると調査者たちは結論づけた。前頭前野の活動性に関わる認知制御は，疼痛緩和に関連した考え方を採用するうえで患者を手助けする。同様に，処方されている薬物についての慎重な患者教育，および医師 - 患者関係への配慮は，うつ病の認知的構成要素の軽減を促進する肯定的な期待という文脈を提供することがある。

　偽薬効果は，患者の肯定的な期待によってもたらされるが，その反対のものが反偽薬 nocebo 効果であり，それは，患者の否定的な予測によって起こる。緻密に立案された研究は，医師からの否定的な言語的情報が，非疼痛刺激を，疼痛刺激にきわめて類似した水準の疼痛体験に転換さ

第5章　力動精神医学における治療：集団療法，家族／夫婦療法，および薬物療法　*129*

せることを例証している（Colloca and Finniss 2012）。反偽薬効果に関係する諸研究は，出現す
るかもしれない否定的影響や副作用が医師 - 患者関係の中で患者に伝えられる様についての意義
を強調する。出現する可能性のある悪影響について患者に説明する際の伝え方が，実際の臨床転
帰に関与することがある。薬物により出現する可能性のある副作用を説明するためのインフォー
ムド・コンセントに関する倫理的義務はあるが，精神科医は，結果について総体的にはよい効果
もあるという見通しを加味し，薬物の否定的側面についての関心を最小限にする方法で，出現率
を説明しなければならない（Colloca and Finniss 2012）。

　第4章で，協働という概念が精神療法における治療同盟についての議論で強調された。「関与
しながらの処方」（Gutheil 1982）という類似する概念が，薬物療法では適切である。薬物を処方
する場合に，より権威的態度へと変貌する精神科医の無意識的傾向は，薬物遵守不良という逆効
果を生じがちである。さまざまな患者教育は，薬物療法における治療同盟の発展によい影響をも
たらす。

　精神療法過程が進行中に薬物が付加された場合には，特別な形の薬物遵守性の問題がしばしば
出現するが，以下はその例である。

　　専門職に就く39歳の既婚女性Dさんは，抑うつ気分，活力低下，仕事での充実感の欠如，不眠，
　性欲減退のために精神科治療を受けにやって来た。話を聞いてくれる人をもつ機会を得て，彼女は
　非常に満足しているようであった。数週間で，精神療法面接を数回受けた後，Dさんは治療者に絶
　大なる信頼を感じ始めた。面接中，彼女は，感動的かつ心を打つ調子で胸の内を吐露した。号泣し
　ながら，多難な人生，そして家庭や仕事場で遭遇する問題について話した。

　　このような面接が約6週間続いた後，抗うつ薬を処方しなくてはいけないくらいに彼女の症状は
　重症である，と治療者は彼女に伝えた。治療者は処方箋を書き，出現する可能性のある副作用を説
　明し，すぐに服薬し始めるように指示し送り出した。

　　次の週の予約時間にDさんはやって来て，自分の問題について再び話しはじめたが，薬について
　は何もいわなかった。処方した薬をどうしているかと治療者が尋ねると，処方箋をもって薬局に行
　く時間がなかったが，数日中にはそうするつもりであると彼女は言った。できるだけ早く服薬を開
　始することが大切であると治療者は再び強調した。Dさんは処方を出してもらうのを怠ったことを
　あまり問題にせず，次の予約日までにはそうすると治療者に再度約束した。

　　1週間が経ち，Dさんは治療面接に来た。薬局に行き損ねたと再度彼女は報告した。薬物遵守性
　のこの欠如は，まだ明確になっていないある力動の反映であることが分かったので，服薬したくな
　い理由を治療者は彼女と探索した。毎回面接に彼女がもち込む訴えを治療者が聞きたくないので，
　投薬されることになったと危惧している，とDさんは渋々認めた。処方箋が「黙れ」といっている
　かのような経験を彼女はした。今までの人生で同じような経験をしたことがなかったか，と治療者
　は尋ねた。さらに続けて彼女は，父親は寡黙な人で，幼少期から思春期までを通して，何か訴える
　度に自分を折檻した，と語った。夫も同様で，彼女の訴えを聞かなくてすむように，精神科医に行
　くようにせき立てたことにもDさんは気付いた。薬でよくなると，もはや治療者が精神療法で会っ
　てくれなくなることを彼女は恐れていた。

　　薬物と精神療法は相互に排除するものではなく，服薬していても精神療法的に治療し続けると治
　療者は彼女に伝えた。その再保証によってDさんは安心したようで，この面接の後には習慣的に処
　方を遵守するようになった。

130　第Ⅰ部　力動精神医学の基本原則と治療アプローチ

今日の問題はもはや，精神療法と薬物の組合せが有効であるかどうかではなく，むしろ，どのような組合せが有効かどうかである（Gabbard and Bartlett 1998; Gabbard and Kay 2001）。いかなる治療でも両者の相互作用の多様性は無限大である。同様に，精神療法に薬物療法が追加された場合に，どのように患者が反応するかも多種多様である。薬物療法に治療が方向転換されるようになると，治療者が彼らを見捨てようとしていると感じる患者がいる（Roose and Stern 1995）。また別の患者は，薬物の助けによって治療からより多くのものを得ていると感じる。

治療アプローチを組み合わせる臨床家は，二重の役割に特有な「二重様式的関係性 bimodal relatedness」を意識しておかなければならない（Docherty et al. 1977）。患者は障害された人であると同時に，中枢神経系疾患が障害されてもいる，と考えられなければならない。前者の観点は，共感的で主観的なアプローチを要請するが，その一方で後者は，客観的で医学モデル的なアプローチを要求する。これら2つのモデルの間を臨床家は自由に行き来できなければならないが，またその移行が患者に与える影響に調律し続けなければならない。

精神療法と薬物療法を組み合わせる精神科医はまた，精神療法の面接中，薬物の問題を取り上げるための最もそつなく対応するようにと考えるあまり困惑するかもしれない（Gabbard and Kay 2001）。残念ながら，技法戦略を「マニュアル様 cookbook-like」ガイドラインに要約することはできない。ある種の患者に関していえば，薬物についての話し合いは，精神療法の問題に取り組むことへの抵抗としての役を果たす。別の患者では，治療者の関心を捉えるように意図された精神力動的主題を強調する一方で，副作用の性機能障害といった，薬物に関して話し合うことが恥ずかしい話題を完全に避けてしまう。治療過程のある時点では，始めに薬のことを取り上げるのが最適となる患者もいる。薬物について話し合うために最後の5分を取っておくことが，治療をよりよいものにするうえで役立つ患者もいる。さらには，薬物の問題が精神療法の主題という布置全体に織り込まれており，面接全体を通して断続的に話し合われる患者もいる。

生物学と精神力動との根本的な両立性は，第1章で強調された。この調和の1つの例が，薬物療法と精神療法を組み合わせるという実践が増えていることである。概念的な架け橋が，2つのアプローチの間でまだ構築されている最中なので，大部分の実践が現時点では経験則に留まっている。精神医学全般にいえることだが，指針というものが存在するのは，患者を手助けするためであって，1つの理論的偏りに忠実であり続けるためではない。

文　献

Appelbaum PS, Gutheil TG: Drug refusal: a study of psychiatric inpatients. Am J Psychiatry 137:340–346, 1980

Bateman A, Fonagy P: Treatment of borderline personality disorder with psychoanalytically oriented partial hospitalization: an 18-month follow-up. Am J Psychiatry 158:36–42, 2001

Bateson G, Jackson DD, Haley J, et al: Toward a theory of schizophrenia. Behav Sci 1:251–264, 1956

Berkowitz DA: An overview of the psychodynamics of couples: bridging concepts, in Marriage and Divorce: A Contemporary Perspective. Edited by Nadelson CC, Polonsky DC. New York, Guilford, 1984, pp 117–126

Bion WR: Experiences in Groups and Other Papers. New York, Basic Books, 1961　池田数好訳：集団精神

療法の基礎. 岩崎学術出版社, 1973.

Book HE: Some psychodynamics of non-compliance. Can J Psychiatry 32:115–117, 1987

Bowen M: Family Therapy in Clinical Practice. New York, Jason Aronson, 1978

Busch FN, Sandberg LS: Psychotherapy and Medication: The Challenge of Integration. New York, Analytic Press, 2007

Chapman CL, Bulingame GM, Gleave R, et al: Clinical prediction in group psychotherapy. Psychother Res 22: 673–681, 2012

Ciechanowski PS, Katon W, Russo J, et al: The patient–provider relationship: attachment theory and adherence to treatment in diabetes. Am J Psychiatry 158:29–35, 2001

Colloca L, Finniss D: Nocebo effects, patient-clinician communication, and therapeutic outcomes. JAMA 307:567–568, 2012

Dicks HV: Object relations theory and marital studies. Br J Med Psychol 36:125–129, 1963

Docherty JP, Fiester SJ: The therapeutic alliance and compliance with psychopharmacology, in Psychiatry Update: American Psychiatric Association Annual Review, Vol 4. Edited by Hales RE, Frances AJ. Washington, DC, American Psychiatric Press, 1985, pp 607–632

Docherty JP, Marder SR, Van Kammen DP, et al: Psychotherapy and pharmacotherapy: conceptual issues. Am J Psychiatry 134:529–533, 1977

Dunbar-Jacob J: Contributions to patient adherence: is it time to share the blame? Health Psychol 12:91–92, 1993

Elkin I, Pilkonis PA, Docherty JP, et al: Conceptual and methodological issues in comparative studies of psychotherapy and pharmacotherapy, I: active ingredients and mechanisms of change. Am J Psychiatry 145:909–917, 1988

Ezriel H: A psycho-analytic approach to group treatment. Br J Med Psychol 23:59–74, 1950

Freedman N, Engelhardt DM, Hankoff LD, et al: Drop-out from outpatient psychiatric treatment. Arch Neurol Psychiatry 80:657–666, 1958

Gabbard GO: A contemporary perspective on psychoanalytically informed hospital treatment. Hosp Community Psychiatry 39:1291–1295, 1988

Gabbard GO: Combined pharmacotherapy and psychotherapy, in Comprehensive Textbook of Psychiatry VII, Vol 2. Edited by Kaplan HI, Sadock BJ. Baltimore, MD, Williams & Wilkins, 1999, pp 2225–2234

Gabbard GO, Bartlett AB: Selective serotonin reuptake inhibitors in the context of an ongoing analysis. Psychoanalytic Inquiry 18:657–672, 1998

Gabbard GO, Kay J: The fate of integrated treatment: whatever happened to the biopsychosocial psychiatrist? Am J Psychiatry 158:1956–1963, 2001

Ganzarain RC: Psychotic-like anxieties and primitive defenses in group analytic psychotherapy. Issues in Ego Psychology 3:42–48, 1980

Ganzarain RC: Working through in analytic group psychotherapy. Int J Group Psychother 33:281–296, 1983

Gibbard GR, Hartman JJ: The significance of utopian fantasies in small groups. Int J Group Psychother 23:125–147, 1973

Gillaspy JA Jr, Wright AR, Campbell C, et al: Group alliance and cohesion as predictors of drug and alcohol abuse treatment outcomes. Psychotherapy Research 12: 213–229, 2002

Glick ID, Berman EM, Clarkin JF, et al: Marital and Family Therapy, 4th Edition. Washington, DC, American Psychiatric Press, 2000

Goldberg JF, Ernst CL: Managing the Side Effects of Psychotropic Medication. Washington, DC, American Psychiatric Publishing, 2012

Groves J: Taking care of the hateful patient. N Engl J Med 298:883–887, 1978

Gutheil TG: Psychodynamics in drug prescribing. Drug Ther 2:35–40, 1977

Gutheil TG: The psychology of psychopharmacology. Bull Menninger Clin 46:321–330, 1982

Holmes SE, Kivlighan Jr DM: Comparison of therapeutic factors in group and individual treatment processes. J Couns Psychol 47:478–484, 2000

Horwitz L: A group-centered approach to group psychotherapy. Int J Group Psychother 27:423–439, 1977

Horwitz L: Projective identification in dyads and groups. Int J Group Psychother 33: 259–279, 1983

Howard K, Rickels K, Mock JE, et al: Therapeutic style and attrition rate from psychiatric drug treatment. J Nerv Ment Dis 150:102–110, 1970

Jones SA, Gabbard GO: Marital therapy of physician couples, in Medical Marriages. Edited by Gabbard GO, Menninger RW. Washington, DC, American Psychiatric Press, 1988, pp 137–151

Kohut H: How Does Analysis Cure? Edited by Goldberg A. Chicago, IL, University of Chicago Press, 1984 本城秀次, 笠原嘉監訳：自己の治癒. みすず書房, 1995

Krupnick JL, Sotsky SM, Simmens S, et al: The role of therapeutic alliance in psychotherapy and pharmacotherapy outcome: findings in the National Institute of Mental Health Treatment of Depression Collaborative Research Program. J Consult Clin Psychol 64:532–539, 1996

Lambert MJ, Bergin AE: The effectiveness of psychotherapy, in Handbook of Psychotherapy and Behavior Change, 4th Edition. Edited by Bergin AE, Garfield SL. New York, Wiley, 1994, pp 143–189

Lo Coco G, Gullo S, Kivlighan DM: Examining patients' and other group members' agreement about their alliance to the group as a whole and changes in patient symptoms using response surface analysis. J Couns Psychol 59:197–207, 2012

MacKenzie KR: The time-limited psychotherapies: an overview, in American Psychiatric Press Review of Psychiatry, Vol 15. Edited by Dickstein LJ, Riba MB, Oldham JM. Washington, DC, American Psychiatric Press, 1996, pp 11–21

MacKenzie KR: Time-Managed Group Psychotherapy: Effective Clinical Applications. Washington, DC, American Psychiatric Press, 1997

Minuchin S: Families and Family Therapy. Cambridge, MA, Harvard University Press, 1974

Myers ED, Branthwaite A: Out-patient compliance with antidepressant medication. Br J Psychiatry 160:83–86, 1992

Ogden TH: Projective Identification and Psychotherapeutic Technique. New York, Jason Aronson, 1982

Overall B, Aronson H: Expectations of psychotherapy in patients of lower socioeconomic class. Am J Orthopsychiatry 33:421–430, 1963

Pampallona S, Bollini P, Tibaldi G, et al: Combined pharmacotherapy and psychological treatment for depression: a systematic review. Arch Gen Psychiatry 61:714–719, 2004

Piper WE, McCallum M, Azim HFA: Adaptation to Loss Through Short-Term Group Psychotherapy. New York, Guilford, 1992

Polonsky DC, Nadelson CC: Psychodynamic couples therapy, in Textbook of Family and Couples Therapy: Clinical Applications. Edited by Sholevar GP, Schwoeri LD. Washington, DC, American Psychiatric Publishing, 2003, pp 439–459

Porter K: Combined individual and group psychotherapy, in Comprehensive Group Psychotherapy, 3rd Edition. Edited by Kaplan HI, Sadock BJ. Baltimore, MD, Williams & Wilkins, 1993, pp 314–324

Ratanawongsa N, Karter AJ, Parker MM, et al: Communication and medication refill adherence: the diabetes study of Northern California. JAMA Intern Med 173:210–218, 2013

Redl F: Psychoanalysis and group therapy: a developmental point of view. Am J Orthopsychiatry 33:135–147, 1963

Ringstrom PA: An intersubjective approach to conjoint therapy, in Progress in Self Psychology, Vol 10. Edited by Goldberg A. Hillsdale, NJ, Analytic Press, 1994, pp 159–182

Ringstrom PA: Competing selfobject functions: the bane of the conjoint therapist. Bull Menninger Clin 62:314–325, 1998

Ringstrom P: A Relational Psychoanalytic Approach to Couples Therapy. New York, Routledge, 2014

Rioch MJ: The work of Wilfred Bion on groups. Psychiatry 33:56–66, 1970

Roose SP, Stern RH: Medication use in training cases: a survey. J Am Psychoanal Assoc 43:163–170, 1995

第5章　力動精神医学における治療：集団療法，家族／夫婦療法，および薬物療法　*133*

Rutan JS, Stone WN: Psychodynamic Group Psychotherapy: Third Edition. New York, Guilford, 2001

Sadock BJ: Preparation, selection of patients, and organization of the group, in Comprehensive Group Psychotherapy, 2nd Edition. Edited by Kaplan HI, Sadock BJ. Baltimore, MD, Williams and Wilkins, 1983, pp 23–32

Scharff DE, Scharff JS: Object Relations Family Therapy. Northvale, NJ, Jason Aronson, 1987

Scharff DE, Scharff JS: Object Relations Couple Therapy. Northvale, NJ, Jason Aronson, 1991

Scheidlinger S: On the concept of the "mother-group." Int J Group Psychother 24:417–428, 1974

Schwartz AE: Ozzie and Harriet are dead: new family narratives in a postmodern world, in Uncoupling Convention: Psychoanalytic Approaches to Same-Sex Couples and Families. Edited by D'Ercole A, Drescher J. Hillsdale, NJ, Analytic Press, 2004, pp 13–29

Selvini Palazzoli M, Boscolo L, Cecchin G, et al: Paradox and Counterparadox: A New Model in the Therapy of the Family in Schizophrenic Transaction. New York, Jason Aronson, 1978

Shaddock D: From Impasse to Intimacy: How Understanding Unconscious Needs Can Transform Relationships. Northvale, NJ, Jason Aronson, 1998

Shapiro ER, Zinner J, Shapiro RL, et al: The influence of family experience on borderline personality development. International Review of Psychoanalysis 2:399–411, 1975

Sholevar GP, Schwoeri LD: Psychodynamic family therapy, in Textbook of Family and Couples Therapy: Clinical Applications. Edited by Sholevar GP, Schwoeri LD. Washington, DC, American Psychiatric Publishing, 2003, pp 77–102

Slipp S: Object Relations: A Dynamic Bridge Between Individual and Family Treatment. New York, Jason Aronson, 1984

Slipp S: The Technique and Practice of Object Relations Family Therapy. Northvale, NJ, Jason Aronson, 1988

Sperry L, Brill PL, Howard KI, et al: Treatment Outcomes in Psychotherapy and Psychiatric Interventions. New York, Brunner/Mazel, 1996

Stewart RH, Peters TC, Marsh S, et al: An object-relations approach to psychotherapy with marital couples, families, and children. Fam Process 14:161–178, 1975

Thompson EM, Brodie HKH: The psychodynamics of drug therapy. Curr Psychiatr Ther 20:239–251, 1981

Van Putten T, Crumpton E, Yale C: Drug refusal in schizophrenia and the wish to be crazy. Arch Gen Psychiatry 33:1443–1446, 1976

Wager TD, Rilling JK, Smith EE, et al: Placebo-induced changes in fMRI in the anticipation and experience of pain. Science 303:1162–1167, 2004

Weiden P, Rapkin B, Zymunt A, et al: Postdischarge medication compliance of inpatients converted from an oral to a depot neuroleptic regimen. Psychiatr Serv 46: 1049–1054, 1995

Whitaker DS, Lieberman MA: Psychotherapy Through the Group Process. New York, Atherton Press, 1964

Wilberg T, Karterud S, Pedersen G, et al: Outpatient group psychotherapy following day treatment for patients with personality disorders. J Pers Disord 17:510–521, 2003

Wright EC: Non-compliance—or how many aunts has Matilda? Lancet 342:909–913, 1993

Yalom ID: The Theory and Practice of Group Psychotherapy, 3rd Edition. New York, Basic Books, 1985　中久喜雅文，川室優監訳：ヤーロム グループサイコセラピー——理論と実践．西村書店，2012

Zeitner R: Self Within Marriage: The Foundation Basis for Lasting Relationships. New York, Routledge, 2012

Zinner J: The implications of projective identification for marital interaction, in Contemporary Marriage: Structure, Dynamics, and Therapy. Edited by Grunebaum H, Christ J. Boston, MA, Little, Brown, 1976, pp 293–308

Zinner J, Shapiro R: Projective identification as a mode of perception and behavior in families of adolescents. Int J Psychoanal 53:523–530, 1972

Zinner J, Shapiro R: The family as a single psychic entity: implications for acting out in adolescence. International Review of Psychoanalysis 1:179–186, 1974

第6章

力動精神医学における治療

複数の治療者による治療設定

　精神力動的な原則の多くが精神分析の実践から発展したため，ときにこれらの教訓は外来治療にのみ関連するものであると狭く解釈されることがある。ある精神科のレジデントは入院患者のことで彼のスーパーバイザーに相談したが，「精神力動的な理解は外来患者についてのみ適応されるもので，入院患者には適応されない」という返事しかもらえなかった。もちろん，この返答は事実とは大きくかけ離れている。とはいえ，このスーパーバイザーの回答は，最近の病院精神医学の残念な傾向を表している。最近の病院精神医学では，精神科の病棟は単なる貯蔵タンクとしてしか活用されず，患者はそこで薬物の効果発現を待つだけなのである。換言すれば，入院治療において力動的な視点をもった実践ができれば，多くの患者の治療効果を大いに強化することができる。

　精神科病院は，保険会社やマネージドケア会社による攻撃的ともいえる医療適正審査に伴って入院期間の大幅な短縮に見舞われた（Gabbard 1992a, 1994）。その結果，重篤な患者に対する長期入院治療から得られた価値ある経験（知識）は，部分入院治療などその他の治療設定に応用されることになった。しかしながら，入院治療設定でも精神力動的に方向づけられた戦略は，急性期治療により限局した形に修正することで，相当の有用性を保ち続けている（Gabbard 1997）。短期間の入院治療で行われる治療であろうと，部分入院におけるより長期の治療であろうと，そこには複数の治療者による治療設定に関連した確かな利点とやりがいとが存在する。本章で私は，精神力動的思考がこうした治療設定にいかに有効に適応されうるかを検討する。ここで考察されている治療モデルは，入院治療，部分入院治療，そして複数の治療者による集約的な外来治療に等しく適応可能であると考えるべきである。

歴史的総説

　実務者は，精神分析的原則を入院治療に応用するという長い伝統を活用することができる。精

精神分析的病院という発想の歴史は，ベルリンのテーゲル城病院 Schloss Tegel における Simmel（1929）の業績からはじまった。彼は，特定の患者はアルコール依存症や恐怖症などのさまざまな症状行動のために，入院外では分析することできないことに気づいた。彼は，訓練を受けた入院治療スタッフが，転移と抵抗の課題が生じる環境で，分析類似の治療を実施することにより，病院は患者がカウチを用いる時間を拡張することができると考えた。

Will Menninger（1939/1982）は，その独創的な名著である『注文書の書き方 Guide to the Order Sheet』の中で，個人精神分析モデルには重きを置かず，環境を操作するという方法で病院の中に精神分析の原則を直接応用することを試みた。彼は，すべての症状や障害された行動はリビドーと攻撃性という2つの主要な本能欲動が適切に融合したり表出されたりすることが障害されるために引き起こされると想定した。そしてその想定に基づいて，洞察を求めず主に昇華に基づいた環境療法というシステムを考案した。この治療アプローチは，無意識的な願望や葛藤の満足を妨げたりそれらを解釈したりすることではなく，エネルギーをより有害でない方向に向け直すことに焦点づけられた。たとえば，Menninger は敵意を代理の対象に向けて直接表出するように促した。すなわち，患者に建物の解体からパンチング・バッグを殴ることに及ぶ処方を行ったのである。残念ながら，この第2のモデルは，衝動コントロールの問題を含む自我脆弱性をもつ患者を考慮していなかった。彼らには，欲動表出の方向を向きかえる治療よりも，欲動を制御する力の獲得を目指す治療が必要なのである。さらに，この概念化は当時の欲動二元論の範囲内に留まっているという限界があり障害された欲動を発生させる対象関係という文脈を無視しがちな傾向のために，入院環境における転移逆転移に関する系統的な説明を許さなかった。

3つ目のモデルは，患者たちは彼ら自身の家族に対する葛藤を，入院設定においてさまざまな治療スタッフとの間で再形成するということへの気づきから生まれた（Hilles 1968）。このモデルでは，不適応的な行動パターンは日常的に過去の根源に関連づけて解釈された。そのため，無意識的ニーズに対する代替のはけ口を提供することに頼ることは次第に少なくなった。入院環境は，太古的なパターンが投影されそれを検証するスクリーンとみなされ，仲間との建設的な現実体験を重視する治療共同体とはみなされなかった。

多くの著者（Gabbard 1986, 1988, 1989c, 1992a; Harty 1979; Stamm 1985b; Wesselius 1968; Zee 1977）が，このモデルと逆転移の理解は切っても切り離せないと指摘している。逆転移の影響は，時折ではなく通常生じている。そのため，逆転移の系統的検証は治療チームの日常業務の一部にするとよい。精神分析的に方向づけられた入院治療に関するさまざまな定式化の中で，患者自身の内的対象関係を治療環境の中で再形成するという主題が繰り返し取り上げられている。この視点は，Kernberg（1973）が行った，精神分析的対象関係論，システム理論，およびグループ・プロセスを統合して入院治療の全般的なやり方を作る試みに反映されている。そのやり方の1つの基本理念が，われわれ全員が潜在的には高水準の対象関係とより原始的な水準の対象関係の双方を有しているということである。この原始的な水準の対象関係は集団状況において退行を引き起こすことがある。Kernberg は，高水準の対象関係が個人療法の治療関係で活性化されるのに対して，より原始的なものは集団療法の中でより活性化されやすいと理論化した。双方の水準に介入するために，入院治療では個人療法と集団療法が組み合わされて実施される。

現代の入院治療における力動的原則

　力動的なアプローチは患者の自我の脆弱性や強靭さ，家族関係や社会的関係に顕れる患者の内的対象関係，心理的な作業を行う能力，そして現在の問題の幼少期の起源について注意を払うといった理解をする診断を提供する。すなわち，患者の自我の脆弱性や強靭さ，家族関係や社会的関係に顕れる患者の内的対象関係，心理的な作業を行う能力，そして現在の問題の幼少期の起源について注意を払うことができるのである。精神力動的なアセスメントに基づき，臨床家は解釈的介入や無意識素材の覆いをとる方法は賢明でないという結論に至ることがある。重篤な自我脆弱性や器質的な認知障害をもつ患者には，自我支持的な方法を含め自己評価を高めるのに適した治療的介入を推奨することがある。

　精神分析的発達論は，入院治療計画を考える上で有用である。精神分析的に方向づけられた入院治療チームは入院患者の大多数が発達が阻まれた状態にあることに気づく。精神分析理論に関する知識によって治療チームは，患者は大人の身体をもった子どもであることを受け入れ，適切な発達水準で患者に応じることができるようになる。この視点の助けを借りることで，スタッフは脱人格化[訳注1] depersonification（Rinsley 1982）の危機を回避することができる。スタッフは，重篤な精神病理にもかかわらず，患者に成熟した礼儀正しい青年としての振る舞いをどうしても期待しがちになる。こうした脱人格化はしばしば，重篤な障害をもつ患者が家族と繰り返してきた生活史である。

　精神分析理論は，共感的なミラーリング（Kohut 1971）や抱える環境の供給（Stamm 1985a; Winnicott 1965）のように，患者の発達段階に応じたニーズにあった介入モデルを提供する。この文脈の中で，入院治療の構造的限界を，未熟で人をイライラさせる行動に対する処罰としてではなく，欠けた精神内界の構造に対する外的代替物として捉えることが可能になる。同じ文脈で，治療スタッフには，現実検討，衝動制御，結果の予測（判断），自己と対象をよりはっきりと区別できるといった補助的な自我としての機能が求められる。アタッチメント理論の観点からいえば，治療スタッフは患者に安全基地を提供する。激しい情緒は，患者自身がそれを調節できるようになるまでコンテインされる。治療スタッフは，患者の個人的物語を聞き，彼らの視点からの理解を試みることを通してアタッチメントを育む（Adshead 1998）。

　入院あるいはデイ・ホスピタルに参加する患者は，その環境で彼らの家庭状況を反復する傾向がある。より正確にいえば，彼らは内的対象関係を外在化する。患者の内的対象関係が外的な対人関係場面で反復されることを理解するには，スプリッティングと投影同一化という防衛機制を用いた検証が最も適している。これらの防衛機制は神経症水準の患者でもある程度作動しているが，境界水準および精神病水準の自我構造をもつ患者に最もよくみられるものであると共に，入院設定における集団を最も特徴づけるものでもある。さらにいえば，これらの機制は一部には，

訳注1）脱人格化 depersonification とは，その人のその人らしさ（人格）を認めず，そうではない人のように扱うこと。ここでは，その人の重篤な病理に目を向けず，もっとさまざまなことができる健康度の高い人のように扱うこと。

入院やデイ・ホスピタルのグループ活動に特有の集団力動によって活性化される。自己あるいは対象表象の否認や外在化はしばしば特定の感情状態に関連して生じるが，それに連動してスプリッティングや投影同一化が作動する。この投影による否認は，内的対象関係の外在化版に周囲の人を力ずくで参加させる手段でもある。

投影同一化は無意識的に，自動的に，そして強制力をもって作動する。臨床家は，投影によって彼らが負わされた役割に従うように強要され，「いじめ」を受けているよう感じる。治療スタッフと患者との間には相違点よりも共通点のほうが多いことは，精神力動的に方向づけられた治療における基本原理が認めている。患者の中の感情，空想，同一化，そして取り入れは，治療者の中のそれらに対応しているのである。これらの対応物は治療スタッフがより強く抑圧している場合があり，患者によってそれらが活性化されると，それらを治療者は自分を圧倒する異質の力としてしばしば体験する。Symington（1990）は，この投影同一化過程をいじめっ子/被害者パラダイムとして描いた。そのパラダイムの中では，人は自分自身の考えを思考する自由を剥奪される。実際，投影物の標的となると，臨床家はしばしば自らが患者の囚われの身となり，考えることも感じることも，そして通常の治療役割を担うこともできないという体験をする。

投影同一化をこのように定義することで，治療スタッフが経験する強烈な逆転移の多くは，患者の内的世界が投影されたある側面への無意識的同一化に由来すると理解できる。ただし，治療者の中に生じる情緒的反応がすべて患者の行動に帰すことができると仮定することは，繊細さに欠ける，単純化しすぎた考えである。臨床家は，古典的な狭義の逆転移に沿った情緒的反応を示すこともある。そこでは，治療者は患者があたかも治療者の過去の人物であるかのように反応する。治療チームとして活動することの利点の1つが，治療スタッフ同士が助け合うことである。治療者は仲間の力を借りることで，自分自身の心理的課題に基づく特徴的な逆転移パターンと，患者の内的世界が投影されたある側面に同一化を強いられたことによる逆転移を区別することができる。理想的には，治療スタッフ全員が自分一人でこうした区別をできることが必要なのかもしれないが，複数の治療者による治療設定ではそうした期待は非現実的である。

スプリッティングと投影同一化という防衛機制に関する記述だけでは，患者が入院環境の関係性の中に彼らの内的対象関係を外在化する傾向に関する部分的な説明に留まる。この反復が強制力を伴って無意識的，自動的に生じるという指摘では，反復の裏にある無意識的な動機を適切に説明することはできない。内的対象関係の反復には，少なくとも4つの異なる動機となる力が関与している（Gabbard 1992b; Pine 1990）。

受動的に被った外傷体験の能動的克服

内在化された関係パターンを入院やデイ・ホスピタルの治療設定で再現することで，患者は受動的に被った外傷体験を能動的に克服しようとしていることがある。患者が掌握した形で問題の関係性を再現することにより，患者はかつての外傷的な関係性を克服し制御できているという感覚を得ることができるかもしれない。

アタッチメントの維持

　新しい関係性は幼児期からの主要人物，とりわけ親へのアタッチメントを維持する手段として役立つため，対象関係ユニットが治療者との間に再構築される。たとえ子ども時代の親との関係性が虐待的であったり葛藤的であったりしたとしても，子どもはそれらを快感の源とみなすであろう（Pine 1990）。サドマゾキスティックな関係だとしてもまったく何も関係がないよりはましなのである（Gabbard 1989b）。さらに，「悪い」あるいは悩ませる関係性であっても，予測可能かつ当てになるという意味でそれらはなだめの作用をもち，また患者に連続性と意味の感覚を提供することもある（Gabbard 1998）。それらに取って代わるものは，深刻な見捨てられ感とそれに関連した分離不安である。

助けを求める叫び

　投影同一化を防衛機制とみなすことは過度の単純化といえる（第2章参照）。素材を投影される標的となった人がする体験には影響力が伴っており，その意味で投影同一化はコミュニケーションの一形態でもある（Casement 1990; Gabbard 1989a; Ogden 1982）。原始的不安は，手に負えない情緒を，それに関連した自己および対象表象もろとも一掃しようとするよう，患者に並外れた圧力をかける。患者を圧倒する素材が投影され，治療者がそれを体験するよう強いられることで，その圧力はいくばくか軽減される。患者は「私は内的体験を言葉にすることができない。でも，あなたの中に同じ感覚を作り出すことで，あなたは私の内なる苦闘に共感して，どうにかして私を助けることができるかもしれない」ということを無意識的に伝えているのかもしれない。したがって，投影同一化が圧倒的な感覚から抜け出し，対人関係の文脈に外在化するように計画されたものだったとしても，同時に投影同一化は，未発達な形の共感を通して，それらの感覚に対する助けを求める手段でもある（Casement 1990）。

変形への願い

　虐待的な内的対象関係は変形できるという希望として外在化されることもある。Sandler と Sandler（1978）の観察によれば，患者は望んでいた相互交流，すなわち望みを満たす方法で彼らに応じてくれる両親に関する空想を内に秘めている。その意味で，古い関係性は，今度こそ違うものになる（たとえば，対象も自己も患者が切望する空想の関係性へと変形するだろう）という無意識的な希望を伴って反復されていると推察することができる。

　デイ・ホスピタルや入院という治療環境は，より病理性の少ない対象関係の内在化の促進につながる，新しいそして異なる対人交流を提供しうる。最初は，そこでの反応も，それまでの他者からの反応と同じかもしれない。しかし，治療スタッフが患者の内的対象関係を把握するにつれて，投影に同一化するのではなくコンテインするべく努力するようになる。そうすることで，悪循環が打破される。患者は，他所の人たちとは異なる反応が返ってくる集団に直面する。その人

140 第Ⅰ部　力動精神医学の基本原則と治療アプローチ

びとは自動的に「ダンス」に加わるのではなく，対人関係過程を理解しようと試みる。

　Weissら（1986）は，分析過程の録音記録を研究し，精神分析の治癒要素は分析家が被分析者の求める反応をし損なうことにあると結論づけた。彼らの調査によれば，患者は人生早期の親の人物像との交流に基づいて病理的な信念を発展させているが，分析の中でこれらの信念は違っていると証明されることで発達が前向きに進むことを無意識に求めている。こうした研究結果は，複数の治療者による治療設定によく当てはまる。そこで患者は，入院前の環境における以前の人物と治療スタッフとが違っているかどうかを無意識裡にではあるが持続的に試している。しかしながら，この状況は注意を要する。治療スタッフが患者に対して単に「いい人を演じる」だけでは，患者は古い関係パターンを再体験することができず，そのためワークスルーもできない。したがって，いかなる治療設定においても，新たな対象としての役割を果たすことと古い対象としての役割を果たすことの間に最も適するバランスが存在する（Gabbard and Wilkinson 1994）。長い時間をかけて，「古い対象」との関係パターンは，治療スタッフとの新しい体験を基礎にした新しい関係様式に徐々に置き換わっていく。そして，過去の関係性を再現する患者の無意識的ニーズについての新たな理解が患者の側に生じる。

　内的対象関係についてのこの定式化内で，患者の自己および対象表象を慎重に診断すること，そして投影された自己および対象の性質にいついかなるときも細心の注意を払うことが，治療上の課題となる。この課題を達成するには，治療者が自分自身の内的な自己および対象の配置に充分精通し，2つの種類の逆転移を選別できることが前提となる。

　転移‐逆転移に基づくこの治療モデルでは，患者によって生じさせられる強力な感情に対して治療者が常に開かれていなければならない。逆転移の吟味は治療過程において欠くことができない。治療スタッフはあえて，患者の自己および対象の投影物や，対象関係に関連した情緒をコンテインする役割に身をゆだねるべきである。個人レベルでいえば，このアプローチは，Searles（1967/1979）が記述した「献身的な医師」の構えを回避することを意味する。「献身的な医師」の構えにおいて，治療者は患者にサディズムや憎しみが向かいやすくなってしまうことへの防衛として，常に愛情深くいようとするのである。治療者が患者に対する情緒的反応を過剰に制御したり防衛したりするならば，これらの内的対象関係を描き出す診断過程に不具合をきたすだろう。さらに重要なことに，治療過程は茶番になるだろう。なぜなら，患者が治療者を，全体対象関係の具現化に際して必要となる嘘偽りのない人物とみなすことができなくなるからである。

　近年ますます，スタッフ・ミーティングを行動志向的な治療計画の文書作成のために使うという圧力が強まっているが，そこでは患者に対する治療スタッフの情緒的反応が率直に，かつ理解を伴って話し合われるべきである。もしスタッフ・ミーティングが，転移‐逆転移の枠組みを整理するための時間もなく，単なる職務志向的な管理会議になるのであれば，その結果スタッフは機能不全をきたし，臨床業務に苦痛を感じるようになる。そうなると，治療チームが行うのは，もはや単に「症例管理 case management」であって，力動的に方向づけられた治療ではない。

　病棟あるいはチームのリーダーの態度が，逆転移に基づく議論の雰囲気を作る上できわめて重要である。リーダーは自分自身の感情を率直に検討し，それらを患者の内的対象関係に関連づけることで他の治療スタッフのモデルとならなければならない。またリーダーは，他の治療スタッフが表出する彼ら自身の感情を，スタッフ個人の未解決で分析されていない葛藤の顕れとして解

釈するのではなく，それを尊重し受けとめなくてはならない。治療スタッフが患者との治療で生じた，こころを掻き乱す感情を共有しようとするとき，リーダーは「患者はどうしてそうした反応をあなたに引き起こす必要があるのだろうか」，「彼は何を反復しているのかな」，「あなたが同一化しているのは，患者の過去におけるどの人物だろう」，「患者があなたに引き起こした感情を活用して，患者の家族や友人が患者にどのように反応するべきかをスタッフみんなで考えてみてはどうだろうか」といった質問をする必要がある。また治療チームのリーダーは，各治療スタッフが日頃どのように患者に接しているかをよく把握しておくべきである。そこでは，より適応的で葛藤から自由な機能的スタイルだけでなく，ある種の患者に対する典型的な逆転移反応についても認識しておかなければならない。こうしたことをよく知っておくことで，患者との特徴的な関係パターンからの逸脱が生じる際に，リーダーはそのことを指摘することができる。当然，場合によっては治療チームのリーダーは治療スタッフ自身の個人治療や職業の変更の必要性について個別に取り扱われなくてはならない。

　治療チームのメンバーは，彼らは患者に対して強力な感情を体験するものの，それらは診断や治療の道具として活用できるという予測を与えられるべきである。それによって，感情を持つこととそれらに基づいて行動することとの区別が生じうる。はっきりと，スタッフは破壊的もしくは性愛的感情に基づいて行動するのではなく，その感情に気づき他の同僚と話し合うようにと助言されるべきである。また，彼らが自分の感情をスタッフ・ミーティングで扱い，患者の内的対象関係を診断し理解するために活用するようにという，励ましも必要である。治療が進展するにつれて，治療スタッフは患者の内的対象関係に関する理解を深めていくので，逆転移に同一化する傾向は相当に減少し，代わって患者の歪みや彼らの内的対象世界の性質を明確化できるようになる。したがって，治療スタッフが強力な逆転移感情を経験することを許され，ある特定の患者に対する逆転移感情を治療初期から話し合うことができれば，彼らは治療が進展する方向で，患者に対してより客観的に接近できるようになるだろう。

　治療者が憎しみ，怒り，そして軽蔑といった逆転移を罪悪感のために否認する方向に傾くようなら，反面では彼らの激しい否定的な感情を非言語的に伝えることになるだろう（Poggi and Ganzarain 1983）。患者は並外れた敏感さでこうしたやり取りに気づき，その結果ますます猜疑的になるかもしれない。治療スタッフが彼ら自身の両価性を認識し，より率直に取り組むことができるようになるにつれて，患者もまた彼らの両価性を認識でき，彼らの憎しみを恐れずにすむようになる。治療スタッフが自分自身の憎しみを否認する限り，そうした感情は言葉にすべきでなく，どのような犠牲を払ってでも回避すべきものであるという患者の恐れを強化することにしかならない。

　ここで示されたスタッフと患者との相互作用モデルには，第4章で精神療法家に対して述べたことがそのまま当てはまる。入院治療スタッフはよそよそしくあることを避け，自然発生的ではあるけれども制御の効いた態度で患者の対人関係の場に参加しなくてはならない。あえて部分的に「引き込まれる」能力は，治療者が患者の関係性の問題を共感的に理解するのを可能にする特別な資質である（Hoffman and Gill 1988）。

複数の治療者による治療設定におけるスプリッティング（分裂）

　複数の治療者による治療設定が個人療法にまさる利点は，患者の自己および対象表象が精神療法家だけを相手に少しずつ外在化されるのではなく，さまざまな治療スタッフを相手に一斉に外在化されることである。その結果，この治療設定はスプリッティングの過程を理解する上での優れた診断および治療の道具として役立つ（第2章参照）。

　入院治療でのスプリッティングは，治療抵抗性の境界パーソナリティ障害をもつ患者によって引き起こされる激しい逆転移に関する多くの論文で詳述されてきた（Burnham 1966; Gabbard 1986, 1989c, 1992b, 1994, 1997; Main 1957）。しかしながら，実証研究の結果，スプリッティングは境界例の患者に限ったことではなく，さまざまなパーソナリティ障害に幅広く認められることが示唆されている（Allen et al. 1988; Perry and Cooper 1986）。治療スタッフは知らず知らずのうちに，問題の重要さとは釣り合わないほどの激しさで，極端に対立した態度を取ったり，主張したりする。患者は，ある治療者集団にはある自己表象を提示し，別の治療者集団には別の自己表象を提示する（Burnham 1966; Cohen 1957; Gabbard 1986, 1989c, 1992b, 1994, 1997; Searles 1965）。各々の自己表象は，投影同一化を通して，それに一致した反応を治療者の中に引き起こす。それらの反応は，患者の投影された内的対象との無意識的同一化として理解することができる。1つの自己 - 対象の布置によって生み出される転移 - 逆転移パラダイムと，別の自己 - 対象布置によって生み出されるものは著しく異なるかもしれない。この食い違いが，患者について話し合うスタッフ・ミーティングで最初に表れることがある。述べられることがまったく異なっていることに当惑して，「私たちが話し合っているのは同じ患者のことなのか」と互いに尋ねるかもしれない。

　この種の本格的なスプリッティングは，患者は自らの内的対象世界を入院環境の中で反復するという伝統的な見解をはっきりと説明する（Gabbard 1989c）。さまざまな治療者が患者の内的対象に無意識裡に同一化し，患者の無意識によって書かれた台本の中の役を演じるようになる。さらに，投影同一化に備わった支配的な要素により，治療者の反応はしばしば拘束力のある色彩を帯びる。彼らは「他の誰かのように」行動するよう強いられているように感じる。投影同一化が伴われていなければ，スプリッティングは純粋に精神内界に留まる。スタッフ集団はおそらく互いに対立したり怒りを感じたりすることがないため，スプリッティングがスタッフ集団に混乱を引き起こすことはなくなり，スタッフ集団はその過程をスプリッティングの例としてみなすこともない。

　入院治療で生じるスプリッティングは，精神内界のスプリッティングと対人関係上のスプリッティングとが同時に発生することを示す特別な例である（Hamilton 1988）。スタッフ集団に生じるスプリッティングの対人的側面は明らかに患者の精神内界のスプリッティングと並行している。投影同一化という手段によって精神内界のスプリッティングは対人関係上のスプリッティングへと変換される。

　投影された患者の内的対象の引き受け手として選出された治療スタッフは無作為に選ばれるわけではない。患者の中には，治療スタッフそれぞれが以前から抱えている潜在的な葛藤を見つけ

出す不可思議な能力をもつ者がいて，彼らの投影は適切な相手に向けられる。実際の症例のビネット（Gabbard 1989c）がこのパターンのよい例といえる。

　　26歳の境界患者である女性Eさんは，自殺の危機にあるという理由で精神療法家F医師の指示により入院となった。入院10日後，彼女はまだ自殺念慮を口にしていたが，F医師が男性の病棟師長G氏のところにやってきて，Eさんがその学期の履修登録ができるように彼女を地方大学のキャンパスまで車で連れていきたいと話した。G師長は病院の指針に従って，自殺を警戒している患者を病棟から出すわけにはいかないという回答をした。そして，F医師に患者の管理について話し合う病棟スタッフ・ミーティングに参加してほしいと提案した。G師長がEさんに履修登録のための外出はできないことを説明すると，彼女はG師長に激怒し，彼を患者の個別的なニーズを一切配慮しない「暴君」だといって非難した。そんな彼と対比させて，彼女はF医師のことを「私を理解してくれる唯一の人物」と理想化した。次のスタッフ・ミーティングでF医師とG師長との間で激しい口論が繰り広げられた。G師長は病棟スタッフの代弁者の役割を果たしていた。この衝突の最中，G師長がF医師にF医師が病院の方針を軽視していることも，患者を「特別」扱いしがちであることもみんなよく知っていると言った。その非難に反論して，F医師はG師長に，G師長は病院中の中で一番柔軟性に欠けた懲罰的な看護師として知られていると伝えた。

　この例は，スプリッティングと投影同一化とが無関係に生じないことをとてもよく表している。Eさんは明らかに，内的対象関係のパラダイムを割り当てる（投影する）にあたり，個々に都合よく適合するそれぞれの人を選んでいたのだった。何人かの著者が述べている通り，患者が治療スタッフに投影する内的対象の中には現実の核がしばしば存在している（Adler 1985; Burnham 1966; Shapiro et al. 1977）。このビネットはBurnham（1966）による次のような観察をも反映している。管理的視点（すなわち，集団にとって何がよいことなのか）を強調する治療者と，患者個人にとって何がよいことなのかを考える個人主義的視点を強調する治療者との間には，通常亀裂が生じるのである。この配列のもう1つの典型的な特徴が，精神療法において，患者は日々の病棟生活の情報を省略して，その代わりに子ども時代の記憶と転移素材にもっぱら焦点を当てるということである（Adler 1985; Kernberg 1984）。その結果，精神療法家は病棟での問題を孕む相互関係について認識することができず，看護スタッフがそれらに注目したときに不意打ちを食らうことになる。

　Adler（1985）によれば，この形のスプリッティングの結果として治療スタッフは治療計画を立てる過程から精神療法家を実際に排除することがある。こんな具合に，病棟スタッフが「悪いもの」や能力のなさを病棟グループの外側に排除し精神療法家に投影することで自分たちの同盟を強固なものにする。この過程に歯止めがきかなくなると，病棟スタッフと精神療法家が歩み寄り，互いの違いに折り合いをつけることができなくなる。患者の内的対象と同じように，治療チームの両端は統合されなくなる。集団には退行を引き起こす力があることはよく知られているが，その力によって，ほかの場面ではよく統合されている専門家の中にスプリッティングと投影同一化が生じることがある（Bion 1961; Kernberg 1984; Oldham and Russakoff 1987）。

　マネージドケアに伴う厳しい医療適正審査もまた，スプリッティングのためのうってつけの病巣の役目を果たす。治療スタッフはすべての潜在的な怒りや攻撃性を外在化することにより，患者との同盟を強固なものにしようとすることがある。マネージドケアの審査者は，治療者と患者

の間に生じうるすべての陰性感情にとってうってつけで重宝する収納場所である。したがって，保険の審査者は，患者と治療者双方から「悪い対象」の役割を与えられることがある。そうすることで，彼らは自分たちが審査者の犠牲になっていることを互いに同情する一方で，転移・逆転移の怒りや攻撃性について直接話し合うことを避けている（Gabbard et al. 1991）。

スタッフ集団がここまで断片化してしまうと，たいていは分割して征服しようとしているという非難が患者に対しても向けられる（Rinsley 1980）。このような場合にしばしば忘れ去られているのが，スプリッティングは患者が情緒的に生存を維持するために自動的に使用する無意識的過程だということである。私たちは通常，その他の防衛機制のことで患者を非難することはない。スプリッティングにおける特有の課題は，患者の破壊性が意識的で悪意を伴っているという治療者の認識であるように思える。共感的視点は，治療者がスプリッティングとは自己防御のために破壊性を追い払おうとする患者の試みであるということを再認識するうえで役に立つ。

要約すると，複数の治療者による治療設定におけるスプリッティングには次の4つの基本的特徴が含まれる。1）その過程は無意識レベルで生じる，2）患者は，患者が投影する内的対象表象に基づいて，治療スタッフ1人1人をまったく別個に認識すると共に，投影に応じて個々の治療スタッフを異なるやり方で扱う，3）治療スタッフは投影同一化を通して，彼らが実際に患者の投影したある側面であるかのように患者に反応する，そして4）結果として治療者たちは患者についてのスタッフ間の話し合いで極端に対立した態度を取り，並外れた激しさでその態度を防衛する（Gabbard 1989c）。

複数の治療者による治療設定におけるスプリッティングの取り扱い

スプリッティングの取り扱い方に関するいかなる議論もその開始にあたって，Burnham（1966）の警告，つまりスプリッティングの完全な予防は不可能であり，望ましくもないという警告を確認する必要がある。他の防衛機制と同様に，スプリッティングは患者に安全弁を提供する。すなわち，患者が圧倒的な危険と知覚しているものから自分を守ってくれる安全弁である。それは，治療者がいかなる予防的手段をとったとしても発展する過程である。要点は，治療が破壊されたり，スタッフの士気が荒廃したり，スタッフ間の関係性が取り返しのつかないほどの損傷を受けたりしないように，治療スタッフがスプリッティングを監視し続けることである。こうした状況の結果として，たとえば重篤な精神疾患の罹患やスタッフの退職といったことが起こる（Burnham 1966; Main 1957）。

教育は，スタッフがスプリッティングを取り扱うために有効な支援方法の1つである。重篤な障害をもつ患者を相手に働いている精神保健従事者はすべて，スプリッティングとその変異物の概念に充分通じているべきである。スプリッティングが生じたときに，もしスタッフがそれを認識できなければ，状況を取り扱うことが望めなくなることがある。逆転移を話し合うことで，投影された患者のある側面に影響されて行動するのではなく，コンテインできるように働きかけることができる。患者に対する激しい感情は，議論やスーパービジョンのための有用な素材であって，決してスーパーバイザーには隠しておくべき禁じられた反応ではない。スプリッティングの

機制についての理解が進むにつれて，治療スタッフはスプリッティングの機制への加担を回避する手段を学ぶことができる。その手段とは，他のメンバーへの脱価値化と共謀することになりそうな理想化を引き受けるのを拒むことである（Adler 1973; Shapiro et al. 1977）。同時に，治療スタッフは，患者に投影しやすいスタッフ自身の側面に関する逆転移傾向についても監視することを学ばなくてはならない。

　しかしながら，教育はあくまで最初の一歩である。治療スタッフは，相違点について率直にやり取りする精神を確立し，それを監視していかなくてはならない。はるか以前に，StantonとSchwartz（1954）は説得力をもって，スタッフの中の隠された不一致を探し出し議論することの予防的価値を示した。精神療法家は自らを治療チームの一部とみなし，病棟チームの管理的決定と同盟しなくてはならない（Adler 1985）。守秘義務の頑なな遵守は患者のスプリッティング傾向を煽ってしまうことさえある。

　深刻な性格病理をもった患者の治療における第1の目的は，自己および対象表象におけるスプリッティングを統合することである。その目標達成のためには，悪い対象に同一化した治療スタッフと，よい対象に同一化した治療者とが患者と共に一堂に会して，患者の現状認識について率直に話し合うことがしばしば有用となる。どちらの治療者も思いやりのある理性的な行動をするために，こうしたお膳立てをすることで，患者は対立構図を維持しづらくなる。さらに，実際に顔を合わせると，通常治療者たちは対立的になることは少なくなり，中立の立場に向かって動く。スプリッティングの機制が求める，まさに分離していることは弱体化する。この直面化により患者の不安は一時的に高まることがあるが，その一方で陰性感情は破滅的な結末に至ることなく対人関係の中にコンテインされうるというメッセージもまた伝達される。

　情緒的緊張が高く，参加者たちが一堂に会することを望んでいない状況では，議論を調停する目的で客観的なコンサルタントが呼ばれることがある（Gabbard 1986）。コンサルタントは，集団に対して観察自我の役割を果たし，スプリッティングに巻き込まれた人びとが観察自我の機能を取り入れるのを促進する。

　これらのミーティングは，現在進行しているスプリッティングの過程に関与しているすべての人による正当性の認識を前提とする。こうした承認はスプリッティングを成功裏に取り扱うことへの大きな一歩となる。通常，治療スタッフは自分たちがスプリッティングに巻き込まれていることを認めるのを相当しぶる。特定の患者をめぐる治療スタッフの精神力動を議論するために特別なミーティングを招集すると，その患者を特別視することになるかもしれないという理由で，治療者側に強力な抵抗を引き起こすことがある（Burnham 1966）。理想化された治療者は，スタッフ・ミーティングをスプリッティングの過程を議論するための生産的手段とみなすのではなく，自分だけが正しくその他の人はみな間違っていると確認するかもしれない。理想化されることは大きな満足感をもたらすため，人はその理想化を患者の防衛過程の一部として検討することを望まないことがある（Finell 1985）。当然，このやり方はスタッフをさらに激高させ，スプリッティングを拡大させることにつながる。

　潜在的なスプリッティングを話し合うためにスタッフ・ミーティングが招集される場合，参加者は全員，自分たちがみな理性的かつ有能な臨床家で患者の幸福welfareを大切に思っているという前提で互いに接するべきである。この姿勢が実行されれば，集団は，それぞれの治療スタ

146 第Ⅰ部 力動精神医学の基本原則と治療アプローチ

ッフがパズルのピースを1つずつ持ち寄ることで全体がさらに明確になると感じるようになる（Burnham 1966）。しかしながら，スプリッティングの中には回復不能と思われるものも存在する。その場合，患者の内的対象が統合不能であるのと同じように，外的対象が和解に至ることもできない。

　スプリッティングはより早期に発見されると，固定化することは少なく，変化は容易となる。そのために，スタッフ・ミーティングでは特定の警告サインを持続的に監視しておく必要がある。その警告サインとは，1）治療者がいつになく患者に対して懲罰的となる，2）治療者が非常に寛大となる，3）ある治療者が他の治療スタッフの批判的コメントに対して患者を弁護することが繰り返される，そして4）ある治療者が自分以外誰も患者のことを理解できないと確信する，である（Gabbard 1989c）。

　治療スタッフが自らのプライドを捨てて，自分たちが投影された患者のある側面への無意識的同一化に巻き込まれることがあると認めることができれば，彼らは同僚の感情や視点に共感できるようになる。積極的に他者の視点を検討できるようになると，患者に利する協働作業が可能になり，その結果スプリッティングの過程は著しく改善する。スタッフ間の外的亀裂が修復されるにつれて，患者の内的スプリッティングもしばしば修復する（Gabbard 1986）。このような並行した発展は投影同一化の第3段階として理解されることがある。それはすなわち，以前分裂排除され投影された患者の対象表象が治療者によってコンテインされ修正され，その後有意義な対人関係の文脈の下で（修正された形で）患者に再取り入れされる段階である。治療スタッフが自分たちの相違点に誠実に向き合うことができるなら，彼らは入院環境におけるよい経験が悪い経験を上回るという雰囲気，それは患者の中で愛情と憎悪の統合を促進する上で欠くことができないものを供与できることである。

入院病棟における集団療法の役割

　上述した，自己および対象表象の投影と取り入れに関する記述は，すべての精神科病棟において集団過程について注意深い観察が必要であることを示すよい例となる。治療スタッフと患者との間を循環する分裂排除された断片を統合するには頻回のスタッフ・ミーティングが不可欠である。それと同様に，定期的な集団ミーティングによって，治療スタッフと患者，そして患者同士の相互交流を注意深く取り扱うことができる。すなわち，関係の中で発展した葛藤が行動化されるのを定期的な集団ミーティングが防ぐのである。対象関係論が，病棟の集団過程を理解するための優れた概念的枠組みを提供してくれる（Kernberg 1973, 1984; Oldham and Russakoff 1987）。StantonとSchwartz（1954）は，患者集団の精神力動が治療スタッフ集団の同様の力動をいかに直接反映しているかを説明した。特に，患者個人が治療スタッフの隠された葛藤を行動化することはよく目にする。スタッフ・ミーティングと，スタッフと患者とのミーティングの双方で対人関係上の葛藤について系統的に整理することは，2つの集団での並行過程を明らかにする上で有益である。

　入院病棟やデイ・ホスピタルにおける患者小集団で実際に焦点となるものは，その集団に含

第6章 力動精神医学における治療：複数の治療者による治療設定 *147*

まれる患者の自我の強さや診断カテゴリーによって変わる。とはいえ，一般的に精神療法的集団ミーティングは，患者の精神内界の困難と環境内での彼らの葛藤との間の接点として機能する。Kibel（1987）は，こうした集団では，病棟の日常生活で生じる対人関係上の困難に焦点づけるべきだと提言した。これらの困難は患者の精神内界の葛藤や欠損に関連している可能性がある。彼は，転移により生じた不安は患者個人の自己と集団の集合的自己の双方を圧倒しかねないという理由から，こうした集団では転移を重視しないよう示唆した。その一方で，Horwitz（1987）は，集団内の治療同盟を強化するのに役立つことにより転移への焦点づけが入院集団でも価値を有すると考えた。小集団ミーティングが適切に行われれば，それらは患者にとっての安息の地にも保護区域にもなり，その中で患者は自分たちが精神科の入院患者であることにまつわる感情を自由に話すことができ，同じく治療スタッフも患者の感情や体験の正当性を認めることができる（Kibel 1987）。入院における集団のより特異的な活用については，本書の第Ⅱ部で診断単位毎に個別の文脈で考察する。

精神力動的に方向づけられたアプローチの適応

　本章で提示した治療モデルに対する反論には，長期入院治療における対象関係論の修正に基づく概念的枠組みを同じように短期的な治療には適応できないという考えがあろう。この反論で間違っているのは，入院治療が何か月にも何年にもわたって続く治療の一部ではなくそれ単独で存在していると概念化していることである。長い時間をかけて患者は自らの無意識的期待がたくさんの異なる場面で拒絶されるのを体験しており，その影響は蓄積されている。患者が目の前に示された新しい対象関係に同化し取り入れはじめるのは，あくまで治療者が同じパターンの失敗を繰り返すからである。入院病棟や部分入院部門の治療スタッフ，精神療法家，そして友達や家族によって新しい体験や反応が充分提供されてはじめて，患者の自我は強化され，彼らの対象関係は社会で機能できる程度まで改善するのである。

　短期の治療設定でも，長期の治療設定と同じくらい容易に治療上の重篤な誤りが患者への打撃となりうる。患者についての精緻な精神力動的理解は，治療者が技法上の誤りを犯すのを回避する助けになる。たとえば，治療に関して受身的な構えをとる患者と共謀してしまう落とし穴を治療者は回避できるかもしれない。精神力動的な発想の基本は，患者は治療過程における協働作業者である，ということである。精神力動的に方向づけられた治療は患者に現在の状況と子ども時代の出来事との間のつながりを熟考するよう促す。それによって，患者は自分が以前に書かれた脚本をいかに繰り返し続けているかを理解し始めることができる。この発想は，患者には状況を変えるために自ら対策を講じる力があるという考えと密接につながっている。

　Sigmund Freud（1914/1958）はもともと，行動化という言葉を転移のもつ性質を説明するために使用した。患者は過去の出来事を思い出したり言葉にしたりするのではなく，何らかの行動で繰り返すのである。同様の現象が入院治療やデイ・ホスピタルでも生じる。そこで患者は自らのニーズや願望を満足させようとして特徴的な様式で他者と関わることを繰り返すのである。精神力動的な考え方のもう1つの基本が，患者は内的体験を自動的に行動に移すことから，それを

148　第Ⅰ部　力動精神医学の基本原則と治療アプローチ

熟考し話す方向に向かわなくてはならないということである。患者が認知機能障害，知能の低さ，あるいは精神病的な引きこもりなどの理由で治療スタッフと生産的な言語交流を行えない場合であってもなお，彼らは新しい型の対象関係の体験がもつ非言語的側面から利益を得ることができる。Ogden（1986）も述べているとおり，言語を用いなければ精神分析的な治療ではないというわけではない。

　精神分析的に方向づけられた入院治療が有効であり，中でもパーソナリティ障害に有効であるというエビデンスが蓄積されてきている（Dolan et al. 1997; Gabbard et al. 2000）。データによれば，よい転帰のためにはアフターケア治療が同様に重要である。Chiesaら（2003）はパーソナリティ障害に対する，2つの心理社会的介入モデルを比較した。1つは，1年間の長期入院治療を行い退院後は専門家による外来治療を行わない介入モデルである。もう1つは，6カ月間の入院治療の後，18カ月間週2回の精神分析的精神療法と6カ月間地域で訪問看護を行う介入モデルである。患者はどちらかのモデルに自然主義的に割り当てられた。マッチさせたパーソナリティ障害患者を3つめの群として，彼らには精神療法を行わない通常の精神科治療を行った。精神分析的に方向づけられた治療を受けた2つの患者群は2年後有意な改善を示した。その一方で，そうした治療を受けなかった通常治療群は実質的には変化しないままだった。長期入院治療だけを受けた患者と2段階の治療を受けた患者とを比較した場合は，より短期の入院治療の後外来治療を受けた患者のほうがよりよい転帰であった。

　精神分析的に方向づけられたデイ・ホスピタルの最も精緻な研究において，BatemanとFonagy（1991, 2001）は38名の境界性パーソナリティ障害患者を無作為に部分入院治療と通常の精神科治療とに振り分けた。デイ・ホスピタル群の患者はすべての評価項目でよりよい転帰を示し，さらに治療終了後も改善した状態を維持した。彼らの治療は費用効率の面でも通常の精神科治療より優れていた（Bateman and Fonagy 2003）。

外来治療設定における併用治療

　この章ではここまで主として入院治療あるいは部分入院治療における複数の治療者による治療設定に焦点を当ててきたが，外来精神科治療において最も日常的な，複数の治療者による状況は，精神科医が薬物の処方を行いもう1人の臨床家が精神療法を行うというものである^{訳注2)}。もちろん，1人の精神科医が薬物の処方と精神療法の双方を受け持つ場合も多い。しかしながら，この**1人で行う**治療モデルは減少傾向にあるかもしれない。それはマネージドケア会社が概して，精神科医が精神療法を行うときよりも薬物管理を行うときにより有利な比率で支払いを行うためである。精神療法の提供という観点から開業精神科医を対象とした研究で，MogtabaiとOlfson（2008）は，2004～2005年の外来患者で精神療法を提供されたものは28.9％に過ぎず，1996～1997年の44.4％と較べて有意に減少していることを見出した。今日最も一般的なのは，精神科医が処方を担当しもう1人の精神保健の専門家が精神療法を実施することである。

訳注2）これはA-Tスプリットと呼ばれている。AはAdministrator（管理医），TはTherapist（治療者）の略。

この**2人で行う**治療モデルにはいくつかの利点がある。すなわち，難しい症例では2人の治療者がお互いに相談し合えるということや，転移の激しさが希釈されるような状況にもなりうるということである。しかしながら，他の治療者に相談するための時間を第三者機関やマネージドケア会社は支払い対象として認めていないため，多くの症例でそうしたやり取りは生じない（Gabbard 2000）。結果として，対等な立場で議論することは，臨床家が果たすべき事柄の優先順位で下の方に位置づけられることになる。さらに，いくつかのマネージドケアによる治療設定では，精神療法家と薬物療法家は保険会社内の委員会によって割り当てられる。そのため，2人の臨床家は1度も会ったことがない者同士かもしれないし，協働することに何の興味ももたないことがある。こうした交流の不在は，以下に述べる例のように新たな形のスプリッティングを生み出すことがある。

> Hさんは境界性パーソナリティ障害を有する29歳の女性患者である。彼女は薬物療法を受けるために精神科医と，精神療法を受けるために臨床心理士と会っていた。精神科医とのある診察で，彼女はセロトニン再取り込み阻害薬を処方されていたが，彼女は精神科医に「多分ここでこのことを言うべきではないですが，私の精神療法家は面接中ずっと私に怒鳴りちらします」と述べた。精神科医は，仲間の精神保健の専門家がそんなふうに振る舞っていると聞いて動揺した。彼はHさんに自分がその治療者に電話をして話してみることに同意してくれるかと尋ねた。彼女は喜んで同意すると答えた。
>
> 精神科医はその男性心理士に電話をして，Hさんが彼についていっていること伝えた。その心理士は「何らかのスプリッティングが生じていると思っていたところなので，お電話をいただけて嬉しいです」と応じた。その上で，彼は，低くはあるが十分聞こえる声で「いま私が話している声量がどの程度がお分かりですか。この大きさで話しても，彼女は『大声を上げるのは止めて』と言うでしょう」と言った。精神科医は「本当ですか。彼女はそれを怒鳴っていると思っているのですか」と応えた。心理士は「それが不合理であることは私も分かっています。ただ，彼女は子どもの頃怒鳴りつけられることにとても敏感であったために，彼女には私のことを，彼女を叱りつけていた親の1人と全く同じにみなしてしまう傾向があります。ですので，私に叫ばれていると彼女が感じないように私はほとんど囁くようにしゃべらなくてはなりません」と返答した。精神科医は彼の同僚は紛う方なき板挟みになっていると感じ，彼に対して正すべきところがあると批判的に思う代わりに彼に共感した。彼は「そうすることがいかに難しいか，とてもよく分かります。今日のやり取りを彼女に話してもいいでしょうか」と言った。心理士は「もちろん結構です。そうしていただけると本当にありがたいです」と答えた。次の診察で，Hさんの主治医は彼女に，彼が心理士から聞いたことを伝えた。Hさんは防衛的になり，「怒鳴られているような感じがします」と言った。主治医は「その通りなのでしょう。ただ，ここが重要なところです。それは，あなたの過去の経験に基づく知覚なのです」と応えた。

このビネットで，Hさんの主治医は，仲間である精神療法家に電話をかけて，いま起きていることについて率直に話し合っている。そのおかげで，彼はいま展開しているスプリッティング過程に気づき，それをより建設的に取り扱うことができた。たとえ，こうした対等な立場の対話に対して第三者機関による支払いがなかったとしても，これらの対話はより困難な患者の治療において破壊的なスプリッティングの過程を防ぐため欠かせない。治療開始に際して精神療法家と薬物療法家がはっきりとした話し合いをもつことが，おそらく最良の防止策である（Meyer and

Simon 1999; Gabbard 2000）。そこで率直に話し合うべきは，危機状況において患者の安全と治療の責任を負うのは誰か，治療上重要な変化が考えられる場合には互いに情報交換することの合意，そしてどちらかが留守にしたり対応できない状態になったりする際の明確な意思疎通の確立，についてである。GoldbergとErnst（2012）によれば，精神療法家は患者が薬に関する心配を持ち出してきたときに，その話は処方を行う精神科医にするようにと伝えやすい。その結果分業というメッセージが強化される。患者は2人の治療者は治療チームの一部であることを理解しなくてはならないし，治療チームは互いに自由に話せるものでなければならない。したがって，患者は2人の治療者が意見を交わすことに同意しなくてはならない。BuschとSandberg（2007）の指摘によれば，それぞれの臨床家が勝手に患者は2人の治療者が定期的に話し合うことを知っていると思い込んでしまうために，守秘義務の問題が患者と適切に話し合われないことがある。したがって，患者との面談においてそのことは明示される必要がある。また，BuschとSandbergは，それぞれの臨床家が異なる理論モデルに従って臨床を行う場合，治療を進める上で混乱を招くことがあるとも述べている。患者の状態の原因や治療の必要性を話す中で，2人の治療者は知らず知らずのうちに患者に2つの疾患モデルを伝えていることがある。2つのモデルの和解のためにも，2人の治療者は治療開始時と問題が生じたときにぜひとも話し合いを持つべきである。最後に，治療開始に際してどちらかの治療者が治療上の役目から降りることを希望する場合には，もう1人の臨床家のために交代要員を準備するという合意をしておく必要がある。

文　献

Adler G: Hospital treatment of borderline patients. Am J Psychiatry 130:32–36, 1973

Adler G: Borderline Psychopathology and Its Treatment. New York, Jason Aronson, 1985

Adshead G: Psychiatric staff as attachment figures. Br J Psychiatry 172:64–69, 1998

Allen JG, Deering CD, Buskirk JR, et al: Assessment of therapeutic alliances in the psychiatric hospital milieu. Psychiatry 51:291–299, 1988

Bateman AW, Fonagy P: The effectiveness of partial hospitalization in the treatment of borderline personality disorder: a randomized controlled trial. Am J Psychiatry 156:1563–1569, 1991

Bateman AW, Fonagy P: Treatment of borderline personality disorder with psychoanalytically oriented partial hospitalization: an 18-month follow-up. Am J Psychiatry 158:36–42, 2001

Bateman AW, Fonagy P: Health service utilization costs for borderline personality disorder patients treated with psychoanalytically oriented partial hospitalization versus general psychiatric care. Am J Psychiatry 160:169–171, 2003

Bion WR: Experiences in Groups and Other Papers. New York, Basic Books, 1961　池田数好訳：集団精神療法の基礎．岩崎学術出版社，1973

Burnham DL: The special-problem patient: victim or agent of splitting? Psychiatry 29:105–122, 1966

Busch FN, Sandberg LS: Psychotherapy and Medication: The Challenge of Integration. New York: Analytic Press, 2007

Casement PJ: The meeting of needs in psychoanalysis. Psychoanalytic Inquiry 10:325–346, 1990

Chiesa M, Fonagy P, Holmes J: When more is less: an exploration of psychoanalytically oriented hospital-based treatment for severe personality disorder. Int J Psychoanal 84:637–650, 2003

Cohen RA: Some relations between staff tensions and the psychotherapeutic process, in The Patient and the

Mental Hospital: Contributions of Research in the Science of Social Behavior. Edited by Greenblatt M, Levinson DJ, Williams RH. Glencoe, IL, Free Press, 1957, pp 301–308

Dolan B, Warren F, Norton K: Change in borderline symptoms one year after therapeutic community treatment for severe personality disorder. Br J Psychiatry 171: 274–279, 1997

Finell JS: Narcissistic problems in analysts. Int J Psychoanal 66:433–445, 1985

Freud S: Remembering, repeating and working-through (further recommendations on the technique of psycho-analysis II) (1914), in The Standard Edition of the Complete Psychological Works of Sigmund Freud, Vol 12. Translated and edited by Strachey J. London, Hogarth Press, 1958, pp 145–156　小此木啓吾訳：想起，反復，徹底操作．フロイト著作集 6．人文書院，1970；道籏泰三訳：想起，反復，反芻処理．フロイト全集 13．岩波書店，2010

Gabbard GO: The treatment of the "special" patient in a psychoanalytic hospital. International Review of Psychoanalysis 13:333–347, 1986

Gabbard GO: A contemporary perspective on psychoanalytically informed hospital treatment. Hosp Community Psychiatry 39:1291–1295, 1988

Gabbard GO: On "doing nothing" in the psychoanalytic treatment of the refractory borderline patient. Int J Psychoanal 70:527–534, 1989a

Gabbard GO: Patients who hate. Psychiatry 52:96–106, 1989b

Gabbard GO: Splitting in hospital treatment. Am J Psychiatry 146:444–451, 1989c

Gabbard GO: Comparative indications for brief and extended hospitalization, in American Psychiatric Press Review of Psychiatry, Vol 11. Edited by Tasman A, Riba MB. Washington, DC, American Psychiatric Press, 1992a, pp 503–517

Gabbard GO: The therapeutic relationship in psychiatric hospitalization. Bull Menninger Clin 56:4–19, 1992b

Gabbard GO: Treatment of borderline patients in a multiple-treater setting. Psychiatr Clin North Am 17:839–850, 1994

Gabbard GO: Training residents in psychodynamic psychiatry, in Acute Care Psychiatry: Diagnosis and Treatment. Edited by Sederer LI, Rothschild AJ. Baltimore, MD, Williams & Wilkins, 1997, pp 481–491

Gabbard GO: Treatment-resistant borderline personality disorder. Psychiatric Annals 28:651–656, 1998

Gabbard GO: Combining medication with psychotherapy in the treatment of personality disorders, in Psychotherapy for Personality Disorders. Edited by Gunderson JG, Gabbard GO. Washington, DC, American Psychiatric Publishing, 2000, pp 65–93

Gabbard GO, Wilkinson SM: Management of Countertransference With Borderline Patients. Washington, DC, American Psychiatric Press, 1994

Gabbard GO, Takahashi T, Davidson JE, et al: A psychodynamic perspective on the clinical impact of insurance review. Am J Psychiatry 148:318–323, 1991

Gabbard GO, Coyne L, Allen JG, et al: Evaluation of intensive inpatient treatment of patients with severe personality disorders. Psychiatr Serv 51:893–898, 2000

Goldberg JF, Ernst CL: Managing the Side Effects of Psychotropic Medication. Washington, DC, American Psychiatric Publishing, 2012

Hamilton NG: Self and Others: Object Relations Theory in Practice. Northvale, NJ, Jason Aronson, 1988

Harty MK: Countertransference patterns in the psychiatric treatment team. Bull Menninger Clin 43:105–122, 1979

Hilles L: Changing trends in the application of psychoanalytic principles to a psychiatric hospital. Bull Menninger Clin 32:203–218, 1968

Hoffman IZ, Gill MM: Critical reflections on a coding scheme. Int J Psychoanal 69:55–64, 1988

Horwitz L: Transference issues in hospital groups. Yearbook of Psychoanalysis and Psychotherapy 2:117–122, 1987

Kernberg OF: Psychoanalytic object-relations theory, group processes and administration: toward an integrative theory of hospital treatment. Annual of Psychoanalysis 1:363–388, 1973

Kernberg OF: Severe Personality Disorders: Psychotherapeutic Strategies. New Haven, CT, Yale University Press, 1984　西園昌久監訳：重症パーソナリティ障害――精神療法的方略．岩崎学術出版社，1996

Kibel HD: Inpatient group psychotherapy: where treatment philosophies converge. Yearbook of Psychoanalysis and Psychotherapy 2:94–116, 1987

Kohut H: The Analysis of the Self: A Systematic Approach to the Psychoanalytic Treatment of Narcissistic Personality Disorders. New York, International Universities Press, 1971　水野信義，笠原嘉訳：自己の分析．みすず書房，1994

Main TF: The ailment. Br J Med Psychol 30:129–145, 1957

Menninger WC: The Menninger Hospital's Guide to the Order Sheet (1939). Bull Menninger Clin 46:1–112, 1982

Meyer DJ, Simon RI: Split treatment: clarity between psychiatrists and therapists, part I. Psychiatr Ann 29:241–245, 1999

Mogtabai R, Olfson M: National trends in psychotherapy by office-based psychiatrists. Arch Gen Psychiatry 65:962–970, 2008

Ogden TH: Projective Identification and Psychotherapeutic Technique. New York, Jason Aronson, 1982

Ogden TH: The Matrix of the Mind: Object Relations and the Psychoanalytic Dialogue. Northvale, NJ, Jason Aronson, 1986　狩野力八郎監訳／藤山直樹訳：こころのマトリックス．岩崎学術出版社，1996

Oldham JM, Russakoff LM: Dynamic Therapy in Brief Hospitalization. Northvale, NJ, Jason Aronson, 1987

Perry JC, Cooper SH: A preliminary report on defenses and conflicts associated with borderline personality disorder. J Am Psychoanal Assoc 34:863–893, 1986

Pine F: Drive, Ego, Object, and Self: A Synthesis for Clinical Work. New York, Basic Books, 1990　川畑直人監訳：欲動，自我，対象，自己――精神分析理論の臨床的総合．創元社，2003

Poggi RG, Ganzarain R: Countertransference hate. Bull Menninger Clin 47:15–35, 1983

Rinsley DB: Treatment of the Severely Disturbed Adolescent. New York, Jason Aronson, 1980

Rinsley DB: Borderline and Other Self Disorders: A Developmental and Object-Relations Perspective. New York, Jason Aronson, 1982

Sandler J, Sandler AM: On the development of object relations and affects. Int J Psychoanal 59:285–296, 1978

Searles HF: Collected Papers on Schizophrenia and Related Subjects. New York, International Universities Press, 1965

Searles HF: The "dedicated physician" in the field of psychotherapy and psychoanalysis (1967), in Countertransference and Related Subjects. Madison, CT, International Universities Press, 1979, pp 71–88

Shapiro ER, Shapiro RL, Zinner J, et al: The borderline ego and the working alliance: indications for family and individual treatment in adolescence. Int J Psychoanal 58:77–87, 1977

Simmel E: Psycho-analytic treatment in a sanatorium. Int J Psychoanal 10:70–89, 1929

Stamm I: Countertransference in hospital treatment: basic concepts and paradigms. Bull Menninger Clin 49:432–450, 1985a

Stamm I: The hospital as a "holding environment." International Journal of Therapeutic Communities 6:219–229, 1985b

Stanton AH, Schwartz MS: The Mental Hospital: A Study of Institutional Participation in Psychiatric Illness and Treatment. New York, Basic Books, 1954

Symington N: The possibility of human freedom and its transmission (with particular reference to the thought of Bion). Int J Psychoanal 71:95–106, 1990

Weiss J, Sampson H, the Mount Zion Psychotherapy Research Group: The Psychoanalytic Process: Theory, Clinical Observations, and Empirical Research. New York, Guilford, 1986

Wesselius LF: Countertransference in milieu treatment. Arch Gen Psychiatry 18:47–52, 1968

Winnicott DW: The Maturational Processes and the Facilitating Environment: Studies in the Theory of

Emotional Development. London, Hogarth Press, 1965　牛島定信訳：情緒発達の精神分析理論．岩崎学術出版社，1977

Zee HJ: Purpose and structure of a psychoanalytic hospital. J Natl Assoc Priv Psychiatr Hosp 84:20–26, 1977

第Ⅱ部

DSM-5障害への
力動的アプローチ

第7章

統合失調症

人の発達の過程において対人関係の領域の外で起こるものなどない。

Harry Stack Sullivan

統合失調症の発生には遺伝的要素が大きな役割を果たす。すぐれた対照研究では，一卵性双生児での統合失調症の一致率は40～50％の間であるが，二卵性双生児での一致率は同胞間でのそれとおおよそ同じである（Kety 1996, Plomin et al. 1990）。なんらかの遺伝的異質性がありそうである。言い換えると，おそらく関係する1つ以上の異常な遺伝子や，病気の基礎をなす遺伝的な状況がある。そのうえ一致するのは一卵性双生児の半分以下なので，不完全な浸透度もあてはまりそうである。環境からの刺激の正確な性質について一致した意見はいまだみられていないが，環境要因もまた統合失調症の発生に関係しているように思われる。都会の環境で成長すること（Pedersen and Mortensen 2001）と，子ども時代の頭部外傷（Abdelmalik et al. 2003）のどちらも統合失調症になるリスクを高めることを，調査研究は示唆している。1つの集団研究は，妊娠の初期3カ月間の母親への強いストレスが子の統合失調症のリスクを変えるかもしれないことを示唆した（Khashan et al. 2008）。これらの調査研究者は，環境での強いストレス因は，胎児胎盤と母体の境界面において神経発達に影響する多様な感受性遺伝子の複合的な効果と相互作用を起こすのであろうと主張した。

生物学的調査研究の知見はどれも，統合失調症はその人に特有の心理的特質を伴って生じる疾患であるという単純化できない事実のもつ衝撃を減じることはない。もし遺伝的要因が統合失調症の病因の100％を説明したとしても，依然として臨床家は深く心をかき乱す疾患への個人の力動的で複雑な反応に直面するであろう。統合失調症患者をマネージメントするための精緻な精神力動的アプローチは，常に臨床医に不可欠な治療道具の構成要素であり続けるだろう。

これぞ統合失調症の治療などというものはありえない。すべての治療的な介入は，個々の患者に特有のニーズに合わせなくてはならない。統合失調症はいろいろな形に変化する臨床的徴候を伴う不均質な疾患である。その障害についての1つの有益な記述症候学的な組織化は，3つの下位群に分けることであり，その区分は 1) 陽性症状，2) 陰性症状，3) 障害された人間関係である（Andreasen et al. 1982; Keith and Matthews 1984; Munich et al. 1985; Strauss et al. 1974）。Strauss ら（1974）によって初めて提案されたこのモデルは，統合失調症患者に見出された3つ

の個別の精神病理過程を区別する。この分類は，提示されてきたいくつかのうちの１つである。第３群には精神的もしくは認知的な解体症状を含むべきと提案する者もいる。私は，精神力動的な情報に基づく治療アプローチに関係するので，障害された人間関係に焦点を当てることを選んだ。陽性症状はしばしば急性の精神病エピソードを伴って短時間のうちに生じる（妄想のような）思考内容の障害，（幻覚のような）知覚の障害，（緊張病と激越のような）行動の症状を含む。

　多彩で目立つ陽性症状が明白な「存在」をなすのに対し，統合失調症の陰性症状はむしろ機能の「欠損」として分類される。これらの陰性症状には，制限された情動，思考の貧困，アパシー（無気力），アンヘドニア（快楽消失）が含まれる。陰性症状が優位な患者は，脳の構造的な異常を示唆する数多くの特色によって特徴づけられており，それには病前の適応の悪さ，学校での成績の悪さ，仕事を維持するのがより難しいこと，認知検査での悪い成績，治療への反応の悪さ，若年発症，および病前の社会的に役に立つ機能の困難が含まれる。

　Carpenter ら（1988）は，陰性症状のさらなる区別を提案した。彼らは，ある種の社会的ひきこもり，感情鈍麻，および明らかな思考の貧困が，実際のところ，不安，抑うつ，環境の剥奪，もしくは薬効のために二次的に生じるものかもしれないと指摘した。したがって，これらの症状は長続きせず二次的なので**陰性症状**と分類されるべきではない。Carpenter ら（1988）は，時を超えて持続するはっきりとした本来の陰性症状を表わすために**欠損症候群** deficit syndrome という用語を提案した。陰性症状の持続期間もまた予後を診断する上で重要である。Kirkpatrick ら（2001）は，欠損の病理によって一群の患者が特徴づけられ，それらは欠損の特徴がない統合失調症とは根本的に異なっていると強調した。彼らは，欠損の疾患は異なる経過，異なる生物学的相関，そして異なる治療反応を示すと指摘した。

　陰性症状のように，人間関係の障害は長い時間をかけて展開する傾向がある。これらの問題は，性格学的基盤から生じ，人のパーソナリティの広がりと同じく変化に富んだ無数の対人的な困難を含む。障害された人間関係の目立った徴候には，ひきこもり，攻撃性や性欲の不適切な表出，他者のニーズへの気づきの欠如，過剰な要求，および他者と意味のある接触ができないことが含まれる。

　Keshavan と Eack（2014）は，精神療法を計画するうえで，統合失調症の経過を特徴づける一連の代表的な段階を考慮することが助けになると述べた。病前の段階では，認知と社会性の困難が幼少期の大部分を通じて確認できる。前駆期には，精神病様の特徴をもつ閾値に達しない症状を伴った思考，パーソナリティ，および気分の変化に加えて，認知と社会性の衰退がみられる。精神病期には，妄想や幻覚のような顕在化した陽性症状が現れる。過渡期あるいは回復期は数か月から数年続き，治療へのアンビバレンス，ストレス下での再発傾向，そして抑うつと不安の併存を特徴とするであろう。安定期あるいは慢性期には，典型的には頑固な陰性症状，精神病症状の寛解と悪化，そして認知の欠損がみられる。これらの調査研究者たちは，精神療法の目標が疾患の段階により異なることを強調した。精神病の予防と前駆症状の軽減は前駆期の主要な目標である。精神病期には，精神病の重症度と持続期間の軽減，および支持が中心をなす。過渡期に重要なのは再発と併存症の防止である。最終的に，リハビリテーションと地域の復帰が安定期，慢性期の中心的な目標となる。それゆえ，どのような精神療法的アプローチも患者の臨床症状の主たる問題に合わせることが必要となる。

統合失調症の精神力動的理解

　多くの精神力動的モデルは，臨床医に統合失調症の過程の理解を助けるために提案された。葛藤か欠損かという論争（第2章に記載）は，統合失調症理論について議論するうえで特に目立つ特徴である。Freud自身，彼の概念化が進展していくなか，葛藤モデルと欠損モデルとの間で揺れ動いた（Arlow and Brenner 1969; Grotstein 1977a, 1977b; London 1973a, 1973b; Pao 1973）。Freud（1911/1958, 1914/1963, 1915/1963, 1924a/1961, 1924b/1961）の概念化の大部分は，あらゆる精神内的構造もしくは対象表象に付着するエネルギー量を指す備給という彼の発想から発展した。彼は，統合失調症の特徴は対象からの脱備給であると確信した。彼はときには，この脱備給という概念を精神内的な対象表象からの情緒的もしくはリビドー的な投資の離脱を説明するために用い，またあるときには周囲の現実の人間からの社会的ひきこもりを説明するために用いた（London 1973a）。Freudは統合失調症を，他者との強い欲求不満と葛藤に反応した退行として定義した。この対象との関わりから発達の自体愛的段階への退行は，対象表象や外的人物からの情緒的投資の撤収を伴っており，それが統合失調症患者の自閉的ひきこもりという様態を説明した。Freud（1914/1963）は，患者の備給はやがて自己もしくは自我に再投資されると仮定した。

　一部の著者（London 1973a, 1973b; Waxler 1971）は，Freudの脱備給理論を統合失調症の欠損モデルに対する承認とみなしたが，Freudは明らかに葛藤も考慮しようとしていた。構造モデルを展開した後，彼は彼の精神病についての見解を徐々に修正した（Freud 1924a/1961, 1924b/1961）。彼は神経症を自我とエスとの葛藤とみなしたのに対して，精神病は自我と外的世界との葛藤と考えた。精神病は現実の否認とそれに続く現実の改作を伴う。この改訂にもかかわらず，Freudは備給の撤収とその自我への再投資を主張し続けた。彼は対象備給の撤収を，神経症患者に比較して統合失調症の患者は転移を形成することができないという彼の観察を説明するために用いた。

　統合失調症患者は転移性愛着を形成しないというFreudの発想は，彼がそのような患者に集中的な治療的試みを企てようとしなかったという事実と関連していたことは間違いない。一方，Harry Stack Sullivanは彼の人生を統合失調症の治療に捧げ，全く異なる結論にたどり着いた。彼は障害の病因は早期の対人関係上の困難（とりわけ子ども-親の関係）の結果だと信じ，それらの早期の問題の処理を試みる長期の対人過程としてその治療を概念化した。Sullivan（1962）によれば，母性的養育の失敗は乳幼児の中に不安でいっぱいの自己を生み出し，子どもが自分のニーズを満たすことを妨げるのであった。自己体験の子の側面はやがて乖離されるものの，自尊心が負った損傷は深刻なものとなる。Sullivanの見解によれば統合失調症の発症とは，パニック状態さらには精神病的解体を引き起こす，乖離された自己の復活であった。Sullivanは常に，最もひきこもった統合失調症患者にさえ，対人的な関わり合いの能力はあると考えた。彼の統合失調症患者との先駆的な仕事は，彼の弟子であったFrieda Fromm-Reichmann（1950）によって続けられた。彼女は，ひきこもり状態にある統合失調症患者は幸福を感じていないということを強調した。彼らは，人生早期の不幸な体験のために他者への恐れと不信を克服できていない根本

160 第Ⅱ部　DSM-5障害への力動的アプローチ

的に孤独な人びとなのである。

　Sullivanと彼の弟子たちが対人関係論を発展させている間に，初期の自我心理学者らは不完全な自我境界が統合失調症患者の主な欠損の1つであることを観察していた。Federn（1952）は，統合失調症では対象備給は撤収されているというFreudの主張には同意しなかった。代わりにFedernは，自我境界への備給が撤収されていると力説した。彼は，統合失調症患者の自我境界はもはや（神経症患者のようには）心理的に投資されていないのだから，彼らは特徴として内側にあるものと外側にあるものとの間の障壁を持たないと述べた。

　こうした初期の精神分析的定式化の多くは，統合失調症の患者を治療する臨床家とその患者家族との間に深刻な困難を引き起こした。**分裂病原性の母親** schizophrenogenic mother[訳注1] といった用語は，母親たちが子どもたちの統合失調症の原因として非難されていると感じるような雰囲気を生み出した。続く数十年のうちに，統合失調症についてのより精緻な精神力動的定式化が現れた（Arlow and Brenner 1969; Blatt and Wild 1976; Grand 1982; Grotstein 1977a, 1977b; Mahler 1952; Ogden 1980, 1982）。これらの理論の多くは，大人の患者たちとの作業からの再構成に基づいている。言い換えると，臨床家たちは精神療法設定の中での心的過程を研究し，幼少期の発達の問題点にまでさかのぼって推定したのである。残念なことに，精神分析的定式化の多くは生物学的研究からの知見を彼らの病因論と統合していない。

　いくつかの心理学的構成は，神経生物学と心理学との接点を反映している。最終的に統合失調症になる子どもたちには，対象関係への嫌悪があり，それがゆえに彼らと絆を作るのは難しい。刺激への過敏性や注意と集中の困難もまた統合失調症の病前性格の一般的な特色である。研究は，中枢神経系での正常な感覚ゲーティング[訳注2] が部分部分で広範に喪失していることが統合失調症の特徴なのかもしれないと示唆した（Freedman et al. 1996; Judd et al. 1992）。そのため患者たちは無意味な刺激を遮断するのが困難であり，結果として慢性的な感覚の過負荷を感じる。Robbins（1992）は，忘我 mental oblivion という情動状態と，統合失調症患者の前頭葉における皮質の委縮と活動減弱という所見との相関関係を示唆した。この一群の特徴がまとまった結果，そうした子どもたちの要求に順応しなくてはならない親や世話人にとって複雑な課題が生じる。すっきりと計画された前向き研究（Cannon et al. 2002）では，幼少期の神経運動，受容言語，および認知の発達における有意な障害が統合失調症様障害の予測因子となった。

　病因と発症についての理論は遺伝的要素が鍵となる役割を果たすという相当量のエビデンスを考慮しなくてはならない。そうした要素がなければ，極度に機能不全を呈する家族状況でさえ，子孫に統合失調症のような疾患を引き起こすことはないであろう（Wahlberg et al. 1997）。最も説得力のある仮説の1つはKendlerとEaves（1986）のものである。彼らは，疾患の素因となりリスクを高める側面とリスクを減らし保護的に働く側面という2つの環境的側面に対して，個人がどの程度まで敏感であるかは遺伝子が制御していると主張した。実際に対照群との比較では，精神病に対する家族性のリスクが高い患者ほど日常生活でのストレスに強烈な情動反応を示した

訳注1）精神医学にとって負の側面をもつ歴史的用語であるため，あえて「分裂病」の表記を含む旧来の訳語を採用した。

訳注2）感覚刺激に対する大脳皮質の反応を抑制させる機制のこと。たとえば睡眠時には，嗅覚刺激がゲーティングされているため，われわれはほとんど臭いを感じない。

（Myrin-Germeys et al. 2001）。環境への敏感さを遺伝子が制御するというこの理論は，次のフィンランド人の研究によって支持された。実の母親が統合失調症である 58 人の養子を，通常の遺伝的リスクの 98 人の養子と比較してみた（Wahlberg et al. 1997）。コミュニケーションに高水準の逸脱がある親と養子関係にある子孫の中で，高い遺伝的リスクがある養子は，対照群と比較して，より高い割合で思考障害のエビデンスを示した。この概念モデルでは，子どもと家族との「適合」が強調された。高い遺伝的リスクのある養子という下位群は，コミュニケーションの高度な逸脱が特徴的な養父母と「適合」していなかった。

　この概念モデルによる合意の 1 つは，肯定的な養育体験はリスクの高い個人の将来の統合失調症の発症を予防しうるということである。この見解はフィンランドの養子家族研究によって支持されている（Tienari et al. 1994）。この調査では，肯定的な養子縁組体験を持つ統合失調症の母親の子どもたちは後の統合失調症から守られたが，一方で混乱した養家を経験した遺伝的に脆弱な個人は，障害を発症する傾向があった。統合失調症スペクトラム障害の母親から養子に出された子孫についてのその後の報告で，Tienari と同僚たち（2004）は，養子と養家を家庭訪問し，家族の機能不全を「健康」から「重度の機能不全」の段階で評価した。調査者たちは，これらリスクの高い養子は，重篤な家族の機能不全がある場合，より統合失調症になりやすいと結論した。この関連は，遺伝的リスクが低い場合には存在しなかった。したがってこれらの知見は，統合失調症では遺伝的リスクと養育環境とには相互的な影響があるという発想を支持する。

　文献の包括的な展望のなかで，Olin と Mednick（1996）は，将来の精神病の危険指標と思われる病前特徴を同定した。これらの特徴は 2 類型に分けられる。1）早期の病因論的要素。ここには，周産期合併症，統合失調症の家族歴，母親のインフルエンザへの暴露，神経行動学的な欠損，生後 1 年以内の両親の離婚，家族機能の疲弊，および施設での養育が含まれる。2）臨床家と教師によって同定される精神疾患の行動的および社会的な前兆と，面接や質問紙によって明らかにされるパーソナリティの変異。言い換えると，遺伝的脆弱性，環境の寄与，および個人の特性の間で生じる相互作用。

　統合失調症についての精神力動的な文献の多くは治療の検討に焦点を当てている。確かに精神力動的な理解は，病因によらず統合失調症の治療にとって意味がある。ある共通の筋道が，臨床家の患者への取り組みに知識を与える多くの精神力動的な理論を貫いている。第 1 に，精神症状には意味がある（Karon 1992）。たとえば誇大妄想や幻覚は，統合失調症患者の自尊心が侮辱された直後に生じることがしばしばある（Garfield 1985; Garfield et al. 1987）。思考や知覚の誇大的な内容は，患者の自己愛の傷つきを相殺するための努力なのである。

　2 番目の主題は，これらの患者にとって人と関わることは恐怖に満ちているということである。他者との接触に伴う強い不安は，たとえ病因を完全に説明しうるものではないにしても，明白に見て取れる。自我境界の統合について，そして他者との融合の恐怖についての関心は，しばしば孤立によって解決される進行中の問題を表わしている。治療関係は，他者とのつながりができた結果として破局が生じるわけではないということを信じられるようになるという課題を患者に提示する。最後に，3 つ目の共通の筋道は精神分析的方向性の著者であれば皆が確信していることと関係しているのであるが，感性ある臨床家との力動的な情報に基づく治療関係は，統合失調症患者の生活の質を根本的に改善するということである。充分に回復した統合失調症患者の研究

162　第Ⅱ部　DSM-5障害への力動的アプローチ

（Rund 1990）では，80％は長期の精神療法を受けており，そのことを大いに重要だと考えていた。たとえ完全回復に至らなくとも，治療関係は依然として患者の人生への適応全般に対して並々ならぬ価値があるであろう。

治療アプローチ

薬物療法

適切に策定された対照研究は，抗精神病薬による薬物療法が統合失調症の陽性症状を管理するうえで高い効果があることを明らかに示している。思慮深い抗精神病薬の使用により統合失調症患者におけるその他すべての治療的介入の利用しやすさは，大いに強化される。Keith と Matthews（1984）もまた，「陽性症状からの解放は心理社会的治療に不可欠な状態に近づける」と主張した（p. 71）。しかしながら，陰性症状と対人関係の障害は，薬物療法の効果が乏しいので，心理社会的アプローチが必要となる。（クロザピン，リスペリドン，オランザピンのような）新しい非定型抗精神病薬の一部は，陰性症状の布置により大きな影響を与えているようである。

たくさんの優れた精神薬理学の教科書が利用可能なので，ここで私は治療への心理社会的な取り組みに焦点を当てる。第5章で検討したように，処方された薬物へのコンプライアンスがよくないことは，多くの統合失調症患者の治療でずっと続いている問題である。統合失調症患者の長期の管理に関わっている力動精神科医は，薬物療法に対するコンプライアンスを治療上の重大事とみなすようにしたい。各々の患者は，もし薬物療法をやめた場合の再発の可能性について，遅発性ジスキネジアの徴候について，そしてより軽症な副作用との向き合い方について教育されるべきであろう。加えて患者への薬物療法の意味は折に触れて，とりわけコンプライアンス不良の最初の兆しが見られたときに，探索されなくてはならない。第5章で強調したように，抗精神病薬の処方は，あらゆる治療を患者が内的にどう体験しているのかということに気を配りながら慎重に育まれる治療同盟の中で行われるのがよい。

10年前，非定型抗精神病薬は統合失調症の治療に革命を起こすかもしれないという空想とともに熱狂的に受け入れられた。しかし，さらなる研究が積み重なるにつれて気づかれてきたのは，統合失調症の治療でのこれらの薬剤の本当の効果は従来の抗精神病薬と大きく変わらないということである。それにもかかわらず，多くは副作用のプロフィールがより良性なので，患者にも精神科医にもこれらの薬剤は受けが良い。クロザピンは場合によっては，一連の他の抗精神病薬よりも多少の優位性があるらしい（Lieberman et al. 2012）。たとえば，従来の抗精神病薬を服用する患者とクロザピンを服用する患者を比較する研究で，クロザピンで治療された患者は心理社会的リハビリテーション治療に参加する可能性がより高かった（Rosenheck et al. 1998）。

何らかの新たな薬物で改善してきていることに気づく多くの統合失調症患者は，症状の改善とともに現れる新たに獲得した自己感の統合に相当な困難を感じる。また，慢性精神病の患者は，親密さがもつ危険性とは無縁に過ごしてきたかもしれない。精神症状の寛解は，何年かぶりでの

恋愛関係や性愛関係の可能性を開くことにもなろう。多くの患者は，この展望に並はずれた不安を経験するであろう。これらの患者は他者と心を通わせ始めたとき，人間関係に内在する喪失と拒絶の危険に直面しなければならなくなる（Duckworth et al. 1997）。結局のところ，精神病からの脱出は，人生の目的や意味についての実存的な危機を患者に突きつけるであろう。彼らは彼らの人生のかなりの部分が慢性の疾患によって失われたことを認識し，彼らの個人的で精神的な価値を再査定せざるを得なくなる。労働者の仲間入りをする人たちは，長期にわたり働くことができないままでいた後で，労働の意味を目的意識や個人の同一性に統合するという状況に直面する。

　スキルトレーニング，リハビリテーションやその他の治療法に加えて，非定型抗精神病薬によく反応する患者たちもまた，こうした適応を模索できる支持的な人間関係を必要とする。

個人精神療法

　統合失調症に対する精神分析的志向を持った個人精神療法という豊かな臨床的伝統にもかかわらず，標準的な統合失調症患者がそのような取り組みによって有意な効用を得る可能性を調査研究で例証するのは難しい。カマリロ州立病院の研究（May 1968）は，統合失調症患者を精神療法で治療したか抗精神病薬で治療したかで結果を比較した初めての大規模研究であり，しばしば引用される。薬物療法を受けた患者群は，薬物療法を受けない群や精神療法のみを受けた群よりも有意な改善を示した。さらに，精神療法と抗精神病薬では相互作用は示されなかった。しかしながらこの研究は，調査対象に対して実施するよう指示された精神療法との関わり合いに欠ける未熟な治療者頼みで行われたために批判された。しかも，結果判定の指標も，精神療法に特異的に反応すると思われる対人機能や全般的心理機能の変化を拾い上げるには感度が充分ではなかった（Conte and Plutchic 1986）。精神療法の成果に疑問を見出したその他の2つの研究（Grinspoon et al. 1972; Roger et al. 1967）も，方法論に問題をはらんでいた。KaronとVandenBos（1981）は，フェノチアジン系薬物と支持的治療で通常の治療を受けていた患者からなる対照群と比較して，熟練の治療者によって治療された統合失調症患者では一層の改善が見られていることを例証した。しかし，この研究も無作為割り付けでないことや，薬物療法群の患者を早期に慢性期病棟へ移動させているといった方法論の問題で批判されている（Keith and Matthews 1984; Klein 1980）。

　統合失調症患者に対する力動的精神療法の効果について最も精緻に計画された研究は，Stanton, Gundersonと同僚らによって報告されたボストン精神療法研究である（Gunderson et al. 1984; Stanton et al. 1984）。これまでの研究の主な失敗は，計画に参加する治療者によって施行される精神療法の形態に関する定義がないということであった。ボストン研究では，入院と外来とからなる多様な設定から慢性期でない統合失調症患者を抽出し，現実適応的で支持的な精神療法か，探索的で洞察志向的な精神療法のどちらかに割り当てた。分析に含まれた患者（164人中95人）は，少なくとも6カ月間は割り付けされた治療状況にとどめられた。2年後の追跡調査で，調査者は対象患者のうち47人から完全なデータを得た。この時点でのデータ分析では，現実適応的で支持的な精神療法を受けた患者たちはより再燃率が少なく，より良い役割遂行を示

164 第Ⅱ部 DSM-5障害への力動的アプローチ

した。一方，探索的で洞察志向的な精神療法を受けた患者たちは認知と自我機能とで大きな改善を示した。調査者は，最終的に2群間の差異は比較的小さかったと結論づけた。

不幸にもボストン研究の精緻な方法論と計画にもかかわらず，いくつかの理由で結果の一般化の可能性は制限されざるを得ない。第1に，2年間の研究課程を最後までこなした患者は47人だけであった。したがって，多くの最終的な比較検討は，各治療群20名程度に基づいてなされた（Carpenter 1984）。第2に，データの収集が2年後で終了した。統合失調症患者との治療経験が豊富な多くの治療者は，2年は単に治療の中期が始まったに過ぎないと考えるであろう。統合失調症患者は精神療法過程に乗ってくるのが困難であることはよく知られている。そのうえ，多少なりとも表出的か多少なりとも支持的か，どちらかのモデルに忠実に従うよう治療者に期待することは，治療に評価されるという不自然さをもたらす。統合失調症の精神療法ほど柔軟性が重要なものはない。第4章で強調したように，精神療法家は自然主義的な設定であれば，その時々の患者のニーズに応じて，表出的な介入と支持的な介入との間を行き来するであろう。

続いてその同じ調査者たちは（Glass et al. 1989），テープ録音された記録から実際の治療過程を盲検的に評価して，2群間に全体的な差異がほとんどないという見解にあまりに早く到達すると「重要で特異的な効果をもつ各治療の個別の過程が覆い隠される」と結論づけた（p. 607）。力動的な探索に習熟していると評価された治療者は，総体的な精神病理，疾患の否認，制止‐感情鈍麻についてより大きな改善をもたらした。

最後に，ボストン研究のデータの解釈においては，調査研究のニーズと臨床実践上の環境との間にあるもう1つの埋められない差異を考慮に入れておく必要がある。それは，精神療法家が終生にわたって統合失調症患者の治療に携わるように導く動機である。それは意識的な場合も無意識的な場合もあるが，神秘的で，かつ高度に個人的なものでもある。治療者と患者とがお互いを「選ぶ」ように導く力は，どのようなものであれ，患者を治療者に無作為に割り付けるという科学的厳密さを求める大規模集団の計画では無視されてしまう（Müller 1984）。ただ個々の症例の集中的な研究のみが，精神療法が首尾よく進むうえで何が重要であるのかに光を当てることができる。

続く報告の中でGunderson（1987）は，統合失調症患者が長期の精神療法過程に携わることの難しさを認めた。彼は，彼の研究や他の人びとによる研究によれば，調査研究の一部として不特定に割り付けられると統合失調症患者の約2/3が精神療法を脱落すると指摘した。Gundersonはボストン研究のデータを注意深く吟味し，精神療法を続けた患者たちの典型的な特徴を確定した。結果は何とも意外なもので，彼らは社会的な孤立と感情平板化，内的解体を特徴としていた。しかし，彼らは脱落群よりもより一貫して役割を遂行する傾向があった。彼はまた，脱落率が病院環境の文化的規範に影響されることも発見した。たとえば，研究に用いられた退役軍人病院からの患者は，精神療法が標準的な治療の一部であるマクリーン病院[訳注3]に入院している患者よりも脱落しやすいようであった。Gundersonはまた，より長期の入院の方が患者が精神療法に取り組むうえで有益となることがあると結論づけた。彼は，現実適応的で支持的な精神療法を受けているのか，それとも探索的で洞察志向的な精神療法を受けているのかによって患者を分類し，

───────────
訳注3）Gundersonが所属していたハーバード大の精神科附属病院。彼を中心とした数々の臨床，臨床研究の舞台となった。

感情的なよそよそしさや思考障害が認められ，自分の疾患に対して楽観的な見方をしている患者は前者の様式を継続する可能性が高く，一方で現実検討はほぼ損なわれておらず，かなり良好な対人的関わり合いをもて，自分たちの精神病エピソードを不幸な出来事とみなしている患者は後者の治療を継続する可能性が高いと判断した。

　Gunderson の知見は，MacGlashan（1984, 1987）のチェストナットロッジ[訳注4]で治療された患者に関する長期の追跡調査と一致している。この研究では，かつてチェストナットロッジに入院して，集中的な精神分析的志向性の精神療法を受けていた 163 人の統合失調症患者を退院後平均 15 年追跡した。それらの患者の 1/3 が中等度から良好な転帰を示していた（McGlashan 1984）。精神病が寛解した患者は 2 つの群に分類できたが，そのうち 1 群は彼らの精神病体験を彼らの人生に統合しようとした。彼らは精神病エピソードから重要な情報を得たと確信しており，症状の意味への好奇心が強かった。2 番目の群が示したのは，回復を安定させるためのもう 1 つの道筋，すなわち疾患を「封印すること」であった。これらの患者は，疾患に対して変わらぬ悲観的な見方をし，精神病症状を理解することに関心を向けない傾向があった。どちらの群もほどよく安定した適応を達成していたが，彼らの体験を統合していた人たちはいくぶん転帰が良いようであった。

　これらの知見は，精神病的体験を彼らの人生に統合できる患者は精神療法での探索的作業から利益を得るかもしれないということを示唆する。一方精神病エピソードを封印する患者は，探索的な試みを続けてみても，おそらくは利益を得ることができないし，ことによると傷つけられさえするかもしれない。多少の洞察を目指す精神療法でさえも治療者による相当な支持を必要とするであろう。統合失調症の精神療法では，高機能の患者の治療とは違って，表出的 - 支持的の区別はかなり曖昧になる。

　実際，支持的アプローチは統合失調症の患者の治療的達成には欠かすことができない。入院継続中の 269 名の患者についてのデンマークにおける長期的な前向き研究（Rosenbaum et al. 2012）では，初回エピソードの統合失調症スペクトラム障害患者に対する通常の治療に加えてマニュアル化された支持的精神力動的精神療法と，通常の治療単独とを比較した。無作為抽出はこの研究では用いられなかったが，調査者たちはバイアスを最小限にするよう努力した。2 年後における症状改善と全般的な機能は，通常治療単独群に比して，支持的力動的精神療法および通常治療併用群において有意にまさっていた。

　個人療法（Hogarty et al. 1995, 1997a, 1997b）は，統合失調症に対する心理社会的な個人介入の中で最も厳密に試験されたものの 1 つである。概して障害に特異的ではない精神力動的治療とは対照的に，個人療法は障害に特異的である。疾患の研究にも基づいており，それゆえにストレス脆弱性モデルに基づいて，症状増悪の中心となるストレス関連性の感情調節不全を考慮に入れる。疾患に関する仮定を，実証的根拠がなさそうな精神分析理論に置いてきた精神力動的治療者もいる一方で，多くの力動的治療者は，患者のニーズに彼らのアプローチを柔軟に順応させる。これは，個人療法を特徴付けるさまざまな治療技法でも同様である。

　個人療法は段階的に進行する。最初の段階では，焦点は症状の臨床的な安定化，治療同盟の発

訳注 4）Fromm-Reichmann が中心となり精神分析的な精神療法を本格的に行った精神病院。H. S. Sullivan も関与していた。

展，そして基本的な心理教育の供給に当てられる。この段階は通常病院から退院した直後の数か月の間に生じる。中間の段階では，患者を手助けしてストレス因に関連する内的な感情の合図に気づかせることに注力する。一部の患者はこの時点でソーシャルスキルトレーニングや，リラクゼーションの練習，社会的知覚を高める訓練も始めるかもしれない。治療の進展期は，内観の機会を提供することを目的とする。加えて，患者は葛藤の解決や批判の取り扱いについての原則に関する教えを受ける。それぞれの段階で，治療は患者の個人的なニーズに合わせて仕立てられる。

　Hogarty ら（1997a, 1997b）は，151 人の統合失調症患者を個人療法と 2 つの比較治療のうちの 1 つ——家族療法もしくは支持的個人療法——とに無作為に割り付けた。彼らは患者を退院後 3 年間追跡した。終了まで追跡できなかった人は 18％に過ぎず，そのほとんどは個人療法の群ではなかった。精神病や感情障害の再燃予防という点で，個人療法は，服薬コンプライアンス不良だけでなく，家族療法や支持療法よりも効果的であることが見出された。しかしながら，この顕著な効果がみられたのは家族と同居している患者だけであった。家族と同居していない患者の中では，個人療法を受けた人たちでより悪かった。彼らには，支持療法を受けている人と較べて，有意に精神病性の不全がみられた。調査者たちは，患者の居住の問題が安定し症状が改善するまで，個人療法は延期した方がよさそうであると結論した。

　この研究では，個人療法は役割遂行や社会適応には大変有益であると思われたが，症状への効果という点では対照となる治療よりも有意に大きくはなかった。実際，個人療法を受けた患者は実際に，支持療法か家族療法を受けた患者よりも不安を抱いていた。さらに，個人療法は支持療法よりもその影響がより長続きするように思われた。個人療法を受けた患者では退院後 2 年目 3 年目にも社会適応が改善し続けていた。一方，支持療法を受けている患者では，家族介入の有無にかかわらず，適応効果は退院後 12 カ月を頂点として，その後頭打ちになった。

　統合失調症の最適な治療戦略に関する私たちの現代的理解と歩調を同じくし，Hogarty らの研究において，個人療法は包括的な治療計画の中の一治療様式に過ぎなかった。患者たちは抗精神病薬による薬物療法を受け，多様なリハビリテーション的アプローチも個人療法と組み合わせて用いられた。Fenton と MacGlashan（1997）も記しているように，個人療法は「疾患あるいは回復のこの特別な段階にあるこの特別なタイプの統合失調症を患うこの特別な患者にとって，最も有用となりそうな特定の介入の組み合わせ」（p. 1495）を考慮するための理想の文脈を提供する。その患者に特有なニーズに対する介入の選択を仕立てるこの取り組みは，すぐれた臨床感覚を生み出す。確かに個人療法は，患者の防衛，対象関係，および自己感を精神力動的に理解するという枠組みの中で適用しうる。

　加えて，認知行動療法（CBT）の無作為化対照試験が示したのは，精神療法的な介入が統合失調症のための総合的な治療計画の有用な構成要素となりうるということであった（Kuiper et al. 1998; Tarrier et al. 1998）。1 つの研究では，認知行動療法の結果としての改善は 18 カ月の追跡調査時でおおむね維持されていた（Kuiper et al. 1998）。問題解決や再発防止に関する訓練のような戦略は，本研究においてとりわけ有用に思われたので，あらゆる精神療法的アプローチに組み入れられるのがよい。CBT についてのすべての最新の調査研究のまとめによると，この精神療法は妄想，幻覚，陽性症状，および陰性症状の重症度を減じ，社会的機能を改善させる（Dixon et al. 2010）。しかし，最近発症した大部分の患者や，精神病症状の急激な増悪のただな

かにいる患者の CBT についての研究は充分にはなされていない。

　陰性症状を有し，障害が著しい患者の認知療法についての無作為化対照試験で，Grant ら（2012）は，この集団の持続性の陰性症状でさえも，失敗の怖れに関連した認知モデルと，それを防ぐことを目的とする対応行動とを用いることで改善しうることを見出した。その取り組みでは，ノーマライジングによる説明を用いることで，治療同盟を進展させ，スティグマを減じた。ソクラテス式問答もまた精神病的現象についての代替的説明を作る手段として用いられた。患者が幻聴を声そのものではなく，怒りの源泉として感じているさまを認識できるように手助けするといった，協働的定式化が開発された。

　統合失調症の心理社会的治療の概説において，Keshavan と Eack（2014）は，持続的で陽性の治療同盟が治療転帰の強力な予測因子であることを強調した。しかしながら，患者は自分の疾患についての洞察にしばしば欠けているので，統合失調症を患う人と治療同盟を築くことほど能力の試される作業はない。

　Selzer と Carsky（1990）は，患者と治療者とが 2 人の間で何が起こっているのかについて話し合えることを可能にする組織化対象 organizing object ——ある人物，ある考え，もしくはある無生物の対象——を見出すことの重要性を強調した。この治療の初期段階では，患者はしばしば自分が病気であり治療を必要としているということを認めることができない。そのため，主たる焦点は関係性の構築にならざるを得ない。たとえば Frese（1997）は，患者の妄想的信念に挑戦することを避けるよう臨床家に警告した。彼は，患者が妄想を持っているときには，たとえ反対の証拠がいくらあろうとも，それらが真実であると当然のごとく思い込んでいると指摘した。心理職としての成功を目指しながらも自身が多年にわたり統合失調症であった Frese は，患者が詩的かつ隠喩的に語っていると考えるよう臨床家に助言した。彼は，患者の信念を他者がどう思うかを患者が知るように手助けすることが有用であると示唆した。そうすれば，患者はそれがきっかけで精神科病院へ入院させられてしまうような何らかの行為を避けることができる。入院を避けるという患者の欲求と同盟することで，治療者は，薬物療法のような治療計画のその他の側面に対する患者の協力やコンプライアンスを得るかもしれない。

　精神療法の初期の作業の多くは指示的で，治療同盟の発展を妨げる患者の欠損を修復するように意図されているのがよい（Selzer 1983; Selzer and Carsky 1990; Selzer et al. 1989）。同盟を築くために続ける作業は重要な結果を生むであろう。ボストン精神療法研究で 143 例の統合失調症患者の経過と転帰とにおける治療同盟の役割を調べたときに，Frank と Gunderson（1990）はそれが治療成功の鍵となる予測因子であるということを発見した。治療関係の良好な患者は，精神療法から脱落しない可能性が高く，処方された薬剤に対するコンプライアンスが良好である可能性が高く，2 年後の転帰が良好である可能性が高かった。

　患者の防衛を支持し回復すること，患者の長所に焦点を当てること，患者のための安全な隠れ家を供することにより，治療同盟もまた促進されうる。MacGlashan と Keats（1989）は，とりわけ精神療法は安全な避難場所を提供すべきであると強調する。他者が理解しない感情や思考は精神療法家によって受容される。ひきこもりや奇妙な行動は，患者が受容可能な程度に変化するよう一切求められることなく，受容され理解される。技法のこの側面の大部分は，「ともにあること being with」（MacGlashan and Keats 1989）——過度な要求をすることなく他の人間と

のつきあいにいつでも快く身を置くこと——から成っている。Karon（1992）が指摘したように，恐怖が統合失調症患者の最も重要な感情である。治療者は患者が恐怖の感情を投影するときにそれらを受け入れ，そのような強力な感情に直面してひきこもったり圧倒されたりすることを避けることができなくてはならない。

　同盟が強固になるに従い，治療者は個々人に特異的な再発要因を同定し，自分が深刻な病気であるということを受け入れられるように患者を手助けできるようになる。治療者は，患者の補助自我としての機能も果たさなくてはならない。たとえば判断力の低下のような深刻な自我脆弱性が明らかなときには，行為の結果を予測して患者の手助けをしてもよいであろう。

　統合失調症の人の精神療法を行うにあたって，治療者はBion（1967）のパーソナリティの精神病部分と非精神病部分という区別が有用な道具となることを発見するであろう。患者の心の精神病部分は，非精神病部分の現実に基づいた合理的思考を攻撃する。患者の精神病部分が欲求不満に耐えられないために，痛みを伴う感情もまた他者に投影される。それゆえ治療者は，患者に惹起される逆転移感情のなかに手掛かりを探さなくてはならない（Lucas 2003）。加えて，患者がいかに精神病的であっても，治療者が取り扱うことのできる非精神病的な部分は常にある。

　治療者は欠損に順応できるのがよい。一部の患者には相当な神経認知的制約があると思われ，治療者はそれをそつなく指摘することがある。これらの欠損を取り扱う際に，治療者は，患者が絶望しないよう，その欠損を保証する方法を助言したいとも思うかもしれない。

　Kingdon と Turkington（1994）は，認知行動療法に基づくいくつかの優れた仕事を，その効果を例証する実証研究と共に詳細に記述した。彼らの取り組みの多くは，力動的な情報に基づく支持療法と密接な関連があり，脆弱性を認識し自我機能の強化を目指す。たとえば，患者の幻覚を論じる際に，治療者は知覚の特異的な性質を探索したいと願うであろう。「その声が聞こえる人って他にどなたかいるんですか」というような質問がなされるかもしれず，それによって治療者はそれらの声の起源に関する患者の信念について調べるかもしれない。妄想を取り扱う際に，治療者は患者が信じている現象について他に可能な説明があるかどうかを体よく尋ねるかもしれない。患者は物事を個人的に受け取ったり，あるいは他者の行動に物事を読み取ったりすることができるのであろうか。推論の連鎖を探索することもまた価値がある。たとえば，もし患者がシリコンのチップが頭の中にあると信じているなら，治療者はどうやって電気がチップに届くのか知りたいと思うかもしれない。患者の経験は一般的に受け入れられるべきであり，他の可能性についての何らかの批判的思考につながるような患者による探索のために肯定的な雰囲気が創り出されるべきである。

　強固な同盟が築かれ，個人に特異的な再発要因が注目されて検討され，欠損が取り扱われ，患者が家族や他の誰かとの居住状況にしっかりと根を下ろした後でようやく，治療者は洞察か解釈が中心となる表出的アプローチを試みるのがよい。一部の患者は決してこの段階に到達することはないかもしれない。支持的でリハビリ的な戦略が充分であれば，治療者は現状でよしとしておきたくなるであろう。患者を統合失調症から救済したいという空想は避けなくてはならない。それは，治療者にとって，考えられる中で最悪の心理的態度である。治療者は，患者が変化や改善の不確実性に直面するよりもむしろ「熟知している悪魔」を選ぶ可能性があるということを受け入れなければならない。効果的な精神療法が治療者に求めるのは，病気のままでいたいとい

う患者の願望を，精神療法的変化の受け入れ可能な代替物として許容する態度である（Searles 1976/1979）。それにもかかわらず，統合失調症を有する人の相当数にあたる一群は，治療者と協働して，疾患について，そして疾患がいかにして自分が何者なのかという感覚を打ち砕くのかについての理解を得たいと願うであろう。学術文献で，統合失調症患者は個人精神療法の利益について雄弁に語ったことがある（Anonymous 1986; Ruocchio 1989）。これらの患者は，多年にわたる逆境を経験し続けている彼らの人生において，一貫性を備えた人物が身近にいることの重要性について述べている。これらの患者が伝えるのは，転帰尺度はそうした変化を拾えるほどには鋭敏ではないかもしれないが，彼ら自身や彼らの生活についての主体的体験が長期の精神療法的関係によってどれほど大きく変わったかということである。患者の言葉（Anonymous 1986）を借りれば，「脆弱な自我は放って置かれればいつまでたっても脆弱なままです。薬物療法や表面的な支持だけでは，自分が他者から理解されているという感覚の代わりにはならないのです」（p. 70）。

　最も明確な声の1つは Elyn Saks（2008, 2009）のものである。彼女は法学の教授で，精神分析が自分の人生を救ってくれたと思っている人物である。彼女は薬物療法の価値と疾患の否認に打ち勝つことの重要性について雄弁に書き記した。彼女が言うには，治療関係がすべての中核であった。というのも，彼女にとってそれこそが，統合失調症の孤独に打ち勝つうえでの助けとなったし，何が事実で何が事実でないかを決める手助けをしうる人物を遣わしてくれたからである。彼女は自己愛の傷つきがたいていの否認を引き起こしていると強調した。彼女のみるところ，否認は人物の再定義を迫られる疾患の破局的な局面における自己防御である。精神療法的介入の継続的な手助けと薬物療法を止めると常に症状が戻ってくるという彼女の繰り返された観察だけが，最終的に否認に打ち勝つことを確信させた。

集団精神療法

　統合失調症患者に対する集団精神療法の研究は，この手法の有用性を示唆しているが，導入の時期を見極めるよう強調している。望ましい時期は，薬理学的介入によって陽性症状が安定化した後であるように思われる（Kanas et al. 1980; Keith and Matthews 1984）。急性期に無秩序の心理状態にある患者は環境からの刺激を排除することができず，集団設定からの多数の入力は，いままさに自らの再構築を試みている患者の困窮した自我を圧倒するかもしれない。統合失調症に対する集団療法の対照研究に関する総説の1つ（Kanas 1986）は，入院患者の集団精神療法の効果についての重要なエビデンスを見出したが，そこでは，急性期病棟よりも長期の慢性期病棟で効果が大きいという明白な傾向がみられた。陽性症状が制御された後，自我のまとまりを取り戻し，他の患者の退院準備を目にするにつれ，入院患者のグループは統合失調症患者にとってとても支持的なものとなりうる。効果研究が示唆しているのは，外来患者用の手法としても，集団療法は個人療法と同程度には有効であろうということである（O'Brien 1983）。薬物療法で安定している患者に対して，毎週の60〜90分のセッションは，信頼を築くうえで役立ちうるし，幻聴をどのように取り扱うかや，精神疾患への偏見にどう対処するかといった関心事を患者が自由に討議する支援グループを提供しうる。

家族介入

　統合失調症への心理社会的な介入の効果についての実証研究の文献の中で，家族介入ほどその効果が立証されている手法はない。数多くの研究（Falloon et al. 1982; Goldstain et al. 1978; Hogarty 1984; Leff et al. 1982）が，家族療法と抗精神病薬による薬物療法の併用が，再燃予防の点で薬物療法のみの治療よりも 3 倍の効果を有することを示してきた。これらの調査は，初めに Brown ら（1972）によって同定された，感情表出（EE）として知られる因子を用いた。これは，強烈な巻き込まれ過ぎと過度の批判とを特徴とする，家族成員と患者との相互作用の様式を記述するための造語である。この概念は，子どもの統合失調症の原因として両親を非難するものではないが，家族が統合失調症の影響を受けること，統合失調症患者との相互作用が強くなることで家族が再燃の二次的な誘因になりうることを認めている。要するに，高 EE 家族は低 EE 家族よりも統合失調症の再燃の頻度を増すのである。

　統合失調症における EE と転帰との関係についての 27 研究のメタ解析によって，EE は再燃の有意かつ強固な予測因子であることが確かめられた（Butzlaff and Hooley 1998）。高 EE と再燃との関係は，より慢性の統合失調症の患者で最も強いように思われた。最近の研究では，神経認知的脆弱性と家族の批判との間に特異的な相乗効果があることが示唆された。Rosenfarb ら（2000）は，最近発症した統合失調症患者 41 名において作業記憶の欠損と家族成員からの批判との組み合わせが，精神病的思考の共同予測因子となることを例示した。

　EE に関する広範な研究は，統合失調症患者の家族に対する精緻な心理教育的アプローチの発展をもたらした。家族は再燃を予見させる前駆期の徴候や症状を認識できるよう訓練を受け，批判や巻き込まれを減らすよう教育される。そして，心理教育の助けを借りることで，継続的な薬物療法プログラムによって機能がいまよりも低下するのを防ぐことができるということを理解する。教育のその他の領域には，薬物療法の副作用とその対処法，統合失調症の長期経過と予後，統合失調症の遺伝的生物学的な基盤についての教示が含まれる。このアプローチを用いる臨床家は，再燃予防の協働作業者として家族の助けを効果的に得ることができる。

　統合失調症を有する人への家族介入についての研究の厳密さは称賛に値する。研究は概して無作為化されており，しっかり確立された患者選定基準，組織的に収集された転帰，介入に対するアドヒアランスのエビデンス，および適切な対照群が用いられている。これらの家族治療の効果についての総説は，長期の家族介入が再燃率を下げ，EE を下げ，転帰を改善していることを示唆する（Dixon and Lehman 1995; Pann and Mueser 1996）。治療による利得はかなり安定しているようで，しばしば 2 年ものあいだ続く。重篤な精神疾患に対する費用を考えるとき，高 EE を背景にもつ統合失調症への家族アプローチもまた非常に費用対効果の高い取り組みである。McFarlane（2002）は，このアプローチは数家族合同のグループにおいてさえ明らかに効果的であることを見出した。このような点で，家族介入は，使える手段が限られた人びとにとってより手頃なものである。

　しかしながら，家族介入のこの概念モデルで得られた目覚ましい結果に異論が唱えられている。一部の研究者は，EE を制御することが再燃予防に関係する唯一の要因なのかどうか疑問を

呈した。ある研究（MacMillan et al. 1986）は，抗精神病薬の規則的服用と入院までの罹病期間は，それらを考慮に入れると，再燃の予測に関するEEの影響を相殺する因子であることを見出した。他の研究（Parker et al. 1988）は，家庭のEEレベルという見地から57人の統合失調症患者を調査した。再燃の予測因子となったのは，一人親世帯であることと以前の病気の経過が思わしくなかったことであり，EEのレベルはそうではなかった。こうした経過の思わしくない患者たちは，とりわけ一人親家庭で暮らしている場合，身内に高EEの反応を引き起こすのかもしれないと研究者たちは推測した。Falloon（1988）は，統合失調症患者の行動の障害が両親に高EE反応を**引き起こす**のか，あるいは行動の障害が高EEな関係性によるストレスの**結果である**のかを決めるうえでの手助けとなる経時的指標がEE研究にはないことを指摘した。

　高EE概念とそれに基づく家族介入についてのさらなる疑問が持ち上がってきている。統合失調症患者の家族の多くは，自分たちにできる最善の方法で困難な状況に反応しているにもかかわらず，再燃を非難されていると感じている（Lefley 1992）。Kanterら（1987）が指摘したように，家族が侵入的にならないよう強く要請されてしまうと，統合失調症患者が挑発的な行動や制御能力の欠如を示したときに，適切に対応することができなくなることがある。そのうえ，場合によっては，単に患者の改善の**結果**として家族のEEが低下したのに，高EEから低EEへの転換が患者の改善を引き起こしたとみなされるかもしれない（Hogarty et al. 1986）。研究者たちは，EEが時を超えても変わらない構成概念なのかどうかにも疑義を差し挟んでいる（Lefley 1992）。その他の関心事には，高EEが統合失調症に加えて他の疾患にも関係するという観察，統合失調症を有する人の一定の割合だけが高EEの影響を受けるという事実，そして全体の構成概念が本質的に文化的であるという認識が含まれている（Jenkins and Karno 1992）。

　再発とEEとの関係を取り巻く論争を考えると，臨床家は最も有用な家族に対する介入について当惑するかもしれない。Kanterら（1987）は，疾患についての情報，支援および助言を含む心理教育的取り組みは，EE研究からのデータと同程度の目覚ましい結果をもたらすであろうと強調した。Hatfield（1990）は，家族に働きかけるうえでは治療よりも教育の方が有益であろうこと，特殊な介入は必要ないことを強調した。それでも，統合失調症患者は高度に刺激的な環境に対処することが難しい傾向があるために，環境の刺激の強度を減じることは確かに賢明といえる。そのうえ，最近の研究はEEの2つの要素——すなわち感情的な巻き込まれ過ぎと過度な批判——はひとまとめにされるべきではないと示唆している（King and Dixon 1996）。69人の患者と108人の親族を対象としたこの研究では，過度な批判は再燃をもたらす要素かもしれないことを示唆しつつも，感情的な巻き込まれ過ぎは患者の社会的転帰がよりよくなることと関係しているようであった。

心理社会的スキルトレーニング

　心理社会的リハビリテーションは，通常，環境面での支援や手順の学習を通じて，その能力を最大限まで発展させるよう患者を促す治療的な取り組みとして定義され（Bachrach 1992），統合失調症を有するあらゆる患者に対する現代的治療の重要な一部であるのが望ましい。この個々に合わせて仕立てられた取り組みには，患者の長所と能力とを充分に活用し，患者に希望を取り

戻させ，患者の職業的可能性を最大化し，自身の治療への積極的な参加を促し，患者のソーシャルスキルの発達を手助けすることが含まれる。Hogartyら（1991）は，心理社会的スキルトレーニングを受けた人は社会適応の指標で相当に改善すること，対照群に較べ1年後の追跡調査での再燃率が低いことを見出した。しかしながら，この改善は治療後2年以内に少しずつ失われた。

認知のリハビリテーションもしくは修正もまたこれらの戦略に取り入れられてきた。関連する技法を繰り返し実践することによって，さまざまな認知的欠損が修正された。メタ解析の技法を用いた総説は，認知矯正的介入が統合失調症の認知機能を改善できるだけでなく，問題を孕んだ症状やその他の領域の機能に対するより全般的な利得をも提供することを証明した（Keshavan and Eack 2014）。ソーシャルスキルトレーニングにおいて，患者は対人状況での機能を改善するためロールプレイやその他の練習に参加する。これらの取り組みについての研究は，効果に関してまだ説得力を有するに至っていない。トレーニングが行われているときには明確な運動遂行行動の改善があると思われるにもかかわらず，これらのスキルは時間とともに損なわれていくようである。臨床設定医から日常生活へと心理社会的スキルトレーニングを一般化する可能性についてのエビデンスもいくぶん弱い（Keshavan and Eack 2004; Penn and Mueser 1996; Scott and Dixon 1995）。それにもかかわらず，特定のスキルを教えることと認知の欠損を修正することとは総合的な治療プランの一部として有望であるというのが一般的な見解である。

入院治療

急性の精神病的破綻をきたした統合失調症患者に対して，短期の入院は「小休止」——未来に向けた新たな方向性を再編し手に入れる機会——をもたらす。抗精神病薬はたいていの陽性症状を取り除く。入院病棟の構造は，自分や他者を傷つけることから患者を守るための安全な避難所を提供する。傍にいる看護スタッフは患者の補助自我の機能を果たす。退院後の望ましい環境を構築するため，心理教育的な取り組みが患者と家族に対して始まる。自分たちが向き合っているのは一生の付きあいとなる病気であるから，彼らは，目標は永続的治癒を達成することではなく障害を最小化することであるという現実に対応する必要がある。薬物療法の継続の重要性が強調され，そしてEEの概念も説明される。同時に，治療チームは希望を伝える必要がある。慢性的な病ではあるけれども，年齢を重ねれば重ねるほど機能が上向いていく統合失調症患者もいることを相当数の研究が示唆している（Harding et al. 1987）ことを指摘するのはしばしば有用である。

短期の入院の主目的は退行を防ぐことである。防衛は修復され，患者は可能な限り迅速に機能している状態に戻されるのがよい。患者の万能感は，他者のニーズに適合する必要性によって揺るがされる。生活上の決まりきったスケジュールが強制されることで，患者のニーズや願望にまつわる多少の欲求不満は避けられないものとなる。この最適なレベルの欲求不満によって，患者の現実検討やその他の自我機能が改善する（Selzer 1983）。患者の陽性症状がいくらか取り除かれた後で，患者がグループ形式に素直に従うのであれば，集団療法が開始され，外来患者としても継続されるかもしれない。一部の孤立した外来患者にとって，集団ミーティングは唯一の有意義な社会との接点であるかもしれない。

陰性症状が支配的な患者に対しては，診断と薬物療法とを再査定してもよい。抑うつ，不安および薬物療法の副作用のような，陰性症状とされてしまうかもしれない二次的な原因があるのか？　同様に，精神療法過程が継続中であれば，精神療法家との協働作業によって，戦略を変更すべきかどうか再評価が可能となる。家族への働きかけは心理教育的な方法で進められ，家族成員は通常の治療への反応を妨げている現在進行形のストレス因を捜索することに協力を求められる。

　治療抵抗性の統合失調症患者は，顕著な対人関係の障害も示すかもしれない。これらの患者には，しばしば統合失調症と共存する深刻な性格上の困難がある。臨床家は，統合失調症患者にも皆パーソナリティがあるということをときどき忘れてしまいがちである。これらの性格上の問題は，薬物コンプライアンスの不良，家族や周囲のその他の支援者からの疎外，疾患の否認，職業場面での機能不全をもたらすだろう。入院病棟あるいはデイホスピタルは，統合失調症に伴う性格特徴に対処し，患者のコンプライアンス不良の基盤を吟味するための理想的な設定なのかもしれない。

　この章で述べられた治療原則の多くは，以下の詳細な事例の中で描かれている。

　　米国南東部出身の22歳の独身男性であるI氏は，3年前に統合失調症と診断され治療を受けていたが，外来での薬物療法にも短期の入院治療にも反応がみられなかった。精神科入院を勧められて，彼は両親と伴に来院した。彼の問題を話すように求められると，彼は解剖学的にほぼすべての身体領域についての訴えを細々と並び立てたが，一切の精神医学的問題は頑なに否定した。精神科に入院させられつつあるということがわかると，彼は入院に必要な署名を渋った。徹底した身体的神経学的な精密検査も精神医学的評価に含まれていることを繰り返し再保証することで，ようやく彼は入院に同意した。

　　患者の身体へのとらわれは，精神科的な障害についての病歴聴取を不可能にした。幸運にも両親がその空白を埋めることができた。I氏は大変成功した両親の下に3人同胞の末子として生まれた。父親は企業幹部として一目置かれており，母親は学校制度における優れた管理職の立場にあった。兄は一流医大を卒業しており，姉は経営学の特待クラスの大学院生だった。患者はしばらく大学に通ったが，発症した後中退せざるを得なかった。彼は寮での騒音への過敏さを訴え，他者が彼のことを話しているのが気がかりであると述べた。最終的に彼は，寮の同年代の男性たちから「負け犬」「使い走り」あるいは「キチガイ」などと呼ばれて馬鹿にされるのが嫌なので，家に連れ帰ってほしいと求めた。

　　大学を辞めた後，I氏は帰省し両親と住んだが，そこで彼は次第に両親に自分のために時間を割くよう要求するようになった。父親が朝，仕事のために出かけようとすると，患者は後を追って扉を走り出し，車のボンネットに飛び乗ることで父親が出かけることができないようにすることもあった。真夜中に父親を起こし，身体的な訴えについての独演会のような長話に付き合うよう求めることもあった。彼は「おれの痛みをどうしてくれるんだ」といっては，父親がネグレクトしていると繰り返し非難した。I氏は非常に多くの専門家の診察を受けていて，1つの分野で複数名の専門家に診てもらうこともしばしばであったが，身体疾患に関するいかなる診断も下されることはなかった。彼は，両親が持続的に「観察」してくれていれば，彼の身体症状に波があることがわかるはずであると主張した。I氏は愛情深く関心を向けてくれる両親に恵まれていた。両親は長い時間を彼と共にすることで，注意を向けていてほしいという彼の願いに応えようとした。あるときなど，父親は，休みなしで10時間も患者の傍らに座り，身体へのこだわりに耳を傾け続けた。

174　第Ⅱ部　DSM-5障害への力動的アプローチ

　Ｉ氏はまた，彼を非難する声を聴き続けていた。一例を挙げると，ある通りすがりの人が彼について不快なことを言っていると確信したため，その人に襲いかかったことがあった。Ｉ氏は２度にわたって数週間の入院を経験しており，時期を違えて４種類の抗精神病薬を処方された。その都度，患者は，自分が向精神薬による薬物療法を必要とする精神状態にあることを否認し，抗コリン性の副作用を煩わしがって，薬物療法を中断した。

　患者が「声が聞こえる」と訴えることはなかったにもかかわらず，入院後まもなくして，精神状態検査によって患者が幻聴で苦しみ続けていることが明らかになった。それどころか，彼は人びとが実際に彼のことを話していると確信していた。入院して直ぐの数日間で，他の患者が自分を嘲笑っていると考えたために，怒って彼らに立ち向かっていったことが何度もあった。彼らは皆，彼のことなど話していないと激しく否定した。加えてＩ氏は，途絶や脱線からなる，まさに思考形式の障害のため，思考を完成させるのが難しいことに気づいた。彼は文の途中で中断し，主題を変え，それから他の文を始めるのであった。

　Ｉ氏は，病院ではスタッフの誰１人として彼の両親がしたようには彼の身体症状を「観察」してくれないことを非常に不安がった。予想されたように，患者は家族状況を周りに再現しようとした。彼は，主治医と担当看護師に強い転移性の愛着を発展させ，いつでも一緒にいてくれることを期待した。彼との面接を終え主治医が病棟を出て行こうとするとき，Ｉ氏は父が仕事に行くのを止めさせようとしたのと同じように，主治医の後を追って扉から駆け出ようとした。

　身体的および神経学的な検査では，特別な所見は見出せなかった。注意深い精神医学的な評価の後で，治療チームは説明のための定式化を作り上げた。患者の妄想的な懸念と身体へのとらわれは，非常に低い自尊心を覆い隠していた。Ｉ氏は一家の「厄介者」のように感じながら育ってきた。というのも，彼を取り巻く家族は皆，大きな成功を収めた人たちであり，病気による制約のある彼が競い合うのは不可能なのであった。多少なりとも自尊心を保つために，彼は生活に支障をきたす身体的な問題によってほどほどの水準ですら結果を出せない「犠牲者」という同一性を形作った。こうしてＩ氏は，学校やさまざまな職場での失敗を身体疾患のせいにすることができた。

　身体への関心もまた患者の思考に組織だった焦点を与え，それによって精神病的断片化もしくは自己崩壊というより深刻な状態を防いでいた。この重篤な身体へのとらわれは，取り入れと投影の機制を通じて，他者から嘲笑われているという妄想的知覚とつながっていた。人生の早期に，Ｉ氏は両親の期待と要求とを（迫害的対象として）内在化した。こうして，彼のことを話していると感じられた通りや廊下の見知らぬ人びとは，彼が周囲に投影した迫害的対象になった。迫害者たちが再取り入れされると，それらは内的な迫害者になり，即座の注意を求める多彩なうずきや痛みという形を取った。それゆえに患者は，外界でも身体内でも，彼を苛む多数の者に常に包囲されていると感じた。

　神経生理学的にみると，Ｉ氏は多様な刺激を遮断することができないために，尽きることのない痛みや苦痛を感じていたのであろう。最終的に，身体化はもう１つの機能をも果たしていた。それは対象との関わりを維持し，それゆえに深刻な分離不安を防衛するための患者が知る唯一の方法であった。患者は，医長からのどのような診断評価や治療的示唆にもほとんど関心を示さなかった。そのような知見や提案は，絶え間ない「観察」を求める彼の関心に較べると，はるかに重要性に欠けるのであった。実のところ，患者のしつこいほど繰り返される身体的訴えは，彼を取り巻く人びとからの改善につながる反応を引き出すために目論まれてはいなかった。むしろその目的は，見捨てられる不安に直面しなくて済むよう常に外的存在を傍に置いておくということにあった。ところが逆に，彼の矢継ぎ早の訴えは反対の反応を引き起こす傾向，すなわち，他者を遠ざけ追い払う傾向があった。初めに，治療チームは薬物療法でＩ氏の陽性症状をコントロールしようとした。しかしながら，患者は，薬物療法を断固として拒否した。というのも彼は，薬物療法を，彼の痛みが

「思い過ごし」であると述べた以前の医師と結び付けて考えたからである。

　身体症状への強い傾注によって自尊心を維持し，思考にまとまりを与えたいというI氏の要求を尊重し，病院の医師はI氏の痛みの重篤さを誰も疑ってはいないと保証した。主治医は，患者の病気には心理的な側面と身体的な側面とがあると説明した。医師はさらに，疾患の身体的兆候の1つは外界や身体内のさまざまな刺激を濾過して取り除くことが困難なことであると説明した。この教育的アプローチを通じて，I氏の主治医は，「濾過」システムにしばしばよい効果をもたらすことがあるので，抗精神病薬による薬物療法を試してみる価値があるということを患者に納得させた。患者が服薬に同意してからは，彼の思考障害は顕著に改善し，スタッフや他の患者たちとより理路整然と話せるようになった。彼の幻聴は薬物療法にもかかわらず継続していたが，頻度と重篤さはいくぶんかやわらいだ。

　次に治療チームは，補助自我として機能することで患者の自我欠損のいくつかを部分的に修復しようとした。たとえば，ある看護師が病棟の閉ざされた部屋でI氏と面接していると，外の廊下で他の人たちが自分のことを噂していると彼が訴え出したことがあった。誰もいないことを示すために，看護師は扉を開け，I氏と一緒に廊下に出てみた。それから彼女は，彼の病気には内側に由来する声というものが付きもので，それが外部から来るかのように知覚されるということを患者に説明した。この取り組みは，グループミーティングでの仲間の患者たちからのフィードバックによって強化された。

　この患者は，治療手段としては性質上刺激が強すぎるという理由で，当初，病棟の集団ミーティングへの参加が見送られていた。しかしながら，薬物療法によって安定すると，I氏は集団に参加し始め，他の人が自分のことを噂しているという懸念をしばしば持ち出した。他の患者たちはこの非難を断固として否定し，声が聞こえたときにはいつでも「よく調べなさい」と皆で彼を励ました。その声が確かに彼の内部から発していることがわかるにつれて，他の患者やスタッフへと向けられるこの患者の敵意に満ちた非難は，次第に節度ある質問へと変化した。

　I氏の陽性症状がよりよくコントロールされるにつれて，治療の焦点は対人関係の障害に移った。患者は父親との間で有していたのと同じ関係性を主治医との間で築こうとした。主治医は，他のどの患者よりもI氏とのやり取りに多くの時間を割いていることに気づいた。下痢や胃痛，関節痛などについてのI氏の訴えが非常に切迫していたので，主治医はI氏から離れ病棟を去ることを躊躇した。ある日，必死になったI氏が主治医の後を追って病棟を飛び出し，彼と一緒に通路を歩き続けようとしたとき，患者が病院の中でどれほど家庭状況を再現してきたのかを実感した。I氏は，自分が主治医の注意を一身に受けて当然であるかのように感じており，主治医を同じくする他の患者たちのニーズに無関心であった。それゆえ医師は，そんなに長い時間をI氏のために割けるとは思わないようにしてほしいと告げた。この限界設定という取り組みによって患者の権利意識への対処がなされた。

　この取り組みは，患者が内在化するべき新たな形式の対象との関係性をも提示した。不満を述べ要求がましい自己とそれを甘やかす対象との結びつきという対象関係のパラダイムは，世話をしながら限界も設定する新たな対象を経験することで修正された。この新たな対象との経験は，患者の自己表象に相応の変化をもたらした。当初は欲求不満を感じたものの，患者は医師の不在に少しずつ耐えるようになり，他者への期待には限度があることを前よりも受け入れるようになった。そればかりか，この関係の中で限界に出会うことによって，I氏は主治医との分離不安を話し合えるようになった。I氏は，世話してくれる人物の不在で彼の基本的なニーズが満たされなくなることの不安を表出し始めた。

　精神療法の初期の段階では患者の身体症状に関する過度な報告が特徴的であった。精神療法家は興味と感心とをもってこの報告に耳を傾け，心理的なものよりも身体的なものに重点を置きたがる

彼の気持ちに共感した。しかしながら，精神療法家は，治療チームや担当医たちの幅広い取り組みに付け加えることは何もないので，身体疾患に関して患者の手助けをすることは難しい，という発言を定期的に繰り返した。信頼が増すに従い，患者は家族の中での深刻な劣等感を話し始めた。兄や姉は学問で名を上げていたが，彼の唯一の特徴は彼の成功を妨げる多彩で奇妙な症状があることであった。患者の精神疾患の否認，心理学的資質の欠如，症状に対する好奇心の欠如，これらすべてのために精神療法家はもっぱら支持的アプローチを取った。この枠組みの中で，患者はついに自分について，そして家庭内での自分の立場についての気持ちを驚くほど広範に探索することができた。

　包括的な治療計画の一部として，患者は少人数の同病患者から成るソーシャルスキル・グループに加わるようになった。この設定の中で彼は，清潔の問題，対話形式での質問に答えないこと，自己陶酔，そして他者のニーズに対する無関心について穏やかに直面化を受けた。彼は，対人機能の全般的改善に加えて，これらの領域のすべてにおいて改善し始めた。たとえば，彼は話しかけてきた人に「おはようございます」と言い始め，彼らの調子を尋ねることさえあった。患者はまた，職業適性査定を受け，指導の下で単純な課題をこなす訓練プログラムにも参加した。プログラムを担当する作業療法士は，患者の自尊心が深刻に脅かされることのないように，課題の複雑さを患者の能力に合わせて段階的に調整するよう気をつけた。最後に，息子の限界を受け入れていく手助けとして，患者の両親に心理教育的アプローチがなされた。両親は，巻き込まれと過度な期待は，自分の能力を超えて成功するようにという圧力として患者に経験されるので逆効果である，と指摘された。

　この力動的な情報に基づく治療の断片が例証しているのは，第2章で論じた異なる理論的枠組みが1人の患者の治療でどのように有用でありうるかということである。自己心理学の原理は，この患者の自尊心を維持したいという要求に対する共感的気づきへと治療チームを導き，それゆえに治療者たちは彼の身体化に異議申し立てはしないという道を選んだ。対象関係論の枠組みは，この患者が医師との間で取る問題を孕んだ関係性を医師が理解するのを助けた。最後に，自我心理学の視座は2つの点で有用であった。すなわち，1）自我欠損モデルは看護スタッフの自我構築技法という形で適応され，2）葛藤モデルは幻聴を理解するために用いられた。患者を「負け犬」もしくは「キチガイ」呼ばわりする迫害的な声は，（彼の自我理想と超自我という形で）内在化された両親の期待と彼の限界という現実（現実的な自我機能）との間の痛ましい葛藤から生じた。患者が職業訓練プログラムで何かしら失敗すると，これらの声はよりはっきり聞こえるように思われた。安定のためだけの短期入院という今日の風潮において，この多くの専門分野にわたり充分に統合された治療アプローチを病院で行うのはしばしば不可能である。しかしながら，このアプローチからの諸原則はさまざまな外来設定に導入することが可能であり，そうすることであらゆる人を力動的な情報に基づく視座から治療できるようになる。

　要約すると，統合失調症の患者が生きていくには治療的な人物が必要である。彼らは，精神保健システムという複雑な現実を迷わずに利用するための手助けを必要としている。彼らはまた，疾患を受け入れ，包括的治療計画のさまざまな要素に応じることを妨げている恐怖や空想の理解を促してくれる人物を必要としている。実際，精神療法家の中心的役割は，治療の他の領域で生じるコンプライアンス上の問題を探索することである。昨今の臨床実践では，この役割はしばしば臨床ケース・マネージャーに割り振られる。というのも，患者が精神療法に関心がないか，地

域の社会資源が精神療法を提供できないか，ということが通常であるためである。ケース・マネージャーは患者の代弁者となり，精神保健に関わる資源の案内役となり，総合的な治療計画の取りまとめ役となる。たとえケース・マネジメントが現実志向的および適応志向的であっても，転移と逆転移の問題は生じる。それゆえにケース・マネージャーは，効果的な精神療法的介入を提供できなくてはならない（Kanter 1989）。統合失調症の人が最も必要としているのは，心配をしてくれる人なのであり，ケース・マネージャーと呼ばれようが精神療法家と呼ばれようが，混乱と脅威に満ちた世界からの避難所として思いやりのある人間関係を供することのできる人なのである。

文　献

Abdelmalik P, Husted J, Chow EWC, et al: Childhood head injury and expression of schizophrenia in multiply affected families. Arch Gen Psychiatry 60:231–236, 2003

Andreasen NC, Olsen SA, Dennert JW, et al: Ventricular enlargement in schizophrenia: relationship to positive and negative symptoms. Am J Psychiatry 139:297–302, 1982

Andreasen NC, Flaum M, Swayze VW, et al: Positive and negative symptoms in schizophrenia: a critical reappraisal. Arch Gen Psychiatry 47:615–621, 1990

Anonymous: Can we talk? The schizophrenic patient in psychotherapy: a recovering patient. Am J Psychiatry 143:68–70, 1986

Arlow JA, Brenner C: The psychopathology of the psychoses: a proposed revision. Int J Psychoanal 50:5–14, 1969

Bachrach LL: Psychosocial rehabilitation and psychiatry in the care of long-term patients. Am J Psychiatry 149:1455–1463, 1992

Bion WR: Differentiation of the psychotic from non-psychotic personalities (1957), in Second Thoughts: Selected Papers on Psycho-Analysis. New York, Jason Aronson, 1967, pp 43–64　松木邦裕監訳／中川慎一郎訳：精神病パーソナリティの非精神病パーソナリティからの識別．新装版 再考．金剛出版, 2013

Blatt SJ, Wild CM: Schizophrenia: A Developmental Analysis. New York, Academic Press, 1976

Brown GW, Birley JLT, Wing JK: Influence of family life on the course of schizophrenic disorders: a replication. Br J Psychiatry 121:241–258, 1972

Buztlaff RL, Hooley JM: Expressed emotion and psychiatric relapse: a meta-analysis. Arch Gen Psychiatry 55:547–552, 1998

Cannon M, Caspi A, Moffit T et al: Evidence for early childhood, pan-developmental impairment specific to schizophreniform disorder. Arch Gen Psychiatry 59:449–456, 2002

Carpenter WT Jr: A perspective on the Psychotherapy of Schizophrenia Project. Schizophr Bull 10:599–602, 1984

Carpenter WT Jr, Henrichs DW, Wagman AMI: Deficit and nondeficit forms of schizophrenia: the concept. Am J Psychiatry 145:578–583, 1988

Conte HR, Plutchik R: Controlled research and supportive psychotherapy. Psychiatric Annals 16:530–533, 1986

Dixon LB, Lehman AF: Family interventions for schizophrenia. Schizophr Bull 21: 631–643, 1995

Dixon L, Dickerson F, Bellack AS, et al: The 2009 schizophrenia PORT psychosocial treatment recommendations and summary statements. Schizophr Bull 36:48–70, 2010

Duckworth K, Nair V, Patel JK, et al: Lost time, found hope and sorrow: the search for self, connection, and purpose during "awakenings" on the new antipsychotics. Harv Rev Psychiatry 5:227–233, 1997

Falloon IRH: Expressed emotion: current status. Psychol Med 18:269–274, 1988

Falloon IRH, Boyd JL, McGill CW, et al: Family management in the prevention of exacerbations of schizophrenia: a controlled study. N Engl J Med 306:1437–1440, 1982

Federn P: Ego Psychology and the Psychoses. New York, Basic Books, 1952

Fenton WS, McGlashan TH: We can talk: individual psychotherapy for schizophrenia. Am J Psychiatry 154:1493–1495, 1997

Frank AF, Gunderson JG: The role of the therapeutic alliance in the treatment of schizophrenia: relationship to course and outcome. Arch Gen Psychiatry 47:228–236, 1990

Freedman R, Adler LE, Myles-Worsley M, et al: Inhibitory gating of an evoked response to repeated auditory stimuli in schizophrenic and normal subjects: human recordings, computer simulation, and an animal model. Arch Gen Psychiatry 53:1114–1121, 1996

Frese FJ: Recovery: myths, mountains, and miracles. Presentation to The Menninger Clinic staff, Topeka, KS, May 30, 1997

Freud S: Psycho-analytic notes on an autobiographical account of a case of paranoia (dementia paranoides) (1911), in The Standard Edition of the Complete Psychological Works of Sigmund Freud, Vol 12. Translated and edited by Strachey J. London, Hogarth Press, 1958, pp 1–82　小此木啓吾訳：自伝的に記述されたパラノイア（妄想性痴呆）の一症例に関する精神分析的考察．フロイト著作集9．人文書院，1983；渡辺哲夫訳：自伝的に記述されたパラノイアの一症例に関する精神分析的考察「シュレーバー」．フロイト全集11．岩波書店，2009

Freud S: The loss of reality in neurosis and psychosis (1924a), in The Standard Edition of the Complete Psychological Works of Sigmund Freud, Vol 19. Translated and edited by Strachey J. London, Hogarth Press, 1961, pp 181–187　井村恒郎訳：神経症および精神病における現実の喪失．フロイト著作集6．人文書院，1970；本間直樹訳：神経症および精神病における現実喪失．フロイト全集18．岩波書店，2007

Freud S: Neurosis and psychosis (1924b), in The Standard Edition of the Complete Psychological Works of Sigmund Freud, Vol 19. Translated and edited by Strachey J. London, Hogarth Press, 1961, pp 147–153　吉田耕太郎訳：神経症と精神病．フロイト全集18．岩波書店，2007

Freud S: On narcissism: an introduction (1914), in The Standard Edition of the Complete Psychological Works of Sigmund Freud, Vol 14. Translated and edited by Strachey J. London, Hogarth Press, 1963, pp 67–102　懸田克躬, 吉村博次訳：ナルシシズム入門．フロイト著作集5．人文書院，1969；立木康介訳：ナルシシズムの導入にむけて．フロイト全集13．岩波書店，2010

Freud S: The unconscious (1915), in The Standard Edition of the Complete Psychological Works of Sigmund Freud, Vol 14. Translated and edited by Strachey J. London, Hogarth Press, 1963, pp 159–215　井村恒郎訳：無意識について．フロイト著作集6．人文書院，1970；新宮一成訳：無意識．フロイト全集14．岩波書店，2010

Fromm-Reichmann F: Principles of Intensive Psychotherapy. Chicago, IL, University of Chicago Press, 1950

Garfield D: Self-criticism in psychosis: enabling statements in psychotherapy. Dynamic Psychotherapy 3:129–137, 1985

Garfield D, Rogoff M, Steinberg S: Affect-recognition and self-esteem in schizophrenia. Psychopathology 20:225–233, 1987

Glass L, Katz H, Schnitzer R, et al: Psychotherapy of schizophrenia: an empirical investigation of the relationship of process to outcome. Am J Psychiatry 146:603–608, 1989

Goldstein MJ, Rodnick EH, Evans JR, et al: Drug and family in the aftercare of acute schizophrenics. Arch Gen Psychiatry 35:1169–1177, 1978

Grand S: The body and its boundaries: a psychoanalytic view of cognitive process disturbances in schizophrenia. International Review of Psychoanalysis 9:327–342, 1982

Grant PM, Huh GA, Perivoliotis D, et al: Randomized trial to evaluate the efficacy of cognitive therapy for low functioning patients with schizophrenia. Arch Gen Psychiatry 69:121–127, 2012

Grinspoon L, Ewalt JR, Shader RI: Schizophrenia: Pharmacotherapy and Psychotherapy. Baltimore, MD, Williams & Wilkins, 1972

Grotstein JS: The psychoanalytic concept of schizophrenia, I: the dilemma. Int J Psychoanal 58:403–425, 1977a

Grotstein JS: The psychoanalytic concept of schizophrenia, II: reconciliation. Int J Psychoanal 58:427–452, 1977b

Gunderson JG: Engagement of schizophrenic patients in psychotherapy, in Attachment and the Therapeutic Process: Essays in Honor of Otto Allen Will, Jr. Edited by Sacksteder JL, Schwartz DP, Akabane Y. Madison, CT, International Universities Press, 1987, pp 139–153

Gunderson JG, Frank AF, Katz HM, et al: Effects of psychotherapy in schizophrenia, II: comparative outcome of two forms of treatment. Schizophr Bull 10:564–598, 1984

Harding CM, Zubin J, Strauss JS: Chronicity in schizophrenia: fact, partial fact, or artifact? Hosp Community Psychiatry 38:477–486, 1987

Hatfield AB: Family Education in Mental Illness. New York, Guilford, 1990

Hogarty GE: Depot neuroleptics: the relevance of psychosocial factors—a United States perspective. J Clin Psychiatry 45:36–42, 1984

Hogarty GE, Anderson CM, Reiss DJ, et al: Family psychoeducation, social skills training, and maintenance chemotherapy in the aftercare treatment of schizophrenia, I: one-year effects of a controlled study on relapse and expressed emotion. Arch Gen Psychiatry 43:633–642, 1986

Hogarty GE, Anderson CM, Reiss DJ, et al: Family psychoeducation, social skills training, and maintenance chemotherapy in the aftercare treatment of schizophrenia, II: two-year effects of a controlled study on relapse and adjustment. Arch Gen Psychiatry 48:340–347, 1991

Hogarty GE, Kornblith SF, Greenwald D, et al: Personal therapy: a disorder-relevant psychotherapy for schizophrenia. Schizophr Bull 21:379–393, 1995

Hogarty GE, Kornblith SJ, Greenwald D, et al: Three-year trials of personal therapy among schizophrenic patients living with or independent of family, I: description of study and effects on relapse rates. Am J Psychiatry 154:1504–1513, 1997a

Hogarty GE, Greenwald D, Ulrich RF, et al: Three-year trials of personal therapy among schizophrenic patients living with or independent of family, II: effects on adjustment of patients. Am J Psychiatry 154:1514–1524, 1997b

Jenkins JH, Karno M: The meaning of expressed emotion: theoretical issues raised by cross-cultural research. Am J Psychiatry 149:9–21, 1992

Judd LL, McAdams LA, Budnick B, et al: Sensory gating deficits in schizophrenia: new results. Am J Psychiatry 149:488–493, 1992

Kanas N: Group therapy with schizophrenics: a review of controlled studies. Int J Group Psychother 36:339–351, 1986

Kanas N, Rogers M, Kreth E, et al: The effectiveness of group psychotherapy during the first three weeks of hospitalization: a controlled study. J Nerv Ment Dis 168: 487–492, 1980

Kanter J: Clinical case management: definition, principles, components. Hosp Community Psychiatry 40:361–368, 1989

Kanter J, Lamb HR, Loeper C: Expressed emotion in families: a critical review. Hosp Community Psychiatry 38:374–380, 1987

Karon BP: The fear of understanding schizophrenia. Psychoanalytic Psychology 9: 191–211, 1992

Karon BP, VandenBos G: Psychotherapy of Schizophrenia. New York, Jason Aronson, 1981

Keith SJ, Matthews SM: Schizophrenia: a review of psychosocial treatment strategies, in Psychotherapy Research: Where Are We and Where Should We Go? Edited by Williams JBW, Spitzer RL. New York, Guilford, 1984, pp 70–88

Kendler KS, Eaves LJ: Models for the joint effect of genotype and environment on liability to psychiatric illness. Am J Psychiatry 143:279–289, 1986

Keshavan S, Eack SM: Psychosocial treatments for chronic psychosis, in Gabbard's Treatments of Psychiatric Disorders, 5th Edition. Edited by Gabbard GO. Washington, DC, American Psychiatric Publishing, 2014

Kety SS: Genetic and environmental factors in the etiology of schizophrenia, in Psychopathology: The Evolving Science of Mental Disorder. Edited by Matthysse H, Levy DL, Kagan J, et al. New York, Cambridge University Press, 1996, pp 477–487

Khashan KS, Abel KM, McNamee R, et al: Higher risk of offspring schizophrenia following antenatal maternal exposure to severe adverse life events. Arch Gen Psychiatry 65:146–162, 2008

King S, Dixon MJ: The influence of expressed emotion, family dynamics, and symptom type on the social adjustment of schizophrenic young adults. Arch Gen Psychiatry 53:1098–1104, 1996

Kingdon DG, Turkington D: Cognitive-Behavioral Therapy of Schizophrenia. New York, Guilford, 1994

Kirkpatrick B, Buchanan RW, Ross DE, et al: A separate disease within the syndrome of schizophrenia. Arch Gen Psychiatry 58:165–171, 2001

Klein DF: Psychosocial treatment of schizophrenia, or psychosocial help for people with schizophrenia? Schizophr Bull 6:122–130, 1980

Kuipers E, Fowler D, Garety P, et al: London–East Anglia randomised controlled trial of cognitive-behavioural therapy for psychosis, III: follow-up and economic evaluation at 18 months. Br J Psychiatry 173:61–68, 1998

Leff J, Kuipers L, Berkowitz R, et al: A controlled trial of social intervention in the families of schizophrenic patients. Br J Psychiatry 141:121–134, 1982

Lefley HP: Expressed emotion: conceptual, clinical, and social policy issues. Hosp Community Psychiatry 43:591–598, 1992

Lieberman JA, Stroup TS, Perkins DO (eds): Essentials of Schizophrenia. Washington, DC, American Psychiatric Publishing, 2012

London NJ: An essay on psychoanalytic theory: two theories of schizophrenia, part I: review and critical assessment of the development of the two theories. Int J Psychoanal 54:169–178, 1973a

London NJ: An essay on psychoanalytic theory: two theories of schizophrenia, part II: discussion and restatement of the specific theory of schizophrenia. Int J Psychoanal 54:179–193, 1973b

Lucas R: The relationship between psychoanalysis and schizophrenia. Int J Psychoanal 84:3–15, 2003

MacMillan JF, Gold A, Crow TJ, et al: Expressed emotion and relapse. Br J Psychiatry 148:133–143, 1986

Mahler M: On child psychosis and schizophrenia: autistic and symbiotic infantile psychoses. Psychoanal Study Child 7:286–305, 1952

May PRA: Treatment of Schizophrenia: A Comparative Study of Five Treatment Methods. New York, Science House, 1968

McFarlane WR: Multifamily Groups in the Treatment of Severe Psychiatric Disorders. New York, Guilford, 2002

McGlashan TH: The Chestnut Lodge follow-up study, II: long-term outcome of schizophrenia and the affective disorders. Arch Gen Psychiatry 41:586–601, 1984

McGlashan TH: Recovery style from mental illness and long-term outcome. J Nerv Ment Dis 175:681–685, 1987

McGlashan TH, Keats CJ: Schizophrenia: Treatment Process and Outcome. Washington, DC, American Psychiatric Press, 1989

Müller C: Psychotherapy and schizophrenia: the end of the pioneers' period. Schizophr Bull 10:618–620, 1984

Munich RL, Carsky M, Appelbaum A: The role and structure of long-term hospitalization: chronic schizophrenia. Psychiatr Hosp 16:161–169, 1985

Myrin-Germeys I, van Os J, Schwartz JE: Emotional reactivity to daily life stress in psychosis. Arch Gen Psychiatry 58:1137–1144, 2001

O'Brien C: Group psychotherapy with schizophrenia and affective disorders, in Comprehensive Group Psychotherapy, 2nd Edition. Edited by Kaplan HI, Sadock BJ. Baltimore, MD, Williams & Wilkins, 1983, pp 242–249

Ogden TH: On the nature of schizophrenic conflict. Int J Psychoanal 61:513–533, 1980

Ogden TH: The schizophrenic state of nonexperience, in Technical Factors in the Treatment of the Severely Disturbed Patient. Edited by Giovacchini PL, Boyer LB. New York, Jason Aronson, 1982, pp 217–260

Olin SS, Mednick SA: Risk factors of psychosis: identifying vulnerable populations premorbidly. Schizophr Bull 22:223–240, 1996

Pao P-N: Notes on Freud's theory of schizophrenia. Int J Psychoanal 54:469–476, 1973

Parker G, Johnston P, Hayward L: Parental "expressed emotion" as a predictor of schizophrenic relapse. Arch Gen Psychiatry 45:806–813, 1988

Pedersen CB, Mortensen PB: Evidence of a dose-response relationship between urbanicity during upbringing and schizophrenia risk. Arch Gen Psychiatry 58:1039–1046, 2001

Penn DL, Mueser KT: Research update on the psychosocial treatment of schizophrenia. Am J Psychiatry 153:607–617, 1996

Plomin R, Defries JC, McClearn GE: Behavioral Genetics: A Primer, 2nd Edition. New York, WH Freeman, 1990

Robbins M: Psychoanalytic and biological approaches to mental illness: schizophrenia. J Am Psychoanal Assoc 40:425–454, 1992

Rogers CR, Gendlin ET, Kiesler DJ, et al (eds): The Therapeutic Relationship and Its Impact: A Study of Psychotherapy With Schizophrenics. Madison, University of Wisconsin Press, 1967

Rosenbaum B, Harder S, Knudsen P, et al: Supportive psychodynamic psychotherapy versus treatment as usual for first-episode psychosis: two-year outcome. Psychiatry 75:331–341, 2012

Rosenfarb IS, Nuechterlein KH, Goldstein MJ, et al: Neurocognitive vulnerability, interpersonal criticism, and the emergence of unusual thinking by schizophrenic patients during family transactions. Arch Gen Psychiatry 57:1174–1179, 2000

Rosenheck R, Tekell J, Peters J, et al: Does participation in psychosocial treatment augment the benefit of clozapine? Arch Gen Psychiatry 55:618–625, 1998

Rund BR: Fully recovered schizophrenics: a retrospective study of some premorbid and treatment factors. Psychiatry 53:127–139, 1990

Ruocchio PJ: How psychotherapy can help the schizophrenic patient. Hosp Community Psychiatry 40:188–190, 1989

Saks ER: The Center Cannot Hold: My Journey Through Madness. New York, Hyperion, 2008

Saks ER: Some thoughts on denial of mental illness. Am J Psychiatry 166:972–973, 2009

Scott JE, Dixon LB: Psychological interventions for schizophrenia. Schizophr Bull 21: 621– 630, 1995

Searles HF: Psychoanalytic therapy with schizophrenic patients in a private-practice context (1976), in Countertransference and Related Subjects: Selected Papers. New York, International Universities Press, 1979, pp 582–602

Selzer MA: Preparing the chronic schizophrenic for exploratory psychotherapy: the role of hospitalization. Psychiatry 46:303–311, 1983

Selzer MA, Carsky M: Treatment alliance and the chronic schizophrenic. Am J Psychother 44:506–515, 1990

Selzer MA, Sullivan TB, Carsky M, et al: Working With the Person With Schizophrenia: The Treatment Alliance. New York, New York University Press, 1989

Stanton AH, Gunderson JG, Knapp PH, et al: Effects of psychotherapy on schizophrenic patients, I: design and implementation of a controlled study. Schizophr Bull 10:520–563, 1984

Strauss JS, Carpenter WT, Bartko JJ: The diagnosis and understanding of schizophrenia, part III:

speculations on the processes that underlie schizophrenic symptoms and signs. Schizophr Bull 11:61–69, 1974

Sullivan HS: Schizophrenia as a Human Process. New York, WW Norton, 1962

Tarrier N, Yusupoff L, Kinney C, et al: Randomised controlled trial of intensive cognitive-behaviour therapy for patients with chronic schizophrenia. BMJ 317:303–307, 1998

Tienari P, Wynne LC, Moring J, et al: The Finnish Adoptive Family Study of Schizophrenia: implications for family research. Br J Psychiatry 164(suppl 23):20–26, 1994

Tienari P, Wynne LC, Sorri A, et al: Genotype-environment interaction in schizophreniaspectrum disorder: long-term follow-up study of Finnish adoptees. Br J Psychiatry 184:216–222, 2004

Wahlberg K-E, Lyman CW, Oja H, et al: Gene–environment interaction in vulnerability to schizophrenia: findings from the Finnish Adoptive Family Study of Schizophrenia. Am J Psychiatry 154:355–362, 1997

Wexler M: Schizophrenia: conflict and deficiency. Psychoanal Q 40:83–99, 1971

第8章

感情障害

　今日，‘うつ’を理解するための力動的アプローチでは，感情障害は，遺伝的，生物学的要因が最も強く影響していると理解されている。実際，うつ病は，いかに遺伝と環境の相互作用が臨床症状を呈するかを研究するための最も理想的なモデルとして役立っている。現在，単極性うつ病の原因は，約40％が遺伝子，60％が環境と理解されている（Nemeroff 2003）。

　Kendlerら（1993）は，抑うつエピソードを予測するための病因モデルを発展させることができるか決定するために，既知の遺伝接合型を持つ680組の女性同士の双生児をフォローした。彼らは，遺伝的要因の役割が重要であるものの，圧倒的ではないとした。最も影響のある予測因子は，直近のストレスの大きい出来事の存在であった。対人関係と神経症的な特徴の気質という他の2つの要因もまた，病因に重要な役割をはたした。神経症的傾向は，多くの場合，社会的サポートを遠ざけるようにみえた。

　サンプル数を増やした後の双生児研究によると，Kendlerら（1995）は，うつ病の要因についてさらなる洞察を得た。彼らの知見から産出された最も注目すべきモデルの1つは，ストレスフルライフイベントの影響のあるうつ病の感度は，遺伝的に規定されているようにみえることであった。たとえば，うつ病の遺伝的リスクが最も低い人たちを検査した時，彼らは，ストレスフルライフイベントがない状況で，1カ月に約0.5％しか発症の可能性はないが，その人たちがストレッサーに暴露した時，可能性は6.2％にまで上昇した。遺伝的リスクが最も高い人たちでは，うつ病の発症可能性は，ライフストレッサーに暴露しなければ，わずか1.1％だった。しかし，ストレスフルライフイベントがある時，リスクは14.6％まで劇的に上昇した。

　ニュージーランドの子ども1037名の前向き研究は，このモデルをさらにサポートした。この論文の調査では，セロトニントランスポーター遺伝子（**5HTT**）のプロモーター領域にある多型機能がうつ病のストレスフルライフイベントの影響を抑制することがわかった。他の研究では，Caspiグループの知見を再現し，**5HTTLPR**において2つの対立遺伝子を持つ人が比較的通常で脅威の低い出来事に対する反応において，より抑うつ的になるという広範囲な考察をした（Gotlib et al. 2008）。言い換えれば，この遺伝的多型はストレスフルイベントの衝撃に対する感受性を増加させている。しかしながら，第1章で記載されたように，この遺伝的多型に関するいくつかのメタ解析は否定的な結果であった。また，対立する見解として，遺伝的変異と環境の影

響という幅広いネットワークに衝撃があるような意味のある結果になる必要があるという意見がある（Blakely and Veenstra-VanderWeele 2011; Brzustowicz and Freedman 2011）。

　その後の分析で，Kendlerら（1999）は，うつ病傾向の人は自分でリスクの高い環境を選択するため，ストレスフルライフイベントとうつ病発症との間の約3分の1は関連がないとした。たとえば，神経症傾向にある気質の人は，他者を遠ざけ，重要な人との離別を引き起こしてしまう。この研究で最も強力なストレッサーは，近親者の死，レイプ，深刻な婚姻問題，そして離婚/離別であった。しかしながら，早期の虐待，ネグレクト，分離の体験は，成人期の抑うつエピソードによってストレッサーに応じさせるような生物学的な感受性を形成するかもしれないという相当なエビデンスもある。たとえば，Kendlerら（1992）は，幼少期や思春期に母親あるいは父親との分離を経験した母親のうつ病リスクを増加すると報告した。その後の研究で，Kendlerら（2001）は，ストレスライフイベントの抑うつ効果に関する他の性差を発見した。男性は，離婚/離別，仕事上の問題がより抑うつの原因になったが，一方，女性は，身近な人たちとのあいだに起こる問題がより原因になった。

　Nemeroff（1999）が指摘したように，幼少期の喪失体験によって成人期にうつ病にかかりやすくなるというFreudの視点は，最近の研究によって確認された。Agidら（1999）のケースコントロール研究による報告によると，17歳以前に親の死や永久の分離による幼少期の親の喪失率は，さまざまな大人の精神障害患者で評価された。幼少期の親の喪失は，成人でうつ病になることを有意に予測させた。永久の分離による喪失の影響は，死による分離よりも大きく，それは幼少期と青年期と比較して，9歳以前で大きかった。さらにGillmanら（2003）は幼少期の両親の離婚はうつ病の高い生涯罹患リスクと関連した。うつ病の脆弱性を増加させるようにみえるのは，幼少期の喪失だけではない。身体的そして性的虐待は，いずれも成人女性のうつ病と独立して関連した（Bernet and Stein 1999; Bifulco et al. 1998; Brown 1993; Brown and Eales 1993）。児童虐待やネグレクトの既往がある女性は，既往がない女性と比較して，成人期に約2倍の否定的関係と低い自己評価を持つ（Bifulco et al. 1998）。そして，これらの否定的関係と低い自己評価を持った虐待かネグレクトされた女性は，うつ病を10倍以上経験する。

　大人のうつ病のかなり多くに関連するようにみえる幼少期の外傷は，生物学的な変更につながりうる。Vythilingamら（2002）は，幼少期に虐待のあったうつ病女性は，虐待を受けていないうつ病女性より平均で18%左の海馬が小さく，健常者より平均で15%左の海馬が小さかった。さらに，多くの研究は，うつ病ではない健常者と比較して，うつ病患者では，下垂体に副腎皮質刺激ホルモン（ACTH）を分泌するように促す副腎皮質刺激ホルモン放出因子（CRF）が髄液で一貫して上昇しているとした（Heim et al. 2000; Nemeroff 1998a）。CRFが，直接，実験動物の脳に注入される時，それらの動物は，人間のうつ病に似た行動を呈した。これらの観察は，気分障害がストレス脆弱性モデルであることを示唆した。言い換えれば，遺伝的基盤は，シナプスのモノアミン濃度を減少させるか，ストレスに対する下垂体 - 副腎皮質系 hypothalamic-pituitary-adrenal axis（HPA系）の反応性を増加させることに役立つことがある。人に対して深刻なストレスがないならば，遺伝的に決定される領域が，必ずしもうつ病を十分に誘発させないかもしれない。しかし，幼少期のネグレクトや虐待はストレス反応を刺激し，ニューロンを含むCRFにおいて活動性を上昇させることがある。そして，それらはうつ病でストレス反応性で，

過剰に活動することが知られている。これらの細胞は，特定の人で過剰になり，マイルドなストレッサーに劇的に反応しうる。Hammen ら（2000）は，成人女性では，幼少期の逆境によって成人期のストレス反応性のうつ病になりやすいことを確認した。

Heim ら（2000）は，ホルモン剤や向精神薬を投薬されていない 18 歳から 45 歳までの 49 名の健常女性を精緻なデザインで研究した。彼らは以下の 4 グループに分けた。1）児童虐待あるいは精神障害の既往のない人，2）幼少期に性的あるいは身体的虐待を受けた現在うつ病に罹患している患者，3）幼少期に性的あるいは身体的虐待を受けた現在うつ病患者に罹患していない人，4）幼少期に虐待を受けていない現在うつ病に罹患している患者。研究では，健常者と比較して幼少期の虐待を受けた女性は，下垂体，副腎，自律神経の反応が増加することが示された。この効果は，現在のうつと不安の症状もつ女性にとくに顕著であった。幼少期に虐待され，現在うつ病と診断されている女性は，女性におけるストレスに対する ACTH の反応が，年齢をマッチさせた女性より 6 倍以上も大きかった。この調査では，CRF 低分泌に関連する HPA 軸と自律神経システムの過敏性が，幼少期の虐待の持続的な結果で，成人うつ病の資質に影響するかもしれないと結論づけられた。他の研究では，うつ症状を持つ成人で幼少期の虐待の影響は，副腎皮質刺激ホルモン放出ホルモンのタイプ I レセプター（CRHR 1）遺伝子内にある遺伝的多型によって緩和されることが示された（Bradley 2008）。それゆえに，最近の研究の波は，遺伝 - 環境の相互作用は，うつ病になったり，幼少期の虐待に直面するうつ病から保護されたりすることを理解する際に考慮されなければならないことを示唆している。

幼少期のストレッサーは，幼少期のトラウマを成人の精神病理に関連づける精神力動モデルにおいては，内在化されたものとする。しかしながら，力動的な視点はまた，固有のストレッサーの意味を考慮する。臨床家は，外側の観察者には比較的穏やかに見えるストレッサーが，患者に大きな影響を与える強力な意識的あるいは無意識的な意味を持つ可能性について留意しなければならない。

Hammen（1995）は「その領域では，否定的ライフイベントについて，単に起きたのではなく，むしろ，人がそのイベントの意味をどう解釈したかということと，起きたという文脈の重要性なのだという注目に値するコンセンサスが得られている」と記した。抑うつ反応とストレッサーについての縦断的研究で，Hammen ら（1985）は，患者の自己認識の領域に合致する内容を持ったストレッサーが，抑うつエピソードを特に引き起こすことと発見した。言い換えれば，人は社会的なつながりによって部分的に自己感覚が規定されるので，重要な対人関係の喪失は，うつ病を促進させるかもしれない。一方で，人の自己価値が特に支配と達成に関連するのであれば，そのような人は，職場や学校での失敗した時に，抑うつエピソードになることがある。

Kendler ら（2003）の最近の報告は，個人にとって特定の意味を持つライフイベントは，成人のうつ病の発症に密接に関連しているかもしれないと示唆した。バージニアの双子人口登録を基にした双子サンプルへのインタビューから，ストレッサーにおける高率の喪失と屈辱によって大うつ病の発症が予測できることが判明した。彼らは，（重要な他者による分離が原因の）屈辱と喪失という出来事は，死のような純粋な喪失よりもよりうつ病の原因になるとした。屈辱的な出来事は，個人の中核的な役割を直接的に脱価値化することによって，抑うつエピソードのリスクと強力に関連した。それゆえに，精神力動的な臨床家は，患者に影響を及ぼすストレッサーの固

186 第Ⅱ部　DSM-5障害への力動的アプローチ

有の筋道を確定するためにすべてのストレッサーの意味を吟味したい。

うつ病の力動的理解

　うつ病に対する精神分析的/精神力動的なアプローチの歴史は，S. Freud の古典的な仕事である「喪とメランコリー」（Freud 1917/1963）にはじまる。Freud は，中核的には，幼少期の喪失が成人期のうつ病に対する脆弱性をもたらすと考えた。Freud は，うつ病患者によくみられる顕著な自己軽視が自己に向いた怒りの結果であることも観察した。より具体的に言えば，Freud は，患者の自己が対象を喪失したために怒りが内部に向けることを概念化した。Freud の言葉の中に，「対象の影は自我に落ち，その自我はある特別な審級によって，ひとつの対象として，つまり捨てられた対象として判定される（p. 249）」とある。1923 年，Freud は内的に対象を失うことと，対象に同一化することは人が人生で重要な人物をあきらめうる唯一の方法であると記述した。同じ年，「自我とエス」（Freud 1923/1961）において，Freud はメランコリーの患者が過酷な超自我を持ち，それは，愛する人に対して攻撃性を抱いたという罪悪感に関連していると主張した。

　Karl Abraham（1924/1927）は，Freud の過去と現在を結びつけるという発想を詳述した。彼によると，うつ病の成人は，幼少期に自己評価に対する過酷な衝撃を被っており，成人のうつ病は，現実あるいは空想上の愛の喪失によって患者を傷つける過去あるいは現在の人物に対する激しい否定的な感情を呼び覚ます，新しい喪失や失望によって引き起こされるのである。

　Klein（1940/1975）は，万能感，否認，侮辱，理想化などの躁的防衛が，喪失した愛する対象を「切望する」ことが産み出す，痛みを伴う感情に呼応して発達すると記述した。これらの防衛は，1）失った愛する対象を救い出し，再び修復するため，2）悪い内的対象を否認するため，3）愛する対象に対する激しい依存を否認するため，に用いられる。臨床的に，患者の躁的防衛は，他者に向かうあらゆる怒りや破壊性の否認，対照的に現実生活における高揚感，他者の理想化，他者を侮蔑することによる関係の希求の否認などによって表現される。躁的防衛の姿勢に不可欠な側面は，両親に勝利し，親子関係を逆転する願望である。この勝利に対する欲求は，逆に罪悪感とうつ病を引き起こすことがある。Klein の考えでは，このメカニズムは，しばしば成功や昇進の後に起こってくるうつ病の原因に部分的に関与する。

　臨床家が躁的エピソードを心理学的な機能が生物学的な要因にどのように関与しているかを理解する上で，Klein の定式化は有用である。躁病の防衛機能が最もはっきり見られるのは，不機嫌な躁病患者であり（Post et al. 1989），そのような患者の不安や抑うつが躁的エピソードを「打ち破る」ために，躁的な否認の復活を余儀なくさせる。さらに，躁的防衛がより軽度な場合，典型的には，うつ気分や悲嘆の脅威に対する防衛として認められる。たとえば，ある患者は，母親の死を知らされた後で「良い気分だ」と述べた。彼は，力に満ち，強力で，依存からは自由だと感じた。このように感じる一方で，彼は，自分が哀しみに打ちのめされてないことがとても奇妙だと気づくことができた。

　1950 年代における Bibring（1953）の貢献は，攻撃性の役割について Freud や Klein と大幅に

異なる考えの表明であると言えるだろう。Bibring はうつ病は，Freud や Klein が強調した内側に向く攻撃性とは無関係の一次的な感情状態として理解された方が良いとみなした。彼は，メランコリー状態は理想と現実の間の緊張から生じると考えた。高度に投資された3つの自己愛的願望は，価値があり愛され，強くて優れており，そして善良で慈悲深いことを行動の規範とする。しかし，これらの基準を満たすことができないという現実的あるいは主観的な自我の認識は，うつ病をもたらす。結果として，うつ病の人は，寄る辺なく無力であると感じる。彼は，臨床において，人の自尊心に対する傷つきは，うつ病を促進すると考えた。それゆえに，自己愛的な脆弱性は，うつ病の経過を引き起こす Bibring の理解の鍵となった。彼は，その経過において超自我が重要な役割を持っていると見なさなかった。

イギリスの Hampstead Clinic[訳注1] におけるうつ病の子どもたちの記録を研究した後，Sandler と Joffe（1965）は，子どもたちが自己評価に関する本質的な何かを失い，誰も助けてくれないと感じた時，うつ病になると結論づけた。彼らは，その喪失が，現実や空想の愛する対象の存在よりも，その対象が個人に与えた健全な状態にあることを強調した。この状態は，到達不能だとしても，理想化され，切に望まれたある種の「失楽園」になる。

Jacobson（1971a）は，Freud の定式化に加え，うつ病患者が，失った特徴をすべて持っているわけではないにしても，実際には，価値がなく，喪失した愛する対象のように振る舞うと述べた。結局，この悪い内的対象——あるいは喪失した外的な愛する対象——は，サディスティックな超自我に変形された。そのようにして，うつ病患者は「容赦ない強力な母親に苦しめられた幼い子どもの寄る辺なさや無力感と同じような超自我の犠牲者」になる。

> Jさんは，49歳の専業主婦で，精神病的な特徴を伴ううつ状態に陥った。彼女は，自分には全く価値がないと思い込み，彼女が「悪い女の子」だったので子どもの頃にたたかれたことが心から離れなくなっていた。虐待した，嫌われた父親像が取り込まれて患者の自己像を占めることによって，患者は自己処罰として，そして内的対象への攻撃として，自傷行為をしようとした。それ以外の時は，父親は，分離した内的対象，あるいは，彼女を悪いものだと非難する過酷な超自我として経験された。このような場合，Jさんは「お前が悪い」「お前は死ぬのが当然だ」という幻聴をきいた。

Jさんの内的対象世界は，精神病的なうつ病の中で，一方で自己と対象が融合し，他方で苦痛をもたらす悪い対象や原始的な超自我が悪い対象を迫害する内的対象関係が再活性しているのかもしれない。Jacobson によると，躁は過酷な超自我と自己との再結合であり，それによって超自我は，自己に苦痛をもたらすものから愛する，すべてにおいて良い，寛大なものへと変わった。このような理想化された対象が外界に投影されることによって，あらゆる攻撃性と破壊性が否認されるという高度に理想化された他者と関係を構築することがある。

Arieti（1977）は，重症うつ病になる人には，既存の観念があると仮定した。彼は重症のうつ病患者を治療する時，患者がしばしば自分自身のためではなく他の誰かのために生きることを観察した。Arieti は**支配的な他者**のために生きる人と呼んだ。しばしば配偶者は，この支配的他者になるが，時に，理念や組織が同じように機能するかもしれない。彼はこの，支配的な目標ある

訳注1）アンナ・フロイトによる戦争孤児を対象にした乳児／孤児院における臨床施設。

表8-1 うつ病／気分変調症の精神力動的モデルへの主要な歴史的貢献

Freud（1917/1963）	自己に向かう怒り
Abraham（1924/1927）	現在の喪失が幼少期の自己評価への衝撃を復活させる
Klein（1940/1975）	抑うつポジションにおける発達の失敗
Bibring（1953）	理想と現実の間における自我の緊張
Sandler and Joffe（1965）	幼少期における現実あるいは空想における愛する対象の喪失への反応における寄る辺なさ
Bowlby（1969）	喪失は，不安定な愛着に対して2次的な愛されず，見捨てられる感情を再燃させる
Jacobson（1971a, 1971b）	失った愛情の対象は，サディスティックな超自我に変形する
Arieti（1977）	支配的な他者のために生きること

いは支配的な因果律という用語を，個人の心理的世界において超越的な目的や目標が位置を占める時に用いた。このような人びとは他者や他のものごとのために生きることは事態を解決するためではなく，そういった自分自身を変えることができないと感じている。彼らは支配的な他者から望んだ反応を引き出すことができなかったり，達成不可能な目標を達成できなかったりすると人生には価値がないと信じているのかもしれない。

　うつ病について愛着理論から多くを学ぶことができる。John Bowlby（1969）は，生き残るために必要なものとして，母親に対する子どもの愛着を観察した。愛着が親を失うことで損なわれたり，親に対する不安定な愛着を持ち続けたりする場合，子どもは，自分自身を愛されないものと，そして母親や養育者を頼ることができず，見捨てるものとしてみなしている。それゆえに，そのような子どもたちは，大人になって喪失を経験した時に，うつ病になることがあるが，その理由は，喪失体験が愛されなかったり見捨てられたりした失敗の感情を復活させるからである。

　表8-1にまとめたように，いくつものテーマがさまざまな精神力動的定式化に基づいている。ほとんどすべての精神分析的な見解は，うつ病において，基本的な自己愛の脆弱性，あるいは，脆弱な自己評価を強調する（Busch et al. 2004）。特に，罪や自己卑下と関連する怒りや攻撃性もまた，多くの理論において関係する。さらに，現実には存在しえないような，完璧に養育的な姿を確実に追い求めるのは，うつ病の特徴の一部である。要求がましく完全主義的な超自我は，中心的な役割を演じ，そして，その要求によって人を苦しめるようにみえる。いくつかの症例では，悪循環が形成された（Busch et al. 2004）。うつ病の一部は，自分自身あるいは重要な他者を理想化することによって補填しようとしているのかもしれない。しかしながら，理想化は，高度な水準が満たされなかったためにうつ病を誘発し，最終的に，失望を増やすだけである。この失敗もまた，自己の脱価値化や自己への怒りをもたらす。

　うつ病に関する現代の精神力動的モデルは，早期の外傷体験が子どもたちに対して発達に問題のある自己や対象表象をもたらすと理解する。身体的や性的な虐待の場合，子どもは，虐待に値する悪い自己を内在化し，犠牲になることについて過剰に用心深くなる。対象表象は，自己を攻撃するような虐待的で懲罰的な人物の像である。このような虐待的な内的対象によって苦しめら

れるか迫害されるという感情は，懲罰的な超自我の観察とよく合致する。同様に，幼少期の親の喪失は，通常の親によって満たされるような欲求を持つことができない，見捨てられたという自己感覚を発展させる。子どもはさらに，見捨てる対象表象を内在化し，喪失を伴う成人期のストレッサーによって復活するような喪失感と激しい思いをもって成長する。したがって，彼らが成人期に生じる喪失の影響は増幅する。子どもの自己評価は，幼少期の家族の人間関係に基づいているので，脆弱な自己評価は幼少期の喪失や外傷の遺産でもある。親や重要な人物との問題ある関係における幼少期のパーソナリティ形成は，成人において困難な関係をもたらすだろう。このような背景を持つ成人は，関係性を構築したり維持したりすることが困難となり，他者による喪失や自己愛的傷つきに対してより脆弱となるかもしれない。

　防衛機制の研究は，うつ病の精神力動モデルに関連する精神分析理論の別の構成要素である。防衛機制は，痛みを伴う感情状態を扱うために人生早期に確立される。Kwon（1999; Kwon and Lemmon 2000）の業績は，特定の防衛機制がうつ病に対して保護的である一方で，別の防衛機制はうつ病を増悪させるかもしれないと示唆している。内罰は，誇張され持続的な自己批判に伴われる未熟な防衛機制であり，抑うつの発達における否定的な属性のスタイルに付加的な効果を持つ。他の未熟な防衛は，うつ病や他の精神疾患の発生リスクを増大させる（Vaillant and Vaillant 1992）。一方で，原理化（知性化とも呼ばれる）のようないくつかの高次の防衛機制は，一般的な，抽象的な原理によって現実の再解釈を伴っており，抑うつ水準の属性の形式による影響をいい意味で和らげるかもしれない。それゆえに，防衛の精神力動的視点を加えることは，うつ病の理解と治療を促進することがある（Hayes et al. 1996 ; Jones and Pulos 1993）。

　さらにもう1つの精神力動的思考の原則は，（疾病単位の）大集団の一人として患者を診ることとは対照的に，一人ひとりの患者に固有の関心を向けることである。この点に関して，うつ病の精神力動的モデルは，それぞれのうつ的な人の防衛機制と対象関係の性質について考慮する。たとえば，Blatt（1998, 2004）はうつ病患者の大集団を研究し，2つの精神力動的タイプがあるとした。**依存的**タイプは，見捨てられ，守られていないという慢性的な恐怖による寄る辺なさ，孤独，弱さによって特徴づけられる。これらの人は，養育され，保護され，愛されたいと切望している。彼らは，対人関係の途絶に対する脆弱性によって特徴づけられ，典型的には，否認，否定，置換，抑圧という防衛機制を用いる。対照的に，**取り入れ的**なうつ病患者は，第1に自己の発展に興味を持っている。親密な関係性は2次的なものであり，彼らは異なる防衛機制である，知性化，反動形成，合理化を用いる。彼らは非常に完全主義的であり，競争的で，職場と学校において成功をおさめようと突き動かされている。依存的なタイプは，主として見捨てられ感，喪失，孤独という不快な感情によって抑うつを表現する。彼らはまた，挫折感を持ち，自律やコントロールが失われたと理解している。

　DSM-5において，うつ病の概念化に関する重要な変更がなされた。死別の状況は，大うつ病障害の診断を考慮する際に除外されてはいない。死別に関連するうつ病を経験した人の研究で，死別によらないうつ病と比較したところ，2，3の特異的な特徴を認めた（Kendler et al 2008）。しかしながら，死別に関連するうつ病と他のストレスライフイベントによるうつ病との間の類似性は，それらの差異を大幅に上回った。さらに，最近，配偶者を亡くした60人に起きた自殺念慮を，マッチさせた60人の比較対象群と比較した場合，死別のある人は，死別のない人と比較

190 第Ⅱ部　DSM-5障害への力動的アプローチ

して，自殺念慮リスクがとても高いことが明らかであった（Strobe et al. 2005）。死別において高まった自殺念慮は，強い孤独と重篤なうつ病症状と関連し，したがって，死別のない大うつ病エピソードのさなかにいる患者に対しても，同様の臨床的な注意を向けることの正当な理由となる。

自殺の精神力動

　他の多くの精神障害も，自殺という悲劇的な結果をもたらしうる。しかし，自殺は，うつ病と最も関連するので，その詳細は本章の中で検討する。自殺に関する精神力動的な視点を検討する前に，以下の留意を要する。自殺企図の決断には，精神的要因と同様に生物学的要因があることがある。自殺念慮をもつ患者の精神療法的な作業によって明らかにされた精神力動は，いくつかの点において，神経化学的変化に対する**2次的なもの**かもしれず，精神療法的アプローチとともに考えられるすべての身体的治療を積極的に施行されなければならない。深刻な自殺念慮をもつ患者の多くは，精神療法だけでは不十分である。ある比較研究（Lesse 1978）では，精神療法を受けた重症うつ病患者のたった16％しか改善しなかったにもかかわらず，精神療法と薬物療法の両方を受けた患者の83％が，そして電気けいれん療法（ECT）を受けた患者の86％が良い結果を得た。理論の純粋性よりも患者の生命を救うことの方がはるかに重要である。

　自殺企図と自殺念慮は，他のすべての行動や思考と同様に，過剰決定と複合的な機能の結果として生じる最終産物である（第1章参照）。自殺の動機は多様で，しばしば明確ではない（Meissner 1986）。したがって，臨床家は，力動的基盤を理解してしまうのではなく，とりわけ転移‐逆転移関係に注意して，一人ひとりの患者の話を慎重に聴かなければならない。

　Freud（1917/1963）は，うつ病の力動的な理解を深めていく中で，自我は自身を対象として扱うことによってのみ自身を殺すことができると仮定した。そして，自殺は殺人衝動が置き換えられたもの——つまり内在化された対象に向かう破壊願望——が自己に向かうことによって引き起こされたと考えた。構造モデル（Freud 1923/1961）の発展の後，Freudはサディスティックな超自我による自我の犠牲として自殺を再定義した。Karl Menninger（1933）の見解はもう少し複雑だった。彼は，少なくとも3つの願望，殺したい願望，殺されたい願望，そして死にたい願望が自殺行為には関与すると考えた。殺したい願望は，**内的対象**のみに向かわないかもしれない。臨床経験においては，しばしば，自殺が残されたものの生活を破壊しようと企図されたことが再三認められた。たとえば，うつ病患者はしばしば，親に対する唯一の納得できる復讐であると感じている。患者の配偶者も，同様に自殺の「標的」になるかもしれない。

　自殺念慮をもつ患者で反復されている対象関係のテーマは，サディスティックな拷問者と拷問される犠牲者のドラマである。前述した症例Jさんのように，患者を惨めな気分にする迫害的な内的対象がしばしば存在する。あるいは，迫害者に同一化した患者は，周囲を迫害するかもしれない。いくつかのケースで，患者は，ドラマの唯一の結末が自殺によって拷問者に服従することだと信じている（Meissner 1986）。この内的な迫害者は「隠れた執行人 hidden executioner」と言及されている（Asch 1980）。

自殺の動機に攻撃性がさほど重要な役割を果たしていない場合がある。Fenichel（1945）は自殺を，再結合の願望を充足すること，つまり，喪失した愛する人との愉悦的で魔術的な再会や愛しい超自我との自己愛的な結合を充足することと考えた。自殺企図の背後には，しばしば対象喪失が存在し，多くの自殺念慮を持つ患者は，喪失した対象に切に強く依存を示した（Dorpat 1973）。この点について，自殺は喪失した母親像との再結合への退行的な願望かもしれない。1978年に起きたギニアの集団自殺・集団殺人において，Jim Jones師が，自らの頭を打ち抜く直前に口にした最後の言葉は「Mother...Mother」であった。特に，愛する人の命日に生じる自殺には，しばしば病的悲嘆の過程が含まれる。たとえば，自殺と親の命日との間には，有意な相関があることが実証された（Bunch and Barraclough 1971）。個人の自己評価と自己統合が喪失した対象への愛着に依拠する時，自殺は，自己のまとまりを修復する唯一の手段と考えられることがある。

> K さんは24歳の精神病的なうつ病女性で，2年前に双子の兄を自殺で亡くした。彼の死後，彼女は自分自身を殺そうと考え，引きこもった。さらに，彼女は，精神病的に兄に同一化し，自分自身を男性と考え，兄の名前を名乗った。彼女のうつ病は，抗うつ剤，炭酸リチウム，電気けいれん療法（ECT）に治療抵抗性だった。彼女は兄のいない人生を生き続けることができないと感じた。K さんは，最終的に，兄弟の命日に自殺した。

いかなる患者に対しても自殺の危険性を評価するには，これらの精神力動的なテーマを自殺リスクの予測因子の文脈に加えなくてはならない。954名の患者の前向き研究（Clark and Fawcett 1992）は，自殺の予測において長期的危険因子から短期的危険因子を区別する有用性について示した。以下の7因子が1年以内の自殺を予測した。パニック発作，精神不安，喜びや興味の重大な喪失，うつ的混乱（不安からうつや怒りへの急速な交代あるいはその逆），アルコール乱用，集中力の低下，全般的な不眠。長期的な危険因子は，絶望，自殺念慮，自殺企図，自殺未遂の既往を含んだ。うつ病よりも有効な自殺の予測因子であると繰り返し示されてきた絶望は，繰り返される失望にもかかわらず変えようもない自己の頑な考え方に関連しているかもしれない。自己があるべき頑なな期待通りに生きられない時，絶望が生じて自殺が唯一の解決方法になるのかもしれない。似たような流れで，Arieti（1977）は，支配的な思考か支配的な他者の期待を修正できない患者は，自殺リスクが高いと記述した。自殺念慮を評価する場合，自殺念慮が**自我親和的**である時，自殺のリスクが高くなる。そういった患者は，自殺念慮を受け入れやすく，自身を殺す衝動に打ち勝つことを諦めたようにみえる。

精神力動的文脈で自殺を考えるにあたり，臨床家は，誘因となる出来事の特徴，意識的無意識的な動機，そして自殺念慮を実行させるような先行する心理学的な諸要因を理解しなければならない。投影法を用いた心理テストによって，研究者ら（Smith 1983; Smith and Eyman 1988）は，深刻な自殺を企図した人と，単に他者を操作するために自殺を装った人を区別する4種類の自我機能と内的対象関係を同定した。深刻な自殺企図群では，1）素直に依存したいという葛藤に関連する，愛情のこもった世話を求める幼児的な願望を手放すことができないこと，2）冷静だが両価的な死に対する考え，3）極端に高い自己への期待，そして4）特に攻撃性に関する感情のコントロール不良，が認められた。このパターンは，女性よりも男性によく当てはまるが

(Smith and Eyman 1988)，攻撃性に関する抑制的な態度は，女性において，見せかけの自殺企図から深刻な自殺企図者を区別する。これらのテストの知見は，先行する自殺志向的な心理構造が，ある特定の自殺行為の背景にあるさまざまな動機よりも，各個人の間で共通性が高いことを示唆している。いくつかの自殺に関する危険因子は，性差に関連する。男性では，衝動攻撃性パーソナリティ障害とアルコールあるいは薬物乱用は，うつ病の自殺に対する2つの独立因子である（Dumais et al. 2005）。女性では，性的虐待が自殺未遂の既往と強く関連する。そのため，性的に虐待された女性は，適切な治療を提供するために，女性の自殺の評価の一部として同定されるべきである。男女に共通して，不安障害の併存は，明らかに気分障害患者の自殺企図のリスクを大きくするために考慮すべきである（Sareen et al. 2005）。

治療的考察

予後研究

　認知行動療法はうつ病治療として，しばしば力動的精神療法よりもはるかに豊富なエビデンスがあるとされるが，うつ病に対する力動的精神療法の効果を示す発展的な文献はあまりあげられない。Driessen ら（2013）は，うつ病治療を求めた341名の外来患者について，力動的精神療法と認知行動療法（CBT）の効果をこれまでに行われた最大規模の無作為対照化試験（RCT）で比較した。それぞれのグループは，16セッションの治療を受けた。いかなる治療についても，結果に関する統計学的な有意差はなかった。治療後の平均寛解率は，22.7％であった。重要な知見は，力動的精神療法が認知行動療法よりも劣っていなかったということである。2つのメタ解析は，うつ病に対する力動的精神療法の効果を確証したが，両者は，短期力動的精神療法（STPP）に焦点が当てられていた。Driessen ら（2010）は，23の研究で1365名の患者について検討した。短期力動的精神療法（STPP）は，対照群よりも有意に効果があり，治療前後の変化が大きく，1年後もその効果が維持されていたことがわかった。他の精神療法の比較では，3カ月，12カ月後の効果に有意な変化は認められなかった。連続体の中で最も支持を重視したこれらの治療は，より表出を重視した精神療法と同様の効果であった。

　Cuijipers ら（2008）は，成人の中等度うつ病に対する7つの主要な精神療法を直接比較したメタ解析について報告した。それぞれの治療は，少なくとも5つの無作為対照化試験が施行され，力動的精神療法は，検討された治療法の1つであった。その調査では，対人関係療法（いくらか有効だった）と指示的でない支持的治療 nondirective supportive treatment（いくらか有効ではなかった）を除けば，それらの治療法の1つが効果的であったりなかったりというエビデンスは見つけられなかった。彼らは，軽症から中等度うつ病に対する主要な精神療法間の効果には大きな違いはないと結論づけた。

　短期力動的精神療法は，軽症から中等度のうつ病に対する抗うつ剤フルオキセチンと同様の治療効果があるかもしれない。Salminen ら（2008）は，51名の軽症から中等度のうつ病患者につ

いて研究し，患者を16週間の20〜40mgのフルオキセチンと類似の期間のSTPPに無作為に割り付けた。両者の治療は，機能回復と同様に症状軽減に高い効果があった。

Gibbonsら（2012）は，無作為抽出パイロット調査においてSTPPは地域的メンタルヘルス制度においてはうつ病に対して効果的であることを示した。治療を要する中等度から重症うつ病患者40名は，12週間の精神療法を，短期力動的精神療法の訓練を受けた地域の治療者と通常治療（TAU）をしている治療者のどちらかに割り付けられた。

その結果の検討によって，ブラインドの判定は，力動的介入に対するアドヒアランスにおいて，TAUのセッションから力動的セッションを区別できることがわかった。さらに，この予備的研究は統計的な検出力が十分ではなかったが，TAUよりも力動的精神療法の治療効果に，中等度以上のエフェクトサイズが認められた。TAUによって治療した患者の29％に比較して，力動的精神療法によって治療した患者の50％は，うつの症状が標準的な範囲に移行した。

うつ病に対する短期力動的精神療法についての新しい研究の1つは，混成効果/効果治療研究モデルを用いて自然経過設定の効果について記述した（Hilsenroth et al. 2003）。21名の特定不能のうつ病患者，気分変調症あるいは抑うつ気分を伴う適応障害に対して，週1回ないし2回のセッションが行われた。この研究では，これまでの大部分の研究とは異なり，併存症は除外されなかった。さらに，無作為対照化された患者であるものの，治療は臨床家，患者，進捗状況によって決定され，治療期間は一定ではなかった。すべての患者は，最低9セッションを行い，平均セッション数は，7カ月間で30セッションだった。DSM-IV（米国精神医学会 1994）によるうつ病全般の症候は，関係的，社会的，職業的な機能と同じように，治療前後の臨床評価と患者の自己申告を用いて評価された。統計学的に有意な変化がすべての機能領域に生じた。治療的な技術とうつ病症状の改善の間で，臨床経過と結果は有意に直接的な関連を認めた。具体的には，セッションにおいて情動と感情表出に焦点をあてることが最も重要だった。著書らは，サンプルサイズが小さいことと，軽度から中等度レベルの障害を対象としたことによる限界があることを認めた。それにもかかわらず，その研究は，自然経過的設定において効果を扱った点では，初めての研究である。

より最近の研究では，うつ病治療において，抗うつ剤の治療を併用した精神療法の調査が始まっている。あるオランダの研究では，167名のうつ病外来患者は，6カ月の抗うつ剤か併用療法かに無作為に割り付けられた。最初の抗うつ剤はフルオキセチンで，耐用性がないか効果が不十分ならば，プロトコールに従ってアミトリプチリンとモクロベミドが使用された。併用療法は，16セッションの短期精神力動的支持的精神療法を加えた。統計学的な有意差は治療成功率の相違において，一貫して併用療法を支持し，8，16，24週で明らかだった。6カ月の時点で，抗うつ剤投薬を受けているのみの患者の40％は内服を中止した。一方で，併用療法は22％だけしか中止しなかった。24週の時点で，薬物療法グループの平均成功率は，40.7％で併用療法グループはほぼ60％だった。併用療法を受けている患者は，内服中止や治療脱落が起こりにくく，したがって，より有意に回復した。

うつ病患者に対する併用療法が薬物療法単独より有効であると支持する別の研究はBurnandら（2002）によって施行された。スイスにおけるこの研究では，74名の急性期の外来患者が，10週間の設定で，クロミプラミン単独と力動的精神療法との併用に割り付けられた。クロミプ

ラミン単独を内服している患者は，併用療法グループが受けている構造化した精神療法に相当する支持的ケアを受けた。両方のグループは改善した。しかしながら，併用療法グループの患者は10週の時点で治療失敗率が低く，より良い就労率だった。さらに，終了時には全般的機能が良く，入院する割合が低率であった。短期力動的精神療法はまた，失職期間や入院する割合の低下によって患者一人当たり2,311ドルの費用対効果が認められた。この金額は，精神療法を提供するためのコストを上回った。

うつ病患者に対する長期力動的精神療法と精神分析療法を検討した無作為対照化試験は施行されていない。多くの臨床医は，このような治療を必要とするうつ病患者のサブグループがあることを理解している。Blattら（1995）は，アメリカ国立精神衛生研究所 National Institute of Mental Health のうつ病治療共同研究プログラムのデータを解析した。そして，完全主義的で自己批判的な傾向が高い患者は，16週の認知行動療法，16週の対人関係療法，16週のイミプラミンと臨床マネージメント，16週のプラセボと臨床マネージメントのいずれにも反応しなかった。

2つの自然経過観察研究は，長期力動的精神療法（Blatt 1992; Blatt et al. 1994）が，短期療法に反応しなかった自己批判的で完全主義の患者に対して効果的であると示唆した。これらの患者の多くは，かなり強迫的あるいは自己愛的な性格傾向である。これらの完全主義的な患者は自殺リスクが高くもあるので（Blatt 1998; Hewitt et al. 1997），時間，エネルギー，資源を費やすことが正当化されるかもしれない。この仮説を立証するには，さらなる研究が必要である。

治療原則

躁状態

多くの躁状態の患者は，第1に薬物療法的にコントロールされるまで，精神療法的な介入が有効ではないだろう。その次の段階の治療の多くは，コンプライアンスや病識の欠如の問題に焦点化することによって再発予防に取り組む。双極性障害患者にしばしば存在するいくつかの主要な力動的精神療法のテーマは，取り扱われなければならない。疾患の全体的な否認に一致して，これらの患者は，しばしば躁症状あるいは軽躁症状は疾患の1部ではなく，むしろ彼ら本来の反応であると主張する。双極性障害患者は，洞察が欠如することが広く知られている。入院で治療された28名の躁状態患者の研究では（Ghaemi et al. 1995），入院時と退院時の洞察が定量化された。その調査では，躁状態における他のすべての症状が改善したり，寛解したりする時でさえも，洞察は得られないままだったと判明した。

他の精神力動的なテーマはスプリッティングや心的不連続性を含み，このような否認としばしば関連する。多くの双極性障害患者は，寛解している時には先行する躁的エピソードの重要性を否認し続ける。彼らは，そのような行為は自分自身がきちんと世話されていなかったに過ぎないと主張し，しばしば，以前に起こったことは二度と起きないと頑に主張する。このようなスプリットの様式において，躁的エピソードを含む自己表象は，寛解している時の自己とはまったく切り離されているように見える。このような自己の連続性の欠如は患者を悩ませているようには見えないが，一方で，家族や臨床家を憤慨させる。患者を管理する臨床家は，維持療法の必要性が患者にとって説得力を持てるようになるために，患者の人生において断片的な自己を精神療法的

に連続的な物語につなげる必要がある。時には，（患者の許可のもとに）躁的エピソードを録音して患者の寛解時に再生することは，躁的な自己と寛解の自己とのつながりを患者に納得させることに役立つことがある。

クライン派の精神分析的見地からは，双極性障害患者との基本的な精神療法の責務は，喪の作業を促進することにあるとも言える。幼少期における両親の喪失，特に母親の喪失は，双極性障害の発症と強く関連している（Mortensen et al. 2003）。実際に，5歳以前に母親を失った子どもたちは，双極性障害の発症について4倍のリスクを持つ。幼少期の身体的外傷と成人の躁状態のあいだには強い関連があり（Levitan et al. 1998），攻撃性を否認する必要性は人生の再早期にその根源を持つかもしれない。攻撃的，被害的な感情の脅威は，それらを否認する躁的防衛を必要とする。躁的エピソードの後，患者は自身の破壊性に敏感に気づき，躁病相の間に他者に加えた危害について後悔するかもしれない。そのとき，精神療法家は，患者が内的な自己対象表象の愛着と攻撃性を統合することを手助けする適切な機会を得ることがある。これらの側面をスプリットし続けることによって，患者は一時的に痛みを取り除くが，最終的に彼らの抑うつ不安を解消する機会を失ってしまう。Klein（1940/1975）は，迫害感と攻撃性が薄れるにつれて，躁うつは患者を助けるための必要性がなくなってくると記述した。それゆえに，もう1つのゴールは，患者がバッドよりもグッドが優勢になり，憎しみより愛が優勢になるような関係性を内在化できるように手助けすることである。

外来における双極性障害患者61名の再発に関する2年間の前向き研究（Ellicott et al. 1990）では，再発は，リチウム血中濃度の変化あるいは薬剤コンプライアンスによって説明されなかった。しかしながら，ストレスフルライフイベントと再発には有意な関連があった。調査では，高いストレス時における心理的介入が再発を予防するために必要であると結論づけられた。力動的精神科医は，患者の人生における特異なストレッサーの重要性に気づかなければならず，気分安定薬を管理しながらそれらをモニターしなければならない。

リチウムと他の気分安定剤は，しばしば双極性障害患者にとって特別な意味を持つ。一部の患者にとって，薬物は躁病相における自我親和的な幸福感を奪う方法を意味する。薬物は，双極性障害を患い，自殺のような悪い結果に至った家族を思い出させるかもしれない。Jamison（1995）は，自身の双極性障害との戦いについて記述した。そして，リチウムを内服し続け，処方計画に従う恐怖を理解するために，精神療法には大きな価値があったと述べた。精神療法を通じて，彼女は薬物に関する恐怖の秘密を発見した。「実際に，口には出さないけど，私はリチウムが効かないかもしれないと密かに恐れていました。飲んだらどうなの？　まだ病気なの？　でも，それを飲まなかったら，私は最悪の恐怖が現実になることを見ることはありませんでした」（p. 103）。

コンプライアンス不良の問題は積極的に対処されなければならないが，双極性障害の薬物療法が継続的に再発を予防する効果は限定的である。リチウムを内服する患者の40％だけが5年間で再発を免れる（Maj 1999）。職場問題と家庭内の困難が高率に生じることは，例外的というよりむしろ常態である（Miklowitz and Frank 1999）。それゆえに，精神療法は単にコンプライアンスを改善することよりも広範な目標を持たなければならない。つまり，ストレッサーを同定し，家族機能を強化し，患者や家族にもたらす疾病の影響を取り扱うことを含むべきである。Miklowitzら（2003）は，厳密にデザインされた研究において，薬物療法に家族心理教育を併用

すると，エピソード後において薬剤アドヒアランスと症状修正の両方を強化すると示した。双極性障害に対する補助的な精神療法のエビデンスのレビューにおいて，Miklowitz（2008）は，補助的に精神療法を用いると 2 年予後において双極性障害の症状，機能が高まると示唆した。薬物アドヒアランスと気分に対する初期の認知を強調する治療は，躁病により強い効果を持つ。しかし，Miklowitz は，認知的，対人関係的な対処法を強調する治療が，うつ病においてより強い効果が認められることを示した。これらのデータは，個人心理教育，グループ心理教育，包括的ケア，家族療法，対人関係療法そして認知行動療法などの 18 の研究に基づいている。

Salzman（1998）は，双極性障害患者の治療について，薬物療法と精神療法の統合について説得力のある議論をした。治療同盟の構築は，最初に行われる仕事であり，討論のような戦略を用いるよりもむしろ探索，共感，教育を通じて達成される。気分のグラフをつけることも，役立つかもしれない。理想化から脱価値化へ転移が変化することはよく起こり，欲求不満と怒りに対する反応において，逆転移に基づく行動化は持続的なリスクになる。

Jamison（1995）は併用療法が必要であるという見解に同意している。「言葉にしにくいけれど，精神療法は回復します。混乱もある程度まで理解できるし，恐怖の思考や感情を抑制するし，いくらかのコントロールや希望やすべてのことから学ぶ可能性を取り戻します……いかなる錠剤も薬を飲みたくないという問題に対処する助けにはなりません。同様に，精神療法だけでは私の躁とうつを予防することはできません。両方が必要なのです」（p. 89）。

うつ病

入院患者か外来患者かを問わず，うつ病の精神療法的治療の第 1 段階は，治療同盟の確立である。必要なラポールを築くために，臨床家は患者の見解についてただ傾聴し共感しなければならない。おそらく，家族や経験の浅いメンタルヘルス専門家の最もよくある間違いは，患者の良い面に焦点を当てて励まそうとすることである。「あなたにはたくさんの良い資質があるから，落ち込む理由なんてありません」あるいは「どうしてあなたが自殺しなければならないのですか？ 生きる意味がたくさんありますよ」というようなコメントは，逆効果になる。このような「チアリーディングのような」コメントは，うつ病患者により誤解され，孤独にさせ，結果としてより自殺念慮を高めてしまうような，重大な共感不全を経験させる。

反対に，これらの患者の治療をする臨床家は，落ち込む理由が本当にあるという理解を伝えなければならない。協力して根本的な原因を探索するために患者の協力を得る間でさえ，うつ病の苦悩に共感することができる。最初のアプローチは支持的で揺るぎないものでなければならない（Arieti 1977; Lesse 1978）。「あなたは本当は落ち込んでいるのではなく，怒っているのです」というような早まった解釈は，共感的でなく的外れだとも経験されるだろう。臨床家は，患者の病気に対する考えをただ傾聴し，理解しようとすることによって最も役立つ。

力動的治療者は，うつ病の誘因になるようなストレッサーの本質を注意深く評価する。ストレッサーは屈辱と喪失を引き起こしたのだろうか？ それは幼少期の喪失かトラウマを呼び起こすものであったか？ 患者のストレッサーに対する特異的な意味はどのようなものだったか？ 力動的治療者は，患者が何をストレッサーと結びつけたのかを知ろうとする。その出来事は，患者の心に存在した他の感情，思考，空想を思い出させたか？ 力動的治療者は，また，患者が無意

識に起きていることを照らし出す夢を面接に持ち込むよう働きかけることがある。第1章にまとめたように，力動的治療者は，「疾患」を根絶しようとする以上に「人間」を追求している。

　病歴の聴取とストレッサーの評定において，力動的治療者はまた，関係性のパターンと患者の自尊心の周辺に起こるテーマについて，注意深く傾聴する。彼らは，そのテーマがうつ病の病因の中に含まれるかどうか最も正確に評価するために，列挙されたさまざまな力動的テーマについて検討する。彼らの怒りが心の内側に向かうのか？　彼らの破壊性や貪欲さが愛する人を傷つけたという懸念があるか？　達成不可能な自己に対する完全主義的な考えがあるか？　患者は，常に患者が果たすことのできる以上を要求する，過激で容赦ない超自我によって苦しめられているか？　患者に絶望をもたらすような，現在あるいは過去に喪失した愛する対象への切望があるか？　患者は，固有の夢や願望を充足するよりも「支配的な他者」のために生きてきたか？　うつ病は，寄る辺なさ，弱さ，孤独が顕著に認められる依存型であるか，あるいは，養育的で保護的な愛する対象を発見するよりも自己成長をはるかに重要視する取り入れ型であるか？　同様に，患者が痛みに満ちた感情を取り扱うのに用いる防衛機制はどのようなものか？

　患者の人生の物語におけるこれらのテーマを探索する一方で，力動的治療者は転移，逆転移，抵抗の現象をも注意深く観察する。患者が治療者とかかわる方法と患者によって治療者に引き起こされる感情は，治療の外で起きる対人関係のなじみのパターンに手がかりを与える。抵抗のパターンは，同様に他の人生の状況における患者の防衛の反映かもしれない。最終的に，治療者は，患者の早期発達の問題と現在の状況に伴われる困難を定式化する。おそらく，ストレッサーの意味は，定式化において顕著に現れるだろう。

　定式化は以下のような問題に取り組む。どのような出来事がうつ病を明らかに増悪させたのか？　患者は，自己愛的に価値のあるいかなる願望を達成することができなかったのか？　患者を支配しているイデオロギーは何か？　患者がその人のために生きていて，その人から切望した反応を受けられなかった支配的な他者は誰か？　攻撃性あるいは怒りに関連する罪責感はあるのか？　そして，もしそうなら患者は怒っているのか？　自己対象の応答について努力することにフラストレーションはあるのか？　患者は，治療的変化が対人関係の中にある主に依存タイプのうつ病（Blatt et al. 1995）であるか？　あるいは，患者は，自己認識と自己価値がより中心的である取り入れ的なうつ病であるか？

　臨床家が患者の話を聴いてうつ病の力動的基盤に付いて仮説を展開するあいだに，患者は治療者に転移性の愛着を向ける。Arieti（1977）によると，治療者は，患者の人生における支配的他者に加え，「支配的な第三者」になるという。患者の原始的な対象関係において問題になった多くの懸念が，転移の中でも表面化する。Arieti は，治療同盟を構築するために精神療法の初期段階では患者の期待に合わせることが治療者に求められ，したがって，治療関係の中で患者の病理の反復が促進されると指摘した。十分情報が集められると，治療者はより表出的なアプローチにし，非常に大きな困難を引き起こした「支配的な他者」のパターンを解釈しなければならない。Arieti は「患者は自分自身がどのように生きるかを知らなかったと意識化しなければならない。患者は自分自身に耳を傾けていなかった。つまり，情緒的に大きな意味がある状況において患者はけっして自己主張をしない。患者は，支持，友情，愛情，賞賛，支配的な他者の注目を得ることだけに気を取られた」と述べた。このような認識が得られると，支配的な他者に対する多

くの怒りが表面化することがある。

　支配的な観念が明らかにされた後，治療者の仕事は，患者が新しい生き方を考えるよう援助することである。Bibring（1953）によると，理想化された願望が現実化するには，それを十分に修正するか，あるいは，それを他の目標や対象に置き換えなければならない。新しい生活パターンや人生目標を発展させる時，患者は，その答えを求めて治療者に依存するかもしれない。もし治療者が患者に何をすべきかを告げて共謀すれば，患者は自己評価を下げて役に立てないという感覚を強化するだけであろう（Betcher 1983; Maxmen 1978）。患者のジレンマを解決してほしいという訴えは，患者は別の人生を作るには最良の立ち位置にいると説明して差し戻せば良いのである。

　うつ病患者に対する力動的アプローチの核心は，うつ病の対人関係上の意味や文脈を明らかにすることである。不幸なことに患者はしばしば，これらの対人関係に含まれる意味を明らかにすることに執拗に抵抗する（Betcher 1983）。患者はしばしば，抑うつや自殺願望は何もないところから起きると考えようとするため，自分以外に責任はないと強く主張する。このような抵抗は，転移 - 逆転移の展開に注意深く観察することによって，現状打開につながる。患者は現実の人間関係のパターンと同様に，内的対象関係を精神療法においても入院治療においても反復する。うつ病患者は特別な強い感情を引き起こす。治療者は，そのような治療経過で，絶望，怒り，患者から逃げ出したいという願望，強い救済者願望，他にも無数の感情を経験する。このようなすべての情緒的な反応は，患者の生活において，周囲の人びとが患者に感じていることを反映していることがある。これらのうつ病の対人関係の特徴は，そのような状況を引き起こし，あるいは永続させるかもしれない。患者が他者に与える影響を調べるために，治療者は，治療関係の中でこれらの感情を建設的に用いて，患者との協力関係を構築しなければならない。多くの治療抵抗性うつ病は，特徴的な対象関係のパターンに行き詰まるが，そのパターンは強固な性格的基盤を持ち，変化させることが困難である。

　　L 氏は立派な化学者であったが，41 歳の時に自殺念慮を伴ううつ病になり，入院治療を必要とした。L 氏は外来治療中に，血中濃度をモニターしながらあらゆる抗うつ剤を試み，入院した最初の週に電気けいれん療法が施行された。これらの身体的な介入は，少しも彼の抑うつを軽減できなかった。しかしながら，患者は，回復に医者が責任を負うべき「化学的不均衡」の犠牲者であると主張し続けた。L 氏は，自己不信感があり，眠れず，就労や集中することの困難で，将来への希望が持てないと訴えた。彼は，すべての業績に意味がないと感じ，自分を慰めるように繰り返し要求して妻を困惑させたと感じた。妻は，夫に提供したすべてのものが全く役に立たないようなので絶望した。彼女が夫の人生の前向きなところを指摘しようとする時はいつも，彼は「ええ。でも」と応じて彼女の指摘が見当違いであるかのように退けた。

　　L 氏の治療を担当するレジデントと他の治療チームである病棟スタッフは，L 氏の苛立ちを理解した。L 氏は，自分の要求に応じることを求め，示唆や洞察は無駄なものであると却下した。すべての治療スタッフは，L 氏のうつ病を前に，未熟さや無力感を感じ疲れ果ててしまった。いろんなオンコールのレジデントが夕方に病棟を回診する時はいつでも，L 氏は自分のうつ病について彼らを長い議論に引き入れた。彼はこれまでに試された薬物療法をリスト化し，うつ病における神経伝達物質の役割を説明した。それから，彼は自分の状態についてアドバイスを求めた。必然的に，回診するレジデントは，一見知的で博学な患者の苦悩を軽減しようとして，この議論に引き込まれた。

しかしながら，レジデントによるどんな示唆も，L氏によって「役に立たない」と無視された。このような議論が終わる頃には，オンコールのレジデントは，L氏に費やしたすべての時間が無駄で，消耗し，価値下げされた気持ちになった。

治療チームは，L氏のジレンマをスーパーバイザーに提示したところ，彼は，その環境でいかに患者の内的世界が再現されているかを指摘した。「援助を拒絶する不平家」の役割を引き受けることによって，Lさんは内的対象関係を再確立していた。その対象関係の特徴は，長期に苦悩して犠牲になった自己表象が，無力で役に立たない対象表象と結びつくものだった。L氏は，自分の周りにいるすべての人を苦しめるような内的対象関係の再活性化を用いたのだった。このように，彼は，幼少期に自分の欲求を満たさなかった母親とのかかわりから生じた巨大な怒りの蓄積を発散していたのだった。

このコンサルテーションの結果，治療アプローチに劇的な変化が生じた。当初はL氏に巻き込まれたレジデントと看護スタッフは，英雄的な治療努力から解放され，何が起きているかを明確にすることで患者の協力を得られるようになった。患者は，もはや「医学的」治療を受け身的に提供されるのではなく，内界を見つめ理解する過程の積極的な協力者として関わるようになった。

治療環境の中で行動化されていた対象関係のパラダイムは，患者に対して明確に説明された。同時に，担当ケースワーカーはL夫人に，L氏の現在の状況が未解決な幼少期の経験の繰り返しであるという理解を，彼女の強い罪責感が和らぐように，精神分析的な理解に基づいて説明した。治療チームがL氏の内的対象関係に応じることをやめた時，L氏は変化し始めた。最初，彼は自分の状態に対して責任を持つべきだという治療チームの提案に腹を立てていた。しかし，レジデントは，可能な限りの薬物療法を試みたこと，そして，L氏が絶望の深みに「はまり込んだ」感覚について自分自身でどのように貢献できるかを考えなければならないことを説明した。このアプローチの変化は，L氏に戦うべき新しい対象関係を示すものであった。彼は最初は頑なだったが，後には心理的に多くの仕事をした。彼は，自分が必要だと感じていた承認や愛を母親が与えなかった怒りに気づき，同時に，母親に復讐しようとして妻を苦しめ，喜びを感じていたことを理解した。

L氏の症例は，従来の治療に反応しない重症うつ病が，患者を未解決な自己‐対象関係に「はまり込ませる」手に負えないような性格傾向とどれほど関連しているかを描いている。第6章で記述されているように，このような治療上の進展は，医療スタッフが投影された対象表象に応じるだろうという患者の期待について明らかにすることで，その代わりに医療スタッフが患者が内在化するための一連の新しい対象と相互作用を同じように，新しい理解のモデルを提示することによって生じる。

L氏の進展のもう1つの側面は，医療スタッフがL氏が病気の犠牲者としてだけはなく，周囲の人たちにも犠牲を強いていることを認識したことである。うつ病患者にしばしば伴う二次的利得を議論する際に，Bibring（1953）は，一部のうつ病患者が他者に対する破壊的で可逆的な衝動を密かに表出することを正当化するために病気を利用すると指摘した。L氏は妻に母親の役割をとるように強いておきつつも，それを価値のないものとしかみなしていなかった。Jacobson（1971b）はうつ病患者にしばしば見られる隠された可逆性について，「うつ病患者は，しばしば環境のすべてである配偶者そして特に子どもたちに罪責感を感じさせ，よりうつ状態に引き込んでしまう（p. 295）」と述べた。実際に，治療スタッフ全体がL氏の妻と同じように感じていた。そして彼らはL氏に対する治療方法がわからないために罪責的になり，そして，失敗の連続のために落ち込み，疲弊した。Jacobsonも，（L氏のような）一部のうつ病患者が愛情を最も必要

とする時に配偶者を遠ざけてしまうという悪循環に陥りがちだと指摘した。そのような患者の配偶者は，すぐにうんざりし，不全感を持ち，邪険にあるいは無関心に振る舞うようになり，患者が最も配偶者を求め，傷つきやすい時になって患者を傷つけるようになるのである。治療者は，患者が繰り返し援助を拒んできたために，皮肉っぽく冷淡になり，同じようなパターンに陥るのかもしれない。

　L氏のような臨床素材は，重症うつ病患者を治療する際の家族を巻き込む重要性についても意味している。うつ病患者の家族に関する論文は，再発率，うつ病の臨床経過，自殺行動はすべて家族機能に影響されることを明確に示している（Keitner and Miller 1990）。ある研究（Hooley and Teasdale 1989）によると，再発を最も予測する1つの因子は，配偶者に強く批判されているといううつ病患者の認識であった。統合失調症の家族研究と平行して，うつ病患者の家族の高い感情表出（high EE）も再発に影響を及ぼすことが示された。うつ病患者は家族の中に強い敵意とサディズムを巻き起こす。臨床家は，そのような反応によって家族が抑うつ的になることが理解可能な反応であると認識できるように，家族が罪責感を克服できるように手助けしなければならない。

適応と禁忌

　多くのうつ病患者あるいは気分変調症患者について，精神療法と薬物療法の併用が最適である。Nemeroff（1998b）は，約65％のうつ病患者が，1種類の抗うつ薬で重症度評価尺度が50％減少する一方で，30％の患者だけが評価尺度に基づいて十分な寛解状態に至ると示した。Thaseら（1997）は，再発を繰り返すより重症の患者では，精神療法と薬物療法の併用がかなり有効であるという証左を見つけた。しかしながら，中等度のうつ病における研究では，併用療法は，精神療法単独よりも有効ではなかった。薬物療法は，軽症うつ病ではしばしば効果がなく，それらの患者は健常な機能に回復するために精神療法を必要とする。

　精神療法が有効に反応するうつ病の特徴を明らかにする研究が始められている。Nemeroffら（2003）は，幼少期の心的外傷に関連した慢性のうつ病を研究した。681名の患者は抗うつ剤（nefazadone）単独，認知療法単独，あるいは併用療法で治療された。幼少期早期の心的外傷をもつ患者は，精神療法単独よりも抗うつ剤単独よりも有効であった。さらに，幼少期の虐待歴がある患者では，薬物療法と精神療法の併用が精神療法単独よりも若干優れていた。それゆえに，この調査から精神療法は，幼少期の心的外傷をもつ慢性うつ病の治療では，独立した必須要素かもしれない。

　一部のうつ病患者は，快方に向かう価値がない，あるいは，内服により精神疾患の偏見を受けるなどさまざまな理由のために処方された薬物療法に従わない。de Jongeら（2001）は，うつ病患者に対して薬物療法単独と比較し，併用療法が有意に効果的であると結論づけた。併用群の患者は，薬物療法と治療一般におけるコンプライアンスが良好なために，さらによく回復するようであった。そして，併用療法の1つの大きな利点は，精神療法のプロセスの一部として効果的で適切な方法で，コンプライアンス不良の問題を直接的に対処できることである。一部の患者は，

断固として内服を拒むか，既存の身体状況により内服することができないか，もしくは，副作用に耐えることができない。力動的精神療法は，そのような症例で薬物療法の意味と拒否の理由について理解するために必要である。臨床経験では，患者の一部が力動的精神療法を準備した段階の後，薬物療法を受け入れることが知られている。

その他の患者は，部分的あるいは完全に身体的治療が困難な状態かもしれない。長期力動的精神療法は，複数の薬物療法が奏功しなかった症例や短期療法が奏功しなかった症例に適応がある。これらの症例を評価するにあたり，臨床家は，3つの別々のカテゴリーに関して強く念頭に置くべきである（Gabbard 2000）。1) パーソナリティ障害を併存するうつ病，2) 抑うつパーソナリティ，3) パーソナリティ障害における性格因性うつ病。第1のカテゴリーに関するいくつかの研究（Duggan et al. 1991; Reich and Green 1991; Shea et al. 1990）では，特定のパーソナリティ障害は，発症したうつ病を維持しようという傾向の一因，そして，性格因性の要因は，良くない薬物コンプライアンスの原因になるかもしれない。力動的精神療法は，このような患者を効果的に治療するために，薬物療法との併用を必要とするだろう。

第2のカテゴリーについて，抑うつパーソナリティは気分変調症と本当に違うのかどうか多くの議論があった。データによると，2つの区別は有効で臨床的に役立ち（Phillips et al. 1998），抑うつパーソナリティの患者はそうでない人と比べ，精神療法の期間は有意に長い。気分変調症の患者は，最適な効果を得るために併用療法が必要なことがある。そのような症例に対して力動的精神療法を試みることは，診断を明確化し，併存疾患を確定し，回復を推進するために有用である。

第3のカテゴリーは，DSM-5（米国精神医学会 2013）に該当しないが「うつ病」を訴える重症パーソナリティ障害患者，特に境界性について主に言及している。これらの患者は，治療において精神療法家と薬物療法担当医の両者に比類のない課題を提示するとともに，米国精神医学会治療ガイド（米国精神医学会 2001）は併用療法を推奨している。

自殺念慮をもつ患者の治療

精神科医の専門家生活の中で，患者の自殺ほど気がかりなことはない。ある研究（Chemtob et al. 1988）では，自殺を経験した精神科医の半数は，親の死から回復するストレスレベルに相応する経験をしていた。その後の研究（Hendin et al. 2004）では，いくつかの特異的要因は患者の自殺後に精神療法家が経験した苦悩に関与すると示唆された。患者の自殺による影響があった34名の治療者の38％は著しい苦悩を報告した。その苦悩について4つの鍵になる誘因がある。それは，後に死亡した切迫した自殺念慮を持った患者の入院を怠ったこと，治療者が自殺に影響したと感じられる治療的決定をしたこと，治療者の勤務する施設から否定的反応を示されたこと，患者の家族による訴訟を恐れたことである。自殺既遂は，われわれの職業が元来持っている限界を思い出させる。入院治療中でも精神療法中でも，臨床医として自殺の予防に全力を尽くすことは自然なことである。患者が自殺することを防ぐ合理的判断をすることは，臨床的見地から正しい判断であり，倫理的見地から責任ある行為であり，そして，医療法律上からは防衛的な医療で

あると受け取られる。しかしながら，救世主の役割をすべて引き受ける時，その結果は治療的でないかもしれない。

まず，臨床医は，本当に自殺を願う患者は最終的には自殺してしまうという動かしがたい事実を心にとどめておかねばならない。どのような身体拘束，注意深い観察，臨床技能を持ってしても，本当に自殺を決意した患者を止めることはできない。ある患者は，マットレスしかない隔離室に入室した。患者のすべての衣類と持ち物は取られ，終日，15分間隔でチェックされた。その15分の間に，患者は激しくマットの上で飛び始め，天井に何度も頭を打ちつけ，最終的に頸部を骨折してしまった。このような事件は，病院スタッフは，入院患者病棟で起こる自殺のすべてを予防することは不可能だと認めなければならないことを示している。Olin（1976）は，もし自殺が一度も起こらない病院があるならば，そのスタッフは，患者の行動に関して過剰な責務を担っていると示唆した。そうする代わりに臨床医は，究極的にはそれぞれの患者の責任であり，自殺衝動を行動に移すよりも言語化するように学ぶべきであると繰り返し強調するべきである。

患者が自殺を遂げた後に臨床家は，差し迫った自殺企図を予測できたであろう警告に気づかなかったことに，しばしば罪責感を感じる。長期および短期の自殺に関するリスクファクターの知見が集積されているにもかかわらず，個々の患者の自殺を予測する技能は，いまだに非常に限定的である。Goldsteinら（1991）は，感情障害の入院患者1906名について研究した。研究者は，リスクファクターに関するデータをもとに，ステップワイズロジスティック重回帰を用いて，自殺をうまく予測できる統計的モデルを開発しようとした。このモデルでは自殺既遂患者を特定することはできなかった。彼らは，ハイリスクである入院患者においてさえ，こうした現象に対する現在の理解では自殺を予測することができないと結論づけざるを得なかった。臨床状況では，差し迫った自殺リスクを評価する第1の手段は，患者がほのめかす言語的交流か，明らかな自殺の意図を持つ行動である。言語的であれ非言語的であれ明らかな自殺企図の徴候がない時，臨床家は心を読むことはできないし，失敗と受け取ることによって臨床家自身を責め続けてはいけない。ある研究（Isometsä et al. 1995）は，精神的ケアを受けていた571例の自殺症例のうち，自殺の意図を伝えた者は36％に過ぎなかった。

自殺念慮を持つ患者の治療は，通常，最適な薬物療法あるいはECTを含む。以下を含むいくつかのリスクファクターは評価されるべきである。絶望感，重度の不安あるいはパニック発作，物質乱用，直近の有害事象，経済的問題あるいは失業，単身，未亡人あるいは離婚，男性，そして60歳以上（Clark and Fawcett 1992; Hirschfeld and Russell 1997）。もし患者に確実な自殺計画があって，即時の対応をとることを希望するなら，緊急入院が必要になる。もし自殺リスクが相当であるが切迫していないなら，家族か近親者を関与させるべきである。自宅などに銃が入手された可能性について評価すべきである。文献的な総説（Cummings and Koepsell 1998; Miller and Hemenway 1999）では，銃の入手可能性が自殺リスクを相当程度に増加させるという強いエビデンスがあった。そのような状況において，定期的なコミュニケーションは必要不可欠であり，物質乱用は同様に調査されなければならない。激しい不安あるいはパニックの場合，ベンゾジアゼピンの使用が考慮されるべきである（Hirschfeld and Russell 1997）。精神療法も，患者が死を望む理由と患者が期待する死後を理解する際にきわめて重要である。

いかなる患者の自殺リスクも困難な課題である。多くの患者は自殺を止められたくないため

にあらゆるリスクファクターを否認する。しかしながら，最近，潜在的連合テスト（implicit association test: ITA）は，患者の無意識の連想に基づいたいくつかの経験的データによって発展している。患者は，「死」「生」および「自分」対「他者」の構成を表象する刺激を分類するように求められる。死あるいは自殺の潜在的連合は，6カ月後までに約6倍の自殺企図を増加させることと関連した。これらによって，既存のリスクファクターの予測有効性を上回ることが明確になった。

　力動的な臨床家は，患者を自殺から救済できるという幻想に陥った治療者が実際にはその機会を失っていることに同意しがちである（Hendin 1982; Meissner 1986; Richman and Eyman 1990; Searles 1967/1979; Zee 1972）。深刻な自殺念慮を持つ患者は，慈愛に満ちた母親に世話されたいという特有の心理的特徴を持っている（Richman and Eyman 1990; Smith and Eyman 1988）。一部の治療者は，患者のあらゆる要求に応えることで，このような幻想を満足させようとする間違いをおかす。そのような治療者は，昼夜を問わず，また休暇にも患者からの電話を受けるかもしれない。1週間，毎日，患者を診察するかもしれない。うつ病に伴う際限ない要求に対して必死に努力しているうちに，患者と性的な関係を持ってしまう治療者もいる（Twemlow and Gabbard 1989）。Hendin（1982）によって，自殺念慮を持つ患者の最も致命的な特徴であるとされたが，このような行動は，患者が生きて行く責任を他者に転嫁する傾向をいっそう助長する。このような限りなく激しさを増す患者の要求に応えようとすることによって，治療者は，どこかに完璧な愛情を持つ唯一無二の母親がいるという無意識の幻想に共謀することになる。治療者は，無限にその幻想を持たせ続けることはできない。つまり，そのような治療者は，患者の自殺リスクを高めるような破壊的な失望に陥らせていることになる。

　自殺念慮を持つ患者に救済者の役割を望む臨床家は，意識的にも無意識的にも，患者が抵抗されなかった愛情や関心を自分が提供でき，それによって患者の死への願望を生への欲望へ魔術的に転換できるとしばしば考えている。しかしながら，この幻想は罠である。なぜなら，Hendin（1982）が述べたように，「患者の密かな思惑は，治療者が十分にできるということはまったくないとわからせる試みである。自殺念慮を持つ患者の救世主になりたい治療者は，患者が治療者に執行者の役割をさせようとする事実に目を向けにくくなるかもしれない」（pp. 171～172）。治療者が，患者にとらわれすぎることなく自殺願望の起源を分析し理解しようとすることこそ，自殺念慮を持つ患者にとって有用である。

　治療者は，患者が救済者を求めている時，急速に生じやすい理想化転移に注意しなければならない。治療過程の早期に転移における失望を予測して解釈することは有効なことがある。一部の治療者は，自殺既遂を止めることができないという考えを率直に伝え，自殺が唯一の方法であると考える理由を理解する機会を提供する（Henseler 1991）。このように認めることは，鎮静効果を持ち，精神療法的な作業において，大きな協力関係を構築できるかもしれない。自殺念慮を持つ患者に対して**治療**と**マネジメント**を区別することは有用である。マネジメントには，継続的な観察，身体的な制限，鋭利なものの除去が含まれる。これらの介入は，患者の自殺衝動の実行を防ぐことには有効であるが，管理的手段は，必ずしも，自殺行動を訴える患者の脆弱生を将来的に減じていくわけではない。自殺念慮を持つ患者の**治療**，すなわち，患者を自殺に追いやる内的要因や外的ストレスを理解する精神療法的アプローチを保ち続けることが，死にたいという根深

204 第Ⅱ部　DSM-5障害への力動的アプローチ

い願望を変化させるために必要である。

　自殺念慮を持つ患者によって引き起こされた逆転移は，治療にとって大きな障害になる。一部の臨床家は，自殺のリスクがある深刻なうつ病患者に対するいかなる責任をも単純に避けるのである。そのように患者を治療しようとする治療者はしばしば，死にたいという患者の願望によって治療者としての**存在理由**が否定されると信じている。患者の自殺は，治療者の自己愛が究極的に傷つけられることでもある。患者の自殺に関する臨床家の不安は，患者個人の幸福についての心配というよりも患者の死を他者から責められるかもしれないという恐怖から生じていることがある（Hendin 1982; Hendin et al. 2004）。治療者が，他人に対する基準を持ち，そして自分自身に対して別の基準を持つことはよくあることである。患者の自殺には彼/彼女の責任がないと他の臨床家に向かって断言する治療者は，しばしば患者が死んだ時に他の臨床家が非難するだろうという想定を持っていて，自分の患者の生存に過剰な責任を感じているのかもしれない。

　深刻な自殺念慮を持つ患者を担当する治療者は，努力を繰り返し否定されることによって，最終的に苦しめられているように感じるだろう。そのような時に，逆転移としての憎悪が高まりがちであり，治療者は苦悩を終わらせようとして，しばしば，患者を死なせたいという無意識的な願望を抱くようになる。Maltsbergerと Buie（1974）は，重篤な自殺念慮をもつ患者の治療で生じる逆転移反応は，悪意と憎悪が最も多いと述べた。そして，患者に対する自らのサディスティックな願望に耐えられないと，治療者は，逆転移感情を実際に行動化してしまうと言う。著者らは，悪意は受け入れがたく不快であるが憎悪はより致命的であるとし，その理由に，臨床家が患者を拒絶して自殺の機会を与えてしまうことに注意を促している。入院治療において，このような逆転移は，自殺念慮を持つために観察が必要な患者チェックを単純に「忘れる」ことにより，はっきりと現れる。

　憎悪という逆転移は，自殺念慮を持つ患者を治療する経験の一部として受け入れなければならない。憎悪は，しばしば患者の攻撃性に対する直接的な反応として生じる。自殺の脅威は，ダモクレスの剣[訳注2]のように治療者の頭上に迫っているかもしれない。そのため，昼夜を問わずに治療者を苦しめコントロールする。同様に患者の家族も，間違った行動をしたり共感的でない言葉をかけたりするならば，自殺するのではないかと責任を感じ，思い悩まされるかもしれない。もし憎悪という逆転移が治療者によって分裂排除され否認されるなら，その感情は患者に投影されることがあり，患者は，すでに存在する自殺衝動に加わった治療者自身の残虐な願望を取り扱わなければならない。臨床家は，自殺を予防するための救済者願望や万能的な努力という反動形成によって彼ら自身の攻撃性を扱うかもしれない。Searles（1967/1979）は，治療者のこのような防衛スタイルが持つ危険性について以下のように警告した。

　　自殺念慮を持つ患者は，罪責感や不安を生じさせる自殺の脅威を通じて患者が私たちの心の中に育成する残忍な感情について，私たち自身が気づくことができなくなっていると知って，治療者によって自殺するところまで徐々に追い詰められると感じるようになり，治療者は，患者に対する無意識の強い殺意に対する反動形成のために，ますます「投影的」になり，全能感に基づいた医学的

訳注2）ギリシャ神話の故事。支配者は幸福のさなかにも危険が迫っていることに気づかなければならない。故ケネディ大統領が核の脅威について国連で演説する際に引用した。

関心を患者に向ける。逆説的になるが，最も熱心に患者を**生かし続けよう**とする医師が，無意識では患者に残された唯一の自律的な行為，すなわち自殺に追い込んでいるのである（p. 74）。

　自殺念慮を持つ患者を治療する精神療法家は，患者が自身を支配する観念（Arieti 1977）と生きるためにしがみついている空想（Richman and Eyman 1990; Smith and Eymaan 1988）とに折り合いが付くように支援しなければならない。人生がどうあるべきかについて，現実と患者の狭窄的な見方とが不釣り合いである時，治療者は患者が患者の空想する人生を失うことを受け入れるように手助けすることができる。逆説的ではあるが，この技法では，失われた夢の喪の作業がなされ，より現実的な新しいものによって置き換えるために，治療者が患者の絶望を受容することを必要とする。たとえば，23歳の男性は，幼少期の頃から大切にしてきた夢であるハーバード大学に受け入れられないとわかった時，自殺を図った。治療者は，ハーバードへの入学はとても可能性が低いと認め，患者が夢の喪失を受け入れることを援助した。同時に，患者が自己評価を構築できるように代わりの教育進路について考えることを援助した。このように，治療者は，非現実的な期待によってどれほど悲惨な状態にあるかを，患者が直視できるように援助した（Richman and Eyman 1990）。

　自殺念慮を持つ患者を効果的に治療するために，臨床家は，治療者の責任と患者の責任をきちんと区別しなければならない。一般的な医師，特に精神科医は性格的に言って責任感を大きく捉える傾向にある（Gabbard 1985）。このことについて，安全を保つことの一部を，患者の責任にすることは有用である。患者が自殺をしないとサインした契約書は，法律的見地から意味を持たないし，わずかな臨床的価値もない。その代案は，治療者と患者によって共同に構築される安全計画である（Stanley et al. 2009）。この計画は，自殺念慮が生じた時，患者に特定の対処戦略と援助のきっかけを提供する。この計画の展望は，自殺衝動が一定に保たれるのではなく盛衰があるという理解に基づいている。安全計画もまた，患者が単に患者の自殺感情に翻弄されるのではなく，救命センターへの頻回の受診を避けようと対処できるという仮説に基づいて実行される。

　このモデルにおいて，患者は自殺傾向から得た警告サインを認識し，それから，治療者と協力して作成した一連の段階を自動的に実行しなければならない。これらは，特定の家族や友人とつきあうこと，家の中にある自殺企図に使用されるいかなるものも排除すること，考えをそらすために運動したり職場や自宅の掃除をしたりすること，あるいは，楽しんでゲームをしたりインターネットを検索することを含むかもしれない。

　一方で，治療者は，患者が落ち着くことと過剰な不安に陥らないようにすることとのバランスを取らなければならない。淡々としていることは重要である。治療者が穏やかであれば，患者の不安は減少するため，自殺傾向への耐性を発達させることが必要である。最終的に，治療者は，共同計画において彼/彼女の役割を果たさなければならない。

　われわれは，不可抗力による有害転帰について自分自身を責める傾向がある。究極的には，われわれは，末期的な精神疾患があるという事実について自分自身に納得させなければならない。患者が自殺するのか，死への願望を治療者と共同して理解しようとするのか，そのどちらかを選択する責任を負わなければならない。幸いにも，大多数の患者は，自殺についていくらかの両価的な感情を持っている。自殺を望む個人における自殺という解決に疑問を持つ部分が，患者に死

よりも生を選択させるのかもしれない。

文　献

Abraham K: A short study of the development of the libido, viewed in light of mental disorders (1924), in Selected Papers on Psychoanalysis. London, Hogarth, 1927, pp 418–501　下坂幸三訳：心的障害の精神分析に基づくリビドー発達史試論．アーブラハム論文集——抑うつ・強迫・去勢の精神分析．岩崎学術出版社，1993

Agid O, Shapiro B, Zislan J, et al: Environment and vulnerability to major psychiatric illness: a case control study of early parental loss in major depression, bipolar disorder, and schizophrenia. Mol Psychiatry 4:163–172, 1999

American Psychiatric Association: Diagnostic and Statistical Manual of Mental Disorders, 4th Edition. Washington, DC, American Psychiatric Association, 1994　高橋三郎，大野裕，染矢俊幸訳：DSM-IV 精神疾患の診断・統計マニュアル．医学書院，1996

American Psychiatric Association: Diagnostic and Statistical Manual of Mental Disorders, 5th Edition. Washington, DC, American Psychiatric Association, 2013　高橋三郎，大野裕監訳：DSM-5 精神疾患の診断・統計マニュアル．医学書院，2014

American Psychiatric Association: Practice Guideline for the Treatment of Patients With Borderline Personality Disorder. Washington, DC, American Psychiatric Association, 2001

Arieti S: Psychotherapy of severe depression. Am J Psychiatry 134:864–868, 1977

Asch SS: Suicide and the hidden executioner. International Review of Psychoanalysis 7:51–60, 1980

Bebbington PE, Cooper C, Minot S, et al: Suicide attempts, gender, and sexual abuse: data from the 2000 British Psychiatric Morbidity Survey. Am J Psychiatry 166:1135–1140, 2009

Bernet CZ, Stein MB: Relationship of childhood maltreatment to the onset and course of major depression in adulthood. Depress Anxiety 9:169–174, 1999

Betcher RW: The treatment of depression in brief inpatient group psychotherapy. Int J Group Psychother 33:365–385, 1983

Bibring E: The mechanism of depression, in Affective Disorders: Psychoanalytic Contributions to Their Study. Edited by Greenacre P. New York, International Universities Press, 1953, pp 13–48

Bifulco A, Brown GW, Moran P, et al: Predicting depression in women: the role of past and present vulnerability. Psychol Med 28:39–50, 1998

Blakely RD, Veenstra-VanderWeele J: Genetic indeterminism, the 5-HTTLPR, and the paths forward in neuropsychiatric genetics. Arch Gen Psychiatry 68:457–458, 2011

Blatt SJ: The differential effect of psychotherapy and psychoanalysis with anaclitic and introjective patients: the Menninger Psychotherapy Research Project revisited. J Am Psychoanal Assoc 40:691–724, 1992

Blatt SJ: Contributions of psychoanalysis to the understanding and treatment of depression. J Am Psychoanal Assoc 46:723–752, 1998

Blatt SJ: Experiences of Depression: Theoretical, Clinical and Research Perspectives. Washington, DC, American Psychological Association, 2004

Blatt SJ, Ford R, Berman WH, et al: Therapeutic Change: An Object Relations Perspective. New York, Plenum, 1994

Blatt SJ, Quinlan DM, Pilkonis PA, et al: Impact of perfectionism and the need for approval in the brief treatment of depression: the National Institute of Mental Health Treatment of Depression Collaborative Research Program revised. J Consult Clin Psychol 63:125–132, 1995

Bowlby J: Attachment and Loss, Vol 1: Attachment. New York, Basic Books, 1969　黒田実郎，大羽蓁，岡田洋子，黒田聖一訳：愛着行動（改訂新版）．母子関係の理論Ⅰ．岩崎学術出版社，1991

Bradley RG, Binder EB, Epstein MP, et al: Influence of child abuse on adult depression: moderation by the corticotropin-releasing hormone receptor gene. Arch Gen Psychiatry 65:190–200, 2008

Brown G: Life events and affective disorder: replications and limitations. Psychosom Med 55:248–259, 1993

Brown G, Eales M: Etiology of anxiety and depressive disorders in an inner-city population. Psychol Med 23:155–165, 1993

Brzustowicz L, Freedman R: Digging more deeply for genetic effects in psychiatric illness. Am J Psychiatry 168:1017–1020, 2011

Bunch J, Barraclough B: The influence of parental death and anniversaries upon suicide dates. Br J Psychiatry 118:621–626, 1971

Burnand Y, Andreoli A, Kolatte E et al: Psychodynamic psychotherapy and clomipramine in the treatment of depression. Psychiatr Serv 53:585–590, 2002

Busch FN, Rudden M, Shapiro T: Psychodynamic Treatment of Depression. Washington, DC, American Psychiatric Publishing, 2004

Caspi A, Sugden K, Moffitt TE, et al: Influence of life stress on depression: moderation by a polymorphism in the 5-HTT gene. Science 301:386–389, 2003

Chemtob CM, Hamada RS, Bauer G, et al: Patients' suicides: frequency and impact on psychiatrists. Am J Psychiatry 145:224–228, 1988

Clark DC, Fawcett J: An empirically based model of suicide risk assessment for patients with affective disorder, in Suicide and Clinical Practice. Edited by Jacobs D. Washington, DC, American Psychiatric Press, 1992, pp 55–73

Cuijpers P, van Straten A, Andersson G, et al: Psychotherapy for depression in adults: a meta-analysis of comparative outcome studies. J Consult Clin Psychol 76:909–922, 2008

Cummings P, Koepsell TD: Does owning a firearm increase or decrease the risk of death? JAMA 280:471–473, 1998

de Jonghe F, Kool S, van Aalst G, et al: Combining psychotherapy and antidepressants in the treatment of depression. J Affect Disord 64:217–229, 2001

Dorpat TL: Suicide, loss, and mourning. Suicide Life Threat Behav 3:213–224, 1973

Driessen E, Cuijpers P, de Maat SCM, et al: The efficacy of short-term psychodynamic psychotherapy for depression: a meta-analysis. Clin Psychol Rev 30:25–36, 2010

Driessen E, Van HL, Don FJ, et al: The efficacy of cognitive-behavioral therapy and psychodynamic therapy in the outpatient treatment of major depression: a randomized clinical trial. Am J Psychiatry 170:1041–1050, 2013

Duggan CF, Lee AS, Murray RM: Do different subtypes of hospitalized depressives have different long-term outcomes? Arch Gen Psychiatry 48:308–312, 1991

Dumais A, Lesage AD, Alda M: Risk factors for suicide completion in major depression: a case-control study of impulsive and aggressive behaviors in men. Am J Psychiatry 162:2116–2124, 2005

Ellicott A, Hammen C, Gitlin M, et al: Life events and the course of bipolar disorder. Am J Psychiatry 147:1194–1198, 1990

Fenichel O: The Psychoanalytic Theory of Neurosis. New York, WW Norton, 1945

Freud S: The ego and the id (1923), in The Standard Edition of the Complete Psychological Works of Sigmund Freud, Vol 19. Translated and edited by Strachey J. London, Hogarth Press, 1961, pp 1–66 小此木啓吾訳：自我とエス．フロイト著作集 6．人文書院，1970；道籏泰三訳：自我とエス．フロイト全集 18．岩波書店，2007

Freud S: Mourning and melancholia (1917), in The Standard Edition of the Complete Psychological Works of Sigmund Freud, Vol 14. Translated and edited by Strachey J. London, Hogarth Press, 1963, pp 237–260　井村恒郎訳：悲哀とメランコリー．フロイト著作集 6．人文書院，1970；伊藤正博訳：喪とメランコリー．フロイト全集 14．岩波書店，2010

Gabbard GO: The role of compulsiveness in the normal physician. JAMA 254:2926–2929, 1985

Gabbard GO: Psychodynamic Psychotherapy in Clinical Practice, 3rd Edition. Washington, DC, American Psychiatric Press, 2000　精神力動的精神医学──その臨床実践［DSM-IV 版］権成鉉訳：①理論編，大野裕監訳：②臨床編 I 軸障害，舘哲朗監訳：③臨床編 II 軸障害．岩崎学術出版社，1997, 1998

Ghaemi SN, Stoll SL, Pope HG: Lack of insight in bipolar disorder: the acute manic episode. J Nerv Ment Dis 183:464–467, 1995

Gibbons MBC, Thompson SM, Scott K, et al: Supportive-expressive dynamic psychotherapy in the community mental health system: a pilot effectiveness trial for the treatment of depression. Psychotherapy 49:303–316, 2012

Gilman SE, Kawachi I, Fitzmaurice GM, et al: Family disruption in childhood and risk of adult depression. Am J Psychiatry 160:939–946, 2003

Goldstein RB, Black DW, Nasrallah A, et al: The prediction of suicide: sensitivity, specificity, and predictive value of a multimyriad model applied to suicide among 1,906 patients with affective disorders. Arch Gen Psychiatry 48:418–422, 1991

Gotlib IH, Joormann J, Minor KL, et al: HPA axis reactivity: a mechanism underlying the associations among 5-HTTLPR, stress, and depression. Biol Psychiatry 63:847–851, 2008

Hammen CL: Stress and the course of unipolar and bipolar disorders, in Does Stress Cause Psychiatric Illness? Edited by Mazure CM. Washington, DC, American Psychiatric Press, 1995, pp 87–110

Hammen C, Marks T, Mayol A, et al: Depressive self-schemas, life stress, and vulnerability to depression. J Abnorm Psychol 94:308–319, 1985

Hammen C, Henry R, Daley S: Depression and sensitization to stressors among young women as a function of childhood adversity. J Consult Clin Psychol 68: 782–787, 2000

Hayes AM, Castonguay LG, Goldfried MR: Effectiveness of targeting vulnerability factors of depression in cognitive therapy. J Consult Clin Psychol 64:623–627, 1996

Heim C, Newport DJ, Heit S, et al: Pituitary-adrenal and autonomic responses to stress in women after sexual and physical abuse in childhood. JAMA 284:592–597, 2000

Hendin H: Psychotherapy and suicide, in Suicide in America. New York, WW Norton, 1982, pp 160–174

Hendin H, Haas AP, Maltsberger JT: Factors contributing to therapists' distress after the suicide of a patient. Am J Psychiatry 161:1442–1446, 2004

Henseler H: Narcissism as a form of relationship, in Freud's On Narcissism: An Introduction. Edited by Sandler J, Person ES, Fonagy P. New Haven, CT, Yale University Press, 1991, pp 195–215

Hewitt PL, Newton J, Flett GL, et al: Perfectionism and suicide ideation in adolescent psychiatric patients. J Abnorm Child Psychol 25:95–101, 1997

Hilsenroth MJ, Ackerman SJ, Blagys MD, et al: Short-term psychodynamic psychotherapy for depression: an examination of statistical, clinically significant, and technique-specific change. J Nerv Ment Dis 191:349–357, 2003

Hirschfeld RMA, Russell JM: Assessment and treatment of suicidal patients. N Engl J Med 337:910–915, 1997

Hooley JM, Teasdale JD: Predictors of relapse in unipolar depressives: expressed emotion, marital distress, and perceived criticism. J Abnorm Psychol 98:229–235, 1989

Hooley JM, Orley J, Teasdale JD: Levels of expressed emotion and relapse in depressed patients. Br J Psychiatry 148:642–647, 1986

Isometsä ET, Heikkinen ME, Marttunen MJ, et al: The last appointment before suicide: is suicide intent communicated? Am J Psychiatry 152:919–922, 1995

Jacobson E: Psychotic identifications, in Depression: Comparative Studies of Normal, Neurotic, and Psychotic Conditions. Edited by Jacobson E. New York, International Universities Press, 1971a, pp 242–263

Jacobson E: Transference problems in depressives, in Depression: Comparative Studies of Normal, Neurotic, and Psychotic Conditions. Edited by Jacobson E. New York, International Universities Press,

1971b, pp 284–301

Jamison KR: An Unquiet Mind. New York, Vintage Books, 1995

Jones EE, Pulos SM: Comparing the process of psychodynamic and cognitive behavioral therapies. J Consult Clin Psychol 61:306–316, 1993

Keitner GI, Miller IW: Family functioning and major depression: an overview. Am J Psychiatry 147:1128–1137, 1990

Kendler KS, Neale MC, Kessler RC, et al: Childhood parental loss and adult psychopathology in women: a twin study perspective. Arch Gen Psychiatry 49:109–116, 1992

Kendler KS, Kessler RC, Neale MC: The prediction of major depression in women: toward an integrated etiological model. Am J Psychiatry 150:1139–1148, 1993

Kendler KS, Kessler RC, Walters EE, et al: Stressful life events, genetic liability, and onset of an episode of major depression in women. Am J Psychiatry 152:833–842, 1995

Kendler KS, Karkowski LM, Prescott CA: Causal relationship between stressful life events and the onset of major depression. Am J Psychiatry 156:837–841, 1999

Kendler KS, Thornton LM, Prescott CA: Gender differences in the rates of exposure to stressful life events and sensitivity to their depressogenic effects. Am J Psychiatry 158:587–593, 2001

Kendler KS, Hettema JM, Butera F, et al: Life event dimensions of loss, humiliation, entrapment, and danger in the prediction of onsets of major depression and generalized anxiety. Arch Gen Psychiatry 60:789–796, 2003

Kendler KS, Myers J, Zisook S: Does bereavement-related major depression differ from major depression associated with other stressful life events? Am J Psychiatry 165:1449–1455, 2008

Klein M: Mourning and its relation to manic-depressive states (1940), in Love, Guilt and Reparation and Other Works 1921–1945. New York, Free Press, 1975, pp 344–369　森山研介訳：喪とその躁うつ状態との関係．メラニー・クライン著作集3．誠信書房，1983

Kwon P: Attributional style and psychodynamic defense mechanisms: toward an integrative model of depression. J Pers 67:645–658, 1999

Kwon P, Lemmon KE: Attributional style and defense mechanisms: a synthesis of cognitive and psychodynamic factors in depression. J Clin Psychol 56:723–735, 2000

Lesse S: Psychotherapy in combination with antidepressant drugs in severely depressed outpatients: 20-year evaluation. Am J Psychother 32:48–73, 1978

Levitan RD, Parikh SV, Lesage AD, et al: Major depression in individuals with a history of childhood physical or sexual abuse: relationship to neurovegetative features, mania and gender. Am J Psychiatry 155:1746–1752, 1998

Maj M: Lithium prophylaxis of bipolar disorder in ordinary clinical conditions: patterns of long-term outcome, in Bipolar Disorders: Clinical Course and Outcome. Edited by Goldberg JF, Harrow M. Washington, DC, American Psychiatric Press, 1999, pp 21–37

Maltsberger JT, Buie DH: Countertransference hate in the treatment of suicidal patients. Arch Gen Psychiatry 30:625–633, 1974

Maxmen JS: An educative model for inpatient group therapy. Int J Group Psychother 28:321–338, 1978

Meissner WW: Psychotherapy and the Paranoid Process. Northvale, NJ, Jason Aronson, 1986

Menninger KA: Psychoanalytic aspects of suicide. Int J Psychoanal 14:376–390, 1933

Miklowitz DJ: Adjunctive psychotherapy for bipolar disorder: state of the evidence. Am J Psychiatry 165:1408–1419, 2008

Miklowitz DJ, Frank E: New psychotherapies for bipolar disorder, in Bipolar Disorders: Clinical Course and Outcome. Edited by Goldberg JF, Harrow M. Washington, DC, American Psychiatric Press, 1999, pp 57–84

Miklowitz DJ, George EL, Richards JA, et al: A randomized study of family focused psychoeducation and pharmacotherapy in the outpatient management of bipolar disorder. Arch Gen Psychiatry 60:904–912,

2003

Miller M, Hemenway D: The relationship between firearms and suicide: a review of the literature. Aggress Violent Behav 4:59–75, 1999

Mortensen PB, Pedersen CB, Melbye M, et al: Individual and familial risk factors for bipolar affective disorders in Denmark. Arch Gen Psychiatry 60:1209–1215, 2003

Nemeroff CB: The neurobiology of depression. Sci Am 278:42–49, 1998a

Nemeroff CB: Polypharmacology in psychiatry: good or bad? CNS Spectrums 3:19, 1998b

Nemeroff C: The pre-eminent role of early untoward experience on vulnerability to major psychiatric disorders: the nature-nurture controversy revisited and soon to be resolved. Mol Psychiatry 4:106–108, 1999

Nemeroff C: The neurobiological consequences of child abuse. Presentation at the 156th annual meeting of the American Psychiatric Association, San Francisco, CA, May 17–22, 2003

Nemeroff CB, Heim CM, Thase ME, et al: Differential responses to psychotherapy versus pharmacotherapy in patients with chronic forms of major depression and childhood trauma. Proc Natl Acad Sci U S A 100:14,293–14,296, 2003

Nock MK, Park JM, Finn CT, et al: Measuring the suicidal mind: implicit cognition predicts suicidal behavior. Psychol Sci 21:511–517, 2010

Olin HS: Psychotherapy of the chronically suicidal patient. Am J Psychother 30:570–575, 1976

Phillips KA, Gunderson JG, Triebwasser J, et al: Reliability and validity of depressive personality disorder. Am J Psychiatry 155:1044–1048, 1998

Post RM, Rubinow ER, Uhde TW, et al: Dysphoric mania: clinical and biological correlates. Arch Gen Psychiatry 46:353–358, 1989

Reich JH, Green AI: Effect of personality disorders on outcome of treatment. J Nerv Ment Dis 179:74–82, 1991

Richman J, Eyman JR: Psychotherapy of suicide: individual, group, and family approaches, in Understanding Suicide: The State of the Art. Edited by Lester D. Philadelphia, PA, Charles C Thomas, 1990, pp 139–158

Salminen JK, Karlsson H, Hietala J, et al: Short-term psychodynamic psychotherapy and fluoxetine in major depressive disorder: a randomized comparative study. Psychother Psychosom 77:351–357, 2008

Salzman C: Integrating pharmacotherapy and psychotherapy in the treatment of a bipolar patient. Am J Psychiatry 155:686–688, 1998

Sandler J, Joffe WG: Notes on childhood depression, Int J Psychoanal 46:88–96, 1965

Sareen J, Cox BJ, Afifi TO, et al: Anxiety disorders and risk for suicidal ideation and suicide attempts. Arch Gen Psychiatry 62:1249–1257, 2005

Searles HF: The "dedicated physician" in the field of psychotherapy and psychoanalysis (1967), in Countertransference and Related Subjects. Madison, CT, International Universities Press, 1979, pp 71–88

Shea MT, Pilkonis PA, Beckham E, et al: Personality disorders and treatment outcome in the NIMH Treatment of Depression Collaborative Research Program. Am J Psychiatry 147:711–718, 1990

Smith K: Using a battery of tests to predict suicide in a long term hospital: a clinical analysis. Omega 13:261–275, 1983

Smith K, Eyman J: Ego structure and object differentiation in suicidal patients, in Primitive Mental States of the Rorschach. Edited by Lerner HD, Lerner PM. Madison, CT, International Universities Press, 1988, pp 175–202

Stanley B, Brown G, Brent D, et al: Cognitive behavior therapy for suicide prevention (CBT-SP): treatment model, feasibility and acceptability. J Am Acad Child Adolesc Psychiatry 48:1005–1013, 2009

Stroebe M, Stroebe W, Abakoumkin G: The broken heart: suicidal ideation in bereavement. Am J Psychiatry 162:2178–2180, 2005

Thase ME, Greenhouse JB, Frank E, et al: Treatment of major depression with psychotherapy or psychotherapy-pharmacotherapy combinations. Arch Gen Psychiatry 54:1009–1015, 1997

Twemlow SW, Gabbard GO: The lovesick therapist, in Sexual Exploitation in Professional Relationships. Edited by Gabbard GO. Washington, DC, American Psychiatric Press, 1989, pp 71–87

Vaillant GE, Vaillant CA: A cross-validation of two methods of investigating defenses, in Ego Mechanisms of Defense: A Guide for Clinicians and Researchers. Edited by Vaillant GE. Washington, DC, American Psychiatric Press, 1992, pp 159–170

Vaughn CE, Leff JP: The influence of family and social factors on the course of psychiatric illness: a comparison of schizophrenic patients and neurotic patients. Br J Psychiatry 129:125–137, 1976

Vythilingam M, Heim C, Newport J, et al: Childhood trauma associated with smaller hippocampal volume in women with major depression. Am J Psychiatry 159: 2072–2080, 2002

Zee HJ: Blindspots in recognizing serious suicidal intentions. Bull Menninger Clin 36:551–555, 1972

第9章

不安障害

　　　概して，目に見えないものが，見えるものよりも人の心をかき乱す

Julius Caesar

　不安という情動は，精神分析と精神力動的精神医学の誕生に貢献した。Freud（1895/1962）は**不安神経症**という用語を造り出し，2種類の不安を同定した。1つは瀰漫性の心配や恐怖の感覚で，抑圧された思考や願望に由来し，精神療法的介入によって治癒可能であった。不安の第2の型は圧倒的なパニックの感覚に特徴づけられており，おびただしい発汗，呼吸数や心拍数の増加，下痢，主観的な恐怖の感覚を含む自律神経の放出の兆候を伴った。この後者の型は，Freudの見解では，心理的要因に起因するものではなかった。むしろそれは，性的活動を欠いていることに関連するリビドーの生理的な蓄積の結果として概念化された。彼はこの型を**現実神経症**と呼んだ。

　1926年までにFreudは，構造論モデル（Freud 1926/1959）を新たに創造することで，不安の理解をさらに精緻化した。そこでは不安は，イドに由来する無意識の性的あるいは攻撃的願望と，それに対する超自我からの懲罰の脅しとの間の心的葛藤の結果だとみなされた。不安は，無意識における危険の存在を知らせる**信号**であると理解された。この信号に応えて，自我は防衛機制を動員して，受け入れがたい思考や気持ちが意識的な気づきへと浮かび上がることを防ぐ。もし信号不安が自我の防衛手段を十分に活性化できなければ，強烈でさらに執拗な不安や他の神経症症状が結果として生じる。この意味で，不安はFreudによって，神経症的葛藤の症状発現としても，そして神経症的葛藤への気づきをかわすための適応的な信号としても，概念化されたのである。

　Freudのモデルにおいては，不安は自我の情動affectである。自我は意識への通路を管理し，抑圧を通して，イドからの本能衝動とのいかなる結びつきからも自らを分離させる。自我は，衝動そのものと，それに対応する精神内的表象の両方を検閲する。抑圧された本能の願望や衝動はそれでもなお症状として表現法を見つけるかもしれない。もっとも，症状による表現に到達するまでに，置き換えられたり偽装されたりしやすいが。防衛の働きと症状発現次第で，その結果生じる神経症は，強迫的思考，ヒステリー性麻痺，恐怖症性回避などの形式をとる。

　不安は，意識することができ，受け入れられる恐怖に付随することもあるが，そこにはより深

214 第Ⅱ部　DSM-5障害への力動的アプローチ

表 9-1 不安の発達的なヒエラルキー

超自我不安

去勢不安

愛情喪失の恐れ

対象喪失の恐れ（分離不安）

迫害不安

解体不安

く受け入れ難い懸念が覆い隠されている。患者たちの中には，不安を呈するもののなぜ自身が不安を感じているのかが分からないという者もいる。精神力動的な臨床家の仕事は，そのような不安の無意識的な起源を理解することである。Freud は，子ども時代における各々連続した発達の期間と，その時期に関連する特徴的な恐怖を生み出すという考えを創出した。Freud や彼に続く精神分析の研究者たちの発見から，不安の発達的なヒエラルキー（表 9-1）が構築されて，精神力動的な臨床家が患者の症状である不安の無意識的な起源を決定する際の助けとなっている。

　最も成熟した水準では，不安は超自我に由来し，道徳的なふるまいの内的な基準に従って生きていないという罪悪感あるいは良心の呵責として理解されうる。エディプス期においては，不安は，報復的な両親像の手によって性器を潜在的に傷つけられたり失ったりすることに集中する。この恐怖は比喩的に，体の他の部分の喪失や他の形での体の損傷として表現されるかもしれない。不安の発達的なヒエラルキーをもう少し早期に遡ったところでわれわれが見つけるのは，重要な他者（元来は親）からの愛情あるいは承認を失う恐怖である。発達上さらに原始的な不安の起源は，対象の愛情のみならず対象そのものを失う可能性であり，これは通常**分離不安**と呼ばれるものである。不安の最も原始的な形態は**迫害不安**と**解体不安**である。前者が由来するのは Klein 派の妄想分裂ポジションであり，ここにおける原初の不安は，外界からの迫害対象が患者に侵入し，内側から患者を絶滅させるというものである。解体不安が生じるのは，対象との融合を通して自己感や有限性を失う恐怖からか，あるいは環境における他者からの映し返しや理想的な応答がないなかで，自己がバラバラになり統合を失うという懸念からかもしれない。

　不安が臨床像の一部を成すときにはいつでも，精神力動的精神科医は，不安が発達上のどこに起源をもつかを同定するうえで患者の協力を得なければならない。この情報は一時間の面接で確かめられるかもしれないし，広範囲にわたる評価を要する場合もある。不安は，たいていの症状と同じく，さまざまな発達水準から生じる問題によって複合的に決定されることが多い（Gabbard and Nemiah 1985）。

　これらの異なった不安のヒエラルキー構造は，より原始的な水準の不安は発達が進むにつれて「なくなっていく」という誤った思い込みをもたらすかもしれない。実際には，不安の最も原始的な水準はすべての人のうちに存続しており，外傷的な状況やストレスに満ちた状況，あるいは大きな集団においてたやすく誘発されうる。たとえば，「部外者」あるいは異人への迫害不安は，歴史的に，戦争や地理的政治的な緊張，人種的偏見の主要な要因である。この発達的なヒエラルキーは臨床家を助けるガイドラインに過ぎない。一人ひとりが独自に混ぜ合わされた不安をもっ

ているだろうし，これらのカテゴリーにきちんと当てはまらない不安をもつ人もいるかもしれない。臨床家は，それぞれの患者の特定の恐怖とその恐怖の起源を理解するうえで，独創的でなければならない。

　生物学的および遺伝的な要因を不安の発生に結びつける実証的根拠がある。不安障害についての神経科学研究における進歩が目覚しい一方で，それでもなお，ある種の生物学的還元主義によって不安を理解してしまう危険が存在する。神経生理的なメカニズムは病理的な慢性症状としての不安だけでなく，適応的な信号不安もまた生み出すことがある。

　第1章で言及したように，セロトニントランスポーター遺伝子（5-HTTLPR）における多形性が，うつ病と心的外傷後ストレス障害の双方において大いに関心をもって研究されてきた。研究はまた，この遺伝子が不安の発達にも寄与する可能性があることを明らかにした。Lesch ら（1996）は，この遺伝子がいくぶん短い人は長い型を持つ人よりも，神経質な気性と関連したより強い不安を持つ可能性があることを発見した。加えて，短い対立遺伝子の複製を1つないし2つもつ人は，より長い型を持つ人と比較して，偏桃体ニューロンが恐怖刺激に対してより強い活性を示す（Hariri et al. 2002）。約70％の人びとが，より強い不安と関連した，より短く不活発な型の遺伝子をもっている。この分布が自然淘汰をよく反映するというのは，この調査結果に対する1つの解釈かもしれない。すなわち，より不安を強く感じる人の方があまり心配や懸念を抱かない人よりも環境上の危険を生き延びる準備ができるのかもしれない。

　不安障害に対する遺伝的および環境的危険因子を調査するために設計された双生児研究（Hettema et al. 2005）から，2つの大きな疾患グループで遺伝子が素因であることが明らかになった。1つはパニックや全般性不安に関係し，もう1つは特定の恐怖症に関連していた。疾患とのその他の関連性は，環境要因に関係するという傾向である。さらに別の双生児研究（Kendler et al. 2008）によって，恐怖傾向は発達的な力動的影響を含むことが明らかにされた。遺伝的な要因は8～9歳では恐怖の強さに影響するものの，時が過ぎると実質的に重要ではなくなる。新たな遺伝的リスクファクター群は，初期思春期，後期思春期，そして初期成人期 early adulthood における恐怖の強さに影響を与える。子どもたちが歳を重ねるにつれて，家族や環境という仲間の影響は重要でなくなっていくようである。文学や映画，そして大衆文化において，不安はしばしば軽視される。しかしながら，成人集団を対象とした縦断研究によって，先在する不安障害は後に起こる自殺念慮と自殺企図の発生における独立したリスクファクターであることが明らかにされた（Sareen et al. 2005）。加えて，第8章で言及したように，強い不安は気分障害をもつ人における自殺企図の危険を増幅する。不安障害の診断と治療は，徹底的な精神医学的評価の一部として真剣に受け止められなければならない。

　不安を無意識的な葛藤により重複決定された症状とみなすのではなく病気に分類することで，不安のこの適応的な側面を見落とすことになるかもしれない。将来に起こるであろうことについて心配することは，きわめて創造的な思考をもたらしうる。問題への解決策は，心配する結果発見されるのである。健全な自信喪失もまた，心配することと関係があるかもしれない。もし不安が精神薬理学的に根絶されなければならない問題であるとしかみなされないならば，人間の精神は重大な損失を被ることがある。

　Menninger 財団精神療法研究事業[訳注1] において，35人の患者のうち18人が精神分析あるい

216 第Ⅱ部 DSM-5障害への力動的アプローチ

は精神療法の終了時に不安の高まりを示したが，この18人のうち13人に対して独立した評価者が十分な改善を達成したと評価した（Appelbaum 1977）。これらの結果を評価するなかで，調査者（Appelbaum 1977; Siegal and Rosen 1962）は，患者にとって混乱させるものとなる（パニック障害に類似した）一次性不安 primary anxiety と，適応的である信号不安とを区別した。研究者たちは，不安耐性——放出する必要性を感じずに不安を体験する能力と定義される——がしばしば力動的精神療法の結果として向上し，その向上は自我の拡大を反映していたことに言及した。改善した患者の多くで，不安を拘束するために観念活動を効率よく使用する能力が驚くほど改善していた。調査者たちは，変化を評価する基準として治療後の不安の有無だけでは不十分であると結論づけた。自我が不安をより制御するようになると，人はおそらくより率直に，生命に本来備わっているある実存的な懸念に直面するようになるのだろう。不安は適応的でも非適応的でもありうるので，臨床的経験そして人生の経験に基づく，すべての不安が根絶されるべきであるという想定は，確かに正当性を欠いている。

　信号不安という精神分析的概念は，危険を予期する信号機能を持つ一連の無意識の精神過程に関する研究に基づく神経科学的な証拠によって支持される（Wong 1999）。研究参加者が閾下の subliminal（意識的に知覚不能な）顔の像を見せられた際の，脳活動（事象関連電位）と皮膚電気活動が測定された。実験の第2相ではある条件付けが行われた。そこでは，不快な顔が閾を越えて supraliminal（意識的に知覚可能に）示され，嫌悪を引き起こす指への衝撃と結び付けられた。その顔は意識的に知覚されたので，被験者たちは不快な顔を見た数秒後に軽い衝撃が続くのだと学んだ。実験の最終相では，それまでに条件づけられた刺激——不快な顔——の閾下の（無意識の）像が，衝撃と結び付けられずに提示された。この最終相において，以前なら衝撃が来たはずのタイミングの直前で明らかな徐波の脳活動が生じた。好ましい顔に対しては，その活動は認められなかった。調査者たちは，この徐波の脳活動は，予期波 expectancy wave あるいは無意識的に誘発された予測過程であるとした。換言すると，不快な顔を意識的に知覚しなくとも，刺激は無意識的に知覚され，脳は衝撃を予期して反応したのである。この生理的な反応性は，予期などの精神過程の指標だと理解された。予測による精神状態が人間において無意識的に誘発されうるというこの実証は，信号という概念に一致する決定的な証拠を提供する。この研究は，不安の中には予測される恐怖状況に最初は無意識的に反応し，それに続いてしか意識的な気づきに到達しないものがあるという事実を反映してもいる。このような不安は個体に危険状況を警告するという適応的機能をもち，それにより個体は危険を回避するなどの方法でその状況に対処することができる。

　ある最終的な問題が，DSM-5（米国精神医学会 2013）の不安障害を紹介するにあたって言及されなくてはならない。研究者と臨床家の間で関心が高まりつつあるのは，不安障害の分類法が現実的でなく，実体のないものではないかということである（Tyrer et al. 2003）。不安障害の併存症研究は，患者たちはいずれかの特定の診断の純粋な形よりも2つもしくはそれ以上の不安障害に罹りやすいということを見出している。ゆえに，臨床家は包括的な治療計画を作るにあたって，1つ以上の不安障害が治療の焦点となるだろうことを心に留めなければならない。さらに，

訳注1）通称メニンガープロジェクト。R. Wallerstein によって主宰され，精神分析と精神分析的精神療法の予後研究の嚆矢となった。

Tyrer ら（2003）は，神経症の臨床像の中核は，重大なパーソナリティ病理と結びついた不安や抑うつの特徴が混在したものだと主張した。この全般的な神経症の捉え方は，不安障害を，大して治療戦略の違わない別々の疾患単位に分割するよりも，臨床的には適切であろう。

　不安障害は，DSM-5 の進展のなかで大きな変化を受けた。強迫性障害は不安障害群のカテゴリーから外されて，抜毛症や身体醜形障害など，強迫観念や強迫行為を共有する他の障害へと分類された。同様に，心的外傷後ストレス障害と急性ストレス障害は，不安障害群から心的外傷およびストレス因関連障害群という新しいカテゴリーへと移動された。中核となる不安障害は，いまや恐怖症性障害，全般性不安障害，パニック障害，そしてこのカテゴリーに新たに加えられたもので，選択性緘黙と分離不安障害を含むが，これらは以前には小児期青年期関連の障害に分類されていた。

パニック障害

　パニック発作は一般的に数分しか続かないにもかかわらず，患者の中に相当の苦痛を作り出す。息の詰まり，めまい，発汗，震え，頻拍などの生理的警報症状に加えて，パニック障害の患者はしばしば破滅が差し迫っていると感じる。パニック障害の患者はたいてい広場恐怖（すなわち，その場から逃れるのが困難かあるいは醜態をさらすことになる場所または状況にいるという恐怖）にも罹っている。パニック発作は再発するので，患者はしばしば予期不安という二次的な形態を発展させ，次の発作がいつどこで起こるだろうかと絶えず気にしている。広場恐怖を伴うパニック障害の患者は，簡単には離れられない場所で発作が生じるという恐ろしい状況をコントロールしようとして，旅行を制限することも多い。

　パニック障害は心理的には中身がないように見えるかもしれない。発作は，明らかな環境上のあるいは精神内界の誘因もなしに生じる「青天の霹靂」のように思えるだろう。そのため，しばしば——そして不運にも——これらの患者の治療にあたっては精神力動的な精神科医の役割は意味がないとみなされる。パニック障害をもつ患者はかなりの割合で，精神力動的な要因のためにこうした発作を起こすのであり，だからこそ心理的な介入に反応する可能性がある（Milrod et al. 1997; Nemiah 1984）。精神力動的な臨床家は，心理的要因がどのように関連するかを突き止めるために，発作の状況やパニック障害の患者それぞれの成育歴を徹底的に調べるべきである。

　パニック障害における神経生理学的な要因の証拠は印象的であるものの，これらの観察は，病因論 etiology に関してというよりも発症機序 pathogenesis に関して説得力を持つ。いかなる神経生物学的データも，何がパニック発作の発生を引き起こすのかについて説明してはいない。パニック障害が継続的に認められる患者 9 人に精神力動的な面接を実施した予備研究において，客観的な立場の研究精神科医が，全例においてパニック発作の発生に先行する有意なストレス要因を同定することができた（Busch et al. 1991）。これらのストレス要因は，患者に向けられた期待の度合いの変化と関連する傾向があった。仕事の状況に関係した期待の変化が一般的で，患者の人生における中心的な人物に関連する喪失も同様であった。喪失の多くが，親か他の重要な人物への愛着が脅かされた小児期の体験と関連していた。調査された患者におけるその他の共通因

子は親に対する認識だった。彼らは親を威嚇的で気性が激しく，批判的で，支配的で要求がましいと認識していた。面接をより大規模に分析することで示されたのは，小児期における他者との交際に関する不安傾向，支持的でない親との関係，そして閉じ込められているという感情であった。怒りと攻撃性に対処することはほとんどの患者にとって困難であった。

この探索的研究における観察の多くは，実証研究によって確認されてきた。パニック障害の患者は対照群と比較して，パニック障害が発症する数か月前にストレスフルライフイベント，とりわけ喪失がより高率に起こっていることが発見された（Faravelli and Pallanti 1989; Venturello et al. 2002）。パニック障害の患者に関する別の比較対照研究（Roy-Byrne et al. 1986）では，実験群は対照群よりも，パニックが発生する数年前に，明らかによりストレスフルライフイベントを体験したのみならず，人生におけるこれらの出来事についてより大きな苦痛を感じていた。1018組の女性の双子の大規模な研究において（Kendler et al. 1992a），パニック障害は，親との分離そして親の死の双方と強くはっきりと結びついていた。とりわけ早期の母との分離はパニック障害と関連していた。Milrodら（2004）が指摘したのは，いくつかの症例ではパニック障害は対人関係上の喪失の結果であり，死別の複雑な形態を表しているだろうということである。51人の患者のパニックを評価すると，その群の47％が重大な対人関係上の喪失の後6週間以内にパニック障害を発症していた。

ある程度の実証的に支持された発症機序の理論は，パニック障害の患者は素因となるような神経生理学的脆弱性があり，特定の環境ストレス要因と相互に作用して障害を作り出すのだろうということである。Kaganら（1988）は，多くの子どもにおいて生得的に神経質な性質を見出し，それを「見慣れないものへの行動制止」と名付けた。こうした子どもたちは，環境のなかで馴染みのないものすべてを容易に恐ろしがる。恐れへの対処法として，彼らは親の保護を頼る。しかしながら，成長し成熟するにつれて，親が常に彼らを守り慰めてくれるわけではないと知る。すると彼らは自らの不十分な点を親へと投影することで外在化するかもしれない。そうして親を頼りなく当てにならない人物だとみなすのである。そうやって子どもたちは親が常に役立つ存在でないことに怒るのだが，この怒りが新たな問題を作り出す。彼らの怒りの空想が破壊的で親を追い払ってしまうものであることを彼らは心配するようになる。それが，安全を提供してくれる存在として彼らが頼っていた親を失うことになるからである（Busch et al. 1991; Milrod et al. 1997）。結果として，子どもの怒りが親とのつながりを脅かし，そうして子どもの恐怖や敵意に満ちた依存を増加させるという悪循環が生じる。分離不安は，パニック障害の患者の定式化に注意深く組み入れられなくてはならない。なぜなら，20の研究のメタアナリシス（Kossowsky et al. 2013）が，分離不安障害をもつ子どもは後にパニック障害をより発展させやすいことを示したからである。

愛着理論の観点からパニック障害の発症機序を理解することは，精神力動的な治療アプローチをする際にも助けとなる（Shear 1996）。不安障害をもつ18人の女性における愛着スタイルに関する小規模の予備研究は，全員が問題のある愛着スタイルを持っていることを示唆した（Manassis et al. 1994）。18人中14人はパニック障害と診断されていた。これらの患者はより高率にとらわれ型の愛着傾向を示した。パニック障害の患者はしばしば，分離と愛着を相互排他的なものとみなす。彼らは自由を失うことにも安全や保護を失うことにも感受性が高くなっている

ので，分離と愛着の間の正常な揺れを調整するのが困難である。この困難さの結果，あまりに恐ろしい分離もあまりに強烈な愛着も共に避けようとするきわめて狭い範囲に行動を操作することになる。この偏狭な快適領域は，メンタライゼーションの困難に代表される過度に支配的な他者との交流スタイルにしばしば表れる。

　こうした患者に見られる極度のパニックは，信号不安機能が自我の防衛資源を適切に活性化できないことを反映することがある。とりわけ愛着への脅威は，この種の圧倒的なパニックの引き金になるようである。Milrod（1998）は，パニック障害を発展させる人びとは自己‐断片化を感じやすく，彼らが確固たる同一性の感覚を持っているのだと感じられるよう治療者や他の仲間の助けを必要とするのだろうと示唆した。自他の混乱を伴う自我欠損の存在は，不安を信号として用いることにおけるこうした困難さと関連するのかもしれない。

　女性の患者において愛着困難と関連するさらに別の病因論的因子は，小児期の身体的そして性的虐待である。ある調査では，小児期の性的虐待が，不安障害でない女性群においては15.4％の割合であったのと比較して，不安障害をもつ女性においては45.1％の割合で発見された（Stein et al. 1996）。特にパニック障害を調査すると，パニック障害の女性の60％が小児期における性的虐待の成育歴を持ち，それに比して他の不安障害をもつ女性では31％であった。小児期の心的外傷は両親に対する子どもの愛着を妨げるために，パニック障害の患者が彼らの人生における重要な対象とともにいて安全で安心であると感じることが困難であることの理由のいくばくかは性的虐待によって説明できるだろう。虐待的な親の表象を内在化することで，成人の生活における信頼の発達もまた妨げられる。

　DeMasi（2004）が示唆するのは，以前の外傷的な危険状況に関連するよう条件づけられた刺激が引き金となって，潜在記憶に保管されていた外傷的な恐怖が顕在化するのかもしれないということである。彼のモデルは神経科学的な発見と精神力動的な理解を統合する。このモデルにおいて彼は LeDoux（1996）の著作を引き合いに出しているが，LeDoux は，扁桃体にできあがった恐怖の無意識的な記憶は脳に消すことのできない痕跡を残すようだと指摘した。偏桃体は，恐怖信号に直面したときに最初に活性化される脳領域である。この活性化は完全に無意識である。視床が皮質に情報を中継して前頭前野皮質からの合理的思考がその状況に適用されるまでの間は，闘争・逃避反応が優性になる。たとえば，蛇を閾下で知覚すると偏桃体が活性化されるが，続いて皮質がその情報をより詳細に処理し，無害なガーターヘビなので恐れるには全く当たらないのだと識別するという具合である。DeMasi が示唆しているのは，パニック障害の圧倒的な不安は原始的な偏桃体/大脳辺縁系回路に閉じ込められていて，皮質で理性の力によって適切に処理され損なっているということである。ゆえに，以前の心的外傷にしばしば由来する想像上の危険は，現実の危険から区別されない。

　精神分析か精神力動的精神療法のいずれかによるパニック障害患者の治療に成功した事例報告（Abend 1989; Milrod and Shear 1991; Milrod et al. 1997; Sifneos 1972）は，精神力動的な介入がパニック障害の治療において大きな役割を果たすことを信じるに足る理由を与える。パニックに焦点を当てた精神力動的精神療法のオープン試験（Milrod et al. 2001）の有望な結果から，治療様式の無作為化比較試験が行われることとなり，現在進行中である。

　力動的精神療法の過程において，患者の人間関係上の困難さが，しばしば治療者への転移の中

心となる。怒りや自立そして分離を巡る葛藤が特に目立つ。通常治療者は，治療が進むにつれて治療者に過度に依存的になることへの患者の恐れを探索することが必要になる。同様に，休暇のために一時的にであれ，治療の終結によって永久にであっても，治療者を失うことについての過度の不安があるかもしれない。

　多くの場合，コントロールできない怒り，あるいは殺人的ですらある憤怒の空想が精神療法の中心となるだろう。親への怒りは大変激しいものだったために，いかなる怒りの爆発も潜在的に破壊的だとみなされる。子どもたちのなかには，自らの怒りを表現すると親は情緒的に自分を捨てると体験した者もいるだろう。怒りを回避するための特徴的な防衛機制を調べることは，しばしば大変価値がある。パニック障害の患者は，典型的には反動形成，打ち消し，身体化，外在化という防衛を組み合わせて用いる（Busch et al. 1995）。打ち消しと反動形成はいずれも，患者が怒りなどの否定的な情動を否認するのを助けうる。精神療法家は，患者は怒りを表現するのが不安であること，そしてそれを防衛する必要があることに，患者が気づくよう助ける必要があるだろう。加えて，力動的な治療者は，何がパニック発作を引き起こしたかを患者が詳細に検討して破局の不安と人生の出来事を結び付け始められるように強く促さなくてはならない。こうして患者のメンタライゼーション能力は向上して，彼あるいは彼女がパニック発作によって何が表象されているのかを理解できるようになるだろう。換言すると，現実的な破局の知覚は，現実というよりむしろ表象に過ぎないのである。

　身体化と外在化という防衛は，しばしば相乗的に働いて内省を妨げる。身体化においては，患者の注意は心理的な原因や意味よりも生理現象に向けられる。外在化では，問題は外的な人物に帰せられ，その人物は何らかの形で患者を虐待するとみなされる。これらの防衛は組み合わせて使用されることで，ある特定の形態の対象関係を作り出す。そこでは，他者（たとえば家族，友人，医師）は癒し手として，患者の身体のどこかを治すことを期待され，そう協力するように求められる。このパターンの対象との関わり方が転移においても頻繁に演じられる。

　精神分析的精神療法は，無作為化比較試験において，パニック障害に効果があることが示された（Milrod et al. 2007）。無作為に割り当てられた患者が，週2回の精神力動的精神療法か，応用されたリラクゼーション訓練の週2回のセッションのいずれかを12週間にわたって受けた。精神療法はMilrod（1998）とBuschら（1995）の考えに基づいていた。個人におけるパニック症状の意味が探索され，分離や自律性，怒りの認識，対人関係上の問題，分離についての心配，そして性愛を含む中心的な葛藤が，転移において現れたときも含めてすべて扱われた。12週間の終わりには，パニックに焦点づけられた精神力動的精神療法を受けた患者の73％が，治療の終結に満足して応じたが，それに比してリラクゼーションの対照群では39％であった。この治療について記載した解説書が，その後出版された（Busch et al. 2011）。

　パニック障害の患者の中には，薬物治療と精神療法を組み合わせることで利益を得る者もいる（Wiborg and Dahl 1996）。一般的に薬物療法だけでは，十分に症状を軽減したりパニック発作の症状コントロールを改善したりすることはできない（Cooper 1985; Zitrin et al. 1978）。さらに，薬物治療に大いに抵抗する患者もいるが，それはしばしば，薬物治療を受けることで彼らが精神的に病気であるという汚名を着せられると信じているからである。したがって，彼らが薬物療法への気がかりを理解して取り除けるように援助するために，精神療法が必要となることがあ

る。精神療法は，パーソナリティ障害，とりわけ境界性，自己愛性，あるいは演技性パーソナリティ障害の人びとにも役立つ。こうした状態を治療しないままでは，パニック障害の患者の転帰は不利な影響を受けるだろう（Reich 1988）。

　包括的で効果的な治療計画のために，これらの患者は適切な薬物治療に加えて精神療法的なアプローチを必要とする。パニック障害か広場恐怖症の症状を持つすべての患者において，注意深く精神力動的に評価することが，生物学的な要因と力動的な要因の寄与を考察することを助けるであろう。

　　M氏は27歳の会社員で，彼が町を離れようとするといつも起こるパニック発作を主訴として外来診療所を訪れた。当初彼はパニックをいかなる心理的な内容とも結びつけることができなかったが，評価を行う精神科医のさらなる探索によって，多くの寄与因子が明らかとなった。M氏は新しい家を購入したばかりで，彼の妻は初めての子どもを妊娠していた。精神科医がこうした出来事に関わる責任の増大について意見を述べると，患者は，自分が27歳というより7歳のように感じると答えた。彼は続けて，家の住宅ローンの責任を持つ夫や父親の責務を引き受ける準備ができているのかどうか分からないと言った。精神科医は，パニック発作の状況をより詳しく話すようM氏に求めた。町を離れ始めるといつも起こるのだ，とM氏は再び説明した。精神科医がその小旅行の目的を尋ねると，父親と狩り出かけるのだとM氏は説明した。この小旅行の間に何か不快なことが起きたことはないかと精神科医は尋ねた。数分間じっくり考えた後M氏は，2度の異なった狩猟事故で，父親を偶然に撃ったのです，幸運にもどちらの場合にも，父親は小さな傷を負っただけだったのですが，と答えた。

　そこで精神科医は，M氏のパニック障害が心理的葛藤に関連するという自身の評価に基づいて暫定的に解説する定式化を行った。彼の人生における最近の出来事は，夫，父親，そして稼ぎ手として，彼の父親との競争を認識させることになった。これらの出来事は，抑圧された無意識のエディプス競争に基づいた父親への長年の攻撃願望を活性化した。父親を破壊しようとする衝動は，以前の狩猟旅行における2度の事故という形で現れていた。いまやM氏が父親と狩りに出掛けるために町を離れる計画を立てるといつでも，攻撃衝動の切迫した出現が，信号不安を生み出したのである。特にこの患者は不安をパニックへと変形するのに必要な神経基質を持っていたために，その信号不安は本格的なパニック発作へと変形された。結果として，破壊的な願望や想像された報復（去勢）が活性化されるような状況は回避された。

　パニックを引き起こすのに関わる力動的な要因を理解するために，患者は，表出に重点を置く表出的‐支持的精神療法を始めた。治療過程が進むにつれて，M氏は母親への愛着をさらに多く話し始めた。彼の母親もまた分離を恐れていたことがすぐに明らかとなった。子どもの頃，M氏が外へ遊びに行くたびに，遭遇するかもしれない多くの危険について，母親は彼に警告した。精神療法の過程を通して，M氏はついに，分離にまつわる母親の不安を共有していたのだと悟った。妻が仕事で出かける時にはいつも，彼女が死んでしまい，そうして彼を見捨てるかもしれないと恐ろしくなるためにずっと心配していることに彼は気づいた。患者のエディプス不安には明らかに，対象喪失についてのより原始的な不安が混ざっていた。その原始的不安はもともとは母親を失うことについてだったが，今では妻に対するものになっている。

　約2年間の精神療法の後，M氏はパニック発作からも，そして予期不安からも解放された。彼は仕事で昇進したが，それにも不安なく対処できた。彼の新しい仕事は，仕事の日はほぼいつも町の外へと車で出る必要があったが，彼は全くパニックを体験せずにそうすることができた。

　数年の後，2つの人生の出来事が，彼のパニック発作をもたらした根底にある神経構造を再度

活性化させた際に，M氏はさらなる治療を求めて戻ってきた。彼が始めた民営事業が大いに成功したために，ライフスタイルがずっと裕福になっていた。さらに，彼の父親が不治の癌であると診断されていた。今回は，M氏のパニック発作を対処可能な程度にまで軽減するのに，薬物治療（alprazolam）と精神療法の併用が必要であった。

恐怖症

DSM-5における不安障害の分類に含まれている恐怖症は，限局性恐怖症，社交不安障害あるいは社交恐怖，そして広場恐怖症である。恐怖症の精神力動的な理解は，この章の最初に記述されている症状形成の神経症的な機制を例示する。報復的な罰をもたらすかもしれない，禁止された性的あるいは攻撃的な思考が無意識から現れて脅かすと，信号不安が活性化され，3つの防衛機制が使われるようになる。置き換え，投影，そして回避である（Nemiah 1981）。これらの防衛は禁止された願望をもう一度抑圧することによって不安を除去するが，その不安は恐怖神経症を作り出すという犠牲を払ってコントロールされる。臨床例によって，恐怖症の症状形成をより詳細に例示する。

N氏は25歳の幹部補佐であり，経営学の修士課程（MBA）を修了したばかりで，企業で初めての職に就いていた。彼は，仕事や社交の場で新しい人びとと会うことへの激しい恐怖を伴う社交恐怖に罹っていた。また，仕事中に集まった人びとの前で話さなければならないときにはいつも激しい不安が生じた。恐ろしい状況へ直面するよう強いられると，彼は息が切れて，言葉がつかえてしまって文章を言い終えることができないほどだった。

短期力動的療法がN氏に勧められたのは，彼の自我が大変強く，症状が限局的で，概して彼がよく機能し，十分に動機づけられており，かなりのサイコロジカルマインドがあるからだった。3回目のセッションで，新しい人びとに会う際に最悪のことは，自己紹介しなければならないことだとN氏は治療者に明らかにした。以下のようなやりとりがあった。

治療者：あなたの名前を言うのに何が難しいのでしょうか？

N氏：わかりません。

治療者：ご自分の名前を少しの間考えてみると，どんなことが浮かびますか？

N氏：（間をおいて）そうですね，私の父の名前でもあります。

治療者：それをどう感じますか？

N氏：少し居心地が悪いかな，と思います。

治療者：なぜでしょう？

N氏：そうですね，私は彼とあまり関係を持ってきませんでした。私が4歳のときに彼が母のもとを去ったときから，彼にはほとんど会っていません。

治療者：すると彼が去ってから，あなたはお母さんと2人だけで生きなければならなかった？

N氏：その通りです。母は再婚しませんでしたから，幼い頃から私が家における男性であらねばならず，私は，そんなに多くの責任を背負う準備ができているとは感じていませんでした。私はいつもそのことで憤慨していました。子どもの頃，皆から私の振る舞いはまるで大人のようだといつも言われました。そのことで私は悩んだものです。だって私は，本当は中身は子どもな

のに大人のふりをしているように感じていましたから。私は皆を騙していて，もし彼らがその
ことに気付いたら，私に腹を立てるだろうと感じていました。

治療者：それが，今あなたが自己紹介するときに感じることなのでしょうか。

N氏：まさにそう感じているのだと思います。自分の名前を言うことは，私が父親であろうとして
いるということなのです。

　治療者の解釈が助けとなって，N氏は自分の不安が，未熟にも父親に取って代わることにまつわ
る罪や恥と関係していると悟った。彼が想像していたのは，他人がこの見せかけやごまかしを見抜
き，そして彼のことを非難する場面だった。10セッションの短期力動的療法の後，患者は社交恐怖
を克服し，仕事でも社交の場でも，十分に機能できるようになった。

　N氏の発達におけるエディプス期の頂点において，父親は彼をただ1人母親のもとに残し去
った。彼に不安を引き起こしたもともとの状況では，彼は，母親とともにいるという父親の場所
を取ったことに対する去勢あるいは報復的な（父親からの）罰を恐れたのである。成人して，N
氏はもともとの恐怖状況を，取るに足りない，些細に思えるようなこの状況の派生物――つま
り，紹介する際に自らの名前を言うこと――へと置き換えることで，不安に対処した。象徴的に
は，この単純な社交上のたしなみは，彼の父親に取って代わるという意味を帯びていた。患者の
第2の防衛策は恐怖状況を環境へと外側に投影することだった。それによって罰せられる脅威や
非難が内的な起源（すなわち，超自我）からよりもむしろ外側からやってくるようにしたのであ
る。患者の第3の，そして最終的な防衛機制は，回避であった。自己紹介をしたり人前で話した
りしなければならない状況をすべて回避することで，N氏は自身の不安をコントロールすること
ができた。ただしそのために，社会生活を制限し仕事での実績を危うくするという代償を払って
いた。

　人前で話すことに関するN氏の不安は広く共有されている。ある大都市の調査（Pollard and
Henderson 1988）において，セントルイス市で調査した人びとの5分の1に，公衆の面前で話
したりパフォーマンスを行うことについての社交恐怖が存在した。調査者が「重大な苦痛」の
DSM-III（米国精神医学会 1980）における評価尺度を含めることによってこの数値を修正すると，
有病率は2%へと下がった。しかしながら，社交恐怖はしばしば，拒絶されることを恐れて異性
を回避することや内気さといった一般的な対人関係上のパターンによって診断されるため，社交
恐怖についての正確な数値を突き止めることは困難である。社交恐怖を一方の極とし，他方を回
避性パーソナリティ障害（第19章を参照）として知られている一般化された性格学的な関係ス
タイルの極とする連続体が存在する。一般集団における社交不安障害の有病率は高いにもかかわ
らず，全国的な疫学調査において80%以上の人びとが，その状態に対するいかなる治療も受け
ていなかった（Grant et al. 2005）。

　恐怖症は，遺伝的‐体質的な素因と環境ストレス要因との相互作用モデルにうまくあてはま
る。Kendlerら（1992b）が2163組の女性の双生児研究を行い，この障害に対する最適のモデル
は，遺伝的に受け継がれた恐怖症傾向が，本格的な恐怖症の徴候を作り出す個人特有の環境的で
病因論的な要因を必要とするというものである，という結論を得た。彼らの研究対象集団におい
て，恐怖症のリスク増加に関係する明確な環境ストレス要因の1つに，17歳以前の親との死別

があった（Kendler et al. 1992a）。特定の子育てスタイルもまた，若者における社交恐怖の発展と結びついていた。Lieb ら（2000）は 1047 人の青年のコホート追跡研究を行い，社交恐怖の発展を助長するものとして，親の精神病理（特にうつ病と社交恐怖）に加えて，過保護で拒絶的だと思われる子育てスタイルを同定した。238 人の子どもを誕生から 9 年生[訳注2] まで追跡した前向き研究では，乳幼児期と就学前の期間において母親からのストレスに曝されることもまた，社交不安障害の発展に寄与する主な要因であろうことが分かった（Essex et al. 2010）。

　陽電子放射断層撮影法（PET）研究のデータから，社交恐怖の患者には，パニック障害の患者と同じように，彼らの恐怖の根底には皮質下活性という強力な構成要素があるだろうということが示唆された。Tillfors ら（2001）は，社交恐怖の被験者における局所脳血流（rCBF）を，聴衆を前にして話しても社交恐怖に苦しまなかった集団における rCBF と比較した。社交恐怖の患者が偏桃体における皮質下活性の増加と関係する rCBF のプロフィールを示したのに対して，恐怖症でない被験者は，皮質の潅流が比較的増加したパターンを示した。

　行動の制止についての Kagan ら（1988）の仕事は，それがパニック障害に対して妥当であるのと同じように，社交恐怖にも当てはまると思われる。Kagan と彼の同僚が発見したのは，この気質を持つ乳幼児は，環境の予期せぬ変化に対する大脳辺縁 - 視床下部の興奮の閾値が低い状態で生まれているということであり，彼らはまた，ある種の慢性的な環境ストレスが元来の気質傾向へと作用して，結果として 2 歳になると恥ずかしがりで臆病な，そして物静かな行動をとるようになるに違いないと結論付けた。年上のきょうだいからの屈辱や批判，両親の諍い，そして親の死や親からの分離などのストレス要因が主な環境要因におそらくは含まれると，彼らは仮定した。

　Rosenbaum ら（1992）は Kagan ら（1988）の仕事を拡張して，Kagan による研究の非臨床群から，行動の制止を伴う子どもたちの親を評価した。こうした子どもたちの親は不安障害，主に社交恐怖の危険がより大きかった。行動の制止や不安を伴う子どもの親は，コントロール群における異なった 2 組の親グループと比較して，2 つかそれ以上の不安障害をもつ率が有意に高かった。彼らの発見の可能な解釈は，明らかな不安障害を発展させていく，行動制止を伴う子どもたちは，より大きな不安を持つ親たちに曝されており，彼らは子どもたちに世界は危険な場所だと伝えるのであろう，ということである。さらに，高い感情表出（high EE），とりわけ母親の批判は，母親の不安障害と子どもの行動制止との間の関係に影響を与えて精神病理の危険を高めるようである（Hirshfeld et al. 1997）。

　社交恐怖は高率に併存症を持つ病気である。13000 人の成人を対象にした研究（Schneier et al. 1992）において，生涯の主な併存症が，社交恐怖を持つ患者の 69％ に存在した。調査者たちが指摘したのは，併存症がなければ，社交恐怖はメンタルヘルスの専門家に治療されることはめったにないということである。Kagan ら（1998），Rosenbaum ら（1992），そして他の研究者たちが述べるような遺伝的 - 体質的素因によって，多くの不安障害に罹患しやすくなるのだろうと仮定される。

　社交恐怖の患者との臨床作業から明らかになるのは，ある特徴的な内的対象関係が存在する

訳注 2）中学 3 年生。

ということである。特にこうした患者たちは，恥をかかせ，批判し，嘲り，屈辱を与え，見捨て，当惑させる親や世話をする人，あるいは同胞の表象を内在化している（Gabbard 1992）。こうした取り入れは人生の早期に定着し，環境における人びとへと繰り返し投影されて，そうしてそれらの人びとが回避される。患者たちは他者を，人を傷つけるものだと体験する遺伝的な素因を持つのかもしれないが，肯定的な体験は，ある程度この影響を和らげうる。それはまるで遺伝的にプログラムされた鋳型が，出生時から存在するかのようである。世話をする人がプログラムされた鋳型のように振る舞うならば，その人は他者をますます恐れるようになって社交恐怖を発展させるであろう。世話をする人が子どもの恐怖に感受性があり補うことができれば，取り入れ像 introjects はより良性で恐ろしくなくなり，成人後に社交恐怖を作り出す可能性は減るであろう。

　多くの社交恐怖の患者はセロトニン再取り込み阻害剤（SSRIs），それとまたは認知行動療法によく反応するが，力動的精神療法もまた同様に役立ちうる。患者は判定されたり批判されたりするかもしれないいかなる状況をも恐れるために，特定の治療抵抗性が生じることがある。治療の場はまさにそうした状況だとみなされるので，屈辱を与えられたり判定されたりしているという転移的な恐怖のために，患者は頻繁に予約を守らなかったり，治療へ来ることをすっかり止めてしまうことがある。実際に，併存症が高率であるため，社交恐怖は患者が他の理由で治療を求めるときにしか発見されないかもしれない。当惑や恥ずかしさが中心的な情動状態であり，これらの情動に波長を合わせる治療者は，初回診察で患者との治療同盟を形成するより多くの機会があるだろう。彼らが治療者や他者はどのように反応すると空想しているかを探索することが，他者に対する彼らの認識を修正する助けとなる。そうやってこうした患者は，他者が彼らをどう感じるかについての自分の認識が，実際に他者が彼らについて感じることとは異なっているのかもしれないということを正しく認識し始めるのである。治療抵抗は積極的に対処されなくてはならない。というのも，治療を受けなければ，こうした患者はしばしば学校や仕事を回避し，多くが生活保護を受けたり能力障害に至るようになったりするからである（Schneier et al. 1992）。

　認知行動療法（CBT）を対照群とした，社交恐怖に対する力動的精神療法の無作為化比較試験が多施設研究として行われた（Leichsenring et al. 2013）。力動的精神療法の類型は，社会不安障害の治療のために特別に改変された Luborsky（1984）の力動的精神療法のモデルに基づいていた。CBT と力動的精神療法のいずれもが社会不安障害の治療に有効であったが，CBT を支持する有意差があった。この研究では，臨床場面における一般診療のように，精神力動的な治療者でさえも，患者を苦しめる恐ろしい状況——それが仕事の面接であれ授業への出席であれ——に患者が直面するよう励ましていたのだということである。しかしながら，治療者はいかなる恐ろしい状況へも，患者に同行することはなかった。

　この章では，恐怖症に関してその焦点のほとんどを社会不安障害に当ててきた。限局性恐怖症は概して現実刺激への暴露 in vivo exposure によく反応し，精神力動的な治療を必要としない。しかしながら広場恐怖症において対人関係の複雑化した状況は，しばしば力動的なアプローチから恩恵を得る。外出できないために，重症の広場恐怖症の人びとはしばしば，配偶者や親など重要な他者からの世話を必要とする。たとえばよくあることだが，恐怖症の女性とその夫は何年にもわたって彼女の状態に順応してきた。夫は妻が常に家にいることが分かり，実際とても安心しているのかもしれない。もし広場恐怖症が治療されたならば，夫婦間の平衡が不安定になること

がある。いまや妻が家を離れて他の男たちを探し始めるだろうという恐れのために，夫はより不安に陥ることだろう。恐怖症を十分に評価し治療することは，恐怖症が患者の人間関係ネットワークにどのようにはまり込んでいるかを注意深く評価することを伴っていなくてはならない。恐怖症の対人関係的な文脈を精神力動的に理解することは，行動脱感作法や薬物治療など従来の治療への抵抗を扱う際には，このように大変重要である。

全般性不安障害

　全般性不安障害（GAD）に対する DSM-5 の診断基準は，この障害と正常な心配との間の境界を明確にすることを追求してきた。不安は過度で，コントロールし難く，少なくとも 6 カ月間，不安の生じる日が生じない日を上回らなければならない。それはまた臨床的に意味のある苦痛か，職業的，社会的，あるいは他の重要な領域における機能の障害を引き起こさなければならない。診断に必要なのは，不安の焦点が他の障害の特徴——たとえばパニック発作が起きることに関する心配や汚染への懸念，公の場で当惑することへの恐れなど——に限定されないことである。不安や心配は以下の 6 つの症状のうちの 3 つ以上と関連しなくてはならず，過去 6 カ月間は少なくともいくつかの症状が存在する日が，症状のない日を上回っていなければならない。1）落ち着きのなさまたは緊張感，または神経の高ぶり，2）疲労しやすいこと，3）集中困難，または心が空白になること，4）易怒性，5）筋肉の緊張，6）睡眠障害（入眠または睡眠維持の困難，または落ち着かず熟眠感のない睡眠）。

　GAD は論争の的であり続けている。すべての不安障害の中で，併存症の確率が最も高い。多施設研究（Goisman et al. 1995）では，GAD の患者の約 90％が，その生涯で少なくとも 1 つの他の不安障害の病歴を持つ。いずれにせよ，臨床家は慢性的に心配している患者によく出会い，そしてこうした患者の多くが広範な不安の結果働くことが難しくなっている。したがって，治療は彼らにとってきわめて重要であろう。

　精神力動的精神療法は，意識的でも無意識的であっても不安を作り出す要因を解析する方法として，全般性不安障害に理想的に適うのかもしれない。Leichsenring ら（2009）は，全般性不安障害の治療において短期精神力動的精神療法と CBT との比較研究を行った。患者たちは無作為にいずれかの治療に割り当てられて，治療は 30 回までの毎週のセッションで，治療マニュアルに沿って実施された。CBT と短期精神力動的精神療法のいずれもが，不安症状に関して大規模で有意な，そして安定した改善をもたらした。結果について，主要な結果評価尺度においては 2 つの治療に有意差は認められなかった。

　臨床家は皆，患者の特性に対して最適な治療を合わせることに直面する。大規模な集団研究デザインは，どの人がどの治療から利益を得られそうなのかを決定する際に，臨床家にほとんど何も教えてはくれない（Barlow and Beck 1984）。心配と不安は，ライフサイクルの全経過にわたって，数多くの状況に反応して出現する。人生の発達期が，しばしば心配を作り出すのに関与している。臨床家は，患者の話に耳を傾けるよりも単に薬を処方しようという気になるかもしれない。しかしながら，この特定の患者はどのようにして，人生のこの特定の時期にこの特定の症状

に行き着いたのかを熟考する時間をとることで，将来に及ぶ結果に到達することがある。以下の臨床ビネットは理解を助けるだろう。

O さんは23歳の大学院生で，激しい不安が周期的に起こるために外来を受診した。月に3回くらい，ベッドに横になっているときに彼女は死について心配し始めるのだった。典型的には，彼女は次のような仕方で思い巡らし始めた。「私は今23歳だわ。7年もすれば30歳になる。そしたら40歳になって，子どもたちは大きくなる。そしたらおばあちゃんになって引退して，死ぬのだわ。」こうした考えは，まだ双方健在な両親が，まもなく死ぬだろうという心配につながった。このような考えがエスカレートするにつれて，彼女の体験する不安は増し鼓動が速まり眠れなくなるほどになった。

診断のための評価の後，いくつかの可能な介入方法が彼女と話し合われた。すなわち，抗不安薬の処方，不安の原因に対する精神療法による洞察，あるいはその2つの併用である。彼女はキッパリと，薬物療法には興味がないと答えた。「薬で私の死の恐怖を消すことなんてできるかしら？」と彼女は尋ねた。恐怖を制御できるよう自分の不安の起源を理解したいと，彼女は明確に述べた。

彼女は，苦痛な情動を観念的に制御できるようになるための精神療法に取り組んだ。治療者は死の恐るべき性質について O さんに共感するとともに，生きることへの懸念がしばしば死への恐怖に寄与することに言及した。彼は，彼女の不安に寄与するかもしれないどんなことが彼女の人生に起きているのだろうかと，彼女に尋ねた。彼女は即座に，夫が海外に配属されていることは何の関係もないと答えた。目から涙が零れ落ち，治療者はティッシュの箱を彼女に手渡した。

O さんはティッシュの箱を無視し，どれほど若い人びとがエイズや癌で死んでいくかについて話し続けた。治療者は，ティッシュが提供されたときになぜ受け取らなかったのかと彼女に尋ねた。それは弱さを示すことになると思うと彼女は言った。他の人たちからの助けを必要としていると認めることはこれまでもいつも難しかったのだろうか，と治療者は訊いた。彼女は答えて，これまでの人生ずっと，皆が彼らの問題を自分に話していて，自分が問題を抱えていて他の人からの助けを必要としていると認めることなどできないと言った。治療者は，彼女が自ら必要としていることを否認する方法として自立しているように見せかける必要があったのかもしれないと示唆した。彼女は，弱々しくて助けを必要としていることに繋がる弱さの感覚が恐ろしいのだ，と進んで認めた。治療者は，死とは弱々しくて助けを必要とする究極の状況だ，と彼女に指摘した。すると彼女はこう答えた，死について最悪のことは，自分の中では，それを独りきりで切り抜けなければならないことなのだ，と。

O さんが不安の源を探索し続けるうちに，彼女は怒りを表現することがきわめて難しかったというこれまでの歴史が明らかとなった。彼女は，自らの怒りが爆発することで，他の人が自分から離れていくのではないかと恐れていた。彼女の夜間の不安は，暴力的な映画を観た後に生じることが多かった。自分は怒りをこんなに一生懸命にコントロールしているのに，他の人がそんなふうに暴力的で直接的なやり方で怒りを表現するということがとても悩ましいのだ，と彼女は話した。精神療法による洞察をさらに進めると，彼女が表現できていなかった父親への怒りが，だいぶ明らかとなってきた。彼女の無意識的な懸念は，自身の怒りがあまりに爆発的であるために彼を破壊してしまうだろうというものであった。

2カ月間の精神療法の後，激しい不安のエピソードはなくなった。O さんは依然としてある程度死を心配してはいたが，自身の怒りの強さや，捨てられて独りきりになることへの恐怖に関する潜在的な懸念を理解するにつれて，死への恐怖をより制御できるようになっていった。換言すると，感情をより広く観念的に制御するようになったことで，彼女は症状をコントロールできるようになったのである。

228　第Ⅱ部　DSM-5障害への力動的アプローチ

　Oさんの症例が教えてくれるのは，臨床精神医学では患者に合った治療を選ばなくてはならないという昔ながらの原則である。保険支払の第三者機関の見解に反して，患者にとって最も適切な治療が，必ずしも最も費用対効果が優れているわけではない。臨床家の中には，抗不安薬の方がより素早く安価に患者の症状を消しただろうと主張する者もいるだろうが，Oさんは症状の除去以外のことを求めていた。BarberとLuborsky（1991）が主張するように，特定の不安障害の診断は，異なる患者の異なる状況において異なる治療を必要とする。精神力動的精神療法は，サイコロジカルマインドを持ち，症状の発生源を理解しようという意欲があり，精神療法過程に時間とお金と労力を費やすことをいとわない患者にとっては，選択すべき治療法であろう。Oさんは薬物療法を求めてはおらず，たとえ処方されてもおそらく服用しなかったであろう。

　薬物療法は，GADへの精神療法による介入を短期的に補助するうえで，ときにはきわめて重要なことがある。しかしながら，それが不安に対する最終的な治療法であると患者に売り込み過ぎてはいけない。患者は，精神療法の過程で，不安を意味ある信号として耐えることを学ぶ必要がある。適度に十分な自我の強さを持つ人びとは，不安を無意識への窓とみなすようになる。

　不安の治療は，不安を，複合的に決定されている「氷山の一角」だと概念化するとともに，思慮深い徹底的な精神力動的評価から始めなければならない。臨床家は，患者の潜在的な恐怖の性質を診断しなければならない（表9-1参照）。加えて，患者の人格構造における不安の役割が評価されなくてはならない。不安に耐え，不安の起源の探索に持ちこたえる自我の能力はどうか？　内的対象関係の特定の布置が不安を引き起こしているのか？　不安は，自己の解体についての懸念と関係するか？　適切な精神力動的介入を行えるかどうかは，部分的には患者の臨床状況や関心に負っている。患者の中には，短期の教育的で明確化する説明に素早く十分に反応し，それ以上の治療を必要としない者もいる。症状がきわめて限局的である程度目ぼしい自我の強さを持つ患者なら，短期力動的精神療法によって不安が改善するであろう。限局性の訴えが少なく，根本的な人格変化に対してより徹底して関心のある神経症の患者には，精神分析が必要であろう。最後に，深刻な性格病理のある患者が不安を訴えるなら，彼らが症状の軽減を体験するようになるまでに長期にわたる洞察的-支持的精神療法が必要となるだろう。

　GADの患者との力動的精神療法が始まると，患者が身体症状やいくぶん表面的と思われるその他の心配事に焦点を当てることに治療者が寛大である必要がある。防衛機能に関する作業仮説によれば，こうした心配事に焦点を当てることで，より苦痛を与える根源的な懸念から患者の注意を逸らしているということになる。回避というこの特徴的なパターンは，早期の心的外傷と同様に，幼少期における不安定で葛藤的な愛着とも関連するだろう（Crits-Christoph et al. 1995）。患者が示す懸念に共感的に耳を傾けた後に，治療者は家族関係や対人関係上の困難，そして患者の仕事の状況について尋ね始めることが可能となる。そこで治療者は，人間関係における中核的な葛藤パターンが浮かび上がるよう，さまざまな心配状況をつなげられる。すべての力動的精神療法におけるように，こうしたパターンの最も説得力のある証拠が転移関係において現れることがある。不安の起源が繰り返し生じる葛藤と結びつけられるにつれて，人間関係や仕事における失敗を無意識的に期待していたのだと理解することを通して不安が制御されうるのだと，患者は実感するようになる。肯定的な結果はまた，繰り返し生じる葛藤の信号として不安を使用する力となり，内省やさらなる理解をもたらすかもしれない。

文　献

Abend SM: Psychoanalytic psychotherapy, in Handbook of Phobia Therapy: Rapid Symptom Relief in Anxiety Disorders. Edited by Lindemann C. Northvale, NJ, Jason Aronson, 1989, pp 395–403

American Psychiatric Association: Diagnostic and Statistical Manual of Mental Disorders, 3rd Edition. Washington, DC, American Psychiatric Association, 1980　高橋三郎，花田耕一，藤縄昭訳：DSM-III 精神障害の分類と診断の手引．医学書院，1982

American Psychiatric Association: Diagnostic and Statistical Manual of Mental Disorders, 5th Edition. Washington, DC, American Psychiatric Association, 2013　高橋三郎，大野裕監訳：DSM-5 精神疾患 の診断・統計マニュアル．医学書院，2014

Appelbaum SA: The Anatomy of Change: A Menninger Report on Testing the Effects of Psychotherapy. New York, Plenum, 1977

Barber JP, Luborsky L: A psychodynamic view of simple phobia and prescriptive matching: a commentary. Psychotherapy 28:469–472, 1991

Barlow DH, Beck JG: The psychosocial treatment of anxiety disorders: current status, future directions, in Psychotherapy Research: Where Are We and Where Should We Go? Edited by Williams JBW, Spitzer RL. New York, Guilford, 1984, pp 29–69

Busch FN, Cooper AM, Klerman GL, et al: Neurophysiological, cognitive-behavioral, and psychoanalytic approaches to panic disorder: toward an integration. Psychoanalytic Inquiry 11:316–332, 1991

Busch FN, Shear MK, Cooper AM, et al: An empirical study of defense mechanisms in panic disorder. J Nerv Ment Dis 183:299–303, 1995

Busch FN, Milrod BL, Singer MB, et al: Manual of Panic-Focused Psychodynamic Psychotherapy. Hoboken, NJ, Taylor and Francis, 2011

Cooper AM: Will neurobiology influence psychoanalysis? Am J Psychiatry 142:1395–1402, 1985

Crits-Christoph P, Crits-Christoph K, Wolf-Palacio D, et al: Brief supportive-expressive psychodynamic therapy for general anxiety disorder, in Dynamic Therapies for Psychiatric Disorders (Axis I). Edited by Barber JP, Crits-Christoph P. New York, Basic Books, 1995, pp 43–83

De Masi F: The psychodynamic of panic attacks: a useful integration of psychoanalysis and neuroscience. Int J Psychoanal 85:311–336, 2004

Essex MJ, Klein MH, Slattery MJ, et al: Early risk factors and developmental pathways to chronic high ambition and social anxiety disorder in adolescents. Am J Psychiatry 167:40–46, 2010

Faravelli C, Pallanti S: Recent life events and panic disorder. Am J Psychiatry 146:622–626, 1989

Freud S: Inhibitions, symptoms and anxiety (1926), in The Standard Edition of the Complete Psychological Works of Sigmund Freud, Vol 20. Translated and edited by Strachey J. London, Hogarth Press, 1959, pp 75–175　井村恒郎訳：制止，症状，不安．フロイト著作集．人文書院，1970；大宮勘一郎，加藤敏 訳：制止，症状，不安．フロイト全集 19．岩波書店，2010

Freud S: On the grounds for detaching a particular syndrome from neurasthenia under the description "anxiety neurosis" (1895), in The Standard Edition of the Complete Psychological Works of Sigmund Freud, Vol 3. Translated and edited by Strachey J. London, Hogarth Press, 1962, pp 85–117　兼本浩祐 訳：ある特定の症状複合を「不安神経症」として神経衰弱から分離することの妥当性について．フ ロイト全集 1．岩波書店，2009

Gabbard GO: Psychodynamics of panic disorder and social phobia. Bull Menninger Clin 56(suppl A):A3–A13, 1992

Gabbard GO, Nemiah JC: Multiple determinants of anxiety in a patient with borderline personality disorder. Bull Menninger Clin 49:161–172, 1985

Goisman RM, Goldenberg I, Vasile RG, et al: Comorbidity of anxiety disorders in a multicenter anxiety study. Compr Psychiatry 36:303–311, 1995

Grant BF, Hasin DS, Blanco C, et al: The epidemiology of social anxiety disorder in the United States: results from a national epidemiologic survey on alcohol related conditions. J Clin Psychiatry 66:1351–1361, 2005

Hariri AR, Mattay VS, Tessitore A, et al: Serotonin transporter genetic variation and the response of the human amygdala. Science 297:400–403, 2002

Hettema JM, Prescott CA, Myers JM, et al: The structure of genetic and environmental risk factors for anxiety disorders in men and women. Arch Gen Psychiatry 62:182–189, 2005

Hirshfeld DR, Biederman J, Brody L, et al: Expressed emotion toward children with behavioral inhibition: associations with maternal anxiety disorder. J Am Acad Child Adolesc Psychiatry 36:910–917, 1997

Kagan J, Reznick JS, Snidman N: Biological bases of childhood shyness. Science 240: 167–171, 1988

Kendler KS, Neale MC, Kessler RC, et al: Childhood parental loss and adult psychopathology in women: a twin study perspective. Arch Gen Psychiatry 49:109–116, 1992a

Kendler KS, Neale MC, Kessler RC, et al: The genetic epidemiology of phobias in women: the interrelationship of agoraphobia, social phobia, situational phobia, and simple phobia. Arch Gen Psychiatry 49:273–281, 1992b

Kendler KS, Gardner CO, Annas P, et al: A longitudinal peer twin study of fears from middle childhood to early adulthood: evidence for a developmentally dynamic genome. Arch Gen Psychiatry 65:421–429, 2008

Kossowsky J, Pfaltz MC, Schneider S: The separation anxiety hypothesis of panic disorder revisited: a meta-analysis. Am J Psychiatry 170:768–781, 2013

Leichsenring F, Salzer S, Jaeger U, et al: Short-term psychodynamic psychotherapy and cognitive-behavioral therapy in generalized anxiety disorder: a randomized, controlled trial. Am J Psychiatry 166:875–881, 2009

Leichsenring F, Salzer S, Beutel ME, et al: Psychodynamic therapy and cognitivebehavioral therapy in social anxiety disorder: a multicenter randomized controlled trial. Am J Psychiatry 170:759–767, 2013

LeDoux J: The Emotional Brain: The Mysterious Underpinnings of Emotional Life. London, Weidenfeld & Nicolson, 1996

Lesch KP, Bengel D, Heils A, et al: Association of anxiety-related traits with a polymorphism in the serotonin transporter gene regulatory region. Science 274:1527–1531, 1996

Lieb R, Wittchen HU, Hofler M, et al: Parental psychopathology, parenting styles, and the risk of social phobia in offspring: a prospective-longitudinal community study. Arch Gen Psychiatry 57:859–866, 2000

Luborsky L: Principles of Psychoanalytic Psychotherapy: A Manual for Supportive-Expressive Treatment. New York, Basic Books, 1984　竹友安彦監訳：精神分析的精神療法の原則――支持・表出法マニュアル．岩崎学術出版社，1990

Manassis K, Bradley S, Goldberg S, et al: Attachment in mothers with anxiety disorders and their children. J Am Acad Child Adolesc Psychiatry 33:1106–1113, 1994

Milrod B: Unconscious pregnancy fantasies as an underlying dynamism in panic disorder. J Am Psychoanal Assoc 46:673–690, 1998

Milrod B, Shear MK: Psychodynamic treatment of panic: three case histories. Hosp Community Psychiatry 42:311–312, 1991

Milrod BL, Busch FN, Cooper AM, et al: Manual of Panic-Focused Psychodynamic Psychotherapy. Washington, DC, American Psychiatric Press, 1997

Milrod B, Busch F, Leon AC, et al: A pilot open trial of brief psychodynamic psychotherapy for panic disorder. Journal of Psychotherapy Research 10:239–245, 2001

Milrod B, Leon AC, Shear MK: Can interpersonal loss precipitate panic disorder? (letter). Am J Psychiatry 161:758–759, 2004

Milrod B, Leon AC, Busch F, et al: A randomized controlled clinical trial of psychoanalytic psychotherapy for panic disorder. Am J Psychiatry 164:265–272, 2007

Nemiah JC: A psychoanalytic view of phobias. Am J Psychoanal 41:115–120, 1981

Nemiah JC: The psychodynamic view of anxiety, in Diagnosis and Treatment of Anxiety Disorders. Edited by Pasnau RO. Washington, DC, American Psychiatric Press, 1984, pp 115–137

Pollard CA, Henderson JG: Four types of social phobia in a community sample. J Nerv Ment Dis 176:440–445, 1988

Reich JH: DSM-III personality disorders and the outcome of treated panic disorder. Am J Psychiatry 145:1149–1152, 1988

Rosenbaum JF, Biederman J, Bolduc EA, et al: Comorbidity of parental anxiety disorders as risk for childhood-onset anxiety in inhibited children. Am J Psychiatry 149:475–481, 1992

Roy-Byrne PP, Geraci M, Uhde TW: Life events of the onset of panic disorder. Am J Psychiatry 143:1424–1427, 1986

Sareen J, Cox BJ, Afifi TO, et al: Anxiety disorders and risk for suicidal ideation and suicide attempts: a population-based longitudinal study of adults. Arch Gen Psychiatry: 62:1249–1257, 2005

Schneier FR, Johnson J, Hornig CD, et al: Social phobia: comorbidity and morbidity in an epidemiological sample. Arch Gen Psychiatry 49:282–288, 1992

Shear MK: Factors in the etiology and pathogenesis of panic disorder: revisiting the attachment-separation paradigm. Am J Psychiatry 153(suppl):125–136, 1996

Siegal RS, Rosen IC: Character style and anxiety tolerance: a study of intrapsychic change, in Research in Psychotherapy, Vol 2. Edited by Strupp H, Luborsky L. Baltimore, MD, French-Bray Printing Co, 1962, pp 206–217

Sifneos PE: Short-Term Psychotherapy and Emotional Crisis. Cambridge, MA, Harvard University Press, 1972 丸田俊彦, 丸田純子訳：短期力動精神療法. 岩崎学術出版社, 1984

Stein MB, Walker JR, Anderson G, et al: Childhood physical and sexual abuse in patients with anxiety disorders and in a community sample. Am J Psychiatry 153: 275–277, 1996

Tillfors M, Furmark T, Marteinsdottir I, et al: Cerebral blood flow in subjects with social phobia during stressful speaking tasks: a PET study. Am J Psychiatry 158: 1220–1226, 2001

Tyrer P, Seivewright H, Johnson T: The core elements of neurosis: mixed anxietydepression (cothymia) and personality disorder. J Pers Disord 17:129–138, 2003

Venturello S, Barzega G, Maina G et al: Premorbid conditions and precipitating events in early onset panic disorder. Compr Psychiatry 43:28–36, 2002

Wiborg IM, Dahl AA: Does brief dynamic psychotherapy reduce the relapse rate of panic disorder? Arch Gen Psychiatry 53:689–694, 1996

Wong PS: Anxiety, signal anxiety, and unconscious anticipation: neuroscientific evidence for an unconscious signal function in humans. J Am Psychoanal Assoc 47: 817–841, 1999

Zitrin CM, Klein DF, Woerner MG: Behavior therapy, supportive psychotherapy, imipramine, and phobias. Arch Gen Psychiatry 35:307–316, 1978

第10章

心的外傷およびストレス因関連障害，および
解離性障害

　近年，解離についての精神医学的な関心は，心的外傷後ストレス障害（PTSD）や心的外傷への反応全般に対する関心に関連して増大している。精神分析的思考は伝統的に，無意識的な欲求，願望，欲動およびそれらへの防衛を重要視してきた。精神内界の空想が，外的な心的外傷よりも大きな役割を果たしていた。解離性障害とPTSDが同じ土俵に乗った結果，その結果現代の精神力動的な臨床家は，現実の出来事が病像成因形成に与える影響にいまや同等の重きを置くようになった。心的外傷への反応の研究が増大したことで，DSM-5体系（米国精神医学会 2013）において新しい分類がなされた。PTSDは以前は不安障害に含まれていたが，DSM-5における改訂で，急性ストレス障害，PTSD，適応障害，反応性愛着障害は，**心的外傷およびストレス因関連障害**と称される新たなカテゴリーへと分類されている。PTSDと急性ストレス障害への理解が増したことで，有害事象への反応の幅が広がり，もはや有害事象への主観的で固有の反応が，怯え，絶望，恐怖のいずれかでなくてはならないという必要はなくなっている。多くの人びとが，直接的にであれ間接的にであっても体験される有害事象の間には麻痺させられており，一定期間を置いたのちに症状を認めるようになる。PTSDはいまや4つの異なる症状クラスターを含む。再体験，回避，気分と認知の持続的な陰性の変化，そして覚醒度である。最後に，DSM-5のPTSD症状すべてに離人感と／または現実感消失を加えなくてはならないという新たな解離型という下位分類がPTSDに付け加えられた。

　DSM-5においては，解離性障害の概念化にも変化が生じている。解離性遁走は解離性健忘の特定用語として含まれており，もはや分離した診断として挙げられてはいない。解離性同一性障害の定義は変更されて，意識の断裂という解離性症状の侵入的な性質が強調されており，同一性の変質としての憑依体験や，外傷的出来事のみならず日常の出来事に対する健忘が典型的であるという認識が含まれている。最後に，現実感消失症はもはや離人症と区別されていない。

　心的外傷およびストレス因関連障害と解離性障害の両方を，それらがともに外傷的な体験に由来するがゆえに，本章に含めることとする。

心的外傷およびストレス因関連障害

　研究から示唆されるのは，心的外傷は実際に普遍的な体験であって，アメリカ人の 89.6％がその生涯において外傷的な出来事に暴露されていた（Breslau 2009）ということである。PTSD 自体には，アメリカ人の約 6.8％が罹っている（Kessler et al. 2005）。PTSD の診断を受けている人のほぼ 40％に，発症後 10 年にわたって著しい症状が持続しており（Kessler et al. 1995），その多くが重大な仕事上の損害を抱えている（Davidson 2001）。第 1 章で述べたように，遺伝的脆弱性が成人期の外傷的出来事や幼児期の不幸と相互作用して，PTSD の危険性を高めるのだという考えがある。大学キャンパス銃撃に続いて生じた急性ストレス症状および心的外傷後ストレス症状の研究（Mercer et al. 2012）が示唆するのは，5-HTTLPR マルチマーカー遺伝子型 multimarker genotype が，心的外傷後の数週から数カ月の間の PTSD 関連症状の危険性を予測するのに役立つかもしれないということである。また，児童虐待自体が，成人の PTSD を発症させやすくする重大な危険性をもたらすことも，多くの研究から明らかである。児童虐待は，視床下部 - 下垂体 - 副腎系の機能を改変することと，幼い子どもの愛着プロフィールの性質を改変することとによって，脆弱性を増大する。加えて，児童虐待は遺伝的要因と相互に作用するようである。極度に外傷を受けた都市居住者の研究（Binder et al. 2008）においては，FKBP5 遺伝子の 4 つの一塩基多型が，成人の PTSD 症状を予測するのに，児童虐待の重篤度と相互に作用していた。調査者たちは，成人の PTSD 症状を予測する因子として，児童虐待以外の心的外傷との有意な遺伝的相互作用を認めなかった。この研究が含蓄する 1 つのことは，ストレス関連遺伝子における特定の変異は，幼い年齢における心的外傷，とりわけ児童虐待に影響されうるということがある。

　ある種の子どもたちは，究極的には PTSD 症状を発現する脆弱さがあるようである。心的外傷に曝された子どもの前向き研究が示すのは，外傷的出来事はかなりありふれたことであり，完全なる PTSD の様相に至ることは多くないということである。しかしながら，不安と抑うつが先行する子どもたちは，心的外傷の暴露に続く PTSD の発症の危険性がより高いようである（Copeland et al. 2007; Storr et al. 2007）。

　かつては，心的外傷後の症状の重篤さはストレス因の激しさに直接に比例すると考えられていたが，実証研究は異なる結果を示唆している。実のところ，PTSD の発症率は，心的外傷を体験する前に健康である人びとにおいては，むしろ低い（Schnyder et al. 2001）。比較的激しくないように思われる出来事でも，その出来事に付される主観的な意味のために，人びとによってはPTSD の引き金になるかもしれない。昔の心的外傷が現在の状況によって呼び覚まされることさえある。51 人の火傷の患者の調査（Perry et al. 1992）が示したのは，より小さな火傷でも，情緒的な支援がより少なく，情緒的な苦痛がより大きいということによって，PTSD が予測されたことである。より重症でより広範な負傷であることは，心的外傷後の症状を予測しなかった。この研究の発見は，PTSD が，ストレス因の激しさよりも，個人的な意味などの主観的な問題や個人史における遺伝や環境の要因の相互作用に，おそらくはより大きく左右されるというコンセン

サスが増大していることに一致する。

　精神療法は一般的に PTSD の治療の選択肢であり，認知行動的，対人関係的，力動的，そして折衷的なアプローチを含めた多くの心理的治療が役に立つであろう（Youngner et al. 2014）。文献の再検討によって示唆されるのは，PTSD はトラウマフォーカスト療法によって最も効果的に治療されるということであり，メタ解析からは認知行動療法（CBT）へ強く反応することが示されている（Bradley et al. 2005）。CBT の技法は一般的に，患者に外傷的な記憶を回避させるよりもそれに直面させることに焦点づける。そしてまた PTSD 症状を持続させている，心的外傷にまつわる歪んだ認知にも直面させる。PTSD 患者の中には力動的精神療法が役に立つ者もいるであろうが，臨床試験での強力な証拠を欠いている（Forbes et al. 2010）。

　治療同盟を注意深く確立することを強調する精神力動的なアプローチは多くの症例で役に立つであろう。先に述べたように，PTSD の解離型が DSM-5 に加えられている。Lanius ら（2010）は，覚醒亢進症状を含むより正統的な型から解離型を区別する，解離性 PTSD の神経生理学的な特徴を同定した。PTSD の非解離型は，再体験と覚醒亢進によって特徴づけられており，感情の調整不全 undermodulation を含む感情の調節異常の一型とみなされる。この型は，大脳辺縁領域に対する前頭前野の抑制が失敗することで生じる。対照的に，PTSD の解離型は，同じ大脳辺縁領域に対する正中前頭前野の抑制によって生じる感情の**過剰調整** overmodulation を伴う。暴露療法は，感情の著しい過剰調整を示す患者においては十分に注意して用いられなければならない。これらの症状はトラウマ関連情報との情緒的なかかわりを妨げ，そのため治療効果を減少させるだろう（Lanius et al. 2010）。境界性パーソナリティ障害の研究においては（Kleindienst et al. 2011），解離の水準が，行動療法と暴露療法に対する反応の重要な負の予測因子として役立った。それゆえ解離症状は，PTSD 患者に対して暴露に基づく治療に取り掛かる前に，慎重に評価されなくてはならない。こうした患者は愛着スキーマを同定して修正し，気分を調節する技術を発達させることを含む段階的な介入を必要とする。

　Brom ら（1989）は，力動的療法，催眠療法，系統的脱感作法を受けている患者を比較した。PTSD 患者の 3 つの治療群すべてが，対照群よりも症状の改善を示した。力動的療法は回避症状をより大幅に減少させたが，侵入症状への影響はより少なかった。脱感作法と催眠療法の群は逆のパターンを示した。行動療法の技法が効果的であることが分かったが，PTSD 患者は自己鎮静能力 self-soothing abilities が損なわれているために，行動療法的手法に必要なリラクゼーションを達成することが困難であるかもしれない。

　Lindy ら（1983）は 6〜12 セッションから成るマニュアル化された短期力動的療法を使用した。火事の生存者に対するこの治療の十分にコントロールされた研究において，調査者たちは，参加した 30 人の患者——そのうち 19 人が DSM（米国精神医学会 1980）の PTSD の診断基準のみを満たすか，うつ病を併存していた——における有意な改善を証明した。

　どの治療法が用いられるにせよ，個人精神療法は PTSD 患者に対して十分に個別化されなければならない。ドロップアウトは 50％に上り，PTSD 治療の文献の中では，治療への無反応がよく認められる（Schottenbauer et al. 2008）。相当数の患者が心的外傷の再構成に圧倒されて，臨床的悪化で反応するであろう。分裂排除されている外傷体験の統合は，そうした統合に対する個々の患者の能力を踏まえて滴定されなくてはならない。外傷を受けた自己の投影された側面を，

患者がそれらを再統合できるようになるまで，治療者は進んでコンテインしなければならない。臨床家は，特に戦闘経験のある退役軍人については，自殺の危険を絶えず気に留めなくてはならない。HendinとHaas（1991）の発見では，戦闘に関連した罪悪感が，退役軍人における自殺願望の最も有意な予測因子であった。こうした患者の多くが，彼らが殺人者へと変質してしまったために罰を受けるに値すると感じていた。

　これらを考慮すると，PTSD患者に対する力動的精神療法は，患者が苦痛に満ちた情報を差し控えることを許容する注意深く距離を保った態度と，患者が心的外傷の完全な像を再構成することを助ける親切な励ましの態度の間のバランスを取らなければならない。心的外傷の記憶を患者の連続的な自己感覚に統合するというのは非現実的な目標かもしれない。なぜならば，患者は圧倒し崩壊をもたらすような速度で（治療を）進めるよう強いられてはならないからである。患者が安全だと感じる強固な治療同盟の構築が，治療が成功するためには重要である。心的外傷への一般的な反応について教育することで，そうした同盟を結ぶことが容易になるかもしれない。患者の感じ方は正当であると共感的に承認することもまた，同盟を促進するであろう。

　どの型の治療が行われているかにかかわらず，治療同盟の構築と修復を重要視することはPTSDの治療に不可欠である。治療同盟の決裂は長期暴露においてよく起こり，この決裂の修復を治療者は最優先しなくてはならない。10週間の長期暴露療法を受けた116人のPTSD患者の研究において（McLaughlin et al. 2013），同盟の決裂は46％の頻度で起こっていた。さらに，決裂が未修復であることでより悪い治療結果が予測された。

　Lindy（1996）はPTSD患者によく起こる4種類の転移を同定した。1）外傷的な出来事に関わる人物を治療者へと向ける，2）外傷的な出来事のある特定の否認されている記憶を治療状況へと転移する，3）心的外傷の結果歪められてしまった，患者の中の精神内的機能を（より健康な機能が取り戻されることを期待しつつ）治療者へと向ける，4）何が起こったのかを患者が整理し個人的な意味の感覚を取り戻すよう治療者が助けてくれるという万能的で幅広い役割を治療者へと向ける。

　もちろんこれらの転移はすべて，それらに呼応する逆転移を喚起する。患者が体験した恐ろしい心的外傷から彼/彼女を救うことに熱中して，治療者は万能空想を発展させるかもしれない。あるいは，患者が心的外傷を手放すことに抵抗しているように見えることに反応して，治療者は圧倒され，怒り，無力に感じるかもしれない。患者が体験した恐怖に単に耳を傾けるだけで，治療者自身が外傷を受けていると感じるかもしれない。心的外傷の記憶を保持することに患者がとりわけ固執しているときには，治療者は絶望または無関心の感覚で占められると感じることがある。

解離性障害

　本質的には，解離が表しているのは，知覚，記憶，同一性，そして意識の諸側面を統合することの失敗である。「高速道路催眠現象」や束の間の違和感，あるいは「ぼんやりすること」など，解離の些細な例は一般集団においてよく見られる現象である。広範な経験的実証が示唆する

のは、解離はとりわけ心的外傷の防衛として生じるということである。大火災（Koopman et al. 1994），地震（Cardeña and Spiegel 1993），戦闘（Marmar et al. 1994），拷問（Van Ommeren et al. 2001）に引き続いて，そして処刑を目撃した人びとについて（Freinkel et al. 1994），解離症状が高頻度で記録されてきた。解離は，人びとが無力感を体験し身体へのコントロールを失う際に，彼らが心理的にはコントロールしているという錯覚の維持を可能にする。解離による防衛は，外傷的な出来事が生じている間その出来事から被害者が離れておくのを助け，その出来事を彼らの人生のその他の部分と同じ眺望に位置付けるには必要なワーキングスルーを遅らせるという二重の機能を果たしている。

　心的外傷自体は，体験における突然の不連続性とみなされる（Spiegel 1997）。心的外傷の間の解離によって，記憶の貯蔵過程もまた不連続になる。心的外傷の被害者の約25〜50％が外傷からのある種の離隔 detachment を体験する一方で，その出来事の部分的健忘から全健忘を示す者もいる（Spiegel 1991）。これらの心的機制によって犠牲者は，その体験がもはや意識に上らないよう——あたかも彼らに心的外傷など起こらなかったかのように——体験を区分化できるようになる。解離する人もいればしない人もいる理由は明らかではない。生き残り訓練における兵士の調査が示唆したのは，過去に命が脅かされたと報告した人たちは，訓練のストレス下においてより解離しやすかったということである（Morgan et al. 2001）。別の研究（Griffin et al. 1997）では，生理的な差異が解離傾向と関係しているかもしれないということが示唆された。

　ベトナム退役軍人を対象とした磁気共鳴画像法（MRI）研究は，PTSD の患者はそうでない人びとと比較して右の海馬の体積が縮小していることを証明した（Bremner et al. 1995）。幼少期に重度で長期にわたる身体的かつ/または性的虐待を被ってきた抑うつの女性もまた，対照群よりも海馬の体積が小さい（Vythilingam et al. 2002）。海馬は記憶の貯蔵と取り出しの要であり，そのため研究者の中には，解離に関連する記憶の困難さはその領域における損傷に関係すると仮定する者もいる（Spiegel 1997）。Yehuda（1997）は，視床下部‐下垂体‐副腎系の反応が高まることでグルココルチコイド受容体の反応性が増加し，その結果海馬が萎縮すると示唆した。もし外傷的出来事に関連する強度のストレスが有効に海馬を遮断するならば，その出来事に対する自伝的記憶は損なわれるであろう（Allen et al. 1999）。心的外傷に対する一般的な防衛反応は，強烈な情動を回避する方法としての，解離性の離隔 detachment である。Allen ら（1999）が指摘したのは，この離隔は個人の気づきの領域を大幅に狭め，そのため文脈を認識しづらくなり記憶を精緻に符号化する過程が妨げられるかもしれないということである。貯蔵に必要な熟考なくしては，記憶は自伝的な物語へと統合されない。これらの著者たちはまた，解離性の離隔は皮質の断絶に関わる問題を含んでいるかもしれず（Krystal et al. 1995），これが，言語の産出などのより高度な認知機能を妨げるということを示唆した。Rauch と Shin（1997）は，陽電子放射断層撮影法（PET）による精査で，PTSD がブローカ領域における活性低下と関連することを発見した。海馬の損傷とブローカ領域の活性低下という組み合わせから示唆されるのは，辞書的な用語で記憶を処理する能力が障害されるということである。それゆえ，解離現象は最初は防衛として役立つかもしれないが，結局は外傷記憶を処理する脳の能力を制限するであろう（Spiegel 1997）。

　異なるパターンの神経活性は異なる型の記憶に関係するようである。幾人かの著者（Brewin

238　第Ⅱ部　DSM-5障害への力動的アプローチ

2001; Driessen et al. 2004）が，外傷記憶についての二重の表象モデルを示唆している。言語的に接近可能な記憶は，手掛かりや状況からより独立している傾向にある一方で，外傷記憶は制御不能で，無意識的で，手掛かりに依存するように見える。後者の記憶は扁桃体と視床，そして一次感覚皮質と関係しており，帯状束や前頭前野，そして海馬や言語の領域などのより高次の脳領域によって容易に抑制されることはない。

　解離への脆弱性に対する遺伝的影響は明らかでない。一般集団からの177組の一卵性双生児と152組の二卵性双生児のボランティアによる研究（Jang et al. 1998）において被験者は，解離性体験尺度（DES）——28項目からなる自記式質問紙で，信頼性と妥当性が確立されている（Putnam 1991）——から引用された解離能力に関する2つの評価尺度を遂行した。その結果，病理的な解離体験と非病理的な解離体験を測定する尺度における不一致の，それぞれ48％と55％が遺伝的影響によって説明された。他方，同様の双生児研究（Waller and Ross 1997）では遺伝を示す証拠は見つからなかった。

　解離と幼児期の心的外傷の繋がりが，多くの研究において立証されてきた。ある調査（Brodsky et al. 1995）では，DESスコアが解離の病理的水準を示した被験者の50％のうち，60％で幼児期の身体的そして/または性的虐待の成育歴が報告された。無作為に抽出した1028人に対する別の研究（Mulder et al. 1998）において，頻回に生じる3つ以上の解離症状が6.3％に見られており，これらの人びとでは幼児期の身体的虐待が5倍，性的虐待が2倍という高い割合で認められた。

精神力動的理解

　抑圧と解離はいずれも防衛機制であり，どちらにおいても，心の内容物が認識awarenessから締め出される。しかしながら，退けられた心的内容物の扱われ方においてそれらは異なる。抑圧の場合，抑圧隔壁によって水平分裂が作り出され，その素材は力動的無意識へと移動される。解離では対照的に垂直分裂が作り出され，そのため心的内容物は一連の並行する意識のなかに存在する（Kluft 1991b）。さらに，抑圧モデルは通常，外的な出来事よりも親に対するエディプス願望などの禁じられた願望への反応として行使されてきた。それゆえ，解離は心的外傷によって動員され，一方抑圧は非常に葛藤的な願望によって活性化される（Spiegel 1991）。しかしながら，ひとたび動員されると，解離は願望や欲望によって再活性化されうる。

　たいていの解離において，異なる自己スキーマあるいは自己の表象は，互いに衝突するために心の別々の区画で維持されなくてはならない（Horowitz 1986）。外傷を受けた自己の記憶は，十分に制御されているように見える日常の自己とは一致しないために，解離されなければならない。たとえば，コンビニエンスストアのある店長は，強盗に襲われている間に被った肛門レイプを含む心的外傷を解離していたのだが，それは，そのような状況で征服され屈辱を与えられるという自己像が，あらゆる状況に「責任を取る」ことができる店長としての通常の自己感と完全に衝突したからであった。

　解離性健忘と解離性同一性障害は共通の精神力動的な土台を持っている。解離性健忘は，たいていは外傷的であるかストレス負荷の強い性質を持つ重要な自伝的情報が想起不能となることを含み，通常の忘却とは一致しない。解離性同一性障害（DID）は，以前は多重人格障害として知

られていたが，2つ以上の明らかな人格状態による同一性の崩壊を含んでおり，文化によっては憑依体験として描写されるであろう。同一性におけるこの崩壊は，自己感や自己感覚の際立った不連続性を含み，情動，行動，意識，記憶，知覚，認知，そして/または感覚‐運動機能における関連した変容を伴っていなくてはならない。DIDの人びとはまた，日常の出来事や重要な個人情報，あるいは外傷的な出来事の想起が繰り返し途切れるが，これは通常の忘却とは一致しない。

これらの診断はすべて，誤診されることが多い。典型的なDIDの場合には，DIDの診断が確立されるまでに平均して7年の治療時間を費やす（Loewenstein and Ross 1992; Putnam et al. 1986）。DIDの診断がとりわけ問題を含んでいるのは，DID患者の80％が，彼らの状態を臨床家が明白に認識するための「診断可能性の窓」をほんの数個しか持っていないからである（Kluft 1991b）。診断の厳密さはDESによって改善されており，DESはリスクの高い患者を同定するのに効果的に使われうる。しかしながら，最終的な診断には解離性障害の構造化面接 the Structured Clinical Interview for Dissociative Disorders などの構造化された面接を用いる必要がある（Steinberg et al. 1991）。

解離性健忘は解離性障害のなかで最もよく共通であるかもしれない（Coons 1998）が，その診断は，この状態を持つ患者のほとんどすべてに他の精神医学的診断が加わるという事実のために，しばしば複雑になる。さらに，特に尋ねられない限り，多くの患者は健忘している出来事のまさにその性質のために，健忘の期間について報告しない。患者は誰もが記憶の途切れを体験しており，それゆえ失われた時間は注目に値するものでも臨床家に報告する価値があるものでもないのだと，おそらく感じるのであろう。

Allen ら（1999）が強調したのは，DIDと解離性健忘に関連した可逆的な記憶の障害と，解離性の離隔 detachment に関連した不可逆的な記憶の不連続性（その間自伝的記憶は符号化されず，それゆえ取り戻すこともできない）とを区別する必要があるということである。もしあらゆる記憶の途切れを解離性健忘のせいであるとみなし，つまりは回復可能な記憶であるとみなすならば，DIDを過剰診断する危険がある。

メディアにおけるDIDのセンセーショナルな症例は，この障害をもつ患者の多くがきわめて秘密主義で彼らの症状を隠すことを好むという事実を反映していない。個々の解離した自己状態，あるいは「交代人格」は，虐待されている子どもの側における，外傷体験から離れておく試みのなかで，最初は適応的に展開される。交代人格はすぐに第2の自立的な形態を獲得し，患者は彼らの個別性を半妄想的に信ずるであろう。実際には患者の人格は，もちろん，すべての人格の総体から成っており，Putnam（1989）は，交代人格は優勢な情動や自己感や身体イメージ，行動の限られたレパートリー，そして状態依存的な一連の記憶の周りに組織化される，きわめて個別的な意識状態であると明らかにした。多重人格障害という古い名称が混乱を引き起こしたのは，この障害の根本的な問題が，2つ以上の人格をもつのではなくて，1つ以下の人格しか持たない状態だからである（Spiegel and Li 1997）。

ヨーロッパと北アメリカにおける集団研究において，DIDは一般集団の約1～3％，そして外来および入院での治療プログラムにおける患者ではおそらく20％にも及んで生じる，比較的ありふれた精神疾患であることが分かった（Spiegel et al. 2011）。さまざまな方法論を用いた数多

くの研究が，心的外傷とそれに引き続く解離の間の因果関係を立証している（Dalenberg et al. 2012）。DID の人びとは，他のすべての臨床集団と比較して，人生早期の心的外傷の割合が最も高い。この疾患の人たちには，5 歳以前の情緒的，身体的，性的虐待が頻繁に認められる。早期の性的虐待が広く存在することを疑問視する人もいるが，最近の報告が，この警鐘を鳴らすほどの高い割合を実証している。国立司法研究所と国防省 The National Institute of Justice and the Department of Defense は，親密なパートナーならびに性的暴行に関する全米調査報告書 the National Intimate Partner and Sexual Violence Survey として知られる 2010 年の調査を支援した。結果が公表されると，成人 16507 人の多国間標本において，女性 5 人に 1 人が人生のいずれかの時点でレイプされたかレイプ未遂に遭ったことを報告したことがその研究によって示された。4人に 1 人が親密なパートナーに殴られていた。調査によると，7 人に 1 人がパートナーの手によって深刻な暴力を体験していた（Rabin 2011）。DID の人びとでは，レイプや親密なパートナーからの暴力を含めて，成人が外傷を受ける割合が高かったことを強調することもまた，重要である（Simeon and Lowenstein 2009）。

　しかしながら，ほとんどの専門家が同意するのは，心的外傷それだけでは DID を引き起こすのに十分ではないということである。Kluft（1984）は，4 要素からなる病因論を提案した。1）心的外傷に直面して防衛的に解離する能力が存在しなければならない。2）身体的そして性的虐待など，外傷的なほど圧倒的な人生の体験が，子どもの適応能力や通常の防衛の働きを超えている。3）交代人格を形成する過程において解離性の防衛が採用する精密な形態は，影響力や利用可能な基質を形作ることによって決められる。4）養育者あるいは重要な他者との間に，なだめ回復させてくれるような接触が得られないので，子どもは，刺激隔壁がまったく不十分だと体験する。

　4 要素の病因モデルに明らかに含まれる意味は，DID を引き起こすのに心的外傷は必要であるが十分ではないということである。明言する危険は承知の上だが，子どもの頃に虐待を受けている人すべてが DID を発症するわけではない。完全な病理現象に至る要素を私たちがさらに理解するうえで，精神力動的な思考が果たすべき多大な貢献がある。精神内界の葛藤と欠損 deficit という概念は，DID において患者が別状態にいるその時にこそ意味を持つのである（Marmer 1991）。外傷体験は，虐待者との共謀を巡る罪悪感や近親姦対象への性的興奮を巡る罪悪感といった問題にまつわる多様な葛藤によるのかもしれない。

　さらに，非常に空想傾向が強く暗示にかかりやすい人びとにおいては，心的外傷がなくても解離は起こりうる（Brenneis 1996; Target 1998）。それゆえ，解離の存在それ自体が，早期幼児期における心的外傷の成育歴を確証するわけではない。愛着研究が解離性の障害 dissociative disturbances の世代間伝達を明らかにしていることを，Allen（2013）もまた言及している。12カ月時点で評定された乳児の解体は，19 歳におけるその後の解離性の病理と関係する。彼が強調するのは，養育者の反応に慢性の損傷があると，その母親あるいは養育者は，危機に際して乳児が探し求める安全な避難所として役立つことができないということである。それゆえ，乳児は解離することによってその状況から心理的に離れる必要があるのだろう。この点で，早期の解離は，逃れ難い脅威そして/または逃避も闘争も不可能な危険に対する適応的な反応を表すのであろう。さらに，外傷記憶を心理的に隔離することで正常発達のある側面がもたらされるようだと

いう意味で，早期幼児期の解離は，DID における回復因子だと考えることができる（Brand et al. 2009）。

　愛着理論は，幼児期における性的虐待の影響力の違いをわれわれが理解する上でさらに多くを提供する。近親姦のサバイバーである 92 人の成人女性の研究において（Alexander et al. 1998），愛着スタイルと虐待の深刻さのそれぞれが，パーソナリティ障害の存在に寄与するのみならず心的外傷後の症状や苦痛の予測にも多大に寄与しているようであった。虐待の深刻さは成人の愛着と有意に関係してはいなかった。この標本においては，父親的人物から虐待された女性の方が，父親的人物以外の人から虐待された女性よりも愛着はより確実であった。虐待に関する思考の侵入と虐待記憶の回避——いずれも古典的な PTSD 症状である——だけは，虐待の深刻さによって一意的に説明することができた。特定の虐待体験とそれに関係する背景が，近親姦のサバイバーの長期にわたる機能に著しい影響を持つようだと，調査者たちは結論づけた。近親姦のもたらす最も破壊的で長期に及ぶ影響の中には，家族背景や患者が親密な関係全体に付した意味に関係するものもあるようであった。

　子どもの愛着は，両親との関係性にほぼ完全に影響されており，遺伝的影響を比較的受けにくい（Fonagy 2001; Fonagy et al. 1991a, 1991b）。両親となる人たちの心の愛着モデルが，それに続く乳児と母親の間の，そして乳児と父親の間の愛着パターンを予測する。それぞれの親が関係性に関する内的なワーキングモデルを持っており，そのモデルが，子どもにおける安定した——不安定でない——愛着を生じさせる親の性質を決定するようである。さらに，他者の心の状態を内省する母親の能力が，進展していく乳児と親の関係を予測する因子のようである。愛着関係の内的表象のような構成概念を使うことのできる親は，内省能力に乏しい親よりも，安定した子どもを持つ可能性が 3〜4 倍高い。

　心的外傷と愛着に関するこの研究を助けを得て私たちは，深刻に外傷を受けた患者らが彼ら自身についてと関係の体験について内省する能力が減弱する結果として直面するいくつかの困難を理解できる。こうした患者たちは防衛的に感情と思考の描写を中断することによって，彼らを苦しめる人物の心の状態を想像するという耐え難い可能性に対応する（Fonagy 1998）。愛着研究はまた Kluft の第 4 の要因を裏づけるが，これはこの研究が，メンタライゼーションあるいは自分自身や他者の思考の表象的な性質を理解する能力を確立できる被虐待児が，多くは世話をしてくれる大人の助けを借りることによって，深刻な精神病理の進行を回避できるかもしれないという望みを得る可能性を示唆することによる。

　DID の患者における自己破壊的な行動は精神力動的な説明を必要とする。再被害化は，DID の患者が近親姦や幼児期の虐待の被害者と共有する行動パターンである（Browne and Finkelhor 1986; van der Kolk 1989）。レイプ，売春，そして治療者による性的搾取はみな，近親姦の被害者では他の人びとよりも高率に発生する。この被害の再生産パターンには性差が存在する。虐待を受けた男性と男児は攻撃者に同一化する傾向があり，後に成人して他者に被害を与えるが，一方虐待された女性は虐待的な男性を慕い，彼女たち自身や子どもたちがさらなる被害に遭うようになる（Carmen et al. 1984）。

　しばしば，虐待する親の家庭で育つ子どもたちには，心的外傷を和らげるために向かうことができる，安心させてくれる保護者がいない。そのような人物がいないと，被害者は彼らを苦しめ

242 第Ⅱ部 DSM-5障害への力動的アプローチ

る人物へと向かい（Allen 2013），このパターンの対象関係が成人しても持続し，子どもの頃に確立した「ダンス」を続けるであろうパートナーを探し求める。虐待を受けた子どもは，虐待的な親でもいないより良いと信ずるようになる。そうした関係を予測できることは，彼らが見捨てられる脅威から身を守るのを助ける。知っている悪魔は知らない悪魔よりまだ良いのである。外傷関係の繰り返しはまた，受動的に体験した心的外傷を能動的に制御しようとする試みの一例でもある。被害者は，子どもの頃完全に統制の外にあったものに対して，より統制しようと努める。

　性的虐待が世代間に及ぶという側面はよく知られている（Carmen et al. 1984; Gelinas 1986; van der Kolk 1989）。子どもを虐待する親は，彼ら自身が虐待の被害者であることが多い。多くの場合，こうした親はそれほどまで幼い年齢で純真さが自分たちから奪われたことに激しい怒りを抱いている。彼らは自分の子どもたちの純真さに甚大な羨望を体験することがあり，それゆえ子どもたちへの虐待を通して，自分たちから同じように奪われたものを羨望に満ちて攻撃し，台無しにする（Grotstein 1992）。

　DID患者が幼児期の性的虐待を思い出すと，彼らは身に起こった出来事に対して自分自身を責めることが多い。子どもの頃彼らはしばしば自分が間違った振る舞いをした悪い子どもであるためにそのような罰を受けるのだと信じていた。この恥と罪悪感は，ある程度は「悪い」親の取入れ同一化によって説明可能であるが，自己非難はまた，おそろしい状況の意味を理解しようとする死に物狂いの試みとして理解されうる。彼らがメンタライズする能力をいくばくか維持するなら，自分たちの親は内心では子どもたちへの関心を持つ基本的には良い人びとであると自分自身を納得させることによって，その状況の意味を理解できるのである。親がそんなふうに彼らを扱うという事実は，彼らが悪く，そうした扱いに値するということを反映するに違いない。臨床家が，起こったことは患者たちのせいではないと彼らを説得しようとすると，患者たちはしばしば誤解されていると感じる。虐待の被害者におけるこの姿勢には適応的側面もあるのだろう，というのも統制の所在は外的よりも内的に知覚され，結果として無力感が弱まるからである（van der Kolk 1989）。

　DIDの文献の中には，解離がスプリッティングと異なる点を強調する一般的傾向がある。Young（1988）が言及したのは，交代人格は対立する自我状態に分極化するのではなく，むしろ多くの重なり合う特徴を持つ傾向があるということである。Marmer（1991）は，DIDにおいては対象よりも自己がスプリットされるが，境界性パーソナリティ障害においては逆が真であると論じた。Kluft（1991d）は，3つの点で解離はスプリッティングとは異なると指摘した。第1に，解離は精神生物学的な変換過程 switching process と関係する。第2に，その結果生じる異なった状態は明らかに異なった精神生理学的な特徴を持つ。そして最後に，健忘の障壁が，交代人格間にしばしば打ち立てられる。Davies と Frawley（1992）は，解離が自我状態の分裂を伴うのに対して，スプリッティングは良い対象と悪い対象の分割を伴うことに基づいて両者を区別し，Kluft（1991a）も同様の指摘をした。

　解離とスプリッティングの機制を注意深く吟味することで，それらには類似点と相違点のどちらもあることが示唆される（P. Lerner，「解離についての思索 Some Thoughts on Dissociation」，未発表原稿，1992）。いずれもが，精神内容物を積極的に分離し区分けすることによって特徴づけられる。いずれもが，不快な体験と情動をかわすために防衛的に使用される。いずれもが，滑

らかで切れ目のない自己感の形成に破壊的である。他方，どの自我機能が破壊されるのかという点に関して，解離とスプリッティングは異なる。Kernberg（1975）が明らかにしたのは，衝動コントロールと不安や欲求不満への耐性がスプリッティングにおいて特に損なわれることである。対照的に，解離では記憶と意識が影響を受ける。最後に，解離はスプリッティングよりもより幅広い機制である——解離では，単に感情価 affective valence の両極へと分けられるのではなく，さまざまな分割が生じる。

DID における解離に関する文献は，ほぼ自己における分割にのみ焦点を当ててきた一方で，自己表象と結びついている対象の対応する分割にはほとんど注意を向けていない。Fairbairn（1940/1952, 1944/1952）は，子どもが対象ではなく対象関係を内在化することを強調した最初の人物である。Davies と Frawley（1992）はこの側面に注目して，解離は防衛であるだけではなく，被虐待児の全内的対象世界をスプリットオフという形で保護し保存する過程でもある，と述べた。Fairbairn の見解を引用して，Grotstein（1992）は同様の結論に達した。

> あらゆる心の裂け目は，究極的には対象に——そしてそれらの各々に関係する自己に——関する知覚と体験の分割に基づく。こうして，多重人格障害の特徴である解離は，この観点から，垂直スプリットへと自我の分割を成すが，これは，相容れない体験において相当する対象の垂直スプリットに基づくものである。（p. 68）

この概念化の実用的な意味の１つは，空想上の内的対象との関係における自己をそれぞれの交代人格が表すということである。Brenner（2001）が示唆したのは，自己，内的自己，そして対象関係のこの布置が，性格病理の水準の違いに一致してもいるのだろうということである。彼はこの性格学的な水準の連続体を仮定し，より低い水準の解離性性格が古典的な「多重人格」患者を表すとした。中間の水準の解離性性格では，精神内界の機能がより統合されている。彼はまた，意識の変容状態が最小限のアイデンティティの障害のみもたらすような，より高水準の解離性性格が存在すると言及した。

治療的考察

DID やその他の解離性障害の患者との精神療法は，概して長く困難である。こうした状態に対する決定的な短期精神療法は存在しない。成功するためには，DID の精神療法は確固として安全な治療の枠組みを確立することから始まらなければならない。こうした患者は幼児期に侵害された成育歴があるために，セッションの長さ，料金の支払い，予約時間，身体接触よりも言葉を使用することなど細部にわたりすべてが最初から確立されなくてはならない。強力な治療同盟は治療の進展にきわめて重要であり，そしてこれは，治療開始期に患者の主観的な体験に共感することによって促進されるであろう。

幼児期に心的外傷に遭った患者，とりわけ近親姦の被害者における共通の主題は，誰が誰のために何をしているのかを決定することの難しさである。たとえば，父親と近親姦関係を持ってきた娘は，自らの役割を父親の欲求を満足させることだとみなし始める。父親は，娘に大事なことを教えているのだと正当化するかもしれない。加えて，彼が娘を欲望の対象として抜擢したのだ

から，自分が父親にとって特別であると娘は感じるかもしれない。同時に，彼女はそのような感情にものすごく葛藤を覚えるであろう。彼女は両親が子どもたちの欲求の世話をすることを期待するが，自分の体験はその逆である。両親の欲求に自分を合わせなければならないように感じる。そして彼女は同様の混乱した感覚を持って精神療法に入ることになる。治療設定において，誰が誰のために何をしているのか？

　こうした患者は，治療者が彼女に役立ち彼女を気にかけるためにそこにいるのだ，という考えに対し当然のこととして懐疑的である。もし彼女が自己主張するとすれば現実には何が起こるのかということに関する不信があるかもしれない。彼女は治療者が欲することだけを理解しようとし，自身ではなく治療者の欲求に合わせようとするだろう。

　治療者の主目的は，その患者の主体性の感覚に関与することでなければならない。換言すると，治療者は，彼あるいは彼女が過去のパターンを現在において能動的に再現しているのだと患者が認識するのを助けなければならない。Freud が最初に公表したヒステリーの症例の患者であるエミー・フォン・N 夫人が近年再考されるなかで，Bromberg（1996）は次のような所見を述べた。「エミーのような患者を治療するのに，過去において彼らになされたことから彼らを癒すのではない。むしろ私たちは，過去に彼らになされたことに対処するために彼らが自身や他者に対して今なお為していることから，彼らを癒そうとしているのである」（p. 70）。

　解釈による介入は，とりわけ治療の早期段階においては，DID 患者に対して控えめに使用されなくてはならない。外傷を受けた患者はしばしば，解釈を彼らの現実感への挑戦と体験する（Gabbard 1997）。葛藤に基礎を置く病理の解釈は，治療者が患者に明らかにしようとする隠れた意味を中心に展開するが，深刻な外傷を受けた患者はしばしば，そのアプローチによって再外傷化され，自分には価値がないと感じてしまう。Killingmo（1989）は，そうした患者においては疑いを取り除くために肯定的に介入することを勧めた。患者は自分が感じていることを感じる権利があるのだという肯定は，堅実な同盟を築くのに役立つであろうし，それゆえ解釈が耳を傾けられ尊重されうる土壌を作り出す。

　DID の治療について記載している臨床家の中には，精神力動的精神療法の原則の堅実な基礎知識が治療の成功には欠かせないという幅広いコンセンサスがある（Allen 2001; Ganaway 1989; Kluft 1991b; Loewenstein and Ross 1992; Marmer 1991）。単純なカタルシスや徐反応は統合も回復ももたらさない。実際，精神療法において何度も外傷を繰り返すことは，患者が外傷に没頭し固執することを強めさえするであろう（van der Kolk 1989）。精神力動的な原則を正しく理解しないままでは，治療は「徐反応状態 status abreacticus」で手詰まりになるであろう（Ganaway 1992）。

　DID に対する現在最先端の精神療法は，この分野の専門家による介入の評価に基づく治療の諸段階からなる，段階的な治療法である（Brand et al. 2014）。第 1 段階においては，治療者は患者の中に安全感と安定感を打ち立てようと願う。第 2 段階では，患者にその作業に携わる心理的な資源があるなら，詳細な物語を展開させ外傷記憶を処理することとなる。第 3 段階は再統合に向けられる，すなわち，外傷記憶を過去の「悪い記憶」という地位へと，そして現在においてよりよく生きるために一致協力する努力へと，格下げするのである。人生へより良く適応していくことが，最重要の目標である。治療の間中ずっと，患者は「現実の人物」としてのみみなされ

るよりも，むしろすべての自己状態から成るのだと認識して，DID 患者はその振る舞いすべてに責任があるとされるべきである（Putnam 1997）。それゆえ，あらゆる自己状態は治療者によって公平に扱われる。この段階的治療の包括的側面は，全段階を通じて治療同盟を進展させ，それの裂け目を修復することへの留意である。それは，最良の結果予測因子は治療関係であるという原則に基づく。感覚への焦点づけといった基礎にある技法，素材の侵入を統制するための自己催眠やイメージ法 imagery を含むコンテインメント技法，再確認の言葉 reaffirming statements，リラクゼーション訓練，そして認知を変えるための，外傷に焦点づけられた認知作業は，すべてこのアプローチの一部である。

治療については，前向きかつ自然主義的デザインを用いて研究されている。「解離性障害の患者の治療 Treatment of patients with dissociative disorders」（TOP DD）と題された研究は，DID または特定不能の解離性障害の 280 人の患者の結果を，19 カ国からの 292 人の治療者を用いて，30 カ月に及ぶ治療の間 4 回にわたって評価した（Brand et al. 2014）。結果は希望をもたらすものであった。解離の水準が最も高い患者でさえ，最も重症のうつ病と同様に，30 カ月にわたって症状の有意な改善を示した。自傷行為，自殺企図，そして再被害の出来事が，治療期間を通して減少した。1.1％のみが，2 度以上のデータ収集時点で悪化を示した。まとめると，TOP DD 研究が実証したのは，効果的な治療によって，適応機能と広範囲に及ぶ症状は改善し，一方でより高水準のケアを利用する必要性は減少するということである。

逆転移の次元

DID 患者ほど強い逆転移感情にさらされる障害はないだろう。Ganzarain と Buchele（1988）は，近親姦の被害者は家庭内では，お気に入りか暴力やサディズムの対象のいずれかとして扱われることが多いと指摘した。同様の方向へと二極化された強烈な反応が，同じく成人の DID 患者の治療においても生じる。こうした患者に対する情緒的な反応の多くは，確信を持った弁証法対懐疑主義と関係する。一方の極では，多くのメンタルヘルスの専門家が依然として，DID が真の精神医学的疾患であるとは信じていない。臨床家の中には，この疾患は催眠を誤用する騙されやすい治療者によって医原性に作り出されるとみなす者もいる。

もう一方の極では，治療者たちは DID 患者が語ることすべてを，どれほど奇妙であろうとも無批判に信じる。彼らは状況に心を奪われ，専門家としての境界を完全に見失う。彼らは患者に健康を取り戻してほしく思い，元の親よりも良い親であろうとする。一旦患者が「きれいに」されればすべてが上手くいくだろうという無邪気な期待とともに外傷記憶の徐反応を無限に推し進める「煙突掃除」心性で，彼らは患者を治療するであろう。以下のビネットはこのパターンを例証する。

> P さんは 26 歳の DID の女性で，男性治療者との 1 年に及ぶ精神療法の後，三次治療 tertiary care の解離性障害ユニットへと紹介された。その治療者は，患者の自殺傾向と自傷は治療にもかかわらず改善しなかったと報告した。彼は治療した 1 年を通してずっと週 5-6 時間患者に会っていた。患者に入院が必要になると，隔離室の保護態勢 security の中で，彼は過去の外傷記憶の徐反応をして何時間も患者と過ごした。数か月間 P さんに支払いを求めなかったために，彼は患者のつけを数

246 第Ⅱ部 DSM-5障害への力動的アプローチ

表 10-1 心的外傷の記憶における正確さのスペクトラム

心的外傷の成育歴あり

裏づける証拠があり，連続的に/明白に思い出される

裏づける証拠がある，遅延した/断片的な記憶

裏づける証拠がなく，連続的に/明白に思い出される

裏づける証拠がない，遅延した/断片的な記憶

誇張された/歪曲された記憶

心的外傷の成育歴なし

虚偽記憶─患者が構成した

虚偽記憶─治療者が示唆した

出典　Allen 1995 に基づく

千ドルにまで膨れ上がらせた。彼はまた，治療についてPさんと彼が一緒に本を書いているのだと示唆した。

　Pさんが紹介された解離性障害ユニットへ入院すると，過去における悪魔のようなカルトの虐待に関する恐ろしい話を明かし始めた。彼女は人間の生贄について身の毛もよだつ内容をこと細かく話し，情緒的に誇示して反応し，それを注視するよう強要した。彼らが生贄にする赤ん坊を手に入れるために自らがそのカルトの「ブリーダー」であったことを彼女は「想起」した。彼女が赤ん坊を産むと，カルトのメンバーが肉挽き機で赤ん坊を挽き，そして殺人の補強証拠が発見されないよう，それを庭の土と混ぜたのだと彼女は報告した。Pさんが定期の婦人科検査に送られたときに，彼女が実際には子どもを出産したことがないと判明した。

　Pさんの治療を担当した医師は前治療者を呼んでこれらの所見を説明した。しかしながら，治療者は婦人科的証拠を度外視し，スタッフがPさんを信じることが何よりも重要であると言った。彼は，もしスタッフが彼女の報告を信じないのなら，それは彼らが過去に大人たちが彼女の虐待の話を信じなかったときの心的外傷を単に繰り返しているのだと述べた。

　外傷記憶が正確かどうかの問題は二者択一の論争へと極化されてしまうことがあり，それは十分に訓練を受けた精神力動的な臨床家が拠って立ち実践している，幅広い中間の立場を無視してしまうかもしれない。虐待を受けた患者のほとんどは生涯にわたり記憶を明瞭に覚えており，こうした場合，治療者は彼らの体験に共感し，そして外傷に関する特定の個人的な意味を探索することができる。

　治療経過の間に記憶が回復する際に，そうした記憶がどれほど正確であるかについて治療者と患者には簡単には分からない。広範な研究が示唆したのは，記憶は断じて体験の固定した記録ではなく，出来事が映画に記録されるように心に密接に埋め込まれている。確かに，体験の記憶が取り戻されるたびに新たな蛋白合成が生じるようである（LeDoux 2002）。記憶の想起はむしろ劇場の上演作品のようであり，劇が発展するにつれて，通し稽古のたびにそれまでのものとはいくらか違ってくるのである。過去の純粋な反復や再生などというものはなく，患者がその出来事に帰する個人的な意味に基づく再構成があるのみである（Edelman 1992; Modell 1996; Novick and Novick 1994）。

記憶は真実だが不正確かもしれない（Barclay 1986）。Spiegel と Scheflin（1994）が示唆したように，記憶の詳細は誤りであっても，なお現実の出来事に由来するのかもしれない。知覚と記憶は常に活動中の構成過程である。観察者に影響されない記憶など想像できない。それゆえ，私たちが臨床的に出会う記憶の正確さには広い幅があり，訓練に乏しいか無節操かのいずれかである治療者によって誘発される完全に誤った記憶から，詳細がだいたいは損なわれていないかなり正確な記憶にまでわたる（表 10-1 参照）。これら二極の間には，さまざまな程度の正確さが連続している（Allen 1995）。

　1914 年の論文「想起，反復，反芻処理」において，Freud は，患者が想起できないことが分析設定の中で反復されることを指摘した（Freud 1914/1958）。彼は，患者が思い出さず語ることができないために分析家の眼前で展開する，無意識的で内在化された対象関係のパターンに言及した。

　潜在記憶対顕在記憶と，手続き記憶対陳述記憶のシステム間の区別は，Freud の観察に関連する（Clyman 1991; Squire 1992）。第 1 章で述べたように，顕在陳述記憶は人生の自伝的な物語を含む。3 歳か 4 歳までに心的外傷が起こると，顕在記憶システムでは記憶されないものの，潜在手続き記憶システムにおいて符号化されるだろう。4 歳より後に起こる心的外傷は通常ある程度顕在記憶として保持されるが，研究が示唆するのは，成人の中には幼児期の性的虐待や他の心的外傷を長期にわたって思い出せない者もいるということである（Allen 2001; Brown et al. 1998; Williams 1994）。

　心的外傷の再演は潜在手続き記憶によって駆り立てられるようである（Siegal 1995）。この範疇に含まれるのは，Freud が，記憶は言語化されるよりも繰り返されると述べたときに言及していた転移逆転移のエナクトメントの多くであろう。換言すると，無意識の内的対象関係は潜在記憶システムに保管され，治療において，患者の治療者への関わり方のなかに現れる（Gabbard 1997; Target 1998）。それゆえ，治療者患者間の心理劇において展開するような種類のデータは，他の手段によっては容易に得られない。治療者患者間の投影と取り入れを通して，治療者は患者の過去と内的世界に関する唯一の眺望を手にする。治療者と患者の関係において展開する潜在記憶が患者の幼児期に起きたことを正確に垣間見せてくれるかどうかを，治療者は確信をもって知ることはできないが，そうした記憶は，当時子どもによって何が体験されたかを，その相互作用についての子どもの空想を含めて少なくとも明らかにできる。

　記憶についてのこの新たな理解によって，私たちはいまや埋もれた過去から心的外傷についての説得力のある遺物を考古学的に捜索することが治療上誤った戦略であると考えている。このアプローチはしばしば患者との逆転移による共謀の一形態であり，患者が治療者への攻撃性や憤怒を直接表すことを回避し，そして治療者が虐待的な取り入れ像へと同一化することを回避するためである。この現象を私は「攻撃者との非同一化」と呼んだ（Gabbard 1997, p. 7）。こうしたアプローチを用いることはまた，実際には治療者に立ち入られているという患者の無意識的体験を反映するであろう虐待記憶を提供するよう，患者に圧力をかけるかもしれない（Brenneis 1997）。記憶を回復させるよう患者に圧力をかけることのさらに別の困難は，解離性離隔の場合には記憶はそもそも符号化されず，そのため取り戻されるのは置き換えられたか作成された記憶であり，それは治療のための意味ある素材を作り出すことで治療者を喜ばせようとする患者の努力と関係

248　第Ⅱ部　DSM-5障害への力動的アプローチ

する，ということである。

　さらに，自伝的あるいは顕在陳述記憶における変化は，治療的改善に必要ではないようである。
治療者は，無意識的なエナクトメント——同様に無意識的な内的対象関係パターンによって焚き
付けられている——を観察し解釈する。これらのパターンに一致する記憶は二次的に活性化され
るかもしれないが，こうした記憶の回帰はよく見積もっても単なる副次的現象とみなされ，その
正確さを確かめることは不可能である（Fonagy and Target 1997; Gabbard 1997）。重要と思わ
れることは，自己や他者と生きるパターンにおいて，それまでの無意識的なパターンについて患
者が洞察することから生じる変化である。加えて，治療者との交流が内在化されるにつれて無意
識的に生じる変化がある。

　治療者は，外傷記憶の回復が精神療法の目標ではないことを患者に明らかにしなければならな
い。解離性障害の患者に典型的な記憶の機能不全があると，実のところ，彼らは記憶の回復を目
的とする治療に理想的な患者とはいえなくなる。より合理的な目標は，正常な心的機能，とりわ
け，彼らが自己と他者のより凝集した表象を育てられるよう熟考して，メンタライズする能力を
彼らが回復するのを助けることである。治療者への強い愛着関係を背景にして，外傷を受けた患
者は，彼らの間に起きていることを熟考する治療者の能力から利を得ることが可能となる。最終
的には，患者は治療者の熟考過程を内在化し，そして自身の解離した側面をもう一度認識するこ
とが可能となって，連続感をより強く体験するようになるかもしれない。交代人格の統合は，一
部の DID 患者においてのみ可能であろう。

　治療者は「歴史的真実の裁決者」の役割を回避しなければならない。人びとの記憶は常に空想
と現実が複雑に混ざり合っている（Arlow 1969; Gediman 1991; Grotstein 1992）。治療者は，自
分が耳にしたことが 100％正確である，あるいは完全な誤りであると宣言するよう強いられる
ことなく，判断を控え好奇心のある姿勢で素材に耳を傾けなくてはならない。Kluft（1988）は，
臨床家は「魅了，驚き，興奮，狼狽，確信，疑惑の表明，あるいは交代人格に彼らの真正さを実
証する必要性を感じさせるいかなる意見をも声にすること」を回避しなければならない，と警
告した（p. 53）。

　DID 患者の精神療法における転移 - 逆転移の発展を観察する有用な方法は，その発展を，4
人の主要な人物を含んで展開する劇におけるエピソードとして概念化することである。すなわ
ち，被害者，虐待者，理想化された万能的な救済者，そして未関与の他者である（Davies and
Frawley 1992; Gabbard 1992）。これらの人物は，精神療法において発展する転移 - 逆転移のエ
ナクトメントを通して，さまざまな相補的ペアリングで患者と治療者の間を行ったり来たりする。
配役における最初の 3 名の人物——被害者，虐待者，そして理想化された万能的な救済者——は，
狭義の逆転移と投影同一化を介する広義の逆転移の収束を表す予測可能なパターンで，相互に
作用を及ぼす。被害化の歴史が患者の中に現れると，強力な何かが治療者の感情を揺り動かして，
患者が持つことがなかった良い親になることで損傷をどうにか修復してみるべく彼らを駆り立て
る。

　たいていの DID 患者は，実効的で，思いやりを持った親によって施される世代間の境界や限
界を身につけて成長するという恩恵を受けてこなかった。彼らはしばしば治療設定における専門
的な境界を，与えることをしないという残酷なありようとして体験する。彼らは思いやりを証明

するよう要求するかもしれず，それにはセッションの延長，身体接触，治療者の自己開示，そしていつでも会えることが含まれる。こうした願いを叶えようと治療者が「もう一頑張り」し始めるならば，彼らの努力は失敗することとなる。親の代わりになろうとすることは，患者の服喪の必要性を飛び越え，正しい人物を見つけられさえすれば親との関係は手に入るのだという誤った希望を生じさせる。

　治療者が思いやってくれていることの証拠が欲しいという患者の膨れ上がる要求を治療者が満たそうとすると，患者の権利の感覚が活性化される。たいていの DID 患者の治療は，遅かれ早かれ，彼らが過去に体験した虐待を現在において埋め合わせる権利があるのだという根底の確信を露わにする（Davies and Frawley 1992）。要求が膨れ上がるにつれて，治療者は苦しめられているという感覚を急速に発展させるであろう。取り入れ同一化と投影同一化の過程を通して，人物の配役は，治療者が被害者となり患者が虐待者となるように変化してきた。患者の中にいる虐待的な，あるいは悪意のある取り入れ像が定着していく一方で，患者の被害者 - 自己は治療者に投影される。さらに，患者への増大する憤懣や憎しみに関連した罪悪感の結果として，治療者は，患者/被害者の自己表象とこのように同一化するための沃野を造り出すかもしれない。患者はこの展開を感じ取り，本当に思いやりがない，といって治療者を非難する。そして，あまりにも多くのことをするよう，あまりにも深みに入るよう求められることへの憤懣の感情を否定しようとして，治療者は，自分たちの動機が純粋なのだとさらに熱心に証明しようとする。そのようなとき，治療者は密かに「見抜かれた」と感じて，苛立ちを隠そうとすることで反応する。ことがこの時点に及ぶと，その人の限界を知ることが逆転移感情に対処する最も治療的な方法であろう（Gabbard 1986; Gabbard and Wilkinson 1994）。

　患者からの要求が次第に膨れ上がるパターンが，こうした要求を満たそうとする治療者の努力の増大を伴うと，場合によっては劇の第 3 幕が展開する。あらゆる治療的な努力の失敗に対する激怒の只中で，治療者は患者との境界を強硬に横断するという手段に訴えるかもしれず，幼児期の虐待を事実上繰り返すのである。そうして，もう一度被害者の役となる患者に対して，治療者が虐待者になる。この第 3 の例の，最も悲劇的な——そして不幸にも，あまりにもよく起こる——現れは，治療者と患者の明白な性的接触である。その他よく見られる例は，患者をサディスティックに言葉で虐待すること，治療者の膝に患者を座らせ「新たに親になる」ことで世話や栄養を提供しようと試みること，治療者の家族とともに家族の外出に患者を連れていくことなどである。そうした状況では，妨害されたことに対する治療者の怒りは完全に否認されていることが多い。救おうとする努力として始まったことが，搾取と虐待の再演に終わったのである。

　多くの DID 患者はある種の無力さを身につけており，自分の側のいかなる努力も運命を変えることはできないと信じている。捕らえられたら頼るものは何もないと彼らは思い込んでいる。こうした患者は，頼るべき力や有効性を持っているという感覚がない。この意味で彼らは，治療者にとって自身の欲求を満たすために患者を利用しようというあらゆる形の虐待や境界侵犯に対する「いいカモ」なのだ，と Kluft（1990）は称した。

　被害者，虐待者，理想化された万能的な救済者という 3 役は，DID 患者の精神療法において作用する取り入れ - 投影過程の最も劇的で明白な現れである。4 番目の役——未関与の他者——は，いくぶんさらに微妙な形で姿を現す（Gabbard 1992）。患者は治療者の沈黙の中にこの登場

人物を知覚することが多く，沈黙は無関心か拒絶と理解される。未関与と知覚したことを受けての，存在しないという感覚——Bigras と Biggs（1990）によって「陰性の近親姦」と描写されている——夫と娘の間の近親姦的関係に全く介入しようとしなかった不在の母親に関係する，死の状態あるいは空虚さを，患者は感じるであろう。

患者が体験する死の状態あるいは空虚さは，相補的に，精神療法家の中の無力感や絶望感を助長するであろう。精神療法において，患者がよそよそしく治療者と距離を置いて，死んでいるあるいは存在しないという感覚を逆転移の中に引き起こす期間が長く続くことがある（Levine 1990; Lisman-Pieczanski 1990）。

DID 患者との精神療法セッションからの以下の抜粋は，無関心な母親への逆転移における同一化を描いている。

> Q さん：このひどい病院をただ離れることさえできれば何もかもが良くなるのに。私の唯一の問題は，こんなふうに閉じ込められることが大っ嫌いってこと。そうされると私は切ってやりたくなるのよ。
>
> 治療者：でも，閉じ込められていることが本当にあなたの唯一の問題でしょうか？　あなたは確か入院する前に随分切りつけましたよね。
>
> Q さん：でも私は子どもたちや夫に会う必要があるわ。分からないの？　彼らに私のところを訪れさせないつもりなのよ。
>
> 治療者：前回彼らがあなたを訪ねてここに来たとき，あなたは結局深刻な自殺企図をしましたね。
>
> Q さん（平然と）：腕の動脈を切って何もかも終わらせたかったのよ。
>
> 治療者：そう，それなら，スタッフは病院の建物やその保護からあなたを離れさせる気にはならないだろうと思いますよ。
>
> Q さん：しばらくここから出てみる必要があるのよ。病院の外で家族といられさえすれば，良くなると思うのよ。
>
> 治療者：もし不安が押し寄せて切りたくなったらどうしますか？
>
> Q さん（全く真剣に）：腰を落ち着けて 1-2 杯ビールを飲めるわ。
>
> 治療者：あなたの問題は外側にあるのではないとあなたが分かることがとても大事なのです。どこへ行こうともあなたは自分の中に問題を抱えているし，病院に閉じ込められていようとご家族と一緒に家にいようと，それらの問題を持ち続けるでしょう。統合するためにいくらか努力して，過去の苦痛な体験に向き合わない限り，あなたはご自分を切りつけ続け，自殺しようと思い続けるでしょう。
>
> Q さん：人格を統合する苦痛に向き合いたくなんかありません。耐えられないわ。
>
> 治療者：でも，今もうかなり苦しんでいるのですよね。もっとずっと悪くなりそうなのでしょうか？
>
> Q さん（平然と）：分からないけど，知りたくなんかないのよ。

この線の論法でらちが明かないままだったので，治療者は徐々に眠くなってきた。眠気に伴い，彼は患者からどんどん遠くに退いていくかのように感じた。彼は時計を見，終了時間が来ることを願い始めた。その日その後に何をするかについて考えていることに彼は気づいた。患者が良くなろうがなるまいが本当はもはやどうでもいいとさえ感じた。患者もまた彼からどんどん流れ去っていくようだった。この注目に値する共感的調律の欠落を観察することで，治療者は自分が彼女の幼児期における不在で無関係な母親になっているということが分かり始めた。助けようとする彼の努力

はくじかれてしまい，一体変化することなどあるのだろうかと彼は深い落胆や絶望の感覚を抱いた。娘と夫の絆から永遠に排除され，それに関して少しでも変化させる力もなく，どうしようもないと感じていることに気づいたとき，患者の母親もまたこんなふうに感じたのだろうか，と彼は思った。

　Ｑさんの治療者によって述べられたような逆転移反応はまた，患者の中にいるよそよそしい母親への同一化に応じた，患者の自己の中核にある存在しないという感覚への共感的な同一化を反映してもいるのであろう（Gabbard 1992）。DID 患者の精神療法では，患者の要求があまりに多いために，患者が姿を消すか，治療を求めて他所へ行くことを治療者自身が望んでいるのだと気づくときが来る。そうした反応においては無関係な母親への同一化が容易に認められており，治療者は，そうした無意識的な共謀が知らぬ間に患者の側での自殺企図をもたらすかもしれないということを心しておかねばならない。

　この転移‐逆転移の例において描かれている，心理的に死んでいるという原始的な状態は，乳児の自己感の発達を深刻に損なった甚大な母性剥奪に関係するのかもしれない。なだめてくれるような感覚体験を母親が提供しなければ，乳児は，感覚は有限であるという安全感を確立できないであろう。DID 患者に大変よく見られる自傷は，自我境界が損なわれることについての不安に対処するために，皮膚の境界で有限性を再確立するやり方と理解されうる。Ogden（1989）は体験を生成するこの様式を，**自閉‐隣接ポジション**と特徴づけた。この原始的な状態においては，体験に意味を帰属させる過程が消滅する。治療者は，DID 患者がそのような原始的な状態にあまりにもとらわれているために，彼らには全く手が届かないと体験するかもしれない。そうすると治療者は，母親との親密な感覚体験の剥奪に続発する身体の統合性の欠如についての患者の不安に対処する上で，絶望感におそわれるであろう。

入院治療

　自我構造の水準と併存症の程度によるが，多くの DID 患者は精神療法のいずれかの時点で入院を必要とする（Kluft 1991c）。

　一般精神科病棟に入る DID 患者はしばしば，気づくと模範的な「特別な」患者の役を担っている（Burnham 1966; Gabbard 1986）。スタッフからも他の患者からも，精神療法家と特別な関係を持っているとみなされ，結果としてスケープゴートにされることが多い。懐疑的なスタッフは，患者にどの名前を使うべきか，虐待の成育歴は確かなのか，患者は自身の行動に責任を持つのか，そしてその他無数の問題について，議論し始めるであろう。他者が目撃した振る舞いを DID 患者が否定するときに，周囲に集まる他患が不信や侮蔑をもって反応するならば，事態はさらに悪くなるであろう。

　Kluft（1991c）は有益なガイドラインをいくつか提供している。周囲から呼ばれる際には自身の法律上の名前に応じることへの同意を明記したうえで，入院の開始時に患者と契約上の協約が結ばれなければならない。交代人格が病棟で現れても，スタッフが別の交代人格には別のやり方で応じるということは期待できないと患者に伝えられるべきである。個人の治療者のみが個々の交代人格に話しかけるのである。すべての交代人格の代表として契約を結ぶことができない患者は，最も危険であるか自己破壊的な交代人格の水準で構造化されなければならない。このような

協約によって，異なった交代人格のさまざまな機能に与えられた特権や責任について，スタッフに生じる当然の混乱が回避される。Kluft（1991c）はまた，規則や方針をよく知らない交代人格もいるので看護スタッフはそれらを患者に絶えず説明しなければならないと示唆している。

文　献

Alexander PC, Anderson CL, Brand B, et al: Adult attachment and long-term effects in survivors of incest. Child Abuse Negl 22:45–61, 1998

Allen JG: The spectrum of accuracy in memories of childhood trauma. Harv Rev Psychiatry 3:84–95, 1995

Allen JG: Traumatic Relationships and Serious Mental Disorders. New York, Wiley, 2001

Allen JG: Mentalizing in the Development and Treatment of Attachment Trauma. London, Karnack, 2013

Allen JG, Console DA, Lewis L: Dissociative detachment and memory impairment: reversible amnesia or encoding failure? Compr Psychiatry 40:160–171, 1999

American Psychiatric Association: Diagnostic and Statistical Manual of Mental Disorders, 3rd Edition. Washington, DC, American Psychiatric Association, 1980　高橋三郎，花田耕一，藤縄昭訳：DSM-III 精神障害の分類と診断の手引．医学書院，1982

American Psychiatric Association: Diagnostic and Statistical Manual of Mental Disorders, 5th Edition. Washington, DC, American Psychiatric Association, 2013　高橋三郎，大野裕監訳：DSM-5 精神疾患の診断・統計マニュアル．医学書院，2014

Arlow JA: Fantasy, memory, and reality testing. Psychoanal Q 38:28–51, 1969

Barclay CR: Schematization of autobiographical memory, in Autobiographical Memory. Edited by Rubin DC. New York, Cambridge University Press, 1986, pp 82–99

Bigras J, Biggs KH: Psychoanalysis as incestuous repetition: some technical considerations, in Adult Analysis and Childhood Sexual Abuse. Edited by Levine HB. Hillsdale, NJ, Analytic Press, 1990, pp 173–196

Binder EB, Bradley RG, Liu W, et al: Association of FKBP5 polymorphisms and childhood abuse with post-traumatic stress disorder symptoms in adults. JAMA 299:1291–1305, 2008

Bradley R, Greene J, Russ E, et al: A multidimensional meta-analysis of psychotherapy for PTSD. Am J Psychiatry 162:214–227, 2005

Brand BL, Classen CC, Lanius RA, et al: A naturalistic study of dissociative identity disorder and dissociative disorder not otherwise specified patients treated by community clinicians. Psychol Trauma 1:153–171, 2009

Brand BL, Loewenstein RJ, Lanius RA: Dissociative identity disorder, in Gabbard's Treatments of Psychiatric Disorders, 5th Edition, Washington, DC, American Psychiatric Publishing, 2014

Bremner JD, Randall P, Scott TM, et al: MRI-based measurement of hippocampal volume in patients with combat-related posttraumatic stress disorder. Am J Psychiatry 152:973–981, 1995

Brenneis CB: Multiple personality: fantasy proneness, demand characteristics, and indirect communication. Psychoanalytic Psychology 13:367–387, 1996

Brenneis CB: Recovered Memories of Trauma: Transferring the Present to the Past. Madison, CT, International Universities Press, 1997

Brenner I: Dissociation of Trauma: Theory, Phenomenology, and Technique. Madison, CT, International Universities Press, 2001

Breslau N: The epidemiology of trauma, PTSD, and other post trauma disorders. Trauma Violence Abuse 10:198–210, 2009

Brewin C: Memory processes in posttraumatic stress disorder. Int Rev Psychiatry 13: 159–163, 2001

Brodsky BS, Cloitre M, Dulit RA: Relationship of dissociation to self-mutilation and childhood abuse in borderline personality disorder. Am J Psychiatry 152:1788–1792, 1995

Brom D, Kleber RJ, Defares PB: Brief psychotherapy for post traumatic stress disorders. J Consult Clin Psychol 57:607–612, 1989

Bromberg PM: Hysteria, dissociation, and cure: Emmy von N revisited. Psychoanalytic Dialogues 6:55–71, 1996

Brown D, Scheflin AW, Hammond DC: Memory, Trauma Treatment, and the Law. New York, WW Norton, 1998

Browne A, Finkelhor D: Impact of child sexual abuse: a review of the research. Psychol Bull 99:66–77, 1986

Burnham DL: The special-problem patient: victim or agent of splitting? Psychiatry 29:105–122, 1966

Cardeña E, Spiegel D: Dissociative reactions to the Bay Area earthquake. Am J Psychiatry 150:474–478, 1993

Carmen EH, Reiker PP, Mills T: Victims of violence and psychiatric illness. Am J Psychiatry 141:378–379, 1984

Clyman RB: The procedural organization of emotions: a contribution from cognitive science to the psychoanalytic theory of therapeutic action. J Am Psychoanal Assoc 39(suppl):349–382, 1991

Coons PM: The dissociative disorders: rarely considered and underdiagnosed. Psychiatr Clin North Am 21:637–648, 1998

Copeland WE, Keeler G, Angold A, et al: Traumatic events and post-traumatic stress in childhood. Arch Gen Psychiatry 64:577–584, 2007

Dalenberg CJ, Brand BL, Gleaves DH, et al: Evaluation of the evidence for trauma and fantasy models of dissociation. Psychol Bull 138:550–588, 2012

Davidson JRT: Recognition and treatment of post-traumatic stress disorder. JAMA 286:584–587, 2001

Davies JM, Frawley MG: Dissociative processes and transference-countertransference paradigms in the psychoanalytically oriented treatment of adult survivors of childhood sexual abuse. Psychoanalytic Dialogues 2:5–36, 1992

Driessen M, Bedlo T, Mertens, N et al: Posttraumatic stress disorder and fMRI activation patterns in traumatic memory in patients with borderline personality disorder. Biol Psychiatry 55:603–611, 2004

Edelman G: Bright Air, Brilliant Fire: On the Matter of the Mind. New York, Basic Books, 1992

Fairbairn WRD: Schizoid factors in the personality (1940), in Psychoanalytic Studies of the Personality. London, Routledge & Kegan Paul, 1952, pp 3–27　山口泰司訳：人格における分裂的要因．人格の精神分析学．講談社学術文庫，1995；人格の対象関係論．文化書房博文社，1986

Fairbairn WRD: Endopsychic structure considered in terms of object-relationships (1944), in Psychoanalytic Studies of the Personality. London, Routledge & Kegan Paul, 1952, pp 82–136　山口泰司訳：対象関係から見た内的精神構造．人格の精神分析学．講談社学術文庫，1995；人格の対象関係論．文化書房博文社，1986

Fonagy P: An attachment theory approach to treatment of the difficult patient. Bull Menninger Clin 62:147–169, 1998

Fonagy P: Attachment Theory. New York, Other Press, 2001

Fonagy P, Target M: Perspectives on the recovered memories debate, in Recovered Memories of Abuse: True or False? Edited by Sandler J, Fonagy P. London, Karnac Books, 1997, pp 183–216

Fonagy P, Steele M, Steele H, et al: The capacity for understanding mental states: the reflective self in parent and child and its significance for security of attachment. Infant Ment Health J 12:201–218, 1991a

Fonagy P, Steele H, Steele M: Maternal representations of attachment during pregnancy predict the organization of infant–mother attachment at one year of age. Child Dev 62:891–905, 1991b

Forbes D, Creamer M, Bisson JI, et al: A guide to guidelines for the treatment of PTSD and related conditions. J Traumatic Stress 23:537–552, 2010

Freinkel A, Koopman C, Spiegel D: Dissociative symptoms in media eyewitnesses of execution. Am J

Psychiatry 151:1335–1339, 1994

Freud S: Remembering, repeating and working-through (further recommendations on the technique of psycho-analysis II) (1914), in The Standard Edition of the Complete Psychological Works of Sigmund Freud, Vol 12. Translated and edited by Strachey J. London, Hogarth Press, 1958, pp 145–156　小此木啓吾訳：想起，反復，徹底操作．フロイト著作集6．人文書院，1970；道籏泰三：想起，反復，反芻処理．フロイト全集13．岩波書店，2010

Gabbard GO: The treatment of the "special patient" in a psychoanalytic hospital. International Review of Psychoanalysis 13:333–347, 1986

Gabbard GO: Commentary on "Dissociative processes and transference-countertransference paradigms" by Jody Messler Davies and Mary Gail Frawley." Psychoanalytic Dialogues 2:37–47, 1992

Gabbard GO: Challenges in the analysis of adult patients with histories of childhood sexual abuse. Canadian Journal of Psychoanalysis 5:1–25, 1997

Gabbard GO, Wilkinson SM: Management of Countertransference With Borderline Patients. Washington, DC, American Psychiatric Press, 1994

Ganaway GK: Historical versus narrative truth: clarifying the role of exogenous trauma in the etiology of DID and its variants. Dissociation 2:205–220, 1989

Ganaway GK: Hypnosis, dissociation and multiple personality disorder: a psychodynamic clinician's perspective. Paper presented at the annual meeting of the Society of Clinical and Experimental Hypnosis, Washington, DC, October 1992

Ganzarain RC, Buchele BJ: Fugitives of Incest: A Perspective From Psychoanalysis and Groups. Madison, CT, International Universities Press, 1988　白波瀬丈一郎訳：近親姦に別れを――精神分析的集団精神療法の現場から．岩崎学術出版社，2000

Gediman HK: Seduction trauma: complemental intrapsychic and interpersonal perspectives on fantasy and reality. Psychoanalytic Psychology 8:381–401, 1991

Gelinas DJ: Unexpected resources in treating incest families, in Family Resources: The Hidden Partner in Family Therapy. Edited by Karpel MA. New York, Guilford, 1986, pp 327–358

Griffin MG, Resick PA, Mechanic MB: Objective assessment of peritraumatic dissociation: psychophysiological indicators. Am J Psychiatry 154:1081–1088, 1997

Grotstein JS: Commentary on "Dissociative processes and transference-countertransference paradigms" by Jody Messler Davies and Mary Gail Frawley." Psychoanalytic Dialogues 2:61–76, 1992

Hendin H, Haas AP: Suicide and guilt as manifestation of PTSD in Vietnam combat veterans. Am J Psychiatry 148:586–591, 1991

Horowitz MJ: Stress Response Syndromes, 2nd Edition. Northvale, NJ, Jason Aronson, 1986

Jang KL, Paris J, Zweig-Frank H, et al: Twin study of dissociative experience. J Nerv Ment Dis 186:345–351, 1998

Kernberg OF: Borderline Conditions and Pathological Narcissism. New York, Jason Aronson, 1975

Kessler RC, Sonega A, Bromet E, et al: Post traumatic stress disorder in the National Comorbidity Survey. Arch Gen Psychiatry 52:1048–1060, 1995

Kessler RC, Berglund P, Delmer O, et al: Lifetime prevalence and age-of-onset distributions of DSM-IV disorders in the National Comorbidity Survey replication. Arch Gen Psychiatry 62:593–602, 2005

Killingmo B: Conflict and deficit: implications for technique. Int J Psychoanal 70:65–79, 1989

Kleindienst K, Limberger MF, Ebner-Priemer UW, et al: Dissociation predicts poor response to dialectical behavior therapy in female patients with borderline personality disorder. J Pers Disord 25:432–447, 2011

Kluft RP: Treatment of multiple personality disorder: a study of 33 cases. Psychiatr Clin North Am 7:9–29, 1984

Kluft RP: The phenomenology and treatment of extremely complex multiple personality disorder. Dissociation 1:47–58, 1988

Kluft RP (ed): Incest-Related Syndromes of Adult Psychopathology. Washington, DC, American Psychiatric Press, 1990

Kluft RP: Clinical presentations of multiple personality disorder. Psychiatr Clin North Am 14:605–629, 1991a

Kluft RP: Multiple personality, in American Psychiatric Press Review of Psychiatry, Vol 10. Edited by Tasman A, Goldfinger SM. Washington, DC, American Psychiatric Press, 1991b, pp 161–188

Kluft RP: Hospital treatment of multiple personality disorder: an overview. Psychiatr Clin North Am 14:695–719, 1991c

Kluft RP: Thoughts on the psychodynamic psychotherapy of the dissociative disorders. The Psychodynamic Letter 1:1–5, 1991d

Koopman C, Classen C, Spiegel DA: Predictors of posttraumatic stress symptoms among survivors of the Oakland/Berkeley, Calif, firestorm. Am J Psychiatry 151: 888–894, 1994

Krystal JH, Bennett A, Bremner J, et al: Toward a cognitive neuroscience of dissociation and altered memory functions in post-traumatic stress disorder, in Neurobiological and Clinical Consequences of Stress: From Normal Adaptation to PTSD. Edited by Friedman M, Charney D, Deutch A. New York, Lippincott-Raven, 1995, pp 239–269

Lanius A, Vermetten E, Loewenstein J, et al: Emotion modulation in PTSD: clinical and neurobiological evidence for a dissociative subtype. Am J Psychiatry 167:640–647, 2010

LeDoux J: The Synaptic Self: How Our Brains Become Who We Are. New York, Viking Penguin, 2002

Levine HB: Clinical issues in the analysis of adults who were sexually abused as children, in Adult Analysis and Childhood Sexual Abuse. Edited by Levine HB. Hillsdale, NJ, Analytic Press, 1990, pp 197–218

Lindy JD: Psychoanalytic psychotherapy of post traumatic stress disorder: the nature of the therapeutic relationship, in Traumatic Stress: The Effects of Overwhelming Experience on Mind, Body and Society. Edited by van der Kolk BA, McFarlane AC, Weisaeth L. New York, Guilford, 1996, pp 525–536

Lindy JD, Green BL, Grace MC, et al: Psychotherapy with survivors of the Beverly Hills Supper Club fire. Am J Psychiatry 37:593–610, 1983

Lisman-Pieczanski N: Countertransference in the analysis of an adult who was sexually abused as a child, in Adult Analysis and Childhood Sexual Abuse. Edited by Levine HB. Hillsdale, NJ, Analytic Press, 1990, pp 137–147

Loewenstein RJ, Ross DR: Multiple personality and psychoanalysis: an introduction. Psychoanalytic Inquiry 12:3–48, 1992

Marmar CR, Weiss DS, Schlenger WE, et al: Peritraumatic dissociation and posttraumatic stress in male Vietnam theater veterans. Am J Psychiatry 151:902–907, 1994

Marmer SS: Multiple personality disorder: a psychoanalytic perspective. Psychiatr Clin North Am 14:677–693, 1991

McLaughlin AA, Keller SM, Feeny NC, et al: Patterns of therapeutic alliance: rupturerepair episodes in prolonged exposure for posttraumatic stress disorder. J Consult Clin Psychol Nov 4, 2013, doi:10.1037/a0034696 [Epub ahead of print]

Mercer KB, Orcutt HK, Quinn JF, et al: Acute and post traumatic stress symptoms in a prospective gene x environment study at a university campus shooting. Arch Gen Psychiatry 69:89–97, 2012

Modell AH: Trauma, memory, and the therapeutic setting, in Understanding Therapeutic Action: Psychodynamic Concepts of Cure (Psychoanalytic Inquiry Series, Vol 15). Edited by Lifson LE. Hillsdale, NJ, Analytic Press, 1996, pp 41–50

Morgan CA, Hazlett G, Wang S, et al: Symptoms of dissociation in humans experiencing acute, uncontrollable stress: a prospective investigation. Am J Psychiatry 158:1239–1247, 2001

Mulder RT, Beautrais AL, Joyce PR, et al: Relationship between dissociation, childhood sexual abuse, childhood physical abuse, and mental illness in a general population sample. Am J Psychiatry 155:806–811, 1998

Novick KK, Novick J: Postoedipal transformations: latency, adolescence, and pathogenesis. J Am Psychoanal

Assoc 42:143–169, 1994

Ogden TH: The Primitive Edge of Experience. Northvale, NJ, Jason Aronson, 1989

Perry S, Difede J, Musngi G, et al: Predictors of post traumatic stress disorders after burn injury. Am J Psychiatry 149:931–935, 1992

Putnam FW: Diagnosis and Treatment of Multiple Personality Disorder. New York, Guilford, 1989　安克昌，中井久夫訳：多重人格性障害——その診断と治療．岩崎学術出版社，2000

Putnam FW: Dissociative phenomena, in American Psychiatric Press Review of Psychiatry, Vol 10. Edited by Tasman A, Goldfinger SM. Washington, DC, American Psychiatric Press, 1991, pp 145–160

Putnam FW: Dissociation in Children and Adolescents: A Developmental Model. New York, Guilford, 1997

Putnam FW, Guroff JJ, Silberman EK, et al: The clinical phenomenology of multiple personality disorder: review of 100 recent cases. J Clin Psychiatry 47:285–293, 1986

Rabin RC: Nearly one in five women in US survey say they have been sexually assaulted. The New York Times, December 15, 2011, p 828

Rauch SL, Shin LM: Functional neuroimaging studies in posttraumatic stress disorder. Ann N Y Acad Sci 821:83–98, 1997

Schnyder U, Moergeli H, Klaghofer R, et al: Incidence and prediction of posttraumatic stress disorder symptoms in severely injured accident victims. Am J Psychiatry 158:594–599, 2001

Schottenbauer MA, Glass CR, Arnkoff DB, et al: Nonresponse and dropout rates in outcome studies on PTSD: review and methodological considerations. Psychiatry 71:134–168, 2008

Siegal DJ: Memory, trauma, and psychotherapy: a cognitive science view. J Psychother Pract Res 4:93–122, 1995

Simeon D, Lowenstein RJ: Dissociative disorders, in Comprehensive Textbook of Psychiatry. Edited by Sadock BJ, Sadock VA, Ruiz P. Philadelphia, PA, Wolters Kluwer/Lippincott Williams and Wilkins, 2009, pp 2009–2226

Spiegel D: Dissociation and trauma, in American Psychiatric Press Review of Psychiatry, Vol 10. Edited by Tasman A, Goldfinger SM. Washington, DC, American Psychiatric Press, 1991, pp 261–275

Spiegel D: Trauma, dissociation, and memory. Ann N Y Acad Sci 821:225–237, 1997

Spiegel D, Li D: Dissociated cognition and disintegrated experience, in Cognitive Science and Unconscious. Edited by Stein DJ. Washington, DC, American Psychiatric Press, 1997, pp 177–187

Spiegel D, Scheflin AW: Dissociated or fabricated? psychiatric aspects of repressed memory in criminal and civil cases. Int J Clin Exp Hypn 42:411–432, 1994

Spiegel D, Lowenstein RJ, Lewis-Fernandez R, et al: Dissociative disorder in DSM-5. Depress Anxiety 28:824–852, 2011

Squire LR: Declarative and nondeclarative memory: multiple brain systems supporting learning and memory. J Cogn Neurosci 4:232–243, 1992

Steinberg M, Rounsaville B, Cicchetti D: Detection of dissociative disorders in psychiatric patients by a screening instrument and a structured diagnostic interview. Am J Psychiatry 148:1050–1054, 1991

Storr CL, Ialongo NS, Anthony JC: Childhood antecedents of exposure to traumatic events and post traumatic stress disorder. Am J Psychiatry 164:119–125, 2007

Target M: Book review essay: the recovered memories controversy. Int J Psychoanal 79:1015–1028, 1998

van der Kolk BA: The compulsion to repeat the trauma: re-enactment, revictimization, and masochism. Psychiatr Clin North Am 12:389–411, 1989

Van Ommeren M, de Jong JTVM, Sharma B, et al: Psychiatric disorders among tortured Bhutanese refugees in Nepal. Arch Gen Psychiatry 58:475–482, 2001

Vythilingam M, Heim C, Newport J, et al: Childhood trauma associated with smaller hippocampal volume in women with major depression. Am J Psychiatry 159:2072–2080, 2002

Waller NG, Ross CA: The prevalence and biometric structure of pathological dissociation in the general population: taxometric and behavior genetic findings. J Abnorm Psychol 106:499–510, 1997

Williams LM: Recall of childhood trauma: a prospective study of women's memories of child sexual abuse. J Consult Clin Psychol 62:1167–1176, 1994

Yehuda R: Sensitization of the hypothalamic-pituitary-adrenal axis in posttraumatic stress disorder. Ann N Y Acad Sci 821:57–75, 1997

Young WC: Psychodynamics and dissociation: all that switches is not split. Dissociation 1:33–38, 1988

Youngner CG, Rothbaum BD, Friedman MJ: Treatment of post-traumatic stress disorder, in Gabbard's Treatment of Psychiatric Disorders, 5th Edition. Edited by Gabbard GO. Washington, DC, American Psychiatric Publishing, 2014

第11章

パラフィリアおよび性機能不全

パラフィリア

　パラフィリアほど多くの道義的な意味合いを伴う精神疾患はほとんどない。ある個人が性の領域において偏奇していると判断することは，性行動についての明確な基準の確立を意味する。誰がそのような基準を作るのであろうか。精神医学は性行動の道義的番人となるのであろうか。われわれは**性的偏奇**，**倒錯**，さらには**パラフィリア**のような言葉を軽蔑的な響きを伴わずに使うことが可能であろうか。

　倒錯的活動の定義の展開は，精神医学的疾病分類がそれを生み出す社会をどれだけ反映しているかを明らかにする。正常な性を比較的狭くとらえている文化的背景において，Freud（1905/1953）はいくつかの基準により倒錯的性活動を定義した。すなわち，1) 身体の非性器的部分が注目の的になる。2) 異性のパートナーとの通常の性交行為の一部として行われるというよりも，通常の性行為より優先され，それに取って代わるものになる。そして，3) 他の形での性行為を行わなくなる傾向がある。Freud は，無意識を精神分析的探索の対象にすれば倒錯の痕跡はほとんどすべての人に見出される，と述べている。

　Freud の初期の論文以降，性に関する文化的態度には劇的な変化が起こった。性が科学的研究にとって正当な領域になり，「正常な」男女間ではさまざまな性行動が行われていることが明らかになった。たとえば，口 - 性器での性的行為は，健康な性行動として広く受け入れられるようになった。同性愛や肛門性交も同様に倒錯的活動の一覧表から除外されている。

　精神分析関係の著者は繰り返し，われわれすべての中に潜在的な倒錯の核があるという Freud の観察を確認してきた（Chasseguet-Smirgel 1983; McDougall 1980, 1986; Stoller 1975, 1985）。このように，倒錯的な性についてのより受容的な態度は，精神分析の進展と同時に起こってきた。McDougall（1986）の指摘によれば，倒錯的空想は通常すべての成人の性行動の中に見出されるが，強迫的なものとして経験されないため，問題となることはほとんどない。彼女は，そうした行為がもつ新しいものを生み出す性質と，個人がそれを求めてどれほど注力するかを反映させる

ために，ネオセクシュアリティという用語を使用することを提案している。彼女は，情緒的に生き残るために必要なものとしてこれらの性的欲求を体験している患者に，臨床家は共感的であらねばならないと強調した。

Stoller（1975, 1985）は，倒錯的活動の定義を狭めることを主張した。彼は，倒錯を「性愛的な形での憎悪」（1975, p. 4）と呼び，残虐さと，自分だけでなく相手に屈辱を与え落としめたいという願望とが，ある行動が倒錯かどうかを判断するうえできわめて重要であると主張した。この視座からは，個人の意図が倒錯を定義するうえでの重要な変数となる。Stoller（1985）は，この視点を発展させて，この定義にもう1つの次元を付け加えた。正常な性的興奮の中に微かな敵意と屈辱を与えたい願望とがあることを認識して，彼は親密さが重要な鑑別因子であると結論付けた。ある個人が倒錯であるのは，性愛行為が他者との長期にわたる，情緒的に親密な関係を回避するために用いられているときだけである。逆に，性行動が安定した親密な関係を築くのに役立っているときには倒錯ではない。

パラフィリアの定義に価値判断を含まないようにするため，DSM-5（米国精神医学会 2013）は，パラフィリアとパラフィリア障害とを区別した。この区別には，一般的とはいえない性行動は必ずしも害や不快を引き起こさないという認識がある。一方で，パラフィリア障害の診断は，もし個人への害や不快，もしくはその両方を自分や他者に及ぼす場合になされる。そのため，この点について，DSM-5 は臨床的問題を引き起こす性行動と単に普通でないもしくは何かしら異なっている性行動との区別を認めている。恋愛，特別な相手との結びつき，性的選択に関して人びとが自分の人生で下すさまざまな選択について判断を差し控えることが，精神力動的精神医学の伝統である。臨床家はあらゆる患者，特に自分自身とは異なる睦事を好む患者における視点や主体性の差異を尊重しなければならない。

精神力動的理解

パラフィリアの成因は大部分，謎に包まれたままである。心理的問題はパラフィリアの選択や性行為の背後にある意味を決定するうえで明らかに重要な役割を担っている。精神分析的理解は，性的欲望の深奥に大きく光を当てた。しかしながら，われわれが適切にかつ控えめに指摘すべきは，精神力動的モデルが，必ずしも決定的な成因を確立しなくても，パラフィリアの意味に光を当てることができるということである（Person 1986）。

倒錯の古典的な見解は，欲動理論に深く組み込まれている。Freud（1905/1953）は，これらの障害は本能と対象とが互いに切り離されているさまを示していると信じ，「性本能はおそらく，そもそもはその対象から独立したものであろう」（p. 148）と述べている。さらに彼は，神経症と比較することによって，倒錯を部分的に定義した。神経症では，神経症症状は抑圧された倒錯的空想の変形した形を表している。しかしながら，倒錯では，空想は意識化されて，自我親和的で，快楽的な活動として直接表現される。それゆえ Freud は，神経症を倒錯のネガとして記述した。つまり，神経症症状は倒錯的空想から性的意味が取り除かれたものなのである。古典的な見解では，倒錯は成人期まで持続する性欲の幼児的形態への固着あるいは退行なのかもしれない（Fenichel 1945; Sachs 1986）。幼児体験の名残のいくらかは意識の中に保存されており，置き換

えの過程を通じてすべての幼児性欲の運び手となる。倒錯行為は，性器的オルガズムへの唯一の経路として固定化し儀式化した手段になる。古典的定式化（Fenichel 1945）では，通常の性器性交でのオルガズムを阻止する決定的な要因は去勢不安である。それゆえに，倒錯は去勢を否認する機能を果たしている（パラフィリアの患者の圧倒的大多数が男性であるため，ここで提示されている定式化は男性を想定している）。

　Freud（1905/1953）は，倒錯は重層的に複雑であることを認識していた。たとえば，彼は窃視症と露出症の無数の無意識的決定要因を指摘し，両者は同じコインの表裏である，と述べた。彼は臨床作業の中で，いかなる「能動的」倒錯も常に「受動的」な対の部分を伴っていることを見出した。この定式化では，サディストはマゾヒストの核をもっており，窃視症は無意識の露出症的欲望をもっていることになる。

　より近年の精神分析の研究者は，欲動理論だけでは臨床的にみられる空想と行動とを充分に説明できないとし，包括的理解のためにはパラフィリアの関係性的な側面が不可欠であると結論づけている（McDougall 1980, 1986; Mitchell 1988）。Stoller（1975, 1985）によると，倒錯の本質は「幼少期の外傷を成人での勝利」に転換することである（Stoller 1975, p. 4）。患者は両親から受けた幼少期の屈辱的な外傷に復讐をする空想により突き動かされている。彼らの復讐の手法は，性的行為や空想の中で相手の人間性を奪い屈辱を与えることである。Bergner（2002）は，性的に強迫的な個人では，望ましい台本は通常は不名誉な幼児期の体験に由来していることを観察した。そうした人たちの抱く性的興奮をもたらす空想には，個人的な償還へと至ることで早期の不名誉から回復するという意図がある。残念ながら，その台本は現実の関係性が見劣りしてしまうような不可能な基準となっている。そのため不名誉を乗り越えるという願望は決して満たされない。

　パラフィリア的な性的活動は対象と関係することからの逃避ともいえるかもしれない（Mitchell 1988）。多くのパラフィリアの人は，精神内界の母親表象から完全には分離個体化できていない。彼らは，その結果，分離した個人としての同一性が内的あるいは外的対象からの融合や飲み込みによって常に脅かされていると感じている。性的な表出は彼らが自立を主張できる1つの領域かもしれない。Stoller（1975, 1985）は，パラフィリアを，屈辱を与えたいという欲望の表現とみなしていたが，Mitchell（1988）は内的母親像の高圧的影響に対する反抗と理解している。パラフィリア患者が性的欲求に従って行為した後に体験する開放感には，1つの側面として，内なる支配的な母親に対する勝利の感覚がある。

　McDougall（1986）は，ネオセクシュアリティの他の対象関係論的な意味を述べている。彼女は，性行動が両親への同一化と逆同一化とから成る複雑なマトリックスから発展すると示唆している。それぞれの子どもは，両親の無意識的な性愛欲求と葛藤とに起因する無意識的な心理劇に巻き込まれている。それゆえ，いずれのネオセクシュアリティもが有する抗いがたい性質は，子どもに内在化された親の心理ドラマの台本に予め書き込まれている。McDougall の見解では，偏奇した性行動は，両親によって「書かれた」無意識のドラマを演じることにより，取り入れた対象を患者の攻撃性から部分的に守る役割を担っているかもしれない。

　Kohut（1971, 1977）は，パラフィリアの機能について，自己心理学的な視座を提供している。彼の見解では，パラフィリア的活動には，他者からの共感的な自己対象反応を欠く状況で，自己

の完全性と凝集性とを回復しようという必死の試みが含まれる。性的活動もしくは性的空想は，見捨てられや分離によって脅かされたときに患者が生きていて無傷であると感じるのを手助けするかもしれない。精神療法や精神分析の経過におけるこの行動は，したがって治療者による共感の失敗に対する反応かもしれない。これにより患者と治療者との間に築かれた自己 - 自己対象のマトリックスは一時的に崩壊する（Miller 1985）。

　自己心理学者でないが，McDougall（1986）も，多くのパラフィリア的活動の中核に同一性あるいは自己感の喪失に対する強い恐怖があることを指摘している。ある種の性行為や性的対象は，患者が内的な死の感覚と自己解体の恐怖を「薬物治療」するために使用する薬のようになるかもしれない。これらの患者において McDougall は，幼少期に母親的人物から分離しようと努力している間，移行対象の使用を妨げる不完全な内在化過程を観察した。

　Goldberg（1995）は自己心理学的視点を広げた。彼は，性愛化は自己の構造的欠陥を修復しようという試みであり，苦痛な情緒状態を経験し対処する能力のなさに関連していると確信した。彼はまたパラフィリアをパーソナリティ内での垂直分裂と関連づけた。すなわち，「現実の自分」の部分と性愛化された行動を開始し広めたとみなされる否認された部分との間の分裂である。しかしながら，Goldberg は，特定の性愛化された台本には多種多様な力動が関与しているかもしれないので，精神力動的テーマについての一般化は保証されていないことをも強調した。

　Mitchell や McDougall，Kohut，Goldberg のような著者は，純粋な性欲よりも自己表象および対象表象の領域にあるものとしてパラフィリアを幅広く理解する道を開いた。Ogden（1996）は，患者は心理的な死の体験を回避する方法として，性愛化された様式の関係性を築くことを示唆した。彼らは，興奮を求めて実際に全力で生きており決して弱ったり空虚でありはしないという偽りの印象を示すように計画されたドラマをエナクトする。Parsons（2000）は，そうした行動は分離した人がもつ「他者性」に耐える能力がないことに由来すると述べた。患者は，複雑で，現実で，自分とは異なるものとして他の人物を体験することに対する防衛として，倒錯的な台本に携わる。パラフィリアは，他者との真正のつながりを迂回し，また親密な関係性において自己と他者とを本当に認識することなく他者を誘惑し，支配し，あるいは搾取するための力を用いる関係性のモードを伴う。多くのこうした患者は，幼少期に親密さを危険あるいは致命的と体験していて，親密さを回避し続けて人生を送る。幼稚症 infantilism あるいは成人乳児症候群 adult baby syndrome（Pate and Gabbard 2003）を続ける人たちは，赤ん坊のような格好をして，おむつをつけて，自分が子どもであるかのように行動するかもしれない。彼らは，他者の主体性を完全に無視して，他者に疑似母親的な役割を押し付けることを狙っているのである。

　伝統的な臨床知見では，倒錯は女性にはまれであると示唆してきた。近年，実証研究と臨床観察の結果，実際にはパラフィリア的空想が女性に一般的であると示されてきたことから，この視点は変化してきている。女性の倒錯についての包括的な研究において，Louise Kaplan（1991）は，男性の倒錯では性欲が明らかであるのと較べて，女性では生じる力動がより微妙なものであるため，臨床家は女性における倒錯を同定し損ねていると指摘した。女性のパラフィリアに由来する性的行為は，分離や見捨てられ，喪失という無意識的テーマを含んでいる。たとえば，子ども時代に性的虐待を受けてきた女性は，男性に報復し，自らの女性性を再保証しようとして女性の紋切り型の性的魅力を誇張する。

個々のパラフィリアの力動を考える前に，個人がある1つの空想あるいは行動をとりわけ好むのかの理由は不明のままであることは注意すべきである。また，異なる種類のパラフィリアはしばしば同じ個人に共存する。倒錯の伝統的な観点では，倒錯的な個人は1つの性的シナリオに固執するとされているが，パラフィリアの評価と治療を求めた561名の男性の研究は，対象（性転換者を除く）の30％以下が逸脱した行動をただ1つのパラフィリアにとどめていたことが見出されている（Abel et al. 1988）。人によってはひとつのパラフィリアから次のパラフィリアへと順次移行するだろう。40年の転帰報告の中で，LehneとMoney（2000）は，若いころに異性装であった65歳の男性を記述した。彼は時間とともに小児性愛へ移行し，最終的には長期に及ぶ幼稚症へと移行した。

　パラフィリアの個人には，さまざまな精神科的診断とパーソナリティ構造の水準が認められることがある。たとえば，パラフィリアは，精神病患者，パーソナリティ障害の患者，そして比較的健常な，もしくは神経症の患者に認められる。多形倒錯的な性は通常境界性パーソナリティ構造の患者で認められる（Kernberg 1975）。他者に対する明らかな残虐性を伴うパラフィリアは，しばしば反社会性パーソナリティ障害の患者に認められる。それゆえ，慣例に従わない性的活動を示す患者の精神力動を理解するためには，その活動が患者の背景に存在する性格構造とどのように影響し合っているのかを徹底的に把握する必要がある。たとえば，神経症構造の患者は性的能力を高めるためにパラフィリア的活動を使用するかもしれないが，精神病に近い患者は同じ活動を自己の解体の感覚を払いのけるために使用するかもしれない（Person 1986）。

露出症と窃視症

　見知らぬ女性や少女に自分の性器を公然とみせることにより，露出症者は自分が去勢されていないという再保証を得る（Fenichel 1945; Freud 1905/1953）。彼の行為が引き起こすショック反応は，彼が去勢不安に対処するのを手助けし，異性を支配する感覚を与える。Stoller（1985）は，露出症的行為が典型的には，屈辱——しばしば女性からの——を覚えた状況の後で起こることを指摘した。お返しとして，露出症者は見知らぬ女性に衝撃を与えることでこの屈辱に対して報復する。さらに，自分の性器をみせることによって，自分にいくらかの価値があるという感覚と肯定的な男性同一性とを取り戻すことが可能になる。これらの男性はしばしば男らしさの感覚について強い不安を明らかにする。Stoller（1985）は，去勢不安は露出症的行為の動機を完全には説明していないことを指摘している。彼の考えでは，脅威は「同一性の観点から説明するのが最も相応しい。というのも，屈辱とは『存在不安』のことなのであり，中核的性別同一性に対する脅威となるからである」（p. 20）。露出症者はしばしば，自分が家族の誰に対しても何ら影響を与えなかったし，気づいてもらうために尋常でない方法に訴えなければならなかったと感じている（Mitchell 1988）。そのため，それぞれの露出症的行為は，幼少期の外傷的状況を逆転させる試みであるかもしれない。

　露出症と裏表を成す窃視症も，見知らぬ女性のプライバシーの侵害，女性に対する攻撃的だが密やかな勝利を伴う。Fenichel（1945）は窃視症的傾向を，子どもが両親の性交を目撃するか漏れ聞くかした幼少期の原光景への固着と結び付けた。この初期の外傷的な体験は子どもの去勢不安を惹起し，受動的に体験した外傷を能動的に統制する試みとして成人した彼にその光景を何度

も何度も繰り返し再演させるようになる。Fenichelはまた，見ることがもつ攻撃的構成要素を同定し，女性を直接的に破壊したいという願望の罪悪感回避的な置き換えとして概念化している。あからさまな窃視症的活動の傾向のない患者でさえ，見ることを巡る好奇心や不安といったよくある派生物を示すかもしれない。自分の好奇心を破壊的なものと受け取られることや，禁じられた何かを見てしまうことを恐れて，治療者の面接室を見回したがらない患者もいる。Mitchell（1988）によれば，露出症と窃視症とはあらゆるパラフィリアに典型的な本質を備えている。すなわち「表層と深層との間，見えるものと隠れたものとの間，利用可能なものと伏せられたものとの間の弁証法」（p. 111）である。

サディズムとマゾヒズム

性的満足を得るためにサディスティックな空想あるいは行為を要求する人たちはしばしば，自分が身体的あるいは性的虐待の被害者であった幼少期の台本を無意識的に逆転させることを試みている。子どものとき自分に生じたことを他者に押し付けることによって，彼らは復讐を果たすと同時に幼少期の外傷を統制する感覚を同時に得る。Stoller（1991）はボディピアスをしているSMクラブのメンバーのかなりの多くの割合が，幼少期に入院して小児疾患の治療のために持続的に注射を受けていたことを見出した。性的な快感を得るために屈辱そして痛みさえも求めるマゾヒスティックな患者は，幼少期の虐待の体験を繰り返しているのかもしれない。Fenichel（1945）は，マゾヒスティックな患者が去勢の代わりに「まだましなもの」を受け入れるという犠牲を払っていると信じていた。彼らはまた，自らが葛藤的に抱えるサディスティックな欲望に対する懲罰に値すると強く確信しているかもしれない。ある患者では，虐待に服従することで，分離不安を防衛している。サドマゾ的な関係が対象と関係をもつ唯一可能な形式である，と彼らはしばしば確信している。虐待的関係でも関係が何もないことよりはましなのである。

サディズムとマゾヒズムは，どちらの性にも普通に生じると認識されている唯一の古典的な倒錯であるという点で特異である（Person 1986）。マゾヒズムは女性と結びつけられるのが紋切り型ではあるが，表面にあらわれない形でのサディスティックな，またマゾヒスティックな空想はほとんどすべての人に普通に認められる。男性同性愛者同士での営みや，男性異性愛者を相手にする売春婦からの報告によって，マゾヒスティックな性的活動は男性により一般的であるかもしれないということさえ示唆されている。19世紀オーストリアの作家で，マゾヒズムの語源にもなったザッヘル‐マゾッホSacher-Masochは，実際にマゾヒズムの男性詩人であった。あらゆる性的興奮は実際，攻撃的欲望に関連しているかもしれない（Stoller 1985）。性的制止のために精神療法や精神分析を求めて訪れる患者ではしばしば，他者と性的な関係になることを妨げる強いサディスティックな空想が明らかになることがある。

関係論的観点からは，サディズムはしばしばある特定の内的対象関係から発展するがそれは，そこでの内的対象が抑圧され，遠く隔てられているために，呼応する自己表象に向いた抵抗を克服するには強引な努力を必要とすることによるのである（Mitchell 1988）。同様に，マゾヒスティックな降伏も，屈辱を与えられたときにのみ対象が自己に反応するという内的対象関係の再演であることがある。

自己心理学の視座では，マゾヒスティックな行動は，生きていることや自己の凝集性の感覚を

修復するための必死の努力である。明らかに自己破壊的なものであっても，マゾヒズムは自己修復として患者に体験されているかもしれない。Stolorow ら（1988）は，治療者に殴るように繰り返し懇願した高度に障害された 19 歳の女性患者の治療を報告した。なぜ自分を殴ってほしいのかを治療者が繰り返し尋ねるのに応えて，彼女は「魂が死んでいるよりも身体的な痛みの方がまし」（p. 506）と書いた。他者の手による苦痛や虐待がなければ，この患者は自分が存在せず，他の誰ともつながっていないと感じた。この著者らは，マゾヒスティックな患者がしばしば人生すべてを両親のニーズに合わせて組み立てることに気づいた。結果として，両親へ仕えることで犠牲になってきたため，彼ら自身の内的な情動体験は遠く離れてしまい触れることができなくなる。

　インターネットが広く普及すると，自らをしばしば「BDSM」と同定する個人や恋人同士による積極的な社会組織が作られるようになる。サディズムとマゾヒズムに加え，これらの頭文字は隷属/懲罰 bondage/discipline および支配/服従 domination/submission という形での結合を指している。縛られ拘束されることを好む人もいれば，一方で処罰を積極的に追い求める人もいる。苦痛を耐えることはしばしば，関係性の一様式として役立っている。ある組合せでは，生活のすべての領域で何をすべきか指示してもらうために，服従する側は支配する側の相手に権威を譲ることを単純に楽しんでいるのかもしれない。この件では，苦痛は主たる目標ではないかもしれない。組織は，活動が度を越していて中止されるときに相手を放置することなく明確な意思疎通をとることなどの，安全で合意に基づく運営のための規則を定めた。この種の合意に基づく結びつきに関わる個人はたいてい，精神科治療を求めない。彼らが 2 人一緒で治療を探し求める場合，彼らはサドマゾヒスティックな合意に基づく行為については一切話題に乗せず，その他の関係上の問題に焦点を当てることがある。BDSM 患者の治療経験がある 14 名の治療者に対する半構造化面接を含んだある研究（Lawrence and Love-Crowell 2008）では，BDSM が治療において中心的問題となることはめったにないことがわかった。これらの治療者が示唆したのは，非判断的な理解と姿勢とが患者に伝わるためには治療者にとって文化的能力が重要になるということである。患者に対して彼らの営みを変化させようと促す試みは，治療同盟を引き裂いたり，治療を中断させたりするかもしれない。これらの状況にある患者は，DSM-5 に規定された通り，パラフィリア障害ではなくパラフィリアに明白に分類される。

フェティシズム

　性的興奮を得るために，フェティシズム者は無生物の使用を必要とする。しばしば女性用下着，靴，性器以外の身体部分が用いられる。これらのフェティシズム的活動の多くは自己や他者に害を与えず，パラフィリア障害とみなされない。Freud は，当初フェティシズムは去勢不安に由来すると説明していた。フェティシュとして選択された対象は「女性のペニス」を象徴的に表していて，フェティシズム者が去勢不安を克服するのを手助けする置き換えであるとした。男性が女性性器を意識すると，男性性器を失い女性のようになってしまうという恐怖が強まるという前提を受けて，Freud はこの無意識的象徴化はたいていのフェティシズムの発症を説明すると考えた。彼はまた自我のスプリッティングの概念を発展させるために次の定式化を用いた（Freud 1940/1964）。すなわち，フェティシズム者のこころには，去勢の否認と肯定という 2 つの矛盾し

た考えが共存しているという定式化である。フェティッシュは両方を表象している。

　Greenacre（1970, 1979）もまた，去勢不安がフェティシズムの理解の中心を成すとみなしたが，彼女は，その起源がより早期の前性器期の障害にあることを示した。生後数か月での慢性の外傷的相互作用がフェティシズムを生み出すことに関与するかもしれない。母 - 乳児関係における重篤な問題のため，乳児は母親やあるいは移行対象によって安心感を得ることができない。それゆえ，身体的な完全性を体験するために，子どもはフェティッシュを，すなわち「安心できるくらい硬く，堅固で，不変の形状を備え，信頼できるほど耐久性のある」何かを求める（Greenacre 1979, p. 102）。これらの早期の前性器期の障害は，後に男の子あるいは成人男性が性器の完全性を懸念するときに再活性化される。要するに，Greenacre はフェティッシュを移行対象のように機能するものと理解していた。

　Kohut（1977）は，自己心理学の用語で表現したが，フェティシズムについて何かしら類似した見解をもっていた。彼はある男性患者について記載しているが，彼の幼少期を特徴づけていたのは，外傷的なまでに母親が当てにならないということであった。その患者は下着をフェティッシュにしていたが，それは当てにならない自己対象の代用品としての役目を果たしていた。この患者が母親に抱く寄る辺なさの感情とは対照的に，この非人間的な形の自己対象に対して彼は全面的な支配を維持することができた。そのため，フェティシズム的対象に対する強烈な性的欲求のようにみえるものは，実際には自己感の喪失についての重度な不安を反映しているのかもしれない（Mitchell 1988）。

　フェティシズムについての最近の著作では概念が拡大化され，外部の対象に魔力と錯覚とを与えることで不安を制御する幅広い現象群のうちの一部にフェティシズムを含むようになってきている（Neressian 1998）。またフェティシズムは無生物の対象を超えて拡大してきてもいて，男性同様に女性にも存在すると考えられる。フェティシズムをある特定の発達時期に関連した不安へ結びつけることを試みるというより，現代的視点がより焦点化しているのは，不安を克服するために自我が外部の対象を必要とするということである。ある前方視的縦断研究で，Massie と Szajnberg（1997）は肢体切断者へのフェティシズムを有する症例について記述しているが，その中で 30 歳の男性は 5 歳か 6 歳のときの性的フェティッシュの発症を回想した。調査記録の中の患者の回想に加えて，生活歴や親子のフィルム記録は，フェティッシュの進化の複雑で明快な視点を提供した。いくつかの因子が働いていることは明確であった。それには，母親と父親双方との異常なほど強烈で性的に刺激の強い関係性，強い精神生理的興奮の性向，自己なだめの困難さ，子どもの心理的生活に対する両親双方の刺激過剰で極度に過敏な覚醒状態，3 歳のときに 10 週間父親が不在になるという早期体験が含まれた。この現実の外傷は分離不安に対する脆弱性に影響しているようであった。肢体切断患者のイメージを含むフェティッシュの特異的形態は，脚にギプスをつけた介護者や，そのギプスが「剝がれ落ちる」ことを巡る少年の不安とも関連しているようであった。Massie と Szajnberg は，この症例におけるフェティシズムが精神内界における心的外傷後に生じる遊び posttraumatic play の一形態とつながっていると推測している。

小児性愛

　すべてのパラフィリア障害の中で，小児性愛は治療者に嫌悪と軽蔑の感情を最も起こさせる。

性欲を満たす際，小児性愛者は無邪気な子どもを取り返しのつかないくらい傷つけることがある。DSM-5 の小児性愛障害の診断基準は，その個人が思春期前の子ども（通常 13 歳以下）と性行為をすることを含む性的な空想かあるいは欲望を持続的にもってなければならないとしている。小児性愛障害の診断要件として，その人が少なくとも 18 歳であり，被害者よりも少なくとも 5 歳年上でなければならない。子どもに性的虐待を行った個人皆が DSM-5 の小児性愛障害の基準を必ずしも満たすわけではないし，子どもに性的興味をもつ個人皆が実際に小児の性的虐待を実行に移すわけではない（Murphy et al. 2014）。なんらかの概念的枠組みや精神力動的定式化によって，これらの患者の治療を試みるとき，臨床家がある程度の共感と理解とを維持することが可能となる。古典的見解（Fenichel 1945; Freud 1905/1953）によれば，小児性愛は自己愛的対象選択を表している。すなわち，小児性愛者は子どもを子どもの頃の自分の鏡像とみなす。小児性愛者はまた，子どもを性的対象とみなす無力で弱い人間と目された。というのも，成人を相手にするのと較べて，子どもは抵抗しにくいし，不安をもたらさないがゆえに，小児性愛者は去勢不安を回避することができるのである。

　臨床実践において，多くの小児性愛者は重篤なパーソナリティ障害をもっていることが見出されている。収監された小児性愛者の研究（Raymond et al. 1999）では，60％がパーソナリティ障害をもつことがわかっており，そのうち 20％が自己愛性パーソナリティ障害，22.5％が反社会性パーソナリティ障害であった。思春期前の子どもとの性的活動は，小児性愛者の壊れやすい自尊心を強化するかもしれない。同様に，この倒錯を有する多くの小児性愛者は子どもとのやり取りをするような専門的職業を選択する。なぜなら子どもからの理想化された反応が彼らの肯定的自己評価を維持するうえで手助けとなるからである。見返りとして，小児性愛者はしばしばこれらの子どもたちを理想化する。そのため，彼らとの性的活動は理想対象との融合や若々しく理想化された自己の修復という無意識的空想を伴う。加齢と死に対する不安が子どもとの性的活動を通して回避されるのかもしれない。

　小児性愛的な活動が，自己愛性パーソナリティ障害や明らかな精神病質的性格構造（第 17 章参照）とともに生じるとき，行動の無意識的決定因はサディズムの力動と密接に結びついているかもしれない。子どもを性的に征服することは報復の手段である。小児性愛者はしばしば自らが性的虐待の犠牲者であり（Fagen et al. 2005），彼らの受動的な外傷を能動的に引き起こす虐待へと変形することに伴い，勝利と力の感覚が生じるのかもしれない。

　力と攻撃性はまた，性的活動が実子や継子との近親姦的な関係に限定された小児性愛者の際立った関心事でもある。これらの男性は妻から愛されてないと感じていることがしばしばであり，犠牲者を演じることで子どもたちから世話役的反応を引き出す（Ganzarain and Buchele 1990）。しかし，彼らの殉教者ぶった自己表象は，性的伴侶に対する支配と力の感覚の裏返しである。これらの近親姦的な父親は，女性に対して尋常でない敵意を抱き，しばしばペニスを女性に対する報復行動に用いる武器であるとみなしている。強い怒りの感情が勃起を引き起こすと認めた患者さえあった（Ganzarain and Buchele 1990）。

　小児性愛者はしばしば固着型か退行型かによって区別される（Groth and Birnbaum 1979; McConaghy 1998）。固着型の小児性愛者は青年期のときから年少の人たちに性的に惹かれるが，一方で，退行型の小児性愛者は通常成人するまで年少の人たちへの性的関心を表さない。固着型

268　第Ⅱ部　DSM-5障害への力動的アプローチ

の小児性愛者は通常少年に対して過ちを犯すが，一方で，退行型の小児性愛者はたいてい少女を性的に搾取する。少女を犯す人たちは，近親姦的関係の一部として家庭内で実行するため，犠牲者はごく限られる傾向にある。固着型の小児性愛者，つまり，性的欲望の対象として少年を選択する人は，多くの犠牲者を生み出し，家族以外の少年たちを餌食にする。退行型の小児性愛者は成人女性にも魅力を感じることもあるので，もっぱら少年に狙いを定める固着型の小児性愛者よりも予後はより良好である。

　小児性愛患者のための包括的治療計画は，併存症を考慮に入れなければならない。子どもに性的いたずらをする人は，重篤な精神病理水準をもっていることが示されてきている（Ahlmeyer et al. 2003）。広範囲の併存症に加えて，小児性愛的な犯罪者は，性的発達にとって重要な脳領域に構造的障害を有することが示されてきている。右扁桃体とそこに密接に関係する構造の体積減少は，小児性愛の病因と関係しているかもしれず，それが治療を非常に困難なものにしている（Schiltz et al. 2007）。

異性装

　異性装では，男性患者が自分の性的興奮を掻き立てるために女装し，異性との性交もしくは自慰行為を行う。異性装の症例では危害や強制がないため，これらの個人はパラフィリア障害とはみなされず，必ずしも治療が必要であるわけではない。患者は男性の服装でいるときには通常の男性的行動をみせるかもしれないが，女装すると女性的に振舞う。女装についての古典的精神分析的理解は，ペニスをもった母親という発想を含意する。たとえはっきりとはみえなくても，母親がペニスをもっていると想像することによって，男の子は去勢不安を克服する。したがって女装行為はペニスをもった母親との同一化なのかもしれない（Fenichel 1945）。

　より未発達な段階では，男児は分離不安を回避するために母親と同一化するかもしれない。自分と母親との性器の違いに気づくことによって，母親とは別の個人であるがゆえに母親を失ってしまうという不安が高まる。異性装者の臨床研究から分かるのは，一般的に彼らは女装するとき精神内界の母親対象とある程度の融合を体験しているということである。この融合は，なだめの機能を有する内なる母親的存在を失う危険がないことを再保証してくれる。これらの男性は常に異性愛者であり（Person 1986），多くの者はその他の点については適応が良い。188名の異性装の男性の研究（Brown et al. 1996）では，異性装者は平均的な男性と性機能，パーソナリティ，および情緒的苦痛の検査で識別できないことが明らかとなった。これらの個人が精神科治療を求めることはほとんどない。異性装者は通常自分が異性愛者で男性であることを強く確信しているが，中には自分が性転換症者となってしまったと確信し，中には中年期になってクリニックを訪れる者もいる。これらの場合，そうした人びとは性転換手術が必要な真正の性転換症者とは考えられない。というのも性転換症と異性装との併存はきわめてまれであると考えられているからである（Bower 2001）。

治療的考察

　パラフィリアの患者はきわめて治療困難である。長年，彼らは自分の問題に対する巧妙な性

愛的解決法を発展させてきているし，それを手放すことにほとんど関心を示さない（McDougall 1986）。なぜ大きな快感をもたらす営為を止めようと思う人がいるであろうか。たいていのパラフィリアは自我親和的であり，症状のために苦痛を感じているごく例外的な患者だけが進んで治療を求める。

　パラフィリア患者は，追い詰められて治療にやってくる場合が圧倒的に多い。結婚生活の危機から離婚の脅威が生じると，異性装者は診療を求めてくることがある。窃視症や露出症，そしてとりわけ小児性愛の場合は，法的な圧力から，保護観察の条件として，あるいは収監に代わるものとしてしばしば治療を命じられることがある。公判を控えていると，患者は法廷での「心証を良くする」ため，そして判事に影響を与えて起訴を取り下げさせるため，形だけでも治療を受けようとするであろう。たいていのパラフィリアの症例で，最初にすべきことは，法的状況を明らかにすることである。臨床家は，患者の公判が結審するまで，長期間の治療に関する決断を先延ばしにするかもしれない。すべての法的な問題が解決された後でも，治療を求め続ける患者は予後がよりよいことがある（Reid 1989）。

　パラフィリア障害の患者の治療でもう1つの大きな障害となるのが，彼らが引き起こす逆転移反応である。Freud と彼以降の他の多くの人たちが繰り返し指摘してきたように，本当にわれわれが無意識的な倒錯願望と闘っているならば，われわれが自分自身の倒錯的衝動に対するのと同じように患者に反応するかもしれないと考えるのは妥当である。われわれは嫌悪感，不安，軽蔑で満たされる。われわれに備わった自然な衝動は，懲罰的に反応することである。つまり，道徳を説き，たしなめ，説教し，そして倒錯を「根絶する」ためにわれわれができることをすることである。われわれが自ら衝動を慎重に制御しているときに，そうした衝動に身を任せる人がいるらしいと見聞きするとわれわれは恐ろしさに怯む。しかしながら，われわれも患者の性的活動の詳細な話を聞くことで窃視症的快感を得ているかもしれない（Fagan et al. 2005）。逆転移のもう1つの傾向は，人生におけるその他の話題について話すことで，パラフィリアを回避しようとする患者と共謀することである。臨床家は，性的な病理の全領域を扱わずに回避することにより，自身の嫌悪感と軽蔑の感情を回避することができる。ある種の患者，とりわけ小児性愛者を相手にすると，特定の治療者は強い逆転移性の憎悪のために，自分が治療的に振る舞うことなどできないと感じるかもしれない。この場合，その患者を他の施設に紹介することが最善である。

　倒錯の人を治療するにあたり困難となる1つの決定的な理由は，関連する精神病理である。性犯罪で有罪判決を受けた113名の男性の研究（Dunsieth et al. 2004）では，85%が物質使用障害であり，56%が反社会性パーソナリティ障害の基準を満たしていることが分かった。パラフィリア的空想と行動とを修正することは困難であるが，患者の状態が深刻な薬物依存や反社会的な性格病理によって複雑化している場合は，予後に関してはより一層慎重にならざるを得ない。

　パラフィリア，特に小児性愛と他の犯罪行為を伴うものの治療が本当に効果的かどうかは，激しい議論が続いている（Hall 1995; Marshall and Pithers 1994; McConaghy 1998; Prentky et al. 1997; Rice et al. 1991）。いくつかの研究は希望を与えてくれるが，追跡調査で使用されている転帰指標の妥当性には大いに問題がある。逮捕歴で測定するときに，累犯を用いることは，狭い網を投げることになる。たとえば，小児性愛者を24時間体制で観察することは不可能なので，調査者は彼らが子どもたちに性的いたずらをしようという衝動に基づいて行動し続けるかどうかを

確信することができない。

パラフィリアの治療効果についての研究の大多数は性犯罪者を対象に行われてきた（Fagen et al. 2005）。しかしながら，ほとんどの性犯罪はパラフィリアの表出ではない。さらに，ほとんどのパラフィリアでは，もっぱら影響を受けた個人の内部に懸念が生じるため，性犯罪行為に直接つながることはない。そのために，パラフィリアの実証研究に含まれる歪曲された母集団では，どの治療がどのパラフィリアの人たちに有効なのかを決定することは非常に困難である。いまだわれわれは，ある特定の精神療法的治療がいずれか1つのパラフィリアに対して一意的に効果があるのか，あるいはすべての種類のパラフィリアに対して効果的であるのかをいうことができる地点にいない（Fagan et al. 2005）。Murphy ら（2014）が主張するように，

> もし，この100年間の治療を振り返ることで現れてくる共通のテーマが1つあるとすれば，治療的枠組みの組み合わせが，単一のアプローチや独善的に適用された治療アルゴリズムよりもより効果的であるということである。1人の患者に対してうまく働くものが，別の患者に対してはうまく働かないかもしれない。

たいていの治療プログラムが，個々の患者に合わせた統合モデルを含んでいる。ほとんどの性犯罪者は再発予防と認知行動療法とを組み合わせた治療を受けている。しかし専門家は，治療コンプライアンスの問題と正確な追跡データを集めることの問題とを考慮すると，有効性を決めることはきわめて困難であるという。パラフィリアのいくつかの型の治療についてかなりの精神分析的または精神療法的文献がある（Fogel and Myers 1991; Goldberg 1995; Kaplan 1991; McDougall 1980, 1986, 1995; Person 1986; Rosen 1964, 1970; Stoller 1985）。治療目標は通常，次の通りである。患者が自分の否認を克服するように支援し，犠牲者に対する共感を発展させるように手助けすること。偏った性的興奮を同定し治療すること。社会的欠損と不適切な対処技能を同定すること。認知的歪みに挑戦すること。そして，患者に魔が差すような状況を回避することを含む包括的な再発防止策を作ること。

多くのパラフィリアに対する今日的治療において，とりわけ性犯罪が行われた状況では，精神療法はテストステロンを低下させる薬物治療と組み合わされる。2つの主要なテストステロン減少薬は，抗アンドロゲン薬とゴナドトロピン放出ホルモン部分作動薬である（Fedroff 2010）。これらの薬剤は性欲動を低下させることにいくらか効果があるかもしれないが，問題のある副作用については議論がある。性犯罪者が確実に服薬を遵守するよう請け合うことは困難であり，薬剤が根底にある心理的問題を処理するわけでもない。薬剤がテストステロン濃度を低下させるのに効果的なときでさえ，相当数の犯罪者は逸脱した性的空想や行動を取り続ける。最も一般的に使用される薬剤は Depo-Provera（メドロキシプロゲステロン持効性注射剤），Depo-Lupron（ルプロリド持効性注射剤），もしくはトリプトレリンである（Berlin et al. 1995; Rosler and Witztum 1998）。しかしながら，これらの薬剤のいくつかには，精子産生減少，糖負荷に対する反応性の高インスリン血症，体重増加，乳房結節，血栓塞栓症現象，副腎機能低下を含む深刻な副作用がある。また肝細胞癌の危険性が高まる可能性がある（Briken et al. 2001）。結果として，選択的セロトニン再取り込み阻害薬や黄体形成ホルモン放出作動薬のような，より安全な薬剤の使用を試みる者もいる。

精神療法による治療

表出を重視した表出 - 支持的個人精神療法が，パラフィリアのいくつかの症例における推奨される治療法かもしれない。しかし，それにもかかわらず治療者の期待は控えめでなければならない。多くの患者は対象関係性と自我機能とにおいて顕著な改善を示すだろうが，根底にあるパラフィリア的傾向はそれほど修正されないことがある。一般的に，高い水準の性格構造をもつ患者は，境界例水準の患者よりも転帰が良い（Person 1986）。

同様に，心理的資質があり，ある程度の動機付けがあり，症状をある程度苦痛に感じ，症状の起源について興味をもつ患者は，そうした性質を欠く患者よりも改善しやすいであろう。

パラフィリアの患者を力動的精神療法で治療するとき，いくつかの典型的な問題が生じる。これらの患者は，パラフィリアそれ自体に焦点を当てることをめったに望まないし，しばしばそれは自分にとってもはや問題ではないと強く主張する。精神療法家はパラフィリアと関連した障害を扱わなければならないにもかかわらず，当初よりこのような否認にも積極的に立ち向かわなくてはならない。1つの治療的課題は，患者が今後の人生でパラフィリアの問題と取り組んでいけるように，性行動を患者のパーソナリティ機能の中心部分に統合することである。患者のパーソナリティにおける垂直分裂は，並行しているが明確に異なる転移現象を引き起こすかもしれない。それぞれの転移は，パラフィリアと共謀する型をしばしば含んだ，対応する逆転移を生み出すであろう。Goldberg（1995）は，治療者がすべきことは，その行動を患者が情緒的に生き残るために不可欠なものとして認識すること，およびそれを理解され減退していくものとしてみなすことの2つである，と示唆した。彼はこれに関連して，転移における垂直分裂は，治療者の中で同様の分裂した反応に出会うと指摘した。

精神療法において頻繁に遭遇するもう1つのジレンマは，患者のパラフィリア的活動に対して懲罰的な姿勢を回避することを軸に展開する。多くの州では，精神科治療中に小児性愛的活動が明らかになれば，治療者に対して守秘義務を放棄して報告を求める法律がある。法的，倫理的な判断はさておき，パラフィリア的行動は到底容認できないという反応を治療者に引き起こしやすい。敏感な患者は，しばしば治療者が懲罰的になるのを控えようと苦闘していることを見抜く。賢い患者は，性的症状に焦点を当てるのは手厳しく残酷であると治療者を非難することによって，この逆転移性の苦闘につけこんでくるかもしれない。また，患者は羞恥心や困惑，屈辱の感情を代わりに告白することで，症状について話すことを避けるかもしれない。

もし患者が初期の抵抗を克服して，症状理解のために治療同盟を築くことができれば，患者と治療者との双方は症状の無意識的意味とそれが患者のパーソナリティの中で果たす機能について探索を始めることができる。ほとんどのパラフィリアは，患者の気づきの外部にある対象関係の文脈で作動する。多くのパラフィリア患者は，自分の空想と行動とを本質的に心理的な意味をもたないものとして経験している。そして，その症状の必要性を高めているのかもしれない症状と感情状態との間の関連——あるいは症状と生活上の出来事との関連——について何も気づいていない。したがって，治療者の努力の多くは，これらの関連の説明を詳しく検討することになる。

22歳の男子大学生Ｓ氏は，大学構内で女子学生に自分の性器を露出したために逮捕され，その後

入院となった。彼は女子寮の駐車場で性器を露出させたまま車のシートに座っていた。女子学生がその傍らを通りながら車の中をみて驚きの反応を示すと，彼は非常に興奮するのであった。短期間の入院中に，S氏は精神療法を開始することに同意したものの，実際は渋々ながらの参加であった。彼は治療者に，逮捕され入院となったことに当惑して抑うつ的になっているので，再び露出行為に走ることはないと語った。彼はむしろ，治療の場で，自尊心や大学で勉強に打ち込む上での困難について語ることを好んだ。

　治療者はこの否認を直面化し，露出症の問題は単に入院させられただけでは消失しないと示唆した。退院後も，S氏は露出症的衝動と格闘し続けたが，時々その衝動に屈してしまうこともあった。治療で彼がそのような衝動を報告するたびに，治療者はその衝動や行為の潜在的誘因についてリフレクトするように勧めた。S氏はそれに先行する出来事や感情の記憶を探るときに本当に困惑しているようにみえた。露出願望は彼の同一性にとってあまりにも不可欠のものになっていたため，彼は感情的な文脈や関係性の文脈から起こってくるものとしてそれを考えることができなかった。

　S氏が露出した後のある面接で，治療者は露出のエピソードが，ある授業を一緒に受けている若い女性をデートに誘ったものの断られた直後に生じたことを指摘した。S氏は，拒絶され屈辱を受けたと感じていたこと，そして露出行為は女性が彼に応じないときの彼の怒りと復讐の表現であるという可能性を理解できることを認めた。彼は求愛する女性から拒絶されたり振られたりするときにいつも露出症的衝動が強まるパターンに気付き始めた。S氏は女性に対する怒りと，2歳のときに外での常勤の終日勤務に戻った母親に対する強い憤りとをつなげることができた。

　治療がS氏と女性との関係性についてのこれらの敏感な側面を取り扱い始めると，彼は突然に治療を中断してしまった。しかしながら，数年後に彼は治療者に手紙を送ってきて，露出衝動を克服する鍵をみつけたと書いていた。彼は自分の露出傾向にいまだに悩まされることがあるものの，「女性を愛せるようになる」方法を独習することで，その衝動を何とか制御していた。彼はある若い女性とのよい関係を通して，実際に彼のことを本当に大切に思ってくれる女性もいることに気付いた。彼は，女性が彼に対して抱いている感情を歪めて受け取っていたことを理解するのを治療者が手助けしてくれたと感謝していた。男性であるという理由で彼のことを女性が自動的に不快に思うわけではないと認識したとき，彼は女性に対する恐れをあまり感じなくなり，露出行為で女性に対して復讐せざるを得ないこともなくなった。

　夫婦療法はパラフィリアの治療を成功させるうえで非常に重要かもしれない。患者が最初に治療を求める心算になるのは，夫婦の危機によってなのかもしれない。夫婦療法は，パラフィリア的行為が夫婦間の性的そして情緒的困難をいかに反映しているかを描くうえでしばしば助けとなる。夫婦療法はまた，夫の行動に対する妻の根拠のない罪責感や自責感を和らげ，その代わりに自分は夫の行動の原因ではなくむしろ解決に必要な存在であるという感覚を高めることができる（Kentsmith and Eaton 1978）。夫婦間の不和を探索することによって，パラフィリアがコンテイナーもしくは「生贄」となることで，結婚生活上のより問題を孕んだ諸領域から焦点がずらされているということが明らかになる（Reid 1989）。したがって，臨床家は，パラフィリアの難治例では補助的な治療者として患者の配偶者を用いるという革新性を備えていなければならない。たとえば，露出症に対する数多くの治療に反応しなかったある男性は，彼がどこかに行くときはどこであっても車で連れて行くことに妻が同意したときにのみ症状を制御することができた。異性装の症例では，治療の主な焦点は，患者の妻を手助けして異性装行動は変化しにくいことを受け入れてもらうことであり，夫の女装の要求に対してより寛容になるよう援助することかもしれない。

近親姦の文脈で生じた小児性愛の症例では，家族療法は通常，全体的治療計画の不可欠な部分である。母親は典型的には，父‐娘（場合によっては父‐息子）間の性的関係についての多くの証拠に対して見て見ぬ振りをすることによって，これらの近親姦的な状況配置に共謀している。これらの母親たちは，しばしば親子役割が逆転した子どもとして成長しており，自分自身の両親や同胞の世話をするのに忙し過ぎて，子ども時代に必要な養育を全く受けられていなかった（Gelinas 1986）。世話役的な性向の延長線上で，彼女たちは，愛情に飢えた，依存的な男性と結婚する傾向がある。慢性的な放置される感覚のために，そうした家庭の母親は子育てについて極度に両価的になりやすく，子どもができると母親は圧倒され，結果として夫を放置することもあるであろう。母親と父親が疎遠になるにつれて，父親は子どものうちの1人——たいていは長女——に目をかけて世話しようとする。その結果，親子役割が逆転した子どものパターンの第2世代ができ上がる。この子どもは母親の代役を果たすことに責任を感じやすく，その責任の一部に自分自身の父親を性的に満足させることが含まれている場合，彼女は自分自身のニーズや権利よりも父親のそれを優先させるかもしれない。彼女は他者のニーズを満足させるために存在している。実際，近親姦症例の家族療法では，被害者が加害者を擁護し，彼に対する忠誠心を保ち続けることがしばしば明らかとなる。家族療法が効果を発揮するには，これらの力動に細心の注意を払う必要がある。被害者の加害者に対する忠誠心は認められ，尊重されることが大事である。また，父親の性的欲望や倒錯よりも，関係性や情緒的なつながりをもちたいという願望に焦点を当てることが有益である（Gelinas 1986）。近親姦の被害者は，これまで原家族で得られた唯一の暖かさは父親からのものであったと報告することがしばしばある。母親の情緒的資源が枯渇していることも共感的に扱わなければならないし，治療者は彼女の自我の能力を支えなければならない。悪者を求めて同定し，罰することで家族にアプローチする治療者は大規模な抵抗に出会う。家族成員は，家族システム内の恒常的均衡を理解しない外部の攻撃者を排除するために「円陣を組む」であろう。

力動的集団療法は，倒錯の患者に効果的に用いられてきたもう1つの治療様式である。窃視症と露出症とは集団の様式によく反応することがある。ある研究（Rosen 1964）では，24名の患者のうち21名が，6〜36カ月後の追跡期間で回復あるいは改善していた。小児性愛者のような性犯罪者への法的に強制力のある集団療法では，外来治療の形でさえ，満足できる結果が得られている（Ganzarain and Buchele 1990; Rappeport 1974）。これらの集団では，患者の問題を熟知している他の性犯罪者からの支持と直面化とが混在して提供される。それはちょうど薬物依存者やアルコール依存者の均質な集団が破壊的行動を変化させるために集団圧力をかけるのと同じである。Ganzarain と Buchele（1990）は，脳器質症候群，精神病，物質乱用，純粋な社会病質，排他的な倒錯など，障害が重篤な小児性愛者を除外することで，表出的集団精神療法によく反応する小児性愛者の一群を同定することが容易になることを明らかにした。犯罪者向けの集団に参加している患者はしばしば責任を否認し，責任を外在化するが，多くは無意識的な罪悪感と犯罪が露見してしまったことについての強い恥と屈辱の感覚をもっていた。しかしながら，これらの感覚は精神療法的探索に対するかなり強い抵抗によって回避されるのが典型である。治療は法的に命じられていることから，犯罪者の多くは集団療法家を裁判所の代理人とみなしていて，それゆえに「服役」の態度をとっていた。社会病質の度合いが低く，無意識的罪悪感が強いこれらの

274 第Ⅱ部 DSM-5障害への力動的アプローチ

患者は，最終的には集団療法過程を使用し，彼らの女性に対する憎悪が彼らの愛されたいという欲求から生まれてくることを理解することができた。この理解は性的衝動をより強く制御できることにつながり，対象関係の能力の全般的改善をもたらした。

入院治療

　最も入院に至ることの多いパラフィリア患者は小児性愛者であり，またそれほどではないにしろ外来治療では行動を全く制御できない露出症者も入院に至りやすい。精神療法的治療で記述されているのと同じ逆転移の問題の多くが，入院治療でも起こる。自分のパラフィリアに関する患者の否認は，他の問題に焦点を当てるという共謀へと病棟スタッフを仕向けるかもしれない。ある露出症患者は，スウェットパンツの上から見てもはっきり分かるほど勃起したまま，いつも病棟ホールに座っていた。しかしながら，見ることへの恐れがこの患者に対する逆転移の1つの顕れであることを医師が指摘するまで，看護スタッフの誰1人としてこの行動に気づいたことを報告しなかった。この同じ患者はまた，女性看護師が巡回してくるまで自室に裸で立っていることがしばしばあった。そして女性看護師が彼を目にすると，彼は驚き怒ったように振舞うのであった。患者の主治医が病棟の集団ミーティングでこの行動について取り上げると，患者は主治医のことを，仲間の前で恥をかかせるほど無神経で残酷である，と非難することによって患者仲間から支持を集めようとした。

　一般的に，パラフィリア患者は，入院病棟での集団ミーティングやコミュニティミーティングで彼らの問題について議論することに反対する。しかしながら，病棟スタッフが治療ミーティングで性的問題を避ける要求に応じるとき，病棟スタッフは入院が必要となった倒錯について扱うことなく全入院期間をやり過ごそうとする患者の傾向に共謀していることになる。多くの小児性愛者は驚くほど口先がうまい人物で，他の患者に取り入って直面化を回避してしまうだろう。

　　41歳の男性教師 T 氏は，長年，小児性愛的な性的行為に夢中になっていた。病院スタッフが病棟のコミュニティミーティングで子どもに対する彼のわいせつ行為について言及するよう主張すると，T 氏は応じたが，それは他のどの患者からもフィードバックを受けないようなやり方であった。彼は，自分は子どもたちを愛していて，アメリカの将来を憂えていると話を切り出した。彼は自身の2人の娘に対する愛情について，そしてこの入院が娘たちにどれほどの影響を与えるのかという懸念について長々と語った。彼は子どもたちとの性的行動を認めたが，それが無害なものに聞こえるようにした。彼はどの子どもに対してであれ，いかなる性的行為をも強制したことは一度たりともないと説明し，実際，彼のすべての被害者は彼との身体接触を楽しんでいたのだと主張した。彼はそれを「抱擁」と「愛撫」という言葉で語り，それはいつも愛情あふれた友情の中で生じたと主張した。彼が彼の語りによる釈明を終えたときには，他の患者はすっかり同情的になっていた。そのミーティングを担当する精神科医が，T 氏の行動に衝撃を受けたり強い嫌悪感を抱いたりしたかどうか尋ねた。しかし誰もがそのような反応を否定した。

　病棟内の小児性愛者は，実際に患者集団を麻痺させてしまい，他の患者にならば与えられる効果的なフィードバックを彼らに与えられないようにするかもしれない。加えて，著しく反社会的なパーソナリティ特徴をもつ小児性愛者は，彼らのパラフィリア的行動が入院中に決して扱われることがないようにひたすら嘘をつくかもしれない。そのような患者の1人は，6週間の入院期

間ずっと自分は間違って告発されたと主張し続けていた。退院の日に，彼は実際に子どもに性的いたずらをしたがそれを認めたくなかったと含み笑いしながら主治医に白状した。この患者が病棟を去るために荷物をまとめたとき，主治医には患者の状態を改善するために何もできなかったという挫折感と無力感とが残った。

　治療上求められている動きを示すことで治療に従っていると病棟スタッフに確信させる小児性愛者もいるかもしれない。彼らは自らの衝動と欲望の起源について精神療法の中で得られた洞察を用いているようにみえるが，内心では自らを変えることには興味がない。彼らは治療という「ゲームに参加」しているだけである。というのも，病院での治療は，小児性愛者がしばしば集団レイプや殺害の対象となる刑務所よりもはるかに好ましいからである。入院期間中に模範的な患者であった小児性愛者の1人は，小児性愛的衝動が退院時点で完全に制御されていると報告した。子どもたちに惹きつけられることは最早ないとさえ彼は言った。退院後ハーフウェイ・ハウスに移ってからも，彼は小児性愛的欲望に煩わされることは最早ないと報告し続けた。この幻想は，警察が2件の子どもに対する性的いたずら事件について彼に逮捕状を出したときに打ち砕かれた。治療に沿った動きを示しながら治療スタッフを欺くパターンは，この患者たちの間ではあまりにもありふれたことである。そのため，ある小児性愛者たちにとっては，集団的な直面化アプローチを含んだ性犯罪者のための特別プログラムを有する矯正施設の方がはるかに望ましいことがある。

性機能不全

　DSM-5の多くの章とは対照的に，性機能不全の章には分類上の大幅な変更が多数導入された。性機能不全はこれまで欲望－興奮－オルガズム－消退を含む線形の性反応周期に対応していたが，その後の研究で，性反応は実際には不均質なものであり全くもって線形ではないことが明らかになった。

　その結果，DSM-5は命名法を変更し，性機能不全をより性別特異的にしている。女性の場合，DSM-5では単独の性欲障害や興奮障害はない。むしろそれらは組み合わされ，女性の性的関心・興奮障害となっている。しかしながら，この新しい診断単位についての研究はほとんどないため，治療者は臨機応変に対応しなければならない。

　もう1つの大きな変更点は，今回から，性機能不全のすべてで，より正確な重症度基準だけでなく約6カ月間の最低持続期間が必要になることである。この必要とされる持続期間の唯一の例外は，物質誘発性の性的問題の場合である。性交疼痛症と膣痙はもう独立した診断名ではない。これらは組み合わさり性器－骨盤痛・挿入障害となっている。最終的に，性嫌悪障害は削除された。新しい分類体系は性機能低下の問題に焦点を当てている（表11-1参照）。

　一般向けのメディアはしばしば「セックス依存」に言及するが，診断カテゴリーに含めることを支持する充分な資料が存在しないため，**性欲過剰障害**は含まれなかった（Balon and Clayton 2014）。そのうえ，正常な性行動を定義した基準は存在しないため，道徳的で批判的となる可能性，つまりどの程度までの性行動が容認可能で，非病理的であるかということを決定づけてしま

表 11-1 DSM-5 に含まれる性機能不全

射精遅延

勃起障害

女性オルガズム障害

女性の性的関心・興奮障害

性器 - 骨盤痛・挿入障害

男性の性欲低下障害

早漏

物質・医薬品誘発性性機能不全

他の特定される性機能不全

特定不能の性機能不全

う可能性がある。

　性機能不全の治療において行動療法的技法が長年この領域の中心であったが，多くは Masters と Johnson（1970）の基礎的な研究に基づいている。最初の興奮が過ぎ去った後，少しばかり驚くべき結果を報告した研究が現れた（Kilmann et al. 1986; O'Connor and Stern 1972）。セックス・セラピストは，相談者 2 人の治療動機，2 人の夫婦関係の状態，特定の性的症状が，行動療法的技法が効果的かどうかについて多大な影響を及ぼすことを認識していた（Lansky and Davenport 1975）。たとえば，性反応周期における欲望の段階に内在する問題はしばしばセックス・セラピーに抵抗性がある。Helen Singer Kaplan（1974, 1979, 1986）は，行動療法的技法と力動的アプローチとを組み合わせた洗練されたモデルを発展させた。

　最近になって，バイアグラ（シルデナフィルクエン酸塩）のような勃起不全のための薬物の開発が，セックス・セラピーの実践を劇的に変化させた。この領域における主要な学術誌の調査（Winton 2001）では，性機能不全の領域での焦点が男性の勃起不全に移ってきていることを示した。これらの問題の多くは薬剤で容易に治療可能であり，さらに女性の性欲低下，およびオルガズム不全に対する徐放性ブプロピオンでの治療に関心が集まっている（Modell et al. 2000; Segraves et al. 2001）。性機能不全の治療の医療化は，性科学的ケアを廃れさせてしまうかもしれないという懸念を表明している専門家もいる（Rowland 2007）。また，精神医学は徐々に人の性愛を見捨てつつあり，性愛に関する履歴がしばしば聴取されなくなってきていると指摘する観察者もいる（Balon 2007）。しかしながら，還元主義的アプローチやさまざまな薬物により引き起こされる副作用から起こる問題は，性機能不全における生物心理社会的観点が置き去りにされてはならないことを示唆している。実際，いまや精神療法はこれまで以上に意義のあるものとなっていると信じる専門家もいる（Althof 2007）。米国での成人における性と健康の調査報告（Lindau et al. 2007）は，『New England Journal of Medicine』に掲載されたとき，非常に大きな注目を集めた。それは，男性と女性の約半数が少なくとも 1 つは困った性的問題を報告していることを指摘していて，またおそらく，さらに当惑することに，これらの問題がまれにしか医師と話し合われないことを見出した。たいていの性機能不全は多元的性質をもつため，これらの問

題の理解と治療のためには生物心理社会的視座が必要とされるという，この領域における共通認識が広がりつつある（Balon and Clayton 2014）。

　臨床家は，性的問題が初診時の主訴であるとき，それがしばしば氷山の一角でしかないことを以前から知っている。勃起不全の薬物療法の到来で，ほんのたまにしか性的接触がなくても概ね安定した平衡が保たれている夫婦間での問題の現れ方が多様になった。多くの夫婦は，勃起不全により覆い隠されてきた親密さの問題の性質を明確化することを促すために2人の関係について改めて話し合いをしなければならなかった。勃起したり，それを維持したりする能力についてもはや不安がないため，婚外交渉をもち始める男性もいた。著名人によるお墨付きが与えられている勃起不全のための薬物がテレビや雑誌に登場すると，これは一般に議論できる話題となった。そのためさらなる研究の取り組みが可能となっている。症状に対する恥ずかしさと困惑のために，男性が勃起の問題が生じて治療を求めるまでの間に依然として約3年の間隔がある（Moore et al. 2003）。身体的原因が症状に関連しているかどうかにかかわらず，多くの男性は性的にうまく出来ないとき自尊心への大きな打撃を感じる。それゆえに，特定の薬物療法が利用可能であってさえも，個人および夫婦/合同療法がいまだに必要である。そのうえ，男女を問わずかなりの割合が，性機能不全のために現在使用されている薬には反応しない。

精神力動的理解

　短期のセックス・セラピーと薬物療法は，オルガズムへの到達に困難があるが，関連する重篤な精神病理をもたない個人と夫婦/恋人にとって最も費用対効果の優れた治療であるかもしれない。欲望と興奮に関連する障害は，より根深い精神病理的要素に縛り付けられているため，短期のセックス・セラピーでは効果が得られない傾向がある（Kaplan 1986; Reid 1989）。この議論は，これらの領域の諸問題点に焦点を合わせている。

　セックスの欲求をもたない男性もしくは女性の患者，あるいは欲求はあるが勃起できない男性患者の精神力動的理解は，症状の出現状況を注意深く理解することから始まる。もし患者が誰かと恋愛中であるのなら，臨床家は欲望や興奮の問題が現在の恋人との間に限定されるのか，あるいはセックスの対象となりうるすべての異性全般に及ぶのかを見極めなければならない。あらゆる異性に対して引き起こされるような精神内界の困難を主として示す人とは対照的に，その組合せでのみ生じる性的困難は，2人の間の対人的な力動の文脈から理解されなければならない。しかし，臨床家は欲望の問題は他のすべての心理的症状と同様に多くの要因から決定されていることは忘れてはならない。

　1999年の米国の確率標本（Laumann et al. 1999）では，現在と過去の両方で，問題をはらんだ関係性が性機能不全と強く関連していることが明らかとなった。実際，この研究での女性の性機能不全のすべてのカテゴリーが，不幸および情緒的，身体的満足感の低さと強く関連していることを示していた。女性の興奮障害は，成人‐子ども間での接触や強制的な性的接触による性的被害と有意に関連していた。最近の研究（Reissing et al. 2003）では，膣痙もまた性的虐待を受けた割合の高さ，および肯定的な性的自己スキーマの乏しさと関連していた。成人‐子ども間での接触による男性被害者は，被害に遭わなかった男性よりも3倍勃起不全を経験しやすいことが

分かった。幼少期の性的虐待の男性被害者はまた，幼少期の心的外傷を経験していない対照群と比較すると，早漏と性欲の低下を経験する傾向が2倍であった。調査者たちは，性機能に対する長期に持続する深刻な影響は，両性ともに外傷的な性的行為の結果と思われることを強調した。

　Levine（1988）は適切な欲望と興奮のために同調して機能しなければならない性欲の3つの個別の要素を示した。それは欲動，願望，そして動機である。欲動は生物学的起源をもち，ホルモンレベルや内科的疾患や内服のような身体的要因によって影響を受けるかもしれない。願望の要素は意識的な認知的もしくは観念的要因と密接に関連している。たとえば，正常な欲動の構成要素が存在していても，人は宗教上の禁止のため，あるいはHIV感染を恐れるため，セックスしたいとは思わないかもしれない。第3の要素である動機は，無意識的対象関係のニーズと密接な関係があり，最も治療的介入の焦点となりやすい構成要素である。

　臨床家は3つの要素すべてを査定し，なぜこれらが統合されて全体として機能しないのかを理解しようと試みなければならない。多くの要因が個人の動機を妨げているかもしれない。夫婦の片方が婚外交渉をもっており，配偶者への関心を失っているだけかもしれない。ある人は配偶者に対して長い間怒りをもち続けているために性交渉など論外なのかもしれない。夫婦のセックス以外の関係性での問題は，おそらく制止された性欲の大部分を説明している。性的伴侶の歪んだ転移もまた，動機を妨げるうえで重要な役割を担っている可能性がある。セックス・セラピーや夫婦療法を受ける多くの夫婦では，無意識裡に配偶者のことをあたかも異性の親のようにみなして相手と関わろうとする。このような状況では，性的関係は無意識裡に近親姦として体験されるかもしれず，そのためお互いにセックスを避けることによってこのタブーと関連する不安に対処している。Simpson（1985）は，セックス・セラピーで妻が指示された課題の実行に強く抵抗した症例を報告した。この抵抗が力動的に探求された結果，その妻は自分の中には夫がセックス・セラピーで改善しないことを望んでいる部分があるということを治療者に対して認めることができるようになった。彼女は，もし夫の性的機能が充分に回復すれば，夫は彼女の父親のように「女たらし」になるであろうと恐れていることを明らかにした。夫に対するこの歪んだ転移は，セックス・セラピーがうまく進展することを揺るがす恐れがあった。治療や分析を受けている独身者でも，性的伴侶となりうる相手に対して，動機の問題をもたらすような転移類似の愛着を体験するかもしれない。

　　U氏は25歳の専門職に就く独身男性で，仕事と性愛の能力についてのさまざまな問題で精神分析にやってきた。U氏の性欲の構成要素のうち欲動は全くもって充分であった。彼は性的緊張を緩和させるため1日に数回自慰行為をしていた。性欲の構成要素のうち願望についても問題なかった。彼は相応しい女性との性的関係を熱望していたし，そうすることについての空想にも耽っていた。しかしながら，彼が女性に魅力を感じるときに取る特徴的な行動パターンから，動機の要素が欠如しているようにみえた。分析で彼がその女性について語るとき，彼が強く求めている現在の対象を最終的には失ってしまうであろうということを涙ながらに確信するようになった。彼の喪失の予感はそうした強い悲しみの感情をもたらし，またあまりにも彼を圧倒してしまうため，彼は決して関係を求めずに，代わりに孤独な自慰行為に退却しようと決心していた。
　　U氏は喪失を予感するこれらの感情を体験するたびに，彼の分析家は同じような感情を呼び起こす過去の出来事や生活上の体験について連想を引き出そうと試みた。かなりの期間の分析作業の後，

患者はついに自分の感情の意味を理解し始めた。彼が 5 歳のとき，彼の父親は戦争に行き 1 年間不在であった。この間，U 氏は「一家の主」であり，母親の愛情をめぐる主なライバルが不在のため，彼女との関係で特別な地位を占めていた。ときに彼は母親と一緒に寝ることすらあった。しかしながら，U 氏の父親が戻ってきたとき，患者は母親とのこの特別で親密な関係性の圧倒的な喪失に苦しんだ。

　患者の人生におけるこの時期の記憶は，性的関係を求めようとしないという自分の動機を理解するうえで手助けとなった。彼は女性に夢中になるとすぐ，母親転移による愛着を形成し始めた。彼女を（無意識水準で）母親として再体験すると，母親が父親のために彼を脇に追いやったように，彼女がまた他の男のために自分を「お払い箱にする」であろうと確信するようになった。U 氏はこの悲しみに再び直面することを恐れ，性的関係を避けるようになっていた。この洞察により，U 氏は相当な去勢不安にも身を晒すこととなった。彼はセックスの間，自分のペニスが傷を負うかもしれないと強く不安に感じていることを理解した。最終的にその懸念を彼は，自分が母親のベッドで父親の場所を奪ったことに対する報復への恐れと関連付けた。

　われわれの性的な興奮と欲望の能力は，明らかに内的対象関係と密接につながっている。Scharff（1988）は Fairbairn（1952）の発達論（第 2 章参照）に基づく制止された性欲の対象関係モデルを発展させた。Fairbairn は 2 つの「悪い対象」システムを仮定した。すなわち，対象を求めるリビドー的自我と自我を焦らすだけ焦らすリビドー的対象。そして，攻撃し，見捨て，ネグレクトする反リビドー的対象とそれに対する憎悪と怒りを感じる反リビドー的自我，である。拒絶的もしくは反リビドー的な対象は，興奮させる対象であるリビドー的対象を排除しようとする。そのため Scharff のモデルでは，この反リビドー的システムが，リビドー的システムに由来する性的興奮を妨げる。

　これらのメタ心理学的な抽象的概念は，典型的な関係性の発達を吟味することでより容易に理解しうる。人は，リビドー的もしくは要求刺激的な対象システムの活性化の結果として，お互いに惹かれ合う。相互の投影同一化を通して，それぞれが相手を興奮させる対象とみなす。理想化された「恋仲の」状態を維持するためには，それぞれが反リビドー的もしくは拒絶的な対象を抑圧する必要がある。しかしながら，その関係がもつ輝きと新鮮さとが薄れていくにつれて，抑圧された対象関係ユニットが表面化してくる。これは，ニーズが満たされないことが避けられない状況ではとりわけそうである。この時点で，反リビドー的システムの拒絶的な対象は伴侶に投影される。そして，その伴侶を迫害的もしくは自分を見捨てる対象として知覚することで性的興奮が汚染される。

　Scharff のモデルでは，臨床家は内的・外的対象関係の 3 つの異なる領域に従って欲望の障害を評価しなければならない。すなわち，1）2 人の現在の夫婦関係の外的現実，2）各個人の内的対象世界と，それが性的親密さの能力に与えている影響，3）現在の家族布置（子ども，高齢の両親，およびその他の要因を含む）と，それが性欲に与える影響，の 3 領域である。Scharff は，性欲は結婚そのものの発達段階によって大きく影響されるということを指摘してきた。

　重篤に障害された患者，特に統合失調症と重症境界例の患者は，自分が誰かと性器を通じて混じり合う可能性について考えるだけで自分の脆弱な自我が圧倒されることに気づくかもしれない。性欲の抑制をもたらすこれらの患者における動機的要因は，第 9 章で述べられた原始的な不安状態と関連している。これは解体不安，迫害不安，相手と融合することの恐怖を含んでいる。その

280 第Ⅱ部　DSM-5 障害への力動的アプローチ

ため，性的関係を控えることは，自我の統合を守っているようにみえることがある。特定の精神力動的テーマは，しばしば境界水準もしくは精神病水準の構造をもった患者にとって高度に不快なものでありうるオルガズム体験に付随していることがある（Abraham 2002）。性機能不全の患者に対する包括的な理解と治療計画を定式化する際に，これらを考慮に入れておくのがよい。

治療的考察

　性機能障害を査定する臨床家は，行動理論に基づく短期セックス・セラピー，認知療法，夫婦療法，精神分析もしくは表出的‐支持的精神療法，薬物療法，あるいはこれらのうちいずれかを組合せたものを指示するかどうか決断することになる。しばしば治療の組合せは最大の効果を狙って用いられる。夫婦の性的能力の変化がもたらす衝撃は，しばしば精神療法的介入を要する影響を広範囲に及ぼすことがある。シルデナフィルのような勃起不全治療薬は，夫婦の平衡を破壊する可能性があるという点で注目を集めたが，ブプロピオンを処方されてきた女性患者も，ときにほとんど制御不能と感じられる強烈な性欲に駆られるかもしれない（Bartlik et al. 1999）。そして，それが夫婦に及ぼす影響のためにも，また精神療法的作業が必要となるかもしれない。Balon と Clayton（2014）は，男性患者が生涯にわたる勃起不全歴を報告するとき，おそらく力動的精神療法が総合的治療アプローチのなかで重要な要素となる可能性を示唆した。広告のおかげで，多くの患者が，シルデナフィルのような薬を処方されると「魔法の薬」を期待するが，結局，親密さや期待，失望にまつわる諸問題が持続することに失望して終わる。

　さまざまな治療様式の適応は，初期評価の間にはっきりとするとは限らない。行動理論に基づく短期セックス・セラピーがうまく行きやすいのは次の場合である。すなわち，夫婦が強く動機づけられている場合，夫婦がどちらも重篤な精神病理をもっていない場合，夫婦それぞれが関係性に適度に満足している場合，機能不全が遂行不安に基づき，オルガズム期に関係している場合。性欲が制止されていて，関係性に広く幻滅している夫婦は，2 人の関係性における基本的な問題を扱う時間として夫婦療法を求めるかもしれない。もし 2 人が夫婦療法の後も一緒にいると決めるならば，セックス・セラピー技法がより適切なものとして勧められる。

　短期セックス・セラピー技法の適切な候補者に思われるが，課題を実行しないことで治療過程を蝕む夫婦は，Helen Singer Kaplan（1979）が精神性的療法 psychosexual therapy と名付けた混合治療を必要とするかもしれない。この治療では，治療者は行動課題を処方し，その後，力動的精神療法を用いて課題実行に対するあらゆる抵抗を扱う。Kaplan は，この技法の組合せがある種の患者の治療の成功にとって重要であることを見出した。治療の力動的部分は，患者の性的快感についての強烈な罪悪感のようなテーマを探索できるようにする。伴侶に対する親転移もまた，明らかにされ探索される。加えて，多くの患者はいかなる試み——これには性的能力も含まれる——においても成功することについて無意識的葛藤をもっており，それは吟味されるのがよいかもしれない。Kaplan（1986）はまた，原家族で割り当てられてきた「敗者」や「落伍者」の役割を無意識に行動化している患者もいることに気づいた。

　重度の性格病理や性愛についての根深い神経症的葛藤を有する患者は，精神分析か表出的‐支持的精神療法で治療すべきである（Kaplan 1986; Levine 1988; Reid 1989; Scharff 1988）。これら

の問題は時には，セックス・セラピーの長期評価において初めて表面化する（Scharff 1988）。特定の患者は，短期療法を試みてそれが効果ないとわかるまで，長期にわたる集中的な個人精神療法の必要性に納得しないことがある。長期にわたるセックス・セラピーにより，治療者が夫婦それぞれの内的対象関係の理解を深めることも可能になる。第5章の対象関係論的家族療法および夫婦療法の節で述べたように，治療者は夫婦の双方からのさまざまな投影同一化を「コンテイン」する。この過程に開かれた治療者は，「直接の体験」を通して，夫婦の対象関係性の問題を孕んだパターンを診断することができる。しかし，性愛についての根深い神経症的葛藤が存在する場合，もしくは重度の性格病理が存在する場合，セックス・セラピーはしばしばこれらの問題を増悪させてしまうであろう（Lansky and Davenport 1975）。感覚集中訓練を処方することは，夫婦の関係性が形成されてきた方法によって習慣的に回避されている問題に，夫婦を直面化させるであろう。とりわけ性的外傷の既往のある症例の場合，セックス・セラピーを処方することは，それ自体外傷の一形態として経験されることがあり，また夫婦に広範な反治療的影響を及ぼすかもしれない。

　　Ｖさんは46歳の専業主婦で，性的関係に対する興味が全く欠如していることから夫と共にセックス・セラピーにやってきた。数回の不毛な面接の後に，セックス・セラピストはＶさんを表出‐支持的個人精神療法へと紹介した。彼女は個人精神療法家に最初に会ったときにほっとした。なぜなら彼女は，夫との「性的関係を強制される」ことはないだろうと気づいたからである。
　　彼女は，夫婦関係を，夫から全く感謝されない世話役的役割を伴うものとして述べた。夫は4年前に退職し，いまではテレビを観ながら家でゴロゴロすることで毎日を過ごしていた。彼女はこの関係を幸せに思っていなかったが，それを変えようとすることにはほとんど興味がないようにみえた。彼女は繰り返し自分を責め，自分はいまよりもよい生活には値しないと言った。この自己中傷と諦めのパターンを治療者から指摘されると，Ｖさんは，人生で幸せを感じる度毎に「打ち負かされて」きたと打ち明けた。その後，彼女は人生における出来事について抱いた肯定的な感情のために，自分が常に罰せられてきたそのあり様を例示するため，子どもの1人の死を含む多くの例について詳しく話した。
　　Ｖさんは精神療法で幅広い話題について語ったが，彼女がそもそも治療を受けるようになった自らの性愛や性的問題に言及することは頑なに拒否した。治療者は，自分があたかも彼女に性的問題と取り組むよう強制しているように感じ始めた。彼が彼女にそれらのことを穏やかに尋ねると，彼女はあたかも強姦魔と対面しているかのように反応し，暴行を受けたと感じ，黙り込んでしまった。治療者は，精神療法の中に外在化されていた内的対象関係を診断するために自らの逆転移感情を用いた。治療者はＶさんに「性愛について質問することで私があなたを傷つけているかのように，あなたは反応していらっしゃるようです。これは，あなたの性愛に関連した何かしらの過去の外傷の反復なのではないでしょうか」と言った。Ｖさんは取り乱し，小さい頃に叔父から受けた性的外傷の過去を涙ながらに認めた。彼女はまたさらに最初の結婚について語り，何度となく浮気を繰り返したため非合法な中絶を2度もする破目に陥ったことを説明した。彼女はいつも「お父さん子」であったので，これらの浮気がすべて，父親を探し求めてのものであったのかもしれないと考えた。この洞察は，彼女が18年ほど前に父親が亡くなったときに浮気を止めたという気づきと結び付けられた。彼女の父親は，彼女の乱交により生じた彼女の夫婦問題のいくつかに巻き込まれていたし，彼女が夫に対して不誠実であることに相当悩んでいたようであった。彼女は，最初の結婚のときの乱交が父親の死の原因となったのかもしれないとすら考えていた。治療者の解釈で，Ｖさんが理解

282　第Ⅱ部　DSM-5 障害への力動的アプローチ

し始めたのは，自己犠牲と夫を世話するための献身的態度が，父親に負わせたと彼女が信じている衝撃に対する心理的修復の一形態であるということであった。彼女はまた，乱交と 2 度の中絶について自らを罰するために自分の性的快感を禁じていることを理解し始めた。

　症例 V さんは，根深い性的問題がいかに自我親和的であるかを示している。というのも，これらの性的問題はある種の心理的ニーズを満たしているからである。多くの性機能不全患者は，実際のところ自分が性的快感を体験すべきではないと確信しており，そのため，彼らは症状を維持することに注力する。性機能不全の治療は，精神医学において高度に価値観を担った領域である。臨床家は，個々の性的適応パターンを選択する患者の権利を尊重し，治療したいという逆転移性の要求を加減しなければならない。Helen Singer Kaplan（1986）は，オルガズムに達することができないにもかかわらず性的関係に満足していると報告する女性がいることを指摘した。そうした女性は通常，性機能不全の治療を求めない。加えて，修道会の多くの自発的独身主義者は幸せで生産的な生活を送っている。最後に，臨床家は，ある患者にとって性的症状は精神療法への入場券以上のものではない，ということを心に留めておかなければならない。いったん精神療法が開始されると，これらの患者は生活の他の領域により関心をもつようになり，性的症状は重要さを失うのである。

文　献

Abel GG, Becker JD, Cunningham-Rathner J, et al: Multiple paraphilic diagnoses among sex offenders. Bull Am Acad Psychiatry Law 16:153–168, 1988

Abraham G: The psychodynamics of orgasm. Int J Psychoanal 83:325–338, 2002

Ahlmeyer S, Kleinsasser D, Stoner J, et al: Psychopathology of incarcerated sex offenders. J Pers Disord 17:306–318, 2003

Althof SE: It was the best of times; it was the worst of times. J Sex Marital Ther 33:399–403, 2007

American Psychiatric Association: Diagnostic and Statistical Manual of Mental Disorders, 5th Edition. Washington, DC, American Psychiatric Association, 2013　高橋三郎，大野裕監訳：DSM-5 精神疾患の診断・統計マニュアル．医学書院，2014

Balon R: Is medicalization and dichotomization of sexology the answer? A commentary. J Sex Marital Ther 33:405–409, 2007

Balon R, Clayton AH: Sexual dysfunctions, in Gabbard's Treatment of Psychiatric Disorders, 5th Edition. Edited by Gabbard GO. Washington, DC, American Psychiatric Publishing, 2014

Bartlik B, Kaplan P, Kaminetsky J, et al: Medications with the potential to enhance sexual responsivity in women. Psychiatric Annals 29:46–52, 1999

Bergner RM: Sexual compulsion as an attempted recovery from degradation: theory and therapy. J Sex Marital Ther 28:373–387, 2002

Berlin FS, Malin HM, Thomas K: Non-pedophilic and non-transvestic paraphilias. Treatments of Psychiatric Disorders, 2nd Edition. Edited by Gabbard GO. Washington, DC, American Psychiatric Press, 1995, pp 1941–1958

Bower H: The gender identity disorder in the DSM-IV classification: a critical evaluation. Aust N Z J Psychiatry 35:1–8, 2001

Briken P, Mika E, Berner W: Treatment of paraphilia with luteinizing-hormone releasing hormone agonists.

J Sex Marital Ther 27:45–55, 2001

Brown GR, Wise TN, Costa PT, et al: Personality characteristics and sexual functioning of 188 cross-dressing men. J Nerv Ment Dis 184:265–273, 1996

Chasseguet-Smirgel J: Perversion and the universal law. International Review of Psychoanalysis 10:293–301, 1983

Dunsieth NW, Nelson EB, Brusman-Lovins LA, et al: Psychiatric and legal features of 113 men convicted of sexual offenses. J Clin Psychiatry 65:293–300, 2004

Fagan P, Lehne G, Strand J, et al: Paraphilias, in Oxford Textbook of Psychotherapy. Edited by Gabbard G, Beck J, Holmes J. Oxford, UK, Oxford University Press, 2005

Fairbairn WRD: Psychoanalytic Studies of the Personality. London, Routledge & Kegan Paul, 1952 山口泰司訳：人格の精神分析学．講談社学術文庫，1995；人格の対象関係論．文化書房博文社，1992

Fedoroff JP: Paraphilic worlds, in The Handbook of Clinical Sexuality for Mental Health Professionals, 2nd Edition. Edited by Levine SB, Risen CB, Althof SE. New York, Routledge, 2010, pp 401–424

Fenichel O: The Psychoanalytic Theory of Neurosis. New York, WW Norton, 1945

Fogel GI, Myers WA (eds): Perversions and Near-Perversions in Clinical Practice: New Psychoanalytic Perspectives. New Haven, CT, Yale University Press, 1991

Freud S: Three essays on the theory of sexuality (1905), in The Standard Edition of the Complete Psychological Works of Sigmund Freud, Vol 7. Translated and edited by Strachey J. London, Hogarth Press, 1953, pp 123–245 懸田克躬，吉村博次訳：性欲論三篇．フロイト著作集 5．人文書院，1969；渡邉俊之訳：性理論のための三篇．フロイト全集 6．岩波書店，2009

Freud S: Splitting of the ego in the process of defence (1940), in The Standard Edition of the Complete Psychological Works of Sigmund Freud, Vol 23. Translated and edited by Strachey J. London, Hogarth Press, 1964, pp 271–278 小此木啓吾訳：防衛過程における自我の分裂．フロイト著作集 9．人文書院，1983；津田均訳：防衛過程における自我分裂．フロイト全集 22．岩波書店，2007

Ganzarain RC, Buchele BJ: Incest perpetrators in group therapy: a psychodynamic perspective. Bull Menninger Clin 54:295–310, 1990

Gelinas DJ: Unexpected resources in treating incest families, in Family Resources: The Hidden Partner in Family Therapy. Edited by Karpel MA. New York, Guilford, 1986, pp 327–358

Goldberg A: The Problem of Perversion: The View of Self Psychology. New Haven, CT, Yale University Press, 1995

Greenacre P: The transitional object and the fetish: with special reference to the role of illusion. Int J Psychoanal 51:447–456, 1970

Greenacre P: Fetishism, in Sexual Deviation, 2nd Edition. Edited by Rosen I. Oxford, UK, Oxford University Press, 1979, pp 79–108

Groth AN, Birnbaum HJ: Men Who Rape: The Psychology of the Offender. New York, Plenum, 1979

Hall GCN: Sexual offender recidivism revisited: a meta-analysis of recent treatment studies. J Consult Clin Psychol 63:802–809, 1995

Kaplan HS: The New Sex Therapy: Active Treatment of Sexual Dysfunctions. New York, Brunner/Mazel, 1974

Kaplan HS: Disorders of Sexual Desire and Other New Concepts and Techniques in Sex Therapy. New York, Simon & Schuster, 1979

Kaplan HS: The psychosexual dysfunctions, in Psychiatry, Revised Edition, Vol 1: The Personality Disorders and Neuroses. Edited by Cavenar JO Jr, Cooper AM, Frances AJ, et al. Philadelphia, PA, JB Lippincott, 1986, pp 467–479

Kaplan LJ: Female Perversions: The Temptations of Emma Bovary. New York, Doubleday, 1991

Kentsmith DK, Eaton MT: Treating Sexual Problems in Medical Practice. New York, Arco, 1978

Kernberg OF: Borderline Conditions and Pathological Narcissism. New York, Jason Aronson, 1975

Kilmann PR, Boland JP, Norton SP, et al: Perspectives of sex therapy outcome: a survey of AASECT providers. J Sex Marital Ther 12:116–138, 1986

Kohut H: The Analysis of the Self: A Systematic Approach to the Psychoanalytic Treatment of Narcissistic Personality Disorders. New York, International Universities Press, 1971　水野信義, 笠原嘉訳：自己の分析. みすず書房, 1994

Kohut H: The Restoration of the Self. New York, International Universities Press, 1977　本城秀次, 笠原嘉監訳：自己の修復. みすず書房, 1995

Lansky MR, Davenport AE: Difficulties of brief conjoint treatment of sexual dysfunction. Am J Psychiatry 132:177–179, 1975

Laumann EO, Paik A, Rosen RC: Sexual dysfunction in the United States: prevalence and predictors. JAMA 281:537–544, 1999

Lawrence AA, Love-Crowell J: Psychotherapists' experience with clients who engage in consensual sadomasochism: a qualitative study. J Sex Marital Ther 34:63–81, 2008

Lehne G, Money J: The first case of paraphilia treated with Depo-Provera: 40-year outcome. J Sex Educ Ther 25:213–220, 2000

Levine SB: Intrapsychic and individual aspects of sexual desire, in Sexual Desire Disorders. Edited by Leiblum SR, Rosen R. New York, Guilford, 1988, pp 21–44

Lindau ST, Schumm LP, Laumann EO, et al: A study of sexuality and health among older adults in the United States. N Engl J Med 357:762–774, 2007

Marshall WL, Pithers WD: A reconsideration of treatment outcome with sex offenders. Crim Justice Behav 21:10–27, 1994

Massie H, Szajnberg N: The ontogeny of a sexual fetish from birth to age 30 and memory processes: a research case report from a prospective longitudinal study. Int J Psychoanal 78:755–771, 1997

Masters WH, Johnson V: Human Sexual Inadequacy. Boston, MA, Little, Brown, 1970

McConaghy N: Paedophilia: a review of the evidence. Aust N Z J Psychiatry 32:252–265, 1998

McDougall J: Plea for a Measure of Abnormality. New York, International Universities Press, 1980

McDougall J: Identifications, neoneeds and neosexualities. Int J Psychoanal 67:19–31, 1986

McDougall J: The Many Faces of Eros: A Psychoanalytic Exploration of Human Sexuality. New York, WW Norton, 1995

Miller JP: How Kohut actually worked. Progress in Self Psychology 1:13–30, 1985 Mitchell SA: Relational Concepts in Psychoanalysis: An Integration. Cambridge, MA, Harvard University Press, 1988

Modell JG, May RS, Katholi CR: Effect of bupropion SR on orgasmic dysfunction in non-depressed subjects: a pilot study. J Sex Marital Ther 26:231–240, 2000

Moore TM, Strauss JL, Herman S, et al: Erectile dysfunction in early, middle, and late adulthood: symptom patterns and psychosocial correlates. J Sex Marital Ther 29:381–399, 2003

Murphy L, Bradford JB, Fedoroff JP: Treatment of the paraphilias and paraphilic disorders, in Gabbard's Treatment of Psychiatric Disorders, 5th Edition. Edited by Gabbard GO. Washington, DC, American Psychiatric Publishing, 2014

Nersessian E: A cat as fetish: a contribution to the theory of fetishism. Int J Psychoanal 79:713–725, 1998

O'Connor JF, Stern LO: Results of treatment in functional sexual disorders. N Y State J Med 72:1927–1934, 1972

Ogden TH: The perverse subject of analysis. J Am Psychoanal Assoc 34:1121–1146, 1996

Parsons M: Sexuality and perversions 100 years on: discovering what Freud discovered. Int J Psychoanal 81:37–51, 2000

Pate JE, Gabbard GO: Adult baby syndrome. Am J Psychiatry 160:1932–1936, 2003

Person ES: Paraphilias and gender identity disorders, in Psychiatry, Revised Edition, Vol 1: The Personality Disorders and Neuroses. Edited by Cavenar JO Jr, Cooper AM, Frances AJ, et al. Philadelphia, PA, JB Lippincott, 1986, pp 447–465

Prentky RA, Knight RA, Lee AFS: Risk factors associated with recidivism among extrafamilial child molesters. J Consult Clin Psychol 65:141–149, 1997

Rappeport JR: Enforced treatment: is it treatment? Bull Am Acad Psychiatry Law 2: 148–158, 1974

Raymond NC, Coleman E, Ohlerking F, et al: Psychiatric comorbidity in pedophilic sex offenders. Am J Psychiatry 156:786–788, 1999

Reid WH: The Treatment of Psychiatric Disorders: Revised for the DSM-III-R. New York, Brunner/Mazel, 1989

Reissing ED, Binik YM, Khalife S, et al: Etiological correlates of vaginismus: sexual and physical abuse, sexual knowledge, sexual self-schema, and relationship adjustment. J Sex Marital Ther 29:47–59, 2003

Rice ME, Quinsey VL, Harris GT: Sexual recidivism among child molesters released from a maximum security psychiatric institution. J Consult Clin Psychol 59:381–386, 1991

Rosen I (ed): Pathology and Treatment of Sexual Deviation: A Methodological Approach. London, Oxford University Press, 1964

Rosen I (ed): Sexual Deviation, 2nd Edition. London, Oxford University Press, 1979

Rosler A, Witztum E: Treatment of men with paraphilia with a long-acting analogue of gonadotropin-releasing hormone. N Engl J Med 338:416–422, 1998

Rowland DL: Will medical solutions to sexual problems make sexological care and science obsolete? J Sex Marital Ther 33:385–397, 2007

Sachs H: On the genesis of perversions (translated by Goldberg RB). Psychoanal Q 55:477–488, 1986

Scharff DE: An object relations approach to inhibited sexual desire, in Sexual Desire Disorders. Edited by Leiblum SR, Rosen R. New York, Guilford, 1988, pp 45–74

Schiltz K, Witzel J, Northoff G, et al: Brain pathology in pedophilic offenders: evidence of volume reduction in the right amygdala and related diencephalic structures. Arch Gen Psychiatry 64:737–746, 2007

Segraves RT, Croft H, Kavoussi R, et al: Bupropion sustained release for the treatment of hypoactive sexual desire disorder (HSDD) in non-depressed women. J Sex Marital Ther 27:303–316, 2001

Simpson WS: Psychoanalysis and sex therapy: a case report. Bull Menninger Clin 49: 565–582, 1985

Stoller RJ: Perversion: The Erotic Form of Hatred. New York, Pantheon, 1975

Stoller RJ: Observing the Erotic Imagination. New Haven, CT, Yale University Press, 1985

Stoller RJ: Pain and Passion: A Psychoanalyst Explores the World of S and M. New York, Plenum, 1991

Stolorow RD, Atwood GE, Brandchaft B: Masochism and its treatment. Bull Menninger Clin 52:504–509, 1988

Winton MA: Gender, sexual dysfunctions, and the Journal of Sex and Marital Therapy. J Sex Marital Ther 27:333–337, 2001

第12章

物質関連および嗜癖性障害，および摂食障害

　この章で，私は別々の自己破壊的症状をもつ2つの診断カテゴリーについて検討する。**物質関連障害**は，嗜癖，生命を脅かす身体的問題，多くの情緒的問題を引き起こす化学物質を摂取することによって定義されている。**摂食障害**は，過食，自発的な排出，飢餓によって定義される。これらの2つの障害のグループは精神力動的臨床家に対して複雑な問題を示している。治療努力の重要な進展として症状コントロールが求められるような障害において，力動的なアプローチの役割とは何か？　場合によっては，精神力動的理解は嗜癖と摂食障害のマネジメントには不適切であると考えられる。しかし，かなり多くの臨床や研究の文献はそうではないと指摘している。

物質関連障害

　この章では，私はアルコール症と薬物乱用を別個の事象として取り扱うことによって区別したい。しかし，問題のある物質使用のすべての型では，多くの共通点があり，DSM-5（アメリカ精神医学会 2013）は，**物質使用障害**の大項目のもとにすべての型の物質乱用と依存を組み込むために，これまでの依存と乱用のカテゴリーを削除した。これまで DSM-IV の乱用と依存の箇所に記載されていた症状の多くは，この拡大されたカテゴリーにとどまっている。しかし，**薬物渇望**の症状がこの基準に加えられ，**反復性薬物関連性法的問題**は頻度が低く，他の基準にあまり合致しないことから削除された（Hasin et al. 2013）。この物質乱用と物質依存の統合は，乱用と依存の関係性についての共通仮説が多くの研究で正しくないことが示されたことからきている。

　精神力動的精神科医はアルコール症と薬物乱用の患者を治療する努力をくじかれてきたので，多くはそのような努力をあきらめたり回避したりする。しかし，物質使用はあまりにも広範囲に及ぶので，さまざまな方法を駆使してそれらを扱うことなしに治療を遂行できる精神科医はいない。共通の経験は，表向きは他の理由で治療を受ける患者の精神療法において出現する物質使用問題に対してである。長年，精神科医は，無意識的動機の精神力動的探索が飲酒行動そのものにはほとんど影響を持たないとしばしば感じることに挫折感を覚えてきた。再発はよくあることで，精神力動的な臨床家は，自分たちのアプローチが他の精神保健専門家から疑いの目で見られてい

ることを認識している。

　2つの異なるモデル——道徳的モデルと疾患モデル——は非常に大きな支持を得ている（Cooper 1987）。道徳モデルはアルコール症の個人はアルコール症に対する全責任を持っているとみなしている。この観点からは，アルコール症者は他者の気持ちを全く顧みずに自分自身の快楽の追及だけに興味を持つ快楽主義者である。このモデルは，アルコール症は不道徳な行為のしるしであるという原理主義者の宗教的信念に起源を持つ。自制心の欠如は罪の概念に密接に結びつき，法的システムを通しての処罰がアルコール症者を対処するのに適切な方法であるとしばしばみなされる。飲酒行動を排除することは「自力で」弱い自制心を克服する問題である。

　アルコホーリックス・アノニマス Alcoholics Anonymous（AA）[訳注1]と他の12ステップのプログラムの成功は，物質乱用の疾患モデルを一般に広めた。道徳モデルとは対照的に，このパラダイムは化学物質の依存者を病気の責任から解放させる。ちょうど糖尿病患者が糖尿病に対して責任を負わないのと同じように，アルコール症者はアルコール症の責任を負わされない。化学物質依存者は，外来の物質に依存しやすい先天的な傾向を持っているとみなされる。心理的要因は無関係である。このモデルは，アルコール症者に対する道徳的に論すような反応——そして非人道的な扱いをすること——への反動が起源であるが，最近，物質関連障害の遺伝的研究から支持を得ている。アルコール症の両親から離れて育った時でさえ，その子どもたちは成人になったときにアルコール症を発症する危険性が高い（Goodwin 1979; Schuckit 1985）。男性と女性の双生児組での双生児研究は，遺伝的要因がアルコール症の発症に大きな役割を果たしていて，またアルコール乱用とアルコール依存に対しても同様の影響があることを示唆している。遺伝的また環境的リスクについての次第に高度化された研究は，環境的影響に加えて物質使用障害の障害特異的な遺伝的リスクの存在を示唆している（Kender et al. 2003; Rhee et al. 2003）。

　Vaillant（1983）による，男性アルコール症患者の成人期全経過を通した前向き調査から，疾患モデルに対するさらなる支持が得られている。彼は，最終的に生じるアルコール症への進展は，小児期の不幸な体験や，また若年成人としての彼らの心理学的プロフィールからでさえも予測できないことを見出した。成人期にアルコール症になる唯一の信頼できる予測因子は反社会的行動である。Vaillant は，抑うつ，不安，そしてアルコール症にしばしば関連する他の心理学的特徴は，障害の原因ではなくむしろ結果であると結論付けている。

　道徳モデルは，アルコール症患者よりも薬物乱用者に対してより広く適用されるが，それは主に，犯罪と薬物乱用が広く重なるためである。国の薬物問題に対する適切な対応についての論争の多くは，依存症患者は法律尊重主義に方向づけられた懲罰的なアプローチか，医学的に方向づけられた治療アプローチのどちらで取り扱うのが効果的なのかと関連している。Vaillant 自身（1988）が指摘したように，アルコール症者と，アルコールとは異なるアプローチを必要とする多剤薬物乱用者との間には明らかに根本的な違いがあるために，疾患モデルとそれに関連した自助グループは，薬物乱用者に対してはあまり成功していなかった。これらの本質的な違いという観点から，次節ではアルコール症者と薬物乱用者の精神力動的理解についてそれぞれを順に検討する。

訳注1）匿名のアルコール依存症者たち：「12ステップ」と「12の伝統」を用いる自助グループ。

アルコール症に対する精神力動的アプローチ

　アルコールの問題に対する AA アプローチは，多くの個人に対する治療において高い効果を上げてきている。AA 組織自体は疾患モデルを推奨しているが，このモデルは心理的要求に注意を向け，パーソナリティ構造の永続的な変化を促進している（Mack 1981）。同じ苦しみを持つ仲間たちと世話し，気にかけあう共同体で体験するような対人関係の状況で，アルコール症の人たちは，断酒を達成するのである。この，世話になるというありようは，精神療法家が内在化されるのと同じ方法で内在化され，また精神療法家がそうであるように，アルコール症の人たちに感情統制，衝動コントロール，他の自我機能を手助けすることができる。したがって，精神力動的モデルは AA アプローチによってもたらされる変化の多少を理解することを促進する（Mack 1981）。

　多くのアルコール症の人たちにとって，心理的変化は AA によって促され，その理想への誓いとミーティングへの定期的な参加を約束することに伴う断酒は十分な治療である。このアプローチの価値を理解している精神力動的な感覚のある臨床家は，余計なことをせずにそのままにしておくという適切な判断を下すはずである。研究では，12 ステップミーティングへの参加と参加頻度はともに転帰に関連していること，そしてそれらは精神療法と組み合わされた時に転帰を改善させることが示されている（Woody 2014）。しかし，AA がアルコール症のすべての患者に対して適しているわけではないことを臨床経験は繰り返し示している。飲酒を全くコントロールできず，そのため「より強い力」に降伏する必要があるという考えを受け入れることができる人たちで，さらに本質的に他の精神疾患を伴っていない人たちにとって AA は最も効果的であるようである。Frances ら（2004）は，一般的に，社会恐怖，全般的回避，精神性に対する嫌悪，集団に対する強い否定的反応をもつような患者たちは，代わりとして精神力動的個人精神療法を選択するかもしれないと強調している。

　アルコール症が多因子的病因をもった不均一な障害であることに，多くのアルコール症の専門家は同意している（Donovan 1986）。ある患者に効果があることも，他の患者には効果がないことがあるため，すべての治療が論争の的になっている。治療についての研究報告（McCardy and Langenbucher 1996）は，特異的な治療が異なる患者グループに差異のある効果をもたらすと示唆している。1 つの種類の治療が他の種類の治療よりも常に良いということはない。アルコール乱用とアルコール症の国立研究所から後援を受けた全国規模の計画（Project MATCH Research group 1997）では，次の 3 種類の治療が比較された。認知行動療法，AA に参加するように準備を促進する 12 ステップ，飲酒習慣を変化させる準備と意思の改善を目的とした動機づけ強化療法。全体的にみて，3 つの治療法はすべてかなり良い結果をもたらし，またどれか 1 つが他よりも成功したというわけではなかった。明らかに，決定的な治療法というものはない，そして臨床家は，個々に合った治療計画を作成する前に注意深く精神医学的評価を行いながら，それぞれの患者について個別に考えなければならない。

　残念ながら，疾患モデルはアルコール症の「脱心理学化」を広めることになった。Vaillant（1983）によって導かれた結論は，パーソナリティの要因がアルコール症に対する脆弱性の理解

290 第Ⅱ部 DSM-5障害への力動的アプローチ

にとって重要であるかもしれないと（Sutker and Allain 1988）示唆する他の縦断的研究に基づいた結論と矛盾している。さらに，Vaillantの結論は，彼の測定手段を用いた時のみ有効である。Dodes（1988）は，Vaillantの方法がアルコール症患者の重要な特徴，つまり自分自身をケアできないことで明らかになる自己評価の障害を同定することができないことを見出した。

おそらく，Vaillantと疾患モデルを厳格に支持する他の人たちによって示された治療アプローチが持つ大きな困難は，この障害の不均一性を無視していることである。アルコール症は１つの均一な存在ではない。実際，それぞれが「アルコール症」についてより正確に言及しているのかもしれない（Donovan 1986）。数多くの研究が，アルコール症に陥りやすい「アルコールパーソナリティ」というものは存在しないことを証明している（Donovan 1986; Mulder 2002; Nathan 1988; Sutker and Allain 1988）。数多くの研究が反社会的行動と過活動をのちのアルコール症と関連付けているが，のちのアルコール依存に対する脆弱性に特異的なパーソナリティ尺度は何も見出されていない（Mulder 2002）。しかし，小児期に虐待がある場合，アルコール使用が対象より７倍の頻度になり，対象より２年早く発症する（Kaufman et al. 2007）。アルコール症と物質乱用はまた，若年者では親が不在となった後の２年目に高率に起こるが，特に親が自殺した場合そうなる（Brent et al. 2009）。そのため，個人の患者の治療を行っている場合，外傷的な出来事，心理学的問題，パーソナリティ変化，家族関係の問題に対して敏感でなければならない。疾患モデルの狭い解釈は，これらの要因が疾患の経過における再発にどのように影響しているのかを臨床家に無視させてしまうことがある。

アルコール症を予測する特異的なパーソナリティ傾向はないが，精神分析的な観察者は，自我の脆弱さや自尊心を保つことの困難さのような構造的欠陥を繰り返し指摘してきた（Donovan 1986）。Kohut（1971）とBalint（1979）は，アルコールは失われた心理学的構造を置き換える機能を与えており，そのためにいくばくかの自己への好感と内的調和を回復させると示した。不幸なことに，これらの効果は酔った状態でしか続かない。Khantzian（1982）はまた，アルコール症患者は自尊心，感情調節，セルフケアの能力に問題を持っていることを観察した。パーソナリティ障害を診断するために特定の試みがなされたアルコール症患者についての12の研究の総説では，併存するⅡ軸状態の有病率は14％から78％まで幅がある（Gorton and Akhtar 1994）。アルコールと関連状態についての国の疫学調査（The National Epidemiologic Survey on Alcohol and Related Conditions）は，18歳以上の個人43,093人に対して対面調査を実施した（Grant et al. 2004）。現在アルコール使用障害の人たちの中で，28.6％が少なくとも１つのパーソナリティ障害を持ち，一方，現在薬物使用障害の人たちの47.7％が少なくとも１つのパーソナリティ障害をもっていた。アルコールあるいは薬物使用障害とパーソナリティ障害の間の関連性は，圧倒的に肯定的で有意であった。アルコールと薬物使用障害は両方とも，反社会性，演技性，依存性パーソナリティ障害と最も強く関連していた。

これらの研究は，すべてのアルコール症患者が精神障害を伴っているか，あるいは以前から精神内的欠陥が存在していることを読者に説得するためではなく，むしろアルコールへの嗜癖が一個人に起こるという明白な事実を強調するために引用されている。一個人は，構造的欠陥，遺伝的素因，家族的影響，文化的影響，その他のいろいろな環境的要因の複雑な相互作用の最終的な共通経路としてアルコール症を発症するかもしれない。患者を徹底的に精神力動的に評価す

ることは，その人全体の文脈において，アルコール症とそれに関与するすべての要因を考慮することになるだろう。たとえば，うつ病がアルコール症の原因か結果か，あるいは完全に別の病態なのかは，臨床家よりも研究者が興味を持つことである。アルコール症者は，酔いがさめて，彼らのアルコール症者としての存在によって引き起こされた壊れた残骸を振り返るとき，彼らは通常大きな抑うつに直面する。この抑うつは，彼らが他人（しばしばそれは彼らにとって最も重要人である）を傷つけてしまったという痛ましい認識に由来する。彼らはまた，嗜癖行動の結果として失ってしまったり破壊してしまったりした物（例，関係性や財産）を悲しまなければならない。抗うつ薬治療は抑うつを緩和するかもしれないが，精神療法はこれらの苦痛の問題をワーキングスルーする過程を援助することができる。また，自殺のリスクの評価と治療もアルコール症患者の治療における全体の治療計画の一部でなければならない。自殺者全体の 25％がアルコール症の人に起こり，アルコール症者の自殺の可能性は精神科疾患でない人の 60 から 120 倍高い（Murphy and Wetzel 1990）。うつ病とアルコール症が一緒に観察されるとき，それらは急性の自殺傾向を過度に高いレベルでもたらす，相乗的あるいは嗜癖的効果を持つようである（Cornelius et al. 1995; Pages et al. 1997）。

　アルコール症が一個人に起こることから観察されるもう 1 つの意味は，それぞれの個人が異なる治療的選択を求めて受け入れるということである。Dodes（1988）は次のように記している，「精神療法だけを利用することができる患者もあれば，AA だけを利用することができる患者もあり，またこの 2 つの組み合わせで治療を受けることが最善である患者もある。的確な治療を処方するには個別の臨床的評価が要求される」（pp. 283〜284）。Vaillant（1981）は，アルコール症の治療では精神療法は浪費であると力説したが，精神療法のみでしらふの状態を維持できる患者もいる（Dodes 1984; Khantzian 1985a）。アルコール症患者の力動的精神療法をしばしば適用される不幸な「わら人形」[訳注2] の典型は，治療者が患者の実際の飲酒行動を無視しつつも飲酒に対する無意識の動機を明らかにしようとすることである。しかし，精神療法が一部の患者，そして一部の治療者によって誤用されうるという事実は，精神療法が治療として価値がないという意味ではない（Dodes 1988）。

　AA に参加している患者はしばしば精神療法も受けている。ある研究では，精神療法を求めた AA で断酒中のアルコール症患者の 90％以上が，精神療法は有用であると理解した（Brown 1985）。多くの研究は，アルコール症や薬物乱用の治療に対して，ある特定の種類の精神療法が他の精神療法よりも優れていることを示すことはできていない（Woody 2014）。精神療法と AA はしばしば相乗的に作用する。Dodes（1988）は，アルコール症患者が AA 組織に対して，自己心理学的用語を用いると，理想化転移や鏡転移を起こしているかもしれないことを観察した。彼らはそれを彼らの人生において彼らを維持し支持する思いやりのある理想化された像としてみている。この転移は精神療法的な転移からは分裂排除されているかもしれないし，精神療法家はそれを分析することを遅らせることが賢明であると知っている。やがて，AA の自己対象機能は，セルフケアを改善し自尊心を高めるのに十分なほどに内在化される。ある程度の内在化の後に，精神療法家は支持的治療からより表出的治療に治療の重点を移すことができる。

訳注 2）つまらぬ人物の意。

292 第II部 DSM-5障害への力動的アプローチ

　アルコール症患者の治療を行っている多くの治療者は，断酒は精神療法が効果的であるために必要であると主張している（Frances et al. 2004）。しかし，治療者は，再飲酒は起こりやすいことを理解しており，また多くの治療者は再飲酒をもたらすストレスを理解するために，そして将来的な危険性の高い状況をどのように回避するのかを理解するために，動機づけされた患者と治療を行うことを試みるだろう。しかし，患者が飲酒の理由を探索する動機づけや興味がないままに大量に飲み続けたら，彼らは入院治療のために紹介される必要があるかもしれない。精神力動的治療の目的は，物質に対する欲求を，治療者を含めた人に対する欲求に戻すことである（Frances et al. 2004）。

　集団精神療法も，アルコール症の入院および外来治療の両方で一般的に用いられている。アルコール依存症患者に対する，精神力動的集団療法と認知行動療法の無作為化比較試験では（Sandahl et al. 1998），両方の治療グループの患者は，15回の毎週90分の集団セッションで改善した。認知行動療法の患者が経過と共に再発しているようであるのと対照的に，精神力動的集団療法の患者の多くは，15カ月の追跡期間の間，より肯定的な飲酒パターンを維持することができた。

　他の治療者（たとえばKhantzian 1986）は，直面化を駆使するアプローチについて警告している。多くのアルコール症患者が，不安や抑うつや怒りのような感情を制御することに困難を抱えているために，集団環境での直面化は非生産的であり，あるいは有害でさえありうる。Cooper（1987）も，直面化は慎重に用いられるべきであるというKhantzianの考えと同じであった。彼は，アルコール症者の苦痛な感情を回避するための防衛的な求めに治療者は共感すべきであると確信していた。Cooperは，「今，ここで」に焦点を当てるが，あまり直面化的でない入院集団療法を推奨した。彼は集団精神療法なしの入院集団プログラムでの患者の断酒率が16%であるのに比べて，このような集団の患者では55%であったと報告した。少なくとも25時間の集団療法を続けられたこれらの患者は，プログラムの他の面でも良好なコンプライアンスを見せた。

薬物乱用に対する精神力動的アプローチ

　多くの薬物リハビリテーション・プログラムでは疾患モデルが一般的であるが，精神力動的アプローチは，アルコール症者の治療においてよりも，薬物乱用者の治療において広く受け入れられ評価されている。たとえば，Vaillant（1988）は，多剤乱用者はアルコール症者と対照的に不安定な子ども時代にあった傾向が強く，精神症状に対して「自己処方」として薬を使用する傾向が強く，根底にある症状学的病理そして性格病理を扱う精神療法的努力から利益を得る傾向が強い，と述べている。

　文献による調査の大部分は，パーソナリティ障害とうつ病とが，薬物嗜癖の発達に関連していることを支持している（Blatt et al. 1984a; Compton et al. 2007; Gorton and Akhtar 1994; Grant et al. 2004; Hasin et al. 2011; Kandel et al. 1978; Paton et al. 1977; Treece 1984; Treece and Khantzian 1986; Walsh et al. 2007）。実際，クラスターBのパーソナリティ障害と物質使用障害との関連の一部は，自己破壊と衝動性のような共通した根底に存在するパーソナリティ傾向によ

って説明されうる（Casillas and Clark 2002）。

　アルコール症者と比較して，薬物乱用者は重篤な精神障害を合併する傾向が強い。20,291人に面接を行った大規模な疫学調査（Regier et al. 1990）では，薬物乱用者は，アルコール症者では37％であったのに比して，53％に合併が認められた。麻薬嗜癖がある者についての調査では，80〜93％の程度で他の精神医学的診断が見出された（Khantzian and Treece 1985; Rounsaville et al. 1982）。合併率はコカイン乱用者の間でも高い。治療を求めてきた人の73％が，不安障害，反社会性パーソナリティ障害，コカイン乱用の発症以前の注意欠陥障害，通常はコカイン乱用の発症以後の感情障害とアルコール乱用など，他の精神障害の基準を生涯において満たす（Rounsaville et al. 1991）。この合併率の高さは，嗜癖者に対するあらゆる治療設定においてさまざまな問題を引き起こす，そして多くの専門家は，主要な薬物乱用の文脈における他の精神障害の存在は，治療プログラムの一部として精神療法の適用となることに賛同する（Mercer and Woody 2005）。

　精神性的発達の口唇期への退行という，すべての物質乱用についての初期の精神分析的解釈は，多くの薬物乱用は退行的というよりむしろ**防衛的**で**適応的**であるという理解に取って代わられている（Khantzian 1985b, 1986, 1997; Wurmser 1974）。薬物使用は，実際，怒り，恥，抑うつのような強い感情に対する不完全な自我防衛を強化することにより退行状態を逆転させるのかもしれない。初期の精神分析的定式化は，薬物嗜癖の人物を自己破壊に夢中になっている快楽希求の快楽主義者としてしばしば描写した。精神分析的研究家は，嗜癖行動は自己破壊的衝動としてよりも，セルフケアの欠損を反映するものとして理解している（Khantzian 1997）。このセルフケアの欠陥は人生初期の発達の障害の結果であり，これは親表象の不適切な内在化を起こし，自己防衛の能力を欠いた嗜癖的人物とする。したがって，慢性薬物嗜癖者の多くは，薬物乱用の危険性についての判断に根本的な障害を示している。

　同様に，薬物嗜癖の病因において重要なことは，感情と衝動コントロールの調節機能の障害と自己評価の維持における調節機能の障害である（Treece and Khantzian 1986）。これらの欠損は，対象関係において関連した問題を作り出す。重症の多剤乱用は，嗜癖者の対人関係の親密さに耐える能力や調節する能力に直接関係していた（Nicholson and Treece 1981; Treece 1984）。これらの関係性の問題に寄与することは，対人関係のリスクに特有の自己愛的傷つきやすさと，親密さに関連した感情を調整することができないことである。Dodes（1990）は，嗜癖者は自分の感情状態をコントロールし調節することによって，無能感や無力感を回避していたと指摘している。薬物の摂取は，自我機能の欠損，低い自己評価，対人関係上の問題に関係した欠損を代償するための捨て身の試みであるとみることができる。

　多くの薬物嗜癖患者は，薬物を使用し続けることによって，痛みと苦しみを故意に長引かせている。Khantzian（1997）は，この物質乱用の痛みを長引かせる側面を，早期の外傷の反復強迫の表れとみなした。いくらかのケースでは，自分自身に苦痛を反復的に課すことは，想起することができないような外傷的状態を解決しようという試みを示している。このような事態は前象徴的そして無意識的形態として存在している。若年成人症例の疫学的縦断的調査（Reed et al. 2007）では，心的外傷後ストレス障害とその後の薬物使用障害との関連は，早期の人生体験を統計的に調整した後でも存在し続けることが見出された。調査者は，外傷が薬物使用障害の決定要

因であるかもしれず，外傷関連記憶や過覚醒症状，悪夢に対して自己治療するための努力を示している可能性を言及した。このように，薬物使用の動機は苦しみの緩和よりもむしろ苦しみのコントロールとしてみなすことができる。

　薬物嗜癖者が自分自身に投薬しているという考えは，すぐに現代の精神力動的調査者の別の観察を導いた。つまり，それぞれの乱用者の必要に応じた特異的な心理的また薬理学的効果によって，特異的な物質が選択されるという観察である。最も苦痛な感情は，薬物選択を決定するものとなりやすい。Khantzian（1997）は，コカインは抑うつ，過活動，軽躁に関連した苦痛を軽減するようであるが，一方で麻薬は怒りの感情を和らげるらしいと述べている。

　Blatt ら（1984a, 1984b）による麻薬嗜癖者についての綿密な研究では，ヘロイン嗜癖は 1）怒りをコンテインする必要性，2）母親像との共生的関係への思いが満足されることへの切望，3）抑うつ感情を緩和する欲求，によって多重的に決定される。この調査データは，麻薬嗜癖者の小規模のサブグループは反社会性パーソナリティ障害も伴っていることを示していたが（Rounsaville et al. 1982），Blatt と同僚らは，多数派を示すと思しき重篤な神経症性のアヘン嗜癖者の大規模なグループを同定した。これらの人びとは無価値感，罪悪感，自己批判の感覚，恥の感覚と格闘している。彼らの抑うつは，他者と親しくなろうとするときに強まるように見える，そのため彼らはヘロインや他の麻薬によってもたらされる人と交わらない「この上ない喜び」へと引きこもってしまう。そしてそれらは退行的であるとともに防衛的な側面をもっている。アヘン嗜癖者の抑うつの中核は，比較研究によってさらに実証された（Blatt et al. 1984a, 1984b）。その研究では，アヘン嗜癖者は多剤乱用者よりも非常に抑うつ的であることが見出された。この研究はまた，彼らの抑うつの主な構成要素は自己批判であることも見出した。

　Blatt と同僚らの，超自我に支配された，自己批判的で抑うつに陥りやすいパーソナリティ特徴とアヘン嗜癖との強い相関という所見は，Wurmser（1974, 1987a, 1987b）の嗜癖患者についての精神分析的研究から支持された。Wurmser は，精神分析的治療に適している嗜癖者は，嗜癖を伴う反社会的パーソナリティ障害がもっているような未発達な超自我ではなく，むしろ過度に厳しい良心を持っている，と主張した。過剰に辛辣な超自我からの逃避として，中毒物質が求められる。多くの薬物乱用者は，薬物乱用でない自己表象と交互に起こる薬物を乱用する自己表象を否認するために防衛としてスプリッティングを用いる。これらの人たちは，しばしば，短時間の間，あたかも誰か他の人に乗っ取られたかのように感じている。Wurmser は，薬物乱用のエピソードの目立った契機として成功を見出した。成功達成に関連した肯定的感情は，罪悪感と恥の感覚に特徴づけられた意識変容状態を生み出すようである。衝動的な薬物使用は，これらの苦痛の感情の解決としてみられる。この種の繰り返される危機は高圧的な良心によって特徴づけられており，その良心の非常な耐え難さのゆえに，一時的な反抗が解放のための唯一の手段となる。

　最近の精神分析研究者は，神経科学における近年の発展と薬物嗜癖の理解を結びつけようとした。Johnson（1999, 2001）は，3 つの力が嗜癖傾向に寄与していると示唆している。1）感情の耐性困難，2）物質を，慰安する内的対象の代替とみなす，嗜癖を導く対象恒常性の問題，3）脳機能の変化に起因する生物学的根拠を持つ渇望。彼は，腹側被蓋経路が後者の現象を理解する上で非常に重要であると示唆している。なぜなら動物と人間が水，食物，セックスを求めるように

導くのはこの欲動経路だからである。Johnson は，この経路は一時的また不規則な薬物暴露を経由して嗜癖薬物によって乗っ取られてしまうと記した。したがって，薬物渇望は欲動表出の一例になっている。力動的精神療法は，欲望を満たした結果に目を向けながら，患者がこの欲望に耐えるように援助することに焦点づけようとする。腹側被蓋経路はまた夢を活性化させる，そして Johnson は，嗜癖が解決された後も長い間，夢の中で薬物への渇望が持続することを指摘した。Berridge と Robinson（1995）は，この「欲求」システムを，脳における特異的経路の鋭敏化に起因すると言及した。彼らは，それは「欲求」を満たすように生物を駆り立てるために無意識的，非合理的に作動していることを強調した。この定式化において，欲動の基本的な精神分析的概念は，薬物嗜癖の経験と結び付けられた。

退役軍人管理局 - ペン研究（Woody et al. 1983, 1984, 1985, 1986, 1987, 1995）による多くの報告は，アヘン嗜癖患者の全体的な治療計画に精神療法を加えることが明らかな利益を生み出すことを，厳密な方法論を用いて説得力をもって証明した。メサドンによる維持プログラム中のアヘン嗜癖患者が，次の 3 つの治療状況のうちの 1 つに無作為に割り当てられた。1）準専門職による薬物カウンセリングのみ，2）表出的 - 支持的精神療法に薬物カウンセリングを加えたもの，3）認知 - 行動的精神療法にカウンセリングを加えたもの。全治療プログラムを完了した 110 名の患者のうち，精神療法を受けた患者はカウンセリングのみを受けた患者よりもかなり改善していた。力動的原則に基づいた表出的 - 支持的精神療法は，認知 - 行動的精神療法よりも精神症状を大きく改善させ，仕事を探し就業することについてもより成功をもたらした（Woody et al. 1983）。抑うつのあった患者が最も改善し，アヘン依存はあるも他の精神障害を伴わない患者がそれに続いた。反社会的パーソナリティ障害の患者だけは，精神療法から得るものがなかった（Woody et al. 1985）。反社会的パーソナリティ障害の患者が改善したのは，うつ病の症状があるときだけであった。

調査者が 110 名の精神療法を受けた患者を，精神症状の重症度に応じてグループ分けしたとき，重症度の低いグループの患者は，カウンセリングと精神療法のそれぞれで同じように進展したが，一方で重症度が中等度のグループの患者は，（一部の患者は，カウンセリング単独によって改善したが）これらのアプローチの両方を組み合わせた治療計画で良い転帰が得られたことが示された。しかし，きわめて重篤な精神症状を持つグループはカウンセリングだけではほとんど進展がなく，精神療法が加わったときにかなりの進展が見られた。7 カ月のフォローアップ時点で，精神療法を受けたグループのこれらの患者は，精神療法を受けなかった患者と比べ，違法薬物や処方された薬物の使用頻度は非常に低かった。これらの変化は，患者がもはや精神療法を終了した（精神療法的治療期間は 6 カ月だった）12 カ月フォローアップ時点まで持続していた（Woody et al. 1987）。

部分的追試研究では（Woody et al. 1995），両方のグループが 1 カ月で顕著な進展があった。6 カ月のフォローアップまでに，薬物カウンセリングによって得られた進展の多くは損なわれ始めてしまった。一方で，支持的 - 表出的治療によって得られた進展の大半は維持され，依然明らかであった。すべての顕著な差異は，支持的 - 表出的精神療法グループに優位となった。この包括的な治療アプローチはまた費用対効果が高い（Gabbard et al. 1997）。McLellan ら（1993）は，標準的なメサドン維持治療に精神療法を付け加えると，患者にとってより大きな収入力と，生活

保護支給の軽減，さらには入院率の大幅な低下をもたらすことを見出した。Woody（2014）は，治療効果を生み出すのに必要な精神療法の強度は，薬物使用の性質，患者の精神科的問題，そして薬物療法が用いられているかどうかによって異なるかもしれないと結論づけた。彼はまた，これらの障害をもつ患者の治療における大きな要因として，治療同盟に対する細心の注意を強調した。彼は，これらの患者は治療者に否定的また強い反応を引き出す傾向があることから，患者に対する治療者の反応は注意深く観察されなければならないと述べている。

　集団療法は広く用いられているが，その価値を裏付けるデータは最近出てきたところである。国立薬物乱研究所は，コカイン共同研究 The National Institute on Drug Abuse Cocaine Collaborative Study（Cris-Christoph et al. 1999）で，コカイン依存者の外来治療を調査した。彼らは，集団療法と個人療法あるいはカウンセリングの組み合わせがコカイン使用を減少あるいは断ち切るのに非常に成功することを見出した。集団療法は週1回提供されるが，個人療法は週に2回提供され，徐々に週に1回に減らされる。この集団において，HIV リスクはすべての治療者に考慮される主要な懸案事項であるに違いない。この研究におけるもう1つの精神療法による利益は，精神療法がすべての治療，人種，性別グループを通して HIV リスクの49％の減少に関連していることである。これは無防備なセックスのエピソードの減少と性的パートナー数の減少を含めた性的活動における変化に主に基づいている（Woody et al. 2003）。

　個人精神療法過程は，包括的プログラムの状況においてより成功する可能性が高い。Khantzian（1986）は，プライマリーケア治療者の概念を提案した。それはすべての治療様式に嗜癖患者が参加するように促す人である。プライマリーケア治療者は，NA や集団療法のような他の治療形態を受け入れることへの患者の抵抗を分析し，また治療過程の中で動員される強い感情を扱うための抱える環境を提供する。プライマリーケア治療者はまた，他の治療様式に関係する治療上の決断に携わらなければならない。このモデルでは，治療の開始時点では表出的よりも支持的であることが強調され，治療者の役割は，入院患者に対処している病院の医師の役割と似ている。

　Treece と Khantzian（1986）は，薬物依存の克服のための治療プログラムに本質的な4つの構成要素を見出した。1）化学物質への依存の代用となるもの（例，NA や代わりとなる信念体系，あるいは人や宗教団体への良性の依存）。2）適切な向精神薬処方と精神療法を含む，他の精神科疾患に対する適切な治療。3）心理的成熟期間の間の強制的な断薬（例，拮抗薬，尿監視，保護観察，メサドンのような薬物置換，外部支援組織）。4）精神療法を通しての成長と構造的パーソナリティ変化の促進，である。

　まとめとして，表出的‐支持的精神療法の適応は次のように概念化される。1）薬物乱用以外に重篤な精神病理が存在すること。2）NA や他のサポートグループ，強制的な断薬，あるいはメサドンのような薬物置換，適切な向精神薬処方を含んだ総合的な治療プログラムに参加すること。3）反社会性パーソナリティ障害の診断がないこと（うつ病が合併しない限り）。4）面接の予約を守り，治療過程に参加していこうとする十分な動機づけ。治療が軌道に乗った後の，表出的か支持的かの重点の置き方の適応は主に，他の精神療法過程における重点の置き方を決定するのと同様の要因によって決定される（第4章の表4-1参照）。

摂食障害

　摂食障害は現代に特有の事情に思われる。電子メディアは「すべてが望み通りになっている」細い女性のイメージを私たちに日々浴びせかけている。典型的な摂食障害患者は，白人で，教養があり，女性で，経済的に裕福であり，西洋文化の産物である（Johnson et al. 1989）。摂食障害は通常，神経性やせ症と神経性過食症に分けられるが，2つの症状群は臨床像においてしばしば重なっている。さらに，過食性障害が，摂食障害群における新たな臨床存在として DSM-5 の診断名体系に加えられた。DSM-5 の基準では，コントロール喪失と臨床的に著しい苦痛によって特徴づけられた，少なくとも週に1回の過食のエピソードが持続しなければならない。過食は，実際には，神経性過食症と過食性障害の両方に共通しているが，過食性障害の場合，反復し持続する過食が，食事制限や排出行動のようなよくある代償行動を伴わずに出現する（Marcus and Wildes 2014）。

　これらの摂食障害を相互に区別するもう1つの方法は，やせ症の人は治療を求めないか，あるいは治療プログラムを継続しない傾向がある。したがって，神経性過食症と過食性障害は，どれだけ変化が求められて達せられるかによって区別される（Vitousek and Gray 2005）。経験のある精神科医と心理士が，Q分類による性格評価 cue sort を用いて行った103の研究の中で，Westen と Harnden-Fischer（2001）は，過食症かやせ症で現在治療を受けている患者におけるパーソナリティ機能を評価した。この研究で3つのカテゴリーの患者が明らかになった。情動的な制御不能/コントロール不能群，抑制された/過剰にコントロールされた群，高機能/完全主義的な群。これらのカテゴリーは，病因，予後，治療と関連しているように見える。そして，症状は摂食障害の患者を理解し治療することの1つの構成要素に過ぎないことを調査者は示唆した。そのデータはまた，摂食障害の症状は，衝動と情動調整のより一般的なパターンの1つの表現に過ぎないことがあると示唆している。他の言葉でいうと，情動的な制御不能/コントロール不能群の患者にとって，過食症状は一般的な衝動問題の表現かもしれないが，一方，強い完璧主義的そして高機能タイプの患者にとってはそうではないかもしれない。いずれの場合でも，治療の原則と精神力動的理解は通常別々に展開することから，この章では，議論は神経性やせ症と神経性過食症の伝統的なカテゴリーに分けられている。しかし，読者は，臨床では特定の摂食障害の治療における2つの異なった像由来の原則を組み合わせる必要があるかもしれないことと，またパーソナリティの重要な特徴により同様に導き出されることが必要なことがあることを気に留めておく必要がある。過食性障害の精神力動的治療に関する意見は，この新しい障害についての文献が初期段階であることから，この章では限定されている。

神経性やせ症

　神経性やせ症 anorexia nervosa というラベルは誤解を生じさせる。なぜなら，**無食欲** anorexia という言葉は，食欲の喪失が問題の中心であるかのような含みがあるためである[訳注3]。

298 第Ⅱ部　DSM-5障害への力動的アプローチ

　神経性やせ症の診断的特徴は，実際には，太ることへの圧倒的な恐れに関連した，やせへの
異常なまでの追求である。年齢と身長からみた最低正常体重の85%以下という恣意的なカット
オフが，しばしば診断に使用される。DSM-5におけるDSM-IV基準からの唯一の大きな変更は，
女性において無月経がもはや診断で要求される症状ではないことである。罹患者の5%〜10%は
男性であるが，彼らの臨床像と精神力動は，女性例とかなり類似している。摂食障害患者は通
常死亡率が非常に高くなるが，最も高いのは神経性やせ症である（Arcelus et al. 2011）。これは，
おそらくすべての精神科疾患の中で最も死亡率が高い。したがって，治療は慎重に考えて計画さ
れ，患者の生存を確実にするために注意深く実行されなければならない。特に，願わくは青年期
の間の初期介入は最適である。なぜならその年齢での治療は，成人に施される治療に比べてより
効果的なことがある（Crow 2013）。

精神力動的理解

　最近の2〜30年で，Hirde Bruch（1973, 1978, 1982, 1987）の独創性に富んだ貢献は，やせ症
患者を治療する臨床家にとって暗闇を照らす灯台として役立ってきた。彼女は，食べ物と体重に
固執することは，自己概念における基本的障害の象徴として，比較的後になって出現することを
観察した。神経性やせ症の多くの患者は，自分が完全に無力で無能であるという強い信念を持っ
ている。この疾患は，両親を喜ばせようとして人生を送ってきた「良い子」に起こり，思春期に
突然に頑固になり拒否的になる。身体はしばしば自己から分離されたものとして体験され，それ
はあたかも両親のものであるかのようである。これらの患者たちは，自分が身体機能をコントロ
ールしていると感じることさえないくらいに自律性の感覚を失っている。完璧な少女であるとい
う病前の防衛的態度は，通常，潜在する強い無価値であるという感覚を防衛している。

　Bruchは神経性やせ症の発達的起源を，幼児と母親との障害された関係に遡った。特に，母親
は，子どもの要求よりも自分自身の要求に応じて子どもを世話するように見える。子どもから発
した合図に対して確実で有効な応答を受け取っていない場合，子どもは健康な自己感を発達させ
ることができない。その代わりに，子どもは自己の権利としての自律の中心としてではなく，単
に母親の延長として自分自身を体験する。Bruchはやせ症患者の行動を，たぐいまれな特性をも
った唯一の特別な人であるという，称賛と是認を得るための死に物狂いの努力であると理解した。

　Selvini Palazzoli（1978）やMinuchin（Minuchin et al. 1978）^{訳注4)}のような家族療法家は，
Bruchの力動的概念のいくつかを確証し詳細に述べた。Minuchinとその同僚たちは，やせ症患
者の家族における絡み合いenmeshmentのパターンを記述したが，そこでは世代間境界と個人
間の境界が全般的に欠如していた。それぞれの家族メンバーは，家族母体から分離した同一性を
誰も感じることがないほどに，他のいずれかの家族メンバーの生活の中に過剰に巻き込まれてい
る。Selvini Palazzoli（1978）はまた，神経性やせ症の患者は母親から心理的に分離することが
できないままであり，それは自分自身の身体の安定した感覚を達成することに失敗する結果とな
ると述べている。そのため，身体はしばしばあたかも取り入れた悪い母親が宿っているかのよう

訳注3）この問題があるためにanorexia nervosaの日本語訳が，DSM-IVの「神経性無食欲症」からDSM-5の
　　「神経性やせ症」に変更になっている。
訳注4）構造派と呼ばれる家族療法を提唱した。第5章参照。

に知覚され，飢餓はこの敵対し，侵入的な内的対象の成長を食い止めようとする試みかもしれない。Williams（1997）も同様に，やせ症患者の親が不安をコンテインするよりむしろ，子どもたちに投影する傾向があることを強調している。これらの投影は，子どもの中で敵意のある異物として体験されるかもしれない。代謝されないままの体験と親によって投影された空想から自分自身を守るために，若い少女は食べないことにより具現化された「進入禁止」の防衛システムを作り上げるかもしれない。

　神経性やせ症の極端な防衛的態度は，根底にある強い衝動がそのような戦略を当然必要としていることを示唆している。Boris（1984b）は，激しい貪欲さが神経性やせ症の中核を形成すると述べている。しかし，口唇的欲求があまりにも受け入れがたいため，それらは投影的に扱われなければならない。投影同一化を通して，貪欲で，要求がましい自己表象は両親に転移される。患者の拒食に反応して，両親は患者が食べるか食べないかに強迫的になる。両親は欲望を持つ者になるのである。クライン派の考えに従った定式化では，Boris は神経性やせ症を，過度の所有欲求により，他者から良いものを受け取ることができないものとして概念化した。食べ物や愛情を受け取るいかなる行為は，これらの患者に，彼らが欲するものを所有することができないという事実に真っ向から直面させる。彼らの解決法は，誰からも何も受け取らないということである。羨望と貪欲はしばしば無意識の中で密接につながっている。患者は，愛，思いやり，養育といった母親が持つ良いものを羨望するが，これらを受け取ることは単に羨望を強めることになる。これらを放棄することは，羨望の対象となったものを台無しにしてしまうという無意識的幻想を支持する。これはイソップ寓話に登場する自分が届かなかったブドウはすっぱいと結論づけたキツネとよく似ている。患者は次のようなメッセージを伝えている。「私が利用可能で所有することができる良いものはなにもありません。だから私は自分のすべての欲求を放棄するだけです。」このような放棄は，やせ症患者を，彼女の幻想の中で，他者の欲求の対象や，他者の羨望と称賛の対象としてしまう。なぜなら他者は彼女の自己コントロールに「感銘を受ける」からである。食べ物は，彼女が自身の中で求めている肯定的な資質を象徴している。空腹にとらわれていることは，母親像を所有しようと求めることよりも好ましいのである。

　Boris の見解に基づき，Bromberg（2001）は，神経性やせ症の患者は解離の機制により欲求を放棄へと変容させていると指摘している。これらの患者を感情状態の自己制御を発展させるような人間の関係性の形が欠如したままに成長しているとみなして，Bromberg は，患者は，外傷体験の周囲に壁を築く方法として，また強い感情によって損なわれていない最大の機能を促進する方法として分離した自己状態へと解離していると示唆した。Boris と同じく，彼はやせ症患者を，欲求を制御できる感情としてコンテインする能力がないことにとらわれているとみなした。彼らは，適切な選択ができるほど長い間，欲求を抱えておくことができないと感じている。そのため，治療的2者関係において誰が欲求をもっているかという問題は，治療上主要な問題となる。

　神経性やせ症の病因についての最も発達論的な定式化は，母親‐娘の二者関係に焦点を当てている。しかし，Bemporad と Ratey（1985）は，やせ症の娘に対する父親のかかわりの特徴的なパターンを観察した。典型的な父親は表面的には思いやりがあり支持的であるが，情緒的には娘が父親を本当に必要としている時はいつでも娘を見捨てている。さらに，多くのやせ症患者の父親は，娘から情緒的に養育されることを——それを娘に与えることよりも——求めている。両親

はしばしば結婚について深刻な失望を経験していて，そのためにそれぞれの親は娘から情緒的な支えを求めるようになっている。

　自己心理学の用語によれば，娘は，ミラーリング機能と是認機能を親のそれぞれに提供するものの自分自身の自己感が認められない自己対象として扱われている可能性がある。やせ症の子どもは，親や人生における他のいかなる重要な対象も，子どもの慰め，肯定，映し出しの要求に対して応えるために，一時的であっても彼ら自身の興味と要求を諦めることに深刻な疑いを持っている（Bacher et al. 1999）。子どもは，自分が苦しんでいることに親が注意を払わせるように，また自分が助けを求めていることを親が認識させるようにするための死に物狂いの試みの中で，飢餓と制限をエスカレートさせる可能性がある。

　われわれの神経性やせ症の精神力動的理解をまとめると，あからさまに自らを飢えさせる行動は，いくつも重なり合った断固たる症状である。それは以下の通りである。1）特別で唯一の存在であろうとする死に物狂いの試み，2）親の期待によって育てられた偽りの自己感への攻撃，3）これから発生しようとしている真の自己の主張，4）身体と等価として見られている，敵対的な母親を取り込むことに対する攻撃，5）貪欲さと欲求に対する防衛，6）患者自身ではなくむしろ，他者が貪欲で無力であると感じさせるための努力，7）両親からの代謝されていない投影が患者に侵入するのを防ぐ防衛的な試み，8）親が自らに没頭することから抜け出すようにさせ，また子どもたちの苦しみに気づくようにさせるためのエスカレートする助けを求める叫び，9）いくらかの例における，強烈な感情を制御する方法としての分離した自己状態になる解離性の防衛。

　確立した評価尺度を用いた近年の実証的研究（Bers et al. 2013）は，混乱した母親との関係と歪んだ自己感が神経性やせ症の中核をなしているという仮説を検証した。神経性やせ症と診断された15名の入院患者と，摂食障害を合併していない15名の精神科入院患者の対照群とを比較した。その結果は，神経性やせ症の患者は，しばしば，母子関係を崩壊したと体験していて，強く自己批判的であり防衛的に過剰発達した自己感をもつという意見を支持した。研究者たちはまた，これらの患者の，激しいが，うまく防衛されている困窮した感情という共通したテーマを見出した。

　これらの精神力動的要因はまた，ある独特な認知的特徴を伴っている。これらの特徴には，自分自身の身体イメージの誤った認識，全か無か思考，魔術的思考，強迫的思考と儀式が含まれる。強迫症状の存在は，研究者たちに，強迫性パーソナリティ障害が神経性やせ症に併存するのではないかという疑問を抱かせた。この仮定は，飢餓の存在下でのパーソナリティ障害診断についての悪名高き信頼性の欠如により当惑させられる（Kaplan and Woodside 1987; Powers 1984）。強迫行動を含む多くの症状は，飢餓のために二次的に出現する。また，病前のパーソナリティ特徴は，栄養不足の状態で強調される。最終的に，神経性やせ症と神経性過食症の患者におけるパーソナリティ障害の有病率が本当に高いかどうかについてはパーソナリティ障害の縦断的追跡調査によっても必ずしも確かめられていない（Grilo et al. 2003）。

治療アプローチ

　比較研究では，認知行動療法と対人関係療法が神経性過食症と過食性障害に対して有効な治療

法であると示唆されてきたが，神経性やせ症の精神療法に利用可能なエビデンス基盤は非常に弱い（Marcus and Wildes 2014）。外来患者の神経性やせ症治療 Anorexia Nervosa Treatment of Out-Patient（ANTOP）研究（Zipfel et al. 2013）として知られている最近の無作為化比較試験では，神経性やせ症に対する 3 つの治療を比較している。それらは，焦点づけられた精神力動的療法（FPT）を受けた 80 名，強化認知行動療法（CBT-E）を受けた 80 名，通常の最適化された治療を受けた 82 名である。焦点づけられた精神力動的療法は，12 カ月の追跡時点での回復に関しては優位であり，強化認知行動療法は，体重増加の速さと摂食障害の精神病理の改善に関してはより効果的であった。治療終了時には，肥満度指数（BMI）はすべての群で増加していた。したがって，この調査は，神経性やせ症の治療における精神療法の役割について励みとなるものである。

あるメタ解析（Couturier et al. 2013）は，青年期の神経性やせ症に対する家族を基本とした治療はおそらくは個人治療よりも優れていて，第 1 選択の治療として推奨されることを示唆した。若年成人では，しばしば家族の関与を調整することは困難であり，個人精神療法のさまざまな戦略が試みられてきている。一般的に，人は神経性やせ症の治療は必ずしも効果的ではないことに気づかなければならず，また治療者はこの疾患の患者にアプローチするときには進んで革新的で創造的であらなければならない。支持的臨床マネジメントと特別な形の認知行動療法と対人関係療法を比較した無作為化比較試験では，支持的臨床マネジメントは，両方のより特別な治療よりも優れていた（McIntosh et al. 2005）。

神経性やせ症の患者を治療する臨床家は，治療目標を体重増加に絞ってはいけないという共通認識がある（Boris 1984a, 1984b; Bruch 1973, 1978, 1982, 1987; Chessick 1985; Dare 1995; Hsu 1986; Hughes 1997; Powers 1984）。Garner ら（1986）によって提唱された「2 経路 two-track」アプローチは，体重回復のための摂食の回復の第 1 段階を含んでいる。この段階が達成されたなら，精神療法的介入の第 2 段階が開始される。やせ症患者は，体重をコントロールするために計画された教育的手段で単に管理されるときよりも，家族療法と力動的個人精神療法を併用されたときに大きな改善を見せる（Dare 1995; Hall and Crisp 1983）。長期の表出的 - 支持的個人精神療法は治療の基礎である。患者の根底にある自己の障害とそれに関連した内的対象関係の歪みが扱われなければ，患者は再発を繰り返し，回転ドア入院の経過をたどるだろう（Bruch 1982）。家庭で生活している患者にとって，家族療法は個人精神療法を補う有用なものであるかもしれない。いくらかの患者は集団精神療法が有益であるように見えるが（Lieb and Thompson 1984; Polivy 1981），限られたデータは，利益を受ける患者は，多くはパーソナリティ障害を伴わない者であることを示唆している（Mahr 1984）。

多くの精神力動的臨床家は，神経性やせ症の治療と，誤った信念，栄養的問題，家族の困難を扱うための他のモデルから借用した技法を組み合わせている（Vitousek and Grey 2005）。患者の生命を救うことは，お気に入りの理論的な精神療法に対するいかなる忠実さよりも重要さの点で勝っている。したがって，入院は個人精神療法の経過中にしばしば利用されている。入院治療適応の指標がないことは一般的に合意されているが，正常体重の 30% の減少が，入院治療が必要かどうか決定するときに用いられる良い経験則である（Garfinkel and Garner 1982）。病院スタッフが特別な環境を作り出すことができるという条件であれば，すべてのやせ症患者の約 80

302 第Ⅱ部 DSM-5障害への力動的アプローチ

表 12-1　やせ症患者の精神療法の技法上の指針

食行動を変化させようと試みる過剰な投資を避ける

治療の早い段階では解釈を避ける

逆転移を注意深くモニターする

認知の歪みを検討する

%が，入院治療で体重を回復させるだろう（Hsu 1986）。第6章で述べたように，病院スタッフは，病院環境において家族間の争いを再演する患者の無意識的努力に警戒しなければならない。病院スタッフは，体重回復に過度に関心を向けすぎず，患者の親がしたのと同じような要求をせずに，患者が体重を回復させることを援助することに関心を向けなければならない。患者が食べることについての不安を話し合うことができる看護スタッフのメンバーとともに，頻回だが少量の食事を準備することで，患者はコントロールを失う恐れに対処することを援助してもらうことができる。体重増加は正の強化を伴って患者に伝えられるべきである。隠れて嘔吐や下剤を使用することは直面化されるべきであり，トイレのドアに鍵をかけるような構造的な対策でコントロールされるべきである。治療スタッフのメンバーは，過度の体重増加を許さないことで患者を安心させる必要があり，それにより，治療スタッフに対する信頼感を築き上げることを援助する。

　短期入院はほとんど治療的ではない。それは，正常平均体重を要求するプログラムではなく，そのような要求から引き起こされる強い不安を無視するからである（Bruch 1982）。入院治療で神経性やせ症をコントロールすることに成功した患者の少なくとも50%は，1年以内に再燃するだろう（Hsu 1980）。短期入院に反応しない20%に対しては，長期入院が適応となるかもしれない。

　表出的-支持的個人精神療法は，やせ症患者により突きつけられた手ごわい抵抗のために，しばしば数年間の骨の折れる作業となる。4つの技法上の指針が役立つ（表 12-1）。

1.　**食行動を変化させようと試みる過剰な投資を避ける**。Boris（1984b）が観察したように，「私たちが彼らの症状と呼ぶものを，彼らは救いと呼んでいる」（p. 315）。患者は，神経性やせ症を内的な問題の解決とみなしている。それを変えなければならない問題としてすぐに決めつけてしまう精神療法家は，実現可能な治療同盟を形成する機会を減らしてしまう。神経性やせ症に関連した行動は，変化に対する要求と期待を患者の両親から引き出す。投影同一化を通して，治療者は，両親に関連した患者が投影する内的対象に同一化するような強い圧力を体験しやすい。その圧力に従って行動し，両親像になるのではなく，治療者は患者の内的世界を理解しようと努力しなければならない。この再演の1つの形は，食べることと話すことを等しくすることである。患者が食べることを拒否して両親を怒らせるのと同じように，患者は話すことを拒否して治療者を怒らせるように試みるだろう（Mintz 1988）。したがって，治療のはじめに，治療の最初の目標は食べないことの問題よりもむしろ患者の背景にある情緒的な障害を理解することであることを明確にすることは有用である（Bruch 1982; Chessick 1985）。治療者は，同時に，考えることとコミュニケーションをとることの能力は栄養状態の改善に伴って改善することを指摘しながら，神経

性やせ症に関連した自己規律はある意味で到達である（Bromberg 2001），という患者の体験を認識しなければならない。

2. **治療の早い段階では解釈を避ける。**無意識的欲求や恐怖の解釈は，やせ症患者によって，人生の物語において繰り返しとして体験されるだろう。他の誰かが彼女に，彼女が現実に感じていることを伝えているが，一方で，彼女の意識的な体験は最小限に抑えられ，無効化されている。むしろ，治療者の任務は，患者の内的体験を評価し，共感することであるべきである（Bruch 1987; Chessick 1985）。治療者は，患者が自分の病気について自分自身の考えを持つ資格がある自立的な人であるというメッセージを伝えながら，患者が考えることや感じることに積極的な興味を示すべきである。非常に重要なことは，患者が自分の感情状態を明らかにすることを援助することである。これらの感情に由来する行動と決断は，正当とみなされ，尊重されなければならない。治療者は，患者がさまざまな選択を探求するのを援助することができるが，何をすべきかを伝えるのは避けるべきである（Chessik 1985）。治療の初期段階での，この共感的，自我構築的，支持的アプローチは，良い対象として治療者を取り入れることを促進するだろう。Bruch（1987）は，肯定的であることを強調し，患者が自分の肯定的な資質を発見する体験として治療を概念化することを提唱した。彼女は，自分のアプローチがKohut（1984）の自己心理学的アプローチと多くの類似点があることを認めている。Chessik（1985）は，無意識的葛藤に対する洞察がこれらの患者に治療的になる可能性は低いという見解を共有している。解釈の用い方について少々楽観的ではあるものの，Boris（1984a）は，患者が自分自身に気づくまで差し控えるような解釈を勧めている。それでも彼は，患者に直接ではなく「空間に」語りかけることで，関係にいくらかの距離を提供し，患者の境界を尊重することを強調している。そのような解釈は，患者に対して直接的に決定的な宣告を告げるというよりも，想像上の同僚に語り掛けるかのように，仮説として伝えられるべきである。

3. **逆転移を注意深くモニターする。**やせ症の患者は一般に，両親は他の人びとが両親のことを間違っているとみなすことのないように患者に体重を増やしてほしいと望んでいると確信している（Powers 1984）。治療者は類似のことで不安になりやすい。理解力のある治療チームの枠組みの中で働く治療者は，特に，もし患者が体重回復に失敗したなら，他の人たちが彼らの仕事を否定的に判断することを考え始めるかもしれない。この逆転移に基づく懸念は，治療者が患者の両親と同一化する罠に陥れてしまう可能性がある。個人精神療法のための理想的な状況は，患者の背景にある心理的問題を探求するために治療者を自由にしつつ，もう1人の治療者が体重回復をモニターすることである。体重コントロールのため入院治療が必要となったとき，病棟精神科医は食事摂取を管理し，一方で精神療法家は病院内で精神療法的作業を続ける。この設定において，精神療法家はチームと共に生産的に働くことができる。

　　Hughes（1997）は，神経性やせ症の患者の治療において直面する典型的な逆転移のジレンマのいくつかを見事に記述している。患者は両親を巻き込んで，患者を援助しようと試みるもののいつも失敗に終わるというさまを保つのだが，患者はまた，その役割に治療者を引き込む。しばしば，患者は治療に協力を希望するものとして自分自身を示すが，そ

304　第Ⅱ部　DSM-5障害への力動的アプローチ

の後治療者の援助を妨害する。やせ症患者では，治療同盟は典型的には見かけよりも希薄であるため，治療者は，患者によって騙されたという感情のフラストレーションに対処しなければならない。逆転移を扱う際に，患者は［治療の］進展を，家族からの分離と成長を非常におそれるのと等しいものと理解していることを思い出すことは有用である。患者の死との戯れにより不安が治療者の中にかきたてられ，患者が希死念慮を頻回に否定することで，それはフラストレーションを引き起こす。家族が疲れ果てて怒りが湧き上がり，やせ症患者に対して無意識的な殺人願望を発展させさえするかもしれないように，治療者も失望や殺意のこもった怒り，そして他の誰も患者の致死性を十分に認識していないという感覚を体験するかもしれない。

4. **認知の歪みを検討する。**体形の誤った認識と不合理な認知からくる信念は，断定的な判断を避けて患者と共に探求されるべきである。Vitousek と Gray（2005）は，不合理な結論と誤った想定に挑戦する Bruch のアプローチと，現在受け入れられている認知療法の原則との間の類似性を強調した。明らかに，精神療法家はこれらの患者に対して，飢餓が認知に及ぼす影響を理解させるように援助しながら，教育的な役割を取らなければならない。しかし，治療者は変化を要求しないようにしながら，教育しようと努めなければならない。あるいは，治療者は，患者の選択の結果をそのまま探求し続けてもよいのである。

　これらの技法的指針は，役立つものであるが，やせ症患者の精神療法に対する「料理本」のような公式としてとらえるべきではない。治療者は，再び1人でいることができるようになるまで治療経過を「しのぐ」という患者の性質に直面する際に，柔軟に，粘り強く，そして安定していなければならない。ボディ・イメージの歪みは，しばしば妄想の域に近いが，教育的そして治療的努力に反応しないかもしれない。治療者は，患者に「物事をありのままに見る」ことを強いるように導いてしまうような，逆転移の絶望とフラストレーションに注意しなければならない。

　患者の神経性やせ症は，短期的には治療抵抗が強いように見えるかもしれないが，多くの患者は最終的には改善する。ある長期追跡研究（Sullivan et al. 1998）では，初回紹介から平均12年追跡された患者の10％のみが，いまだに神経性やせ症の基準を満たしていた。しかし，多くは，依然として完璧主義や比較的低体重を含んだ疾患像の一部と格闘している。一方，4つの異なる集団における300人の患者のレビューで Hsu（1991）は，患者の7人に1人すなわち14％が，自殺あるいは疾患の合併症によりその後死亡することを示している。家族療法と支持的個人療法との5年追跡比較（Eisler et al. 1997）において，いずれの治療も著明な改善を認めた。若年発症で神経性やせ症の病歴が短い患者は，家族療法がより良いようであるが，一方で高齢発症の患者は支持的個人療法がより良いようである。すべての治療研究のレビューから，Vitousekと Gray（2005）は，成人のやせ症患者に関して，強い治療抵抗性の障害をもつ患者には，投薬治療や精神療法といったあらゆる種類の介入がないことの方が，効果的であると結論づけた。

神経性過食症

　神経性過食症の患者は，比較的正常体重であることと過食や排出行動があることで，一般的に

第12章　物質関連および嗜癖性障害，および摂食障害　*305*

神経性やせ症の患者と区別される。過食と排出行動があるるいそう患者は，しばしばやせ症の過食型サブグループに分類される（Hsu 1986）。蓄積されたデータは，この2つの障害の間のかなりのつながりを示唆している（Garner et al. 1986）。やせ症患者の少なくとも40%〜50%は，過食も伴っている（Garfinkel et al. 1980; Hall et al. 1984; Hsu et al. 1979）。長期間の追跡データは，長期経過で神経性やせ症が神経性過食症に移行することがあり，逆のパターンは非常にまれであることを示唆している（Hsu 1991）。神経性過食症はまた，Westen と Harnden-Fischer（2001）により同定されている衝動コントロールと情動調整を含んだパーソナリティのディメンションによって変化する。併存症はまた深い影響を持つ可能性がある。

Yager（1984）は雄弁に述べている。

　　過食症は疾患ではない。また単なる習慣・癖でもない。過食症は不均一なものであり，肺炎のように，さまざまな原因からくる結果かもしれない。私は過食症を，パーソナリティに組み込まれ，次に生物学的に組み込まれ，そしてこのすべてが過食症の増加率が大きくなっているようにみえる文化に組み込まれている習慣や行動パターンとして概念化することが有用であることを見出した（p. 63）。

精神力動的理解

　過食症の精神力動を検討する際に，治療者はこの不均一性を気に留めておかなければならない。私たちの過食症の力動的理解へのさまざまな貢献者は，ことわざにある視覚障害者が，一頭の像の感覚を特定の立場から報告するのと類似しているようだ。いつものことながら，力動的理解は個別的でなければならない。過食症の臨床像は，精神病性から境界性を経て神経症性までの範囲の，広く異なる性格構造をもった患者において観察されるものなのだろう（Wilson 1983）。やせ症と過食症は，本質的に同じ硬貨の表と裏である（Mintz 1988）。やせ症患者はより大きな自我の強さとより大きな超自我によるコントロールの両方によって特徴づけられるが，過食症患者は弱まった自我と緩んだ超自我のために衝動の発散を先延ばしにする能力が全般的に欠けていることによるのかもしれない。過食と排出行動は，必ずしも単独の衝動性の問題ではなく，むしろ，これらは衝動的で自己破壊的な性的関係や，多種の薬物乱用と併存することがある。

　経験的なエビデンスには，どの精神力動的因子が，神経性過食症の患者において作用しているかを示唆するものがある。多変量遺伝解析において，Kendler ら（1995）は，家族と環境因子がこの疾患の発症に重要な役割を演じることを見出した。102名の過食症患者と204名の健常者を含む，地域をベースにした症例対照研究（Fairburn et al. 1997）において，両親の問題，性的あるいは身体的虐待，否定的な自己評価はすべてこの疾患の発症と関連があった。調査者は，自分の外見についての少女たちの見方の歪みによる否定的な自己評価がダイエットを助長するかもしれないことを示唆している。これらの経験的知見は，精神分析的治療に由来する所見により支持されている。Reich と Cierpka（1998）は，過食症患者と両親との間の情緒的対話における障害と，両親に葛藤しながら同一化することによって疑いなく影響されている自己の矛盾する部分における持続的な葛藤のパターンを見出した。これらの著者たちは，多くの過食症患者は境界を尊重されていないと体験し，また性的虐待と心理的虐待の両方に相当する，プライバシーへの無神

306 第II部 DSM-5障害への力動的アプローチ

経な侵入を体験していることも示唆している。ReichとCierpkaは，これらの患者は，情動の逆転と受動的から能動的への転換を含む防衛を頻繁に使用していること，また矛盾した超自我欲求も体験していることを述べている。

　過食症の発展の起源を研究したこれらの著者たちは，両親においても，個々の患者においても分離についての大きな困難を明らかにした。過食症患者の発達歴における共通のテーマは，子どもが母親からの心理的分離を手助けするおしゃぶりや毛布のような移行対象の欠如である（Goodsitt 1983）。分離のための発達上の苦闘は，母親との共生的融合への願望を表現する食物摂取と母親からの分離の努力を表現する食物排除を伴って，代わりに自身の身体を移行対象として使用することにより展開されるだろう（Sugarman and Kurash 1982）。やせ症患者の母親のように，成長して過食症になる子どもの両親は，しばしば自分自身の延長として子どもたちと関わる（Humphrey and Stern 1988; Stober and Humphrey 1987）。これらの子どもたちは，親の自己を是認するための自己対象として用いられる。家族の各メンバーは，密着感を維持するために他のすべてのメンバーに依存している。このパターンはやせ症患者の家族を特徴づけているが，受け入れられない「悪い」性質に対処する特定の様式が過食症家族において優勢である。過食症の家族システムは，皆にとって，自分たち自身を「すべて良い」とみなすことの強い要求を含んでいるようである。両親の中にある受け入れられない性質は，しばしば過食症の子どもに投影され，その子どもはすべての「悪いもの」の収納庫となる。これらの投影に無意識的に同一化することにより，彼女は家族全員の貪欲さと衝動性の保有者となる。結果として，両親の中の葛藤あるいは両親間の葛藤よりもむしろ，「病気の」子どもに焦点が当てられ，恒常的なバランスが保たれる。

　過食症患者における分離の困難さについての精神力動的観察は，実証的な研究により確認されてきた（Patton 1992）。摂食障害患者40名が，閾下刺激あるいは閾上刺激にどのように反応するのかをみるために，正常な摂食パターンの女性40名と比較された。それぞれの群は，暴露期間に，閾下あるいは閾上の見捨てられの刺激あるいは統制刺激にさらされた。見捨てられの刺激への暴露の後は，摂食障害群は対照群よりも明らかに多くのクラッカーを食べた。研究者は，過食はまさに無意識的な見捨てられ恐怖に対する防衛であると結論づけた。

　多くの事例で，過食症患者は，取り入れと投影の対象関係メカニズムを具現化する。食物の摂取と排出は，攻撃的なあるいは「悪い」取り入れたものの取り入れと投影を直接反映することがある。多くの症例において，このスプリッティング過程は患者によってより具現化される。彼女は，タンパク質を「良い」食物とみなし，そのため排出するよりも保持するが，炭水化物やジャンクフードを「悪い」食物とみなし，吐き戻すためだけに大量に消費する。表面上は，攻撃性を処理するこの戦略は，やむを得ないかもしれない。嘔吐の形での悪いものの排除は，患者に良い感覚を残す。しかし，残った「良いもの」の感覚は，悪いものと良いものの統合に基づいたものでなく，スプリッティング，否認，攻撃性の投影に基づいたものであるため，不安定である。

治療的考察

　過食症の治療における最も重要な唯一の原則は，治療計画の個別化である。うつ病，パーソナリティ障害，薬物乱用などの合併する精神障害は，包括的な治療計画の一部として扱われる

べきである。すべての過食症患者を一様に治療する「組み立てライン治療プログラム」（Yager 1984）は，過食症の人たちの本来の不均一性を認識し正しく評価することができないために，彼らのうちのわずかにしか役に立たない。過食症患者の約3分の1は，短期認知行動療法と心理教育プログラムを含んだ期間限定のアプローチによく反応する比較的健康なサブグループである（Johnson and Conners 1987; Johnson et al. 1989）。Overeaters Anonymous（OA）のような支援グループは，さらなる治療なしでこのサブグループを支えることができる可能性がある。

　過食症患者の追跡評価を実施した88の研究の総説では，KeelとMitchell（1997）が，女性のおよそ50％が症状出現後5～10年で疾患から完全に回復したことを見出した。しかし，20％が神経性過食症の診断基準をすべて満たし続けていて，およそ30％が過食症状を再燃させていた。認知行動療法の16週間の試行により過食と嘔吐を完全に自制するようになった患者が，治療後4カ月追跡された。調査者は患者の44％が再燃したと結論付けた（Halmi et al. 2002）。神経性過食症に対する認知行動療法を用いた研究の総説は，これらの患者を治療することがいかに難しいかを示している。このアプローチにより完全治癒に到達しない患者の半数かそれ以上で，結果として，治療終了時に過食は1週間で平均2.6回，また嘔吐は1週間で3.3回続いていることを示唆している（Thompson-Brenner et al. 2003）。死亡率についての8～25年以上の長期的評価は，神経性過食症の死亡率は当惑させられるほど高く，神経性やせ症の死亡率に近いことを示唆している（Crow et al. 2009）。さらに，認知行動療法と対人関係療法による神経性過食症の治療の成功にもかかわらず，地域の臨床医は摂食障害の患者を治療するときにエビデンスに基づいた精神療法を用いることはまれである（von Ranson et al. 2013）。精神力動的精神療法は，ほとんど試されていない。

　力動的アプローチは，すべての患者に対して適用されるわけではなく，必要であるわけではないことがあるものの，いまだに大多数にとって有益かもしれない。反応しない者の中では，約3分の2が境界性パーソナリティ障害をもち（Johnson et al. 1989），残りは他のパーソナリティ障害あるいは重篤なうつ病をもつ。これらの患者は，長期の表出的‐支持的精神療法が求められることがあり，また，しばしば精神薬理学的な介入も同様に必要とするかもしれない。多くの患者は，過食症状に対する行動療法的アプローチに対して率直に不快に感じる（Yager 1984）。内的世界を無視して患者の表立った行動に焦点を当てることは，内容よりも表面により関心を示した両親と共に成長した患者の体験を繰り返すことになるかもしれない。Yager（1984）は，すべての過食症患者の約50％が行動変容技法に対して不満を持っていると示唆している。いくらかの患者は，日常の食習慣に関する日記を書く課題を屈辱的なこととしてさえ体験するだろう。なぜなら彼らは摂食の問題をより本質的な障害の症状としてみている可能性があるからである。患者の関心と信念体系に合致しない治療は，失敗する運命にある（Yager 1984）。

　神経性過食症は生命を脅かすものになりうる。患者は，心停止を引き起こすに十分な電解質バランスの変化を来すことは知らされてきた。そのため，血液生化学モニタリングは，支援戦略としての入院とともに，これらの患者の外来管理の一部であるべきである。多くの過食症患者はまた，境界性パーソナリティ障害や大感情障害をもっているため，自殺企図や重篤な自傷に直面した時に入院が必要になる可能性がある。入院治療は，トイレに鍵をかけること，健常な食事スケジュールを実行すること，栄養士からの心理教育的な援助を提供すること，日記をつけるように

308 第Ⅱ部 DSM-5障害への力動的アプローチ

励ますことを通して症状コントロールを獲得するという課題に加えて，個別化した包括的治療計画に従わなければならない。入院は，しばしば治療者に患者の内的対象関係をより理解する機会を与える。したがって，これはより洗練された診断的理解とより正確な治療計画を促進する。

　Wさんは19歳の大学生で，過食と拒食の混在した症状を持っていた。彼女は，彼女の治療者を「解雇した」後，過食と嘔吐のコントロールを完全に失って入院した。彼女の両親は，彼女の行動にまったく苛立っていたが，彼女が適切に食べるようにさせることについて絶望していたために，彼女を病院に連れてきた。入院して最初の1週間で，Wさんは，失望するだけだから医師には二度と近づきたくないので，入院主治医には遠ざかって距離をおいたままにするつもりだと担当医に告げた。規則正しい食事とグループ・ミーティングがすぐに実行されたが，彼女は食事に行くことやグループに参加することを拒否した。彼女は，自分が食べたい時に食べたいものを食べるだけでダイエットができると主張した。彼女は主治医に対して，自分の体重は変わらず一定のままであり，心配する必要はないと言い張った。

　看護スタッフは，Wさんが全く協力しないことに次第に苛立ってきた。患者が頑固で抵抗すればするほど，スタッフは彼女が病院プログラムの構造に従うように一層主張した。あるスタッフ・ミーティングで，入院主治医は，彼女は彼女の家族状況を反復することに成功していることに気がついた。彼女は自分のダイエットをコントロールすべきであると主張することによって，周囲が彼女の食べることをコントロールしようと試みるように挑発した。こうして，彼女は，ちょうど彼女が両親によって犠牲にされていると感じたように，彼女の周囲をコントロールする力によって犠牲にされていると感じることができた。

　Wさんの主治医は彼女と会い，病棟スタッフに彼女の家族状況を再現させるように挑発しようと試みているとWさんに指摘した。主治医はその患者に，この再現から何を得ているのかを良く考えるように求めた。Wさんは，話すことに興味はないと主治医に示すことで反応した。3日後，彼女は主治医に，自殺を試みるために病室の鍵のかかる引き出しの中に薬と鋭利な物をため込んでいたと話した。彼女は，本当は死にたくないので主治医に伝える決心をしたと言った。彼女はまた，コントロールできないくらい依存的になってしまい，彼女自身の自己のあらゆる感覚が失われると信じていたので，主治医に気持を伝えることはきわめて困難であることを伝えた。彼女は，主治医への依存は，搾取されることにつながり，また彼女自身の治療的な必要性からよりも医師の必要性によって不当な扱いを受けると信じていた。

　この情報は，病院スタッフがWさんの治療構造に対する抵抗を理解することを助けた。協力を拒否することによって，この患者は他者の要求や期待から独立した自己感を確立しようと試みていた。看護スタッフとの協力と主治医との共働は，彼女の家族の中でそうであったように，単に他者の延長になってしまう危険性があった。この根底にある不安が一旦表面化すると，スタッフ・メンバーは，Wさんが彼女の摂食プログラムでもっと発言することを許した。看護スタッフのメンバーと一緒に，彼女は協力することができ，そして両者が受け入れられるプログラムに従うことができた。

　しかし，ちょうどWさんが改善しつつあるように見えた時，彼女の主治医は，家族がちょうどプレゼントを開けようとしていたクリスマスの朝，自宅で呼び出しを受けた。病棟看護師が，Wさんが大量の下剤をこっそり持ち込んでいて，それを飲み，午前中ずっと下痢していたことを報告するために連絡した。看護師はWさんが救急治療を必要とするのではないかと心配した。そのため，Wさんの主治医は患者を診るために病院に行くことを強いられているように感じた。2日後，Wさんが医学的に安定した時に，彼女の担当医は下剤使用に含まれる転移性の敵意について直面化し，おそらくWさんが主治医のクリスマスの朝を台無しにしたいと願っていたことを示唆した。患者

はそのような可能性を穏やかに否定したが，彼女の主治医は，患者の行動化の時には W さんに対する激しい怒りを抑圧しなければならなかった。下剤を使用する行為は患者が彼女自身の攻撃性を放出するのを可能にしているということを，主治医は次第に理解し始めた。結果として，彼女は彼女の行動を敵意とする主治医の解釈を理解できなかった。主治医は無意識的に患者の投影する怒りのコンテイナーとしての機能を果たしていた。

　この症例は，臨床像の一部として境界性パーソナリティ障害をもつ，より重症の患者を描写しているが，転移‐逆転移の苦闘は，個人精神療法家が過食症患者で通常遭遇するものの典型と異なるものではない。治療者は，気がつくと，患者が吐き出そうと試みている「悪いもの」を受け入れるように繰り返し仕向けられているかもしれない。彼らはまた，患者が彼らの治療的努力すべてを繰り返し吐き返すとき，「吐きかけられる」と感じるかもしれない。入院治療における，あるいは個人精神療法における家族パターンの反復は，臨床家が家族システムの中での患者の役割を理解することの助けとなる。過食は非常にしばしば家族の中での恒常性バランスの一部となるため，個人療法に関連する家族療法や家族介入が頻繁に必要とされる。家族システムを無視することによって，治療者は，患者の回復が他の家族メンバーに対して深刻な脅威を与えるという危険を冒すことになる。この脅威に対する防衛的な反応は，過食症患者の治療を密かに蝕むことや，他の家族メンバーにおける深刻な機能不全の出現を含んでいるかもしれない。過食症患者の病気に対する家族の要求は尊重されなければならないし，また両親が治療を故意に妨害しないように，両親は「抱えられ」そして承認されたと感じなければならない（Humphrey and Stern 1988）。

　多くの過食症患者は，強力なアンビバレンスと家族の平衡を混乱させる懸念のために，集中的な精神力動的精神療法を避けようとするだろう。彼らは自らを欠陥があるとみなすかもしれないが，精神療法的探究は，この欠陥があることが暴露される危険性を含んでいる（Reich and Cierpka 1998）。食事日記を導入し，特定の食事パターンと情緒的状態との関連性を指摘することは，患者と治療関係を構築するためにきわめて効果的な方法であるかもしれない。一般的に直面する逆転移の困難の１つは，患者を速やかに治したいという欲望である。これは治療者があまりにも多くの解釈的介入をあまりにも早く導入することによって，患者に「過剰に食べさせる」ことを始めるように仕向けてしまう。Reich と Cierpka（1998）が警告したように，解釈と直面化は，それらを貪欲に消費するものの適切に消化しないという過食症的な方法で扱われるかもしれない。多くの方面で認知行動療法が過食症に対して推奨される精神療法的アプローチとなったが，精神力動的治療はいまだに役割を担っている。綿密に計画された認知行動療法と力動的治療の比較研究において，初期の結果は前者が良好であったが，長期追跡期間では治療の両形態は効果においてはほぼ同等であった（Fairburn et al. 1995）。

　力動的集団精神療法もまた，有効な補助的治療である。実証的な文献は増えつつあり，神経性過食症の患者に対する集団精神療法の効果を証明している（Harper-Giuffre et al. 1992; Liedtke et al. 1991; Mitchell et al. 1990）。外来治療における過食症患者についてのこの様式の異なる 18 の報告の総説では，Oesterheld ら（1987）は楽観主義を警戒すべき理由を見出した。集団精神療法が平均 70％過食症状を効果的に軽減させることは共通認識である。しかし，多くの研究は脱落者を計算から除外しているために，これらの数字は水増しされているようである。多くのグ

310 第Ⅱ部　DSM-5障害への力動的アプローチ

ループが境界性パーソナリティ障害と他の重篤な性格病理の患者を除外したにもかかわらず，脱落率は高い傾向にある。長期追跡したデータも不足している。集団療法家は，個人療法家も同様であるが，安定した寛解は洞察と症状コントロールの両方が必要であることに同意しているようである。過食性障害の患者群に対する精神分析的集団療法と心理教育の無作為化比較試験では，両群の患者の多くは摂食障害ではなくなり，また過食エピソードの頻度が低くなった（Ciano et al. 2002）。分析的集団療法の患者では，得られたこれらの改善が6カ月と12カ月の追跡時にもほとんど維持されていた。

　まとめると，神経性過食症に対する力動的アプローチの適応は，期間を設定した心理教育的また認知行動療法的方法への反応が乏しい症例である。一般的にいって，支持や教育といった形や，場合によっては家族療法の形での家族介入が必要である。何らかの形の症状コントロールは，他のアプローチとの組み合わせで必要とされる。短期入院，OAのような支援グループ，そして集団精神療法は，患者の症状コントロールを手助けする。個人精神療法家も，症状コントロールは治療過程の一部であると考えている。関連する重篤な性格病理，自殺傾向，生命を脅かすような電解質異常の傾向を伴った過食症患者の大部分は，長期入院という状況での精神療法を必要としている。これらの患者は，患者の生活を構造化しようとする治療者たちの非常に熱心な努力に対して反抗する。彼らは長期入院なしでは本当に致死的となるかもしれない自己破壊的な方向に突き進んでいるように見える。

過食性障害

　先に述べたように，過食性障害の治療に関する研究は，他の摂食障害に比べて非常に少ない。しかし，地域での有病率は3.5％ほどである（Hudson et al. 2007）。これらの人たちは，過食しない肥満の人たちと比較して，体重増加に対する恐怖と体型に対する不満をより強く報告する傾向がある。さらに，彼らは人生を通して体重増加し続ける傾向がある（Fairburn et al. 2000）。治療者は，結果に対する配慮がなく身勝手にふるまうように見える人によってかき立てられる逆転移による軽蔑，そしてその人の治療努力の効果に関する逆転移による無力感と格闘しなければならない。不安定な愛着は，過食性障害を含むすべての摂食障害において見出されてきた（Abbate-Daga et al. 2010）。実際，愛着不安は体型不満と直接関連している。集団精神力動的対人関係療法と集団認知行動療法の比較研究（Tasca et al. 2006）では，集団療法の両形態がともに過食を軽減させていた。また，その結果は，個人の転帰は治療の違いを超えて，愛着不安と回避の段階に基づいて異なっていることを示した。これらの患者に対する精神力動的理解と治療を洗練するために，さらなる研究が求められている。

文　献

Abbate-Daga G, Gramaglia C, Amianto F, et al: Attachment insecurity, personality, and body dissatisfaction in eating disorders. J Nerv Ment Dis 198:520–524, 2010

American Psychiatric Association: Diagnostic and Statistical Manual of Mental Disorders, 5th Edition. Washington, DC, American Psychiatric Association, 2013　高橋三郎，大野裕監訳：DSM-5 精神疾患の診断・統計マニュアル．医学書院，2014

Arcelus J, Mitchell AJ, Wales G, et al: Mortality rates in patients with anorexia nervosa and other eating disorders: a meta-analysis of 36 studies. Arch Gen Psychiatry 68:724–731, 2011

Bachar E, Latzer Y, Kreitler S, et al: Empirical comparison of two psychological therapies—self psychology and cognitive orientation—in the treatment of anorexia and bulimia. J Psychother Pract Res 8:115–128, 1999

Balint M: The Basic Fault: Therapeutic Aspects of Regression. New York, Brunner/Mazel, 1979　中井久夫訳：治療論からみた退行——基底欠損の精神分析．金剛出版，1978

Bemporad JR, Ratey J: Intensive psychotherapy of former anorexic individuals. Am J Psychother 39:454–466, 1985

Berridge KC, Robinson T: The mind of an addictive brain: neural sensitization of wanting versus liking. Current Directions in Psychological Science 4:71–76, 1995

Bers SA, Besser A, Harpaz-Rotem I, et al: An empirical exploration of the dynamics of anorexia nervosa: representations of self, mother, and father. Psychoanalytical Psychology 30:188–209, 2013

Blatt SJ, McDonald C, Sugarman A, et al: Psychodynamic theories of opiate addiction: new directions for research. Clin Psychol Rev 4:159–189, 1984a

Blatt SJ, Rounsaville B, Eyre SL, et al: The psychodynamics of opiate addiction. J Nerv Ment Dis 172:342–352, 1984b

Boris HN: On the treatment of anorexia nervosa. Int J Psychoanal 65:435–442, 1984a

Boris HN: The problem of anorexia nervosa. Int J Psychoanal 65:315–322, 1984b

Brent D, Melhem N, Donohoe MD, et al: The incidence and course of depression in bereaved youth 21 months after the loss of a parent to suicide, accident, or sudden natural death. Am J Psychiatry 166:786–794, 2009

Substance-Related and Addictive Disorders and Eating Disorders 375

Bromberg PM: Treating patients with symptoms—and symptoms with patience: reflections on shame, dissociation, and eating disorders. Psychoanalytic Dialogues 11:891–912, 2001

Brown S: Treating the Alcoholic: A Developmental Model of Recovery. New York, Wiley, 1985

Bruch H: Eating Disorders: Obesity, Anorexia Nervosa, and the Person Within. New York, Basic Books, 1973

Bruch H: The Golden Cage: The Enigma of Anorexia Nervosa. Cambridge, MA, Harvard University Press, 1978

Bruch H: Psychotherapy in anorexia nervosa. Int J Eat Disord 1:3–14, 1982

Bruch H: The changing picture of an illness: anorexia nervosa, in Attachment and the Therapeutic Process. Edited by Sacksteder JL, Schwartz DP, Akabane Y. Madison, CT, International Universities Press, 1987, pp 205–222

Casillas A, Clark LA: Dependency, impulsivity, and self-harm: traits hypothesized to underlie the association between Cluster B personality and substance use disorders. J Pers Disord 16:424–436, 2002

Chessick RD: Clinical notes toward the understanding and intensive psychotherapy of adult eating disorders. Annual of Psychoanalysis 22/23:301–322, 1985

Ciano R, Rocco PL, Angarano A, et al: Group-analytic and psychoeducational therapies for binge-eating disorder: an exploratory study on efficacy and persistence of effects. Psychotherapy Research 12:231–239, 2002

Compton WM, Thomas YF, Stinson FS, et al: Prevalence, correlates, disability, and comorbidity of DSM-IV drug abuse and dependence in the United States. Arch Gen Psychiatry 64:566–576, 2007

Cooper DE: The role of group psychotherapy in the treatment of substance abusers. Am J Psychother 41:55–67, 1987

Cornelius JR, Salloum IM, Mezzich J, et al: Disproportionate suicidality in patients with comorbid major depression and alcoholism. Am J Psychiatry 152:358–364, 1995

Couturier J, Kimber M, Szatmari P: Efficacy of family-based treatment for adolescents with eating disorders: a systematic review and meta-analysis. Int J Eat Disord 46:3–11, 2013

Crits-Christoph P, Siqueland L, Blaine J, et al: Psychosocial treatments for cocaine dependence: results of the National Institute on Drug Abuse Cocaine Collaborative Study. Arch Gen Psychiatry 56:493–501, 1999

Crow S: Eating disorders and risk of death. Am J Psychiatry 170:824–825, 2013

Crow SJ, Peterson CB, Swanson SA, et al: Increased mortality in bulimia nervosa and other eating disorders. Am J Psychiatry 166:1342–1346, 2009

Dare C: Psychoanalytic psychotherapy, in Treatments of Psychiatric Disorders, 2nd Edition, Vol 2. Edited by Gabbard GO. Washington, DC, American Psychiatric Press, 1995, pp 2129–2152

Dodes LM: Abstinence from alcohol in long-term individual psychotherapy with alcoholics. Am J Psychother 38:248–256, 1984

Dodes LM: The psychology of combining dynamic psychotherapy and Alcoholics Anonymous. Bull Menninger Clin 52:283–293, 1988

Dodes LM: Addiction, helplessness, and narcissistic rage. Psychoanal Q 59:398–419, 1990

Donovan JM: An etiologic model of alcoholism. Am J Psychiatry 143:1–11, 1986

Eisler I, Dare C, Russell GF, et al: Family and individual therapy in anorexia nervosa: a 5-year follow-up. Arch Gen Psychiatry 54:1025–1030, 1997

Fairburn CG, Norman PA, Welch SL, et al: A prospective study of outcome and bulimia nervosa and the long-term effects of three psychological treatments. Arch Gen Psychiatry 52:304–312, 1995

Fairburn CG, Welch SL, Doll HA, et al: Risk factors for bulimia nervosa: a community-based case-control study. Arch Gen Psychiatry 54:509–517, 1997

Fairburn CG, Cooper Z, Doll HA, et al: The natural course of bulimia nervosa and binge eating disorder in young women. Arch Gen Psychiatry 57:659–665, 2000

Frances RJ, Mack AH, Borg L, et al: Psychodynamics, in The American Psychiatric Publishing Textbook of Substance Abuse Treatment, 3rd Edition. Edited by Galanter M, Kleber H. Washington, DC, American Psychiatric Publishing, 2004, pp 337–352

Gabbard GO, Lazar SG, Hornberger J, et al: The economic impact of psychotherapy: a review. Am J Psychiatry 154:147–155, 1997

Garfinkel PE, Garner DM: Anorexia Nervosa: A Multidimensional Perspective. New York, Brunner/Mazel, 1982

Garfinkel PE, Moldofsky H, Garner DM: The heterogeneity of anorexia nervosa: bulimia as a distinct subgroup. Arch Gen Psychiatry 37:1036–1040, 1980

Garner DM, Garfinkel PE, Irvine MJ: Integration and sequencing of treatment approaches for eating disorders. Psychother Psychosom 46:67–75, 1986

Goodsitt A: Self-regulatory disturbances in eating disorders. Int J Eat Disord 2:51–60, 1983

Goodwin DW: Alcoholism and heredity. Arch Gen Psychiatry 36:57–61, 1979

Gorton GE, Akhtar S: The relationship between addiction and personality disorder: reappraisal and reflections. Integrative Psychiatry 10:185–198, 1994

Grant BF, Stinson FS, Dawson BA, et al: Co-occurrence of 12-month alcohol and drug use disorders and personality disorders in the United States: results from the National Epidemiological Survey on Alcohol and Related Conditions. Arch Gen Psychiatry 61:361–368, 2004

Grilo CM, Sanislow CA, Skodol AE, et al: Do eating disorders co-occur with personality disorders? Comparison groups matter. Int J Eat Disord 33:155–164, 2003

Hall A, Crisp AH: Brief psychotherapy in the treatment of anorexia nervosa: preliminary findings, in Anorexia Nervosa: Recent Developments in Research. Edited by Darby PL, Garfinkel PE, Garner DM, et al. New York, Alan R Liss, 1983, pp 427–439

Hall A, Slim E, Hawker F, et al: Anorexia nervosa: long-term outcome in 50 female patients. Br J Psychiatry 145:407–413, 1984

Halmi KA, Agras WS, Mitchell J, et al: Relapse predictors of patients with bulimia nervosa who achieved abstinence through cognitive behavioral therapy. Arch Gen Psychiatry 59:1105–1109, 2002

Harper-Giuffre H, MacKenzie KR, Sivitilli D: Interpersonal group psychotherapy, in Group Psychotherapy for Eating Disorders. Edited by Harper-Giuffre H, Mac-Kenzie KR. Washington, DC, American Psychiatric Press, 1992, pp 105–145

Hasin D, Fenton MC, Skodal A, et al: Personality disorders and the 3-year course of alcohol, drug, and nicotine use disorders. Arch Gen Psychiatry 68:1158–1167, 2011

Hasin D, O'Brien CP, Auriacombe M, et al: DSM-5 criteria for substance use disorders: recommendations and rationale. Am J Psychiatry 170:834–851, 2013

Hsu LK: Outcome of anorexia nervosa: a review of the literature (1954 to 1978). Arch Gen Psychiatry 37:1041–1046, 1980

Hsu LK: The treatment of anorexia nervosa. Am J Psychiatry 143:573–581, 1986

Hsu LK: Outcome studies in patients with eating disorders, in Psychiatric Treatment: Advances in Outcome Research. Edited by Mirin SM, Gossett JT, Grob MC. Washington, DC, American Psychiatric Press, 1991, pp 159–180

Hsu LK, Crisp AH, Harding B: Outcome of anorexia nervosa. Lancet 1:61–65, 1979

Hudson JI, Hiripi E, Pope HG, et al: The prevalence and correlates of eating disorders in the National Comorbidity Survey Replication. Biol Psychiatry 61:348–358, 2007

Hughes P: The use of the countertransference in the therapy of patients with anorexia nervosa. European Eating Disorders Review 5:258–269, 1997

Humphrey LL, Stern S: Object relations and the family system in bulimia: a theoretical integration. J Marital Fam Ther 14:337–350, 1988

Johnson B: Three perspectives on addiction. J Am Psychoanal Assoc 47:791–815, 1999

Johnson B: Drug dreams: a neuropsychoanalytic hypothesis. J Am Psychoanal Assoc 49:75–96, 2001

Johnson C, Connors ME: The Etiology and Treatment of Bulimia Nervosa: A Biopsychosocial Perspective. New York, Basic Books, 1987

Johnson C, Tobin DL, Enright A: Prevalence and clinical characteristics of borderline patients in an eating-disordered population. J Clin Psychiatry 50:9–15, 1989

Kandel DB, Kessler RC, Margulies RZ: Antecedents of adolescent initiation into stages of drug use: a developmental analysis, in Longitudinal Research on Drug Use. Edited by Kandel DB. New York, Hemisphere, 1978, pp 73–78

Kaplan AS, Woodside DB: Biological aspects of anorexia nervosa and bulimia nervosa. J Consult Clin Psychol 55:645–653, 1987

Kaufman J, Yang B, Douglas-Palumberi H, et al: Genetic and environmental predictors of early alcohol use. Biol Psychiatry 61:1228–1234, 2007

Keel PK, Mitchell JE: Outcome in bulimia nervosa. Am J Psychiatry 154:313–321, 1997

Kendler KS, Heath AC, Neale MC, et al: A population-based twin study of alcoholism in women. JAMA 268:1877–1882, 1992

Kendler KS, Walters EE, Neale MC, et al: The structure of the genetic and environmental risk factors for six major psychiatric disorders in women: phobia, generalized anxiety disorder, panic disorder, bulimia, major depression, and alcoholism. Arch Gen Psychiatry 52:374–383, 1995

Kendler KS, Prescott CA, Myers J, et al: The structure of genetic and environmental risk factors for common psychiatric and substance use disorders in men and women. Arch Gen Psychiatry 60:929–937, 2003

Khantzian EJ: Psychopathology, psychodynamics, and alcoholism, in Encyclopedic Handbook of Alcoholism.

Edited by Pattison EM, Kaufman E. New York, Gardner, 1982, pp 581–597

Khantzian EJ: Psychotherapeutic interventions with substance abusers: the clinical context. J Subst Abuse Treat 2:83–88, 1985a

Khantzian EJ: The self-medication hypothesis of addictive disorders: focus on heroin and cocaine dependence. Am J Psychiatry 142:1259–1264, 1985b

Khantzian EJ: A contemporary psychodynamic approach to drug abuse treatment. Am J Drug Alcohol Abuse 12:213–222, 1986

Khantzian EJ: The self-medication hypothesis of substance use disorders: a reconsideration and recent applications. Harv Rev Psychiatry 4:231–244, 1997

Khantzian EJ, Treece C: DSM-III psychiatric diagnosis of narcotic addicts: recent findings. Arch Gen Psychiatry 42:1067–1071, 1985

Kohut H: The Analysis of the Self: A Systematic Approach to the Psychoanalytic Treatment of Narcissistic Personality Disorders. New York, International Universities Press, 1971　水野信義，笠原嘉訳：自己の分析．みすず書房，1994

Kohut H: How Does Analysis Cure? Edited by Goldberg A. Chicago, IL, University of Chicago Press, 1984　本城秀次，笠原嘉監訳：自己の治癒．みすず書房，1995

Lieb RC, Thompson TL II: Group psychotherapy of four anorexia nervosa inpatients. Int J Group Psychother 34:639–642, 1984

Liedtke R, Jäger B, Lempa W, et al: Therapy outcome of two treatment models for bulimia nervosa: preliminary results of a controlled study. Psychother Psychosom 56:56–63, 1991

Mack JE: Alcoholism, AA, and the governance of the self, in Dynamic Approaches to the Understanding and Treatment of Alcoholism. Edited by Bean MH, Zinberg NE. New York, Free Press, 1981, pp 128–162

Maher MS: Group therapy for anorexia nervosa, in Current Treatment of Anorexia Nervosa and Bulimia. Edited by Powers PS, Fernandez RC. Basel, Switzerland, S Karger, 1984, pp 265–276

Marcus MD, Wildes JE: Evidence-based psychological treatments for eating disorders, in Gabbard's Treatments of Psychiatric Disorders, 5th Edition. Edited by Gabbard GO. Washington, DC, American Psychiatric Publishing, 2014

McCrady BS, Langenbucher JW: Alcohol treatment and healthcare system reform. Arch Gen Psychiatry 53:737–746, 1996

McIntosh VW, Jordan J, Carter FA, et al: Three psychotherapies for anorexia nervosa: randomized, controlled trial. Am J Psychiatry 162:741–747, 2005

McLellan AT, Arndt IO, Metzger DS, et al: The effects of psychosocial services in substance abuse treatment. JAMA 269:1953–1959, 1993

Mercer D, Woody GE: Individual psychotherapy and counseling for addiction, in The Oxford Textbook of Psychotherapy. Edited by Gabbard G, Beck J, Holmes J. Oxford, UK, Oxford University Press, 2005

Mintz IL: Self-destructive behavior in anorexia nervosa and bulimia, in Bulimia: Psychoanalytic Treatment and Theory. Edited by Schwartz HJ. Madison, CT, International Universities Press, 1988, pp 127–171

Minuchin S, Rosman BL, Baker L: Psychosomatic Families: Anorexia Nervosa in Context. Cambridge, MA, Harvard University Press, 1978

Mitchell JE, Pyle RL, Eckert ED, et al: A comparison study of antidepressants and structured intensive group psychotherapy in the treatment of bulimia nervosa. Arch Gen Psychiatry 47:149–157, 1990

Mulder RT: Alcoholism and personality. Aust N Z J Psychiatry 36:44–52, 2002

Murphy GE, Wetzel RD: The lifetime risk of suicide in alcoholism. Arch Gen Psychiatry 47:383–392, 1990

Nathan PE: The addictive personality is the behavior of the addict. J Consult Clin Psychol 56:183–188, 1988

Nicholson B, Treece C: Object relations and differential treatment response to methadone maintenance. J Nerv Ment Dis 169:424–429, 1981

Oesterheld JR, McKenna MS, Gould NB: Group psychotherapy of bulimia: a critical review. Int J Group Psychother 37:163–184, 1987

Pages KP, Russo JE, Roy-Byrne PP, et al: Determinants of suicidal ideation: the role of substance use disorders. J Clin Psychiatry 58:510–515, 1997

Paton S, Kessler R, Kandel D: Depressive mood and adolescent illicit drug use: a longitudinal analysis. J Genet Psychol 131:267–289, 1977

Patton CJ: Fear of abandonment and binge eating: a subliminal psychodynamic activation investigation. J Nerv Ment Dis 180:484–490, 1992

Polivy J: Group psychotherapy as an adjunctive treatment for anorexia nervosa. J Psychiatr Treat Eval 3:279–283, 1981

Powers PS: Psychotherapy of anorexia nervosa, in Current Treatment of Anorexia Nervosa and Bulimia. Edited by Powers PS, Fernandez RC. Basel, Switzerland, S Karger, 1984, pp 18–47

Prescott CA, Kendler KS: Genetic and environmental contributions to alcohol abuse and dependence in a population-based sample of male twins. Am J Psychiatry 156:34–40, 1999

Project MATCH Research Group: Matching alcoholism treatments to client heterogeneity: Project MATCH posttreatment drinking outcomes. J Stud Alcohol 58:7–29, 1997

Reed PL, Anthony JC, Breslau N: Incidence of drug problems in young adults exposed to trauma and posttraumatic stress disorder: do early life experiences and predispositions matter? Arch Gen Psychiatry 64:1435–1442, 2007

Regier DA, Farmer ME, Rae BS, et al: Comorbidity of mental disorders with alcohol and other drug abuse: results from the Epidemiologic Catchment Area (ECA) Study. JAMA 264:2511–2518, 1990

Reich G, Cierpka M: Identity conflicts in bulimia nervosa: psychodynamic patterns and psychoanalytic treatment. Psychoanalytic Inquiry 18:383–402, 1998

Rhee SH, Hewitt JK, Young SE, et al: Genetic and environmental influences on substance initiation, use, and problem use in adolescents. Arch Gen Psychiatry 60: 1256–1264, 2003

Rounsaville BJ, Weissman MM, Kleber H, et al: Heterogeneity of psychiatric diagnosis in treated opiate addicts. Arch Gen Psychiatry 39:161–166, 1982

Rounsaville BJ, Anton SF, Carroll K, et al: Psychiatric diagnoses of treatment-seeking cocaine abusers. Arch Gen Psychiatry 48:43–51, 1991

Sandahl C, Herlitz K, Ahlin G, et al: Time-limited group psychotherapy for moderately alcohol dependent patients: a randomized controlled clinical trial. Psychotherapy Research 8:361–378, 1998

Schuckit MA: Genetics and the risk for alcoholism. JAMA 254:2614–2617, 1985

Selvini Palazzoli M: Self-Starvation: From Individual to Family Therapy in the Treatment of Anorexia Nervosa. Translated by Pomerans A. New York, Jason Aronson, 1978

Strober M, Humphrey LL: Familial contributions to the etiology and course of anorexia nervosa and bulimia. J Consult Clin Psychol 55:654–659, 1987

Sugarman A, Kurash C: The body as a transitional object in bulimia. Int J Eat Disord 1:57–67, 1982

Sullivan PF, Bulik CM, Fear JL, et al: Outcome of anorexia nervosa: a case-control study. Am J Psychiatry 155:939–946, 1998

Sutker PB, Allain AN: Issues in personality conceptualizations of addictive behaviors. J Consult Clin Psychol 56:172–182, 1988

Tasca GA, Ritchie K, Conrad G, et al: Attachment scales predict outcome in a randomized controlled trial of two group therapies for binge eating disorder: an aptitude by treatment interaction. Psychother Res 16:106–121, 2006

Thompson-Brenner H, Glass S, Westen D: A multidimensional meta-analysis of psychotherapy for bulimia nervosa. J Clin Psychol 10:269–287, 2003

Treece C: Assessment of ego functioning in studies of narcotic addiction, in The Broad Scope of Ego Function Assessment. Edited by Bellak L, Goldsmith LA. New York, Wiley, 1984, pp 268–290

Treece C, Khantzian EJ: Psychodynamic factors in the development of drug dependence. Psychiatr Clin North Am 9:399–412, 1986

Vaillant GE: Dangers of psychotherapy in the treatment of alcoholism, in Dynamic Approaches to the Understanding and Treatment of Alcoholism. Edited by Bean MH, Zinberg NE. New York, Free Press, 1981, pp 36–54

Vaillant GE: The Natural History of Alcoholism. Cambridge, MA, Harvard University Press, 1983

Vaillant GE: The alcohol-dependent and drug-dependent person, in The New Harvard Guide to Psychiatry. Edited by Nicholi AM Jr. Cambridge, MA, Belknap Press of Harvard University Press, 1988, pp 700–713

Vitousek KM, Gray JA: Psychotherapy of eating disorders, in Oxford Textbook of Psychotherapy. Edited by Gabbard G, Beck J, Holmes JA. Oxford, UK, Oxford University Press, 2005

von Ranson KM, Wallace LM, Stevenson A: Psychotherapies provided for eating disorders by community clinicians: infrequent use of evidence-based treatment. J Psychother Res 23:333–343, 2013

Walsh Z, Allen CA, Kosson DS: Beyond social deviance: substance use disorders and the dimensions of psychopathy. J Pers Disord 21:273–288, 2007

Westen D, Harnden-Fischer J: Personality profiles in eating disorders: rethinking the distinction between Axis I and Axis II. Am J Psychiatry 158:547–562, 2001

Williams G: Reflections on some dynamics of eating disorders: "no entry" defenses and foreign bodies. Int J Psychoanal 78:927–941, 1997

Wilson CP (ed): Fear of Being Fat: The Treatment of Anorexia Nervosa and Bulimia. New York, Jason Aronson, 1983

Woody GE: Individual therapy for substance use disorders, in Gabbard's Treatments of Psychiatric Disorders, 5th Edition. Edited by Gabbard GO. Washington, DC, American Psychiatric Publishing, 2014

Woody GE, Luborsky L, McLellan AT, et al: Psychotherapy for opiate addicts: does it help? Arch Gen Psychiatry 40:639–645, 1983

Woody GE, McLellan AT, Luborsky L, et al: Severity of psychiatric symptoms as a predictor of benefits from psychotherapy: the Veterans Administration–Penn Study. Am J Psychiatry 141:1172–1177, 1984

Woody GE, McLellan AT, Luborsky L, et al: Sociopathy and psychotherapy outcome. Arch Gen Psychiatry 42:1081–1086, 1985

Woody GE, McLellan AT, Luborsky L, et al: Psychotherapy for substance abuse. Psychiatr Clin North Am 9:547–562, 1986

Woody GE, McLellan AT, Luborsky L, et al: Twelve-month follow-up of psychotherapy for opiate dependence. Am J Psychiatry 144:590–596, 1987

Woody GE, McLellan AT, Luborsky L, et al: Psychotherapy in community methadone programs: a validation study. Am J Psychiatry 152:1302–1308, 1995

Woody GE, Gallop R, Luborsky L, et al: HIV risk reduction in the National Institute on Drug Abuse Cocaine Collaborative Treatment Study. J Acquir Immune Defic Syndr 33:82–87, 2003

Wurmser L: Psychoanalytic considerations of the etiology of compulsive drug use. J Am Psychoanal Assoc 22:820–843, 1974

Wurmser L: Flight from conscience: experience with the psychoanalytic treatment of compulsive drug abusers, I: dynamic sequences, compulsive drug use. J Subst Abuse Treat 4:157–168, 1987a

Wurmser L: Flight from conscience: experience with the psychoanalytic treatment of compulsive drug abusers, II: dynamic and therapeutic conclusions from the experiences with psychoanalysis of drug users. J Subst Abuse Treat 4:169–179, 1987b

Yager J: The treatment of bulimia: an overview, in Current Treatment of Anorexia Nervosa and Bulimia. Edited by Powers PS, Fernandez RC. Basel, Switzerland, S Karger, 1984, pp 63–91

Zipfel S, Wild B, Groß G, et al: Focal psychodynamic therapy, cognitive behaviour therapy, and optimised treatment as usual in outpatients with anorexia nervosa (ANTOP study): randomised controlled trial. Lancet Oct 11, 2013 doi:10.1016/S0140-6736(13)61746-8 [Epub ahead of print]

第13章

神経発達障害および神経認知障害

> いわゆる器質性疾患と機能性疾患とを区別しようと試みることは，症候学と治療とに関する限り，根本的に誤りである。どちらの疾患であっても，われわれが取り扱うのは，同一の精神身体的装置の機能異常と，その異常を受け入れようとする有機体の試みである。もし障害が——脳の損傷によるものであれ，心理的な葛藤によるものであっても——自然消褪しないか，治療によって取り除くことができない場合には，有機体はそれらを踏まえたうえで人生に新しく適応していかなければならない。われわれの課題は，身体的および心理的手段によって，患者のこの適応を手助けすることであり，どちらの疾患であっても治療の手続きと目標は原則として同じである。
>
> Kurt Goldstein

　この精神/脳の二元論に対する古典的な警告の中で，Goldstein がわれわれに思い起こさせるのは，心理学と生物学との根本的な相互依存性である。器質性の症候群と機能性の症候群との伝統的な区別が含意しているのは，心理学が前者に対しては不適切であり，生物学が後者に対して不適切であるということである。**器質性**という用語が一般的に意味するのは，神経細胞およびグリアの構造に実際の解剖学的損傷が存在することであるので，精神科医の中にはそうした障害を彼らの範囲外であるとみなし，したがって神経内科医に患者を紹介する者もいる。とりわけ力動精神科医は，構造的脳損傷を有する患者を，抽象化の能力に乏しく精神療法的介入では如何ともし難い人たちであるとみなすかもしれない。力動的な臨床家が認知的な障害のある患者に寄与できることはたくさんあるので，このように放棄してしまうのは残念なことである。

　私は，診断的理解と治療についての考察を，発達上の疾患と認知機能の低下に関連した人生後期に生じる疾患とに分割する。私は DSM-5 に倣い，一方を神経発達障害と，そしてもう一方を神経認知障害と呼ぶ（米国精神医学会 2013）。これに関して，私は包括的であることを目指してはいない。私の目標はより控えめであり，精神力動的な考え方と脳機能障害との接点を吟味し精緻化しうるような疾患の例を提供することである。私は，神経発達障害の例として自閉スペクトラム症の最極端に位置する疾患を用い，神経認知障害の例として認知症を用いる。

神経発達障害

　自閉スペクトラム症（autistic spectrum disorder; ASD）のDSM-5分類は，公式の学術用語に対するディメンションモデルの導入例であり，全か無か的なアプローチで診断することを認めていない。この抜本的変革において，その他の特定不能の広汎性発達障害とアスペルガー障害とが共に診断体系から消失した。この議論では，自閉スペクトラムの軽度な方の終端，すなわち，かつてアスペルガー障害と呼ばれていたものに焦点を当てよう。しかしながら，この識別に関する問題は，一方に奇妙で風変わりな社会行動があり，他方には本当の自閉スペクトラム症があって，その両者の間の境界を同定することである。その識別をする際に主観的要素が関与することは避けられず，面接室内での独特で風変わりな行動に対する寛容性は臨床家によって異なる。Tanguay（2011）は，このスペクトラムにある個人にとっての中核的困難は，社会的コミュニケーションの発達の失敗であると論じた。より高水準のASD，とりわけ従来アスペルガー障害として知られている者は，認知および言語の発達が相対的に維持されていることによって，そのスペクトラムの中のより重篤な障害とは異なっていると一般的にはみなされている。

　自閉スペクトラム症についての最も説得力のある議論の一部は，自身がそのスペクトラム上の疾患を有している人びとからもたらされている。たとえば，Temple Grandinは，かつてアスペルガーと呼ばれた障害に近い病態を呈する人びとの一部は，言語水準での社会的コミュニケーションが明白に損なわれている場合でも，非言語的にコミュニケーションをとることができることがあると指摘している（Grandin and Panek 2013）。このスペクトラムのDNA変化にはかなりの多様性があり，明解でまとまりある病因はないという遺伝的研究による示唆を彼女は強調する。彼女は，それぞれの症例を個別に検討すること，そして最適な環境に各人を置くことがASDを有する人びとの治療にとって重要であると認識することを強く主張する。

　自己の発達は，間主体的マトリックスに依存するが，それは先ず母親もしくは養育者と子どもとの間で始まる（D. N. Stern 2004）。コミュニケーションや認知の構造的障害を有する子どもたちは，母親からの情動信号を正確に知覚したり，効果的に統合したりすることができない。第2章におけるメンタライジングの議論は，ASDを有する患者を取り扱う際に意味があるかもしれない。そのスペクトラムを生きる人びとにとっての中心的問題は，自分自身のこころや他者のこころを理解することの困難さである（Cohler and Weiner 2011）。ASDを有する患者は，圧倒的で混乱させる体験からの自己防御の手段としてメンタライジングを利用できないことがある。ASDを有する患者にとっては他者の意図を理解したり予測したりすることができないために，他者が謎めいた存在となる。スケジュール，日付，記念日，物理法則，そして数字といったより予測可能な世界の方が，内的な人間関係よりも信頼しやすいのかもしれない。

　精神分析的もしくは精神力動的な考え方を自閉症へ適用する努力の歴史は，精神医学の分野における不名誉の1つとなっている。母親はしばしば病気の責めを負わされ，**冷蔵庫マザー**と呼ばれた。母親非難に手を貸すことは，多くの場合，期待と異なって非常に複雑な子どもに向かって両親がどのように反応していたかを考慮に入れていないことになる。誤った治療への反応と

して，ASD スペクトラムの中のより重篤な側に属する診断を受けた患者の治療に長期精神力動療法はふさわしくないと感じてきた治療者もいるかもしれない。しかしながら，近年その状況には変化が起きてきている。というのも，これらの患者に対する精神力動的な情報に基づく治療の価値についてますます精緻な議論が行われるようになってきたからである（Cohler and Weiner 2011; Polemear 2004; Sugarman 2011; Volkmar 2011）。抱える環境を提供し，自己吟味を促すために多少の修正が必要かもしれない（Polemear 2004）が，これらの人びととて人間らしいつながりの圏外にいるわけではない。このスペクトラムの患者の興味や関心は特異であるかもしれないが，それでもこれらの現象は患者にとって意味がある。意味が力動療法の中核をなす。Cohler と Weiner（2011）は「精神療法の二者関係の文脈内で患者を理解しようとする治療者のその行為こそが，患者にとって圧倒されるという感じのしない安全な環境の中で，人がどのようにして他者を知っていくのかの手本になる」（p. 219）と指摘している。

　メンタライジング・モデルを使用すると，治療者の取り組みは，抑圧され，回避された無意識的葛藤を理解するという，より古典的な精神分析的課業から離れていく。Sugarman（2011）は，ASD 患者に獲得させるべく懸命に努力している洞察性 insightfulness という形式を，メンタライジングの等価物として定義した。自己開示を思慮深く使用することで，自分の発言や行動に他者のこころがどのように反応するのかを高機能 ASD 患者が学び始めるのを手助けすることができる。治療の目標は，対人状況においてある種の機能を防衛的に混乱させる傾向を含め，患者が自分自身のこころや行為を観察できるようになるよう手助けすることである。かつてアスペルガー症候群と呼ばれていた障害を有する患者についての研究（Senju et al. 2009）では，そのような個人が他者の精神状態を黙示的もしくは自動的に把握することはできないものの，協調努力や他者からの手助けを通して，明示的メンタライジングのスキルを学ぶことができる可能性があることが示された。

　Sugarman（2011）はまた，ASD スペクトラムの人が人間的なやり取りを理解する上での困難に反応する際に，性格防衛が必然的に発展すると強調した。彼は，精神力動的葛藤に関する介入が取り立てて有用なわけではないことに気づいた。他方，自分についての理想的見解が目標を成し遂げる能力の現実的限界によって打ち砕かれてしまったという患者の経験は，治療内での議論の主題として実り多いものであることが判明した。2 年間の治療の後，Sugarman の患者は自分自身の自己愛的脆弱性をリフレクトできるようになり始めた。自己愛的防衛は，他者がどのように考え，感じ，反応しているのかをメンタライズする能力が備わっていない場合には，世界が有する圧倒してくるような性質に対処するために必要なのかもしれない。Sugarman は，最終的に患者が自己リフレクティヴになり，大規模な防衛の使用により視界から隠されていた内的世界を理解するのを手助けするので，治療は精神力動的もしくは精神分析的であると強調している。

　高水準の ASD 患者に取り組む場合には，自我支持と共感とを供する柔軟なアプローチが，治療の礎石となるようにする。そのうえ，逆転移という難題も骨の折れるものかもしれない。しばしば自分が患者にとって些末な存在であり，面接の世界で孤立と疎外とを体験しているかのように感じることがある。患者の発達水準に応じた対話を行い，認証され，傾聴され，評価されたいという自分自身の自己愛的要求に打ち勝つ術を見出していく必要がある。持ちこたえると，患者との懸け橋となる有意義な対話が姿を顕し始め，両者の孤立感が軽減される。メンタライジング

320 第Ⅱ部　DSM-5障害への力動的アプローチ

の促進は以下の例で示される。

　　20歳の男性X氏が精神療法にやって来たのは大学3年生のときであった。彼は精神科医に，気分の落ち込みを自覚していると告げた。彼は他の人から「アスペルガーっぽい」といわれていた。彼はインターネットと一般向けの本でアスペルガー症候群について読みあさった。彼は主治医に，アスペルガー症候群を有する人の10〜15％はある時点で臨床的うつ病を患うという参考文献を引用しながら，自分はうつ病でもあると思うと語った。

　　主治医は，X氏が大学でうまくやっており，現在の成績平均値が3.8であることに気づいて伝えた。彼はX氏が何ゆえに落ち込んでいるのか不思議に思った。X氏は，大学の授業の1つで彼の隣に座る女の子が彼に何ら注意を払わず，彼が彼女の注意を引くことはかなり望みが薄いと感じると言った。それから彼は，うつ病治療の最近の文献に関する彼なりの概説を詳細に議論し始めた。彼は，電気けいれん療法electroconvulsive therapy（ECT）が重篤なうつ病に最も有効な治療であるという総意があると言った。彼は主治医にその治療を行うことはできないかと尋ねた。主治医は，通常ECTは抗うつ薬による薬物療法や精神療法に反応しない，より重篤な症例のためのものであると説明した。彼はX氏に，先ずは精神療法と薬物療法とを試すことを検討してみてはどうかと尋ねた。X氏は，できるだけ早くECTを受けたいと譲らなかった。次の面接の冒頭で，X氏はECTをお願いしたのを憶えているかと主治医に切り出した。主治医は，憶えているけれど，X氏がそれを求める理由についてもう少し詳しく探索してみたいと思っていると応じた。X氏は当初黙っていた。その後，床をみながら「忘れたいことがあるんです」とかなり恥ずかしそうに言った。主治医は彼に詳述を求めた。X氏は，授業で彼の隣に座っている女の子に，彼がハンサムだと思うか尋ねたことがあったのだと答えた。彼は，彼女が眼を逸らし，質問に答えなかったと言った。

　　X氏は女の子の反応に打ちのめされ，気が付いたときには夜眠るのが非常に困難になっていた。女の子とのやり取りを何度も何度も思い起こしては，明け方近くまで寝付けないのであった。彼はECTがしばしば記憶の喪失を引き起こすと読んだことがあった。彼は自分がECTを好む理由は，好意を寄せた少女に拒絶された経験の記憶を永久に取り除きたいという願望があるからなのであると言った。精神療法におけるこの画期的な出来事によって，主治医は，X氏を悩ませ続けていた恥，屈辱，および自己期待という主題を探索する機会を得た。それはまたX氏の対人関係——すなわち，授業内での他者との対人的な在り様と，彼が発する非言語的な信号——の将来にとって非常に重要な領域を切り開いた。この側面は，転移内でのこととしても，外部の関係性でのこととしても，扱われた。メンタライジングを促進するために，主治医は彼に「その女の子があなたの質問に答えなかったとき，彼女が何を考えているとあなたは思ったのですか」と尋ねた。X氏は分からなかった。それで主治医は，さまざまな可能性について考えてみるよう彼を導いた。最終的にX氏は，突然にあのような質問をしたので「彼女はびっくりして取り乱してしまったに違いない」と認識した。この認識は，関係を構築する方法として雑談を交わすことについての有用な議論へと繋がった。X氏は「私は雑談が得意ではないんです」と述べた。主治医は「なるほど。他の人が何を考えているのかについて真剣に考えてみることができれば役に立ちますよ」と応えた。

神経認知障害

　自己とは，最も根本的な水準でいえば，脳機能の産物である。脳組織への損傷は，個人の同一性の感覚に重大な変化を生ずることがあり，それゆえ家族や親しかった人びとはその患者が

もはや同一人物ではないと感じるようになる。脳外傷は典型的には前頭葉と側頭葉とに影響を与え，刺激の意味を解釈し，それらを関連する感情に結び付ける患者の能力に劇的な影響を与える（Prigatano 1989）。そのような変化は，人格のまさに中核を襲う。

　自己認識を脳の一領域に局在化することは困難である。大脳半球が外科的に分断された患者の研究（Sperry et al. 1979）は，自己の感覚は脳の半球の両側に存在することが示唆されている。さまざまな脳領域がさまざまな貢献をするという複雑な図式になっているようである。

　患者は同一性の喪失に対して特徴的な方法で反応する。脳損傷の心理学的影響を最初に調査したうちの1人であるGoldstein（1952）は，破局的状態もしくは破局的反応と名付けた不安状態について記述した。脳外傷の患者に，その外傷以前には何ら問題のなかった単純な課題を実施するよう求めると，彼らは怒り，激越を示し，極度に不安になった。Goldsteinは，課題を完成させられないことを，彼らがまさに存在の危機として知覚するのを観察した。この脅威への反応として，患者は自分の生活を制限し，馴染みのない状況や不可能な課題に晒されないようにするという特徴を示す。このように，彼らは自分の欠陥を自覚するのを避けることで，破局的不安を防衛する。これらの患者は通常，過度に几帳面になるが，それは強迫に近いものがある。すべてのものを決まった場所に置いておくことにより，環境を支配しているという錯覚を得る。それはまた，受動性を能動性に変形し，複雑で抽象的な問題に具象的な解決を供する。

　脳外傷の患者が自分たちの生活を十分に制限できると，顕著に不安から解放され，自分の欠陥を忘れているようにみえることがある。記憶の問題，児戯的行動，そして短気さの兆候を示すにもかかわらず，彼らはしばしば一切の制約を否認する。実際に，ある研究（Oddy et al. 1985）では，脳損傷から7年経過した患者の40%がどのようなものであれ一切の障害を認めないことが分かった。臨床家はそうした患者の否認が神経原性なのか心因性なのかを鑑別するのに力を振り絞ることがある。Lewis（1991）は，心理学的形態の否認とは対照的に，神経原性の否認は受傷後数時間から数日のうちに軽減され，独立した症状というよりはむしろ全体的な欠陥のパターンのようにみえ，患者がそれに直面しても不安や激越を生じないと指摘した。

　認知症という症候群に特有の段階的な機能喪失は，いくぶん変わった病像を呈することが一般的である。認知症を有する人びとは，病気の経過の比較的後期まで自分が誰であるのかという感覚を保つ。彼らは通常の作業をこなし，通常の社会的な決まりごともある程度実行できる場合がある。すべての認知症の症例の約2/3はアルツハイマー病が関係しており，そうした症例での亡くなるまでの平均罹病期間は約10年である（Small et al. 1997）。長ければ20年にもわたる，この亡くなるまでの間，認知低下に加えて，さまざまな気分やパーソナリティの障害が出現することもある。病気が進行するにつれ，患者は，計算，複雑な課題の遂行，および言語の流暢性において次第に困難を経験しやすくなっていく。病気のこの段階で，患者がかつては可能であった課題を実行できないと気づいたとき，脳外傷の患者の場合と同様な破局的反応が出現することがある。同様に，疾患が進行するにつれ，怒りの噴出や，さらには好戦的傾向すら表面化してくるかもしれない。

　精神力動的視座からは，進行性の認知症と関連した知的能力の喪失は，自我の退行過程として理解できる。そこでは，より原始的な防衛様式がより成熟した防衛機制に取って代わるようになる（Weiner 1991）。防衛を司る層が損なわれるにつれ，生物学的に正常な皮質によって部分的

に抑圧されてきたパーソナリティの諸側面が少しずつ姿を現す。たとえば，愛他主義のような高水準の防衛は，自己陶酔に取って代わられる。おそらく否認と投影とは，認知症を有する人が使用する最も一般的な 2 つの原始的防衛である。記憶障害が生じると，認知症を有する患者は間違いの責任を自認するよりも，むしろ他者を非難する。

　アルツハイマー型認知症を患う多くの老齢の患者において，その病気の悲劇的なところは，数多くの知能が劣化しても，自己認識が正常なままであることかもしれない。遠隔記憶よりも先に近時記憶が犠牲となる傾向があるので，多くの患者はかつての自分の様子を明瞭に思い出すことができる。そして，それがゆえに彼らは現在の機能不全状態により一層苦悩する。時間を超えた自己の連続性は，かなりの程度まで，記憶力に拠っている。病気の進行に伴い遠隔記憶が衰え始めると，患者の同一性も記憶と共に消失し出す。最終的に患者は愛する人や家族を認識できなくなり，人生での重要な出来事も思い出せなくなる。

　認知症患者に対する力動精神療法の価値は，幾人かの著者によって言及されている（Lewis 1986; Lewis and Langer 1994; Lewis and Rosenberg 1990; J. M. Stern 1985）。これらの患者との精神療法過程のいずれもが主たる目標にしているのは，仕事に復帰するうえでの自身の欠損の程度と制約とを受け入れるのを手助けすることである。この目標を達成するために，治療者は，個人のスキル，知的能力，才能，そして個人のパーソナリティのまさに本質への修復不能な損傷を受け入れることに内在する自己愛の傷つきに敏感である必要がある。患者の否認を用いる欲求を尊重し，共感することは治療者にとって不可欠である（Lewis 1991）。否認を単刀直入に直面化しても何も達成できそうになく，治療同盟を発展させる希望の一切を破壊さえしてしまうかもしれない。これらの認知的制約の自己受容を促進するには，長期間にわたり，毎週毎週一時的に喪を悼むことができるような方法で，治療者がその欠損の現実に患者をゆっくりと暴露させていくことが必要である。象徴化は喪の過程を支援する可能性がある（Lewis and Langer 1994）。

　多くの臨床医は脳損傷患者の治療について徐々に楽観的になっている。一方で，進行性の認知症は，しばしば治療者の深刻な悲観主義を引き出す。認知症の治療可能な原因（たとえば，うつ病，甲状腺機能低下，ビタミン欠乏，ポルフィリン症，新生物，および脳炎群）が除外されると，アルツハイマー病の診断をしぶしぶ下し，治療的役割から撤退する臨床家もいる。この不幸な撤退は，アルツハイマー病が治療不可能であるという見解に関連している。しかしながら，精神力動的な視座からは，治療できない認知症などというものは存在しない。これらの患者とその家族とが日常的にアルツハイマー病に対処するのを手助けするため，成しうることはたくさんある。

　個人療法家あるいは家族療法家は，患者がアルツハイマー病の坂を転がり始めた初期段階で，うつ病のリスクを見逃さないようにしなければならない。Zabenko ら（2003）は，それまでうつ病エピソードの既往歴がなかった患者において，認知障害の発症時もしくは発症後に高頻度で大うつ病をきたすことを確認した。彼らの調査研究では，大うつ病の有病率がどの施設においても 22.5％から 54.4％の範囲にあることを示した。彼らは，このアルツハイマー病における大うつ病症候群が，老年成人で最もよくみられる気分障害であるかもしれないと示唆した。精神力動的な治療者はまた，迫り来る自己の喪失に関連する不安に患者が対処するのを手助けするかもしれない。その不安は，実存的恐怖にほぼ等しいものであろう（Garner 2003）。記憶は自己の連続性の感覚にとって決定的に重要であるので，精神療法家は認知症を有する患者に個人の人生譚を何

度も語ることを勧めたくなるであろう。疾患が進行していくと，治療者は，患者が重要な記憶や全人生の物語を思い出すのを手助けすることにより，補助自我機能を果たすことになるかもしれない（Hausman 1992）。この過程もまた，患者が孤立感を感じずに済むのを手助けする。老齢の患者は，見守られていない生活を送ることにしばしば恐怖を感じる。治療者が人生譚に聴き入り，患者の人生に何が起こっていたかの証人となるとき，これらの瞬間は患者にとって並外れた治療的価値を有するものとなろう（Gabbard 2010; Poland 2000）。意味や目的についての新たな感覚を，さらには自分の人生が無駄ではなかったという感覚さえも抱くような患者もいる。Butler（1963）は，この治療モデルを「人生の振り返り」と呼んだ。場合によっては，これらの回想は，悲しみや喪失の実例だけでなく，喜びや目的の記憶へと至る。これらの記憶は，彼らが直面する喪失の感覚をワークスルーするのを手助けすることもある。認知症の早期段階にある患者は自己感覚の喪失を心配している。結局，本質において，自己感覚とは記憶なのである。Chaudhury（2008）は，認知症を有する患者に取り組む人びとが，変化する主体的自己感に同調しなければならないと強調した。患者の人生を回想することは有益であるが，彼はまた，幼少期の実家であるか，自己の終の棲家として住んでいる現在の場所であるかにかかわらず，「家庭」の重要性も強調した。さらに，これらの患者はまた他者との繋がりを失うことを極度に心配する。この懸念は，他者の物理的存在を失うという形を取るかもしれないが，心的表象としての他者を保持する能力を失う恐怖として姿をみせる場合もある。内的対象，とりわけ慰めの機能をもつ取り入れられたものは，認知症の過程の一環として犠牲になるかもしれない。

　　81歳の既婚男性であるY氏は，アルツハイマー型認知症の初期段階にあった。彼は49歳になる娘とその子どものことを思い出すのが困難になり始めていた。彼女は彼を毎週訪問し，彼を支え，愛を注いだけれども，彼は娘の不在時に彼女の容姿を思い浮かべることが難しかった。彼はある日，朝の面接のために治療者の面接室を訪れ，治療に来る直前に夢から醒めたばかりだと言った。彼は，その夢が脳裏から離れないと述べた。治療者がその夢について詳細を述べるように求めると，Y氏は，路上で娘と2人の孫とに出くわしたのだけれど，彼女らの顔が全く分からなかったと述べた。彼はどんなに一生懸命に彼女たちの顔の特徴を同定しようと努力しても，彼女らの姿は徐々に薄らいでいくようにみえ，それゆえに彼女らを認識することができなかったと言った。目が醒めると，彼はベッドの脇に置いてある彼女と孫たちの写真をみた。治療者は，脳裏に彼女たちのイメージを保持できなくなることを恐れているのであろうかと尋ねた。Y氏は「娘たちが来てくれても彼女たちの容姿を思い出せず，誰なのかも分からない。自分がそうなってしまうのが怖いんです」と涙ながらに応えた。

　Y氏の恐怖は，他者の内的表象の喪失が，現在の外的環境における支持的な介護者の喪失と同じくらい脅威的であるということの反映である。実際，寂しさの感情は，認知症の初期段階の人びと，さらにはいまだ認知症の兆候を示してはいない高齢者においても精神療法的努力の主要な焦点となるべきである。2,173人の認知症ではない高齢者を3年間追跡した研究（Holwerda et al. 2012）で，孤独であることよりも寂しさを感じていることが，臨床的認知症の危険率増加と関連していた。調査研究者は，寂しさの感情は主要な危険因子とみなさねばならず，そのような感情は認知症の前駆期を知らせる信号であるかもしれないと示唆した。研究者はまた，単身生活者もしくは結婚生活に終わりを告げた人びとの70〜80％が，他者と同居もしくは結婚生活が続

いている人びとよりも認知症を発症しやすいことに気づいた。それゆえ，外的関係の性質と，人との関わりが乏しいという内的感覚の性質と，そのどちらもが個人精神療法家にとって治療の対象となるのがよい。

精神療法家はまた，認知症の初期段階にあると思われる患者や何らかの認知的困難の兆しを示す患者との取り組みの中で「生きがい」に焦点を当てたいと願うかもしれない。人生の目的は，通常，人生経験から意味を引き出し，意図や目標志向性の感覚を有する心理的傾向として定義される（Boyle et al. 2012）。研究によれば，生きがいが一般に高齢者の心理的および認知的健康と関連していることが示されている（Hedberg et al. 2010）。高齢者 246 名に対するごく最近の地域密着型調査（Boyle et al. 2012）で分かったのは，生きがいが高水準であるほど，高齢者の認知におけるアルツハイマー病の病理変化の悪影響が減少するということであった。高水準の生きがいが高齢者の認知におけるアルツハイマー病の有害な効果を減少させることを発見した。その繋がりについての想定はいくつかあるが，研究参加者の剖検によって，認知低下につながる病理変化に対して，生きがいが重大な影響を与えていることが明らかとなった。

治療を特別に修正することは，アルツハイマーの初期段階の患者にとってしばしば有用である。時間は短くして頻度を多くした面接が，しばしば有益である（Garner 2003）。回想技法を支援するため，思い出すきっかけとして写真を用いることも有用であろう。面接に通うのが困難になるかもしれないので，高齢者センターや患者の自宅への訪問が必要となることがある。

この集団の治療を試みるにはコンサルテーションやスーパービジョンが必要になるかもしれない。多くの治療者は，患者の悪化と迫り来る死に圧倒されるであろう。彼らは，寄る辺なさや無力感を背負い込むであろう（Garner 2003）。彼らはときに，患者の情動不安定を受け入れがたいと感じることもあろう。慰めようがなくみえる悲嘆の中，面接を涙で満たす患者もいるであろう。なによりも厄介なのは，進展がないことに，そして患者の物忘れのせいであらゆることを何度も何度も繰り返さなければならないという事実に苛立ちを覚え，治療者が攻撃的な気持ちを経験するかもしれないということである。苛立ちの結果，支持的で，思いやりのある治療者になり損ねたことへの過度の自責や罪悪感を抱え込むかもしれない。

アルツハイマー型認知症の初期段階にある患者の中には，病気の影響が意識的気づきの中に完全に立ち入ってくるのを防ぐために否認を用いる者もいる。そうした患者を治療する臨床家は，否認の必要性を尊重しつつも，手遅れになる前に商売や家族に関する懸案事項を片づける手助けもしておくのがよい（Martin 1989）。それゆえ，すべての治療者にとって目の前の問題は，患者の苦しみの改善を試みつつ，現実に基づく実務的で法的な問題に関心を払うことである。

精神療法は，アルツハイマー患者やその家族からしばしば有益な治療様式とみなされないことがある。臨床家は患者からの要請を待つのではなく，精神療法過程を開始する必要があるかもしれない。これらの患者が語る物語には，治療的に有用な隠喩的仄めかしが多く含まれている場合がある（Cheston 1998）。認知症に対する精神力動的取り組みの重要な側面は，これらの患者に重大な認知障害が生じたずっと後であっても，彼らに情緒的に手を差し伸べることができると認識することである。1995 年の阪神淡路大震災の余波の中で，アルツハイマー病の推定診断を受けた 51 人の人びとが研究された（Ikeda et al. 1998）。震災の記憶が 6 週目と 10 週目に測定され，震災直後に MRI スキャンを実施した記憶と比較された。被験者には重症の認知症を有する人も

含まれていたが，スキャンを憶えていた被験者が31％しかいなかったのに対して，実に86％が震災を記憶していた。これらの知見が含意することの1つは，認知症を有する患者が人生における情緒的に重要な出来事にしっかり関与しているということである。この画期的研究に付随する論説において，WilliamsとGarner（1998）は「これらの人びとは記憶の島を持っており，それが発見され活用されると，活性効果を有しているためさらなる記憶が解放される」と強調した（p. 379）。著者らはまた，記憶の喪失率を低下させ，世話をする人との感情的なつながりを維持するのを手助けするため，認知症を有する患者の日常の活動パターンに有意義な刺激を導入することを提唱した。

　精神力動的な情報に基づく治療におけるもう1つの基本原理は，認知的に能力低下をきたしつつある患者の自尊心を保持し，適応的防衛を強化するために，治療者にできることを行うということである。

　以下の事例はマネジメントについてのいくつかの有用な原則を例示している。

　　Z氏は59歳になるプロテスタントの牧師で，4年前から精神機能の低下がみられていた。彼の教会の信徒たちは，彼が自分のことに無関心になっていることや，管理機能のだらしなさに気づいていた。教会の会報は貧弱な構成であり，彼はさまざまな教区民に対する約束を果たすということについてあまり良心的ではないように思われた。Z氏の妻は，彼がしばしば単純な要請を満たすことができないことに気付いた。彼が彼女の言ったことを忘れていたと彼女に打ち明けたとき，彼女は「自分に都合のいい話しか聞かない」と彼に腹を立てた。
　　Z夫人は夫を精神医学的評価に連れて行き，彼が「以前とは何か違っている」と不満を述べた。Z氏は，自分に何かが起こっているように感じることを認めたが，以前のようには思い出すことができないと言う以上のことはできなかった。Z夫人は，夫が昔のようには彼女の要求に耳を傾けてくれないので，夫婦関係が悪化していると不満を述べた。Z氏は彼の教会の信徒からの意見で傷ついたことを表明し，自分が落伍者のように感じ始めていることに言及した。
　　精神状態検査により，短期記憶と計算の障害，および時間に対する軽度の失見当が明らかになった。Z氏はまた，相当な時間を与えられない限り，ある主題から別の主題へ，もしくはある課題から別の課題へ移れないというような，心的惰性の兆候を示した。広範な診断検査により，外傷，感染，新生物，および正常圧水頭症に由来する認知症や，自己免疫，代謝，血液学的，血管性および有毒因子に由来する認知症が原因から除外された。CTスキャン，頭部X線，および脳波の所見も陰性であった。神経心理学的な検査はより生産的であり，次の結果が得られた。1）手先の器用さにおける軽度から中程度の欠損，2）知覚機能における軽度から中程度の欠損，3）近時記憶における軽度から中程度の欠損，4）進行性の神経疾患に特有のびまん性の器質的機能不全，および5）注意持続時間の減少。
　　原因不明の認知症の診断がなされた後（59歳男性のアルツハイマー病はまれではあるが，ないわけではない），診断結果が患者とその妻に説明された。夫の構造的脳損傷を受け入れることができると，Z夫人は彼女に対する夫の反応に期待しすぎないようにすることができた。かつてそうであったように彼が常に彼女の発言に反応すると想定する代わりに，彼女は新しい方法で彼と関わることを試みた。精神科医の示唆により，彼女は話す速度を緩め，記銘されていないように思われる発言は繰り返した。彼女はまた，Z氏が理解できなさそうな発言は言い換えるように試みた。とりわけ，彼女はもはや容易に彼に苛立つことがなくなり，それによって，彼ら2人の間のやり取りはより良好なものになり，それに応じてZ氏の自尊心も増加した。

Z氏はこれまでずっと，顕著な強迫的性格特性をもつ規律重視で潔癖な人物であった。自分の知的能力や管理能力が低下しつつあるという感覚に対処するため，彼は聖書を1日に2，3時間読み始めていた。それは，神のご加護を促すためでもあり，彼の教会の信徒に授けたい情報に精通するためでもあった。評価に携わる精神科医は，Z氏が彼の強迫的性格特性をより効果的にまとめることを手助けした。その結果，Z氏は毎朝妻の傍に座り，朝食から就寝までの間に何をすべきか毎日の予定を書き出し始めた。さらに，彼は常にノートを携帯し始めた。それによって彼は，他の人が彼に語ることを書き留め，彼が成すべきことを思いだせるようになった。

Z氏の自尊心は牧師としての彼の役割に依拠しており，その地位を継続していけないということで彼は深い自己愛の傷を負った。当初，精神科医が彼の責任を減らすように助言すると，彼は抗議した。しかしながら，Z氏の許可のもと，彼が不可能な課題に直面するような状況に置かれることなく教会へ仕え続けるための方法を考案する協力者として副牧師が彼の教会に加わった。たとえば，副牧師が毎週の会報の準備と文字入力を始めたが，Z氏は日曜日の集会のために必要な部数を作成するためプリンタを操作することは続けた。こうして，Z氏は生産的であると感じ続けられ，それがある程度の自尊心を維持する手助けとなった。彼の能力を超える課題を避けることにより，彼は自己愛の傷つきを繰り返すことも避けた。

Z氏の事例は，力動的な情報に基づく認知症のマネジメントにおけるいくつかの有用な原則を例示している。すなわち，1）自尊心の問題に関心を向ける，2）性格の防衛機制を査定し，患者がそれらを建設的に利用できるよう手助けする，3）見当識障害に備えて予定を守る，記憶障害に備えてノートを取る，二次的な自律機能の障害に備えて計画を作るなど，自我機能の欠陥や認知的制約の代わりになる方法を見出す，および4）家族を支援し新しい関わり方を展開させることで，否定的な相互作用を減らし，患者の自尊心を補強する。

最終的には，患者の家族が介入の主たる焦点になる。というのも，患者の容赦ない能力低下に直面して，家族は，怒り，罪悪感，悲嘆，および疲弊に苦しんでいるからである。実際に，家族療法をアルツハイマー型認知症の力動的治療の選択肢としてみなしている者もいる（Lansky 1984）。自己や他者への非難が家族内でしばしば生じる。また，家族役割の再調整に介入が必要となることもある。臨床家は，照明レベルの低下，音楽を用いた環境改善，患者が理解できる水準での指示出し，そしてその他の心理教育的な努力などについての実践的提案によって，家族を手助けすることができる。ドアノブを覆うような単純な方法が，患者が玄関の扉を開けて自分の家から出ていかなければならないように感じさせることを防ぐこともある。家族を，米国神経学会（Doody et al. 2001）や，地域のアルツハイマー支援グループが開発した資源に紹介することもできる。自宅で生活するアルツハイマー病患者を介護する配偶者406人の無作為化対照試験（Mittelman et al. 2004）において，6セッションの個人および家族相談を受け，支援グループへ参加することに合意した介護者は，対照群被験者よりも，介入後の抑うつ症状が有意に低かった。これらの効果は，計測開始後3.1年持続し，患者が介護施設に入所もしくは死去した後でも変化しなかった。同じ研究グループからのそれに続く報告が示したのは，伴侶を介護している配偶者が，個人またはグループ相談に参加すると，より良い身体的健康状態を報告することであった（Mittelman et al. 2007）。健康に与える影響は介入開始後4カ月目から始まり，1年以上持続した。臨床家はまた，すべきでないことを説明することで，介護者を手助けすることができる。たとえば，アルツハイマー病を有する患者が自分ではみつけられなくなった何かを盗んだとして介護者

を非難するとき，そうした信念に挑戦しても良いことはない（Weiner and Teri 2003）。代わりに，介護者は失くした物を患者が探すのを単純に手助けすることができる。環境内の刺激が患者を怒らせたり，苛立たせたりするなら，介護者は患者に理を説こうとするよりも，おそらくは刺激を取り除くのがよい。一般に，対立を作らないことが最高の戦略である。介護者にはまた，たとえ相当な努力を要するとしても，構造化された日常生活を一貫して強化された形で提供するための手助けがなされるべきである。たとえば，自分がある特定の時間に起床し，別の特定の時間に食事をとり，その後で散歩に出るということを分かっていると，患者は予測可能な環境にいるので日々を過ごしやすい。これにより不確実さや予想不可能性に基づく不安を相当に軽減できる。

　もちろん，最後の課題には死を受け入れることが含まれる。そうした状況でこれらの家族と共に苦闘する臨床家は，治療過程が試行的なものであることにしばしば気づくだろうが，彼らは関係するすべての人の人生に有意義な影響を与えていることに誇りをもつことができる。結局のところ，臨床家が人生において掛け替えのない人を失った家族や恋人を慰めているとき，彼らは「アルツハイマー病において，悲劇は死ではなく，病気そのものである」という昔ながらの見解を際立たせることになる。

文　献

American Psychiatric Association: Diagnostic and Statistical Manual of Mental Disorders, 5th Edition. Washington, DC, American Psychiatric Association, 2013　高橋三郎，大野裕監訳：DSM-5 精神疾患の診断・統計マニュアル．医学書院，2014

Boyle PA, Buchman AS, Wilson RS, et al: Effect of purpose in life in the relation between Alzheimers disease pathologic changes on cognitive function in advanced age. Arch Gen Psychiatry 69:499-506, 2012

Butler RN: The life review: an interpretation of reminiscence in the aged. Psychiatry 26:65-76,1963

Chaudhury H: Remembering Home: Rediscovering the Self in Dementia. Baltimore, MD, Johns Hopkins University Press, 2008

Cheston R: Psychotherapeutic work with people with dementia: a review of the literature. Br J Med Psychol 71:211-231, 1998

Cohler BJ, Weiner T: The inner fortress: symptom and meaning in Asperger's syndrome. Psychoanalytic Inquiry 31:208-221, 2011

Doody RS, Stevens JC, Beck C, et al: Practice perimeter: management of dementia (an evidence-based review). Neurology 56:1154-1166, 2001

Gabbard GO: Long-Term Psychodynamic Psychotherapy: A Basic Text, 2nd Edition. Washington, DC, American Psychiatric Publishing, 2010　狩野力八郎監訳／池田暁史訳：精神力動的精神療法——基本テキスト．岩崎学術出版社，2012

Garner J: Psycho therapies and older adults. Aust N Z J Psychiatry 37:537-548, 2003

Goldstein K: The effect of brain damage on the personality. Psychiatry 15:245-260, 1952

Grandin T, Panek R: The Autistic Brain: Thinking Across the Spectrum. New York, Houghton Mifflin Harcourt, 2013

Hausman C: Dynamic psychotherapy with elderly demented patients, in Care-Giving in Dementia. Edited by Jones GMM, Miesen BML. London, Tavistock／Routledge, 1992, pp 181-198

Hedberg P, Gustafson Y, Brulin C: Purpose in life among men and women age 85 years and older. Int J Aging Hum Dev 70:213-229, 2010

Holwerda TJ, Deegd J A, Beekman ATF, et al: Feelings of loneliness, but not social isolation, predict dementia onset: results from the Amsterdam Study of the Elderly (AMSTEL). J Neurol Neurosurg Psychiatry Dec 10, 2012 [Epub ahead of print] doi:10.1136／jnnp-2012-302755

Ikeda M, Mori E, Hirono N, et al: Amnestic people with Alzheimer's disease who remembered the Kobe earthquake. Br J Psychiatry 172:425-428, 1998

Lansky MR: Family psychotherapy of the patient with chronic organic brain syndrome. Psychiatr Ann 14:121-129, 1984

Lewis L: Individual psychotherapy with patients having combined psychological and neurological disorders. Bull Menninger Clin 50:75-87, 1986

Lewis L: The role of psychological factors in disordered awareness, in Awareness of Deficit After Brain Injury: Clinical and Theoretical Issues. Edited by Prigatano GP, Schachter DL. New York, Oxford University Press, 1991, pp 223-239

Lewis L, Langer KG: Symbolization in psychotherapy with patients who are disabled. Am J Psychother 48:231-239, 1994

Lewis L, Rosenberg SJ: Psychoanalytic psychotherapy with brain-injured adult psychiatric patients. J Nerv Ment Dis 17:69-77, 1990

Martin RL: Update on dementia of the Alzheimer type. Hosp Community Psychiatry 40:593-604, 1989

Mittelman MS, Roth DL, Coon DW, et al: Sustained benefit of supportive intervention for depressive symptoms in caregivers of patients with Alzheimer's disease. Am J Psychiatry 161:850-856, 2004

Mittelman MS, Roth DL, Clay OJ, et al: Preserving health of Alzheimer caregivers: impact of the spouse caregiver intervention. Am J Geriatr Psychiatry 15:780-789, 2007

Oddy M, Coughlan T, Tyreman A: Social adjustment after closed head injury: a further follow-up seven years after injury. J Neurol Neurosurg Psychiatry 48:564-568, 1985

Poland WS: The analyst's witnessing and otherness. J Am Psychoanal Assoc 48:17-35, 2000

Polemear C: Finding the bridge: psychoanalytic work with Asperger's syndrome adults, in The Many Faces of Asperger Syndrome. Edited by Rhode M, Klauber T. London, Karnac Books, 2004, pp 86-107

Prigatano GP: Work, love, and play after brain injury. Bull Menninger Clin 53:414-431,1989

Senju A, Southgate V, White S, et al: Mindblind eyes: an absence of spontaneous theory of mind in Asperger syndrome. Science 325:883-885, 2009

Small GW, Rabins PV, Barry PB, et al: Diagnosis and treatment of Alzheimer's disease and related disorders: consensus statement of the American Association for Geriatric Psychiatry, the Alzheimer's Association, and the American Geriatric Society. JAMA 278:1363-1371, 1997

Sperry RW, Zaidel E, Zaidel D: Self-recognition and social awareness in the deconnected minor hemispheres. Neuropsychologia 17:153-166, 1979

Stern DN: The Present Moment in Psychotherapy and Everyday Life. New York, WW Norton, 2004　奥寺崇監訳／津島豊美訳：プレゼントモーメント──精神療法と日常生活における現在の瞬間．岩崎学術出版社，2007

Stern JM: The psychotherapeutic process with brain-injured patients: a dynamic approach. Isr J Psychiatry Relat Sci 22:83-87, 1985

Sugarman A: Psychoanalyzing a Vulcan: the importance of mental organization in treating Asperger's patients. Psychoanalytic Inquiry 31:222-239, 2011

Tanguay TE: Autism in DSM-5. Am J Psychiatry 168:1143-1144, 2011

Volkmar FR: Asperger's disorder: implications for psychoanalysis. Psychoanalytic Inquiry 31:334-344, 2011

Weiner MF: Dementia as a psychodynamic process, in The Dementias: Diagnosis and Management. Edited by Weiner MF. Washington, DC, American Psychiatric Press, 1991, pp 29-46

Weiner MF, Teri L: Psychological and Behavioral Management in The Dementias: Diagnosis and Management, 3rd Edition. Edited by Weiner MF, Lipton AM. Washington, DC, American Psychiatric Publishing, 2003, pp 181-218

Williams DDR, Garner J: People with dementia can remember: implications for care. Br J Psychiatry 172:379-380, 1998

Zabenko GS, Zabenko WN, McPherson S: A collaborative study of the emergence and clinical features of the major depressive syndrome of Alzheimer's disease. Am J Psychiatry 160:857-866, 2003

第14章

A群パーソナリティ障害

猜疑性,シゾイド/スキゾイド,統合失調型

猜疑性パーソナリティ障害

　猜疑的思考はそれ自体が病的なものではない。第2章で述べたように,妄想（猜疑）分裂ポジション[訳注1]はライフサイクルを通して人間のこころの中に一貫して存在する基本的で系統的な体験の一様式である。この様式では,危険で不快な思考と感情は分裂排除され,外界へ投影され,他者に属するものとされる。この様式は,政治的集会,スポーツイベント,組織内力動のようにあらゆる種類の集団の中に容易に見ることができる。歴史のある時点で,米国におけるマッカーシー時代の「魔女狩り」のように,文化全体に猜疑的思考が浸透していたことがあった。

　しかし,猜疑性パーソナリティ障害は,文化的要因から独立した明らかな病理的単位であり,集団力動のつながりから生じる一過性の状態ではない。それは全般的な思考と感情の様式,そして極度に硬直した,変わることのない他者との関係のもち方を伴う。これらの人たちは妄想（猜疑）分裂ポジションの中で生きている。診断基準は7つの一般的特徴から構成されており,診断を下すためには少なくとも4項目が存在しなければならない（ボックス14-1）。そのうえ,患者の疑念は妄想までは至らない程度のものでなければならず,また統合失調症や妄想性障害のような精神病とは別個のものとして生じなければならない。

　多くのパーソナリティ障害と同様,猜疑性パーソナリティ障害の重要な特徴は自我親和的であることである。これらの人たちの精神力動的理解は,この人たちに対する限られた精神分析的あ

訳注1）本来,日本語の妄想的/妄想性に対応する英語は delusional である。したがって paranoid に「妄想性」という訳語を当てることについては従来から批判があった。そのような経緯も踏まえ,DSM-5 の日本語版では paranoid personality disorder に「猜疑性パーソナリティ障害」という訳語が与えられた。DSM-5 に準拠する本書でも基本的にこの決定に従い,paranoid は「猜疑性」もしくは「猜疑的」の訳語を当てる。ただし,精神分析/力動精神医学における重要な術語である paranoid-schizoid position は「妄想分裂ポジション」と訳されたままで,特に検討がなされていない。本章では,過渡的に「妄想（猜疑）分裂ポジション」と訳す。

332　第Ⅱ部　DSM-5障害への力動的アプローチ

ボックス 14-1　DSM-5の猜疑性パーソナリティ障害の診断基準

301.0（F60.0）

A. 他人の動機を悪意あるものと解釈するといった，広範な不信と疑い深さが成人期早期までに始まり，種々の状況で明らかになる。以下のうち4つ（またはそれ以上）によって示される。

　（1）十分な根拠もないのに，他人が自分を利用する，危害を与える，またはだますという疑いをもつ。

　（2）友人または仲間の誠実さや信頼を不当に疑い，それに心を奪われている。

　（3）情報が自分に不利に用いられるという根拠のない恐れのために，他人に秘密を打ち明けたがらない。

　（4）悪意のない言葉や出来事の中に，自分をけなす，または脅す意味が隠されていると読む。

　（5）恨みを抱き続ける（つまり，侮辱されたこと，傷つけられたこと，または軽蔑されたことを許さない）。

　（6）自分の性格または評判に対して他人にはわからないような攻撃を感じ取り，すぐに怒って反応する，または逆襲する。

　（7）配偶者または性的伴侶の貞操に対して，繰り返し道理に合わない疑念を持つ。

B. 統合失調症，「双極性障害または抑うつ障害，精神病性の特徴を伴う」，または他の精神病性障害の経過中にのみ起こるものではなく，他の医学的疾患の生理学的作用によるものでもない。

注：統合失調症の発症前に基準が満たされている場合には，「病前」とつけ加える。すなわち，「猜疑性パーソナリティ障害（病前）」。

出典　The Diagnostic and Statistical Manual of Mental Disorders, 5th Edition. Washington, DC, American Psychiatric Association, 2013.（『DSM-5 精神疾患の診断・統計マニュアル』東京，医学書院，2014.）から転載。許諾を得て使用。Copyright© 2013 American Psychiatric Association.

るいは精神療法的経験に基づいている。コロンビア精神分析センターでの精神分析を適用した患者100人の研究（Oldham and Skodol 1994）において，4人だけが厳密なパーソナリティ障害尺度を用いることによって猜疑性パーソナリティ障害を有していると診断された。診断は，患者が他の障害の症状を呈し，猜疑性パーソナリティ障害にとっての併存症であると見出されたときに下されやすい。たとえば，パニック障害の患者の予備的研究（Reich and Braginsky 1994）において，猜疑性パーソナリティ障害は地域精神保健センターを受診する人の54％に見出された。

　猜疑的な患者はしばしば，患者の絶えず続く主張と非難にうんざりした家族や同僚によって治療に連れてこられる。たとえば，上司は従業員に治療を受けるように，そうでなければ他の仕事を見つけるように主張するかもしれない。不貞を非難されて疲れ果てている配偶者は，猜疑的な相手に治療を強制するために離婚の脅しを使うかもしれない。猜疑的な患者が進んで治療を受ける場合でさえも，通常彼らは精神医学的に障害されていることについて納得しないままである。彼らが訴える問題は，いかに周囲の人たちが自分を不当に扱っているか，また裏切っているかを中心に展開する。

　診断基準は，明らかに猜疑的な認知様式（Shapiro 1965）として概念化できる思考方法を反映している。この思考様式は，隠された意味や，状況の文字通りの意味の背後にある「真実」を暴くための手がかりを，容赦なく探究するやり方として特徴づけられる。明らかなこと，表面上のこと，みかけ上のことは単に現実を覆い隠しているだけである。この終わりのない探求は，注意についての極度の過剰警戒状態を伴い，この持続的な注意深い監視に関連した用心深さによって示される。猜疑的な人はいつも普通でないものがないか自分の周りを詳しく見渡している。これは身体的および情緒的な緊張に相当な負担をもたらす思考様式である。猜疑的な患者は寛ぐこと

が全くできない。

　また猜疑的思考は柔軟性の欠如によって特徴づけられる。どんなに説得力のある議論でも，通常，猜疑的な人の硬直した確固たる信念には影響を及ぼさないだろう。実際，猜疑性パーソナリティ障害をもった人と議論しようと試みる人たちは，自分自身が疑いの標的になっていることに気づくにすぎないだろう。猜疑的な人の思考は，妄想でないという点で猜疑型統合失調症[訳注2]の患者の思考とは異なる。実際，猜疑性パーソナリティ障害の患者は周囲に対するきわめて正確な知覚力をもつ傾向がある。しかし，これらの知覚に対する彼らの判断は全般的に障害されている。現実そのものは歪められていない。むしろ目に見える現実の**意味**が曲解されている（Shapiro 1965）。猜疑的な人はしばしば無口で用心深いため，この特徴的な認知様式を診断することは困難かもしれない。実際，投影法の心理テストでも，猜疑的な人は単に抑制的でおおよそ正常と診断されるだけかもしれない。

精神力動的理解

　妄想（猜疑）分裂ポジションの特徴を理解することは，猜疑的な患者を理解するうえで不可欠である。第2章で記したように，スプリッティングはこの系統的な体験様式における中心的な防衛機制である。同じ対象に対する愛と憎しみの感情は，互いに引き離しておかなければならない。統合しようといういかなる動きも，憎しみが愛を打ち負かし，破壊するであろうという恐れに由来する耐え難い不安を引き起こす。猜疑的な患者の視点からすれば，情緒的に生き残るには，すべての「悪いもの」を分裂排除し，外部の人物に投影することが必要となる。この防衛操作の1つの顕れは，生活体験が次のように変形されることである。すなわち，正常な内的世界において人は攻撃者にも犠牲者にもなりうるのであるが，猜疑的な人においては，自分が常に犠牲者の役割を取るのであり，攻撃者や迫害者は外的な存在なのである。そのため，猜疑的な患者がもっているこの世界観は，取り入れ物の間の内的緊張を和らげる。もし猜疑的な人が，投影したものを強制的に再内在化させられるなら，内的緊張は高まり，硬直さと防衛を強めることになるであろう（Shapiro 1965）。

　猜疑性パーソナリティ障害の患者はどのような関係にも，他人は最後には「しくじり」，自分が疑っていたことを確認することになるであろうという信念でもって臨む。妄想（猜疑）-分裂ポジションという存在様式において，患者は，世界は信頼できないし予測もつかない異邦人で満ち満ちているという確信に由来する絶え間ない不安状態の中で生きている（Ogden 1986）。安定した，助けになる治療者が猜疑的な患者を長期間治療しているときでさえ，1つの些細な失望によって，患者は治療者のこれまでの行動を完全に無視し，確固たる信念でもって治療者は信用できないと感じてしまう。治療者は「仮面を剝がされて」しまう。このように，過去にあった他の人との良い体験は現状によって完全に消し去られてしまう。さらに，猜疑性パーソナリティ障害

訳注2）DSM-5では統合失調症の病型分類がなくなり，paranoid typeという術語が用いられなくなった。現在改定作業が進んでいるICD-11では病型分類が残る可能性があり，その際 paranoid type にどういう訳語が与えられるかは現時点では不確定である。統合失調症の文脈に限れば，paranoid を「妄想型」と訳すことに一定の理解は得られるものと思われるが，章全体の統一性を考え，ここも「猜疑型」と訳す。

334 第Ⅱ部 DSM-5障害への力動的アプローチ

の人は自己達成的予言をつくりだす傾向がある（Stone 2014）。換言すると，猜疑的な人は対人関係における不信感が滲み出るため，他者は彼に対してさまざまな形で怒りを表すようになり，それによって彼は，他者が自分を好きではないという勘は的中したと感じる。

　体験はまさに文字通りの意味に受け取られる。猜疑性パーソナリティ障害の患者は，「この人は私を傷つけようとしている**かのようである**」と考えることはできない。代わりに，彼らは他者が悪意を抱いていることを**知っている**のである。同様に，治療者との転移関係で，猜疑的な患者は「私が思うに，私は，先生が私の父親と同じようにサディスティックである**かのように**先生に反応しているのです」と言うことはできない。患者は単に，治療者をサディスティックであると体験している。したがって，これらの患者は，愛着理論の観点から，メンタライゼーションの発達上の失敗があるとみなすことができる（Williams et al. 2005）。というのも，彼らはしばしば思考の心的等価モードに嵌り込んでいるようにみえるからである。

　投影と投影同一化は，猜疑性パーソナリティ障害の2つの主要な防衛機制である。投影は内的な脅威を外的なそれで代用する。投影同一化はさらに一歩先を行く。脅威を外在化することに加えて，投影同一化は，周囲の人びとを高度に病理的な方法で猜疑的な人に縛りつけることによって，彼らを「コントロール」する。他者を制御する必要性は，猜疑症者（パラノイア）の中核にある極度に低い自尊心の反映である（Meissner 1986）。こころの底では，猜疑的な患者は劣っていて，弱く，無力であると感じている。したがって，これらの患者でしばしばみられる誇大性や自分は「特別である」という感覚は，劣等感を補う代償性の防衛として理解することができる。実際に治療を求めてくる人たちは，猜疑的また誇大的な防衛の失敗の結果として，および自分は不十分であるという根底に潜む感情が爆発的に強まった結果として，抑うつや不安の感情をもっているかもしれない（Meissner 1995）。

　猜疑性パーソナリティ障害の中心にある低い自尊心ゆえに，これらの人たちは，地位や権力をめぐる問題に同調する鋭い感覚を発達させる。彼らは，権威ある人たちは自分を辱めるのではないか，あるいは従順であることを期待しているのではないかと非常に心配している（Shapiro 1965）。彼らは，自律性への脅威はどこにでもあると感じている。対人関係について繰り返される恐怖は，自分が外的な制御に支配される結果となるであろうということである。つまり，彼らは，自分と親しくなろうとする者が皆，秘かに乗っ取ろうとしていることを恐れている。この懸念は，精神病を患った裁判官シュレーバーの症例でFreud（1911/1958）によって初めて記述された，受身的同性愛衝動に対する恐怖として表面化するかもしれない。しかし，必ずしもすべての猜疑的な人が受身的同性愛衝動について心配するわけではない。顕在性の同性愛と猜疑性パーソナリティ障害は，同じ人に存在しうるし，確かに存在している。重要な点はむしろ，これらの患者が，**すべての衝動**と，**すべての人びと**に対して**全面的に**受身的になって降伏することを懸念していることである（Shapiro 1965）。

　治療が成功すれば，投影システムの下にあるものを垣間見ることができる。それは，大量の抑うつ的な内容物（Meissner 1976）であり，それとは正反対の自己表象である。特別で，権利が認められ，誇大的な自己と同時に存在しているのが，弱く，無価値で，劣っているという正反対の極である。Akhtar（1990）は，このような同時に存在する自己表象を組織的に吟味し，それらを次のように特徴づけている。

外見上は，猜疑的な人は要求がましく，傲慢で，疑い深く，衝動的で，情緒に欠け，道徳的で，外的環境に対して非常に用心深い。しかし内面では，彼らは怖がりで，臆病で，自分に自信がなく，騙されやすく，軽率で，被愛妄想に陥りやすい。そして実際の出来事の全体を認知的に把握することができない。(pp. 21-22)

このような猜疑性パーソナリティのもう一つの側面に気づいている治療者は，これらの困難な患者により容易に共感することができる。

対象恒常性の達成の発達における失敗が，猜疑的な患者の行動と思考の多くを組織づけている特徴の1つである（Auchincloss and Weiss 1992; Blum 1981）。彼らは内的対象表象と愛情のあるつながりを維持することができないので，愛情関係は危険で不安定であると確信している。対象の非恒常性に関連する恐怖を処理するため，猜疑的な患者は対象と具象的かつ魔術的につながっているという空想をつくる（Auchincloss and Weiss 1992）。猜疑的な患者は，関係性に関する極端に二者択一的な要求を強いる。彼らが注意を向けている対象が彼らのことを考え続けることも，その人が情緒的に彼らに無関心でいることも，猜疑的な患者には耐えられない考えなのである。無関心とつながりを巡るこの一連の不安は，猜疑的な患者が，対象との具象的で魔術的なつながりを感じるために，自ら進んで自由を狭めていることの大きな原因となっている。

治療アプローチ

猜疑的な患者は，通常，その猜疑心のために集団精神療法がうまくいかない。それゆえ，個人精神療法家にとって恐るべき試練であるにもかかわらず，たいていの治療的取り組みは，個人精神療法という文脈で始められなければならない。先に示したように，これらの患者はしばしば外的な圧力により治療を始めることが多く，人を信頼することに極度の困難を抱えている。これらの障壁の観点から，精神療法の第一歩は治療同盟を築くこととするのがよい。この過程は，猜疑的な患者が有する，他者に防衛的な反応を喚起させる傾向によって，より困難なものとなる。治療者も例外ではないことが，次のビネットで例証される。

> 患者：先生には本当に腹が立っています。待合室で30分も待たされたのですから。今日9時30分にここに来るように仰いましたよね。
> 治療者：いいえ，それは違うと思います。10時と申し上げたはずです。
> 患者：9時30分と仰いました。
> 治療者（少し声が大きくなり，より強い口調で）：10時とお伝えしました。予約帳にもそう書いてあります。
> 患者：先生は私をだまそうとしています。先生は自分の間違いを認めたくないんでしょう。だから，間違っているのは私だと思わせようとしているんです。
> 治療者（やはり大きな声で）：もし私が間違っているのでしたら，当然認めますとも。でも実際には，間違っているのを認めたくないのはあなたの方なのではないでしょうか。それなので，あなたは私のせいにしていらっしゃるのです。
> 患者：こんな嫌がらせは御免こうむります。私は別の治療者を探します。

このいくぶん戯画化されたやり取りは，猜疑的な患者にきわめて一般的にみられる投影同一化

の循環を示している。患者は治療者を迫害的な悪い対象として扱う。治療者は防衛的になること を強制されたように感じ，結局は投影を力づくで患者に押し戻すような解釈を与えて終わる。患 者は攻撃され，誤解され，騙されたと感じて反応する。この勢いを増す循環を避けるために，治 療者は，患者が情緒的に生き残る手段として投影を必要としていることに共感しなければならな い。治療者は，憎しみ，悪いものであること，無能，絶望の感情に対するコンテイナーとしての 役目を進んで果たさなければならない（Epstein 1979; Gabbard 1991, 1996）。このような感情を 時期尚早に戻そうとすると，患者は内的な緊張が高まるのを感じ，より頑なになるだけである。 治療者は，たとえ患者を手助けする能力がないということを認めることになるとしても，非難を 受け入れることができなければならない（Epstein 1984）。たいていの治療者は，治療の失敗の 責任を受け入れることに強い逆転移抵抗をもつ。治療者は，患者から無能さを非難されると，ど うしても自然と防衛的になってしまう。しかしながら，低い自尊心がゆえに他者の中に過失を見 出す必要性が創り出されるという旨を認識することによって，治療者は患者の視点に共感するこ とができ，治療をより生産的にするにはどうすればいいかについての提案を誠実に探し求める ことができる。防衛的になることは，また，不誠実であると非難されることに対する自然な反応で ある。しかし，防衛的であることは，治療者が何か隠していることの証拠であると誤解されるか もしれない。率直であることは，間違いなく猜疑的な患者に対する最良の方針である。もし彼ら が治療者の記録やプロセスノートに疑いをもっているのであれば，治療者はこれらのノートを患 者と共有すればうまくいくだろうし，結果としてそれらを治療的介入として用いることができる だろう。ノートの共有を拒否することは，さらなる猜疑心を駆り立てるだけである。

　精神療法の期間中，特に治療同盟を構築する初期の間，治療者は，患者の周囲の人たちが皆し ているような防衛的な反応を避けなければならない。治療者は，出来事に対する患者の説明や治 療者に対する患者の認識が，たとえどんなに否定的なものであっても，それに挑むべきではない。 治療者はただより詳細に尋ねるべきであり，また患者の感情と認識に共感すべきである。とりわ け，治療者は，時期尚早の解釈を通して望ましくない投影を患者に強引に押し戻すことで，そ れらから免れるというしばしばみられる逆転移傾向に抵抗しなければならない（Epstein 1979）。 先ほどの例のように，この種の解釈は，治療者が患者を攻撃することに非常に力を注いでいると いう認識を裏付けるだけであろう。同じ状況は，こられの技法原則を用いれば，全く異なったよ うに扱えるかもしれない。

　　　患者：先生には本当に腹が立っています。待合室で30分も待たされたのですから。今日9時30分
　　　　　にここに来るように仰いましたよね。
　　　治療者：えーと，私の理解が正しければこういうことですか。あなたの理解では，今日は10時で
　　　　　はなく9時30分に私と会うということになっていたということですね。
　　　患者：9時30分と仰いました。
　　　治療者：あなたがどうして私に怒っていたのかはよく分かります。30分も誰かのために待たされれ
　　　　　ば，誰だって怒りますよね。
　　　患者：先生は私に9時30分に会いに来るようにいったのを認めるんですね。
　　　治療者：率直に言うと，私はそういったのかどうか憶えていません。しかし，私はそのときの会話
　　　　　についてあなたが憶えていることをもっとお話していただきたいと思っています。そうすれば，

私の発言があなたにそうした印象を与える訳を理解できるかもしれないからです。

　この筋書きでは，治療者は患者の非難を防衛的にならずに受け入れつつも，間違いを認めることはしていない。治療者は患者の投影をコンテインし，それがどのようにして生じたのかについての情報をより多くみつけ出そうと努めている。患者を実際に勘違いさせてしまった可能性を進んで受け入れることによって，治療者は，患者の認識を正当で，さらなる議論の価値があるものとして認めている。最終的に，治療者は，投影されたものを解釈の形で戻そうとは試みていない。

　治療者は，また患者の用心深いという傾向に共感する必要がある。用心深さには確かに適応的な性質がある。自らの認識について過剰に話す猜疑的な患者は，他者を遠ざけてしまう可能性が高い。侵入的に質問するかわりに，沈黙や行き詰まりの時間を認める治療者は，患者が少しこころを開いて話すことを助けるかもしれない。同盟を築くためのもう１つの技法は，猜疑的な認識様式を維持するために必要な常軌を逸した過覚醒から二次的に生じる患者の緊張状態に焦点を当てることである。「あなたの神経は息絶えてしまうのではないでしょうか」や「すべてがこの調子では消耗しきってしまうでしょう」のようなコメントは，患者が理解されたと感じるのを手助けするかもしれない。患者が進んで話そうとしているとき，治療者は詳しく話すように励ますのがよい。それによって，現在のストレス状況は過去に前例があったことであると判明するかもしれない（Meissner 1976）。治療者はまた，患者の主張はそれに関連したいくらかの真実があるかもしれないという可能性を受け入れることによって同盟を築くことができる（Stone 2014）。最終的に治療者は，起こる可能性のある何かと，きわめてまれなこととの間には違いがあるということを患者が考えるのを手助けすることができる。猜疑性パーソナリティ障害は共感の欠損と密接に関連しているため，精神療法におけるもう１つの目標は，他者が自分自身の考え方とは大いに異なる考え方をしているかもしれないと理解できるよう患者を手伝うことである。言い換えると，治療者は患者がメンタライズするのを手助けする。

　猜疑的な患者との精神療法的作業の一般的な目標は，彼らの問題の起源についての認識を，外界から内界へと移すのを手伝うことである。この移行は，各患者に固有のゆっくりとした時間の進行に従うよりほかない。最初の移行と密接につながる２番目の移行は，猜疑モードの思考を抑うつモードに変形することである。抑うつモードの思考において患者は，脆弱さや，弱さ，劣等感，不完全さといった感情体験に身をゆだねるようになる（Meissner 1995）。治療者は，憤慨したり絶望したりすることなく，繰り返される非難と疑いの嵐に耐えなければならない。患者がよりこころを開いて話すようになると，治療者は患者の感情に名前をつけることができるようになり，それによって患者が情緒と現実とを区別するのを手助けすることができるようになる（Meissner 1976）。治療者は，また患者が認識におけるずれを明確にすることを手助けすることができる。たとえば，治療者は「あなたのことが大嫌いだと，上司が言ったのですか」と尋ねるかもしれない。患者がこの質問に違うと応じるなら，上司の感情についての患者の認識はごく限られたものでしかないということを，治療者は冷静にコメントすることができる。このような質問は，患者の世界観に過度に挑戦することにならないように，如才なく，かつ中立的に言葉にしなければならない。治療者はその事柄について賛成の立場も反対の立場も取らない必要があるが，さらなる情報が必要であるということだけは示しておくのがよい（Meissner 1976）。

338　第Ⅱ部　DSM-5障害への力動的アプローチ

　精神療法の全経過を通して，治療者は感情に行動で応ずるよりもむしろ感情をコンテインしなければならない。このコンテインメントによって，患者にこれまで遭遇したものとは異なる新しい対象関係が提供されるであろう。この異なる体験は長い時間をかけて最終的には内在化される。この関係性の様式の変化は，思考の段階的な変化によって補完される。重要な点は，そうした患者が，自らの世界認識に「創造的な疑い」（Meissner 1986）を抱くことである。患者は，妄想（猜疑）‐分裂ポジションから内なる抑うつ的要素との遭遇へと歩を移すにつれて，より効果的にメンタライズし，体験の仲介と解釈とを可能にする自己感を体験し始める。物事は**実際に**そうであるというよりもむしろ，そうである「かのように」なるかもしれない。患者は，また自分の無価値感や劣等感を少し垣間見ることができるようになり，抑うつ的要素が転移の中でワークスルー可能になる。最良の環境でうまくいけば，これらの患者は，彼らの人生の早期の人物像に対する欲求不満や失望に関連した受容や愛や親密さを切望していることを明らかにすることができる（Meissner 1976, 1995）。結果として，彼らはこれらの愛着に対する悲哀の過程を始めることができる。

　ある猜疑性パーソナリティ障害の患者との精神療法の初期についての短い報告は，前段で記述された，いくつかの技法上の原則を示している。以下の括弧内のコメントは，この症例で理論と技法がどのように関連しているかを示している。

　　AA氏は42歳の男性会計士で，職場環境で物質に対するアレルギーを絶えず訴え続けるために，1年間仕事ができない状態であった。昇進した後，彼は新しいオフィスに移ったが，そこでは，頭痛，思考の停滞，胸部の締め付け感，目のかすみ，全身の痛み，衰弱，易疲労性，やる気のなさ，を含むいくつかの厄介な身体症状が急に出現した。AA氏は，これらの症状を，オフィスでの新しいパネルと絨毯，そして送風システムによる床の振動が原因と考えた。この病気の影響は，彼がオフィスを離れるといつも消えはじめ，そしてAA氏が医師を訪れる時点ではしばしば認められなくなっていた。彼はさまざまな専門家から多くの診断的評価を受けたが，彼の訴えに何らかの身体的な基礎があると考えたのはそのうちの1人だけであった。AA氏は，彼自身の考えを正当化するために，この孤立した意見を用いた。彼の障害が永続してしまうのを心配した経営者によって，彼は精神療法を受けるように強制された。治療の最初の段階で，AA氏は夫婦間の緊張以外に情緒的な問題は何もないと否定し，夫婦間の緊張に関しては妻を責めていた。彼は身体症状について詳細に語り，専門家の多くが所見を見出せないにもかかわらず，身体的な原因があると確信していると主張した。〔患者は，自分は専門家からの合理的な議論に全く影響を受けないということを示している。彼はまた医師よりも自分の方がよく知っていると信じることで誇大性を示している。〕

　　対人関係を尋ねられると，AA氏は，父親が仕事上の取引で自分をだましたので，自分と父親は会っても口も利かない関係だと言った。さらに彼は，父親はいつも他の兄弟よりも自分に厳しかったと不満を述べた。彼は，父親がどのような人物であるかについて，不公平で信頼できない男である，と要約した。AA氏は妻は嘘つきであると説明を続けた。彼女は，避妊を失敗し妊娠することで，彼を「騙して」子どもをつくった。彼は妻が騙したこと――それは8年前のことであったが――を決して許さないと言った。そして，それ以来結婚生活は悲惨なままであると述べた。彼は，この状況を変える唯一の方法は，彼女がもっと信頼できるようになることであると言った。〔患者は悪意のある迫害的な対象を家族の中の親密な人物に投影し，彼らがすべての問題の源であるととらえている。彼自身は家族関係における困難に対する自身の寄与を認めず，唯一の可能な解決方法は，自分ではなく他者が変わることであると示唆している。〕

初回の精神療法セッションを通して，AA 氏は治療者の言うことに熱心に耳を傾け，しばしば治療者の発言をより明確にするために質問をした。彼はどんなに悪意のないコミュニケーションの中にも隠されたメッセージを聞き取ろうとしているようにみえた。AA 氏はまた治療者のわずかな体の動きにも敏感であり，しばしばそれらは退屈さや興味のなさを示していると誤解した。しばらく耳を傾けた後，治療者は「あなたはいま，ひどく恐ろしいと感じているに違いありません。あなたの上司は治療を受けるようにとしつこくいってくるし，あなたは身体的にひどい状態ですし，また奥さんとあなたはお互いに口を利こうともしていません」と共感的に発言した。患者はこの共感的な発言に対してさらに少しばかりこころを開いて反応し，そして彼はいつも「敏感 thin-skinned」であることを認めた。彼は，他の人なら悩まないような些細な事柄でしばしば酷く混乱することを認めた。[AA 氏の悩める自尊心に対する治療者の共感的な認証により，彼は理解されていると感じることができた。この同盟の始まりにより，患者は初めて自分自身の中に問題があること，つまり「敏感」であることを認識できるようになった。]

AA 氏は息子との関係について，冷たく計算高い言葉で「私たちは人口全般の平均よりも長い時間を一緒にすごしています」と述べた。[この表現は，猜疑性パーソナリティの人は関係性の中で情緒的な温もりや優しさを感じることができないことを表している。というのも，そのような感情をもったなら，拒絶や攻撃に対して脆弱になってしまうからである。]AA 氏は，彼を検査した医師についての懸念に話題を変えた。彼は，すべての医師は基本的に無能であるという強い信念を述べた。そして 1 人の医師がある種の薬で彼に脳出血を引き起こしたことはほぼ間違いないと確信しているようであった。彼は，以前彼を診察した 3 人の精神科医は全員無能だと述べた。そして，彼は治療者に対して，非精神科領域のとある薬剤を知っているかどうか尋ねた。治療者がその薬のことをよく知らないと認めたとき，AA 氏はすぐに，治療者はおそらく他の医師と同様に「やぶ医者」であると反応した。[猜疑的な患者の制御される恐怖は，「一段下の」関係性での劣等感と結びついて，しばしば他者の脱価値化や格下げをもたらす。治療者を脱価値化することによって，AA 氏は，自分には羨望はなく，劣等感を抱く理由はないことを確かめている。]

AA 氏がこれまで会ってきた多くの専門家の意見をけなし続けたとき，治療者は「このことであなたは相当がっかりされたのでしょう」と指摘した。AA 氏は「上手いことをいって，私をその気にさせようとしているんでしょう！」と激しく反応した。[ここでは，新しい感情を取り上げることによって共感しようという治療者の試みが，その感情を認める患者の能力を超えていた。もし治療者が，患者本人が述べた言葉や感情により近いところに留まっていたならば，患者の反応はもっと肯定的であったかもしれない。]

AA 氏が現在の状況について話し続けるにつれて，彼は重役の地位になった後に起こった障害と失業に適応することが困難であったことに気づいたと認識するようになった。自尊心の問題について打ち明けるようになったことに気が付いたので，治療者は，仕事ができなくなっていることは大きな打撃であったに違いないと伝えた。AA 氏は応えて，「先生は私が弱いとお思いですか」と治療者に尋ねた。[治療者が防衛的になることよりもむしろ，患者の低い自尊心に対する治療者の共感能力によって，AA 氏は根底にある弱さと劣等感についての懸念を明かすことができるようになった。]

暴力の予防

精神障害は何であるかを問わずさまざまな疾患で暴力に至るかもしれないが，猜疑的な患者は

340　第Ⅱ部　DSM-5障害への力動的アプローチ

精神科医にとってとりわけ脅威である。猜疑症者（パラノイア）の精神力動を理解することは，攻撃を避けるうえで助けになるかもしれない。攻撃性の深刻化を予防するために，精神科医はマネジメントの原則をいくつか肝に銘じておくのがよい。

1.　**患者が面目を保てるために手助けできることは何でもやる。**猜疑症者（パラノイア）の中核は低い自尊心である。そのため精神科医は患者の体験に共感すべきであり，患者がいうことの真実性を巡って戦うべきではない。猜疑的な患者に対する治療設定がどのようなものであれ，最初の課題は治療同盟を築くことである。病棟に入院している患者328人の調査（Beauford et al. 1997）では，入院時に治療同盟が弱い患者は，入院期間中に暴力的な行動を示す可能性が有意に高かった。忙しい外来クリニックでは，初めて猜疑的な患者を診たあるレジデントが，患者は現在の生活状況について真実を語っていないと疑った。彼は，患者の述べたことを確認するため，その患者が住んでいるといった中間施設に電話するつもりであると告げた。そのレジデントが電話帳を取り出すため机の引き出しに近づいたとき，その患者は彼の顔面を拳で殴った。この不幸な出来事から直接的に導き出されるのが，暴力予防のもう1つの重要な原則である。

2.　**さらなる疑惑を招くことを避ける。**これらの患者の基盤にある不信感のために，すべての介入は，猜疑症（パラノイア）のいかなる増大も避けるよう調整されなければならない。それぞれの動作はゆっくりと注意深く説明されるべきである。動作それ自体はゆっくりとはっきりとみえる形で行われるべきである。たとえば，あなたは「では，私たちが次にいつお会いするかをお知らせするために，私は机に行って，予約表をとってきます」というかもしれない。あなたはまた，これらの患者に対して過剰に親しくなることを避けるべきである，なぜならこのような行動は彼らの通常の体験と全く正反対であり，単に彼らの猜疑心をさらに高めることになるからである。

3.　**患者がコントロールの感覚を維持できるよう手助けする。**コントロールは猜疑的な患者にとってきわめて重要である。彼らは治療者がコントロールを失うのを恐れるのと同じくらいコントロールを失うのを恐れがちである。治療者はどんな犠牲を払ってもパニックを避けなければならない。患者がコントロールを失うであろうという恐れを態度に示してしまう治療者は，患者自身のコントロールを失う恐れを高めるだけである。猜疑的な個人における不安の多くは，他者が自分をコントロールしようとしているという恐れに由来している。このため，これらの患者の自律性を尊重しているということ示すために治療者ができることはなんであれ，受動的な降伏者という患者の不安を減じる手助けとなるであろう。介入は，彼らがそれをみているようにその状況をみる，という彼らの権利を認めるものであるのがよい。たとえば，治療者はそうした患者に「あなたが経験されてきたことを考慮に入れれば，その状況であなたがそう思われたのはもっともなことであったと思います。私はあなたがそのように思う権利を尊重いたします」と告げるかもしれない。

4.　**患者に対して，怒りを暴力的に行動化するのではなく，言語化することを常に奨励する。**患者に可能な限り詳細に怒りについて話してもらう。暴力に至ったときの論理的な結果について考えるように励ます。もし可能であれば，他の選択肢があるということを患者が

理解し始めることができるよう，暴力に代わる建設的な代替案を提供する。怒りを正当な反応として支持することは，攻撃的行動を承認することを意味していない。差し迫った脅威を感じる治療者は，この脅威を言葉に翻訳するかもしれない。ある精神科レジデントは，新しい患者が暴力を振るいそうに感じたとき，「あなたはいま私を殴りたいと感じているのではないかと思います」と言った。その患者は頷き，同意した。それでレジデントは「もしかすると一緒に散歩に行って，あなたが抱いている思いについて私に話してくれるなら，あなたはこの感情に基づく行為に走らないで済むかもしれませんね」と応じた。この穏やかで，淡々としたアプローチは，患者のコントロールの感覚をより高めるうえで助けとなり，実際に患者はこのレジデントの手助けに感謝した。

5. **患者に常に十分な空間を与える。**他者に受身的に降伏することに関して猜疑的な患者が抱く恐怖は，物理的な距離の近さで高められる。患者がオフィスに閉じ込められたと感じるような座席配置は避ける。暴力的な人は，安全を感じるために，他者からより離れた距離を取ることが必要であると示されている（Kinzel 1971）。彼らに触れることも同様であるが，たとえどんなに無害な態度であっても，あまりに近くに座ることは避ける。ある猜疑的な女性は，治療者が毎回セッションの終わりに彼女をハグし続けたので，治療セッションに銃を持ってくるようになった。

6. **潜在的な暴力患者を扱うときには自分自身の逆転移に意識を向ける**（Felthous 1984）。逆転移性の否認は，猜疑的な患者を治療する病院スタッフと精神療法家とに共通してみられる。彼らは，患者の潜在的暴力性に関する最悪の恐れを確認することになるのを恐れるがゆえに，患者の過去についての重要な質問をし損ねるかもしれない。治療スタッフは自分自身の恐れを認識しなければならないし，過去に攻撃的であった患者との危険な状況を回避しなければならない。男性の方が女性よりも攻撃的になりやすいという性別についての固定観念のために，否認は女性患者でより顕著であるかもしれない。実のところ，暴力のパターンは男性入院患者でも女性入院患者でも似ているし，入院前の1カ月に他者を攻撃していた可能性は女性と男性とではほぼ同じくらいである（Tardiff et al. 1997）。治療者はまた，自分自身の攻撃性を否定し患者に攻撃性を外在化するため，逆転移性の投影を用いるかもしれない。治療者が自分の中ではなく，患者の中だけに破壊性と攻撃性をみていると，投影同一化によって患者の暴力が惹起されるかもしれない。患者から攻撃を受けた精神科医についてのある研究（Madden et al. 1976）では，精神科医の53％が攻撃を受ける前，患者に対してどこかしら挑発的な態度を取っていたことが見出されている。

シゾイド/スキゾイド・統合失調型パーソナリティ障害

　猜疑性パーソナリティ障害に加えて，DSM-5（米国精神医学会 2013）のA群には，シゾイド/スキゾイドパーソナリティ障害および統合失調型パーソナリティ障害が含まれる。これらは全く異なる存在であるが，これらの障害の力動的理解と治療アプローチは非常に共通しているため，ここでは一緒に検討する。

342 第Ⅱ部　DSM-5障害への力動的アプローチ

ボックス 14-2　DSM-5 のシゾイド/スキゾイドパーソナリティ障害の診断基準

301.20（F60.1）

A. 社会的関係からの離脱，対人関係場面での情動表現の範囲の限定などの広範な様式で，成人期早期までに始まり，種々の状況で明らかになる。以下のうち４つ（またはそれ以上）によって示される。
　　（1）家族の一員であることを含めて，親密な関係を持ちたいと思わない，またはそれを楽しいと感じない。
　　（2）ほとんどいつも孤立した行動を選択する。
　　（3）他人と性体験を持つことに対する興味が，もしあったとしても，少ししかない。
　　（4）喜びを感じられるような活動が，もしあったとしても，少ししかない。
　　（5）第一度親族以外には，親しい友人または信頼できる友人がいない。
　　（6）他人の賞賛や批判に対して無関心に見える。
　　（7）情動的冷淡さ，離脱，または平板な感情状態を示す。
B. 統合失調症，「双極性障害または抑うつ障害，精神病性の特徴を伴う」，他の精神病性障害，または自閉スペクトラム症の経過中にのみ起こるものではなく，他の医学的疾患の生理学的作用によるものでもない。

注：統合失調症の発症前に基準が満たされている場合には，「病前」とつけ加える。すなわち，「シゾイドパーソナリティ障害（病前）」。

出典　The Diagnostic and Statistical Manual of Mental Disorders, 5th Edition. Washington, DC, American Psychiatric Association, 2013.（『DSM-5 精神疾患の診断・統計マニュアル』東京，医学書院，2014.）から転載。許諾を得て使用。Copyright© 2013 American Psychiatric Association.

　シゾイド/スキゾイドパーソナリティ障害（以下はスキゾイドと表記）と統合失調型パーソナリティ障害とを分離しようという決断は，統合失調型パーソナリティ障害は遺伝的に統合失調症と関連し，一方，スキゾイドパーソナリティ障害はそうではないということを示す文献（Kendler et al. 1981, 1995; Kety et al. 1971; Rosenthal et al. 1971）が増えつつあることに大きく基づいている。これらの研究が示唆するところによれば，統合失調型パーソナリティ障害は弱められた型の統合失調症なのであり，その特徴は，現実検討の障害はほぼみられないが，関係性における困難と軽度の思考障害が存在するということである。そのうえ，統合失調型パーソナリティ障害患者の長期追跡調査によって，彼らの転帰が統合失調症患者のそれに類似しているということが示唆されている（MacGlashan 1983）。ある研究は，統合失調型および猜疑性パーソナリティ障害の患者の第一度親族内に統合失調症関連障害が生じる危険性は，他のパーソナリティ障害患者の第一度親族内でのそれよりも顕著に高いことを示している（Siever et al. 1990）。注意欠損と視線追跡の領域における統合失調症傾向 schizotypy と統合失調症の間のつながりもまた示されている（O'Driscoll et al. 1998; Roitman et al. 1997）。より最近の調査では，女性の統合失調型パーソナリティ障害における意味ネットワークの機能障害による困難が，統合失調症のそれと似ていることが示されている（Niznikiewicz et al. 2002）。磁気共鳴画像（MRI）で視床枕の体積の減少の類似性を示した研究（Byne et al. 2002）や，類似の抑制系の欠損を示した研究（Cadenhead et al. 2002）もある。最近の研究（Asami et al. 2013）では，これまで神経遮断薬に一度も暴露されたことがない 54 名の統合失調型パーソナリティ障害の男性と 54 名の健常対象者とを比較している。磁気共鳴画像データでは，統合失調型パーソナリティ障害の男性は，健常対象者と比較して，左上側頭回，そして広範囲にわたる前頭，前頭辺縁，および頭頂領域の灰白質体積が有意に小さいことが明らかになった。さらに，これらの領域の体積の差異は陰性症状と強く相関して

第 14 章　A 群パーソナリティ障害：猜疑性，シゾイド／スキゾイド，統合失調型　*343*

ボックス 14-3　DSM-5 の統合失調型パーソナリティ障害の診断基準

301.22（F21）

A. 親密な関係では急に気楽でいられなくなること，そうした関係を形成する能力がが足りないこと，および認知的または知覚的歪曲と風変わりな行動で特徴づけられる，社会的及び対人関係的な欠陥の広範な様式で，成人期早期までに始まり，種々の状況で明らかになる。以下のうち 5 つ（またはそれ以上）によって示される。
  （1）関係念慮（関係妄想は含まない）
  （2）行動に影響し，下位文化的規範に合わない奇異な信念，または魔術的思考（例：迷信深いこと，千里眼，テレパシー，または「第六感」を信じること；子どもおよび青年では，奇異な空想または思い込み）
  （3）普通でない知覚体験，身体的錯覚も含む。
  （4）奇異な考え方と話し方（例：あいまい，まわりくどい，抽象的，細部にこだわりすぎ紋切り型）
  （5）疑い深さ，または妄想様観念
  （6）不適切な，または収縮した感情
  （7）奇妙な，風変わりな，または特異な行動または外見
  （8）第一度親族以外には，親しい友人または信頼できる人がいない。
  （9）過剰な社交不安があり，それは慣れによって軽減せず，また自己卑下的な判断よりも妄想的恐怖を伴う傾向がある。
B. 統合失調症，「双極性障害または抑うつ障害，精神病性の特徴を伴う」，他の精神病性障害，または自閉スペクトラム症の経過中にのみ起こるものではない。

注：統合失調症の発症前に基準が満たされている場合には，「病前」とつけ加える。すなわち，「統合失調型パーソナリティ障害（病前）」。

出 典　The Diagnostic and Statistical Manual of Mental Disorders, 5th Edition. Washington, DC, American Psychiatric Association, 2013. (『DSM-5 精神疾患の診断・統計マニュアル』東京，医学書院，2014.) から転載。許諾を得て使用。Copyright© 2013 American Psychiatric Association.

いた。言い換えると，体積が減少するほどに，陰性症状の存在が大きくなる。このパターンは統合失調症で見出されるものと類似しているが，統合失調型パーソナリティ障害では統合失調症で存在するような進行性の灰白質の体積減少はなかった。幼児期早期における栄養状態不良もまた，統合失調型パーソナリティの進展に役割を果たしていると考えられている（Venables and Raine 2012）。

　縦断的パーソナリティ障害共同研究 Collaborative Longitudinal Personality Disorders Study の一部として，境界性，統合失調型，回避性，もしくは強迫性パーソナリティ障害を有する参加者が 2 年以上の期間研究対象とされ，最も有病率が高く最も変化しにくい基準が決定された（McGlashan et al. 2005）。統合失調型パーソナリティ障害にとって，最も一般的で，かつ特徴といえそうな基準は，関係念慮，奇異な信念，迫害的観念，および普通でない体験である。これらのすべてが統合失調症スペクトラムの中心をなす現実に対する認知の歪みの軽度の変異型を表している可能性がある。現実の歪みは統合失調型パーソナリティ障害ではより軽度な形態で存在し，行動的には冷たさや奇異さとして間欠的に表面化する。

　Gunderson（1983）が指摘したように，統合失調型パーソナリティ障害の人は，統合失調症の軽症型であることを思わせる 2，3 の症状を含んでいることを除いて，スキゾイドパーソナリティ障害の人とほとんど変わりがない。実際，スキゾイドと統合失調型パーソナリティ障害は連続体を形成している。そのため 2 つの実体の間に分割線を引くことはいくぶん恣意的である。スキ

344 第Ⅱ部　DSM-5障害への力動的アプローチ

ゾイドパーソナリティ障害（ボックス14-2）と統合失調型パーソナリティ障害（ボックス14-3）のDSM-5診断基準を検討すると，両障害とも相当な社会的孤立と情緒的制約を伴うことが明らかになる。

統合失調型の患者そのものも，（行動面や意思疎通の面でより奇異な点がいくつかあることを除いて）スキゾイド患者に非常に良く似ている患者から，短期精神病エピソードを起こしやすい統合失調症近縁の患者まで連続体を形成する。これらの状態に対する精神力動的理解についての次の議論は，同様の治療アプローチがしばしば有益であるという事実を反映している。

精神力動的理解

スキゾイドと統合失調型の患者はしばしば社会の辺縁で生きている。彼らは「奇人」，「変人」，もしくは「不適応者」と嘲笑されるかもしれない。あるいは，世捨て人や一匹狼的な存在であろうとして独りぼっちになっているだけかもしれない。彼らの孤立やアンヘドニアのために，他者は憐憫の情を抱き，彼らに手を差し伸べるかもしれない。しかしながら，こうした誠意を示す人もたいていは，繰り返し拒絶された後に匙を投げる。家族は業を煮やして，スキゾイドの身内を治療状況へと追いやる。青年期や若い成人期の患者の親は，子どもが充実した人生を送っていないという懸念から，息子や娘を精神科医のところへ連れていくかもしれない（Stone 1985）。その他のスキゾイドと統合失調型の患者は，苦痛に満ちた孤独感のために，自発的に精神科治療を求めてやってくる。

スキゾイドの患者の内的世界は，その人の外見とは相当に異なるかもしれない。実際，これらの人たちはしばしば矛盾の塊である。Akhtar（1987）は，これらの矛盾を，顕在的兆候と非顕在的兆候とに分類した。「スキゾイドの人は，『顕在的には』超然とし，自己満足的で，うわの空で，面白みがなく，性欲を感じさせず，風変わりな道徳観があるが，一方で，『みえないところでは』非常に敏感で，情緒的に飢えていて，非常に用心深く，創造的で，しばしば倒錯的で，堕落しやすい」（p. 510）。これらの両極性は，パーソナリティの意識的・無意識的特性を反映しているわけではない。むしろ，統合されないままのさまざまな自己表象に自己が分裂あるいは断片化していることを表している。精神力動的観点から，「スキゾイド」という名称は，この根本的な自己の分裂を反映している。その結果は同一性の拡散である。すなわち，スキゾイドの患者は自分が何者であるか確信がもてず，またきわめて葛藤的な考えや感情，願望，衝動に巻き込まれていると感じている。この同一性拡散によって，他者との関わりが問題を孕むものとなる。実際，スキゾイドと統合失調型の患者の最も印象的な特徴は，みかけ上は他者と関わりをもたないことである。これらの患者との精神分析的作業からは，彼らには他者への愛情や他者を求める気持ちが間違いなくあるものの，関係性の早期の段階で発達が停止しているということが示唆される（Lawner 1985）。これらの患者たちは，ある確信に基づいて孤立を決断しているように思われる。それは，彼らが必要としているものを母親から受け取ることができなかったということは，もはやその後に出会う重要な人物から他の何かを受け取ろうと試みることなどできないということを意味しているという確信である（Nachimani 1984）。スキゾイドの患者は二重の不安の間で身動きが取れなくなっているのかもしれない。すなわち，あまりにも近づきすぎると，彼らは飲み込

まれることや対象との融合について心配することになり，あまりにも距離が空くと，彼らは喪失や崩壊を恐れる（Williams et al. 2005）。

　スキゾイド患者の内的世界についてのわれわれの理解の多くは，英国の対象関係論者の業績に由来している。Balint（1979）は，これらの患者が関係する能力の根本的な欠損をもっていると考えていた。これが「基底欠損」であり，乳幼児期に受ける養育の著しい不足が原因となっている。彼は，スキゾイド患者の他者と関係することの困難さは，（神経症患者においてのように）葛藤からではなく，むしろ基底的な能力のなさに由来すると信じていた。Fairbairn（1954）は，おそらくわれわれのスキゾイド患者の理解に対する最初の貢献者であるが，彼はスキゾイドの退避を，他者と関わりたいという願望と自分の欲求が他者を害してしまうという恐れとの間の葛藤に対する防衛とみなした。母親を拒絶するものとして最初に知覚した乳幼児は，世界からひきこもるかもしれない。しかしながら，乳幼児の欲求は肥大し続け，遂には飽くことがないものとして体験される。そして乳幼児は，この貪欲さが母親を貪り食い，再び自分が1人で置き去りにされるのを恐れる。それゆえに，乳幼児が最も求めているまさにその対象は，その取り込もうとする努力そのものによって破壊されるかもしれない。Fairbairn はこの懸念を「赤ずきん空想」と名付けた。これは小さな女の子が，恐ろしいことに，祖母が消えてしまい，貪り食う狼の形をとった彼女自身の投影された口愛的貪欲と共にただ1人取り残されてしまうことに気づくというおとぎ話に基づいている。

　赤ずきんが彼女の貪欲さを狼に投影したのと同じように，乳幼児は自分自身の貪欲さを母親に投影するかもしれず，そして母親を貪り食う危険なものと考える。この乳幼児のジレンマは，スキゾイド患者に合わせて凍結されていて，彼らはまず，自分の欲求によって他者を貪り食うことを恐れ，次に，他者によって貪り食われることを恐れる。スキゾイド患者のこの根本的なジレンマのために，彼らは，彼らの欲求によって他者を追いやってしまうことの恐れと，他者が彼らを窒息させ消耗させることの恐れという2つの恐れの間での揺れ動きを余儀なくされる。その結果，すべての関係は危険で，回避されるべきものとして体験される。無関係でいると決心することによって，スキゾイドの人は孤独で空虚になるので，「スキゾイド的妥協」（Guntrip 1968）がしばしば生じる。そこでは，患者は他者にしがみつくと同時に拒絶する。

　シゾイドの患者は見捨てられや，迫害，崩壊といった絶え間ない恐怖の下で生きている（Appel 1974）。他の誰かから何かを受け取ることは，依存と融合への強い切望を誘発する危険がある。愛は他の誰かとの融合に等しく，自分の同一性を喪失することであり，他者を破壊することである。英国学派の論文はスキゾイド患者に焦点を当てているが，Balint，Guntrip，その他の研究者による記述は，統合失調型の患者についても同様に当てはまる（Stone 1985）。

　スキゾイド患者の特徴的な対人関係からの退避は，重要な発達的機能を果たしているかもしれない。Winnicott（1963/1965）は，スキゾイド患者の孤立が，患者の自己の発達にとって絶対的に不可侵であるべき重要な本物性 authenticity を保つと確信していた。「健康な発達には中間段階がある。その段階で，よい対象，もしくは満足させる力をもった対象に関して患者がすべき最も重要な体験は，対象を拒否することである」(p. 182)。スキゾイドのひきこもりは，本物性を犠牲にして他者と上辺だけのやり取りを行い，結果的に「偽りの自己」へと至る代わりに，内なる「本当の自己」とコミュニケートするための手段である。Winnicott は，われわれはみなこの

交流しない核をもっていること，そしてわれわれはスキゾイドの人の交流しない権利——そして
その必要性——を尊重しなければならないことを示唆している。極度の禁欲と孤立の時間によっ
て，スキゾイドの人はこの隔離された自己に触れることができ，それをその他の自己表象と統合
しうるようになる（Eigen 1973）。

　治療者が内的世界に近づくことを許容するスキゾイド患者は，しばしば万能的な空想をさらけ
出す。これらは通常，患者が退避している自己の隔絶的な側面に付随している。隠された自己の
その他の側面のように，それらは「暴露からの神聖な避難所」（Grotstein 1977）として，脆弱な
自尊心を支え，自己崩壊についての不安を和らげるために役立っている。猜疑型の患者と同様に，
スキゾイド患者は万能感に満ちた空想を有しており，その頻度は彼らの自尊心の程度に反比例し
て増加する（Nachimani 1984）。関係性や仕事での成功を導くために不可欠な作業を成し遂げる
うえで助けとなる，よい内的自己表象や対象表象が欠如しているので，スキゾイド患者は，その
ような作業を回避し，彼らの誇大的な空想を直接実現するために，万能的な空想を用いる。スキ
ゾイド患者はしばしばこれらの空想をとても恥ずかしく思っていて，関係が安全と感じられるま
で，治療者となかなか共有したがらない。

個人精神療法

　猜疑性パーソナリティ障害と同様，統合失調型とスキゾイドパーソナリティ障害の患者は，そ
うしばしば治療者の門戸を叩くわけではない。臨床医の全国調査では，統合失調型パーソナリ
ティ障害は，すべてのパーソナリティ障害の中で最も治療の対象となっていない疾患であった
（Westen 1997）。精神分析を適用した100人の患者を対象としたコロンビア精神分析センター研
究 Columbia Psychoanalytic Center Study（Oldham and Skodol 1994）では，スキゾイドパーソ
ナリティ障害と診断されたのは1人だけで，統合失調型パーソナリティ障害と診断された人はい
なかった。したがって，これらの患者に対する精神療法と精神療法的治療に関する蓄積されたデ
ータの多くは，比較的少数に基づく，事例研究である。

　猜疑性パーソナリティ障害と酷似して，スキゾイドと統合失調型パーソナリティ障害は，治療
に現れることが非常にまれであるため，精神療法の効果測定を試みた大規模で体系的な研究がな
い状況である。臨床経験に基づく知見が示唆しているのは，統合失調型の患者もスキゾイドの患
者も，支持的個人療法，力動的集団療法，もしくはこれら2つの組み合わせで支援できるという
ことである（Stone 2014）。集団設定の相互交流で求められるものをあれこれ考えてみることは
通常大きな不安を喚起するため，これらの患者の多くは個人療法の過程から始めることでより安
定するであろう。スキゾイドと統合失調型パーソナリティ障害の精神療法に関する最近の論文
の多くは，治療機序は葛藤の解釈よりもむしろ治療関係の内在化らしいと示唆している（Appel
1974; Gabbard 1989; Nachimani 1984; Stone 1983; Winnicott 1963/1965）。

　治療者の課題は，人と関係する新しい体験を提供することによって，患者の凍結した内的対象
関係を「解かす」ことである。スキゾイド的な関係性の様式は，Epstein（1979）が**一次的成熟
の失敗**と称した，患者の最早期の両親像との関係性における不適切さから生じている。人生を通
して，患者は周囲の人に同じような反応を喚起させ，**二次的成熟の失敗**を生み出している。言い

換えると，スキゾイド患者はすべての人と距離をとりながら一生を過ごすのかもしれない。治療者は，いかにして成熟の面からみて適切な方法で患者と関係をもつのかを見出さなければならない。治療者は，患者の人生で他のすべての人がそうされたように，治療者自身が追い払われたり疎外されたりしないようにしなければならない。

　治療の目標は内在化のための新しい関係性を提供することであるということは，一見分かりやすく単純にみえる。しかし，この戦略は恐るべき障壁を呈する。まず，患者の基本的な存在様式は関係をもたないことである。治療者は，関係をもたない人に，より豊かな関係性の方向に動くように求めている。案の定，新しい関係性の様式を提供しようとする治療者の努力は，情緒的な隔たりと多くの沈黙とに見舞われることになるであろう。

　ひきこもったスキゾイド患者の治療を試みる治療者には，並外れた辛抱が求められる。というのも，彼らの内在化過程は歩みが遅く，骨の折れるものであるからである。治療者はまた，沈黙に対して寛大で受容的な態度をとらなければならない。とりわけ，沈黙は単なる抵抗以上のものとしてみられなければならない。沈黙は患者についての本質的な情報を提供してくれるかもしれない特別な形の非言語的コミュニケーションである。

　患者に対する治療者の情緒的な反応は，いかに微妙なものであっても，患者に関する主な情報源であるかもしれない。沈黙が長引くときに，治療者は，立場を逆転させ，治療者自身の自己表象や対象表象を患者に投影してしまわないよう注意しなければならない。この状況は，緘黙の患者をある看護師が治療するイングマール・ベルイマン Ingmar Bergman の映画『仮面/ペルソナ』の中で見事に描かれている。患者に話してもらうための多くの試みが失敗に終わった後，その看護師は欲求不満が募り，患者に彼女自身の姿を投影し始める。その看護師は，頭がおかしくなり，患者を彼女自身の内的世界が具現化したものとして扱い始める（Gabbard 1989）。

　この治療モデルにおいて治療者は，患者の投影を受け取り，自分自身を観察することで，逆転移性の行動化へと押し流されないようにすることが求められる。治療者が患者について治療をやめたくなったり，あるいは諦めたくなったりするとき，治療者はこれらの感情を治療過程で生じるその他の感情と同じようにみなして，理解を試みなければならない。第4章の精神療法の議論で述べたように，投影同一化は，治療者が患者に対してある特別な役割を演じるよう「強いられた」後でようやく，診断され，理解されるかもしれない。治療者は，治療者と患者との間で生じる相互作用に静かに注意を向けなければならないし，その情報をその後に続く相互作用を知らせるために用いる必要がある。Ogden（1982）は，そのような状況における治療者の課題を次のようにまとめている。

> 　投影同一化という視座は，言語的解釈を要求するものでも，排除するものでもない。治療者は患者と話す方法を，そして患者と共に存在する方法をみつけることを試みる。それを媒体として，治療者が患者の内的対象世界の未統合な側面を受け入れ，患者に戻す際には患者が受け入れ，そこから学べるような形にする，そのような方法なのである。(p. 42)

　確かに，解釈しないという判断は，スキゾイドと統合失調型の患者に対する最も治療的に有効な戦略かもしれない。もし，沈黙が抵抗として解釈されるならば，これらの患者は交流するための能力のなさに責任を感じ，恥じるかもしれない（Nachimani 1984）。一方，解釈を控え，沈

黙を受け入れることによって，治療者はWinnicott（1963/1965）が言うところの自己の私的で非交流的な核を正当化するかもしれない。ある種の患者では，治療者は沈黙している自己を尊重しなければならない。それが治療同盟を築く唯一実行可能な技法的アプローチかもしれない（Gabbard 1989）。

　治療者は対人間での関係性を高く評価する。われわれは患者にとって何らかの意味をもつことを望んでいる。沈黙して関係をもたない状態を受け入れることは，われわれが受けた訓練や心理学的素質に反する。われわれは，自然な傾向として，患者に彼らが現在の状態とは異なる状態になるべきであるという期待を課す。特に，われわれは患者がわれわれに話しかけ，われわれと関わることを望んでいる。しかしながら，この期待は，スキゾイド的ひきこもりによって回避しているまさにその苦痛に，患者が直面するよう求めなければならないことを意味している。Searles（1986）が観察したように，治療者からの期待が大きければ大きいほど，逆説的に，患者はより一層離れていくことになる。

　　　Winnicott（1941/1958）の概念である……ほど良い抱える環境は，分析家がそこで相対的に安定して存在しているだけでなく，自閉的（万能的）な機能に対する患者の持続的ニーズが求め続けるのであれば，患者によって，何度も何度も，（心理的に）相対的に破壊されうるものでもある，ということを意味している。それゆえ，分析家は，直観に基づき，おそらくは自分自身の存在と同じような頻度で，自分自身の不在を，患者に対して適切な瞬間に提供する必要がある。（Searles 1986, p. 351）

　ある種の患者は，治療関係において，この寛容で共感的な受容に対して非常に率直に応えるであろう。これらの患者は自己の隠された側面について話し始め，最終的には，これらをより凝集した自己感へと統合していくかもしれない。精神療法過程の初期に，どの患者が精神療法から利益を得られそうかを知ることは難しい。統合失調型（境界性統合失調症）の患者について書いているStone（1983）は，精神療法で多少なりともよくなる患者は，なんらかの抑うつ症状か，ある程度の情緒的な暖かさと共感の能力をもっていることを示唆している。彼は，治療者に過剰な逆転移に基づく期待を持つことのないようにと警告している。というのも，期待しうる進展はごく限られたものであるからである。彼はまた，患者を当惑させる多くの話題が治療において長期間隠されたままであり続けねばならないかもしれないという事実を，治療者が諦めて受け入れることを勧めている（Stone 2001）。探査することに熱心過ぎると，患者は怖がったり，恥ずかしく思ったりするかもしれない。Stoneの見解では，治療者は，患者が関係性以外の領域でしか進歩しないという失望させるような可能性について耐えることができなければならない。一般的に，よりよい自我機能をもつ患者（たとえば，より障害されていない現実検討，よりよい判断力，より少ない認知のずれ）は，自我機能がより強く障害されている患者よりも，治療でよくなるであろう。後者の群の患者では，治療者は現実検討や，判断，自己と対象との区別のようなさまざまな課題で患者を支持的に手助けする補助自我として機能する必要があるかもしれない。Stone（2001）はまた，統合失調症患者（第7章参照）と同様に，統合失調型の患者は，表出的‐支持的精神療法以上のものを必要としていることを指摘している。低機能の統合失調型の患者にはまた，ソーシャルスキル・トレーニングや，再教育，およびさまざまな社会的支援が必要となる。

力動的集団精神療法

　一般に，スキゾイド患者は，力動的集団精神療法の最有力候補である（Appel 1974; Azima 1983）。集団療法は，まさにスキゾイドの患者が最も苦しんでいる社会化を手助けするように方向づけられている。それは，多くの新しい養育が生じる設定でもある。多くのスキゾイド患者にとって，集団過程における仲間は，再構成された家族として機能しうる。最終的に，それらは内在化され，患者のより否定的で脅威的な内的対象と釣り合いを取るようになる（Appel 1974）。

　そのような患者は，単に定期的に他者に暴露されるだけでかなりの利益を得ることができる。一部のスキゾイド患者は，まさに集団療法セッション以外に社会との接点をもっていない。彼らが受け入れられたと感じるようになり，最悪の恐れが現実になりはしないことを理解するようになると，彼らは次第に人びとと一緒にいることをより快適に感じるようになる。先に述べた個人療法過程と同様に，他のグループメンバーの反応が，過去のあらゆる関係での体験とは反対方向の修正体験を提供する可能性がある。スキゾイド患者の集団精神療法で起こる困難には，スキゾイド患者が沈黙し続ける一方で，「腹を割って話さ」なければならない他の患者からの反感が含まれる。これらの感情は，スキゾイド患者に話すよう強制するある種の「集団攻撃」を導くことがある。そのようなとき，治療者は集団内のスキゾイドのメンバーを支援しなければならないし，その患者が沈黙する必要があることを受け入れらるように他の患者を援助しなければならない（Azima 1983）。他の患者はまた，ひきこもったスキゾイド患者を無視するだけかもしれず，また患者がそこにいないかのように進めていくかもしれない。このような場合，治療者の役割は，集団の外部で生じているパターン自体が集団の内部で繰り返されているさまを指摘することによって，その患者を集団内に引き入れることである。統合失調型の患者は，スキゾイドの患者と同様に集団療法から利益を得る傾向にあるが，行動が奇妙であったり，思考が精神病的であったりする彼らは，単に集団の他のメンバーから違いすぎているという理由で，集団内の生贄に祀り上げられるかもしれない。このような患者では，個人療法単独が望ましい治療法かもしれない。

　集団精神療法と個人精神療法の組み合わせが，多くのスキゾイド患者にとって理想的である。なぜならそれは集団の中で遭遇する社会的な領域について，個人精神療法の治療者と話し合い，処理することができるからである。しかし，多くのスキゾイド患者は，集団療法を勧められると「獅子の前に投げ出される（見捨てられる）」ように感じるであろう。彼らは，治療者がその提案をするときに，裏切られたとさえ感じるかもしれない。集団へ紹介するうえでしばしば準備段階となるのは，集団療法で起こるであろうことについての患者の空想をワーキングスルーすることである。

　次の症例は，一部のスキゾイド患者にとって集団精神療法が有する固有の利点を描写している。

　　BB 氏はスキゾイドパーソナリティ障害を有する 23 歳の独身男性である。彼は介護施設の夜勤の看護助手として働き，昼間は地方の大学で講義を受けていた。彼は夜勤で働くことを好んでいたが，それは人との関わりを求められることがほとんどないためであった。彼の上司はしばしば寝てしまうので，彼は自由に小説を読むことができた。寝ていないときは，BB 氏は多くの時間を激しいボ

350　第Ⅱ部　DSM-5障害への力動的アプローチ

ディビル運動に費やした。それから彼は鏡の前で，裸でポーズをとり，筋肉を収縮させて自らに見惚れていた。ポーズをとったり，筋肉を収縮させたりすることは，オリンピックの十種競技の勝利者になるという万能的空想を伴っていた。彼はまた，もし自分がある程度の肉体的な完璧さを達成したなら，これまで一度も話しかけることができていないクラスのある女子学生にとって魅力的になれるであろうと想像していた。

　BB氏は，自分が養子に出された事実を深刻に悩んでいた。彼は，それが生来的な欠陥の反映であると確信しているかのように，非常に恥じ入りながらそのことを話した。彼の見解では，生みの母親による早期の拒絶は，自分が生来的にあまりにも好ましくないために，ことあるごとに他者は自分を拒絶するに違いないという証拠であった。

　多くのスキゾイド患者と同じように，BB氏は露出症の形をとった倒錯性質をもっていた。彼は，女性が彼の裸に出くわすような状況に自分を置いていた。そして彼は驚いたふりをして，告発を避けるためにその場からすぐに離れていた。しかしながら，この行動から得られる性的満足のゆえに，彼はますます危険な冒険へと乗り出した。彼は一度，ジムのロッカー室の男性と女性の標示を取り替えたことがあったが，それは女性が男性ロッカー室に入ると，そこで彼がシャワーの後，体を乾かしながら裸で立っているのを見ることになるためであった。

　BB氏は最終的に，集団精神療法を求めて，外来クリニックを受診した。彼は露出症が自分の手に負えなくなり，法的な問題にまで至るのではないかと心配していたし，自分の存在の孤独さに心底から悩まされていた。彼は集団精神療法を求めたが，それは彼がこれまで2年間個人精神療法を試みたことがあったためである。彼は，治療全体を通してほとんど沈黙し続けたことを報告した。最終的に，彼と治療者は，治療を続ける意味がないとお互い決定した。またBB氏は，他者に対する恐怖を克服したいという強い願望があることを報告した。彼は集団療法がこの恐怖を扱うよい方法であると信じていた。

　BB氏は，さまざまなパーソナリティ障害をもった患者から成るかなり高機能のグループで，力動的集団精神療法過程を始めた。彼は定期的に出席したが，集団での討論の間ほとんど黙って座っていた。少しずつではあるが，彼は自分について明かすことができるようになった。突破口とでもいうべきものが生じたのは，彼が自分の空想の対象にしている同級の女性について話してみようと勇気を振り絞ったときであった。グループの一女性患者が応じて「なぜあなたは彼女をデートに誘わないの。あなたは魅力的な男性なのに」と言った。この意見に心を動かされて，BB氏はこれまで誰からもそんな風にいわれたことはなかったと答えた。

　この患者が他のグループメンバーから受け取った支持的そして肯定的なフィードバックによって，彼の自尊心は高まり，彼はより頻回に，そしてより率直に話すことができるようになった。最終的に彼が自分の露出症について話し合うことができたとき，自分の打ち明け話で誰も怖くなってたじろいだりしないことで，彼は深い安堵感を覚えた。

　集団療法を数年継続した後，BB氏の関係性と自尊に関する不安は，彼が女性とデートし始めることができ，男性とのある程度適切な仲間関係を形成できるほどに改善した。露出症のエピソードは，集団が休みになり，BB氏が治療者と仲間の患者に見捨てられたと感じるたびに繰り返される傾向はあったが，徐々に減少していった。

　BB氏の症例は，スキゾイドパーソナリティ障害における対象関係の明らかな欠如が，関係性についての強烈な空想や隠された形での倒錯的な性活動を伴うさまを描いている。また長時間の運動は，スキゾイドと統合失調型の人に実に一般的にみられる。この種の身体活動は，性的エネルギーを「焼却」するのに役立っているかもしれないし，あるいはBB氏の症例のように，そうした努力の結果，他者は自分をより魅力的であると気づくであろうと空想にふけることよって自

尊心を作り上げる方法かもしれない。

　多くの倒錯がスキゾイドの人に一般的にみられるが，露出症はこれらの患者にとって特別な意味を持っているように思われる。Fairbairn（1954）は，スキゾイドの人は自分の精神的な内容を頻回に過大評価し，それらをきわめて貴重なものとして知覚することを観察した。彼らは，自分の何かを与えることを恐れている。というのも，そうすることで，彼らが自己愛的に重んじている内容を使い果たしてしまうことになるからである。Fairbairn は，スキゾイド患者は通常与えることの恐怖に対する防衛として露出症を使用すると述べている。より正確にいえば，「見せること」が「与えること」を代用している。なぜなら後者には大切なものを失う恐れがあるが，一方で前者にはそれがないからである。露出症は BB 氏の症例では明白であったが，しばしばそれは舞台芸術への関与のような昇華された形で現れる。

　集団精神療法は，内在化する一連の新しい関係性を BB 氏に提供した。彼の仲間の患者（および治療者）との関係は，他者が彼にどのように反応するかについての彼の予想の反証となった。集団のメンバーは，彼から疎んじられるという役回りを取る代わりに，彼をあるがままに受入れ，人間としての好ましさを確認した。このように，集団療法における他の患者による認証は，個人療法の治療者による同じような認証よりも，スキゾイド患者に対してより強い影響を与えることがある。スキゾイド患者は，治療者の肯定的な関心を，治療者は「ただ仕事をしているだけ」であるといった感じで，治療効果のために企図された態度として無価値化してしまう可能性がある。

　多くのスキゾイドと統合失調型の患者が抱えている病気は，BB 氏よりもはるかに治療抵抗性である。Stone（2001）が示唆しているように，治療者は，他とは違っていたいという患者の要求を心から尊重しなければならない。そして，患者を他の誰かに変形させるしかないという気持ちになってしまわないようにしないといけない。スキゾイドと統合失調型の患者を治療する場合，Henry David Thoreau の名言を思い出すことは賢明だろう。「ある男が仲間と同じ歩調で進めないのは，おそらく彼が異なる鼓手の太鼓を聞いているからである。彼が聞いている音楽に合わせて歩いてもらおう。たとえ彼がどんなに慎重で，どんなに遠くに離れてしまっても」（Thoreau 1854/1950, p. 290）。

文　献

Akhtar S: Schizoid personality disorder: a synthesis of developmental, dynamic, and descriptive features. Am J Psychother 61:499–518, 1987

Akhtar S: Paranoid personality disorder: synthesis of developmental, dynamic, and descriptive features. Am J Psychother 44:5–25, 1990

American Psychiatric Association: Diagnostic and Statistical Manual of Mental Disorders, 5th Edition. Washington, DC, American Psychiatric Association, 2013　高橋三郎，大野裕監訳：DSM-5 精神疾患の診断・統計マニュアル．医学書院，2014

Appel G: An approach to the treatment of schizoid phenomena. Psychoanal Rev 61: 99–113, 1974

Asami T, Whitford TJ, Bouix S, et al: Globally and locally reduced MRI gray matter volumes in neuroleptic-naive men with schizotypal personality disorder: association with negative symptoms. JAMA Psychiatry 70:361–372, 2013

Auchincloss EL, Weiss RW: Paranoid character and the intolerance of indifference. J Am Psychoanal Assoc 40:1013–1037, 1992

Azima FJC: Group psychotherapy with personality disorders, in Comprehensive Group Psychotherapy, 2nd Edition. Edited by Kaplan HI, Sadock BJ. Baltimore, MD, Williams & Wilkins, 1983, pp 262–268

Balint M: The Basic Fault: Therapeutic Aspects of Regression. New York, Brunner/Mazel, 1979　中井久夫訳：治療論からみた退行——基底欠損の精神分析. 金剛出版, 1978

Beauford JE, McNiel DE, Binder RL: Utility of the initial therapeutic alliance in evaluating psychiatric patients' risk of violence. Am J Psychiatry 154:1272–1276, 1997

Blum HP: Object inconstancy and paranoid conspiracy. J Am Psychoanal Assoc 29: 789–813, 1981

Byne W, Buchsbaum MS, Kemether E, et al: Magnetic resonance imaging of the thalamic mediodorsal nucleus and pulvinar in schizophrenia and schizotypal personality disorder. Arch Gen Psychiatry 58:133–140, 2001

Cadenhead KS, Light GA, Geyer NA, et al: Neurobiological measures of schizotypal personality disorder: defining an inhibitory endophenotype. Am J Psychiatry 159: 869–871, 2002

Eigen M: Abstinence and the schizoid ego. Int J Psychoanal 54:493–498, 1973

Epstein L: Countertransference with borderline patients, in Countertransference. Edited by Epstein L, Feiner AH. New York, Jason Aronson, 1979, pp 375–405

Epstein L: An interpersonal–object relations perspective on working with destructive aggression. Contemp Psychoanal 20:651–662, 1984

Fairbairn WRD: An Object-Relations Theory of the Personality. New York, Basic Books, 1954　山口泰司訳：人格の対象関係論. 文化書房博文社, 1992

Felthous AR: Preventing assaults on a psychiatric inpatient ward. Hosp Community Psychiatry 35:1223–1226, 1984

Freud S: Psycho-analytic notes on an autobiographical account of a case of paranoia (dementia paranoides) (1911), in The Standard Edition of the Complete Psychological Works of Sigmund Freud, Vol 12. Translated and edited by Strachey J. London, Hogarth Press, 1958, pp 1–82　小此木啓吾訳：自伝的に記述されたパラノイア（妄想性痴呆）の一症例に関する精神分析的考察. フロイト著作集 9. 人文書院, 1983；渡辺哲夫訳：自伝的に記述されたパラノイアの一症例に関する精神分析的考察「シュレーバー」. フロイト全集 11. 岩波書店, 2009

Gabbard GO: On "doing nothing" in the psychoanalytic treatment of the refractory borderline patient. Int J Psychoanal 70:527–534, 1989

Gabbard GO: Technical approaches to transference hate in the analysis of borderline patients. Int J Psychoanal 72:625–637, 1991

Gabbard GO: Love and Hate in the Analytic Setting. Northvale, NJ, Jason Aronson, 1996

Grotstein JS: The psychoanalytic concept of schizophrenia, I: the dilemma. Int J Psychoanal 58:403–425, 1977

Gunderson JG: DSM-III diagnoses of personality disorders, in Current Perspectives on Personality Disorders. Edited by Frosch JP. Washington, DC, American Psychiatric Press, 1983, pp 20–39

Guntrip H: Schizoid Phenomena, Object-Relations, and the Self. New York, International Universities Press, 1968　小此木啓吾, 柏瀬宏隆訳：対象関係論の展開. 誠信書房, 1981

Kendler KS, Gruenberg AM, Strauss JS: An independent analysis of the Copenhagen sample of the Danish adoption study of schizophrenia, II: the relationship between schizotypal personality disorder and schizophrenia. Arch Gen Psychiatry 38:982–984, 1981

Kendler KS, McGuire M, Gruenberg AM, et al: Schizotypal symptoms and signs in the Roscommon Family Study: the factors, structure and familial relationship with psychotic and affective disorders. Arch Gen Psychiatry 52:296–303, 1995

Kety SS, Rosenthal D, Wender PH, et al: Mental illness in the biological and adoptive families of adopted schizophrenics. Am J Psychiatry 128:302–306, 1971

第 14 章　Ａ群パーソナリティ障害：猜疑性，シゾイド／スキゾイド，統合失調型　*353*

Kinzel AF: Violent behavior in prisons, in Dynamics of Violence. Edited by Fawcett J. Chicago, IL, American Medical Association, 1971

Lawner P: Character rigidity and resistance to awareness of the transference. Issues in Ego Psychology 8:36–41, 1985

Madden DJ, Lion JR, Penna MW: Assaults on psychiatrists by patients. Am J Psychiatry 133:422–425, 1976

McGlashan TH: The borderline syndrome, II: is it a variant of schizophrenia or affective disorder? Arch Gen Psychiatry 40:1319–1323, 1983

McGlashan TH, Grilo CM, Sanislow CA, et al: Two-year prevalence and stability of individual DSM-IV criteria for schizotypal, borderline, avoidant and obsessivecompulsive personality disorders: toward a hybrid model of Axis II disorders. Am J Psychiatry 162:883–889, 2005

Meissner WW: Psychotherapeutic schema based on the paranoid process. Int J Psychoanal Psychother 5:87–114, 1976

Meissner WW: Psychotherapy and the Paranoid Process. Northvale, NJ, Jason Aronson, 1986

Meissner WW: Paranoid personality disorder, in Treatments of Psychiatric Disorders, 2nd Edition, Vol 2. Edited by Gabbard GO. Washington, DC, American Psychiatric Press, 1995, pp 2249–2259

Nachmani G: Hesitation, perplexity, and annoyance at opportunity. Contemp Psychoanal 20:448–457, 1984

Niznikiewicz MA, Shenton ME, Voglnaier M: Semantic dysfunction in women with schizotypal personality disorder. Am J Psychiatry 159:1767–1774, 2002

O'Driscoll GA, Lezenweger MF, Holzman PS: Antisaccades and smooth pursuit eye tracking and schizotypy. Arch Gen Psychiatry 55:837–843, 1998

Ogden TH: Projective Identification and Psychotherapeutic Technique. New York, Jason Aronson, 1982

Ogden TH: The Matrix of the Mind: Object Relations and the Psychoanalytic Dialogue. Northvale, NJ, Jason Aronson, 1986　狩野力八郎監訳／藤山直樹訳：可能性空間．こころのマトリックス．岩崎学術出版社，1996

Oldham JM, Skodol AE: Do patients with paranoid personality disorder seek psychoanalysis?, in Paranoia: New Psychoanalytic Perspectives. Edited by Oldham JM, Bone S. Madison, CT, International Universities Press, 1994, pp 151–166

Reich J, Braginsky Y: Paranoid personality traits in a panic disorder population: a pilot study. Compr Psychiatry 35:260–264, 1994

Roitman SEL, Corblatt BA, Bergman A, et al: Attentional functioning in schizotypal personality disorder. Am J Psychiatry 154:655–660, 1997

Rosenthal D, Wender PH, Kety SS, et al: The adopted-away offspring of schizophrenics. Am J Psychiatry 128:307–311, 1971

Searles HF: My Work With Borderline Patients. Northvale, NJ, Jason Aronson, 1986

Shapiro D: Neurotic Styles. New York, Basic Books, 1965

Siever LJ, Silverman JM, Horvath TB, et al: Increased morbid risk for schizophreniarelated disorders in relatives of schizotypal personality disordered patients. Arch Gen Psychiatry 47:634–640, 1990

Stone MH: Psychotherapy with schizotypal borderline patients. J Am Acad Psychoanal 11:87–111, 1983

Stone MH: Schizotypal personality: psychotherapeutic aspects. Schizophr Bull 11:576–589, 1985

Stone MH: Schizoid and schizotypal personality disorders, in Treatments of Psychiatric Disorders, 3rd Edition, Vol 2. Edited by Gabbard GO. Washington, DC, American Psychiatric Publishing, 2001, pp 2237–2250

Stone MH: Paranoid, schizoid, and schizotypal personality disorders, in Gabbard's Treatments of Psychiatric Disorders. Edited by Gabbard GO. Washington, DC, American Psychiatric Publishing, 2014

Tardiff K, Marzuk PM, Leon AC, et al: Violence by patients admitted to a private psychiatric hospital. Am J Psychiatry 154:88–93, 1997

Thoreau HD: Walden (1854), in Walden and Other Writings of Henry David Thoreau. Edited by Atkinson B. New York, The Modern Library, 1950, p 290

Venables PH, Raine A: Poor nutrition at age 3 and schizotypal personality at age 23: the mediating role of age 11 cognitive functioning. Am J Psychiatry 169:822–830, 2012

Westen D: Divergences between clinical and research methods for assessing personality disorders: implications for research and the evolution of Axis II. Am J Psychiatry 154:895–903, 1997

Williams P, Haigh R, Fowler D: Paranoid, schizoid, and schizotypal personality disorders, in The Oxford Textbook of Psychotherapy. Edited by Gabbard GO, Beck J, Holmes JA. Oxford, UK, Oxford University Press, 2005

Winnicott DW: The observation of infants in a set situation (1941), in Through Paediatrics to Psycho-Analysis. New York, Basic Books, 1958, pp 52–69　北山修監訳／深津千賀子訳：設定状況における幼児の観察．小児医学から精神分析へ．岩崎学術出版社，2005.

Winnicott DW: Communicating and not communicating leading to a study of certain opposites (1963), in The Maturational Processes and the Facilitating Environment: Studies in the Theory of Emotional Development. New York, International Universities Press, 1965, pp 179–192　牛島定信訳：交流することとしないこと：ある対立現象に関する研究への発展．情緒発達の精神分析理論．岩崎学術出版社，1977

第15章

B群パーソナリティ障害

境界性

　かつて境界性パーソナリティ障害はほとんどの治療に抵抗性を示す慢性の病態であると考えられていたが，ここ20年間で，異なる絵柄を描く文献が数多く著された。遺伝学的関与を含む神経生物学的特徴，家族因子，そして精神内界の関与からなる複雑な病因論は，この病態の理解をより広く深いものへと導いた。さらに，長期の追跡調査によって，ほとんどの症例でその予後は好ましいことが示唆された。最後に，厳密な研究デザインを用い異なる理論的立場で行われた多くの治療研究の結果，この診断の患者のほとんどは治療への反応が良好であることが明らかになった。この診断単位の歴史を概観することで，米国精神医学の中で境界性パーソナリティ障害（BPD）に関するわれわれの理解の進化の跡を辿ることができる。

用語の展開

　1930年代から1940年代にかけて，臨床家たちは，統合失調と分類するほどには病的ではないものの，古典的な精神分析治療を行うには障害が重すぎる一群の患者に関する記述を始めた。HochとPolatin（1949）は，これらの患者の特徴をよく表す「間にある」という状態を捉えるために，この集団を偽神経症性統合失調症 pseudoneurotic schizophrenia と呼び，その特徴として「汎神経症」，「汎不安」，そして「汎性欲 pansexuality」という症状パターンを挙げた。Robert Knight（1953）はさらに進めて，この不明瞭な集団を自我機能の重篤な障害によって特徴づけた。その障害には，現実的な計画を立てる能力のなさ，原始的な衝動に対する防衛能力のなさ，思考の一次過程が二次過程よりも優性であることが含まれる。

　これらの初期の貢献者たちは，既存の診断規定には上手く適合しない「ごちゃ混ぜ」の症候群に注目していた。Grinkerら（1968）は，1960年代はじめにこのような入院患者約60名について統計分析を行い，この症候群にいくつかの診断的厳格さをもたらした。これらの患者に関するクラスター分析に基づいて，境界性患者には4つの下位群が存在するとした。これらの患者は，

356 第II部 DSM-5障害への力動的アプローチ

表 15-1 境界性パーソナリティ障害の鑑別特徴

準精神病的な思考	要求がましさ/特権意識
自己破壊行為	治療反応性の対抗
操作的な自殺企図	逆転移に基づく問題
見捨てられ/呑み込まれ/崩壊することの心配	

出典 Zanarini et al. 1990

「精神病境界」（タイプⅠ）から「神経症境界」（タイプⅣ）までの連続体を占めているように見えた。両端の中間には、安定した対人関係の維持が困難なことと陰性感情を主とする集団（タイプⅡ）と、同一性の全般的な欠損と、それゆえに他者からアイデンティティを借用する必要性によって特徴づけられる、もう1つの集団（タイプⅢ）がある。

Grinker ら（1968）は、境界性症候群の下位群の如何を問わず存在する共通項を同定することもまた試みた。彼らは以下の4つの鍵となる特徴を見つけ出した。1）怒りが主要なあるいは唯一の感情であること、2）対人関係における欠陥、3）一貫性をもつ自己同一性の不在、4）広汎性の抑うつの4つである。この実証研究が果たした最も大きな貢献一つが、境界性症候群は統合失調症とははっきり区別されるという研究結果である。Grinker とその同僚はこれらの患者は時間が経っても明らかな統合失調症へ悪化することはないことを発見した。悪化することなく、彼らは経過を通じて安定的に不安定なまま stably unstable（Schmideberg 1959）なのである。この発見は、境界性患者は実際は統合失調症者ではないかという何人かの懐疑論者の意見に対する反論として一役買った。

1990年までに、Gunderson とその同僚たちは（Zanarini et al. 1990）は、境界性症候群の記述的特徴に焦点づけた研究に基づいて、その明らかな特異的特徴を同定することに成功した（表15-1）。

これらの診断基準の多くが相互に関係している。境界性患者はいかなる見捨てられの危険もない排他的な一対一の関係性を作ることに夢中になる。あたかもそれが権利であるかのように、彼らはこうした関係を要求してくることがあるが、その様子に他者は圧倒され遠ざかる。さらに、彼らが相手と親密になると、一連の双子の不安 twin anxieties が活性化される。一方で、彼らは他者によって飲み込まれ、原始的な融合空想より彼ら自身の同一性を失うことを心配し始める。もう一方で、自分は今すぐにも拒絶され見捨てられつつあるという確認に関連して、ほとんどパニックのような不安を経験する。1人になるのを防ぐために、境界性患者は手首自傷や自殺のそぶりをして、愛着を感じている人物からの救助を引き出そうとすることがある。精神病類似の思考（現実検討に関する、一過性で、限局性で、そして/または非定型的な緊張として定義づけられる）といった、認知的な歪みもまた対人関係の文脈で生じることがある。恋人に見捨てられるという妄想に近い認識はありふれているし、患者が治療者に愛着を抱いた際には精神病的な転移性退行が生じることがある。この万華鏡のように変化する自我状態の様を目の当たりにした臨床家は、救済空想、罪悪感、専門家としての境界の逸脱、怒りと憎しみ、不安と恐怖、そして深刻な絶望感といったことを含む、さまざまな形の強烈な逆転移反応をしがちである（Gabbard 1993; Gabbard and Wilkinson 1994）。

表 15-2 Kernberg の境界性パーソナリティ構造の診断基準

Ⅰ. 自我の弱さの非特異的兆候
　　A. 不安耐性の欠如
　　B. 衝動制御能力の欠如
　　C. 昇華手段の未発達
Ⅱ. 一次過程思考への推移
Ⅲ. 特異的な防衛操作
　　A. スプリッティング
　　B. 原始的理想化
　　C. 原初的な形態の投影，とくに投影同一化
　　D. 否認
　　E. 全能感と脱価値化
Ⅳ. 病的な内在化された対象関係

出典 Kernberg 1975 に基づく

　Gunderson と Grinker らが主に記述的な診断基準に焦点を当てたのに対して，Otto Kernberg（1967, 1975）は精神分析的な観点から境界性患者の特徴を探究した。自我心理学と対象関係論を組み合わせたやり方を使って，自我の弱さ，原始的な防衛操作，そして問題のある対象関係という特徴的なパターンを示す患者の集団を網羅するために，**境界性パーソナリティ構造**（BPO：Borderline Personality Organization）という用語を作り出した。彼は，これらの患者がさまざまな症状を呈することを見出した。浮動性の不安，強迫症状，多様な恐怖症，解離反応，心気的没頭，転換症状，偏執傾向，多形倒錯的な性欲動，そして物質乱用などである。ただ，Kernberg は記述的な症状だけで診断確定に不充分であると警告している。彼は，精緻な構造的分析を通して 4 つの鍵となる特徴が明らかになることに基づいて診断は行われると考えた（表15-2）。

1. **自我の弱さの非特異的兆候**。自我機能の 1 つの側面は，衝動の発散を延期し，不安などの情緒を調整する能力である。Kernberg によれば，境界性患者は生得的で非特異的な弱さゆえに，こうした機能を果たすために自我の力を組織化することができない。同様に，彼らは強力な欲動を昇華したり自らの良心を行動の指針として活用したりすることが上手くできない。

2. **一次過程思考への推移**。Robert Knight と同様に Kernberg は，これらの患者は構造のない状況や強力な情緒圧力の下では，精神病様の思考に退行する傾向があると述べている。ただし，これらの変化は当初，現実検討能力は概ね保たれた文脈で生じる。

3. **特異的な防衛操作**。その中で最初に挙げられているのがスプリッティングである。Kernberg の見方によれば，相反する取り入れ物や情緒をそれぞれ離しておくための積極的な過程である（第 2 章参照）。境界性パーソナリティ構造をもつ人におけるスプリッティングを用いた操作は臨床場面では次のような形で現れてくる。a）相反する行動や態度が交互に出現するが，患者はそのことに一切の懸念を示さず平然と否認する。b）彼らの周囲にいる人びとはすべて「すべてよい」陣営と「すべて悪い」陣営とに区分けされ隔

壁化される。ただし，1人の人物に対する見方は，それらの陣営間で頻繁に移動する。c)自己に対する相反する見方やイメージ（自己表象）が共存しており，どちらが優勢になるかは毎日そして毎時間交替する。

41歳のカトリック教の神父が，男児および女児に対して広範な性的行為を行ったことが発覚したために精神科病院に入院してきた。入院後間もなく，日常検査で梅毒の陽性反応が出た。検査結果が示されたとき，神父は「どうやったらそんなことになるのか，私には分かりません。私は禁欲主義の神父です」と応えた。神父を担当している研修医は，患者の入院理由が未成年者との広範な性行為であることをありのまま指摘した。この直面化に神父は平然と「あなたは何を期待しているのですか。私は生身の人間です」と答えた。

この臨床ビネットは，境界性患者において相反する自己表象が共存していることを表すよい例である。「禁欲主義の神父」が両性を対象とする見境のない小児性愛者と共存していた。さらに神父の淡々とした反応は，多くの境界性患者が彼らの使用するスプリッティングを用いた操作に直面化させられた時に示す典型的な平然とした否認である。原始的理想化，万能感，そして脱価値化といったその他の防衛も同様にスプリッティング傾向（たとえば，他者を完全によいか完全に悪いかで判断する）を反映している。投影同一化において，自己あるいは対象表象は，制御を目的として分割され他者に投影されるが，Kernberg によれば，それはもう1つの目立つ，境界性パーソナリティ構造における防衛である。

4. **病的な内在化された対象関係**。スプリッティングの結果として，境界性パーソナリティ構造をもつ人は，他者が良いところと悪いところの両方をもっているということが分からない。その代わりに，他者は両極端に分けられ，ある患者の言葉を借りると「神か悪魔か」とみなされる。これらの人びとは，他者の性愛的な側面と攻撃的な側面とを統合することができず，そのために他者との内的体験を正しく評価する能力が阻害される。他者に対する彼らの認識は理想化と脱価値化との間を日々交替するかもしれない。そのため，こうした人と関係を結ぶことは，誰にとって大変難しいものになることがある。同様に，よい自己表象と悪い自己表象を統合できないために，先に述べた神父の例のように深刻な同一性拡散が生じる。

Kernberg の境界性パーソナリティ構造概念は，特定のパーソナリティ障害を同定するための実際の現象学的特徴からは区別されるものである。表現を変えれば，彼の用語は，多くの異なるパーソナリティ障害を包含している。彼によれば，たとえば自己愛性，反社会性，シゾイド/スキゾイド（以下スキゾイドと表記），猜疑性，幼児性，そして気分循環性といったパーソナリティ障害はすべて，その根底にある境界性パーソナリティ構造によって特徴づけられている。

パーソナリティ障害の診断は一般に識別妥当性を欠いている。1つのパーソナリティ障害の診断を受けた患者には4から6の追加のパーソナリティ障害診断がつくことがある（Oldham et al. 1992）。こうした重複はB群のパーソナリティ障害の間で特によく見られる。多くの患者がこの群の2つ以上の病態に属する特徴を有しているためである。概念的な混乱を避け（猜疑性，スキ

ボックス 15-1　DSM-5 の境界性パーソナリティ障害の診断基準

301.83（F60.3）

対人関係，自己像，感情などの不安定性および著しい衝動性の広範な様式で，成人期早期までに始まり，種々の状況で明らかになる。以下のうち 5 つ（またはそれ以上）によって示される。

（1）現実に，または想像の中で，見捨てられることを避けようとするなりふりかまわない努力（注：基準 5 で取り上げられる自殺行為または自傷行為は含めないこと）
（2）理想化とこき下ろしとの両極端を揺れ動くことによって特徴づけられる，不安定で激しい対人関係の様式
（3）同一性の混乱：著明で持続的に不安定な自己像または自己意識
（4）自己を傷つける可能性のある衝動性で，少なくとも 2 つの領域にわたるもの（例：浪費，性行為，物質乱用，無謀な運転，過食）（注：基準 5 で取り上げられる自殺行為または自傷行為は含めないこと。）
（5）自殺の行動，そぶり，脅し，または自傷行為の繰り返し
（6）顕著な気分反応性による感情の不安定性（例：通常は 2-3 時間持続し，2-3 日以上持続することはまれな，エピソード的に起こる強い不快気分，いらだたしさ，または不安）
（7）慢性的な空虚感
（8）不適切で激しい怒り，または怒りの制御の困難（例：しばしばかんしゃくを起こす，いつも怒っている，取っ組み合いの喧嘩を繰り返す）
（9）一過性のストレス関連性の妄想様観念または重篤な解離症状

出 典　The Diagnostic and Statistical Manual of Mental Disorders, 5th Edition. Washington, DC, American Psychiatric Association, 2013.（『DSM-5 精神疾患の診断・統計マニュアル』東京，医学書院，2014.）から転載。許諾を得て使用。Copyright© 2013 American Psychiatric Association.

ゾイド，自己愛性，反社会性，演技性といった関連するパーソナリティ障害はこの巻の別の章で詳細に議論され）るため，この章で議論するのは DSM-5（米国精神医学会 2013）で述べられている境界性の特徴をもつ患者に限定する（ボックス 15-1）。

人口統計学的特徴と疾患経過

　米国とノルウェーで実施された疫学調査によれば，一般人口における BPD の有病率はおおよそ 0.7％から 1.8％である（Swartz et al. 1990; Torgersen et al. 2001）。しかし，臨床場面ではその有病率は 15％から 25％になる（Gunderson 2014; Gunderson and Zanarini 1987）。ほとんどすべてサンプルで女性がずっと頻繁に BPD と診断されるため，多くのサンプルにおいて 71％から 73％は女性で占められている（Widiger and Weissman 1991）。男性の境界性患者は，BPD をもつ女性患者の典型例とはいくぶん異なる臨床像となる症候学を表す傾向がある。Zlotnick ら（2002）は BPD をもつ外来患者 130 名について，さまざまな年代における衝動に関連した障害を調査した。BPD をもつ男性には物質乱用障害の傾向と，反社会性パーソナリティ障害の診断を満たす可能性が高かった。BPD をもつ女性の場合は摂食障害の傾向があった。そのため，BPD をもつ男性はしばしば境界性よりも反社会性に分類される。

　近年の調査が示すところでは，パーソナリティ障害の転帰は不均一である一方で，ほとんどの患者がよくなる（Paris 2012）。2 つの前向き追跡調査（Gunderson et al. 2011; Zanarini et al. 2012）が，この障害における衝動性，自傷，自殺傾向，情緒調節不全といった主な急性症状は，

360　第Ⅱ部　DSM-5障害への力動的アプローチ

たとえ治療を受けなくても，疾患経過の比較的早い時期に自然に軽くなることを示した。175名のBPD患者の10年間の経過を調査したCollaborative Longitudinal Personality Disorders Study（Gunderson et al. 2011）において，85％の患者が寛解した。再発率は低かったものの，社会的機能における持続的な困難が認められた。McLean病院における16年間の前向き追跡調査（Zanarini et al. 2012）でも同様の所見が得られた。BPDをもつ患者における症状の寛解率は他のパーソナリティ障害と同様だった。回復とみなされるためには症状の寛解に加えて良好な社会的および職業的機能が必要となるため，2年経過時点では，回復よりも寛解に留まるほうが多かった。境界性患者のうち2年間で回復に到達したのは60％だったのに対して，他のパーソナリティ群では85％が同様の回復を達成した。8年間回復が持続した患者を調査した際には，これらの数字はそれぞれ40％と75％に低下していた。

　これらの結果は，BPDの診断基準を満たさなくなってはいてもその人はまだ悪戦苦闘し続け治療を必要としていることを示してはいたものの，それでもその結果は希望を持てるものだった。他方，境界性パーソナリティ障害をもつ患者のうち少数は，生涯にわたる治療が必要と思われる（Paris 2012）。ほとんどの患者が生きることに落ち着き，持続的に自殺を予期することはなくなる。Paris（2012）が記したとおり「かつて境界性パーソナリティ障害は終身刑と考えられたが，そうではない」（p. 446）。予後は双極性障害よりもずっと良好であると考えられる。McLean研究に持続的に参加した264名の境界性患者のうち自殺による死亡はわずか13名で，他の原因による死亡も13名である。したがって，自殺率はおそらく3％から5％である。

精神力動的理解と病因論

　境界性パーソナリティ障害の原因を理解しようとする初期の試みにおいては，子どもが分離することに葛藤的な母親像による過剰な抱え込みが注目された。その抱え込みは子どもの中に分離と見捨てられることへの不安を生み出し，その子どもはやがて成長してBPDの診断を受ける（Mahler et al. 1975; Masterson and Rinsley 1975）。他の研究者は欠損あるいは「不足」モデル（Adler 1985）により注目し，不確かな養育のために境界性患者は，不在の対象に代わって彼らを抱えなだめる取り入れ物を発達させることができないと考えた。

　これらの精神力動的モデルはすべて多かれ少なかれ実証研究文献による異議申し立てを受けた。たとえば，母親による過剰な抱え込みは一連の研究で疑問視された（Frank and Hoffman 1986; Frank and Paris 1981; Goldberg et al. 1985; Gunderson et al. 1980; Paris and Frank 1989; Paris and Zweig-Frank 1992; Soloff and Millward 1983; Zweig-Frank and Paris 1991）。これらの研究結果を包括的に以下の3つにまとめることができる（Zanarini and Frankenburg 1997）。1）境界性患者は一般に母親との関係性を距離のある，ひどく葛藤的であり，あるいは関わりのないものとみなしている。2）母親との関係性よりも，父親が存在していないことのほうが原家族における特徴としてはさらに特異的である。3）母親父親双方との障害された関係性のほうが，どちらか一方の親との障害された関係よりもより特異的であると共に病原的である可能性がある。

　これらの所見が示すのは，過剰な抱え込みよりもネグレクトのほうが病因的な要素としては

より重要かもしれないということである。ある良くデザインされた前向き研究（Johnson et al. 1999）により，子ども時代のネグレクトは，他のいくつかのパーソナリティ障害と同様に BPD 症状の増加に関連していることが発見された。

分離と見捨てられの重要性を強調した精神力動理論は，BPD 患者の子ども時代における早期の分離および喪失体験の有病率を調査した研究によって支持されている（Akiskal et al. 1985; Links et al. 1988; Walsh 1977; Zanarini et al. 1989a）。境界性患者と，他のパーソナリティ障害の診断を受けた患者，精神病患者，そして感情障害の患者を比較した研究（Zanarini and Frankenburg 1997）で，BPD をもつ患者はその背景として，有意に高い割合で人生早期の喪失と分離の体験を有していたことが分かった。その数字は37%から64%の範囲にあり，BPD の有無を高い精度で判別することができた（Zanarini and Frankenburg 1997）。

初期の精神力動モデルは，小児期の心的外傷が BPD の病因および病原として果たす役割をひどく軽視していた。今日では，子ども時代の虐待体験はこの障害の病因として主要な要因であるという考えは広くそして実証的に支持されている（Baker et al. 1992; Gunderson and Sabo 1993; Herman et al. 1989; Ogata et al. 1990; Swartz et al. 1990; Walsh 1977; Westen et al. 1990; Zanarini et al. 1989b, 1997）。子ども時代の性的虐待体験は，境界性患者の60%前後で重要な病因的要素になっているように思われる。他のパーソナリティ障害か感情障害をもつ対照群の患者は境界性患者ほど頻繁には性的虐待体験を報告しないが，身体的虐待体験についても同様であるとするのは間違っている。身体的虐待体験の有病率は，境界性患者と対照群の患者ではおおよそ同じである。境界性患者の約25%に親子間の近親姦の歴史がある。その一方で，性的虐待体験は BPD の発展に必須でもないし十分でもない。男女どちらの養育者からのネグレクトや，混沌あるいは一貫性のない家庭状況といったその他の早期体験もまた重要な危険因子であると思われる（Zanarini et al. 1997）。この視点は，成人期の境界性症状は子ども時代の性的虐待およびネグレクトと関連するが身体的虐待とは関連しないという Johnson ら（1999）の前向き研究で支持された。

比較的少数ではあるが，子ども時代の虐待が BPD に特異的なのか，それともすべてのパーソナリティ障害の病原の1つなのかを決定するための研究が行われている。パーソナリティ障害の縦断的共同研究（Battle et al. 2004）では，パーソナリティ障害をもつ成人600名を対象に子ども時代の生育歴が調べられ，3つの主要所見が報告された。1）パーソナリティ障害をもつ患者の多くが，その成育過程でネグレクトや虐待に遭ったという報告をした（73%に患者が虐待の既往を開示し，82%が子ども時代のネグレクトを報告した）。2）複数のパーソナリティ障害の診断が同時に認められた場合には，子ども時代の虐待と最も関連していたのは BPD だった。3）強迫性パーソナリティ障害と反社会性パーソナリティ障害の2つの集団もまた高率の虐待を経験している可能性がある。この研究には後方視的研究であるという不利があるものの，子ども時代の虐待は BPD の発展においてある役割を果たすという考えを追認するものである。とはいえ，その所見は，BPD となった人びと全員が子ども時代のネグレクトや虐待の体験を報告しているわけではないこともまた示している。

虐待やネグレクトの体験は通常問題のある愛着パターンと結びついている。Bateman と Fonagy（2004a, 2004b）は愛着理論からメンタライゼーションに基づくモデルを発展させた。第

362　第Ⅱ部　DSM-5障害への力動的アプローチ

2章で議論したとおり，愛着理論では子どもと養育者とのつながりとして，1）安全/自律的，2）不安/回避，3）とらわれ，4）未解決/解体という4つのカテゴリーを仮定する。これらの不安な愛着様式はメンタライズ能力の欠陥と密接に関係している。特に，多くの境界性患者は自分自身や他者の状態について認識したことが主観的なものであり間違っている可能性があるということや，現実に対するさまざまな見方のうちのたった1つの可能性を反映した表象であるということを非常に認識しづらい。メンタライゼーションは黙示的な手続き記憶にみられる特徴であり，それは次のような養育者との安全な愛着のもとで生み出される。その養育者は心の状態を子どものものとみなした上で，子どもを行動主体のある存在として扱い，子どもが内的な作業モデルを作り出すのを手伝う。別の表現をすれば，メンタライゼーションとは，相手の表情の意味を解き明かすために大きな意識的努力を払うことなしに，相手の顔の表情を自動的に読み，相手が思っていることを知る能力である。

　安全な愛着が欠落した子どもは自分自身の心の状態も，他者の心の状態も読み取ることが困難である。安全な愛着のある養育者が，この安全な愛着とメンタライズする能力を乳児に伝えるのである。調査の結果，BPD患者は，不安な愛着の範疇に含まれるとらわれや未解決/解体といった様式とつながりがあった（Alexander et al. 1998; Allen 2001; Patrick et al. 1994; Stalker and Davies 1995）。外傷体験の解決の失敗によってBPD集団はその他の集団から区別されるように思われる。早期の外傷体験の被害者となった子どもは，防衛的に精神世界から引きこもる。したがって，重篤な外傷体験の既往のあるBPD患者の中には，養育者の心の中身に思いをはせるのを回避することで虐待に対処する患者がいるが，この対処が虐待体験の解決を阻むことになる（Fonagy 2001）。部屋を散らかしたことで母親から腕を切り落とすと脅されたある患者は，母親に憎まれたり怪物扱いされたりするのを恐れるあまり，彼女はなぜ母親が怒鳴っているのかを考えるのをやめたという。

　Fonagyら（1996）は，ほとんどが女性からなる，重篤なパーソナリティ障害をもつ入院患者のサンプルを調査した。メンタライゼーション能力を測定するために開発した「リフレクティブ機能尺度 Reflective Functioning Scale」（Fonagy et al. 1997）を使用して，この特徴を定量化することに成功した。虐待歴がありリフレクティブ機能が低い患者のうち，97％がBPDの診断基準を満たした。その一方で，リフレクティブ機能が高くて虐待歴のある患者集団ではBPDの診断基準を満たしたのはわずか17％だった。したがって，メンタライズ能力をもつ患者は養育者の心を理解し，起きたことを処理することができたが，そうやって外傷体験を解決していた。他方，養育者の心の中で起きていることを考えるのを拒むことで虐待に対処した患者はメンタライズに失敗し，それゆえに虐待体験を解決することができていなかった。

　正常な発達では，メンタライゼーションは1つの心理学的達成である。3歳未満の子どもは主に心的等価モード（Fonagy 2001）で動いている。このモードの子どもは現実として認識したものと現実そのものは同一であるとみなす。おおよそ4歳から5歳になると，子どもは思考において心的等価モードにごっこモードを統合し始める。5歳か6歳になると，子どもは自分の認識が主観的な要素によって影響されていることを理解できるようになる。これによって，子どもは自分ではない誰かのふりをする遊びができるようになる。BPDをもつ患者はしばしば，心的等価モードからごっこモードに移ることがとても難しい。

自己組織化はその多くが，自分自身および他者を精神的な動作主体として思い描ける能力に基づいている（Bateman and Fonagy 2004a）。発達過程において子どもは強い必要に迫られて，精神内界の状態である表象を何らかの形で発達させる。通常子どもは母親や養育者の目の中に自分自身を発見し，同時に育児を行う人はその人が子どもの中に見出したものを子どもに映し返す。親や養育者がこの種の体験を提供し損なうと，怖がらせるまたは怖がる養育者が子どもの自己の構造の一部として内在化される（Fonagy and Target 2000）。そのため，敵対的なあるいは「よそ者的な」表象が子どもの自己表象の中に棲みつくことになる。その結果，子どもは，よそ者的自己を外在化することで，その不快な特性を相手の心に制御させようという気持ちを持ちながら成長する。この機制は，境界性患者が，自分を苦しめる人だと分かっている人との間で，ひどい目に遭う関係をなぜ繰り返すのかということの1つの説明になる。投影同一化の過程を通して，患者はたとえば精神療法家のような重要な人物が「よそ者的自己」や「悪い対象」の特徴を帯びるように影響を及ぼすことがある。

BPD における病因には神経学的な強い基盤があることを示すエビデンスが増えてきている。人生早期の外傷および/あるいはネグレクトの体験は，痛みの管理や表出が困難であることと相俟って強烈な内的痛みを作り出すが，脆弱で過敏な気質がそれらの体験の影響を受ける（Zanarini and Frankenburg 2007）。この組合せが，同一性の安定した感覚の発達を困難にすると共に，慢性的な対人関係上の機能不全につながると思われる。強烈な情緒を制御する際には，感情と認知双方の調整不全が生じる（Clarkin et al. 2007）。境界性の人びとは自己および他者に関するポジティブな見方とネガティブな見方とを統合することが困難だと気づき，そのために他者に対するポジティブとネガティブに分離した感情の間の根本的なスプリッティングが生じる。この同一性拡散は，対象をすべて悪いかすべてよいかにスプリッティングすることと並行している。基本的な防衛はスプリッティングと投影同一化であり，この防衛により患者はよいものを悪いものから分離し，否認する側面を治療者や患者の人生における重要な他者に投影する（Clarkin et al. 2007a）。第2章で詳しく述べたとおり，投影同一化を行う境界性患者は，否認した悪い対象の特徴を他者が帯びるように他者に対人関係上の強力な圧力を加えることがある。

BPD をもつ患者の怒りの激しさは，障害に付随している潜在的な痛みを見えにくくするかもしれない。境界性患者は，急に曝されたり脱価値化されたりしたという思いと共に強い羞恥心を体験することが調査により明らかになった（Rüsch et al. 2007）。この羞恥の傾向は怒り，衝動性の高さ，そして自己評価の低さに関係している。

神経生物学からの所見

人生早期における，両親や養育者と外傷的相互関係の1つの結果として，境界性患者は持続的な過剰警戒状態となるかもしれない。それは，周囲の他者について，彼らが患者に対して悪意を持っているかもしれない可能性を精査する必要が生じるためである。この過剰警戒状態は発達上の外傷体験の後遺症であることが，神経生物学的所見によって裏づけられている。Rinne ら（2002）は，11名の健常人を対照群として39名の女性BPD 患者にデキサメタゾン/コルチコト

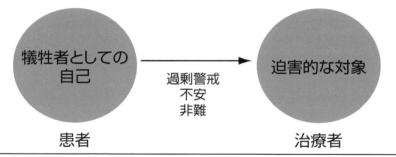

図 15-1　HPA（hypothalamic-pituitary-adrenal）軸の過敏性に伴う内的対象

ロピン放出ホルモン（CRH）複合試験研究を行った。これらの患者のうち 24 名に子ども時代の持続的虐待の既往があり，残り 15 名にはその既往がなかった。著者らが研究結果から，慢性的に虐待された BPD 患者は虐待歴のない対象に比べて，デキサメタゾン/CRH 負荷試験によって副腎皮質刺激ホルモン（ACTH）およびコルチゾールの反応性が有意に高まっていることを確認した。彼らは子ども時代の持続的な虐待歴は ACTH 分泌の過剰性に関連していると結論づけた。彼らの所見は，この過敏な生理学的状態が一部の境界性患者には関係しているがすべてではないということを示唆している。子ども時代の持続的虐待は CRH 受容体の感受性を亢進させるように思われる。

　HPA（視床下部‐下垂体‐副腎）系の過敏性に関する情報は，BPD における内的対象関係パターンに関するわれわれの理解と合致する。われわれは，内的対象関係は自己表象と対象表象，そしてその 2 つをつなぐ感情という構成要素によって作られていると理解しているので，不安や過剰警戒という気分状態が，他者を迫害者とし自己を犠牲者とする認識に繋がっているであろうという推測が可能である（図 15-1）。

　扁桃体の 1 つの働きは，警戒レベルを上げて，新規状況や曖昧状況の可能性を評価することに力を注ぐことである（Donegan et al. 2003）。6 名の女性 BPD 患者と 6 名の女性対照群が機能的磁気共鳴画像診断装置（fMRI）によって比較された。この研究の主な所見は，境界性患者の脳の両側扁桃体が対照群の扁桃体に比べて増強した活性化を示したことである。研究者らは，境界性患者における知覚に関する皮質領域は扁桃体を通して変調され，その結果情緒的に関連した環境刺激に対する注意が亢進するのかもしれないと結論づけた。

　2 つの異なる研究（Donegan et al. 2003; Wagner and Linehan 1999）で，境界性患者と対照群において，顔の標準表情への反応が調査された。1 つの研究（Donegan et al. 2003）では，顔の感情表出に対して境界性患者では，対照群に比べて左側の扁桃体が有意に強く活性化した。しかしながら，それにもまして重要なのは，中立的な表情をネガティブな属性に受け取りがちだという境界例患者の傾向である。それは対照群と大きく異なっていた。無表情の顔は脅迫的，信用できない，そして何か非道なことを企んでいるとみなされた。過敏な扁桃体は，比較的良性の情緒表出に過剰反応したり過剰警戒したりする傾向に関係しているのかもしれない。中立的な顔の表情に対するこの間違った解釈は，境界性患者の精神療法で生じる転移性の読み誤りと明らかに関係している。

　BPD 患者が顔の表情に反応する態度は，当初考えられたよりもずっと複雑なものである。

WagnerとLinehan（1999）は調査の中で，BPDと診断された女性たちは，BPDでない対照群よりも正確に，おびえた表情を分類したと述べている。何人かの観察者が，BPDをもつ患者はある種の「レーダー」を持っていて，そのおかげで，治療者の顔をきわめて正確に読み取ることのできると述べているが，その一方で他の観察者は境界性患者によって加えられた歪曲を強調している。Lynchら（2006）は，20名のBPD者と20名の対照群を対象として「モーフィング」手法を用いた研究を行った。彼らが用いた技術は，顔が中立的表出から最大強度の情緒表出まで徐々に少しずつ一本調子に変化していくというものである。この技術によって，彼らは顔の感情表出認識の正確さと共に，正確な認識ができるまでにどのくらいの強度の表出が必要であるかを評価することができた。BPDをもつ参加者は，健常な対照群よりもより早い段階で顔の情動を正確に同定した。さらに，感情価を問わず，全般的に感情表出を同定する感受性は，BPDの参加者のほうが健康な対照群よりも高かった。Lynchらは，感情に対する感受性亢進はBPDの中核的特徴であると思われ，それは外傷体験に関連した扁桃体の過敏反応とHPA系の過敏性に関係しているかもしれないと述べている。小児期早期に心的外傷を体験した患者にとって，この過剰警戒は適応であり防御なのかもしれない。

　関連した研究として，Fertuckら（2009）による，Baron-Cohenら（2001）の開発したReading the Mind in the Eyes Test（RMET）を用いてBPDを持つ30名の患者と25名の健常対照群と比較調査したものがある。この調査によって，BPD群は顔の表情，特に目の中の表出を読み取る検査で，健常対照群に比べて有意に高い成績を挙げたことが明らかになった。調査者らは，この能力強化にはおそらく，BPD患者は顔からの刺激に対してより大きな脅威を読み取ることや上に示唆された過剰警戒が関係していると考えた。中立的な顔は最も曖昧な脅威を意味するのかもしれない。そのため，中立的な顔の表出に対しては特別な警戒が払われることになる。この研究におけるBPD群は対照群に比べて，中立的な感情価について特別良好な結果を示した。このグループの調査者たちは，顔の表情に対するBPD患者たちの実際の知覚はきわめて正確であるが，それは彼らが自身の生き残りのために他者の刻一刻と変わる情緒状態を評価しなくてはならないためであると述べている。BPDにおける問題領域は情緒表出の知覚ではなく，その解釈にある。誤った解釈の問題は，曖昧さが伴う中立的な顔において最も著しい。相手が信頼に足るかどうかを評価することに困難さがあるように思われる。BPD患者は顔の表情と信頼できることを繋げることが相当困難であり，悪意を示すわずかなサインに過剰反応することがある。

　磁気共鳴画像技術を用いた研究で，境界性患者では海馬と扁桃体の体積が対照群に比較して小さいことが示された（Driessen et al. 2000; Schmahl et al. 2003a; van Elst et al. 2003）。海馬の体積が小さいことに外傷体験が果たす役割については多くの研究で確立されている一方で，早期の外傷体験と扁桃体の体積が小さいこととの厳密な関係性については明らかになっていない。2つの研究（Lyoo et al. 1998; van Elst et al. 2003）で，前頭葉および眼窩前頭葉の体積が小さいことも報告されている。これらの所見は1つの説明を提起する可能性がある。前頭前野の抑制制御の減弱は扁桃体の過活動に実際に寄与しているかもしれない（図15-2参照）。特別に計画されたfMRI活性化プローブを用いた調査（Silbersweig et al. 2007）によって，行動抑制とネガティブな情緒との相互作用に関連した状況では，境界性患者は健常群と比べて腹内側前頭前野の活性がより低いことが確認された。別の表現をすれば，扁桃体の過敏性と関連して境界性患者に生じた

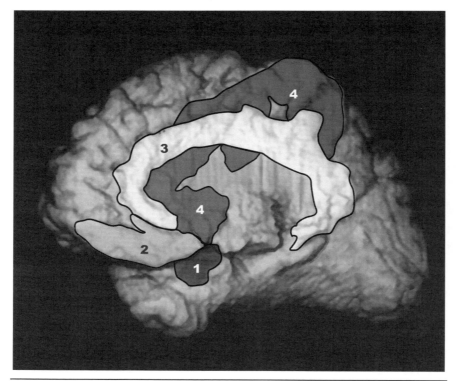

図 15-2　前頭前皮質と扁桃体の近接

脳の左半球の断面図：1：扁桃体，2：腹内側（眼窩）前頭前野，3：帯状皮質，4：体性感覚皮質。
Schore AN: Affect Regulation and the Repair of the Self. New York, WW Norton, 2003. Copyright 2003, Allan N. Schore から転載。許可を得て使用。

ネガティブな情緒は，腹内側前頭前皮質の抑制機能では十分に対抗することができず，おそらくその結果が，境界性患者が動揺した後自分を落ち着かせようとする際に必ず呈する問題となって現れる。

　van Elst ら（2003）の fMRI 研究で特に興味深かったのは，左側の眼窩前頭の体積と扁桃体の体積との間に有意な相関が認められたことである。海馬の体積が小さいことは，境界性患者が現在の関係性が過去の関係性とどの程度類似しているのかいないのかを評価したり，そうした過去の関係性に関連した経験から何かを学んだりする際の困難さと関係している可能性がある。

　BPD をもつ患者における分離不安と見捨てられのテーマの重要性はポジトロン CT を用いた研究でも調査されている。Schmahl ら（2003b）は，小児期に性的虐待を受けた既往のある 20 名の女性に，中立的で個人的な見捨てられ出来事に関する脚本を聞かせたときの，彼女たちの脳血流を調査した。BPD 患者の反応と BPD ではない患者の反応が比較された。その所見によれば，BPD 患者では，前帯状皮質，左側頭葉，視覚連合野を含む内側および背側前頭前皮質の機能不全が示唆された。個別の脚本によって見捨てられた記憶が甦った BPD 女性において活性化が亢進した領域は，母猿から引き離された赤毛猿で記録されたものと同一であるという結果が得られた。この結果から，調査者たちは，母性分離に関連したストレスにより活性化される脳の部

位は，これらの患者における小児期の見捨てられの記憶の部位と同じであると仮定した。内側前頭前皮質は扁桃体との間に抑制結合があり，恐怖反応を抑える役割を果たすので，もう1つ考えられることとして，このパターンは，扁桃体からの陰性の情緒の発生を停止させることができないことを反映している可能性がある。

　スプリッティングの神経学的基盤もまた企画されている。人生早期の外傷は大脳半球の側性化を引き起こし，左右半球の統合に悪影響を与えることがある。聴覚プローブ誘発電位の減衰を大脳半球の活性指標として，小児期の外傷体験をもつ被験者10名と，そのような体験のないマッチさせた比較対象10名について，中立的な記憶を想起した後に外傷記憶を想起したときの測定が行われた（Schiffer et al. 1995）。虐待された子どもは，中立的な記憶について考える際には左半球を使用し，恐ろしい記憶については右半球を使用した。比較群は記憶の内容如何にかかわらず，左右の半球を均等に使用した。大脳半球のこの統合不全は，BPD患者が主要な防衛機制としてスプリッティングを使用することに反映されているのかもしれない。

　画像研究が示唆するところによれば，メンタライゼーションにはいくつかの異なる脳構造が協力して働くことが関与している（Baron-Cohen et al. 1999; Calarge et al. 2003; Frith and Frith 1999; Gallagher et al. 2000; Goel et al. 1995）。これらの研究のほとんどで，被験者は，他者の内的世界を理解するのに必要な心の活動を働かせる教示が与えられた。たとえば，Calargeら（2003）は13名の健康なボランティアに対して，公園のベンチに座っていて偶然出会った，泣いている見知らぬ人がどんな経験をしているのかを彼らに説明させることを通して，自分自身を他者の立場に置き，精神状態をその人に合わせるよう（attribute mental states to that person）にという教示が与えられた。著者らは，これらの能力は力動精神療法の実践において必要となると述べている。他の研究では，被験者が精神状態を他者の気持ちに合わせると，内側前頭部が活性化した。最も重要な所見の1つは，課題中の最大の活性化が右の小脳で生じたことである。FrithとFrith（1999）と同様に，調査者たちは，内側前頭部，上側頭溝，下前頭部，そして小脳にわたって広く分布する，双方向性結節を成す「心の理論」システムまたはネットワークを想定するのが最良であることを示唆している。

　他者の内的状態をメンタライズし認識する能力は，BPDをもつ患者が遭遇する信頼にまつわる諸問題に関係していると思われる。2つのfMRIを同時に行う神経画像技術を用いて，King-Casasら（2008）はBPD患者と対象との違いを研究するために信頼ゲームを利用した。手短に説明すると，2人のプレーヤーは経済的信頼スキームに関わっている。1人は投資家に指定され，お金を投資する。もう1人は受託者に指定され，お金を支払う。ゲーム中の受託者の前島の脳活動が測定された。この研究で明らかになったのは，BPD患者は誰も信頼できないという前提を置く傾向があり，そのため誰もがみな不正をすると考える。彼らには，投資家と受託者との関係が危険にさらされているというような「直感」が欠けており，彼らは相手のプレーヤーの動機や意図をメンタライズすることに失敗した。研究者たちの結論は，BPD患者は前島の活性化が障害されていて，それはすなわちマイナスの結果をもたらすように計画された他者の行動を的確にそして有用に評価できないということである。

　ここでまとめた神経生物学的特徴に加えて，オピオイド欠損が境界性パーソナリティ障害においてある役割を果たしているように考えられる。Prossinら（2010）は境界性パーソナリティ

障害をもつ患者とその病態のない対照群とを比較して，BPD患者では内因性オピオイドの局所機能の相対的な調節異常が存在することを発見した。この生来的なオピオイド欠損は，BPDの臨床的特徴のいくつかに関連しているかもしれない。たとえば，彼らが自傷行為をするとき，内因性オピオイドを分泌させることを通して自己治療をしているのかもしれない。オピオイドが情緒調整に関わっているということと，内因性オピオイドが健常人において正常な社会生活を促進するということはすでに確立されていることである。内因性オピオイドの生得的な欠損はBPD患者にみられる，社会的機能ほぼ全般における異常に関係しているのかもしれない。Newと Stanley（2010）によれば，オピエートを服用したBPD患者は多幸的というよりもむしろ安寧を感じたと報告したという。さらに，離脱は持続的な不快感に関連していた。生涯を通した他者との間の親密さを伴う満足，そして人生早期の母親との愛着すらもBPD患者にとっては挑戦であると思われるという事実を踏まえると，この困難さは少なくとも部分的には内因性オピオイドの不足と関係している可能性があると推測できる。同様に，この欠損は治療同盟構築における困難さに関連している可能性がある。BPD患者にとって情緒的な痛みは身体的で耐えがたいものとして体験されるかもしれない。そして，この主観的体験は，こうした患者を治療している精神療法家にとって特に取り扱いが難しいかもしれない。内因性オピオイドの相対的欠損がこの情緒的な痛みにおいて大きな役割を果たしている可能性がある。

　BPDとの神経生物学的な相関物の多くは外傷に関連しているように思われるが，これらの要因のいくつかは遺伝学的および出生前後の影響だと思われる。病因に関する研究では絶えず，すべての境界性患者に外傷やネグレクトといった既往歴が存在するわけではないことが明らかになっている。したがって，いくつかの病因は多因子的だと考えるべきである。遺伝学的なデータが，複数の遺伝子が作用していることを示唆している（Torgersen et al. 2000）。一卵性双生児における，BPDの一致率は35％であるのに対して，二卵性双生児の一致率はわずか7％にすぎない。

　Gunderson（2014）は，対人関係上の過敏性はBPDへの共通経路となる気質であるが，その気質は遺伝学的に基礎づけられている可能性があることを示唆している。彼は，対人関係イベントに直面したときに情緒を制御したりコンテインしたりできないことがBPDの中核であると述べている。彼の指摘によれば，対人関係におけるネガティブな交流は自殺企図の予測因子である一方で，ポジティブな交流は寛解に先行する。前境界状態preborderlineにある子どもはある過敏性を有する傾向がみられるが，その過敏性により早期の養育は困難になり，問題ある環境が活性化され，子どもは無秩序の愛着を被りやすくなり，最終的にその過敏性は外傷的な対人関係的ストレス要因につながる。このモデルは次のような近年の研究（Reichborn-Kjennerud et al. 2013）とも矛盾しない。その研究は，個々のBPD診断基準に関する遺伝学的影響はほとんど1つの遺伝性の高い一般BPD因子に由来する一方で，環境的影響は基準特異性がより高いことを示唆している。

　BPDの生物学的基質についてのさらなるエビデンスは，神経認知機能の欠損の存在を示唆するデータに由来している。Andrulonis（1991）は，かなりの数の境界性患者が，注意欠陥・多動障害，学習上の問題，衝動制御の不良，および行為障害の既往を含む，神経学的障害のソフトサインを有していると述べている。神経心理学的障害に関する研究報告によれば，境界性患者はこれらの障害のサインを有意に多く持っているが，その障害のいくつかは微妙であり，それを明ら

かにするにはBPD群と健康な体調群とをマッチさせることが必要かもしれない（O'Leary 2000; O'Leary and Cowdry 1994; Swirsky-Sacchetti et al. 1993; vanReekum et al. 1993）。少なくとも1つの研究で，BPD患者では対照群に比して診断前の頭部外傷の受傷率が有意に高いことが確認された（Streeter et al. 1995）。

　これらのデータの蓄積が示唆するのは，BPDは多因子的病因をもつということである。ZanariniとFrankenburg（1997）は3つの主要な要素を想定した。1つは外傷的で混沌とした家庭環境である。そこには，早期の遷延した分離，ネグレクト，家族内での情緒的不和，子どもの気持ちやニーズに対する感受性のなさ，およびさまざまな程度の外傷が含まれる。2つ目は，生物学的に基礎づけられた脆弱な気質である。そして3つ目の要素は，引き金となる出来事に関係している。その出来事は境界性状態の症状を産出する触媒として作用するかもしれないものであり，親密な関係をもとうとすること，実家を出ること，レイプなどの外傷的な事件に遭うことなどが含まれる。遺伝学的に基礎づけられたある型の気質は，陰性のライフイベントを発生しやすくするかもしれない，すなわちBPDの発展における遺伝子と環境の現在進行形の相互作用である（Paris 1998）。境界性患者はそれぞれに，病因となる各因子がさまざまな程度に含まれた，ユニークな病因的経路をもっているというのが1つの結論である。

治　療

薬物療法

　米国精神医学会（2001）による「境界性パーソナリティ障害をもつ患者の治療臨床ガイドライン」が，ここ10年間，精神療法と薬物療法の双方を推奨しているにもかかわらず，薬物療法への熱意はいくぶん減退している。一律に効果を発揮したり劇的に有効だったりする薬物療法は存在しないし（Gunderson 2014），米国食品医薬品局によって，BPDに対する効果的な治療として認可された薬物もない。患者によっては，ある薬物療法から利益を得ていると思われる場合があるが，他の多くの場合は有意な改善は認められていない。BPDの症状は非常に多様なため，処方を行う精神科医にとってそれらはしばしば厄介な難問であり，服用している薬物種類の数と改善とが反比例している例が多数ある（Gunderson 2014）。精神科医は過剰処方することに注意しなくてはならないし，薬物を処方する際に多くを保証しないように用心しなくてはならない。BPDをもつ患者の約50％が大うつ病を合併しており，生涯有病率となるとその数字は80％に達する（Gunderson 2014）。この併存症について説明し，薬物療法（おそらくSSRIになるが）はあくまでうつ病を標的としたものでありパーソナリティ障害を治すものではないことを強調することは，しばしば患者との間に確かな治療同盟の形成につながる。BPD患者に薬物療法を検討するときに，考慮すべきいくつかのガイドラインがある。1) 患者と協力して，標的とする症状を同定し副作用を認識する。2) 薬物療法は徐々に減量し，効果がない場合には別の薬物を試すという方針を確立する。3) 主たる治療は精神療法であることを強調し，薬物療法への期待を

穏やかなものに留める。4）大うつ病の合併を示す明らかなサイン，あるいは衝動性や怒りに伴う問題がある場合に，SSRI の使用を考慮する。5）抑うつ気分，衝動性，そして怒りに対して気分安定剤を使用しなくてはならない場合，リチウムよりもトピラマートやラモトリギンのほうが安全である（Gunderson 2014）。6）非定型抗精神病薬は怒りや衝動の制御に有用かもしれないが，重篤な体重増加の原因となりメタボリックシンドロームを引き起こす危険を冒すことになる。したがって，可能な限り使用は避けるべきである。その使用が絶対的に必要な場合は，期間限定の使用を考慮し，患者の状態が安定したら，漸減して中止する。ベンゾジアゼピンは患者を落ち着かせる一方で，行動の脱抑制を生じることがあるので，十分注意する。

　BPD をもつ患者はその日の気分次第で薬物の増減を判断する可能性が高いこともまた知っておくべきである。したがって，薬の変更や中止に関する課題において，患者が直ちにそれを行動に移すのではなく，精神科医に電話して増減の必要性を一緒に話し合えると思える治療同盟をも確立しなくてはならない。患者が薬物療法を拒否する場合には，服薬を強制しないほうがよい。むしろ，薬物療法の是非について偏見なしに思慮に満ちた話し合いをもつことが，前進のための最も有効な方法である。しばしば，患者が精神科医から圧力をかけられていないと感じたときに，彼ないし彼女は薬物を試してみようという気持ちになりやすい。

精神療法的アプローチ

実証研究

　臨床家は，精神療法が境界性パーソナリティ障害に役立つことを以前から知っている。今日，その臨床的な印象は実証研究による統計的な筐体により強化されている。少なくとも，いくつかの精神療法が無作為対照試験で効果を証明している。それには，メンタライゼーションに基づく治療 mentalization-based therapy（MBT, Bateman and Fonagy 2009），転移焦点づけ療法 transference-focused therapy（TFP, Clarkin et al. 2007b），弁証法的行動療法 dialectical behavior therapy（DBT, Linehan 2006），スキーマ焦点づけ療法 schema-focused therapy（Giesen-Bloo et al. 2006），情緒予見性と問題解決のためのシステムトレーニング Systems Training for Emotional Predictability and Problem Solving（STEPPS, Blum et al. 2008），一般精神科マネジメント general psychiatric management（GPM, McMain et al. 2012），および力動的脱構築精神療法 dynamic deconstructive psychotherapy（DDP, Gregory et al. 2010）が含まれる。

　BPD の精神療法に関する調査所見を見直したときに，容易に到達する結論は「どの精神療法もすべて効く」ということである。多様な理論モデルに基づく精神療法のどれもが患者に改善をもたらすように思われることをわれわれはどのように理解できるだろうか。考え抜かれたいくつかの可能性を持った説明がなされている（Gabbard 2010）。

1.　すべての治療アプローチがそれぞれに病因論と治療についての系統的な概念的枠組みを提供している。それによって，患者は自らの内的混沌を組織化し，その意味を理解することが可能になる。
2.　BPD をもつ患者のうち異なるタイプの患者は治療作用の異なる要因に反応する。たとえ

ば，何人かの患者は転移解釈を活用するかもしれないし，他の患者はそれにより不安定になるかもしれない。その場合，彼らに提供された考えを彼らは処理することができない。治療結果に関する集団的平均値を用いた研究は，利益を得ている人が悪化している人を相殺する「洗い流し効果」につながる可能性がある（Gabbard and Horowitz 2009）。

3. 治療同盟が変化の鍵要素となる可能性がある。第4章で述べたとおり，治療関係は，治療の理論的オリエンテーションにかかわらず治療結果に関する最良の予測因子であると一般的に考えられている。

4. 共通点のない接近法のすべてもが，根底にある同一の神経生理学的過程を通して作用しているのかもしれない。「神経生物学からの所見」のセクションで述べたとおり，扁桃体の過敏性がBPDに共通しており，それは前頭前皮質の活性低下に伴っていることが研究により示唆されている。有効な治療方法は前頭前皮質の活性を高め，それによって扁桃体がより効果的に制御されるということなのかもしれない。換言すれば，治療関係は患者の自己観察力を磨くために使用され，その力によって患者はそれまで自動的で反射的に生じていた憶測や認識を再評価できるようになる。

　現在のところ，これらの疑問に答えることはできないものの，BPDは系統的な精神療法的アプローチに反応する治療可能な病態であるという所見が繰り返し確認されるという中に私たちは確かな励みを見出すことができる。この教科書は精神分析的精神医学に重点を置いているため，われわれは7つの効果的な精神療法の中から4つの精神力動的精神療法に絞って検討する。

　MBTの要はメンタライゼーションの強化である。主たる目標は，子ども時代の安全な愛着の欠如が，患者が自分自身を養育者や親の視点から見ることに困難を覚えるという認識をもつことによって，自己感を安定化させることである。治療を開始したときに，境界性患者は治療者を攻撃することがあるが，これは希望の意思表示，すなわち新たなはじまりへの切望であり治療者は患者には扱いきれない自己の耐えがたい側面に対処できる人であってほしいという切なる願いの表れだとみなされるべきである。関係は，「よそ者的自己」を治療者の中に外在化して自己の構造を安定化するために，絶対的に必要である。この点について，BatemanとFonagy（2004a）は「境界性患者は関係を楽しむのではなく必要としている」（p. 41）と述べた。彼らのモデルは個人精神療法と集団精神療法の組合せからなっている。

　この治療アプローチではいくつかの中核的な技法が欠かせない。治療者は自らの心の中に，治療者としての明確で首尾一貫した役割イメージを保持し，メンタライズする姿勢を維持しなくてはならない。このような立場で，治療者は，自分自身の心がプロセスを観察しているという状態を明確にイメージすると同時に自らに投影されたものを受け入れることによって，患者の内的世界に巻き込まれていく。メンタライゼーションを強化するために重要なもう1つの要素が，可能な限り自己および他者に関する多様な視点の可能性を示すことである。メンタライゼーションに基づく治療では，治療者は，患者の現在あるいは直前の感情状態をそれに付随する内的表象と共に示すことを試みる（Bateman and Fonagy 2004a）。患者が自らの内的世界について詳しくなるのを助けるために，現在の関係性と患者の願望，信念，感情とが重視される。転移の中での再構

成はあまり重きを置かれず，転移性の歪曲は主に治療者と患者との間の別の視点を示すものとして利用される。転移への接近は，患者の不安のレベルに基づきゆっくり徐々に行われる。治療者は，患者が治療者のことをどのように体験していると治療者が考えているかといった単純な解釈により多く焦点を合わせる。Bateman と Fonagy は解釈の内容よりも解釈を行う過程を重要視している，それは患者がその過程を通して自分が治療者の心の中にいることを理解できるからである。

Bateman と Fonagy（2009）によって，外来治療設定での 18 カ月間の MBT が外来治療の構造化された臨床管理を含む対照治療と比較された。両方の治療とも，すべての結果変数において実質的な改善が認められた。自傷行為は，対照の管理アプローチよりも MBT のほうがゆっくり改善したが，対人関係手段，社会適応，気分，入院の必要性の項目では MBT がより早く，そしてより広範囲にわたって変化した。

TFP は Kernberg の境界パーソナリティ構造概念に基づいている（Clarkin et al. 2007b）。Bateman と Fonagy の接近方法と同様に，心的表象は，内在化された養育者との愛着関係に由来し，治療者との間で再体験されるとみなされる。モデルの鍵となる成分には同一性拡散，主に敵意や攻撃性といったネガティブな情緒に伴う問題，そして衝動行為として表れる自己制御の不良が含まれる。主たる治療技法は，患者と治療者との間で展開する転移関係における，明確化，直面化そして解釈である。週 2 回の頻度で行われる個人療法は，最初の治療契約と明確な治療の優先順位に基づいてより堅く構造化された治療枠組みをもつ。メンタライゼーションに基づく治療とは対照的に，早期から転移，特に陰性転移に焦点が当てられる。薬物療法は患者のニーズに応じて行われる。メンタライゼーションに基づく治療と全く同様に，治療方法の一部として週 1 回のグループ・スーパービジョンが含まれている。

TFP は，支持的療法と DBT を含めた 3 つの治療法による無作為化対照試験が行われている（Clarkin et al. 2007b）。BPD をもつ 90 名の患者が 3 つのマニュアル化された治療法のうちの 1 つに無作為に割り当てられた（Clarkin et al. 2004）。3 つの集団はすべて同程度の改善を示したが，リフレクティブ機能とより安全な愛着に向かう行動を指標として測定したところ，TFP 群の患者はメンタライゼーション能力をより大きく向上させた。

DDP は，この章で議論した他の治療と比べると比較的新しい治療法である。それでも，アルコール使用障害を合併した BPD 患者を DDP と最適化されたコミュニティ・ケアのどちらかに無作為に割り当て，12 カ月間の比較試験で有効性が証明されいる。12 カ月間の比較試験を完了した患者を対象として，18 カ月間コミュニティでの通常のケアを実施した後，再度評価が行われた。その結果，DDP では BPD の中核症状，すなわち抑うつ，自殺行為，アルコール乱用，快楽を得るための薬物使用，入院治療の必要性，社会的支援を受けることにおいて，2 つの治療の比較において確認された治療効果が維持されていた（Gregory et al. 2010）。

DDP は対象関係論，神経科学における最近の発展，および脱構築主義哲学に基づいている。治療者は週 1 回 1 時間の面接を提供する。そこでは，人との接触や不適応行動に関する最近のエピソードが，それらに伴う特別な情緒を同定したり区別したりすることを通して，焦点づけられる。治療者は，これらのエピソードに意味を付与する方法，そういうこれまでとは異なる方法を患者が身につけられるように支援する。また，治療者は，患者が自分自身や他者についての基底

的想定に挑戦するのを助けることで，治療者‐患者関係の中で新しい体験を提供する。

　以上まとめると，これらの研究は，BPDに対する「特効薬 quick fix」は存在しないものの，患者が一定の期間力動的治療に留まるならば，その患者は有意な改善を経験できる可能性があることを示している。さらにまた，これらの研究は，週1回の長期精神療法に対する経済的支援が長い目で見れば費用効率を高める可能性があることも示している。境界性患者は，まさにその特性により治療を求めるが，精神療法へのアクセスが拒否された場合には，次のような形で費用の増大をもたらすことになる。それは，集中治療や精神科の入院治療を必要とするような過量服薬をして救急外来を受診したり他の医療機関を受診したりすることによる費用，および広範囲にわたる職業的障害により発生するいわゆる間接費用である（Gabbard 1997）。Bateman と Fonagy（2003）は，彼らの Halliwick Day Unit プログラムで治療した境界性患者の医療機関利用費用を調査し，一般精神科治療における費用と比較した。その結果，彼らは精神分析的に方向づけられた部分入院治療の費用は，精神科入院や救急外来治療により発生する費用を削減することで相殺できることを発見した。退院後の治療群にかかる，健康状態観察のための平均の年間費用は一般精神科治療群の 1/5 だった。

　精神力動に基づく4番目の治療が GPM である。この治療形態は，大規模多施設無作為化比較試験で検証された（McMain et al. 2009）。その試験の結果，GPM は DBT と同等の臨床的有効性を示した。この治療は，『Borderline Personality Disorder: A Clinical Guide』（Gunderson and Links 2008）という著作に基づいている。それは本質的に精神力動的な情報に基づくケース・マネジメントによる治療であり，その多くが Winnicott の「抱える環境」や「ほどよい養育」という考え（Winnicott 1953）に基づいている。Gunderson（2014）は続いてこの治療アプローチをハンドブックの形に発展させることで，多くの患者が活用できる効果的な治療にすることを目指した。実際，Gunderson は治療のブランド戦略を「良好な精神科マネジメント」と微妙に修正したが，これは治療とは「大部分の境界性患者にとってほどよい」ものだということを伝えるためである。それは，BPD の治療に関する専門家であることに職業的関心をもつ専門家によって実施された，エビデンスに基づく療法と競合するために考案されたものではない。この治療アプローチは，より経験が少なく専門性の低い精神医療従事者でも実施できる形にすることで，より多くの BPD 患者が精神力動的情報に基づく効果的な治療を受けられることを目指している。他と区別できる特徴としては，1）対人関係上の過敏さは治療の主要目標としなくてはならないという考えに基づいて，ケース・マネジメントの焦点は治療外の患者の人生にあてる，2）患者や家族に対する心理教育で，BPD の遺伝的あるいは気質的特徴，期待される変化，そして異なる治療アプローチに関する情報を伝える，3）治療の第1目標はパートナーシップの達成とその中で働くことであり，症状の軽減や自己コントロールといった目標はそこに到達するための第2の目標と考えられる，4）必要に応じた薬物療養，集団療法，家族指導などからなる多様な治療戦略，5）特定の治療期間や頻度は規定されていないが，治療者と患者が協力して治療が効果を上げているかどうかを判断する。GPM はより厳密に実証的な確認が行われた療法とは異なるかもしれないが，その治療結果が，競合する治療アプローチから得られた結果とおおよそ同じであるということは特筆すべきである。

374　第Ⅱ部　DSM-5障害への力動的アプローチ

表出的接近と支持的接近

　BPD 患者に対して精神力動的個人精神療法が有効である一方で，それが治療者にとって途方もなく困難で精神的に負担のかかる作業であることについて，ほぼすべての臨床家が同意している。実証的に有効とされた治療にはいずれも何らかの形の集団あるいは個人スーパービジョンが組み込まれているということは特筆に値する。したがって，境界性患者を治療している臨床家は，評判がよくて豊富な知識を持つ同僚に定期的に相談する場をもち，逆転移性の盲点が救済空想という形で予期せぬ困難を引き起こしたり怒りや欲求不満のエナクトメントを生じさせたりするのを防ぐことが賢明である。境界性の人の精神療法における主要な問題は，薄っぺらな性質の治療同盟[訳注1]である（Adler 1979; Gabbard et al. 1988, 1994; Gorney 1979; Horwitz et al. 1996; Kernberg 1976; Masterson 1976; Modell 1976; Zetzel 1971）。これらの患者は自分たちの治療者を，共通認識している治療目標に向かって協働してくれる，助けになる人物として捉えることがなかなかできない。

　表出的接近と支持的接近との相対的価値に関する文献における議論の多くは，どちらの接近が治療同盟の発展と維持をより促進させる可能性が高いかをめぐって展開している。基本的な治療同盟が存在しなければ，治療者は患者を治療することができないかもしれない。

　表出的介入と支持的介入との優劣に関する議論は，Menninger Foundation Psychotherapy Research Project における矛盾した調査結果を反映している。プロジェクトの定量的研究（Kernberg et al. 1972）では，転移にひたすら集中する熟練した治療者による治療を受けた境界性患者が，転移に焦点づけることがより少ない熟練した治療者による治療を受けた患者よりも有意に良好な治療結果を示した。対照的に，治療過程についての定量的および定性的評価を用いた予測研究（Horwitz 1974）では，彼らは境界性パーソナリティ障害をもち主に支持的な方法で治療された患者の中の何人かが，支持的治療から予想よりも多くの利益を得たことを示したと報告した。第4章で述べたように，Wallerstein（1986）がこのプロジェクトのデータを調査した結果，すべての治療が表出的介入と支持的介入双方の特徴を併せ持っていたことが明らかになった。転移を焦点とした，これらの一見したところ矛盾した調査結果は依然として未解決である。その原因の一部は，研究のもともとのデザインに，この課題に関するいくつかの欠陥があるためである。その欠陥とは，1）BPD に対する特定の診断カテゴリーが使用されていない，2）プロセスのきめ細かな研究が行われていないために，本質的な治療の展開については，治療終結の段階でおおまかに見積もることしかできず，そして3）治療同盟がプロジェクトの変数の1つに入っていないことである。ただし，後方視的な予測研究で，治療同盟は結果を概念化するのに役立つことが明らかになった（Horwtiz 1974）。

　表出的接近も支持的接近も，**ある**患者に対して治療の**ある**場面ではそれぞれ有用である（Gabbard et al. 1994; Horwitz et al. 1996）。われわれが対応する患者は異質性の高いスペクトラムをなしており，個人個人に調整した精神療法的アプローチを行う必要性がある（Meissner 1988）。境界性パーソナリティ障害以外の診断単位の診療を行う際に，表出を強調するか支持を強調するかの指針となる指標（第4章　表4-1参照）は，だいたいの場合，境界性患者の精神療

訳注1）その最たるものは共謀関係と呼ばれる。

法にも同様に適用される。

　これらの懸念のために，Menninger Clinic Treatment Interventions Project では，Menninger
病院での3例の境界性患者の長期力動精神療法から代表的な面接が選び出され，その詳細な過
程が研究された（Gabbard et al. 1988, 1994, Horwitz et al. 1996）。3例の精神療法過程はすべ
ての面接が録音され，会話記録として起こされた。その記録から無作為に何回分かの面接を選
び，2人の担当者が調査を行った。次に，臨床家である研究者3名からなるチームが介入に関し
て表出性と支持性の程度に基づいて評価を行った。第4章で述べたとおり介入は，表出的な極か
ら支持的な極までの連続体の中で解釈，直面化，明確化，詳述の奨励，共感的な認証，助言と賞
賛，および肯定という形で評価された。これら7つの介入はさらにそれぞれ，焦点の合わせられ
たものが転移性の課題かあるいは転移外の課題かに分類された。3人の臨床的審査者がそれぞれ，
治療同盟を測るために患者がどの程度治療者と協力しているかを評価した。それは，患者が意味
のある発言をするかどうかや治療者の関与を生産的に利用するかどうかで評価された。審査者が
第1に興味をもったのは，患者の協力が上向きに推移するのか下向きに推移するのかを検出する
ことだった。われわれが特に興味をもったのは，それらの推移が治療者の介入に関係しているか
どうかということだった。

　そこでの結論の1つは，境界性患者の力動的精神療法において転移解釈は「ハイリスク，ハイ
リターン」だということだった（Gabbard et al. 1994）。こうした患者に対するその他の介入に
比べて，転移解釈にはポジティブな意味でもネガティブな意味でもより大きな衝撃をもたらす傾
向があった。ある症例では，転移解釈によって治療者と協力する患者の能力が大きく改善すると
いう結果が得られた一方で，他の症例では協力関係の著しい悪化をもたらした。

　どの転移解釈が協力関係を向上させ，どれが治療同盟の悪化を引き起こすのかを決定する取り
組みを通して，われわれは治療を行う上で鍵となる所見をいくつか発見した。まず，転移解釈の
ための下準備として，患者の内的体験に対して肯定的な認識をもつことがきわめて重要である。
外科医は手術に先立ち麻酔を行う必要がある。精神療法家は，無意識的力動の解釈を行うには，
それに先立ち患者の体験を共感的に認証することを通して抱える環境を作る必要がある。表出的
接近と支持的接近はしばしば二極化して対置されるが，それは人工的であり，実際はほとんどの
精神療法状況でその2つは相乗的に作用する。

　Gunderson は，多くの境界性患者がその人生早期に幼児虐待という形の心的外傷を負って
いるという現実を認識する重要性に言及した（Gunderson and Chu 1993; Gunderson and Sabo
1993）。彼らが見出したのは，人生早期の心的外傷のために患者の大人として信頼関係を結ぶ能
力が影響を受けているということを承認することで，より強固な治療同盟を構築することができ
るかもしれないということである。

　多くの分析家や力動的精神療法家には，支持的戦略よりも表出的戦略を目指すという固有の
バイアスが存在しているが，このバイアスによって，内省よりも外在化や行動に向かいやす
い，まだ準備のできていない患者に対して転移解釈を押しつける傾向が生じている可能性がある。
Gunderson（1992）は自らを率直に振り返り，彼自身にも治療外での患者の機能が劇的に改善し
ていることを十分認識できるまでは，患者に転移操作に従事するように強要する傾向があったと
述べている。彼は，患者の大きな機能改善を積極的に支持するよりも，患者の自己分析の失敗ば

かりにとらわれるという誤りを時に自分が犯していたことに気づいたのだった。

　治療アプローチは患者のニーズに応じてさまざまであるが，境界性の診断をもつ患者の大部分にかなり広く適合するいくつかの技法の原則がある。これらの示唆は，神経生物学的所見が意味すること，および報告された無作為化試験の双方から導き出されたものである。

　柔軟性を保持すること。柔軟な治療スタンスがBPD患者に最適な治療を提供するために必要である。おしなべて，精神病性の境界に近い患者が支持的な共感を必要とするのに比べて，自我強度 ego strength が高く心理学的素養 psychological mindedness をもった機能水準の高い境界性患者は表出的な精神療法を活用することができる。とはいえ，いずれの患者においても治療者の側に柔軟なスタンスが求められ，その時に患者が治療者とどの程度の関係性を持てているか，その状態に応じて解釈的介入と非解釈的介入を使い分けなくてはならない。治療者と患者の双方が経験する情緒の嵐から治療者を防護できるような単一理論はない。ほとんどの治療者は試行錯誤をくり返しながら，当該の患者に対してどの介入が最も有効なのかを明らかにしていくしかない。

　境界性患者との間で境界を逸脱する可能性（Gabbard 2003; Gabbard and Wilkinson 1994; Gutheil 1989）については懸念するにたる確かな根拠が存在する。そのため，初学者の治療者は妥協のない態度を取ることで，距離があり冷たいと思われる可能性がある。その結果，患者は治療者のあまりの反応のなさに治療を中断してしまうかもしれない。したがって，治療者は統制のとれた自発性を発揮できるよう努力する必要がある。統制の取れた自発性とは，専門的な境界と焦点を維持しつつも，相手を理解するために悪戦苦闘する2人の人間による，広く一般に認められる，人間らしい相互関係を展開することである。そこでは，内的対象関係のあるパターンを現在の関係に実現しようと現在進行形で企てるのは境界性患者の特性であると考えておくのが有用である（Gabbard 1998; Sandler 1981）。患者は自らの行動を通して，特定の方法で他者に反応し，他者に経験することを密かに押しつけようとする。治療者は十分な柔軟性を身につけることで，彼らに押しつけられる対象との関係の持ち方に対して自然に反応する必要がある。換言すれば，治療者は患者の中の特定の音楽に基づく「ダンス」に加わるのである。その「ダンス」は，転移‐逆転移状況外の人間関係における，患者に特徴的な困難に関してたくさんの情報をもたらしてくれる。もちろん，この反応は部分的かつ減弱化させたものでなければならないし，治療者は「ダンス」に対してリフレクティブな心構えを維持しなくてはならない。

　精神療法を実行するための条件を確立すること。境界性患者の生活は混沌に彩られているため，治療初期には外部資源からの安定が与えられなくてはならない。精神療法導入期の面接において，精神療法家は精神療法が何を含み，それが他の関係とどのように異なるのかをはっきりさせなくてはならない。さらに，精神療法過程を通してはっきりさせ続けていかなくてはならない。取り上げるべきテーマとしては，料金を支払うようはっきり求めること，一定した予約時間，たとえ患者がもっと留まっていたいと思っても時間どおりに面接を終わる必要性，面接を休むことがもたらす結果についての明示的方針がある。加えて，自殺の危険性のある境界性患者の場合，治療者は次のことを明らかにすることを望むだろう。それは，急性の自殺リスクのある状況では，衝動を行動に移すことから患者を守ることは治療者には不可能であり，入院が必要になるだろうと

いうことである。物質乱用のある患者の場合は，治療者は患者が 12 ステッププログラムに参加することを治療の条件として主張する必要があるだろう。薬物療法の適応が明らかにある場合は，薬物療法に取り組もうとする患者の意志が治療計画全体の本質的構成要素であることを明言する必要があるだろう。精神療法を実行できるようにするための条件を確立することに加えて，治療者は自らの限界についても患者と話し合っていく。この話し合いはしばしば，治療者は万能的な救済者であってほしいという患者の期待と相容れない。したがって，この対話は，何が治療で何は治療ではないかという議論に直結する。

精神療法導入期の面接において，TFP では患者と「契約」を結ぶ（Clarkin et al. 2007b; Kernberg et al. 1989）。この契約を構成する一部として，治療者は，面接外の患者の日常生活活動に関わることは精神療法家としての役割には含まれないことを明言する。したがって，治療者は面接と面接の間に電話を受けることはない。治療者は自らが役に立てることはきわめて限られていることを明らかにする。ただ，患者にとって「契約」の条件が無理だと思われる場合などは特に，この治療法は治療者への安定した愛着の発展を阻害するかもしれない。Gunderson（1996, 2001）が指摘しているとおり，患者は喚起性記憶が未発達であることから，パニックの反復性反応を持っている可能性があるので，内在化可能な安定した表象を発展させることを目的として，治療者に定期的に電話をかけることが必要になるかもしれない。Gunderson は，面接間の利用可能性についての質問を患者が口にした後に限って，治療者はそのことについて話し合うべきであると提言している。彼が提言しており，私も賛同するところであるが，緊急事態には連絡が来ることを治療者が望んでいることを，患者は伝えられるべきである。この姿勢は治療過程が敵対的に始まるのを回避し，しばしば患者に理解されている感覚や，Winnicott がいう意味での「抱えられている」感覚をもたらす。面接と面接の間に電話がかかってきた場合には，Gunderson は，電話のことを治療作業の中で探索の主題と取り上げることを推奨している。治療者が患者の 1 人になることへの恐怖と，その発達的意味を認識できるようになった時，Adler（1979, 1985）が述べている抱え，なだめる性質を持つ，取り入れられたもの[訳注2]の発達が患者の中で促進されるかもしれない。電話が過剰に頻繁になる場合は，明確な制限が設定されるが，同時に面接と面接の間の接触の意味とその重要性の探索が行われる。

受身的なスタンスを回避すること。精神分析的精神療法は時に非指示的であると誤って描かれることがあるが，実際には良い力動的治療者は，患者が防衛的に回避している課題に注意を向けるよう頻繁に指示を出す。神経生物学的所見が示唆するところでは，前頭前皮質は扁桃体の反応性亢進から生じる激しい情緒を処理し調節することに関与する必要性がある。鍵となるのは，治療者は患者に対して**治療的変化を生じさせるには努力が必要である**ことを明言せねばならないという原則である。あまりに多くの治療者が患者に治療面接の間中とりとめもなく話すことを許容している。しかし，これでは面接は最近起きたことについて愚痴ることだけに費やされ，彼らの述べている出来事の意味について考えたり内省したりする時間を取ることができない。治療者は，患者が情緒的反応の引き金となった要因や対人関係上の結末を通して考えることを，促さなけれ

訳注 2）内的対象。

ばならない。したがって，治療者は率直さをもって，折を見て患者の話を中断し，話していることの意味を内省するよう患者に求める必要がある。神経生物学的観点からいえば，治療者は精神的資源を低次元の辺縁系の反応から前頭前部の機能に向けかえるのである（Gabbard 2012）。

　実証的に支持されている BPD の精神療法にはすべて，この過程を促進する自己内省的あるいはマインドフルネス促進的技法の特徴が何らか含まれている。Ochsner ら（2002）は，機能的画像法を用いて，感情について能動的に再考したり再評価したりすることにより，たとえば恐怖のような辺縁系に基づく陰性感情を調整する前頭部の活性が高まることを示した。

**　悪い対象への変形を許容すること。**境界性患者の精神療法で最も困難な課題の 1 つが，患者の激しい怒り，攻撃，そして憎悪に耐え，それらをコンテインすることである。治療者はしばしば濡れ衣を着せられたと感じ，内なる声が「懸命にあなたを助けようとしている私に向かって，あなたはどうして価値がないと非難することができるのか」と患者に問い質すことを欲する。こんな時には次の 2 つのことを思い出すのが役に立つ。1 つは，これらの患者は，比較的些細な誘因に過敏で過剰反応する生来的な気質に関係する激しい怒りに苦しんでいるということである。もう 1 つは，彼らには，彼らを激怒させてきた他者との生涯を通じた格闘の歴史があるということである。いくつかの症例では彼らは他者から虐待を受けてきたが，その一方で別の症例では，人は実際には悪意など全くもっていないかもしれないのに，彼らはきわめて主観的で独特なやり方で，相手は彼らに対して悪意をもっていると解釈する。境界例患者は「十分に悪い対象 bad-enough object」（Rosen 1993）を探している。逆説的には，患者は子ども時代以来の葛藤的で怒りを伴った内的対象関係を治療者との間で再現することで，ありきたりでよく知っているという気持ちになり，さらに和んだ気持ちにさえなる。治療者がこの変形に抵抗する場合，患者は挑戦的な姿勢を強め，治療者を変形させることにさらに懸命にならざるを得なくなる可能性がある（Fonagy 1998）。Bateman と Fonagy（2004a, 2004b）はこの変形を「よそ者的自己 alien self」を外在化したいという患者のニーズを引き受けることと記述した。

　治療者は，自分自身の中で攻撃性が大きくなるのを防ごうとするあまり，患者から言語的攻撃を受ければ受けるほど躍起になって聖人のようになろうとするかもしれない。また，患者が自らの敵意を治療者の中に投げ入れるのではなく自分自身で引き取るように転移解釈を行うかもしれない。あるいはもう 1 つの方法として，治療者は，患者が治療を止め，誰か別の人をひどく苦しめる相手として見つけてくれることを意識的あるいは無意識的に望みつつ，患者に気取られないように情緒的な投資を行うことから手を引くかもしれない。また，治療者が敵意ある意見や皮肉を言ったり患者に怒りを爆発させたりした場合，それは患者をもっと混乱させる代替方法になるかもしれない。悪い対象への変形を許容することは，治療者が専門家として礼儀正しさの感覚を失うことを意味するわけではない。むしろ，治療者はコンテイナーとして，患者が投影したものを自分のものとしてもう一度自力で持てるようになるまでの間，患者のためにそれらを受け入れ，それらの理解に取り組み，それらを抱える役割を果たすことが必要である。さらに詳しくは，第 14 章の猜疑性患者への対処の中で述べたとおりである。別の文献（Gabbard and Wilkinson 1994）で述べたとおり，「治療者にとって最適な心の状態は，自分自身が患者の世界に『巻き込まれる』のを許容しつつ，それが自分の目の前で起きていると観察する能力を持ち続けられてい

る時である。このような状態であれば，治療者は，ある程度患者の影響下にありつつも，自分自身の思考を偽りなく考えている」(p. 82)。

　自殺の脅威に対する間違った管理は多くの場合，悪い対象であることを避けたいという逆転移性の願望に関係している（Gabbard 2003）。境界性患者はしばしば治療者に，治療者の対応が不十分だったときに自分は自殺へ突き動かされるだろうと仄めかす（Maltsberger 1999）。これらの非難は治療者の疑念を煽り，治療者自身の見捨てられ不安を活性化する。そのため，この状況下の治療者は，英雄的な方法で患者を救おうとすることで自らの優しさを示そうとするかもしれない。それは，私が「攻撃者との非同一化 disidentification with the aggressor」(Gabbard 2003) と呼んだ逆転移反応である。その結果，患者は治療者に対して，Maltsberger（1999）が**強制的隷属** coercive bondage と呼んだ，万能的支配をすることになる可能性がある。このシナリオでは，患者が生きるのかそれとも死ぬのかについてその責任の大部分を彼ら自身に委ねるのではなく，治療者は患者が生き延びるための責任を全面的に負うことになる。生死の責任を自分自身で負うことは，患者が最終的によくなるための必須事項である。

　怒りの奥にある痛みに共感すること。多くの臨床家は，境界性患者が表現したり実演したりする怒りの烈しさ，特に自らが軽んじられたと感じた時の患者の怒りの烈しさに驚く。臨床家がその怒りを真に受けて反応した場合，治療者と患者の間に諍いが生じ，それがエスカレートする可能性がある。臨床家は，その爆発が患者の中の自己愛的な深い傷に起因していることを念頭に置いておかねばならない。それは，患者が自分は見捨てられるべきだとか治療者に気にかけてもらう価値もないと感じた時に同じように生じることがある。したがって，境界性患者の治療を成功させるための１つの鍵は，憤怒を乗り越え，その底にある痛みに自身を同調させることである。この診断をもつ患者にとって，他者と親密になることや信頼関係をもつことが生涯を通じた挑戦となるのは，オピオイドの欠乏によると思われる。健常人ではこの内分泌的に産出されるオピオイドがその科学的鎮静作用によって情緒的痛みから救出してくれるのに対して，境界性パーソナリティ障害をもつ人の場合はこのオピオイドが欠乏しているために，情動的な痛みは身体的あるいは耐えがたい痛みとして体験される可能性がある。このことを治療者が念頭に置くことが有用である。

　治療者が第１に果たすべき役割の１つは，相手の最も情緒的につらい思いを考える心と，相手の最も痛みの強い感情を体験する心という２つの心が必要であることを承知して，患者の痛みと怒りをコンテインすることである（Bion 1987）。治療が目指すところは，患者の思考する能力の発達を促し，患者が痛みと感情の激しさを乗り越えられるように助けることである。Bion の言葉で表現すれば，情緒体験に関係した感覚的印象である患者のベータ要素を治療者は取り込み，治療者自身のアルファ機能を使用して，これらのベータ要素を思索することのできる思考に変形する。したがって，ちょうど扁桃体の嵐[訳注3]とその起源について思索するために前頭前皮質が使用されねばならないのと同じように，耐えがたい情緒的痛みを管理できるようになるには思索することがもたらされなくてはならない。オピオイドの欠乏は患者が痛みは耐えられないと感じ

訳注3) 本文 p. 356 ～ 357 における扁桃体の活性化の増強，過敏に関する一連の記述参照。

380 第Ⅱ部 DSM-5障害への力動的アプローチ

る原因の1つであるが，同時に概念的な観点からは，患者の生物学的基礎をもつ欠乏状態のことを治療者が認識することによって，治療者は患者を非難するのを回避しやすくなる。それゆえに，治療者が痛みのある情動状態は耐えることが可能でありそれに勝つこともできるという説明をすることで，希望を促進する。治療者は患者から提出された条件に対して穏やかな受け取り拒否の立場を取り，患者の感情に植民地化されていると感じる一方で，思索を続けることを試みる。

メンタライゼーションを促進すること。境界性患者の精神療法における最も大きな課題の一つは，心的等価モードにとらわれた転移的な知覚を取り扱うことである。心的等価モードでは，現実に対する知覚は，内的要因に基礎づけられたいくつかの可能性のうちの1つではなく完全な事実とみなされる。

　28歳の患者は，治療開始から6カ月が経過した頃，一見したところ些細な治療面接中の出来事を誘因として大きな反応を起こした。面接終了5分ほど前に，彼女は感謝祭の休暇中に家族のもとを訪れた時のことを話し始めた。彼女の父親は彼女の活動よりも兄の活動にずっと興味をもっているように思えたため，彼女は自分が父親にとって重要ではないと感じた。一方で治療者は，彼女が話している途中で，面接の終了時間が過ぎていることが分かったし，彼女が自分の父親が自分に感じていると決めてかかっていることについて所見を述べるだけの時間があるかどうかを確かめたかったので，壁に掛けられた時計を見た。患者は話すのを止め，視線を床に落とした。治療者は何か間違ったかと訊ねた。一瞬の間があった後，彼女の目から涙が溢れ出し，彼女は「あなたは私が面接室から出て行くのを待ちきれないのですね。うんざりさせたのなら，謝ります。あなたが私に我慢できないことはずっと前から知っていました。あなたがこの治療をしているのはお金のためだけですよね。私が治療を止めることをあなたが望むなら，私はすぐに止めます」と言った。
　不意を突かれた治療者は，いくぶん防衛的に，自分が時間を見たのは，単に面接時間が終わる前に何かを言う時間を取りたいと思ったからだと返答した。彼女は「この状況を抜け出すための素晴らしい言い訳ね。あなたは私がそれを信じるとでも思っているの」と応じた。治療者はますます防衛的になり，「あなたが信じようと信じまいと，これが真実です」ときっぱり述べた。彼女は聞く耳を持たず「確かに私は見たわ」と言った。彼女は椅子のとなりの木製のテーブルにしっかりと手を置き，大声で「あなたが私に言ったことは，このテーブルは木製ではないというようなものよ」と言った。治療者は自分も患者と同じように誤解されていると感じ，次のように続けた。「とにかく私が言いたいのは，私が時計を見るのにはいろいろな理由があるのに，あなたはその理由はこれだと決めつけているということです。それはちょうど，あなたがお父さんに対して行ったのと同じかもしれません」。治療者の他の可能性を提案するこの努力に対して患者はますます態度を硬くして「今，あなたは私が見たものを私は見えていないと言おうとしている。少なくとも，認めることはできたはずです」。

　このビネットで精神療法家はこの患者のほとんど妄想的な信念の取り扱いに奮闘している。彼女は，自らの知覚は内的感覚，信念，そして過去の経験をもとにした現実の表象ではなく，現実の直接的反映であると考えているのである。このメンタライゼーションの失敗は心的等価モードに特徴づけられるものであり，転移課題に取り組むことを極度に困難にしている可能性がある。この機能モードにある患者には転移の中で「遊ぶ playing」力がないため，彼らは自分が見た治療者の姿が「正しい」と確信している。彼らはごっこモードに入ることができず，彼ら自身や他

者の内的世界について内省することができないのである。

　このビネットでは，患者は内的対象関係に基づく過去の心的外傷を再体験しているため，恐怖にさらされ，考えることも内省することもできない。また，このビネットは，患者の非難の烈しさがどのように治療者の考える能力を蝕み，治療者が患者の恐れる迫害対象の1つのバージョンに実際になってしまうほど彼を防衛的にさせたかについても言及している。このように治療者に患者の内的ドラマのある役割を演じるように強制する投影同一化のプロセスによって，治療者は患者からの圧力の下で自分自身のメンタライゼーションする能力を一時的に失ってしまうことがある（Gabbard 2010）。換言すれば，治療者は自分自身の見えている現実だけが正当であると主張するようになった。そうやって，境界性患者は治療者の心を植民地化して，危険だと思うものを内部から押し出したり制御したりする可能性がある。治療者は明らかに迫害的な悪い対象となった。

　患者のほとんど妄想的な確信の影響を受けて，治療者は自分自身のことを疑いはじめることがある。このような状況下でメンタライゼーションを促進することは途方もなく困難となる。前に述べたとおり，エナクトメントの意味を解釈することは，メンタライゼーションをすることができない患者にとっては時期尚早かもしれない。そうした患者の場合は，エナクトメントの引き金となったかもしれない情緒状態について詳しく述べるよう援助することの方がずっと有用な可能性がある（Fonagy 1998）。たとえば，ある患者が治療にきて，前の夜にチョコレートバーを10個大食いしたという話をした。治療者は何がきっかけで大食いをはじめたのかを詳しく説明するように彼女を促した。最初彼女は分からないといっていたが，治療者が可能性のある増悪因子や情緒状態を穏やかに求め続けた結果，知り合いになった男性から電話がありデートに誘われたことを徐々に思い出した。そして，彼女は，もし自分が彼と夕食に出かけていたら，彼は間違いなく彼女のことを「太った豚」を思い，二度とデートには誘わないに違いないと話した。それで，彼女は電話を切った後チョコレートバーを買いに行ったのである。エナクトメントを招いた情緒状態を理解するためのこの励ましを通して，治療者は情緒と行動との間につながりを確立することもまた援助した。換言すれば，大食いはだし抜けに現れたものではない。そうではなくて，それは知り合いになった男性から夕食に誘われたことに関係した自己嫌悪感と不安から現れたのである。

　メンタライゼーションを促進するもう1つの方法は，刻一刻と変化する患者の感情を観察することである。そうすることで，患者は治療者が患者の内的状態を観察するのを徐々に内在化することができる。加えて，治療者の内的状態（たとえば，広い意味での治療者の逆転移）について空想してみるよう患者を励ますことも有用である。そのような意味で，Gunderson（1996）は，真夜中に電話がかかってきた時，次の面接で治療者が「あなたの電話で私がどんなふうに感じたとあなたは考えましたか」と訊ねることで患者の空想を探索するようにと勧めている。内省力を高めるためのもう1つの技法は，自己破壊的行為の結果について考えてみるように患者を援助することである（Waldinger 1987）。境界性患者における自己破壊的行為の多くは，その行為の結果を一切考えることなく，瞬間的な緊急性の中で行われる。こうした行動が招く可能性のある有害な結果について繰り返し訊ねることで，治療者はその行動が患者にもたらす満足感を減少させる援助ができる可能性がある。

必要な時には限界設定を行うこと。多くの境界性患者は職業上の通常の境界を，治療者による残酷で懲罰的な剥奪として経験する。彼らは，治療者が彼らのことを大事に思っているということを，抱き締める，面接を延長する，料金を下げる，あるいは24時間体制で対応するといった，より具象的な形で示すように要求するかもしれない（Gabbard and Wilkinson 1994）。限界設定を行うことに罪悪感を抱く何人かの治療者は，柔軟性とか自殺防止という名目で境界性患者との職業上の境界を越えてしまう可能性がある（Gabbard 1989c; Gutheil 1989）。たとえば，ある男性治療者はある女性患者と週2回の精神療法を始めたが，1年以内にその頻度は週7回になった。日曜日は，この患者に会うためだけに彼はわざわざ出勤していた。コンサルタントがこの行動について訊ねた時，治療者は患者を自殺から守るために必要なことだといってその行動を弁護した。彼はまた，面接中患者が彼の膝の上に座るのを許していたことも認めた。この行為は，患者が子どもの頃に受けられなかった世話を彼女に提供するための方法であると彼は弁明した。

何人かの治療者は，患者のエナクトメントに対して妥当な限界設定を行うにあたって，自分が残酷でサディスティックであると感じる。しかしながら，より多くの自由を要求する多くの患者は逆説的にそれらが与えられると悪化する。Menninger Foundation Psychotherapy Research Project から派生した研究で，Colson ら（1985）は悪い結果に終わった症例について検証を行った。1つの共通点は，行動化に対して治療者が限界を設定していないことであった。患者の状態は悪化しているのに，治療者は限界設定をする代わりに行動化の無意識的動機をただ解釈し続けた。

限界設定を必要とする一連の行動に関する簡潔な要約の中で，Waldinger（1987）は，治療者または患者の安全を脅かす行動と，精神療法自体を危険にさらす行動を明らかにした。自殺は境界性患者に絶えず存在する危険であり，治療者はその衝動が圧倒的になった場合には患者を入院させるための準備をしておかなくてはならない。治療者はしばしば，致死的患者を彼らと接触を続けることで治療しようという英雄的振る舞いをする羽目に陥る。ある治療者は最後には，患者が自殺するのを防ぐために毎晩1時間電話で境界性患者と話すことになってしまった。

患者が否定したり他者に投影したりした自己の側面を再び所有できるよう患者を援助すること。スプリッティングと投影同一化がBPDをもつ患者の主要な防衛機制であるため，境界性の精神病理の中核的現象は，不完全あるいは断片化しているという体験である。精神療法を受けている患者はしばしば一種の**時間的スプリッティング**を使う。そこでは，患者は1週間前あるいは1カ月前の行為や発言を，あたかも他の誰かがやったりいったりしたものであるかのようにして，自分のものだと認めない。前回の面接でなぜ激怒したのかと患者に問う治療者に対して，患者は治療者がその爆発を話題にすることにすら当惑するかもしれない。患者は「私はあなたがなぜ今そのことを持ち出すのか分かりません。私が思うのはそれだけです」と返答するかもしれない。こうした自己の連続性における欠落は，治療者にみせる患者の姿が1週間毎に劇的に変化することにもまた現れている。治療者の役割は，患者のこうした断片化した自己側面をつなげることと，異質な自己表象をまとまりのある全体へ再所有したり統合したりすることに関連して潜在する不安を解釈することである。同様に，患者の内的な自己および対象表象は治療者や他者に投影され

る。治療者はゆっくり時間をかけて，境界例患者が自分自身の苦悩に満ちた側面を制御する方法として自分自身の側面を他者の中に無意識的に置いていることを理解できるように援助を試みる。この努力の多くは，自分自身や他者のよい側面と悪い側面とを統合したならば，彼らが抱いている激しい憎悪が愛情の名残をすべて破壊するだろうという患者の恐怖に関する解釈を含んでいる。攻撃性がより建設的な方向に利用されるために，憎しみとはどこにでもある情緒で愛情と統合されそれによって緩和されるべきものだということを境界性患者が認識できるよう援助しなくてはならない。私が別の場所で述べているように，「われわれは患者が自分の皮膚の中で，まさに愛と憎しみによって，そして生命と破壊性とによって弁証法的に作られたものの中で生きることを学べるよう援助する」（Gabbard 1996, p. 231）。

治療同盟を確立し維持すること。 BPD をもつ患者の場合治療同盟は当たり前のものではないため，治療者は刻一刻とそして面接の間に生じる同盟の変化に自らを同調させなくてはならない。同盟の確立とは，患者の言うことにすべて同意するという意味ではない。それが意味するのは，患者が認識したことを理解するために患者と協力することや，治療者と患者とが治療における共通目標を追求できるように，治療目標を再評価し柔軟に修正することを継続的に努力することである。境界性患者は他者と協力する上で著しい困難をもっている（King-Casas et al. 2008）。さらに，境界性パーソナリティ障害をもつ患者には中立的な表情を悪意と思いやりのなさが潜んでいると間違って解釈する傾向があるために，治療者は自分が送っている可能性のある非言語的コミュニケーションにも気づいていなくてはならない。また，有名な「空白のスクリーンのような表情」は初学者の治療者が犯す失敗で，BPD を治療する際の同盟形成を大混乱に陥れてしまうことになる。それよりもずっと良いのは，治療者の動機に何らかの疑わしさを抱くのはもっともであると認めつつ，患者と自然で温かい対話を行うことである。表情モーフィングに関する研究データによって，BPD をもつ患者はほとんどの人よりも早く情緒表出を識別する能力を持っていることが認識されたが，それは彼らが他者の気分状態に過敏に同調するためである。したがって，治療者は，この高度に発達した感受性によって患者は治療者の無意識的な情緒状態をより早く識別できる可能性があることに気づいておく必要がある。治療者が退屈したりイライラしたりしていることに自分で気づくのより早く，患者は治療者がそうなっているのが分かる可能性がある。治療者は，患者によって治療者が抱いているとされた情緒状態を自動的に否認することを回避しなくてはならない。同盟を維持するためのより建設的なアプローチは，治療者の意識の外側にある何かを患者が正しく知覚している可能性を受け入れることである。

逆転移感情をモニターすること。 精神療法に関するこれまでの議論全体に黙示されているのは，逆転移に注意を払うことの重要性である。投影された患者の一部をコンテインし，これらの投影物の性質を内省することは治療者が患者の内的世界を理解する際の助けになるだろう（Gabbard and Wilkinson 1994）。さらに，自分自身の感情に注意を払い続けることによって，逆転移を行動化するのを防ぐことができる。どの程度の憎悪や怒りに耐えることができるかという限界は治療者一人ひとりによって異なる。治療者が逆転移感情を入念にモニターするならば，この限界は破壊的というよりもむしろ建設的に取り扱われうる。たとえば，ある治療者は患者に「私は，あ

なたが私にあなたを助けさせる代わりに、あなたに腹を立てさせようとしているという気がしてきました。ここで何が起きているのかを私たちが理解できるかどうかを確かめてみましょう」ということで、逆転移感情を治療的に活用できるかもしれない。あるいは、治療者は逆転移反応に基づいて、患者の言葉の集中砲火に次のような限界設定を行わなくてはならないかもしれない。「あなたが私に怒鳴り続けるなら、私はあなたと共に効果的な仕事をすることができないと本当に感じています。私は、あなたが叫ばずに怒りを私に表現できるよう怒りを制御できるように取り組むことが重要だと考えます」。治療者は境界性患者に対して正直で誠実でなければならず、根本的には人間ではない聖人のような姿勢をとるならば、患者は彼らの治療者への羨望を増大させるばかりとなる（Searles 1986）。

　次に述べる、22歳の境界性患者である CC さんとの精神療法場面の臨床例はここで述べた技法の原則のいくつかを説明している。

（CC さんは前の回の面接を休んでいた。その日の面接を、彼女は治療者の本棚の本について治療者とおしゃべりすることからはじめた。）

CC さん：あらっ、新しい本を買ったのですね。

治療者：いいえ、あの本はずっとあそこにありましたよ。

CC さん：そんなことないわ。そうだとしたら、もっと前に気付いているはずです。

治療者：あの本は確かにあそこにありましたよ。それよりも、私はぜひとも話題を変えて、あなたがどうして前回の面接に来なかったのかについてもっと知りたいと思っています。

（治療者は導入的なおしゃべりを少しした後、徐々に患者の前回の面接の欠席という大事な問題に戻る。）

CC さん：ただ治療に来たくなかっただけです。私は、私がここで感じている感情を話し合わなくてはいけないのが嫌なのです。

治療者：あなたは、留守番電話の私のメッセージを聞きましたか？

（患者が面接を休んだ時、治療者は、彼女が自殺することを心配して、自宅に電話をした）

CC さん：ええ。あなたがメッセージを残した時に、私はあそこにいたのです。

治療者：なぜ、電話を取らなかったのですか？

CC さん：誰からの電話にも出ませんでした。誰とも話したくなかったから。

治療者：私が折り返し電話をくれるように頼んだことをあなたは覚えていますか。

CC さん：それは知ってます。でも、とても恥ずかしくて電話を返すことができなかったのです。

治療者：私がそのことにどんなふうに反応すると、あなたは想像したのでしょうか。

（治療者は、自分の逆転移に対する患者の空想を探索するように彼女に勧めることでメンタライゼーションを促進している。）

CC さん：そのことについては、本当に何も考えませんでした。

（患者は、自己および他者の内的状態を内省しないことでメンタライゼーションの欠如を示している。）

治療者：あなたは、あなたが首を吊るのではないかって私が心配しているかもしれないということは考えましたか。

CC さん：ええ、私はそのことを思い悩んでいましたから。ごめんなさい。あんなことに二度としません。

治療者：私は、そのことを申し訳なく思うのではなくて、あの時にあなたの心の中で起きていたことを私たちが理解できるかどうかをぜひとも確かめたいと思います。なぜなら、あなたが治療

に来ないことは私たちの一緒に働く力に間違いなく影響を及ぼすからです。

（治療者が，患者が面接に規則的にやってくることが，治療を実行可能なものにするのに必要な条件の１つであることを明確にしている）

CC さん：あの時私は私自身の中にこもっていたのです。私はちょっと怖じ気づいていたのです。

治療者：何に対して。

CC さん：分かりません。

治療者：じゃあ，「分からない」というのを受け入れないことにしましょう。あの時の理由を分かろうとしてみましょう。

（患者は彼女の内的状態を内省することを望んでいない。しかし，治療者は患者の型にはまった却下を超えて，さらに詳細に述べることを促している。）

CC さん：そうね，私は皆私のことを忘れてしまうと思っています。誰も私のすることも私のニーズも気にするつもりがないって。

治療者：でも，以前あなたはあなたの両親があなたの生活に押し入ってきて，常にあなたの周りをうろうろしていることに耐えられないといっていましたよね。

CC さん：分かってます。でも，あれは私がしくじっていたからです。

治療者：あなたがしくじらなくなり，信頼できるようになったら，誰もあなたに関心を払わなくなるって想像しているのですね。

（治療者は，事実を強制的に宣言するのではなく患者が検討したりよく考えたりできるように質問という形で患者の行動について可能性のある解釈や説明を提出している。）

CC さん：皆私のことを忘れるだろうって思っています。

治療者：そのことについて１つの考えがあります。あなたはあなたが他の人のそばからいなくなるとその人たちのことを忘れてしまうのではないでしょうか。だから他の人もあなたに対して同じだといって心配しているのではないでしょうか。

（治療者は，彼女の対象恒常性や喚起記憶の乏しさについての理解に基づいて，彼女の心配に対する解釈的理解を述べている。）

CC さん：私は人を私の心の中に留めておけないのです。あなたと一緒じゃないと，私はあなたの顔を頭の中で描けないのです。私は，両親の顔も兄弟の顔も描けないのです。それは，彼らがそこにいないようなものです。ずっと，私はそれができなかったのです。

治療者：なるほど，あなたには人があなたと離れている時に，彼らがあなたにどんなふうに反応しているかを考えるのがとても難しいということは想像できます。ちょうどあなたが面接を休んだ，先週の木曜日も同じだったのですね。あの時，あなたには，ここに座って，あなたがどこにいてなぜ電話をしてこないのかと考えている私の姿を想像することは多分難しかったのですね。

（治療者は，患者のメンタライゼーションと喚起記憶の困難さについての理解を共感的に伝えている。）

CC さん：私はそのことを考えませんでした。私が治療を受けるのが嫌になっていたのはその一部です。あなたに話していないことが他にもあります。私はプロザックを飲むのを止めました。

治療者：いつ止めたのですか。

CC さん：１週間ほど前です。

治療者：あなたはなぜそのことを私に話して，そうすることの賛否について話し合わなかったのでしょうか。

（治療者の逆転移性の欲求不満が，自分の言ったとおりに行動するように患者を強要する，規制する親と同一化しはじめる形で表れている。）

CC さん：あなたがダメだっていうのが分かってました。

治療者：でもまだ，あなたがなぜ薬を止めたかが私ははっきり分かっていません。

CC さん：私は患者でいることが嫌になったのです。精神療法は平気です。でも，薬を飲むのは嫌です。

治療者：私を最も悩ませているのは，あなたがやろうと思っていることをについて私と話し合わなかったということです。木曜日にやってこなかったことも，電話をしなかったことも，私の電話に対して電話を返さなかったことも同じです。それはあなたの中に私を敵とみなし，プロザックや治療に来るのを止めるというような重要な決断に関して私と協力するのを望んでいない部分があるようなものです。

CC さん：それは，皆が私を細かく検査し私の行動をすべて監視することです。皆私が何か間違ったことをするのを見つけようとしているのです。

治療者：なるほど，あなたが私のことをそんなふうに経験しているのなら，私はあなたがなぜ治療を避けようとするのか分かります。私たちにとって，あなたが自殺したい気持ちを克服してより生産的な人生を送りたいと望んだからあなたは今ここにいるということを心に留めることが重要だと思います。

（治療者は，新に出現した陰性転移と彼に割り当てられた敵対的役割に探索し，その作業を通して治療同盟を促進しもともとの治療目標に戻っている。）

　逆転移をモニターする際の共通課題は，患者によって生み出される感情の多くは無意識だということである。したがって，治療者はそのことに，治療を遅れてはじめるとか早く終わるといった微妙なエナクテメントによってしか気づくことができないかもしれない。逆転移は，治療者が患者に向けて発展させる無意識的感情に気づく前にコンサルタントやスーパーバイザーが検出するかもしれないものである。したがって，治療者は，コンサルタントやスーパーバイザーと自由に治療過程の中の逆転移を探索するべきである。治療者の中には，陽性にしろ陰性にしろ自らの感情の激しさを恥ずかしく思い，スーパーバイザーに非難されることを恐れてスーパーバイザーとそうした感情を共有したがらない治療者がいる。しかしながら，ほとんどの人がスーパーバイザーには隠しておきたいと思うものこそ，まさに治療者がスーパーバイザーと話し合うべきことがらであるということが，すべての治療者が覚えておくべき基本的公理である。

入院治療および部分入院治療

　精神分析的に方向づけられた入院および部分入院治療の原則は第 6 章でその概要を述べた。加えて，境界性患者との作業の中の本質的構成要素である，スプリッティングのマネジメントについてもその章で議論した。したがって，読者には境界性患者の環境治療の基本原則について第 6 章に戻って参照してもらいたい。BPD をもつ患者に特異的な，その他のいくつかの点についてはここで述べる。

　入院において，境界性患者は彼の内的な混沌を環境に外在化させることで病棟を混乱に陥れることがある。そのうちの何人かは，スプリッティングと投影同一化に関連した逆転移性の激しい問題を作り出す「特別な」患者になる（Burnham 1966; Gabbard 1986; Main 1957）。その他は異常な憎しみに溢れていて，彼らを援助しようとするすべてのスタッフに向けて悪意に満ちた攻撃

を仕掛け（Gabbard 1989b），スタッフの中に徒労感を生み出す。さらに他の患者は受身的に反抗し，いずれの治療計画にも参加しようとしないかもしれない（Gabbard 1989a）。これらの患者の病気は治療抵抗性にみえるかもしれないが，患者の個人力動とスタッフの逆転移に細心の注意を払うことによって最終的には治療から利益を受ける患者もいる。

　境界性患者の入院治療に関しては，たくさんの言い伝えが存在しているが，そのほとんどは信頼できるデータがごくわずかかまったくないかである。何人かの臨床家が入院治療は退行と依存性を促進するだろうという理由で境界性患者には入院治療は行うべきではないと考えている。この前提を支持する確かなデータは存在しない一方で，少なくとも1つの対照試験が入院治療は重篤なパーソナリティ障害をもつ患者に対してかなり有益であることを明らかにした。英国において，Dolan ら（1997）は Henderson 病院に紹介され治療を継続しているか治療終了から1年未満の重篤なパーソナリティ障害をもつ137名の患者群を検証した。紹介患者のうち70名が入院し，67名が入院しなかった。調査者たちは，入院群における Borderline Syndrome Index の得点は，非入院群のそれに比べて有意に減少したと言及した。さらに，得点の変化は入院治療期間の長さと正の相関を示した。

　以前は入院設定で行われた治療の多くが，今ではデイケアあるいは部分入院の設定で行われている。Halliwick Day Unit における素晴らしい結果（Bateman and Fonagy 1999, 2001）は，この治療様式がパーソナリティ障害のこれからの治療として大いに有望であるかもしれないことを示唆している。Piper ら（1993）もまた，デイケアにおける無作為化試験でパーソナリティ障害の治療に成功した。Wilberg ら（1999）はデイケアで治療したパーソナリティ患者において肯定的な結果を示した。研究的な設定でないデイケアでも成功が収められるのかどうかを決定するために，Karterud ら（2003）は，1993年から2000年の間に Norwegian Network of Psychotherapeutic Day Hospitals における8つの異なる治療プログラムで治療を受けた1,010名のパーソナリティ障害患者について調査した。プログラムを完了したパーソナリティ障害の患者たち，そこには多くの境界性患者が含まれているが，彼らは入院時と退院時の結果変数を比較した時にすべてにおいて有意な改善を示した。加えて，フォローアップ時においてもその改善を維持しているかさらにそれを向上させていた。したがって，今やデイケアは，境界性およびその他の重篤なパーソナリティ障害をもつ患者に対してきわめて有効なアプローチとして確立されている。何年も前の長期入院治療で使用されたのと同様の治療原則がデイケアの患者にも有効に応用されている。

　何人かの患者は治療の大部分の期間は外来精神療法を受けながら改善していくが，それでも一過性とはいえ彼らは自殺の危険性が高まったり，自己破壊的になったり，いくぶん現実離れしたりすることがあるため，精神療法の経過の中で短期間の入院治療を周期的に必要とする。同様に，精神療法のプロセスにおいてはさまざまな程度の混乱が生じる可能性がある。短期間の入院治療の目標は患者の防衛および適応機能を迅速に回復させることであり，入院治療スタッフは退行に抗う方向の予想を伝えなくてはならない。入院環境において，治療者はこうした患者に対して彼らには免責事項があるものの彼らには衝動をコントロールすることが可能であると伝えなくてはならない。拘束や抗精神病薬治療といった外的制御が折に触れて必要になるかもしれないものの，重視されるのはこれらの患者が自己制御の責任を取れるように援助することである。患者の弱体

化した自我は堅固で一貫した構造によって補完されうる。その構造には，規則的なスケジュール，衝動的な行動化に対する明確な結果，治療スタッフや他患者とのグループおよび個人面談という予測可能なパターンが含まれる。

新しく入院してきた境界性患者には一般に，自らが要望した時に，看護スタッフとの個人面談が十分な時間提供されることを期待する傾向がよく見られる。看護師がこの期待に実際に「誘い込まれて」，これらの要望を満足させようとすると，患者は概してこれらの一対一の「治療」面談に費やす時間に正比例して悪化していく。看護スタッフが5～10分の短い面談を規則的な構造の中に組み込むことができた時，境界性患者はずっとよくなる。

入院環境における治療スタッフおよび病棟の構造自体が境界性患者に対して補助自我として機能する。（第6章で述べたように）探索的あるいは解釈的な作業を行うよりも，病棟スタッフは患者が自らの危機の要因を同定したり，代替手段を探すことで衝動発散を遅らせたり，行動の結果を予想したり，内的対象関係を明らかにしたりするのを援助する。短期入院治療のもう1つの機能は，患者の内的世界に対するより正確な見解を提供することである。最後に，入院環境のスタッフはしばしば，精神療法家が患者との精神療法で生じている危機あるいは行き詰まりの本質を理解する助けとなる。（第6章で述べた）スプリッティング過程への対処に加えて，入院環境における治療スタッフは治療者の臨床家としての能力と価値を認めることによって治療者を援助できる（Adler 1984）。Adlerの自己心理学的観点からいえば，病棟の看護師や他の職員は患者と治療者双方に対して自己対象機能を果たすことができる（Adler 1987）。

秘密を作ることを阻止する病棟の規範もまた必要である。患者がある治療スタッフに話したことは，必ずミーティングで他の治療スタッフと共有されなくてはならない。病棟のスタッフは，悪意を伝えるのではなく率直かつ思いやりのある態度をもって患者に対して「いいえ」を繰り返し言うことができなくてはならない。そうでなければ，患者は「よい」思いやりのある人物が制限措置（たとえば「悪い」介入）を取る人と同一であるという事実を統合することができない可能性がある。内的な自己表象および対象表象のこうした統合は，長期入院治療における主要な治療目標の1つである。

患者に制限を課す場合には，それは常に患者の制限の必要性についての共感的理解に基づいていなくてはならず，患者がこうした制限に対して通常感じるサディスティックな支配になってはならない。

境界性患者は家族や恋人を自殺企図や自傷行為によって支配してきたように，治療スタッフ全員を支配しようとするため，こうした行動はしばしば重大な問題となる。治療スタッフは，こうした行動をコントロールする最終的な責任は患者一人ひとりにあることと，患者が自殺を遂げることを防ぐことができる人間は現実的に誰もいないことを強調しなくてはならない。境界性患者はしばしばクリップ，飲料缶，電球，その他病院でも手に入れられるものを使って浅い切り傷をつけることがある。このような浅いひっかき傷による実際の被害は最小限かもしれないが，病棟スタッフはこの自傷行為の起源を注意深く調査するべきである。それは離人症状や解離と関連していないか。幼児期に性的虐待の既往はないか。患者の状態はfluoxetine投与が適応ではないか。その行動は，スタッフの関心を引くための努力の中で行われた主に操作的なものなのか。

慢性的に自殺を志向する境界性患者は治療スタッフに強烈な逆転移感情を生み出し，その結果

スタッフはそうした企てやそぶりを操作的と受け取り，患者の自殺徴候に対して無関心になり始める可能性がある。入院治療スタッフは，自殺企図を行う患者は行わない患者に比べて自殺を遂げる可能性が140倍（Tuckman and Youngman 1963）であること，そして企図を行う患者のうちおおよそ10〜20％は最終的に自殺する（Dorpat and Ripley 1967）ということを肝に銘じなくてはならない。

家族療法

　境界例患者の内的対象世界が治療的に変容するためには，一般的に集中的な個人精神療法過程が必要とされる。しかしながら，家族との作業はしばしば治療プラン全体の本質的な補助となる。子どもが境界性パーソナリティ障害となった原因はしばしば両親であるとされた時代があった。破壊的な育児はその要因の１つかもしれないが，他の多くの場合両親は難しい気質をもって生まれた子どもに対応している。その難しい気質が家族の中に葛藤を作り出すのである。はじめの一歩は両親を協力者として巻き込むことである。そのためには，その患者の治療の一部分として，配偶者，パートナー，あるいは親に対してたくさんの基本的心理教育を行うことが有用である。この協力を求めるアプローチは，親や重要な他者が何らかの形の家族療法に参加してみようという気持ちになるのを助ける可能性がある。

　家族療法以外にも，家族を治療に巻き込む方法はさまざまなものがある。心理教育を通して，カウンセリンググループやサポートグループにつながる可能性がある。それらのグループには，境界性パーソナリティ障害が広く普及したのに応じて，消費者団体の資金提供で作られたものなどがある。これらのミーティングには，複数家族グループもある。また，患者と家族が一緒に問題解決に取り組む合同面接も役に立つかもしれない。正式な家族療法は，怒りを爆発させたり退室により面接を破壊したりすることなく自分たちの葛藤について話し合うことのできる家族に最も適している。家族が患者の主張のうち真実であるものに対しては遺憾の意をもって受け入れることのできる家族であれば，家族に責任をもたせることは有用である（Gunderson 2014）。

　第５章で述べたように，スプリッティングと投影同一化は，家族システムにおける病理的な恒常性の維持のために働く機制としてきわめてよく見られるものである。たとえば，親が内的な悪い自己あるいは対象表象を追い払うために，それらを思春期あるいは成人初期の子どもに投影することがある。投影を受けた結果，その子どもが家族の中で症状を呈する役割を担うことになる。

　家族パターンを診断するにあたり，治療者は家族に関する自らの理論的構成概念を無理矢理当てはめることを避けねばならない。たとえば，ある精神力動モデル（Masterson and Rinsley 1975）は母親の側の過剰な巻き込みを仮定しているが，実証研究（Gunderson and Englund 1981; Gunderson et al. 1980）によれば，過剰に巻き込む親よりも面倒をみない親のほうが一般的である。境界性患者の面倒を見ない親自身に愛情を求める強い傾向があり，そのためしばしば規則や「構造」に従って我慢することを自らの子どもに教えることに失敗する。

　過剰な巻き込みパターンが広く認められる家族に対して家族介入を行おうとする場合，各家族メンバーがもつ他のメンバーへのニーズに配慮しなくてはならない。親自身が境界性の精神病理をもっている可能性があり，その場合治療によりBPDの家族を「失う」という見通しは親に

とって恐ろしい脅威となる。臨床家は，患者の著しい改善が親に重篤な代償不全をもたらす可能性があることを真剣に考えておく必要がある（Brown 1987）。これらの場合には，家族療法家は，患者に生じる変化や全体としての家族システムに生じる変化によって作り出されるジレンマに家族が対応できるように支援すべきである。治療者は誠実さをもって，境界性患者およびその家族を「こじ開け」ようとすることを避けなくてはならない。こうした取り組みは，患者および家族双方にきわめて脅威的な攻撃として映り，「幌馬車隊で円陣（防戦態勢を固める）」をつくったり彼らの絡み合いを強めたりする結果にしかならない。過干渉には本来的に安定性が備わっているために，家族には一緒に居続けたいというニーズがあることを強調することを通じて，家族療法家が，変化に対して非判断的かつ中立的な態度を取るとき，よりよい結果が生み出される（Jones 1987）。システムの如何なる変化も，精神衛生の専門家によって課されるのではなく，システムの中から生じるべきである。精神衛生の専門家は伝統的に分離と自律に高い価値を置くため，しばしばそうした変化を課しやすい。

　境界性患者の家族と共に作業するにあたってもう１つのきわめて重要な原則が，家族に対する患者の悪口には，たとえそのひどい内容すべてが完全に正確だと思えたとしても，与しないことである。家族に対するBPD患者の認知を，彼らの親の認知および健常者の家族の認知と比較した研究で，GundersonとLyoo（1997）は，境界性患者は自分たちの家族関係を，その親や健常者の家族よりもずっとネガティブにみていることを発見した。親は親同士の認知に同意するが，境界性の子どもの認知には同意しない。家族におけるこのスプリッティングは真摯に受け止められるべきである。臨床家は，境界性患者の説明は彼ら自身の心理的傾向の影響を受けているかもしれないことを肝に銘じるべきである。と同時に，親の見方も慎重に受け取らなくてはならないことを認識しなくてはならない。多くの親がアセスメントに際しては防衛的に反応するし，あたかも子どもの困難について非難されているかのように感じているのである。

集団精神療法

　集団精神療法は，境界性患者の個人精神療法に役に立つ補助療法でもある。Ganzarain（1980）とHorwitz（1977）が述べているように，すべての集団では，境界性の防衛であるスプリッティングや投影同一化が使用される傾向がある。集団精神療法は，こうした防衛が集団の文脈の中で生じることにより境界性の人がそれらを理解する機会を彼らに提供する。ただし，境界性患者の集団精神療法に関する文献のほとんどの著者が，境界性患者は神経症や高水準のパーソナリティ障害をもつ患者の集団において最も効果的に治療できるとしている（Day and Semrad 1971; Horwitz 1977; Hulse 1958; Slavson 1964）。

　同様に，集団精神療法を受ける境界性患者には並行した個人精神療法が必要であることは文献で一致している（Day and Semrad 1971; Horwitz 1977; Hulse 1958; Slavson 1964; Spotnitz 1957）。集団精神療法で転移が希釈されることにより，患者と治療者双方に有意な恩恵をもたらす。すなわち，境界性患者が治療で欲求不満に陥ると動員されるお馴染みの激しい怒りは，希釈され，個人精神療法家を含め他の人物に向けられる可能性がある。同様に，境界性患者への強い逆転移反応は他の人の存在により希釈されるかもしれない。

Horwitz（1977）によれば，集団精神療法場面での直面化で境界性患者の不安が高まった際，個人精神療法家は重要な支持的機能を担うことがある。個人精神療法家は集団精神療法家とは異なる治療者が担当するのが理想的である。なぜなら「集団精神療法家が何人かの患者と個人的に会い，他の患者とは個人的には会わないということは反治療的」だからである（p. 415）。また Horwitz は，個人精神療法に集団精神療法を追加する適応として，かんに障るという性格的傾向を同定した。彼の観察によれば，境界性患者はこうした傾向についての直面化や解釈は，治療者からよりも，集団精神療法で他のメンバーからのほうがより受け入れやすいように思われる。また，治療者の解釈がその人個人に向けて選び出されるよりも，集団中心のテーマの一部として与えられたほうがより容易に受容できることを彼らは分かるかもしれない。

　集団治療は境界性患者に対してかなり有効であるだろうという広く知られた臨床的な印象を裏づける実証データが現れてきている。精神分析的な様式でなくても，自傷行為および自殺企図を減少させることを示した DBT（Linehan et al. 1991）では治療の要として集団が使用されている。対人関係集団精神療法と力動的個人精神療法の無作為対照試験において，Munroe-Blum と Marziali（1995）は週 1 回 90 分の集団療法を 25 回実施した後，2 週間に 1 回終結に向けてのセッションを 5 回行った群では有意な改善が得られたと報告している。12 カ月後と 24 カ月後の追跡調査では，主要な結果すべてで有意な改善が示された。さらに，集団の患者は個人療法の患者と同様に落ち着いていた。最終的に，Halliwick 病院の部分入院病棟で Bateman と Fonagy（1999, 2001）によって実施された週 3 回の力動的集団療法が効果的な接近方法の中心となった。

　集団による治療の有益性にもかかわらず，治療者は境界性患者の集団精神療法に固有なある困難さを感じるだろう。こうした患者は，情動を直接的な方法で表現しやすいという傾向や原始的な精神病理のために，容易にスケープゴートにされやすい。集団のテーマとしてスケープゴートが現れてきたら，治療者は境界性患者への支持を求められることがある。さらに，境界性患者は，治療者の心遣いをめぐって集団と競争関係になるため，迫害感情を増加して体験するかもしれない。最後に，境界性患者は個人精神療法家に一次的な愛着を向けているために，集団精神療法の中で一定の距離感をとり続ける傾向がある。

文　献

Adler G: The myth of the alliance with borderline patients. Am J Psychiatry 47:642–645, 1979

Adler G: Issues in the treatment of the borderline patient, in Kohut's Legacy: Contributions to Self Psychology. Edited by Stepansky PE, Goldberg A. Hillsdale, NJ, Analytic Press, 1984, pp 117–134

Adler G: Borderline Psychopathology and Its Treatment. New York, Jason Aronson, 1985

Adler G: Discussion: milieu treatment in the psychotherapy of the borderline patient: abandonment and containment. Yearbook of Psychoanalysis and Psychotherapy 2:145–157, 1987

Akiskal HS, Chen SE, Davis GC, et al: Borderline: an adjective in search of a noun. J Clin Psychiatry 46:41–48, 1985

Alexander PC, Anderson CL, Brand B, et al: Adult attachment and long-term effects in survivors of incest. Child Abuse Negl 22:45–61, 1998

Allen JG: Traumatic Relationships and Serious Mental Disorders. New York, Wiley, 2001

American Psychiatric Association: Practice Guideline for the Treatment of Patients With Borderline Personality. Washington, DC, American Psychiatric Association, 2001

American Psychiatric Association: Diagnostic and Statistical Manual of Mental Disorders, 5th Edition. Washington, DC, American Psychiatric Association, 2013　高橋三郎, 大野裕監訳：DSM-5 精神疾患の診断・統計マニュアル. 医学書院, 2014

Andrulonis PA: Disruptive behavior disorders in boys and the borderline personality disorder in men. Ann Clin Psychiatry 3:23–26, 1991

Baker L, Silk KR, Westen D, et al: Malevolence, splitting, and parental ratings by borderlines. J Nerv Ment Dis 180:258–264, 1992

Baron-Cohen S, Ring HA, Wheelwright S, et al: Social intelligence in the normal and autistic brain: an fMRI study. Eur J Neurosci 11:1891–1898, 1999

Baron-Cohen S, Wheelwright S, Hill J, et al: The "Reading the Mind in the Eyes" test revised version: a study with normal adults, and adults with Asperger syndrome or high-functioning autism. J Child Psychol Psychiatry 42:241–251, 2001

Bateman A, Fonagy P: Effectiveness of partial hospitalization in the treatment of borderline personality disorder: a randomized controlled trial. Am J Psychiatry 156: 1563–1569, 1999

Bateman A, Fonagy P: Treatment of borderline personality disorder with psychoanalytically oriented partial hospitalization: an 18-month follow-up. Am J Psychiatry 158:36–42, 2001

Bateman A, Fonagy P: Health service utilization costs for borderline personality disorder patients treated with psychoanalytically oriented partial hospitalization versus general psychiatric care. Am J Psychiatry 160:169–171, 2003

Bateman AW, Fonagy P: Mentalization-based treatment of BPD. J Pers Disord 18: 36–51, 2004a

Bateman A, Fonagy P: Psychotherapy for Borderline Personality Disorder: Mentalization-Based Treatment. Oxford, UK, Oxford University Press, 2004b　狩野力八郎, 白波瀬丈一郎監訳：メンタライゼーションと境界パーソナリティ障害—— MBT が拓く精神分析的精神療法の新たな展開. 岩崎学術出版社, 2008

Bateman A, Fonagy P: Randomized controlled trial of outpatient mentalization-based treatment versus structured clinical management for borderline personality disorder. Am J Psychiatry 166:1355–1364, 2009

Battle CL, Shea MT, Johnson DM, et al: Childhood maltreatment associated with adult personality disorders: findings from the Collaborative Longitudinal Personality Disorder Study. J Pers Disord 18:193–211, 2004

Bion WR: Clinical Seminars and Other Works. London, Karnac, 1987

Blum N, St. John D, Pfohl B, et al: Systems Training for Emotional Predictability and Problem Solving (STEPPS) for outpatients with borderline personality disorder: a randomized controlled trial and one year follow-up. Am J Psychiatry 165:468–478, 2008

Brown SL: Family therapy and the borderline patient, in The Borderline Patient: Emerging Concepts in Diagnosis, Psychodynamics, and Treatment, Vol 2. Edited by Grotstein JS, Solomon MF, Lang JA. Hillsdale, NJ, Analytic Press, 1987, pp 206–209

Burnham DL: The special-problem patient: victim or agent of splitting? Psychiatry 29:105–122, 1966

Calarge C, Andreasen NC, O'Leary DS: Visualizing how one brain understands another: a PET study of theory of mind. Am J Psychiatry 160:1954–1964, 2003

Clarkin JF, Levy KN, Lenzenweger MF, et al: The Personality Disorders Institute/Borderline Personality Disorder Research Foundation randomized control trial for borderline personality disorder: rationale, methods, and patient characteristics. J Pers Disord 18:52–72, 2004

Clarkin JF, Lenzenweger MF, Yeomans F, et al: An object relations model of borderline pathology. J Pers Disord 21:474–499, 2007a

Clarkin JF, Levy KN, Lenzenweger MF, et al: Evaluating three treatments for patients with borderline personality disorder: a preliminary multi-wave study of behavioral change. Am J Psychiatry 164:922–928, 2007b

Colson DB, Lewis L, Horwitz L: Negative outcome in psychotherapy and psychoanalysis, in Negative Outcome in Psychotherapy and What to Do About It. Edited by Mays DT, Frank CM. New York, Springer, 1985, pp 59–75

Day M, Semrad E: Group therapy with neurotics and psychotics, in Comprehensive Group Psychotherapy. Edited by Kaplan HI, Sadock BJ. Baltimore, MD, Williams & Wilkins, 1971, pp 566–580

Dolan B, Warren F, Norton K: Change in borderline symptoms one year after therapeutic community treatment for severe personality disorder. Br J Psychiatry 171: 274–279, 1997

Donegan NH, Sanislow CA, Blumberg HP, et al: Amygdala hyperreactivity in borderline personality disorder: implications for emotional dysregulation. Biol Psychiatry 54:1284–1293, 2003

Dorpat TL, Ripley HS: The relationship between attempted suicide and committed suicide. Compr Psychiatry 8:74–79, 1967

Driessen M, Herrmann J, Stahl K: Magnetic resonance imaging volumes of the hippocampus and the amygdala in women with borderline personality disorder and early traumatization. Arch Gen Psychiatry 57:1115–1122, 2000

Fertuck EA, Song JA, Morris WB, et al: Enhanced "reading the mind in the eyes" in borderline personality disorder compared to healthy controls. Psychol Med 39:1979–1988, 2009

Fonagy P: An attachment theory approach to treatment of the difficult patient. Bull Menninger Clin 62:147–169, 1998

Fonagy P: Attachment Theory and Psychoanalysis. New York, Other Press, 2001　遠藤利彦，北山修監訳：愛着理論と精神分析．誠信書房，2008

Fonagy P, Target M: Playing with reality, III: the persistence of dual psychic reality in borderline patients. Int J Psychoanal 81:853–874, 2000

Fonagy P, Leigh T, Steele M, et al: The relationship of attachment status, psychiatric classification, and response to psychotherapy. J Consult Clin Psychol 64:22–31, 1996

Fonagy P, Steele M, Steele H, et al: Reflective Functioning Manual, Version 4.1, for Application to Adult Attachment Interviews. London, University of London, 1997

Frank H, Hoffman N: Borderline empathy: an empirical investigation. Compr Psychiatry 27:387–395, 1986

Frank H, Paris J: Recollections of family experience in borderline patients. Arch Gen Psychiatry 38:1031–1034, 1981

Frith CD, Frith U: Interacting minds: a biological basis. Science 286:1692–1695, 1999

Gabbard GO: The treatment of the "special" patient in a psychoanalytic hospital. International Review of Psychoanalysis 13:333–347, 1986

Gabbard GO: On "doing nothing" in the psychoanalytic treatment of the refractory borderline patient. Int J Psychoanal 70:527–534, 1989a

Gabbard GO: Patients who hate. Psychiatry 52:96–106, 1989b

Gabbard GO (ed): Sexual Exploitation in Professional Relationships. Washington, DC, American Psychiatric Press, 1989c

Gabbard GO: An overview of countertransference with borderline patients. J Psychother Pract Res 2:7–18, 1993

Gabbard GO: Love and Hate in the Analytic Setting. Northvale, NJ, Jason Aronson, 1996

Gabbard GO: Borderline personality disorder and rational managed care policy. Psychoanalytic Inquiry 17(suppl):17–28, 1997

Gabbard GO: Treatment-resistant borderline personality disorder. Psychiatr Ann 28: 651–656, 1998

Gabbard GO: Miscarriages of psychoanalytic treatment with suicidal patients. Int J Psychoanal 84:249–261, 2003

Gabbard GO: The therapeutic action in psychoanalytic psychotherapy of borderline personality disorder, in

The Psychoanalytic Therapy of Severe Disturbance. Edited by Williams P. London, Karnac, 2010, pp 1–19

Gabbard GO: Neurobiologically informed psychotherapy of borderline personality disorder, in Psychodynamic Psychotherapy Research: Evidence-Based Practice and Practice-Based Evidence. Edited by Levy RA, Ablon JS, Kachele H. New York, Humana Press, 2012, pp 257–268

Gabbard GO, Horowitz MJ: Insight, transference interpretation and therapeutic change in the dynamic psychotherapy of borderline personality disorder. Am J Psychiatry 166:517–521, 2009

Gabbard GO, Wilkinson SM: Management of Countertransference With Borderline Patients. Washington, DC, American Psychiatric Press, 1994

Gabbard GO, Horwitz L, Frieswyk S, et al: The effect of therapist interventions on the therapeutic alliance with borderline patients. J Am Psychoanal Assoc 36: 697–727, 1988

Gabbard GO, Horwitz L, Allen JG, et al: Transference interpretation in the psychotherapy of borderline patients: a high-risk, high-gain phenomenon. Harv Rev Psychiatry 2:59–69, 1994

Gallagher HL, Happe F, Brunswick N, et al: Reading the mind in cartoons and stories: an fMRI study of "theory of mind" in verbal and nonverbal tasks. Neuropsychologia 38:11–21, 2000

Ganzarain RC: Psychotic-like anxieties and primitive defenses in group analytic psychotherapy. Issues in Ego Psychology 3:42–48, 1980

Giesen-Bloo J, van Dyck R, Spinhoven P, et al: Outpatient psychotherapy for borderline personality disorder: randomized trial of schema-focused therapy vs. transference-focused therapy. Arch Gen Psychiatry 63:649–658, 2006

Goel V, Grafman J, Sadato N, et al: Modeling other minds. Neuroreport 6:1741–1746, 1995

Goldberg RL, Mann LS, Wise TN, et al: Parental qualities as perceived by borderline personality disorders. Hillside J Clin Psychiatry 7:134–140, 1985

Gorney JE: The negative therapeutic interaction. Contemp Psychoanal 15:288–337, 1979

Gregory RJ, Delucia-Deranja E, Mogle JA: Dynamic deconstructive psychotherapy versus optimized community care for borderline personality disorder co-occurring with alcohol use disorders: 30 months follow-up. J Nerv Ment Dis 198:292–298, 2010

Grinker RR Jr, Werble B, Drye RC: The Borderline Syndrome: A Behavioral Study of Ego-Functions. New York, Basic Books, 1968

Gunderson JG: Studies of borderline patients in psychotherapy, in Handbook of Borderline Disorders. Edited by Silver D, Rosenbluth M. Madison, CT, International Universities Press, 1992, pp 291–305

Gunderson JG: The borderline patient's intolerance of aloneness: insecure attachments and therapist availability. Am J Psychiatry 153:752–758, 1996

Gunderson JG: Borderline Personality Disorder: A Clinical Guide. Washington, DC, American Psychiatric Publishing, 2001　黒田章史訳：境界性パーソナリティ障害――クリニカル・ガイド．金剛出版，2006

Gunderson J: Handbook of Good Psychiatric Management for Borderline Patients. Washington, DC, American Psychiatric Publishing, 2014　黒田章史訳：境界性パーソナリティ障害治療ハンドブック――「有害な治療」に陥らないための技術．岩崎学術出版社，2018

Gunderson JG, Chu JA: Treatment implications of past trauma in borderline personality disorder. Harv Rev Psychiatry 1:75–81, 1993

Gunderson JG, Englund DW: Characterizing the families of borderlines: a review of the literature. Psychiatr Clin North Am 4:159–168, 1981

Gunderson JG, Links P: Borderline Personality Disorder: A Clinical Guide. 2nd Edition. Washington, DC, American Psychiatric Publishing, 2008

Gunderson JG, Lyoo K: Family problems and relationships for adults with borderline personality disorder. Harv Rev Psychiatry 4:272–278, 1997

Gunderson JG, Sabo AN: The phenomenological and conceptual interface between borderline personality disorder and PTSD. Am J Psychiatry 150:19–27, 1993

Gunderson JG, Zanarini MC: Current overview of the borderline diagnosis. J Clin Psychiatry 48(suppl 8):5–14, 1987

Gunderson JG, Kerr J, Englund DW: The families of borderlines: a comparative study. Arch Gen Psychiatry 37:27–33, 1980

Gunderson JG, Stout RL, McGlashan TH, et al: Ten year course of borderline personality disorder: psychopathology and function from the collaborative longitudinal personality disorders studies. Arch Gen Psychiatry 68:827–837, 2011

Gutheil T: Borderline personality disorder, boundary violations, and patient–therapist sex: medicolegal pitfalls. Am J Psychiatry 146:597–602, 1989

Herman JL, Perry JC, van der Kolk BA: Childhood trauma in borderline personality disorder. Am J Psychiatry 146:490–495, 1989

Herpertz SC, Dietrich TM, Wenning B, et al: Evidence of abnormal amygdala functioning in borderline personality disorder: a functional MRI study. Biol Psychiatry 50:292–298, 2001

Hoch P, Polatin P: Pseudoneurotic forms of schizophrenia. Psychiatr Q 23:248–276, 1949

Horwitz L: Clinical Prediction in Psychotherapy. New York, Jason Aronson, 1974

Horwitz L: Group psychotherapy of the borderline patient, in Borderline Personality Disorders: The Concept, the Syndrome, the Patient. Edited by Hartocollis PL. New York, International Universities Press, 1977, pp 399–422

Horwitz L, Gabbard GO, Allen JG, et al: Borderline Personality Disorder: Tailoring the Psychotherapy to the Patient. Washington, DC, American Psychiatric Press, 1996

Hulse WC: Psychotherapy with ambulatory schizophrenic patients in mixed analytic groups. Arch Neurol Psychiatry 79:681–687, 1958

Johnson JG, Cohen P, Brown J, et al: Childhood maltreatment increases risk for personality disorders during early adulthood. Arch Gen Psychiatry 56:600–606, 1999

Jones SA: Family therapy with borderline and narcissistic patients. Bull Menninger Clin 51:285–295, 1987

Karterud S, Pedersen G, Bjordal E, et al: Day treatment of patients with personality disorders: experiences from a Norwegian treatment research network. J Pers Disord 17:243–262, 2003

Kernberg OF: Borderline personality organization. J Am Psychoanal Assoc 15:641–685, 1967

Kernberg OF: Borderline Conditions and Pathological Narcissism. New York, Jason Aronson, 1975

Kernberg OF: Technical considerations in the treatment of borderline personality organization. J Am Psychoanal Assoc 24:795–829, 1976

Kernberg OF, Burstein ED, Coyne L, et al: Psychotherapy and psychoanalysis: final report of The Menninger Foundation's Psychotherapy Research Project. Bull Menninger Clin 36:3–275, 1972

Kernberg OF, Selzer MA, Koenigsberg HW, et al: Psychodynamic Psychotherapy of Borderline Patients. New York, Basic Books, 1989

King-Casas B, Sharp C, Lomax L, et al: The rupture and repair of cooperation in borderline personality disorder. Science 321:806–810, 2008

Knight RP: Borderline states. Bull Menninger Clin 17:1–12, 1953

Linehan MM, Armstrong HE, Suarez A, et al: Cognitive-behavioral treatment of chronically parasuicidal borderline patients. Arch Gen Psychiatry 48:1060–1064, 1991

Linehan MM, Comtois KA, Murray AM, et al: Two-year randomized controlled trial and follow-up of dialectical behavior therapy vs. therapy by experts for suicidal behaviors and borderline personality disorder. Arch Gen Psychiatry 63:757–766, 2006

Links PS, Steiner M, Offord DR, et al: Characteristics of borderline personality disorder: a Canadian study. Can J Psychiatry 33:336–340, 1988

Lynch TR, Rosenthal MZ, Kosson DS, et al: Heightened sensitivity to facial expressions of emotion in borderline personality disorder. Emotion 6:647–655, 2006

Lyoo IK, Han MH, Cho DY: A brain MRI study in subjects with borderline personality disorder. J Affect Disord 50:235–243, 1998

Mahler MS, Pine F, Bergman A: The Psychological Birth of the Human Infant: Symbiosis and Individuation. New York, Basic Books, 1975　高橋雅士，織田正美，浜畑紀訳：乳幼児の心理的誕生——母子共生と個体化．黎明書房，1981

Main TF: The ailment. Br J Med Psychol 30:129–145, 1957

Maltsberger JT: Countertransference in the treatment of the suicidal borderline patient, in Countertransference Issues in Psychiatric Treatment (Review of Psychiatry Series, Vol. 18; Oldham JM and Riba MB, series eds). Edited by Gabbard GO. Washington, DC, American Psychiatric Press, 1999, pp 27–43

Masterson JF: Psychotherapy of the Borderline Adult: A Developmental Approach. New York, Brunner/Mazel, 1976

Masterson JF, Rinsley DB: The borderline syndrome: the role of the mother in the genesis and psychic structure of the borderline personality. Int J Psychoanal 56: 163–177, 1975

McMain SF, Links PS, Gnam WH, et al: A randomized trial of dialectical behavior therapy versus general psychiatric management for borderline personality disorder. Am J Psychiatry 166:1365–1374, 2009

McMain SF, Guimond T, Streiner DL, et al: Dialectical behavior therapy compared with general psychiatric management for borderline personality disorder: clinical outcomes and functioning over a two-year follow-up. Am J Psychiatry 169:650–661, 2012

Meissner WW: Treatment of Patients in the Borderline Spectrum. Northvale, NJ, Jason Aronson, 1988

Modell AH: "The holding environment" and the therapeutic action of psychoanalysis. J Am Psychoanal Assoc 24:285–307, 1976

Munroe-Blum H, Marziali E: A controlled trial of short-term group treatment for borderline personality disorder. J Pers Disord 9:190–198, 1995

New AS, Stanley B: An opioid deficit in borderline personality disorder: self-cutting, substance abuse, and social dysfunction. Am J Psychiatry 167:882–885, 2010

Ochsner KN, Bunge SA, Gross JJ, et al: Rethinking feelings: fMRI study of the cognitive regulation of emotions. J Cogn Neurosci 14:1215–1229, 2002

Ogata SN, Silk KR, Goodrich S, et al: Childhood sexual and physical abuse in adult patients with borderline personality disorder. Am J Psychiatry 147:1008–1013, 1990

Oldham JM, AE, Kellman HD, et al: Diagnosis of DSM-III-R personality disorders by two structured interviews: patterns of comorbidity. Am J Psychiatry 149: 213–220, 1992

O'Leary KM: Neuropsychological testing results. Psychiatr Clin North Am 23:41–60, 2000

O'Leary KM, Cowdry RW: Neuropsychological testing results in borderline personality disorder, in Biological and Neurobehavioral Studies of Borderline Personality Disorder. Edited by Silk KR. Washington, DC, American Psychiatric Press, 1994, pp 127–157

Paris J: Does childhood trauma cause personality disorders in adults? Can J Psychiatry 43:148–153, 1998

Paris J: The outcome of borderline personality disorder: good for most but not all patients. Am J Psychiatry 169:445–446, 2012

Paris J, Frank H: Perceptions of parental bonding in borderline patients. Am J Psychiatry 146:1498–1499, 1989

Paris J, Zweig-Frank H: A critical review of the role of childhood sexual abuse in the etiology of borderline personality disorder. Can J Psychiatry 37:125–128, 1992

Patrick M, Hobson RP, Castle D, et al: Personality disorder and the mental representation of early experience. Developmental Psychopathology 6:375–388, 1994

Piper WE, Rosie JS, Azim HF, et al: A randomized trial of psychiatric day treatment for patients with affective and personality disorders. Hosp Community Psychiatry 44:757–763, 1993

Prossin AR, Love TM, Koeppe RA, et al: Dysregulation of regional endogenous opioid function in borderline and schizotypal personality disorder. Am J Psychiatry 167:925–933, 2010

Reichborn-Kjennerud T, Ystrom E, Neale MC, et al: Structure of genetic and environmental risk factors for symptoms of DSM-IV borderline personality disorder. JAMA Psychiatry 70:1206–1214, 2013

Rinne T, de Kloet ER, Wouters L, et al: Hyperresponsiveness of hypothalamic-pituitaryadrenal axis to combined dexamethasone/corticotropin-releasing hormone challenge in female borderline personality disorder subjects with a history of sustained childhood abuse. Biol Psychiatry 52:1102–1112, 2002

Rosen IR: Relational masochism: the search for a bad enough object. Paper presented at scientific meeting of the Topeka Psychoanalytic Society, Topeka, KS, January 1993

Rüsch N, Lieb K, Göttler I, et al: Shame and implicit self-concept in women with borderline personality disorder. Am J Psychiatry 164:500–508, 2007

Sandler J: Character traits and object relationships. Psychoanal Q 50:694–708, 1981

Schiffer F, Teicher MH, Papanicolaou AC: Evoked potential evidence for right brain activity during the recall of traumatic memories. J Neuropsychiatry Clin Neurosci 7:169–175, 1995

Schmahl CG, Vermetten E, Elzinga BM, et al: Magnetic resonance imaging of hippocampal and amygdalar volume in women with childhood abuse and borderline personality disorder. Psychiatry Res 122:193–198, 2003a

Schmahl CG, Elzinga BM, Vermetten E, et al: Neural correlates of memories of abandonment in women with and without borderline personality disorder. Biol Psychiatry 54:142–151, 2003b

Schmideberg M: The borderline patient, in American Handbook of Psychiatry, Vol 1. Edited by Arieti S. New York, Basic Books, 1959, pp 398–416

Searles HF: My Work With Borderline Patients. Northvale, NJ, Jason Aronson, 1986

Silbersweig D, Clarkin JR, Goldstein M, et al: Failure of frontolimbic inhibitory function in the context of negative emotion in borderline personality disorder. Am J Psychiatry 164:1832–1841, 2007

Slavson SR: A Textbook in Analytic Group Psychotherapy. New York, International Universities Press, 1964

Soloff PH, Millward JW: Developmental histories of borderline patients. Compr Psychiatry 24:574–588, 1983

Spotnitz H: The borderline schizophrenic in group psychotherapy: the importance of individualization. Int J Group Psychother 7:155–174, 1957

Stalker CA, Davies F: Attachment organization, and adaptation in sexually abused women. Can J Psychiatry 40:234–240, 1995

Streeter CC, vanReekum R, Shorr RI, et al: Prior head injury in male veterans with borderline personality disorder. J Nerv Ment Dis 183:577–581, 1995

Swartz M, Blazer D, George L, et al: Estimating the prevalence of borderline personality disorder in the community. J Pers Disord 4:257–272, 1990

Swirsky-Sacchetti T, Gorton G, Samuel S, et al: Neuropsychological function in borderline personality disorder. J Clin Psychol 49:385–396, 1993

Torgersen S, Kringlen E, Cramer V: The prevalence of personality disorders in a community sample. Arch Gen Psychiatry 58:590–596, 2001

Torgersen S, Lygren S, Oien PA, et al: A twin study of personality disorders. Compr Psychiatry 41:416–425, 2000

Tuckman J, Youngman WF: Suicide risk among persons attempting suicide. Public Health Rep 78:585–587, 1963

van Elst TL, Hesslinger B, Thiel T, et al: Frontolimbic brain abnormalities in patients with borderline personality disorder: a volumetric magnetic resonance imaging study. Biol Psychiatry 54:163–171, 2003

vanReekum R, Conway CA, Gansler D, et al: Neurobehavioral study of borderline personality disorder. J Psychiatry Neurosci 18:121–129, 1993

Wagner AW, Linehan MM: Facial expression recognition ability among women with borderline personality disorder: implications for emotion regulation? J Pers Disord 13:329–344, 1999

Waldinger RJ: Intensive psychodynamic therapy with borderline patients: an overview. Am J Psychiatry

144:267–274, 1987

Wallerstein RS: Forty-Two Lives in Treatment: A Study of Psychoanalysis and Psychotherapy. New York, Guilford, 1986

Walsh F: The family of the borderline patient, in The Borderline Patient. Edited by Grinker RR, Werble B. New York, Jason Aronson, 1977, pp 158–177

Westen D, Ludolph P, Misle B, et al: Physical and sexual abuse in adolescent girls with borderline personality disorder. Am J Orthopsychiatry 60:55–66, 1990

Widiger TA, Weissman MM: Epidemiology of borderline personality disorder. Hosp Community Psychiatry 42:1015–1021, 1991

Wilberg T, Urnes O, Friis S, et al: One-year follow-up of day treatment for poorly functioning patients with personality disorders. Psychiatr Serv 50:1326–1330, 1999

Winnicott DW: Transitional objects and transitional phenomena—a study of the first not-me possession period. Int J Psychoanal 34:59–97, 1953　北山修訳：移行対象と移行現象．小児医学から精神分析へ――ウィニコット臨床論文集．岩崎学術出版社，2005；橋本雅雄，大矢康士訳：移行対象と移行現象．改訳 遊ぶことと現実．岩崎学術出版社，2015

Zanarini MC, Frankenburg FR: Pathways to the development of borderline personality disorder. J Pers Disord 11:93–104, 1997

Zanarini MC, Frankenburg FR: The essential nature of borderline psychopathology. J Pers Disord 21:518–535, 2007

Zanarini MC, Gunderson JG, Frankenburg FR: Axis I phenomenology of borderline personality disorder. Compr Psychiatry 30:149–156, 1989a

Zanarini MC, Gunderson JG, Marino MF, et al: Childhood experiences of borderline patients. Compr Psychiatry 30:18–25, 1989b

Zanarini MC, Gunderson JG, Frankenburg FR, et al: Discriminating borderline personality disorder from other Axis II disorders. Am J Psychiatry 147:161–167, 1990

Zanarini MC, Williams AA, Lewis RE, et al: Reported pathological childhood experiences associated with the development of borderline personality disorder. Am J Psychiatry 154:1101–1106, 1997

Zanarini MC, Frankenburg FR, Reich DB, et al: Attainment and stability of sustained symptomatic remission and recovery among patients with borderline personality disorder and Axis II comparison subjects: a 16-year prospective follow-up study. Am J Psychiatry 169:476–483, 2012

Zetzel ER: A developmental approach to the borderline patient. Am J Psychiatry 127:867–871, 1971

Zlotnick C, Rothschild L, Zimmerman M: The role of gender in the clinical presentation of patients with borderline personality disorder. J Pers Disord 16:277–282, 2002

Zweig-Frank H, Paris J: Parents' emotional neglect and overprotection according to the recollections of patients with borderline personality disorder. Am J Psychiatry 148:648–651, 1991

第16章

Ｂ群パーソナリティ障害

自己愛性

> まあ，お前は自惚れ病にかかっているわ，マヴォーリオ。だから何を食べてもおいしくないのよ。寛
> 大で，無邪気で，自由な性質の人間なら，鳩の豆鉄砲ぐらいにしか思わないものを，お前は大砲の弾
> だって言いたいのね。
>
> シェイクスピア作『十二夜』 第Ⅰ幕第５場，オリヴィアの台詞（小津二郎訳，岩波文庫版）

このシェイクスピアの喜劇における，マルヴォーリオの自分自身に対する愛情と，ちょっとし
た軽蔑でも手厳しく攻撃されたと体験してしまう傾向が，彼が「病んでいる」ことをオリヴィア
にもそして観衆にも明らかに指し示している。しかしながら，現代の精神科臨床において，自
己愛が，それが健康なものか病的なものかを区別するのは困難に満ちている。ある程度の利己心
self-interest と自己への愛 self-love は正常であるばかりでなく，精神的な健康にとって欠くべ
からざるものである。けれども，自己肯定 self-regard の連続体の中で，どこまでが健康な自己
愛で，どこからが病的な自己愛かを確定するのは容易ではない。

もう１つの混乱の要因は，ある人の場合は病的な自己愛の表れかもしれない行為が，別の人の
場合は単に健康な自己肯定の表れの可能性があるということである。自己愛は，その人の迎えて
いるライフサイクルの段階によって異なった判断がなされる。とはいえ，たとえ私たちがこうし
た発達上の差異に気づいたとしても，**自己愛的**という用語を健康な自己評価 self-esteem をもつ
人に対する褒め言葉として使うことほとんどない。それどころか，この用語は軽蔑的に用いられ
ることがほとんどであり，特に私たちが不愉快に思う同僚や知人のことをいう時に使われる。ま
た，この用語は私たちが妬むような成功をおさめた自信家に対してもしばしば使われる。私たち
は皆，自己愛にまつわる問題と悪戦苦闘している。だから，他人に自己愛的というラベルを貼る
時には，偽善が潜んでいる可能性を常に注意しなくてはならない。

さらに事態を込み入ったものにしているのは，私たちが自己愛的な文化のなかで生きている
ということである。1979 年に Christopher Lasch は，電子メディアは本質や深みを無視し，表
層的なイメージで成功を収めているが，その電子メディアに卑屈なまで献身する反応として自
己愛の文化が発展してきたと論じた（Lasch 1979）。今日の「ミレニアル」世代，すなわち電子

機器を「肌身離さず glued」持って，フェイスブックやその他のソーシャル・メディア上で生活する人びとが，新たな自己愛的文化を作ってきた。Twenge と Campbell（2009）は，自己肯定 self-esteem と自己愛が，私たちの社会における社会的言説 social discourse に蔓延してきていることに言及した。1970 年初頭，大衆紙で自己愛について触れられることはまれであった。しかし 2002 年から 2007 年の間に 5,000 回の言及が行われている。1975 年以降，毎年，自己愛に関する 5 冊から 10 冊の本が出版されたが，1970 年以前に出版されて流通している本は 3 冊に満たなかった。国立衛生研究所 National Institute of Health の資金で行われた自己愛性パーソナリティ障害に関する研究（Stinson et al. 2008）によれば，20 歳から 29 歳の集団で自己愛パーソナリティ障害の診断基準を満たす人は，65 歳以上の集団におけるそれのおおよそ 3 倍だった。ミレニアル世代が「私，私，私世代 Me, Me, Me Generation」（J. Stein 2013）としてタイム誌の表紙に載った。この世代の若い成人の多くが，自分の夢を実現するための相応の努力なしに，有名になって当然，もしくは多額の報酬を得るのが当然という意識を持って成長してきた。彼らは，ソーシャル・メディア上の仲間 peer が日がな一日さらに夜中までも彼らに与えてくれる利那的な満足と自己評価の拡張と共に成長してきたのである。

　この文化的状況を考慮すると，どの傾向が自己愛性パーソナリティ障害の指標で，どれは単に適応的な文化的傾向であるかを見極めることはしばしば困難である。さらに健康な自己評価と人為的に膨らまされた自己評価との区別はたびたび曖昧になる。たとえば，精神保健の専門家が同じ専門家の聴衆に向けて科学論文を発表している場面を想像してみよう。発表者は，聴衆の約半分が発表中に眠り込んでしまい，残る半分が立ち上がって退席したことに気づく。発表後の討論で，発表者は「ぼんやりした考えだ」とか，「文献に十分精通していない」とか，「新しいことは何一つ提示していない」などと手厳しく批判される。これらの批判に対して，彼は「彼らがどのように考えようと，とにかく私は自分が有能であることをよく知っている」と自分自身に言いきかせることで応じる。彼のこの態度を，われわれはどう評価すればいいのだろうか？　この例で示された情報に基づいて，われわれは 2 つの結論のうちどちらかに辿り着く可能性がある。つまり，1）この人は，不運な体験一つで崩れてしまうことのない，健康な自己尊重 self-regard を持っている。もしくは，2）発表者のこの態度は病的な自己愛の反映であり，自己評価のひどい傷つきを補おうとする誇大的な防衛反応である，というどちらかである。

　多様な用法，発達的な差異，文化的な影響という，途方に暮れるようなことがらを前にして，健康な自己愛と病的な自己愛とを区別できる基準とはどのようなものであろうか？　この問いへの答えとして，精神的健康の伝統的な基準——愛することと働くこと——は，部分的に有用であるにすぎない。個人の職歴は，この区別を考える上でほとんど助けにならないだろう。自己愛が重篤に障害された人が，大企業，芸術，政治，芸能界，スポーツ，テレビ伝道 televngelism などの特定の職業において並外れた成功を収めていることがある（Gabbard 1983）。自己愛の病理をもつ人びとが自らの職業に関心をもつのは，その分野で習熟することではなくあくまで表層的な達成や賞賛を得られるからである（Kernberg 1970）。

　自己愛の病的な形は，個人の関係性の質を見ることでより容易に見つけ出すことができる。このような人びとに起きているひとつの悲劇は，愛することができないことである。健康な対人関係を特徴づけるのは，他の人の気持ちに対する共感と気遣い，他者の考えに対する真の関心，関

係を投げ出すことなくその両価性に長期間耐える能力，対人関係上の葛藤には自分自身も関与していることを認める能力などである。こうした関係性をもっている人びともまた，時に自分自身の欲求を充たすために他者を使用することがあるかもしれない。しかし，それは人とつき合う時の全般的なスタイルではなく，あくまで繊細な対人的関わりという広範な背景の中で生じているものである。他方，自己愛性パーソナリティ障害をもつ人は，他人の気持ちに配慮することなく，自己愛的な欲求によって人びとを使い切り use up，使い捨てる対象としてみなして近づく。人のことを，分離した存在，あるいはその人自身の欲求がある存在として見ることはない。しばしば自己愛性パーソナリティ障害をもつ人は，相手が自らの欲求に基づいて要求し始めた途端，関係を終わらせてしまう。ここで最も重要なのは，その関係はもはや，自己愛者が自らの自己評価の感覚を維持することに，「役立つ」ことはなくなったということである。

自己愛性パーソナリティ障害の現象学

　かなり異なる臨床像の患者に対して広く自己愛性パーソナリティ障害という診断名が適用されているため，それに関する精神力動の文献はいくぶん混乱している。DSM-5（米国精神医学会2013）では，自己愛性パーソナリティ障害の診断基準として9項目を挙げている（ボックス16-1）。

　これらの項目は，特定の自己愛的な患者——スポットライトの中にいたがる，尊大で，自慢家で，「うるさい」人——に特異的に合致する。しかしながら，侮辱されることにきわめて過敏であるためにスポットライトを浴びることをつねに避け続けている，内気で，秘かに誇大的であるような自己愛的な人物を特徴付けることはできていない（Cooper and Michels 1998）。

　長年，自己愛的パーソナリティ障害に関する文献は比較的少なかった。しかし，近年ではその文献は，自己愛性パーソナリティの構造，このパーソナリティ障害をもつ患者の査定や評価，その疫学や病因論，さまざまな治療アプローチをめぐる問題を包含するまでに拡大している（Campbell and Miller 2011; Ogrodniczuk 2013）。これらの文献には，自己愛性パーソナリティ障害は連続体上にあるという広く一致した見解がある。精神力動的文献において，連続体の1つの極には Kernberg（1970, 1974a, 1974b, 1998）が詳細に記述した，他人の関心と称賛をほしがり，羨望に満ち，貪欲なタイプの人物が位置づけられる。軽蔑に脆弱で自己断片化しやすいタイプの自己愛性パーソナリティ障害をもつ人は Kohut（1971, 1977, 1984）によって特徴づけられた。この2人の精神分析的著者は連続体の両極を明らかにしており，他の著者によって記述された患者はその対人関係のスタイルのタイプによって両極のあいだのどこかに位置付けられた。

　記述的な立場に立つと，この連続体の両極の2つの極は，それぞれ**周囲を気にかけない** oblivious 自己愛者 narcissist，および**過剰に気にかける** hypervigilant 自己愛者と名付けられるだろう（Gabbard 1989）（表16-1）。これらの用語は，治療者との転移関係および一般的な社会的関係の双方で，患者の示す相互交流の様式に特に関連している。

　周囲を気にかけないタイプは，周りの人びとに自分たちがどんな影響を与えているかについて，全く気づかないように見える。彼らはあたかも多くの聴衆に語りかけるように話し，ほとんど目

402 第Ⅱ部 DSM-5障害への力動的アプローチ

ボックス 16-1 DSM-5の自己愛性パーソナリティの診断基準

301.81（F60.81）

　誇大性（空想または行動における），賛美されたい欲求，共感の欠如の広範な様式で，成人期早期までに始まり，種々の状況で明らかになる。以下のうち5つ（またはそれ以上）で示される。
(1) 自分が重要であるという誇大な感覚（例：業績や才能を誇張する，十分な業績がないにもかかわらず優れていると認められることを期待する）。
(2) 限りない成功，権力，才気，美しさ，あるいは理想的な愛の空想にとらわれている。
(3) 自分が"特別"であり，独特であり，他の特別なまたは地位の高い人達（または団体）だけが理解しうる，または関係があるべきだ，と信じている。
(4) 過剰な賛美を求める。
(5) 特権意識（つまり，特別有利な取り計らい，または自分が期待すれば相手が自動的に従うことを理由なく期待する）。
(6) 対人関係で相手を不当に利用する（すなわち，自分自身の目的を達成するために他人を利用する）。
(7) 共感の欠如：他人の気持ちおよび欲求を認識しようとしない，またはそれに気づこうとしない。
(8) しばしば他人に嫉妬する，または他人が自分に嫉妬していると思い込む。
(9) 尊大で傲慢な行動，または態度。

出典 The Diagnostic and Statistical Manual of Mental Disorders, 5th Edition. Washington, DC, American Psychiatric Association, 2013.（『DSM-5 精神疾患の診断・統計マニュアル』東京，医学書院，2014.）から転載。許諾を得て使用。Copyright© 2013 American Psychiatric Association.

を合わせず，通常は周りの人の頭上に視線を投げかける。彼らは，周りの人びとに対して，「一方的に話す」のであって，「語りかける」ことはない。このタイプの人たちは，周りの人が彼らに退屈して，中には会話をやめて別の誰かのところに行きたがっているという事実を気にかけることもない。彼らの語りは，自分の業績に関することばかりで，明らかに自分が注目されたいと思っている。彼らは，他の人びとの欲求に鈍感で，自分が相手を会話に参加させていないことさえも気づかない。このような人たちは，しばしば「送信者であるが，受信者ではない」ととらえられる。自己愛性パーソナリティ障害の周囲を気にかけないタイプは，DSM-5の診断基準で述べられている臨床像によく合致する。

　一方，過剰に気にかけるタイプの自己愛の問題は，全く異なった表れ方をする。これらの人びとは，他の人びとが自分にどう反応するかにきわめて敏感である。実際，周囲を気にかけない自己愛者が自分に没頭しているのとは対照的に，彼らは他の人びとに常に注意を向けている。猜疑的な患者のように，彼らは他の人びとが批判的な反応をしている証拠がないか注意深く耳を傾け，いたる所で侮辱されたと感じやすい。ある自己愛患者は治療者の反応に常に注意を向け，治療者が椅子の上で姿勢を変えたり，咳払いをしたりするたびに，患者はそれを退屈の徴候と受け取った。治療者がオフィスの植物の枯れ葉が机の上に落ちているのを取り除いたところ，その患者は侮辱されたと感じて新しい治療者を要求した。このタイプの患者は，内気で控えめ self-effacing といってよいほど自分を抑えている。彼らは自分が拒絶され，軽蔑されるだろうと確信しているため，注目を浴びることを避ける。彼らの内的世界の核心には，誇大的なやり方で自分を誇示したいという秘かな願望に関連した根深い羞恥心がある。

　羞恥心には，その上なお他の決定要因 determinant がある。羞恥心は，自分は無力と感じる（たとえば，自分があるべき状態の標準や理想に達していないという）自己査定の過程に関連

表16-1　自己愛性パーソナリティ障害の2つのタイプ

周囲を気にかけない自己愛者	過剰に気にかける自己愛者
他の人びとの反応に気づかない	他の人びとの反応に過敏である
傲慢で攻撃的	抑制的で，内気で，もしくは控えめ self-effacing である
自分のことしか考えない	自己より他の人びとに注意を向ける
注意の中心にいる必要がある	注目の的になることを避ける
「送信者であるが，受信者でない」	侮辱や批判の証拠がないか，他の人びとの言うことに注意深く耳を傾ける
明らかに，他人によって傷つけられたと感じることに鈍感である	容易に傷つけられたという感情を持つ。羞恥心や屈辱感を持ちやすい

している。羞恥心の中心には，生得的な欠陥があるという感覚が存在している（Cooper 1998）。Lewis（1987）は，罪悪感と羞恥心を区別した。罪悪感にみちた人びとは，自分が標準にかなった生活を送ることができていないと感じる。とはいえ，彼らが自己愛性パーソナリティ障害をもつ人の抱く修復不能の欠陥という感覚を抱くことはない。病的な自己愛をもつ人の精神病理において，その中心をなすのは，侮辱されるとか苦痛にさらされるという感覚である。その感覚は，自分の能力不足に直面したり，欲求が満たされないことを認識したりした時に感じられるものである。こうした人びとが発展させる防衛の多くは，これらの体験に関連した感覚に気づくのを防ぐためのものである。Steiner（2006）によれば，見ることと見られることが自己愛患者の中心にあり，彼らはどのように他者と出会うかに関して，ひどく自意識過剰となることと格闘しているのである。特定のタイプの関係性は，侮辱に対するこの脆弱性から守るものであるかもしれないが，その守りが失われていく文脈で，人はきわめて人目を惹き，手厳しく侮辱にみちたやり方で衆目にさらされる可能性がある。

　どちらのタイプも自己評価を維持しようと闘っているのだが，その対処方法はかなり異なっている。周囲を気にかけない自己愛者は，自分の業績を他の人びとに印象づけようとする。そして他の人びとの反応を遮断し，自己愛的な傷つきから自分自身を隔離する。過剰に気にかける自己愛者は，傷つきやすい状況を避けることで，またどう振る舞えば良いか解決策を見つけるために熱心に他の人びとを研究することで，自己評価を維持しようとする。彼らは，誇大的空想を自分自身が受け入れないことを投影して，他の人びとのせいにする（Gabbard 1983）。

　DSM-5の診断基準が過剰に気にかける自己愛性パーソナリティ障害の形態を表しそこねているにもかかわらず，周囲を気にしないタイプと過剰に気にするタイプを区別する実証的に支持する結果がある。Wink（1991）は，ミネソタ多面人格目録 Minnesota Multiphasic Personality Inventory（MMPI）中，6つの自己愛スケールの主成分分析を行い，2つの直交する因子を見つけた。すなわち，脆弱性 - 過敏性 Vulnerability-Sensitivity のディメンションと，誇大性 - 自己顕示性 Grandiosity-Exhibitionism のディメンションである。彼は，これらの比較的相関性のない集団をそれぞれ「隠された」自己愛と「明らかな」自己愛と呼び，病的な自己愛の2つの明らかな形態の存在を裏付けるものであると結論づけた。2つとも他の人びとに対する軽視や自己陶

酔，自惚れという特徴を共通して備えている一方で，脆弱性 - 過敏性の群が内向的で防衛的，不安が強く人生の外傷に脆弱であるのに対して，誇大性 - 自己顕示性の群は外向的で自信のある，自己顕示的で攻撃的である。DickinsonとPincus（2003）もこの違いを確かめて，過剰に気にかける自己愛者と，回避性パーソナリティ障害の人びととの類似性について記述した。

　701人の大学生を対象とした研究からも，自己愛性パーソナリティ障害の2つのサブタイプを支持する結果が得られた（Hibbard 1992）。対象者は，自己愛，対象関係，マゾキズムmasochism，羞恥を測る8つのスケールを含んだ質問紙に回答した。自己愛は，自己愛的に脆弱な様式と，「男根的」で誇大的な様式という2つの明らかに異なるサブグループに分かれた。羞恥の影響は，これら2つの群を分けるのに重要であった。羞恥は脆弱性と正の相関があるのに対して，誇大性の群とは負の相関があった。

　周囲を気にかけない，もしくは明らかな自己愛者は，過剰に気にかける，もしくは秘かな自己愛者にくらべて，実際幸福感を公言するかもしれない。Rose（2002）による262人の学部学生を対象とした研究において，明らかな自己愛者は誇大性，権利，搾取性の傾向で高得点を示したが，同時に幸福感と自己評価でも高得点を示した。言い換えると，明らかな自己愛性パーソナリティは，普通の人びとが享受することのない，自己欺瞞による心理的な利益を得ているのかもしれない。自分自身に関する非現実的な確信を維持し，他の人びとを見下すことによって，彼らは苦痛や羞恥を感じずにすみ，自分は人生に適応していると思えているのかもしれない。秘かなタイプでは，自己愛的傷つきに対する防衛ははるかに発達していなかったため，自分自身に劣等感を抱き，不幸であると評価していた。

　これらの2つのタイプは純粋な形でも生じるが，患者の多くは2つのタイプの混合した現象的特徴を示す。連続体の両極の間には，ずっと円滑に社会生活を送り，対人的な魅力もふんだんに持っている，そんな自己愛的な人が多く存在している。

　臨床家たちによる記述を調査した研究から，自己愛性パーソナリティ障害のサブタイプは，実際には3つあるかもしれないことが示唆された（Russ et al. 2008）。この調査で臨床家たちは，自らが自己愛パーソナリティの典型だと思う患者をShedler-Wetsern Assessment Procedure（SWAP-II）を使用して特徴づけた。1200人の精神科医と臨床心理士が参加し，255人の患者がDSM-IVの自己愛性パーソナリティ障害の診断基準を満たした。RussらはQ-facter分析を用いて3つのサブタイプを特定し，それらを誇大的/悪性，脆弱fragile，高機能 / 自己顕示的と名づけた。彼らはまた，自己愛性パーソナリティ障害の中核的特徴として，DSM-5の構成概念に含まれていない，対人関係上の脆弱性，感情統制の困難，競争心の強さ，根底にある精神的苦痛を発見した。

　誇大的で悪性のタイプは，周囲を気にかけない自己愛者に近くに位置付けられ，彼らを特徴づけるのは過大な自尊心，良心の呵責の欠如，対人操作性，激昂，対人関係における権力の追求，特権意識である。過剰に気にかけるサブタイプと近接した脆弱なカテゴリーは，誇大感を防衛的に用いることで能力不足という苦痛の感覚を回避しているものの，心の奥底には力不足，陰性の感情状態，そして孤独感を強く抱いていた。最後に，高機能の変異体は，過大な自尊心を持ってはいるものの，社交的で，精力的で，雄弁だった。彼らは，成功のための強い動機づけとして自己愛を用いてきたようだった。

精神力動的理解

　自己愛性パーソナリティ障害の理論的理解をとりまく最も重要な議論はこれまで Kohut と Kernberg のモデルをめぐって繰り広げられてきた（Adler 1986; Glassman 1988; Heisermann and Cook 1998; Josephs 1995; Kernberg 1974a, 1974b, 1998; Ornstein 1974a, 1998）。Ronningstam（2011）によれば，精神分析の著者たちにみられる主要な理論的な意見の相違は，患者にとって対象がどのような意味をもつかである。Kernberg は対象を自己から区別して，内的な分離の度合がより大きいとした。これに対して，自己心理学者は，対象とは，患者にない機能を患者に提供する自己の延長物であると考えた。Kohut の自己心理学の理論は，第 2 章でかなり詳しく述べたので，ここでは概略を見直すに留める。

　Kohut（1971, 1977, 1984）は，自己愛的に障害された人はある段階で発達が停止していると考えた。その段階では，融和した自己を維持するために，周囲の人びとからの特異的な応答を必要とする。したがって，そうした応答が手に入らないと，彼らは自己の断片化を起こす傾向がある。Kohut は，この事態を両親の共感の失敗の結果であると考えた。その両親の失敗とは，子どもが時期相応に示す自己顕示性に対して是認と賞賛で応じないこと，双子体験を提供しないこと，そして子どもの理想化に値するモデルになれないことである。これらの失敗は，患者の鏡転移，双子転移，理想化転移を形成する傾向の中にはっきりと表れてくる。

　Kohut は，自己愛的ニードと対象関係的なニードの双方が，同一人物に併存可能であることを説明するために，二重軸 double axis 理論（第 2 章 表 2-5 を参照）を想定した。Kohut は，私たちは一生を通してずっと周囲の人びとからの自己対象的な応答を必要とすると主張したのである。換言すれば，私たちは皆あるレベルにおいては，他の人びとを分離した人としてではなく，自己の満足の源とみなしているのである。なだめ，是認するという自己対象の機能を求めるニードは，成長すればいずれなくなるわけでは決してない。治療目標は，太古的な自己対象ニードから，より成熟した適切な自己対象を使えるようになることである。

　次の症例は，自己心理学の理論が臨床的な場面でどのように表れるかを説明するのに役立つだろう。

　　DD さんは 26 歳の独身女性で，4 年間にわたるボーイフレンドとの関係が終わった後に治療に来た。彼女は，彼の拒絶に対して「壊滅的な devastating」という言葉を使った。彼女は希死念慮についてははっきり否定したが，彼なしでは生きていけないと感じていると話した。破局から 1 年が経っていたにもかかわらず，彼女は生活を元の軌道に戻すことができなかった。彼女は空虚で孤独な気持ちのままでいた。仕事には続けて行っていたが，夕方にはアパートに帰り，ぼんやりしているか，テレビを眺めながら座っているだけだった。仕事でも 1 日中どの作業もあたかも「自動操縦」でやっているようで，気持ちは離れていると感じていた。彼女は，生きていると感じるにはボーイフレンドに「コンセントをつなぐ plugged in」ことが必要だ，と繰り返した。彼女が不安そうに仕事から戻った時に，彼が彼女の気持ちを鎮めるよう髪を撫でてくれることがなくなったのを心底寂しく思っていた。彼女は，「彼がいないと，私は何でもないんです。私は自分自身を落ち着かせる

406　第Ⅱ部　DSM-5障害への力動的アプローチ

表16-2　自己愛性パーソナリティ障害の力動的な理解

Kohut	Kernberg
その理論は，自尊心が侮辱によって傷つきやすい，比較的機能のよい人びと——全員が外来患者——に基づいている。	その理論は，入院患者と外来患者の入り混じった集団に基づいており，そのほとんどが，羞恥心と共存する傲慢な誇大性をもち，原始的，攻撃的で，傲慢である。
境界状態と，自己愛性パーソナリティ障害を区別する。	自己愛性パーソナリティ障害を，境界性パーソナリティの著しく類似する下位分類として規定している（その多くは境界例患者よりも自我機能は良いが，ある者は境界例レベルで機能している）。
欠けた機能の内在化に強調点があるため，自己愛性パーソナリティの内的世界を明確に定義していない。	境界性パーソナリティ障害に典型的な，原始的防衛と対象関係を描写する。
自己を，発達的に停止しているために太古的ではあるが「正常な」自己として定義する。	自己を，理想自己と理想対象と現実自己が融合しして構成されるきわめて病的な構造と定義する。
自己は防衛的なものではないものと見る。	誇大的自己は，他の人びとへの備給 investment や依存に対する**防衛**であるとみる。
主にリビドー的/理想化側面に焦点を当てる。攻撃性は自己愛的傷つきによる**二次的な**ものとして概念化される。	羨望と攻撃性を強調する。
理想化を，欠けた心的構造をつくり上げていく正常な発達段階として，額面通りに受け入れる。	理想化を，怒り，羨望，軽蔑，脱価値化に対する防衛としてみる。

ことができないんです」と身を切るような口調で語った。彼女は大うつ病エピソードを満たすだけの症状ではなかったが，自分自身では抑うつで空虚だと述べた。

　数週間治療者と面接した後，彼女は「再び生きていると感じ」始めたと報告した。あと DD さんは治療者に「コンセントをつない」でいる感じがするとも言った。彼女は治療者のコメントを，治療者がいつ彼女を捨ててもおかしくない，と誤って解釈するようになった。そして彼女は，平日は毎日治療者に会えるように面接頻度を週2回から5回に増やせないかと治療者に頼んだ。その一方で，治療者は自分には聞くこと以外何もできないと思っていた。彼は，スーパーバイザーに「私の言うことに彼女が本当に関心があるとは思えないのです。彼女は単に，私が彼女に注意を集中していることで完全に満足しているんです」と話した。

　Kernberg の理論的定式化（1970, 1974a, 1974b, 1984, 1998, 2009）は Kohut のものと明確に異なる（表16-2）。自己愛性パーソナリティ障害の概念化における主な違いは，研究の対象とした患者の違いにかなり関係しているかもしれない。Kohut の症例は，精神分析を行うことのできる，比較的よく機能している外来患者である。典型的には専門職に就く人びとで，その主訴は漠然とした空虚感や，抑うつ感や，対人関係における特殊な問題だった。彼らは専門職としての自己評価を維持するために苦闘し，他の人びとによって侮辱されていると感じやすい傾向をもつ（Kohut 1971）。一方，Kernberg が働いていたのは病院を併設する研究機関 academic centers であり，彼の概念的枠組みは入院患者と外来患者の入り混じった集団に基づいている。彼の描く患

者の臨床的記述は，Kohut が描写する患者よりも，原始的で，傲慢で，攻撃的（しばしば反社会的特徴を伴っている）であり，明らかに誇大的（この誇大性が内気さと交互に現れることがあるかもしれないが）である。

　Kohut（1971）は，境界例患者では分析を行えるだけの自己の凝集性が達成されていないという理由で，自己愛性パーソナリティを境界例状態から区別した。彼は，自己愛性パーソナリティ障害の診断を審査分析の中で鏡転移や理想化転移が発展することに基づいて行った。それに対して Kernberg（1970）は，自己愛性パーソナリティ障害の防衛組織は，境界性パーソナリティ障害のそれと著しく類似しているとみている。実際，彼は自己愛性パーソナリティ障害を境界水準のパーソナリティ構造で機能するパーソナリティ障害のひとつとみなしている（第15章を参照）。Kernberg によれば，自己愛性パーソナリティ障害は病的な誇大的自己という形ではあるが自己が統合されていることで，境界性パーソナリティ障害から区別される。この病的な誇大自己の構造は，理想自己，理想対象，現実自己の融合したものである。この融合したものは，対象イメージの破壊的な脱価値化をもたらす。自己愛パーソナリティ障害の患者は，外的対象（他の人びと）およびその内的イメージに対する自分の依存を否認するために，理想化された自己イメージと自分自身を同一視する。同時に彼らは自分自身の自己イメージの受け入れがたい性質を，他の人びとに投影することによって否認する。

　病的な誇大的自己によって，境界例患者に典型的な原始的防衛（スプリッティング，投影同一化，全能感，脱価値化，理想化，否認）が存在しているものの，比較的良好な自我機能を示すという逆説を説明することが可能である。言い換えれば，境界例患者がその日その日でまったく違って見えるような交替性の自己表象 self representations を持っているのに対して，自己愛患者は病的ではあるが統合された自己を基礎として，より円滑で一貫したレベルで機能している。また，境界性パーソナリティは，たとえば衝動コントロールの悪さや不安耐性の低さなど，自我脆弱性に関わる問題を持っていることが多い。それに対して，自己愛性パーソナリティ障害の場合には，円滑に機能する自己構造があるため自我脆弱性はさほど一般的ではない。しかしながら，Kernberg は，自己愛患者の中には明らかに境界水準で機能する人びともいると付言している。このような患者は，自己愛性パーソナリティの誇大性と傲慢さに，境界例患者の衝動コントロールの悪さと万華鏡のような対象関係を併せもっている。このサブグループが時に入院治療を必要とする。

　Kernberg が，自己愛患者の防衛的布置と内的対象関係に関して詳細に記述したのとは対照的に，Kohut は自己愛的な患者の内的世界を明確に示していない。Kohut は患者に欠けた機能が周囲の人びとから内在化されることを強調して，患者の精神内界の構造にはあまり関心を向けなかった。彼は自己を単に発達上凍結された，太古的で「正常な」自己と概念づけた。言い換えると，患者は大人の身体を持った子どもである。Kohut とは違い，Kernberg（1974a, 1974b, 2009）は自己愛患者の自己を，子どもの正常な発達過程にある自己とは似ても似つかない，高度に病理性をもつ構造であると考えた。彼は子どもの顕示的な自己誇示は可愛くて人の心を惹きつけるものであり，自己愛的な人の病的自己の貪欲さや要求がましさとは対照的であると指摘している。

　自己に関する両者の見解のもう1つの相違点は，自己の防衛機能についての考えをめぐるものである。Kohut は，自己は本質的に非防衛的なもの（すなわち，正常に発達しつつある自己が単

408 第Ⅱ部 DSM-5障害への力動的アプローチ

に停止しているもの）であると考えた。対してKernbergは，病的に誇大的な自己は他者への備給に対する防衛であり，とりわけ他者への依存に対する防衛であると見た。この特性は偽りの自己充足として表れ，それによって世話されることへのいかなるニーズも否認するが，その一方で他の人びとに強い印象を与えて承認を得ようとする。たとえば，自己愛患者はよく治療者の休暇について何の反応もないと言い張るのである。

Kohutの自己愛性パーソナリティについての見方は，おそらくKernbergよりも寛容である。彼は主として親からの特定の応答を求める幼児期の切望に焦点をあてた。攻撃性は**二次的な現象**（すなわち，映し返しや理想化ニーズを満たされなかったことに対する反応的な自己愛憤怒）であるとされる。その意味で，Kohutは攻撃性を親側の失敗に対する十分理解可能な応答と考えた。Kernbergは攻撃性をより一次的な要因と考えた。攻撃性が過度に高いレベルにあることで，自己愛患者は他の人びとに対して破壊的になる。Kernberg（1970）の観点では，この攻撃性は体質因的であると同時に，環境因的でもありうる。しかし，攻撃性は，単に他の人びとによる外的失敗に対する理解可能な反応というよりも，むしろ内部から生起してくるものと捉えられる。自己愛患者の攻撃性の表れのひとつが慢性の強烈な羨望であり（Kernberg 1974b），それは，他の人びとのよいものを台無しにして破壊したいという願望を患者に抱かせることになる。Kohutは羨望に中心的な役割を求めなかったが，Kernbergは，これらの患者はいつも自分自身と他の人びとを比べ，劣等感と他の人びとが持っているものを手に入れたいという強い切望に苦しんでいると記述した。他の人びとへの羨望を解決するために彼らを脱価値化するが，それは対象表象の内的世界を空っぽにすることにつながり，患者は内的空虚感を抱くことになる（Kernberg 1998）。その空虚感を埋め合わせるために，他の人びとからの絶え間ない称賛と喝采を求め，彼らを万能的にコントロールしようとする。そうしなければ，他の人びとが自由で自律的に振る舞い楽しむ姿がさらなる羨望が生み出してしまうのである。Kernberg（2009）は悪性の自己愛の症状もまた強調しているが，それはより過酷な超自我病理，いくらかの反社会的振る舞い，自我親和的な攻撃性を含んでいるとした。このような人には罪悪感や自責感を受けいれる余地はほとんどなく，彼らはDSM-5の反社会性パーソナリティ障害の人と多くの点で類似している（第17章を参照）。

KohutとKernbergとでは，理想化についての考えもかなり異なっている。Kohutは転移における理想化を正常な発達段階の再現としてみなした。彼は防衛的な態度というラベルを貼るのではなく，それを自らに欠けている心的構造を作り上げていく方法と考えた。Kohutの理解の根本には，自己愛的な人は自己対象なしには不完全であるという考えがある。一方Kernbergは，理想化を怒り，羨望，軽蔑，脱価値化などの多彩な否定的感情に対する防衛であると考えた。

KohutとKernbergにおけるこれらの相違点を一つ一つ見ていくと，Kernbergは周囲を気にかけないタイプにより近似した患者を記述し，Kohutは過剰に気にかけるタイプにより近い患者について記載しているようであることがはっきりしてくるに違いない。Kernbergが記述する自己愛的な患者は最も表層的な形態の対象関係しか持ち合わせていないことが多い。男性の場合，彼は次々に女性を誘惑し，理想化が脱価値化に切り替わると捨ててしまうという「ドン・ファン」症候群を呈する。彼は女性を「征服されるもの」としてしか見ないし，彼女たちの内的な体験に共感する能力を持ち合わせていない。このような患者は，他の人びとが自分を喜ばすような

ことを言わない限り，人の言うことにはほとんど関心を示さないように見える。一般に，これらの患者の多くは男性であるが，女性も同様の自己愛の病理をもっていることがある。

　　EE さんは非常に魅力的な女優であった。彼女にはカリスマ性があり，観客から多大な称賛と拍手喝采を得ており，女優として大変成功していた。しかしながら，彼女は何人の男性とつき合っても，いつも自分にふさわしい男性に出会うことはできなかったという気持ちになることを理由に治療に訪れた。彼女は，最初の理想化の時期が過ぎると，いつも急に関心を失うのだと話した。彼女は，男性は自分たちの関心事ばかりに心を奪われているようで，彼女に十分な関心を払っていないのだと訴えた。直近つき合っていたボーイフレンドには「お前の望むような注意を向けられる男は絶対にいるはずがない。そんな注意を向けられるのは，赤ん坊に対する母親くらいだ！」と怒鳴られた。このコメントが EE さんを突き動かして，彼女は精神療法が助けになるだろうと考えるようになった。彼女の話では，彼女に向けられていない恋人たちのニーズや関心に沿って，彼らに別個の主観性があることをメンタライズしたり理解したりすることが，自分には基本的にできないとのことだった。

　何人かの観察者は，性別に関する特定の文化的ステレオタイプにより，男性の方が女性よりも本質的に自己愛的になりやすい傾向があると推測した。しかしながら，665 人の大学生の実証研究（Klonsky et al. 2002）では，そのような仮定には確たる根拠はないことが示された。この調査では，男性か女性かにかかわらず，自分の性別に一致した振る舞いを示す対象者はより自己愛的な特徴を示した。著者らは，性別の文化的ステレオタイプを反映する，自己愛的な男性的および女性的な生活・行動の様式があるのではないかと推測した。

　Kohut-Kernberg 論争はくすぶり続けており，それぞれの支持者は，臨床経験が自分たちの理論的展望の妥当性を確証していると主張する。実際には，自己愛患者のあるものは，一方よりももう片方の枠組みがより適合するように見える。**自己愛性パーソナリティ障害**という用語によって包含される患者は広範囲にわたっており，よりよく説明するためには1つでなく複数の理論が必要かもしれない。2つの構成概念を検証しようという，ある研究の取り組みはそれぞれに一致するデータを見出したが，Kernberg のより全般的な自我心理学的‐対象関係論的概念の特殊なケースとして Kohut のモデルをみなすのが最も簡便な説明であると提言した（Glassman 1988）。

　Kohut と Kernberg のあいだの理論的論争によって覆い隠されているが，自己愛性パーソナリティ障害を理解するために，その他の創造的貢献が存在している。Rosenfeld（1964）と Steiner（2006）によって，クライン派の考えが詳しく論じられている。Rosenfeld は，自己愛的な関係で最も重要なのは，主体と対象の間に分離は存在しないという錯覚体験を維持する機能であると考える。自己愛的な人は，依存を否認し，彼らが万能的に自給自足できるかのように振る舞う。対象が欲求を満たさないものであるときには，彼らは失望すると共に，対象に対する万能的なコントロールは維持できない強烈な不安を抱く。「自己愛性パーソナリティ障害の現象学」の節で述べた通り，Steiner（2006）は，病的な自己愛の精神分析的な理解の中核は見られることと見ることであると信じている。彼の見方では，自己愛的な人は恥をかくことを特に耐え難いと考え，見えないところに隠すことで患者はそれを回避しようとする。彼らがしばしば治療者を見下すのも，彼らが他の誰かに屈辱を押しつける手段の1つである。あるいは，彼らは，面接室外の第三者を見下すことに治療者を誘い込もうとするかもしれない。これらの防衛はしばしば破綻し，患

者は見られることに気づき，羞恥と困惑の伴った鋭い暴露感を覚えるようになる。

　Rothstein（1984）は，自己愛性パーソナリティ障害をFreudの構造モデル（第2章を参照）の枠組みにおいて理解しようとした。彼は自己愛を「フェルト質の完全性」と定義づけ，人間の精神に普遍的な側面であるとした。この完全な状態は健康な自我と病的な自我の双方に統合され得るが，自我の性質次第で自己愛が病的であるか健康であるかが決定するのである。

　Modell（1976）は繭の比喩を用いて，自己愛的な人の，環境と関わり合っていないという感覚を記述した。この繭は，誇大的空想により強化された全能的な自己充足の錯覚のようなものである。それは，母親が自分の子どもの能力を誇張して誇大的にとらえることに端を発するのかもしれない。Modellは，患者は融合の恐怖を防衛しなくてはならず，うわべ上のコミュニケーションや関係の欠如がその防衛を反映していると考える。治療者が行うべきは，スキゾイドパーソナリティ障害の治療（第14章に述べる）とほとんど等しく，抱える環境（Winnicott 1965）を創造し，発達を促進することである。

　愛着理論もまた，有用な概念的枠組みとして適用できるかもしれない。周囲を気にかけない自己愛者が，他の人の心に波長を合わせて tune in，自分たちが与える影響のことを理解できないのは，メンタライズする能力に障害があるためだと考えられる。過剰に気にかける自己愛者もメンタライズするのが難しいために，他の人びとがどう体験しているかを**読み間違う**。たとえば，治療者のコメントや振る舞いにより彼らが自己愛的に傷つくという想定は，治療者のことを患者とは分離し異なった心をもつ人と見ることができないことを反映している。子ども時代の恥や屈辱の経験は外傷的だった可能性がある。そのため，周囲を気にかけない自己愛者は他の人の内的反応から好奇心を閉ざすというやり方で，恥をかきそうな経験を避ける。対照的に，過剰に気にかける自己愛者は，**予想すること**でそのような経験はコントロール可能であるという幻想を維持しようとする。欠陥のあるメンタライズは，彼らが読み間違うことによって他の人びとが誤解され非難されると感じるために，逆説的にさらなる屈辱や恥の体験をもたらすことになる。

　自己愛性パーソナリティ障害についての理論的定式化の多くが，「親のせい parents blaming」であるとしている。たとえば，自己心理学は親の共感不全を強調する。大衆文化の中には，別の見方として甘すぎる親というのがある。Kernbergは，自己愛性パーソナリティ障害の人の生育歴における親の冷たさと厳格さを強調した。Horton（2011）は，親の関与に関するさまざまな理論を評価して，特定の育児スタイルが病因だとする説得力のある証拠についての相対的欠如を強調した。いくつかの研究によって，自己愛に関する重要な遺伝的要素の存在が示唆されている（Vernon et al. 2008）。したがって，親たちはその子どもたちのある特定の困難な傾向に**反応し**ているのであり，親-子の困難は双方向性のものであることを検討せねばならない。親役割の正しいあり方はあいまいなままであり，さらなる研究が必要である。しかしながら，臨床家として，親に関する患者の報告が本当に客観的な話だと想定することには慎重でなければならない。治療における転移-逆転移の展開によって，生育歴の物語的な報告ではなされないような親-子の葛藤の側面が明らかにされるかもしれない。

治療アプローチ

個人精神療法および精神分析

技　法

　Kernberg と Kohut は両者とも，精神分析は自己愛性パーソナリティ障害の患者の大部分に適応となる治療であると考えた。時間と費用という現実的制約のために，患者の大部分は週１回ないしは２回の表出的技法に重きを置いた表出 - 支持的精神療法の治療を受けている。Kohut と Kernberg に特徴的な技法上の提案は，両者の理論的概念づけの違いを反映している。

　Kohut にとっては，技法の基盤をなすのが共感である（Ortnstein 1974b, 1998）。患者が治療者に，是認（鏡転移）や理想化（理想化転移）や治療者のようでありたい（双子転移）という患者のニーズを満たすように治療者に強要することについて，治療者は彼らが親との失敗した関係を再活性化しようとしているのだと共感しなければならない。これらの自己対象転移に対して時期尚早の解釈を行ってはならない。Kohut は，他者の共感不全による犠牲者として患者に共感することを強調しているが，それは支持的技法が優位を占めることを意味するわけではない。彼が強調したのは，分析者や治療者は，患者の落ち着かせてほしいという願いを積極的に満たすのではなく，その願いを解釈することである（Kohut 1984）。典型的な介入は次のようなものであろう。「当然こういうふうに扱ってもらえると思っていたやり方で扱ってもらえなくて，傷ついたんですね」。

　Kohut は，自分の技法的アプローチは古典的精神分析技法と根本的に異なるわけではないと主張したが，スーパーバイジー（Miller 1985）によって記述された彼の提言は，古典的技法と基本的な相違を明らかに示している。彼は分析者に対して，分析素材をつねに「そのままに」，まさに患者が体験しているようにとらえるようにと忠告した。そうすることで，治療者は両親の共感不全を反復することを回避できる。その共感不全とは，子どもの本当の気持ちは彼らが話していることとは**違う**と説得しようとすることである。もし額面通りのアプローチが成果をもたらさなかったときは，素材を反転させたり「体験に近い」感情の下に隠された意味を探したりすることができると，Kohut は述べている。このアプローチは，Kohut が「抵抗」を自己の凝集性を守るための心的活動と考えたことと密接に関係している（第２章参照）。

　Kohut は，実際の分析や治療セッションにおける患者の自己断片化の徴候に鋭敏であった。これらの断片化が起きた場合，治療者は断片化自体の内容ではなく，それを引き起こした出来事に焦点を当てなくてはならない（Miller 1985; Ornstein 1974a）。たとえば，Kohut のスーパーバイジーの１人が分析セッションでくしゃみをした後，患者は連想を続けるのは難しいと思ったことを報告した。これに対して，Kohut は分析者に，刺激に対する患者の特別な感受性にではなく，むしろ患者の反応はそのような予期せぬ刺激に対して自然なものであることに焦点を当てるようにアドバイスした（Miller 1985）。この焦点づけは自己心理学の一般的な前提に即したもので，

412 第Ⅱ部 DSM-5障害への力動的アプローチ

表 16-3 精神療法的技法—— Kohut 対 Kernberg

Kohut	Kernberg
鏡転移と理想化転移を，二極性（Kohut 1977）または三極性（Kohut 1984）の自己の異なる2つの極としてみる	鏡転移と理想化を，患者の誇大的自己の投影と再取り込みに関連する転移の側面として見る
患者の理想化を正常な発達上の欲求として受け入れる	理想化を防衛として解釈する
患者の気持ちを両親や他の人びとの失敗に対する理解可能な反応として共感する	関係における問題に患者自身が関与していることを，患者が見ていくように援助する
患者の言葉を額面通りに受けとり，抵抗を自己を守る健康な心的活動として見る	抵抗を防衛手段として直面化させ，解釈する
患者の体験の肯定的側面に目をやる	患者の体験の肯定的および否定的側面の両者を検討する（もしも肯定的体験のみを強調されるなら，患者は内的な羨望と怒りに対する恐怖を増大，発展させるかもしれない）
患者の進歩に注目する	羨望に注目し，それがいかに患者が援助を認めたり，受けとったりするのを妨害しているかに焦点を当てる
治療の目標は，患者が適切な自己対象を同定し，見つけ出す能力を獲得するのを援助することである。	治療の目標は，患者が罪悪感と配慮を発展させ，理想化および信頼と怒りおよび軽蔑を統合させるのを援助することである

その前提とは，分析家は自分が患者との間でいかに幼児期的な外傷を反復するかに持続的な調律を行わなくてはならないということである。Kohut は，患者はつねに正しいと信じていた。もしも患者ががっかりしたとか傷つけられたと感じるなら，分析家や治療者が間違いを犯したと考えるのが妥当である。分析家が言い間違いに注意を向けるよう促すと，患者はしばしば暴露されたとか恥ずかしいと感じるという理由で，彼は失策行為の解釈を重視しなかった。Kohut は，自己愛患者が差恥を感じやすいことについてつねに敏感であった。治療者は，患者の意識にある主観的体験を迂回して，患者が気づいていない無意識的な素材を取り扱ってはならない。無意識的な動機の解釈は，患者にとってはただ「つかまった caught」とか，誤解されたとか，恥をかかされたと感じさせるだけであろう。

　Kohut は患者の体験の**肯定的な**側面に目を向けることの重要性を強調し，患者が過酷な批判と受けとめかねないコメントは細心の注意を払って避けた。彼は患者の進歩に注意を向けるように促し，質問を浴びせることを避けた。理解するのは治療者の仕事であって，患者の仕事ではない，と彼は信じていた（Miller 1985）。

　Kohut は，自己愛性パーソナリティ障害の精神分析的および精神療法的な治療の目標は，患者が適切な自己対象を同定し見出すのを援助することである，と主張した。Kohut は，精神保健の専門家たちが分離と自律性を過大評価しがちであると考えていた。彼は，治療者が患者に向けて，もっと自立的になる**べき**だという期待を道徳的な口調で伝えることを懸念した。

Kohut の技法的アプローチは多くの点で批判されてきた。Kohut がすべての精神病理を両親の側の共感不全に還元するのを，単純化し過ぎた「親のせい parents blaming」であり，精神分析の中核原理にある重複決定 overdetermination と一致しないと批判された（Curtis 1985; M. H. Stein 1979）。治療技法として「体験に近い」ところにとどまることを彼は強調したが，それに対しては，治療の中で取り扱うべき重要な無意識的課題を見落とす可能性があるという異議が唱えられた（Curtis 1985）。さらに，Kohut が憤怒を自己の崩壊により生じたものとみなす傾向は，内的な葛藤の果たす役割を過小評価するものかもしれない（Cohen 2002）。

Kernberg（1974a, 1974b）は Kohut と同じような転移現象を観察しているが，異なった技法的アプローチが適応となると考えた。たとえば，彼は鏡転移と理想化転移をより簡便な方法で概念化した（表16-3）。Kernberg は，患者の誇大的自己は投影と再取り込みをくり返し，そうやって1つの理想化された人物像を常に我がものとする一方で，他の人物像は脱価値化され理想的な人の影に隠されると考えた。また彼は理想化を，頻繁にみられるスプリッティングをともなう防衛操作と捉えた。換言すれば，治療者を理想化するのは患者の防衛手段であり，それにより軽蔑や羨望や怒りといった感情を分裂排除しているのかもしれない。だから，治療者は Kohut の言うように正常な発達上の欲求として理想化を単に受け入れるのではなく，むしろ防衛として解釈すべきである。

全体に Kernberg のアプローチは，Kohut に比べて，かなり直面化を駆使するものである。自己愛性パーソナリティ障害に典型的な貪欲さと要求がましさは正常な発達の単純な一側面とはいえないという確信に基づいて，Kernberg はこれらの傾向は他の人びとに与える影響という見地から直面化され検討されるべきだと考えた。Kohut が患者の体験の肯定的側面を強調したのに対し，Kernberg は治療早期の陰性転移の発展が体系的に検証され，解釈されなければならないと考えた。特に Kernberg は，治療者が羨望に注目し，それがいかに援助を受けたり認めたりすることを妨げるのかに焦点を当てなければならない，と強調した。治療者から何かよいものを受け取るという体験は，羨望をしばしば高める。なぜなら，その体験は，治療者の養育し理解する能力に対して自分は不十分で劣っているという感情を患者の中に生み出すからである。解釈を例示すれば次のようになる。「あなたは羨望という辛い感情を避けたいために，私のコメントをばかげたこととか，無意味なこととして，捨ててしまわなければならないのですね」。

Kernberg（2009）によれば，自己愛患者はしばしば治療者に激しい対抗意識を示し，治療者が真に自分たちに関心を持ち心配していることに思い当たらない。それゆえ，彼らは依存することを恐れ，治療を万能的にコントロールすることで，依存心から自分を守ろうとする。

Kernberg はもっぱら陰性転移ばかりに注目しているかのようにしばしば誤解されているが，実際には陽性転移と陰性転移の両者の発展を体系的に検証することを主張している（Kernberg 1974b）。彼は転移の陽性的側面ばかりに目をやる治療者は，自分自身の羨望や怒りに対する患者の恐怖を無意識的に増大させることになると警告した。自分のこの側面は治療者にも取り扱えないのだと受け取り，患者はその側面を分裂排除して，治療過程の埒外に置いてしまうかもしれない。

治療目標の点でも，Kernberg と Kohut の間には重要な違いがある。Kohut の技法が，治療の本質は認知的な領域にはないことを意味しているのに対して，Kernberg は解釈過程を経由した

認知的理解が治療の成否の鍵を握ると考えた。Kernberg（1970）は治療目標として，罪悪感と他者への配慮を発展させることと，理想化および信頼を怒りおよび軽蔑と統合すること（すなわち，体験の「良い」側面を「悪い」側面に統合すること）を挙げている。

　自己愛性パーソナリティ障害をもつ人びとが治療者を打ち負かすことに懸命になることを理由に，Kernberg は彼らを治療が最も困難な患者に属すると考えた。治療と治療者が効果的なものになるために，これらの患者は，自分にないよいものを他の誰かがもっていると感じたときに自分自身に生じる激しい競争心や羨望と向き合わなくてはならない。Kernberg は，治療を実行するには，これらの防衛技術を持続的に直面化しなくてはならないと考えた。（自己愛患者にはよくみられる）反社会的特徴が著しい場合は，その患者は本当に治療不可能である（反社会的な患者の治療可能性を決定する因子は，第 17 章で詳細に述べられる）。しかしながら，良好な予後を示す要素もいくつかある（Kernberg 1970）。それは，抑うつと喪に耐える能力がある程度あること，転移において猜疑傾向よりも罪悪感が優性であること，原始的な欲動の昇華能力がある程度あること，衝動コントロールが比較的よいこと，そして良好な動機づけがあることである。単に訓練の目的でとか，治療や分析を受けることが他者の目には彼らの名声として映るという理由で治療や分析を受けに来る患者が示す抵抗は手強く，かなりよくない予後へとつながるだろう。

　今述べたような明らかに境界水準で機能する患者のサブグループにおいては，真の意味での支持的な精神療法が表出的な治療や分析よりもずっと有効であると Kernberg（1984）は述べた。衝動コントロールの欠如など，自我がことのほか脆弱な患者の場合には，おそらく支持的精神療法を入院治療と組み合わせて行う必要がある。自己愛性パーソナリティ障害において支持的治療が適応となる指標は，過剰な残虐性とサディズム，顕著な反社会的性質，他の人びとと実質的な関わりをもてないこと，他者への激しい猜疑的な反応，慢性的な怒りを常に人の失敗のせいにして合理化する傾向である。Kernberg（1984）は，このような支持的なプロセスにおいて治療者から肯定的な質を「盗むこと stealing」で患者は利益を得るのかもしれないと考えた。治療者へのこのような同一化が，患者がよりよく機能するのを助けると思われるため，この過程は解釈しないままにしておくのが最善である。

　Kernberg のアプローチへの批判として，自己対象転移の自然な発展を妨げるものであるという議論がある。また，患者の口愛的な攻撃性を徹底して直面化させることは機能の悪化を招くだろうという指摘もある（Brandschaft and Stolorow 1984）。この観点に立てば，怒りや軽蔑，脱価値化といった境界例的な様相は，治療者の「批判的介入」によって生じた，自己愛的傷つきの人工的産物だということになる。したがって，Kernberg と Kohut によって述べられている患者の種類の違いは，部分的には医原性の要因に由来するものと考えられるかもしれない（Adler 1986）。

　自己愛患者を治療するというきわめて手ごわい課題と向き合っている精神療法家は，Kernberg の理論をとるか，それとも Kohut の理論をとるかという「二者択一 either/or」のアプローチを避けなければならない。どちらかが「正しい」のかに強迫的になるよりも，患者の言葉に注意深く耳を傾け，転移と逆転移の発展を観察し，とりわけ試行的な介入に対する彼らの反応に注目することに専念するほうが治療者には有益だろう。こうすることで治療者は間もなく，目の前の患者にはどちらの理論および技法モデルが最も役立つか，暫定的な決定を下すことがで

きるだろう。Kohut のモデルに基づいた，共感的で体験に近いことを重視するアプローチでなければ，とうてい耐えるこのできない患者たちもいるだろう。そのような介入パターンからほんの少しでも逸脱すると，患者は話すことを拒んだり，誤解されたと感じたり，あるいは突然治療の終了を決心したりして，治療は長期の「操業停止 shutdown」となる。他の症例が Kernberg の技法によりよく反応するのは，羨望と軽蔑を解釈されることで理解されたと感じるからかもしれない。自己愛患者のなかには，Kohut が記述した自己対象転移をまったく発展させず，治療者に持続的な脱価値化と怒りを示す者がいる。症例によっては，患者が治療を継続しようという気持ちにさせるには，治療者が明らかな言語的な攻撃を解釈して直面化させなければならない。Mitchell（1988）は，Kohut のアプローチが Kernberg よりも共感的であるとみなすのは誤っていると指摘している。両者とも，次元の違うところで患者に共感的に応答しているのである。

　さらに他の患者は技法的戦略を組み合わせることで恩恵を受ける。純粋主義者はこの２つの理論を相容れないものだと主張するが，患者は理論を知っているとは限らない。さらにいえば，治療者は患者を治療しているのであって，理論を論じているわけではない。多くの患者が治療初期の技法として，自己心理学的アプローチを必要とする。というのも，このアプローチは，被虐待体験を治療者が理解し共感しているという感覚を患者にもたらし，治療同盟の形成に寄与するからである。確かに，自己愛性パーソナリティ障害の患者と治療同盟を作り上げるのは，手ごわい課題である。彼らは，自分が完全ではないことに直面したり屈辱にさらされたりすることを怖れ，その怖れにより自己開示することが制限される（Ronningstam 2014）。そしてまた彼らは，治療者のことを，患者に自分は無価値だとか無能だと思わせて自分自身を責めさせたり脱価値化させたりする人間だと考えるかもしれない。さらに，彼らは自分の性格傾向を問題あるものと理解することに激しく抵抗するかもしれない。なかには，自分はうまく機能していると確信するために，自己評価を維持できる関係を結ぶ者もいる。治療者と患者が共に目標とできるものを同定すると共に，その目標の達成が患者の自己評価を傷つけ，脆弱性に暴露させることにつながりうることを双方が承認することができて，ようやく治療同盟は確立する。

　治療同盟が確立した後で，患者自身が対人関係の問題の一因となっていることに患者を直面させることができる可能性が生まれる。たとえば，他の人びとにはかなえることができない過度な期待を持つことを直面化することである。実際問題として，自己愛の病理を完全に両親か患者自身の失敗のいずれかとして概念化することはおおよそあり得ない。通常，両親と患者の双方が困難に寄与しているので，これらの困難は包括的な治療によって双方の角度から扱われるべきである。実際，大多数の分析家や力動的な志向性の臨床家がこの両極端の中間で稼動している（Mitchell 1988）。Josephs（1995）は，患者の太古的な自己対象ニーズに対する共感は初期段階では有用であるものの，最終的には自己対象転移の防衛機能を解釈して平衡を保たなければならないと述べた。

　メンタライゼーションに基づくモデルを採用することで，第15章で述べた境界例患者に対するいくつかの戦略を治療者は患者を援助するために用いることができることがある。研究の結果（Ritter et al. 2011），自己愛性パーソナリティ障害と診断された人は共感能力に困難を抱えていて，そのため他者が体験していることをメンタライズする支援から利益を得ることが明らかになった。過剰に気にかける患者がリフレクションを行える水準まで覚醒度を下げられるように，彼

416 第Ⅱ部　DSM-5障害への力動的アプローチ

らとの安定型のアタッチメントを促進することに強調点が置かれる（Allen 2003）。周囲を気にかけない患者と過剰に気にかける患者の双方に対して，治療者は治療者の内的状態を患者がどのように空想しているのかを探索したいと思うかもしれない。特に周囲を気にかけない患者の場合は，治療者は彼らに働きかけて，自らの振る舞いや発言が他者にどう影響するかについて関心を持たせようとするだろう。その他の有用な技法として，患者が治療者の考えを知っていると確信した時に患者が抱く思いを同定し，他の可能性について尋ねることがある。

　結局，私たちが銘記すべきことは，自己愛的性格病理の病因論や病原論がKohutとKernbergの理論的枠組みに常にぴったりと合致するはずだと考えないことである。先の「力動的理解」の節で述べていたように，子どもに遺伝的あるいは体質的な特徴があり，そのために両親は子どもの要求に応えるのが難しくなっているのかもしれない。すなわち，親の共感不全は，もともと備わった親のネガティブな側面ではなく，子どもの遺伝的傾向に関連するのかもしれない。自己愛患者の親の中には，共感不全の親とは著しい対照をなす，非常に甘やかす傾向のある親もいる。彼らは過剰な映し返しexcessive mirroringのパターンで誇大感を助長しているように見える。そのような親は子どもたちに称賛と是認をたっぷり注ぎ，子どもたちに自分は本当にすばらしいとか才能があるのだと感じさせようとする。そうやって育てられた子どもたちは，成長後，繰り返し打ち砕かれる経験をすることになる。なぜなら，他者は，親のように称賛や是認を彼らに与えることはないからである。

　その他の事例として，母親‐息子近親姦やその変型によって，過剰に気にかけるタイプの自己愛的な臨床像が生み出されることがある（Gabbard and Twemlow 1994）。これらの患者たちの傾向として，自分自身のことを他者との間で特別な地位を占める権利があると誇大的に考えている反面で，自分はエディプスのタブーを破ったという自覚から，報復や見捨てられが起きるという猜疑的な予測を持つことがある。それゆえ，治療者は自己愛患者に対して偏見のないアプローチをとることで恩恵を得ることができる。すなわち，治療は，治療者が臨床素材をどちらかひとつの理論に無理矢理一致させようとするのではなく，患者と治療者とが一緒になって患者の困難の起源を発見する，協働作業でなくてはならない。

逆転移

　治療者の拠って立つ理論的枠組みにかかわらず，自己愛患者の治療では一定の逆転移上の問題が生じることが予測可能である（Gabbard 2013）。それらの問題のいくつかには，治療状況を取り返しのつかないほどむしばむ大きさと強度がある。それゆえ，これらの逆転移パターンを適切に取り扱うことは，いくら強調しても強調しすぎることはない。

　逆転移と転移は分かちがたく結びついているため，自己愛的な転移について展望することは，私たちが自己愛性パーソナリティ障害に接する際に生じる多くの逆転移の問題を予想するのに役立つだろう。表16-4において，自己愛的な転移の主要なものをまとめている。

　職業としての精神療法が，愛される，必要とされる，そして理想化されるという願望を満たす機会となることにはほとんど疑問の余地がない（Finell 1985）。自己愛の問題は，自己愛性パーソナリティ障害だけのことではない。その問題はあらゆる患者に，さらにあらゆる治療者に存在する。自分自身の自己愛ニーズを認め受け入れることができず，さらに効果的な治療を行おうと

表 16-4 さまざまな自己愛性転移

治療者からの称賛と肯定を必要とする

治療者の理想化

治療者と患者は双子だという想定

治療者から恥をかかされたり屈辱を与えられたりすると感じる傾向

しばしば羨望に関連した，治療者への軽蔑や脱価値化

治療者の自律性の否認

治療者を万能的にコントロールする

第三者の存在をゆるさない排他的な二者関係への拘り

治療者の経験へ共感することなく，治療者を反響板 surrounding board として使用すること

治療者に依存していることの否認

治療者から援助を受け入れられないこと

して，そのニーズを抑え込む治療者は，認め受け入れる代わりに否認し外在化するかもしれない。これらの防衛は，患者‐治療者の二者関係における自己愛の担い手はもっぱら患者であるという誤った見方をもたらすことになる。

　自己愛患者の治療において決まって生じる，もう１つの逆転移の問題は退屈である。退屈さは通常，患者が治療者の存在に気づいていないとか気にかけていないと治療者が感じることから生じる。長い期間治療者は，患者に反響板 surrounding board として使われている感覚に耐えなければならないかもしれない。このパターンは，特に周囲を気にかけない自己愛患者に典型的であり，彼らは聴衆に語るように延々と話し続け，治療者が分離した思考と感情をもつ分離した人間であることを無視する。

　　FF 氏は以前の治療に３度失敗した後に，今回治療に訪れた。直近の治療は，他の都市の治療者と３年間にわたって行われた。FF 氏は，その治療体験を「まったく時間の無駄だった」と悪し様に言い，その治療者の名前すらも思い出せなかった（以前の治療者の名前を思い出せないことと，以前の治療体験を完全に脱価値化するという，これらの２つの徴候は，しばしば自己愛的性格病理の診断の手がかりになる）。彼は，「そのなんとかいう名前のドクター」は何度も彼の話の腰を折り，良い聴き手ではなかったと言った。FF 氏は長時間にわたって自分には正真正銘の「特別な」治療者が必要であることを話し続けた。彼は，彼のことを本当に理解できる人間はこの都市には１人もいないだろうとさえ考えていた。

　　何週間にもわたって FF 氏はとりとめない話を長々とし続けた，そのため治療者はセッションを怖れるようになった。治療者は，その日の夜の計画や，資産状況，すませていない書類仕事のこと，そのほか FF 氏や彼の問題には関係のないことに，さまざま考えをめぐらせていることに気づいた。治療者は FF 氏のセッションが早く終わることを願って，いつもより時計に目をやることが多いことにも気づいていた。治療者が介入すると，FF 氏はしばしばそのコメントを無視して，「まずこの考えを一通り話し終わらせてください」とか，「ああ，そうなんですよ。そのことは，前から気づいていました。」と言うのだった。

418　第Ⅱ部　DSM-5障害への力動的アプローチ

　　3週間の休暇が終わり，治療者はFF氏とのセッションを再開した。その最初のセッションで，彼はまるで空白の時間がなかったかのように，休み直前のセッションで言い残したことから話を始めた。治療者は自分がFF氏にとって如何なる重要性もないと感じて憤慨し，「あなたはまるで，私たちが昨日会っていたかのように振る舞っていますね。私から3週間離れていたことで，あなたはどんな影響もなかったんですか？」と尋ねた。FF氏は治療者の声に批判的で皮肉っぽい調子を感じ取り，「あなたには前の治療者と同じ問題がありますね。あなたはいつもあなた自身をここに持ち込んでくる。私はあなたや，あなたの気持ちを話すためにお金を払ってるわけじゃないんですよ。私は自分自身のことを話すためにここに来ているんです」と答えた。

　私たちは皆必要とされたいという欲求を持っている。そのため，多くの自己愛患者から割り当てられる「衛星としての存在satellite existence」（Kernberg 1970）は治療者には耐え難い。患者から排除されているというこの感じは，かつて両親が患者を排除したのと同じように，患者が治療者を排除するという投影同一化過程を表している可能性がある（Adler 1986; Finell 1985）。自己愛患者は分析家を自己の延長物として扱う傾向があるため，患者自身の内的困難を分析家の中に喚起しやすい（Groopman and Cooper 2001）。換言すれば，患者のある側面が治療者に投影されるが，治療者はその自己に同一化することを通して，患者がその自己を再取り込みできるように支援することができる。この投影された患者の側面をコンテインすることが，自己愛患者の精神療法における主要な部分なのかもしれない。

　自己愛性パーソナリティの過剰に気にかけるタイプによって，治療者は支配されると感じる逆転移問題と闘うことになる。患者によってあらゆる動作を退屈と拒否の指標と読み取られることで，治療者は身じろぎもせずに座り，絶えず患者に注意を集中するように強いられていると感じるかもしれない。この相互作用を取り扱うことを意図した介入によって，この逆転移の展開を生産的に取り扱う可能性がある。Kernbergの見地から治療する治療者は，「あなたには非現実的な期待があるように思います。その期待とは，他者がその人自身のニーズに基づいて反応することを許さず，他者を支配することができるとか，あなた自身の延長物として他者を動かすことができるというものです」と述べるだろう。自己心理学的介入なら，「私が咳払いしたり坐りながら身動きしたりする度に，あなたは傷ついているように思います。その理由は，私があなたに注意を集中していないとあなたが感じるからです」となるだろう。この2つの介入例への賛否にかかわらず，主要なポイントは，こうしたコメントが逆転移反応に関連した行動領域の相互作用を言語領域に持ち込み，治療者と患者との間の問題として率直な話し合いを可能にすることである。

　治療者は，患者による強い脱価値化への反応として生じる逆転移感情としばしば闘わねばならないだろう。

　　GGさんは明らかに境界例レベルで機能する自己愛患者で，薬物乱用による入院歴がある。彼女は不眠を訴え，バルビツール系薬剤を要求した。病棟主治医がその処方を断ると，GGさんは腹を立て，主治医が回診するたびに彼の欠点をあげつらった。「あなたなんてただのレジデントじゃない。だから，患者との関わり方を分かってないのよ。レジデントが終わって開業しても，あなたは人との関わり方が分かなければ，患者は1人もつかないわよ。私の求めていることに耳を貸さないで，あなたは教科書だけの精神医学をやっているのよ。傷の手当てさえ知らない。あなたなんて医者としてまったくお笑い種よ」。医師が「あなたがそこまで私に憎しみを感じるのはどうしてです

か」と尋ねると，GG さんは，「憎しみ？　あなたには憎まれる価値もないわ！　軽蔑にも値しない
わ！」と答えた。

　これらの言葉による集中攻撃は，自己愛患者の場合あまりにありふれている。長期間にわたっ
てそれが続くと，医師は自分が有用でないとか能力がないと感じると共に，傷つきや怒りを感じ
るようになる。これらの患者は治療者に強い逆転移性憎悪を引き起こす。そしてこの憎悪によっ
て治療者は，患者に仕返しする手段として，報復的なコメントや無分別な管理上の決定をするこ
とがある。治療者として，私たちはある一定量の罵詈雑言をコンテインすることができるけれど
も，私たちには皆自分にしかわからない限界というものがある。その一線を越えた時には，治療
者は，患者自身が効果的な治療を得る機会がその集中攻撃によっていかに破壊されているかを指
摘して，患者の侮辱を強力に直面化する必要があるだろう。
　患者の自己愛的な転移は，治療者の中のふだん休止状態の逆転移を表面に浮かび上がらせるこ
とを通して，葛藤を顕在化させる可能性がある。たとえば Cohen（2002）は，治療者である彼
を患者が解任するのは理にかなっていると思うようになる過程を記述している。患者の示す疑似
自給自足の態度によって，治療者は長期にわたって不安感や不全感を抱くことになる。さらに，
治療者が銘記すべきなのは，治療者の中には患者が特定の行動をとることを望む気持ちがある
が，その望みが患者の自己愛抵抗をいかに強化するかということである（Gabbard 2000; Wilson
2003）。感情面に問題のある人びとを支援しようという私たちの態度は表面上利他主義であるが，
その底流には常に利己主義が存在している（Gabbard 2000）。私たちはある希望を携えながら毎
日仕事に行っている。それは，私心なく献身的な援助者と援助を受けたことを認識し感謝する患
者という特定の対象関係の実現が叶うだろうという希望である。恩知らずの自己愛患者は，治療
者が望んでいるこの関係性の実現を阻止するかもしれない。それに対して治療者は，治療に臨む
態度を改めるようにというメッセージを患者に向けて微妙な形や見え透いた形で与えるようにな
るかもしれない。すると患者は，治療者の「良い」患者と「良い」治療経過をもちたいという願
いを叶えなくてはならない役割に置かれる。この治療者からの圧力は，患者の自己愛抵抗を強固
なものにするかもしれない（Wilson 2003）。自己愛性パーソナリティ障害の患者のもたらす臨床
素材のいくつかは耐えがたいものであるため，治療者は自己愛患者を無視したり，話を聞くのを
止めたり，患者に話題を変えさせるために表面的な解釈をしたり，あるいは患者の話の受け入れ
がたさを示すその他のメッセージを送ったりするかもしれない。他の人びとと同じように，治療
者もまた自分たちが与えることになっているものを干からびるまですべて患者に吸い取られ，挙
げ句患者がうんざりした後は見捨てられるという気持ちになるかもしれない。どんなに耐性のあ
る治療者でも，このように使われる経験は自らの忍耐力を問われることになる。そのため，私た
ちの多くはこの気分のままオフィスを出るのを避けようと，患者と異なる水準で関わろうとする
だろう。
　最後に，もう 1 つ別の形の逆転移が，とりわけ魅力的だったり楽しかったりする自己愛患者と
の間で現れる。Russ ら（2008）は，機能が高く自らの領域で比較的成功しているという特徴を
もつ自己愛性パーソナリティ障害の第 3 のサブタイプについて報告した。このような患者は治療
の中で治療者に実際の羨望と賞賛の感情を生み出すかもしれない。その結果，治療者は患者を援

助する治療を行っているというよりも「ショーを楽しんでいる」気持ちになっている自分に気づくかもしれない（Gabbard 2013）。そのような状況になると，治療者は患者の自己の延長物として扱われる事実に気づくことができず，患者の求めに肯定と妥当性を与えるだけになってしまう。このような治療は，患者と治療者が互いに誉め合う相互賞賛の場となり，行き詰まる可能性がある。

集団精神療法

　自己愛性パーソナリティ障害の力動的集団精神療法を単独の治療として行おうとする場合，それは困難に満ちている（Azima 1983; Horner 1975; Wong 1979,1980; Yalom 1985）。Piper と Ogrodniczuk（2005）によれば，称賛への渇望，権利意識，共感の欠如が原因となって，自己愛患者は他のメンバーから煙たがられるようになる。その結果として，自己愛患者の脱落率が高くなる。周囲を気にかけない自己愛患者は集団精神療法で聴衆を得られるという夢を見るかもしれない。しかし，治療者の時間と注意の一部を他のメンバーにとられるという事実に彼らは憤慨することになるかもしれない。そういう患者の中に，十分な「放送時間」が決して手に入らないことを理由に集団療法をやめる患者がいる。一方，過剰に気にかける自己愛患者は，集団療法を提案されるだけで傷つくかもしれない。集団療法を勧められること自体が，拒絶として，あるいは治療者が患者に関心をもっていないことを示すものとして体験されるのである。自己愛患者の多くは集団療法のことを自分の特別さやユニークさが見逃される状況と思うだろう。自己愛患者は集団から自己愛的な満足を得ることを求めるため，集団療法家は彼らに桁外れの負担を感じることになる（Roth 1998）。自己愛患者が集団療法に参加すると，彼らはしばしば集団の議論を独占したり，あるいは「医者の助手」の役割を取って自分自身の問題は否認する一方で他者の問題には見解を述べたりする（Wong 1979）。

　このように自己愛患者に対する集団療法という設定には固有の問題があるものの，それでも明らかに有利な点もいくつかある。集団の中で自己愛患者は，他者にはそれぞれにニーズがあり，自分が常に注目の的でいることは期待できないという事実に直面し，そのことを受け入れなくてはならない。さらに，自己愛患者は，自分の性格が他者に与える影響について他のメンバーからフィードバックを受けることで恩恵を受けることもあるかもしれない。集団の中で，自己愛患者は，自分とは異なる性格障害をもつ他のメンバーに潜む羨望や貪欲さを活性化させることで，彼らに対して治療的な効果をもたらすことができる（Azima1983）。

　何人かの著者は，個人精神療法と集団精神療法とを組み合わせる方が，それぞれを単独で行うよりも自己愛患者に有益であろうと提言している（Horwitz 1977; Wong 1979, 1980）。注目を求める自己愛患者の強い要求を吸収できる集団療法はほとんどないが，はじめに個人療法が行われるなら，患者が集団に向ける要求を少なくできるかもしれない。Wong（1979, 1980）は，集団療法に参加するまでに患者が確かな治療同盟を形成することを目的に，Kohut の考えに沿った技法的アプローチを用いた個人療法を準備期間としてかなり長く行うことを特に推奨している。この準備期間はまた，集団精神療法についての個人的な空想を患者が探求するための時間を与えることにもなる。Wong は，同じ治療者が個人療法と集団精神療法を行うことを勧めている。しか

しながら，別の治療者が担当して個人療法と集団療法を組み合わせる場合であっても，もし集団の他のメンバーによって自己愛患者がスケープゴートにされることがあれば，個人療法の治療者は患者を積極的にサポートしなくてはならない。集団療法の治療者は，他の患者たちが自己愛患者の理解され称賛されたいというニーズに共感できるように助けることができる。

第5章で述べたように，集団精神療法には強い陰性転移を希釈するのに役立つという原則がある。この原則は自己愛患者にも確実に当てはまり，また集団の他の患者たちは治療者への脱価値化や理想化に含まれる自己愛患者の歪曲を指摘するうえでしばしば助けになる。同様に，自己愛患者の治療で大きな問題となる逆転移反応も集団精神療法の中で希釈することが可能になる（Wong 1979）。しかしながら，自己愛患者の要求がましさの影響で他のメンバーが圧倒されるのを防ぐために，多様な病態の患者からなる集団 heterogenous group に参加させる自己愛患者を同時期に2人以上にしないことが勧められる。

ライフサイクルを通した自己愛性パーソナリティ障害

若い成人期に治療にやって来る自己愛患者は，しばしば親密な関係のあり方について困っている。彼らは短命で不満足に終わる惚れ込みをくり返しているかもしれない。関係当初にあった輝きが次第に失われてくると，相手への理想化は脱価値化や退屈さに変化する。すると，彼らはその関係から引きこもり，称賛や是認，無条件の愛，完璧な調律という彼らのニーズを叶えることのできる新たな相手を探すようになる。やがて彼らは，相手を干からびるまで吸い尽くし，抜け殻を捨てるというパターンが続くことに飽き飽きするのだろう。こうした患者は30代か40代になると落ち着き，結婚するかもしれない。

当然のことながら，自己愛性パーソナリティ患者の結婚には特徴的な困難のパターンが生じる。彼らは，性的な問題，抑うつ，あるいは衝動行為を口実に，まず夫婦療法を求めてくるかもしれない（Lansky 1982）。偽装した説明の下には，結婚相手から恥をかかされたり侮辱されたりすることへの怖れ（すなわち，自己心理学の用語でいうところの，自己断片化の恐怖）がしばしば存在している。たとえば，自己愛的な夫は次のようにいって妻を非難するかもしれない。自分には非常に傷つきやすく依存的で，妻から映し返しのような自己対象的応答を並外れて必要とするという問題があるのに，彼女はそれを受け入れず意図的に自分を侮辱しようとするという非難である。同じこの夫は，最後には妻に対して根深い恨みと敵意を抱き，慢性的な自己愛的憤怒の状態に至るかもしれない。その理由は，妻が彼の当然と思うやり方で彼を遇さないことである。こうした夫婦は夫婦療法ではきわめて難治なケースとなるだろう。というのは，自己愛的な配偶者は，赦しなど問題外なほど自分はひどく傷つけられているのだから，加害者である相手が何をしようともはや怒りが解消することはないと思っているからである。

人生を旅するとき，自己愛患者は結婚するかどうかにかかわらず，年齢を重ねていくことにひどく悩むことが多い。多くの場合，これらの患者は若い成人期には肉体的に人目を引き，また対人関係でも魅力的で，ある程度の成功をおさめている。Rose（2002）の研究が示すとおり，周囲を気にかけないタイプは生活状況が良好な間は比較的幸せでいられるかもしれない。しかしな

がら，彼らは中核にある空虚さと向き合うことを後回しにすることはできても，究極的にそれから逃げることは不可能である。Kernberg（1974b）は次のようにのべている。

　　人生の通常のスパンでいえば，自己愛的な満足の大部分は青年期と早期の成人期に起きるものである。また，自己愛的な勝利感や満足がたとえ成人期を通して達成されるとしても，人は年齢を重ねることや，慢性の疾患，身体および精神的な限界，そして，とりわけ分離，喪失，孤独をめぐる基本的な葛藤に結局は向き合わなければならなくなる。そう考えれば，誇大的自己も，人生ははかなく，限りがあり，無常だということからは逃れられず最終的に直面しなくてはならない，と私たちは結論せざるをえない。(p. 238)

　自己愛患者の多くは上手に老いることができない。永遠の若さと美しさという彼らの誇大的な空想は，加齢による変化でばらばらに引き裂かれる。若さと活力を証明するために，彼らは必死で自分の半分の年齢の相手と浮気をしたり，マラソン競技のような無謀な追求に挑んだりする。また，よくあるのが劇的な宗教の改宗である。そうやって，自己愛的な人は理想化された対象（神）の庇護の下に躁的に逃げ込み悲嘆を回避するのである。

　中年期と老年期の楽しみの多くは，若い人びととの成功を，わが子の成功のように喜ぶことを含んでいる（Kernberg 1974b）。自己愛性パーソナリティ障害をもつ人びとが直面する悲劇の1つが，自らの羨望や絶望のために，この楽しみの源泉が奪われてしまうことである。患者は40代になった頃にこうした気持ちを味わい，そこでようやく治療を受けることを考えるようになるのかもしれない。何かが欠けているという感覚と，自分の人生が間違った方向に進んでいるという気持ちに直面して，彼らは遂に治療を受け入れるのである。彼らは，支えてくれる関係がないことや，愛されていないという圧倒する感覚によって，自分自身が孤独であることに気づく。彼らは自分がBenjain Franklinの「自分自身を愛する人間にライバルはいない」という教訓を立証していると思うのである。

　自己愛の重篤な病理をもつ患者であっても，あるライフイベントに好ましい反応を示すことがあり，希望が持てる。Ronningstamら（1995）は，20人の自己愛性パーソナリティ障害患者を3年以上にわたる追跡研究に基づいて，自己愛の変化について報告した。40％で変化は認められなかったが，60％は有意な改善を示した。改善した患者についてライフイベントを調査したところ，3つのタイプの経験が彼らの自己愛的な姿勢に変化をもたらしたことが示唆された。9人の患者で，修正的達成 corrective achievement が起きていて，その結果として誇張された空想は減少しより現実的な自己概念の受け入れが強化された。4人では，修正的関係 corrective relation が病的な自己愛の軽減に関与していた。以上の観察から，研究者たちは自己愛パーソナリティ障害の診断を受けた人びとの中には，その自己愛的防衛が見た目ほど固定化していない人もいるという結論に至った。最終的に，3人の患者において修正的脱錯覚 corrective disillusionment が生じ，そのおかげで患者は自分自身に対してより現実的な評価をもつことができた。

　自己愛患者は治療者にとって大いなる挑戦である。しかしながら，そこには努力するだけの価値がある。なぜなら，たとえそれが部分的にしか成功しなかったとしても，患者の人生後半の損害を軽減する助けになるからである。治療によって自己愛患者がある程度共感ができるようになり，羨望を称賛に多少とも置き換えることができて，他者がその人自身のニーズをもつ分離した

個人であることを受け入れられるようになったならば，彼らは人生をつらい孤独の中で終えることを回避できるかもしれない。

文　献

Adler G: Psychotherapy of the narcissistic personality disorder patient: two contrasting approaches. Am J Psychiatry 143:430–436, 1986

Allen JG: Mentalizing. Bull Menninger Clin 67:91–112, 2003

American Psychiatric Association: Diagnostic and Statistical Manual of Mental Disorders, 5th Edition. Washington, DC, American Psychiatric Association, 2013　高橋三郎，大野裕監訳：DSM-5 精神疾患の診断・統計マニュアル．医学書院，2014

Azima FJC: Group psychotherapy with personality disorders, in Comprehensive Group Psychotherapy, 2nd Edition. Edited by Kaplan HI, Sadock BJ. Baltimore, MD, Williams & Wilkins, 1983, pp 262–268

Brandschaft B, Stolorow R: The borderline concept: pathological character or iatrogenic myth? in Empathy II. Edited by Lichtenberg J, Bornstein M, Silver D. Hillsdale, NJ, Analytic Press, 1984, pp 333–357

Campbell WK, Miller JD (eds): The Handbook of Narcissism and Narcissistic Personality Disorder: Theoretical Approaches, Empirical Findings, and Treatments. Hoboken, NJ, Wiley, 2011

Cohen DW: Transference and countertransference states in the analysis of pathological narcissism. Psychoanal Rev 89:631–651, 2002

Cooper AM: Further developments in the clinical diagnosis of narcissistic personality disorder, in Disorders of Narcissism: Diagnostic, Clinical, and Empirical Implications. Edited by Ronningstam EF. Washington, DC, American Psychiatric Press, 1998, pp 53–74

Cooper AM, Michels R: Book review of Diagnostic and Statistical Manual of Mental Disorders, 3rd Edition, Revised (DSM-III-R by the American Psychiatric Association). Am J Psychiatry 145:1300–1301, 1988

Curtis HC: Clinical perspectives on self psychology. Psychoanal Q 54:339–378, 1985

Dickinson KA, Pincus AL: Interpersonal analysis of grandiose and vulnerable narcissism. J Pers Disord 17:188–207, 2003

Finell JS: Narcissistic problems in analysts. Int J Psychoanal 66:433–445, 1985

Gabbard GO: Further contributions to the understanding of stage fright: narcissistic issues. J Am Psychoanal Assoc 31:423–441, 1983

Gabbard GO: Two subtypes of narcissistic personality disorder. Bull Menninger Clin 53:527–532, 1989

Gabbard GO: Transference and countertransference in the treatment of narcissistic patients, in Disorders of Narcissism: Diagnostic, Clinical, and Empirical Implications. Edited by Ronningstam EF. Washington, DC, American Psychiatric Press, 1998, pp 125–146

Gabbard GO: On gratitude and gratification. J Am Psychoanal Assoc 48:697–716, 2000

Gabbard GO: Countertransference issues in the treatment of pathological narcissism, in Understanding and Treating Pathological Narcissism. Edited by Ogrodniczuk JS. Washington, DC, American Psychological Association, 2013, pp 207–217

Gabbard GO, Twemlow SW: The role of mother–son incest in the pathogenesis of narcissistic personality disorder. J Am Psychoanal Assoc 42:159–177, 1994

Glassman M: Kernberg and Kohut: a test of competing psychoanalytic models of narcissism. J Am Psychoanal Assoc 36:597–625, 1988

Groopman L, Cooper AM: Narcissistic personality disorder, in Treatments of Psychiatric Disorders, 3rd Edition, Vol 2. Edited by Gabbard GO. Washington, DC, American Psychiatric Publishing, 2001, pp 2309–2326

Heiserman A, Cook H: Narcissism, affect, and gender: an empirical examination of Kernberg's and Kohut's theories of narcissism. Psychoanalytic Psychology 15:74–92, 1998

Hibbard S: Narcissism, shame, masochism, and object relations: an exploratory correlational study. Psychoanalytic Psychology 9:489–508, 1992

Horner AJ: A characterological contraindication for group psychotherapy. J Am Acad Psychoanal 3:301–305, 1975

Horton RS: Parenting as a cause of narcissism: empirical support for psychodynamic and social learning theories, in The Handbook of Narcissism and Narcissistic Personality Disorder: Theoretical Approaches, Empirical Findings, and Treatments. Edited by Campbell WK, Miller JD. Hoboken, NJ, Wiley, 2011, pp 181–190

Horwitz L: Group psychotherapy of the borderline patient, in Borderline Personality Disorders: The Concept, the Syndrome, the Patient. Edited by Hartocollis PL. New York, International Universities Press, 1977, pp 399–422

Josephs L: Balancing Empathy and Interpretation: Relational Character Analysis. Northvale, NJ, Jason Aronson, 1995

Kernberg OF: Factors in the psychoanalytic treatment of narcissistic personalities. J Am Psychoanal Assoc 18:51–85, 1970

Kernberg OF: Contrasting viewpoints regarding the nature and psychoanalytic treatment of narcissistic personalities: a preliminary communication. J Am Psychoanal Assoc 22:255–267, 1974a

Kernberg OF: Further contributions to the treatment of narcissistic personalities. Int J Psychoanal 55:215–240, 1974b

Kernberg OF: Severe Personality Disorders: Psychotherapeutic Strategies. New Haven, CT, Yale University Press, 1984 西園昌久監訳：重症パーソナリティ障害——精神療法的方略. 岩崎学術出版社, 1996

Kernberg OF: Pathological narcissism and narcissistic personality disorder: theoretical background and diagnostic classification, in Disorders of Narcissism: Diagnostic, Clinical, and Empirical Implications. Edited by Ronningstam EF. Washington, DC, American Psychiatric Press, 1998, pp 29–51

Kernberg OF: Narcissistic personality disorder, in Psychodynamic Psychotherapy for Personality Disorders: A Clinical Handbook. Edited by Clarkin JF, Fonagy P, Gabbard GO. Washington, DC, American Psychiatric Publishing, 2009, pp 257–287

Klonsky ED, Jane JS, Turkheimer E, et al: Gender role and personality disorders. J Pers Disord 16:464–476, 2002

Kohut H: The Analysis of the Self: A Systematic Approach to the Psychoanalytic Treatment of Narcissistic Personality Disorders. New York, International Universities Press, 1971 水野信義, 笠原嘉訳：自己の分析. みすず書房, 1994

Kohut H: The Restoration of the Self. New York, International Universities Press, 1977 本城秀次, 笠原嘉監訳：自己の修復. みすず書房, 1995

Kohut H: How Does Analysis Cure? Edited by Goldberg A. Chicago, IL, University of Chicago Press, 1984 本城秀次, 笠原嘉監訳：自己の治癒. みすず書房, 1995

Lansky MR: Masks of the narcissistically vulnerable marriage. International Journal of Family Psychiatry 3:439–449, 1982

Lasch C: The Culture of Narcissism: American Life in an Age of Diminishing Expectations. New York, WW Norton, 1979

Lewis HB (ed): The Role of Shame and Symptom Formation. Hillsdale, NJ, Lawrence Erlbaum, 1987

Miller JP: How Kohut actually worked. Progress in Self Psychology 1:13–30, 1985

Mitchell SA: Relational Concepts in Psychoanalysis: An Integration. Cambridge, MA, Harvard University Press, 1988 鑪幹八郎監訳／横井公一訳：精神分析と関係概念. ミネルヴァ書房, 1998

Modell AH: "The holding environment" and the therapeutic action of psychoanalysis. J Am Psychoanal Assoc 24:285–307, 1976

Ogrodniczuk JS (ed): Understanding and Treating Pathological Narcissism. Washington, DC, American

Psychological Association, 2013

Ornstein PH: A discussion of the paper by Otto F. Kernberg on "Further contributions to the treatment of narcissistic personalities." Int J Psychoanal 55:241–247, 1974a

Ornstein PH: On narcissism: beyond the introduction, highlights of Heinz Kohut's contributions to the psychoanalytic treatment of narcissistic personality disorders. Annual of Psychoanalysis 2:127–149, 1974b

Ornstein P: Psychoanalysis of patients with primary self-disorder: a self psychological perspective, in Disorders of Narcissism: Diagnostic, Clinical, and Empirical Implications. Edited by Ronningstam EF. Washington, DC, American Psychiatric Press, 1998, pp 147–169

Piper WE, Ogrodniczuk JS: Group treatment for personality disorders, in The American Psychiatric Publishing Textbook of Personality Disorders. Edited by Oldham JG, Skodol A, Bender O. Washington, DC, American Psychiatric Publishing, 2005

Ritter K, Dziobek I, Preibler S, et al: Lack of empathy in patients with narcissistic personality disorder. Psychiatry Res 187:241–247, 2011

Ronningstam E: Psychoanalytic theories on narcissism and narcissistic personality, in The Handbook of Narcissism and Narcissistic Personality Disorder: Theoretical Approaches, Empirical Findings, and Treatments. Edited by Campbell WK, Miller JD. Hoboken, NJ, Wiley, 2011, pp 41–55

Ronningstam EF: Treatment of narcissistic personality disorder, in Treatments of Psychiatric Disorders, 5th Edition. Edited by Gabbard GO, Washington, DC, American Psychiatric Publishing, 2014

Ronningstam E, Gunderson J, Lyons M: Changes in pathological narcissism. Am J Psychiatry 152:253–257, 1995

Rose P: The happy and unhappy faces of narcissism. Pers Individ Diff 33:379–391, 2002

Rosenfeld HA: On the psychopathology of narcissism: a clinical approach. Int J Psychoanal 45:332–337, 1964

Roth BE: Narcissistic patients in group psychotherapy: containing affects in the early group, in Disorders of Narcissism: Diagnostic, Clinical, and Empirical Implications. Edited by Ronningstam EF. Washington, DC, American Psychiatric Press, 1998, pp 221–237

Rothstein A: The Narcissistic Pursuit of Perfection. New York, International Universities Press, 1980

Russ E, Shedler J, Bradley R, et al: Refining the construct of narcissistic personality disorder: diagnostic criteria and subtypes. Am J Psychiatry 165:1473–1481, 2008

Stein J: The new greatest generation. Time, May 20, 2013, pp 26–34

Stein MH: Book review of The Restoration of the Self by Heinz Kohut. J Am Psychoanal Assoc 27:665–680, 1979

Steiner J: Seeing and being seen: narcissistic pride and narcissistic humiliation. Int J Psychoanal 87:939–951, 2006

Stinson FS, Dawson DA, Goldstein RB, et al: Prevalence, correlates, disability, and comorbidity of DSM-IV narcissistic personality disorder: results from the Wave II National Epidemiological Survey on Alcohol and Related Conditions. J Clin Psychiatry 69:1033–1045, 2008

Twenge JM, Campbell WK: The Narcissism Epidemic: Living in the Age of Entitlement. New York, Free Press, 2009

Vernon PA, Villani VC, Vickers LC, et al: A behavioral genetic investigation of the dark triad and the big V. Journal of Personality and Individual Differences 44:445–452, 2008

Wilson M: The analyst's desire and the problem of narcissistic resistances. J Am Psychoanal Assoc 51:72–99, 2003

Wink P: Two faces of narcissism. J Pers Soc Psychol 61:590–597, 1991

Winnicott DW: The Maturational Processes and the Facilitating Environment: Studies in the Theory of Emotional Development. London, Hogarth Press, 1965　牛島定信訳：情緒発達の精神分析理論. 岩崎学術出版社, 1977

Wong N: Clinical considerations in group treatment of narcissistic disorders. Int J Group Psychother

29:325–345, 1979

Wong N: Combined group and individual treatment of borderline and narcissistic patients: heterogeneous versus homogeneous groups. Int J Group Psychother 30: 389–404, 1980

Yalom ID: The Theory and Practice of Group Psychotherapy, 3rd Edition. New York, Basic Books, 1985　中久喜雅文，川室優監訳：ヤーロム グループサイコセラピー――理論と実践．西村書店，2012

第17章

B群パーソナリティ障害

反社会性

　反社会的な患者はパーソナリティ障害の中でおそらく最も広範囲に研究されている反面，臨床家が最も避けたがる患者である。治療状況において，このような患者は，嘘をつき，だまし，盗み，脅迫し，さもなければ責任逃れや人を欺くように振舞う。彼らは「精神病質者」，「社会病質者」あるいは「性格障害」と呼ばれてきたが，精神医学では，これらの用語は伝統的に治療不能であることに等しい。人によっては，これらの患者は「犯罪者」として扱うべきであり，精神医学の範疇に含めるべきではないとさえ主張するかもしれない。しかしながら，臨床経験が示唆しているのは，反社会性という名前が幅広い範囲の患者に用いられていることである。そこには，まったく治療不能な患者から一定の条件下でなら治療可能な患者まで含まれる。後者の集団が存在することで，援助を受け入れることのできる患者に最良の治療を提供するためにこれらの患者を詳細に理解することが正当であるといえる。詳細に理解されることで，ことが可能になる。

　Hervey Cleckley（1941/1976）は彼の古典的著作『正気の仮面 The Mask of Sanity』の中で，このような患者に関する包括的臨床記述をはじめて行った。彼の著書の題名にあるように，Cleckley は精神病質者のことを表面下に精神病が存在するとみなした。彼らは顕在的には精神病的でないものの，その行動は無秩序で現実や社会の要求に適合するのが難しく，それは精神病と呼ぶに相応しいものだからである。精神病質者はうわべでは他者と関係を持つことができるようにみえるが，その関係に全く責任を負わず，他者の感情や関心にはいかなる配慮もしない。

　Cleckley の画期的な著作にもかかわらず，その後何十年もの間，精神病質者という用語は認められずにきた。このような人びとが直面する困難のいくつかは心理的というより社会的な起源を反映しているという表向きの理由で，しばらくの間社会病質者という用語が使用された。米国精神医学会による『精神障害の診断および統計マニュアル第2版』（DSM-II：米国精神医学会 1968）が1968年に出版され，**反社会性パーソナリティ障害**という用語が学術用語として採用された。1980年の DSM-III（米国精神医学会 1980）の登場で，反社会性パーソナリティ障害（ASPD）の診断は Cleckley の最初の記述から大幅に変更された。DSM-III の基準は他のパーソナリティ障害のそれに比べてより詳細だったにもかかわらず，疾患の焦点は，虐げられ恵まれず

428 第Ⅱ部　DSM-5 障害への力動的アプローチ

ボックス 17-1　DSM-5 の反社会性パーソナリティ障害の診断基準

301.7（F60.2）

A. 他人の権利を無視し侵害する広範な様式で，15 歳以降起こっており，以下のうち 3 つ（またはそれ以上）に
　　よって示される。
　　（1）法にかなった行動という点で社会的規範に適合しないこと。これは逮捕の原因になる行為を繰り返し行
　　　　　うことで示される。
　　（2）虚偽性。これは繰り返し嘘をつくこと，偽名を使うこと，または自分の利益や快楽のために人をだます
　　　　　ことによって示される。
　　（3）衝動性，または将来の計画を立てられないこと。
　　（4）いらだたしさおよび攻撃性。これは身体的な喧嘩または暴力を繰り返すことによって示される。
　　（5）自分または他人の安全を考えない無謀さ。
　　（6）一貫して無責任であること。これは仕事を安定して続けられない，または経済的な義務を果たさない，
　　　　　ということを繰り返すことによって示される。
　　（7）良心の呵責の欠如。これは他人を傷つけたり，いじめたり，または他人のものを盗んだりしたことに無
　　　　　関心であったり，それを正当化したりすることによって示される。
B. その人は少なくとも 18 歳以上である。
C. 15 歳以前に発症した素行症の証拠がある。
D. 反社会的な行為が起こるのは，統合失調症や双極性障害の経過中のみではない。

出 典　The Diagnostic and Statistical Manual of Mental Disorders, 5th Edition. Washington, DC,
American Psychiatric Association, 2013.（『DSM-5 精神疾患の診断・統計マニュアル』東京，医学書院，2014.）
から転載。許諾を得て使用。Copyright© 2013 American Psychiatric Association.

社会経済的に低い集団に関連づけられやすい犯罪者に絞られていた（Hallack 1981; Meloy 1988;
Modlin 1983）。

　研究者が DSM-III の診断基準を収監中の犯罪者に適用したところ，その多く（50〜80％）が
ASPD の診断基準を満たすことが明らかになった（Hare 1983; Hart and Hare 1998）。これに対
して，精神病質という側面を強調した，Cleckley の様式に近い診断基準を適用すると，結果は
驚くほど異なっていた。たとえば，Hare の改訂版精神病質チェックリスト（Hare's Psychopath
Checklist Revised PCL-R）を用いると，精神病質とみなされたのは，収監された犯罪者うち 15
〜25％程度に過ぎなかった（Hare 1991; Hare et al. 1991; Ogloff 2006）。治療を求めているコカ
イン依存の女性 137 名の調査（Rutherford et al. 1999）では，四分の一以上の女性が DSM の基
準では ASPD と診断されたのに対して，PCL-R では 1.5％程度が中等度の精神病質と診断され
たに過ぎなかった。PCL-R は，自己申告ではなく，熟練した臨床評価によってチェックされる
もので，以下の項目を含む。無責任，衝動性，現実的で長期的な目標の欠如，乱脈な性的行動，
人生早期の行動上の問題，寄生的生活様式，共感を欠いた冷淡さ，薄っぺらな情感，後悔と罪悪
感の欠如，刺激を追い求めると共に退屈しやすいこと，自己価値の誇大的感覚，表面的な魅力に
関連する饒舌さ。

　近年になって，**精神病質者**という用語は，DSM-5 の診断基準ではとらえられていない，特定
の心理，生物学的特徴を示す診断用語として再び評価を増してきている（ボックス 17-1：米国
精神医学会 2013）（Hart and Hare 1998; Meloy 1988, 1995; Person 1986; Reid et al. 1986）。

　精神病質は，Hare（1991）が定義したとおり，上に分類した傾向を重視する。その傾向は一
方で対人関係/精神力動的な特徴に，他方で反社会的活動に分類される。この 2 つの構成要素は

明らかに関連があるものの，一部の事例では独立して発現することがある（Livesley 2003）。ある症例は共感性を欠き冷淡で，誇大的で，操作的であるものの，Hare の構成概念である行動上の問題を示さない。しかしながら，一般的には精神病質は臨床症状という点でも治療抵抗性という点でもより重篤である。このような患者は非精神病質の患者と比較すると，おそらく相当の神経心理学的差異があり，より無慈悲であり，力に基づくサドマゾキスティックな相互関係スタイルを除いていかなる形式の情緒的愛着も持ち得ない（Meloy 1988）。Hare（2006）は ASPD の診断基準を満たす者のうち 20％から 50％が精神病質の診断基準も満たすと推定している。

　DSM-5 の診断基準は治療可能性を決定するには特別有効とはいえない。反社会的な患者について臨床家が何よりも先に行わなくてはならないのが，現前のその患者がこのような状況下で治療可能かどうかを決定することである。この難問は，反社会的症状を自己愛性パーソナリティ障害の下位分類として考えることで概念化できるかもしれない（Kernberg 1984, 1998; Meloy 1988, 1995; Reid 1985）。事実，反社会的病理の自己愛連続体には，最も純粋な形の最も原始的な精神病質をはじめとして，自我親和的な反社会的特徴をもつ自己愛性パーソナリティ障害，さらに転移の中で単に正直でない患者の自己愛が含まれる（Kernberg 1984, 1998）。

　臨床家は反社会的特徴を持つ多くの患者と遭遇するだろう。力動的な精神科医はそれぞれの患者にアプローチする際に自己愛的連続体を念頭に置くべきである。力動的理解と精神病質，自己愛性および反社会性の病理に関する（本章で後述する）慎重な診断を用いることで，臨床家は患者が治療可能かどうか，どのような状況において治療努力が保証されるかについての力動的知識に基づいた決断を下すことができる。この章において，**精神病質**という用語は Hare PSL-R の基準と Meloy（1988, 1995）および Person（1986）による精神力動的記述によって捉えられる患者のサブグループという意味に限定して使用する。**反社会的患者**は，さまざまな程度の反社会的行動を示す連続体に含まれる患者を記述するために広く用いる。

疫　学

　ASPD の疫学に関しては相当な量の知見が積み重ねられてきていて，米国の人口において 3.6％の生涯有病率を示す（Black 2013）。この障害をもつ人びとは都市中心部の貧困地域に多く，多くは高校を卒業する前にドロップアウトする。反社会的な人の人生には転落に向かう流れが存在し（Person 1986），金を儲けては失うことを中年期に「燃え尽きる」までくり返し，しばしば重篤なアルコール依存と衰弱を伴う傾向がある（Halleck 1981）。彼らの衝動性は年齢をかさねることによって改善するかもしれないが，それでもなお，彼らは仕事，養育，そして恋人 romantic partner との関係で苦労し続ける（Paris 2003）。早すぎる死を迎える者もいる。

　反社会的性格の病理と物質乱用の間にはきわめて強い関連がある（Cadoret 1986; Halleck 1981; Meloy 1988; Modlin 1983; Reid 1985; Vaillant 1983; Walsh et al. 2007）。もちろん，犯罪行為は物質乱用と密接に結びついていることもまた確立している（Holden 1986）。累犯者のうち 52％から 65％が薬物乱用者である。物質乱用と ASPD の併存率は 42％から 95％とされている（Meloy and Yakely 2014）。

430 第Ⅱ部　DSM-5障害への力動的アプローチ

　反社会的問題のある患者のほとんどは男性であると一般的に仮定されているが，実際の男女比は4対1である（Black 2013）。精神病質者と身体化障害（ヒステリー）には家族性の関連があることが広く証明されている（Cadoret 1978; Cloninger and Guze 1975; Cloninger et al. 1984; Woerner and Guze 1968）。この相関に対して提出された1つの説明によれば，ヒステリーあるいは演技性パーソナリティ傾向をもつ人が性別により反社会性パーソナリティか身体化障害に発展するとのことである（Lilienfeld et al. 1986）。

　精神病質は男性のほうがずっと多いとされるが，それでもそれは女性にも生じうるし実際生じる。臨床家は性役割の既成概念にとらわれて，女性においてその診断を見逃すかもしれない。無視できないほど反社会的な活動をする魅力的で操作的な女性は，臨床家が男性の場合には特に，ヒステリー，演技性あるいは境界性に分類されがちである。ある19歳の女性入院患者には，盗み，虚言，他患者の治療の妨害に加えて，彼女をレイプしようとしたと彼女が主張する男性を殺害したという，顕著な反社会的経歴があった。入院中，彼女はふたりの男性患者を説得して，彼女が離院できるように窓をこじ開けさせた。（親のクレジットカードを使い）2人と一緒に国内を横断飛行したところで，彼らを無一文の状態で空港に置き去りにした。後に彼女は病院に戻ったが，彼女が病室に放火し病棟全体の人びとの安全を脅かすところで彼女の治療は転換期を迎えた。この患者は魅力的で，誘惑的で，人の心を惹きつけるところがあったために，治療者たちは彼女に対して「疑わしきは罰せず」を通してきた。中には，彼女の行動は反社会的病理ではなく「うつ病」に基づくと考える者もいた。けれども，彼女はDSM-5（米国精神医学会 2013）のASPDの基準も精神病質の基準も満たしていた。

　パーソナリティ障害の診断における性差に関しては従来パーソナリティ研究であまり注意を向けられてこなかった。しかしながら，665人の大学生の調査で，伝統的に規定された男らしさと反社会的傾向には相関があることが明らかにされた（Klonsky et al. 2002）。ASPDが男性の発現型であるのに対して，精神病質の女性の発現型は演技性パーソナリティ障害であるという推測もいくつかある。この差異は調査研究では裏付けられていない。だから，さらなる研究が明らかに必要である（Cale and Lilienfeld 2002）。

精神力動的理解

　ASPDを包括的に理解するにはまず，その障害の病因と発病機序に生物学的要因が寄与していることを認識しなくてはならない。反社会性パーソナリティ障害の家族研究が示すところでは，どちらかが反社会的である親をもつ子どもの16%がこの障害となる可能性がある（Black 2013）。双生児研究によって遺伝的要因の役割を確認されているのに加えて，虐待やネグレクトという環境要因もおそらく同様に存在する。事実，ASPDは遺伝と環境の相互作用を検討するモデルとなる障害だと考えられている。調査研究によって，遺伝的脆弱性が悪環境と共に作用することで反社会的行動や犯罪行為が相乗的に作り出されることが幾度も示されている（Cadoret et al. 1995; Caspi et al. 2002; Foley et al. 2004; Hodgins et al. 2001; Raine et al. 1996, 1997）。ダニーディン健康と発達に関する学際研究 Dunedin Multidisciplinary Health and Development Study（Capsi et al. 2002）において，1,037 名が後方視的に生後から 3，5，7，9，11，13，15，18，21 歳時に追跡調査を受けた。26 歳時で 96 パーセントと接触することができ，評価が行われた。3 歳から 11 歳の間に 8% が重篤な養育不良 maltreatment を経験し，28% が「おそらく」養育不良を経験し，64% が養育不良を経験していなかった。養育不良は母親からの拒絶，繰り返す主たる養育者の喪失，厳しすぎる躾，身体的虐待，性的虐待として定義づけられる。調査者は神経伝達物質の代謝酵素であるモノアミン酸化酵素 A（MAO-A）の責任遺伝子の機能的多形性が養育不良の影響を抑えることが発見されたと特定した。MAO-A の活動性が低い遺伝型の男性が小児期に養育不良を受けると反社会性スコアが上昇した。MAO-A の活動性が高い遺伝型の男性は小児期に養育不良を経験しても反社会性スコアが上昇しなかった。MAO-A の活動性が低い遺伝型をもち，重篤な養育不良を体験した男性の 85% が反社会的な行動を生じさせた。

Foley ら（2004）は 8 歳から 17 歳までの男性双生児 514 例の素行症について調査を行った。彼らの調査結果はダニーディン研究の結果と同様だった。スウェーデンにおける 81 例の思春期男子の無作為調査（Nilsson et al. 2006）も同様の結果をもたらした。MAO-A の遺伝子型は，遺伝子型単独，すなわち悪環境という要素を除いた場合には，思春期の犯罪行為に何ら影響しないと思われた。この 3 つの研究はともに，遺伝子型と幼少期の外傷的な出来事との間の特殊な相関関係を強く支持している。換言すれば，遺伝子型は環境上のストレッサーに対する子どもの感受性を軽減しうるし，遺伝的脆弱性と悪い経験の組み合わせによって反社会的行動が生み出されるといえるかもしれない。しかしながら，特記すべきことは，持続的に行為上の問題のある 247 例の思春期男子を調査した付随研究（Young et al. 2006）では，MAO-A を司る遺伝子上の多形性が素行症の遺伝負因の 1 つである仮説は支持されなかった。この調査では，虐待と養育不良の程度が素行症の発展に明白な役割を果たしたものの，他の研究で見出された遺伝子型との相互作用を同定することはできなかった。

遺伝子と環境の相互作用に関する洗練されたもう 1 つの研究で，同一家族の同胞とは**共有されない**独特な環境が，反社会行動の発達に大きな影響力を持つことが示唆された。Reiss ら（1995, 2000）は，思春期の同性の同胞が 2 人以上の 708 家族について研究を行った。さまざまなバリエーションが含まれており，一卵性双生児が 93 家族，二卵性双生児が 99，普通の兄弟が 95，複合家族 stepfamily だが両親が同じ同胞が 181，複合家族で 1 人の親が同じ同胞が 110，複合家族で遺伝的に血縁関係のない同胞が 130 だった。養育様式に関する情報がビデオ録画と質問紙によって収集された。思春期の反社会的行動の不一致例のおよそ 60% において，親が一方の同胞に対してのみ陰性で葛藤的な振る舞いをしていることが認められた。

研究者は，子どもの持つ一定の遺伝的特徴が，厳しくて一貫性のない親の振る舞いを引き起こすことを示唆した。対照的に，そのような遺伝的特徴をもたない同胞は陰性の親の振る舞いを引き起こさず，彼らは，他方の同胞に親が厳しく振る舞うとき，保護的な影響を体験していると思われた。Reiss ら（2000）は，これらの遺伝的特徴に対する家族の反応は以下の 4 類型のいずれかになるという傾向を見出した。すなわち，それは 1）子どもの手のかかる側面を悪化させる，2）子どもの望ましい特性を向上させる，3）扱いにくい行動に関連する悪い結果から子どもを守る，4）親は扱いにくい子どもから手を引き，よりよい見込みのある同胞を守ろうとする。彼らは，「遺伝情報の家族プロセスへの翻訳 encoding には，ずっとよく知られている RNA の翻訳過

432　第Ⅱ部　DSM-5障害への力動的アプローチ

程——タンパク質合成に向けて遺伝情報を細胞内で変換する決定的な過程——に匹敵する重要性があり，双方が連携して目的を果たす」と述べている。

この家族研究によるデータはさらに解析され，潜在的な遺伝要因や測定された親・子の相互関係が，思春期の反社会的行動やうつ病の予測につながるかどうかが検討された（Feinberg et al. 2007）。この調査によって，遺伝型と陰性で暖かみに欠ける養育態度との相互作用は反社会的行動全体を予測したが，うつ病は予測しなかったことが明らかになった。換言すれば，養育態度が暖かみに欠けて，強烈な陰性感情を示す場合，思春期の反社会行動に対する遺伝的影響はとても大きいのである。

精神病質とASPDの生物学的基盤の特性に関するエビデンスも蓄積されつつある。ASPDの家族歴のある乳幼児の5ハイドロキシインドール酢酸（5-HIAA）の濃度は，家族歴のない乳児のそれに較べて有意に低い（Constantino et al. 1997）。精神病質は特に強い生物学的起源ともつことが，冷淡で無情な傾向 callous-unemotional traits の子どもに関する研究によって示唆された（Blair et al. 2001）。これらの傾向には共感性のなさや罪悪感の欠如といった特徴が含まれるが，これらの傾向の子どもたちは恐れや悲しみを処理することに困難を持つ。冷淡で無情な傾向をもつ少年を同年代のコントロールグループと比較すると，彼らは，恐怖の表情に対する扁桃体の反応性が著しく低い（Jones et al. 2009）。さらに，仲間内のやり方に無意識的に条件付けられていくこと autonomic peer conditioning の乏しさと，成人の犯罪傾向および精神病質傾向とは強く相関する（Gao et al. 2010）。したがって，精神病質へと成長する子どもたちには，反社会行為を考えたときに不安が高まったり恐怖を予期したりすることを学習する徴候が認められないのである。これらの子どもたちは，3歳時点で，彼らの行動がもたらす結果への恐怖心が欠けていることが，皮膚電位の反応性減弱という測定結果によって示されている。扁桃体は恐れや恥，罪悪感を処理することで，よく振る舞いたいという気持ちを年少者の中に発達させる。冷淡で無情な子どもたちは，誰かを傷つけたり親の決めたルールを破ったりすることに不快感を覚えない。画像研究で，対照群と比べて精神病質者は両側扁桃体の容量の減少を示す（Yang et al. 2009）。また，自律神経系の反応性の低下と犯罪行動の危険性の間には著しい関連がある（Brennan et al. 1997; Raine et al. 1990, 1995）。事実，10代の少年を追跡した前向き研究で，自律神経系の反応性の亢進は犯罪行動に対して保護的に働くと思われた。力動的見地から，——しばしば超自我や自我理想に関係する——善悪の基準を内在化し強く保持している人間が道徳基準を破ると，彼らは罪悪感の形で不安と自律神経系の反応性亢進を経験する。

反社会性パーソナリティ障害の患者はしばしば不安障害と気分障害を併発する。ここに，精神病質とASPDの顕著な相違点のひとつがある。精神病質では気分障害と不安障害を示すことがまれである。構造上の欠損に由来する扁桃体の反応性の欠如が，精神病質者が気分障害や不安障害になるのを防いでいると思われる（Blair 2012）。また，精神病質者では側頭皮質の厚みが減少し，島と背側前帯状回皮質と連結性も減少している（Ly et al. 2012）。経験から恐怖を学ぶ能力は扁桃体と側頭皮質の統合機能にかかっていて，精神病質者はこの統合機能が欠如していると思われる（Blair 2012）。

精神病質者には解剖学的にも機能的にも特異的な相違があるというエビデンスが相次いでいる。25人の精神病質者が18名の境界性パーソナリティ障害および24名の対照群と比較された

（Herpertz et al. 2001）。精神病質者には，皮膚電位の反応性が減少しており，驚愕反射が欠如し，表情による表出がより少ないという特徴が認められた。研究者の結論は，精神病質者は出来事に反応して恐怖を抱くことが明白に欠如しており，情緒的な情報の処理に全般的な欠陥があるということだった。情緒への反応性の低さは精神病質者に顕著であると同時に特異性が高い。Raineとその同僚（2003）による他の調査では，精神病質スコアの高い 15 名の男性とマッチさせた 25 名の対照群について脳梁の比較を行った。精神病質者では脳梁の長さとともに白質の容積が統計的に有意に増加していた。さらに，脳梁の厚さが 15％減少していることと半球間の機能的連結性が増加していることが示された。研究者によって，早期軸索剪定 early axonal pruning の停止を伴う非定型の神経発達か，白質の髄鞘形成の増加が，精神病質におけるこのような脳梁の異常の原因である可能性が示唆された。

　小児期のさまざまな神経心理学的欠損もまた精神病質の発展を予見するとされている。たとえば，注意欠陥・多動症の子どもたちは ASPD となる危険性が著しく高い（Munnuzza et al. 1998）。妊娠初期から中期に著しい栄養失調の母胎で育った男性は ASPD のリスクが増加する（Neugebauer et al. 1999）。形態的磁気共鳴画像診断（MRI）を用いて，Raine ら（2000）は反社会性パーソナリティの患者を，健常群，精神病および 26 名の物質依存症者を対照として前前頭灰白質の容積を調べた。その結果，ASPD 患者ではその容量が 11％少なかった。研究者によって，この形態的欠陥は，反社会性および精神病質者に典型的な，自律神経系の低い覚醒度 low autonomic arousal，良心の欠如と困難な決断に関係しているかもしれないことが示唆された。

　洗練されたデザインの追跡研究（Johnson et al. 1999）で，児童期のネグレクトと身体的虐待（性虐待を除く）が成人の反社会的症状の有病率を増加することが示された。児童虐待の経験が成人期の ASPD の症状を予見させることが確かな反面で，疫学的には被害者が加害者になるという単純な公式に還元させることはできない。ある研究（Luntz and Widom 1994）では，虐待されネグレクトされた子どもたちの 86％は ASPD の発症することはなかった反面，その背景がない子どもの 7％が ASPD を発症した。同様に 85 名の収監中の女性の調査（Zlotnik 1999）では児童期に虐待受けた経験と ASPD は相関しなかった。

　子どもの遺伝的特徴は，しばしば周産期の脳損傷と相まって，特有な養育困難を作り出す。その子どもは時に，なだめることが難しく，親の望む正常な情緒的反応も欠如していることがある。なかには，親自身の病理性のために親が虐待的な傾向をもともともっていることがあるが，そうではない場合は，親の意に沿わない反応をする子どもに対して，耐えられなさが徐々に増大し，いらだちを募らせる。Meloy（1988）は，反社会性が発展するかもしれないプロセスには，2 つの異なったものがあるかもしれないと記した。1 つは，あらゆる関係性および情緒体験全般からの深刻な離隔 detachment である。もう 1 つはより対象関係論的な経路で，そこでは，力と破壊性を行使するというサディスティックな目的のもと，他者との間で親密な絆を結ぼうとする企てが展開する。そこには他者を内在化する上での問題もまた存在するが，その理由には子どもの側の遺伝的・生物学的欠陥と，子どもが生まれた悪環境という 2 つの面がある。

　精神病質者における内在化の深刻な機能不全は，精神病質者の力動的な意味における古典的特質——超自我発達の大幅な不足をもたらす。このような人びとの道徳観のかけらもないさまは，寒気を覚える彼らの性質の 1 つで，それにより彼らは基本的な人間性が欠けていると見える。結

434 第Ⅱ部 DSM-5障害への力動的アプローチ

果がいかにせよ，彼らの唯一の価値基準は攻撃的な力の行使であり，超自我発達の唯一の名残は，彼らのサディスティックで残酷な行動によって示される加虐的な超自我前駆体（あるいは，よそ者自己対象 stranger selfobjects）なのかもしれない（Kernberg 1984）。

　精神病質の「純型」には分類されない高機能の患者は，超自我の裂け目 superego lacunae を示すことがある（Johnson 1948）。このような人びとは，体質上の好ましい要因と環境上の養育体験のおかげでいくばくか浅薄ではあるものの良心が存在している一方で，超自我が稼動していないと思われる領域が限局性に存在する。彼らの中には，片方の親か両親から反社会的行動をけしかけられている人がいる。親のけしかけは微妙なこともあればそれほど微妙でないこともある。

　　10歳の少年であるアレンは両親によって入院させられた。入院時の面接で，彼の母親と父親は精神科医とソーシャルワーカーに，攻撃的行動の長い経緯を説明した。アレンはくり返し学校で喧嘩をし，近所では他人の所有物の軽微な破損を行い，そして両親には従うことを拒否した。アレンの父親が，入院の最終的な理由となった出来事を説明した。「その老人は私たちの家の近くを車で通り過ぎた時，アレンはちょうど弓と矢をもって庭に出ていた。車は時速60km近く出ていたが，アレンは，車のフロントグラスを打ち抜き，そいつの目に命中させることができたのだ」。アレンの父親の唇に笑みが浮かんだとき，アレンの顔には困惑の表情が見えた。

　ホワイトカラー犯罪者はしばしば，この超自我の裂け目という分類が当てはまる。彼らには自己愛的パーソナリティ構造が成功をもたらす一方で，良心の部分的欠陥がやがて反社会的行動として表れ，その存在を他者に見抜かれる。この文脈で重要なことは，反社会的**行動**と真の反社会性パーソナリティを見分けることである。反社会的性質を持った行動は仲間からの圧力で生じることもあるし，神経症的葛藤でも，精神病的思考でも生じることがある。これらの場合は，ASPDとは何ら関係がない。

　高機能の自己愛変異体 variant と比べて真の精神病質により特徴的な，もうひとつの超自我の病理が，反社会的行動を道徳的に正当化したり合理化したりする努力が一切みられないことである（Meloy 1988）。自身の反社会行動に直面させられると，精神病質者は反社会行動の犠牲となった人にはそうなるだけの理由があると断言して，独善的に応じる傾向がある。あるいは，精神病質者は嘘をつくこともあるし，自らの反社会的行動への責任を回避することもある。

　　HH氏は23歳の男性で，裁判所命令により長期間の強制入院となった。入院後間もなく，彼は上級医師の診察を受け，そこで以下のやり取りがなされた。

コンサルタント（上級医）：どのようしてこの病院に来ることになったのですか？
HH氏：裁判所がそう決めたんです。
上級医：どうしてそうなったのですか？
HH氏：私は自動車事故に遭い，親友は誤って殺されました。
上級医：何が起こったのです？
HH氏：私は通りを車で走っていました。仕事のことを考えていのですが，その時前の車が急ブレーキを踏んだのです。前の車に追突したはずみで，グローブボックスにあった銃が暴発して，偶然に友人の頭を打ち抜いたのです。

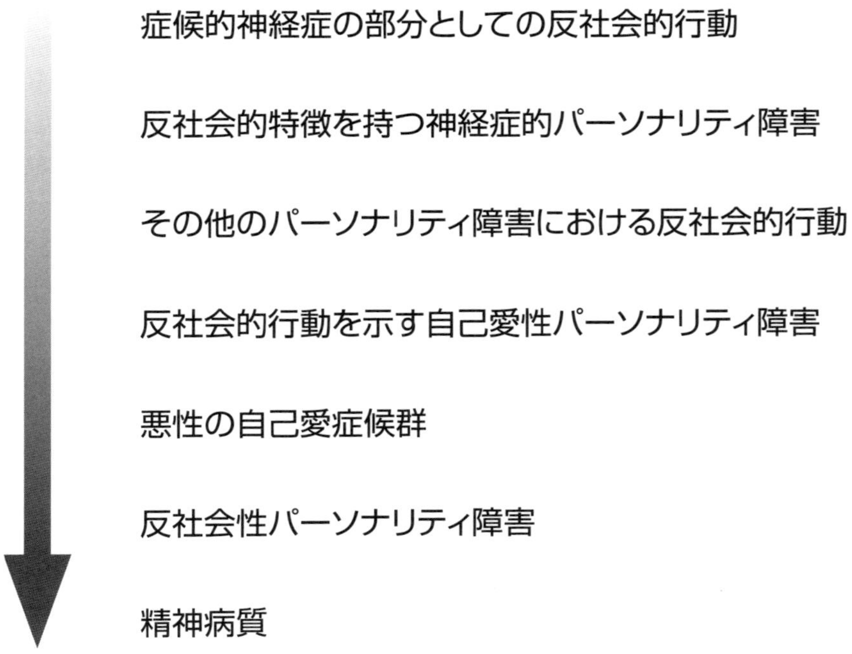

症候的神経症の部分としての反社会的行動

反社会的特徴を持つ神経症的パーソナリティ障害

その他のパーソナリティ障害における反社会的行動

反社会的行動を示す自己愛性パーソナリティ障害

悪性の自己愛症候群

反社会性パーソナリティ障害

精神病質

図 17-1 反社会的,精神病質の連続帯
出典 Kernberg 1998 を基にする

上級医：なぜグローブボックスの中に銃を持っていたのですか？
HH 氏：俺の住んでいるところでは銃を持っていなくちゃ。自分のことは自分で守らなきゃいけない。あらゆる種類の薬の売人がいるんですよ。
上級医：ではなぜ裁判所は、事故を受けて入院の判決を下したのでしょう？
HH 氏：いい質問です。
上級医：あなたは何か情緒面の問題を抱えているのですか？
HH 氏：いや、私はいたって楽天的な人間です。
上級医：今までに法に触れる問題を起こしたことがありますか？
HH 氏：1つだけあります。でも、それも俺のせいじゃないです。俺の仲間たちがコインランドリーの両替機をかっぱらって、悪ふざけで俺の玄関先に置いていったんです。警察は俺がやったと思って逮捕したんです。

　HH 氏の責任の否定が示しているのは、彼が「親友」に関心がないことと、自分自身の問題のために自分は今の状況にいるということをまったく認められないことである。このヴィネットは、治療者が反社会的な患者と治療の中で関わることの難しさを浮き彫りにしている。その理由は、彼らはすべての問題を外在化させるからである。

　反社会的な行動を自己愛的パーソナリティ障害の連続体における最も原始的な変異体 variant として特徴づけるのが最も有用である（Kernberg 1984, 1998; Meloy 1988, 1995）。図 17-1 に連続体を示す。連続体の一番下には精神病質者が位置づけられる。彼らは他者のもつ利他主義を想像することができず、非搾取的な関係に身を投じることがまったくできない。その上にくるのが

本来の反社会性パーソナリティ障害である。そこには不安や抑うつを経験する能力がいくぶん存在している。反社会性パーソナリティ障害の１つ上にくるのが悪性の自己愛で，自己親和的な加虐性と妄想的方向付けによって特徴づけられる。この分類の人は，精神病質者や反社会的な者とは異なり，他者に一定の忠誠心と関心をもつ能力がある。彼らは自分自身以外の人びとが道徳的関心と確信を持ちうることを想像できる。連続体の次の分類には，反社会的行動を呈する自己愛障害をもつ人びとが含まれる。これらの人びとは，自分自身の目的のためには他者に対し容赦なく搾取的となりうるが，悪性の自己愛者のもつ妄想的で加虐的な特徴は欠けている。加えて，彼らは折に触れて罪悪感と人への関心を経験するし，将来に対する現実的な計画を立てることもできる。反社会的行動として表面に現れているのは，彼らの持つ，深い対象関係への関わりを持つことの困難なのかもしれない。連続体の階層をその上に登ると，そこには境界性，演技性，妄想型といった，他のパーソナリティ障害が時折示す反社会的行動が置かれている。このような現象はより発達した超自我構造を持つ者に起こる。連続体の上段２つには神経症的な性格傾向をもつ人が配置される。その場合，反社会的振る舞いは無意識的な罪悪感から生じているのかもしれない。彼らは捕らえられ処罰されたいと希望しているのである。自己愛的，反社会的パーソナリティ障害のすべてのバリエーションが，他者が容易に騙されるような魅力と操作性のある人に認められるかもしれない。

　上記の階層から，私は，**成功した精神病質者**と呼ばれる議論のある分類を意図的に除外した。逮捕や有罪判決を巧妙に避けながら，ビジネス，政治，法律，あるいは法執行の中でうまくやっている「要領のいい人 smooth operator」について読んで知っている向きもあろう。逮捕を免れたこの集団を研究するには方法論的に大変な課題があるが，ある研究者らはその方法を見出した。ロサンジェルス圏で行われたその研究は，91 名の男性を対象に実施された（Ishikawa 2001）。Hare の精神病質チェックリストを用いると共に，犯罪の有罪判決の有無により，調査者は 13 名の成功した精神病質と 17 名の不成功の精神病質者を同定した。調査者はさらに 26 名の対照群を含めた。この研究では，成功した精神病質者は，典型的な精神病質者の特徴である自律神経系の反応性の低減を示さなかった。実のところ，彼らの自律神経系の反応は対照群よりも著しく亢進していた。神経心理学的検査を行ったところ，彼らは不成功の精神病質者よりも，さらに対照群よりもはるかによい実行機能を持っていた。皮膚伝導反応の測定結果では，各グループ間で相違はなかった，同様に自己申告した違法行為の割合にも相違はなかった。この研究者ら（Yang et al. 2005）が引き続いて行った発表では，不成功の精神病質者，つまり「成功」もせず「ホワイトカラー」でもない精神病質者は，対照群と比べて前頭葉の灰白質の容積が 22.3％減少していることが報告された。この結果は，不成功の精神病質者が逮捕されることにつながる意思決定の拙さや衝動行動の制御困難に関連しているのだろう。前頭前野の正常容積と自律神経機能の高さという組み合わせによって，成功した精神病質者は危険を知らせる環境上の手がかりに敏感に反応し，有罪判決を避けることができるのだろう。もちろん，これらの人びとめったに治療場面に現れないし刑事訴追を受けることもないため，今後さらなる研究を必要とする。そのようなわけで，蓄積されたデータは最小限にとどまっている。

　反社会的特徴を持つ高機能で治療可能な自己愛患者を治療不可能な純粋の精神病質者から精神力動的に鑑別することは，すべての反社会的患者がもつ臨床家を騙す傾向のためにとても複雑な

作業となる。この鑑別を行う臨床家を導いてくれる研究は非常に少ないが，次の項では，治療可能性を決定する際に有効とみなされた基準のいくつかについて検討する。

治療アプローチ

入院治療

　反社会性，精神病質の患者は治療できないといった大雑把な一般化をよく耳にする。しかしながら，治療可能性の多くは，治療の状況とそこで働くスタッフの洗練度に依存している。精神病質を厳密に診断した8つの研究を概観する（Salekin et al. 2010）と，8つのうちの3つの研究で明確な治療結果が示された。若年の精神病質に限って治療を評価した場合，8つのうち6つの研究で有望な結果が得られた。これらの治療は，患者を注意深く監視することのできる，矯正あるいは入院の設定で行われていた。

　広く一致した意見として，重篤な反社会的行動を伴う患者は，外来精神療法を主とする治療アプローチからはほとんど利益を得ることがない，といわれている（Frosch 1983; Gabbard and Coyne 1987; Meloy 1995; Person 1986; Reid 1985）。いくばくかの改善を得るためであっても，施設や宿泊形式のような設定が必要である。精神療法を治療として用いる場合，反社会的な患者を24時間体制の構造でコンテインした上で開始しなくてはならない。これら行動志向の人びとは，彼らの衝動を発散する行動のはけ口がある限り，決して彼ら自身の感情のありように触れることはない。入院や矯正施設によって彼らが行動に及ぶことができなくなってはじめて，彼らが不安や空虚感といった情緒を示すのを治療スタッフは理解できるようになる（Frosch 1983; Person 1986）。このような患者らが日中だけの通院治療プログラム day treatment program に入れられると，治療中断の割合が著しいと報告されている（Karterud et al. 2003）。

　さまざまな診断の患者が入院している一般の精神科病棟に，反社会的な患者を入院させるという決定は後悔をもたらす。精神病質者の破壊的行動は他の患者の治療を妨げ，治療環境におけるすべての治療プログラムを停止させてしまうかもしれない。このような患者たちは他の患者に対して盗みを行い，性的に搾取し，暴行を加える。彼らはまたスタッフに対して嘘をついたりあざ笑ったりする，病棟に薬物やアルコールを持ち込み，治療理念をバカにし，治療スタッフを堕落させて不誠実で倫理に反する行動をとらせる。なかには他の患者が治療スタッフとの間に築き上げたいかなる治療同盟をも系統的に破壊するものまでいる。

　　46歳の聖職者であるII氏は，彼の行動が信徒を混乱に陥れたとの理由から，教会の上級者に命じられて入院治療を受けることになった。彼は教会につながりのある多くの女性たちを誘惑し，信仰の基礎的な教義に異議を唱えることで「信仰心を傷つける」ことを面白がっていた。同様の行動パターンと対象関係が病院内でも起きた。II氏はほとんどのグループミーティングでは沈黙していたが，他の患者との一対一のプライベートな場面でスタッフメンバーのことを脱価値化したり，そ

の患者の治療は役に立つという信念を系統的に失わせたりすることで，環境を狡猾に「汚染」した。彼は女性患者や女性スタッフとの関係性すべてを性的な征服とみなした。彼の性的逸脱行動が病棟の構造によって妨げられると，II氏は女性を支配し，傷つけるためにほかの手段を見つけようとした。彼はしばしば他の患者と一緒になって，病棟の女性看護師と女性医師それぞれの相対的な性的優位性をからかい，性別に関わりなくスタッフ全員の専門技術を脱価値化した。彼が女性入院患者と駆け落ちを計画し実行するに至って，彼の治療は終結を迎えた。しかしながら，II氏が病棟に与えた衝撃は，彼の出奔後数カ月たっても，他の患者たちの示す治療の価値への倒錯的な疑いとして残っていた。その疑いは，彼の発言と行為によって煽られたものだった。

　より洗練された，知性のある精神病質者は病院環境において異なる問題を起こすかもしれない。なぜなら彼らは刑務所よりも入院のほうがはるかに心地よいと知っているので，彼らは治療がとても役に立っていると治療スタッフを欺くことがある。このような患者は手練れの魅惑者であり，初めに想定したよりも短期間で退院させるべきだとスタッフに思い込ませてしまう。しかしながら，入院中に起きた反社会的患者の行動上の変化は，通常退院後は継続しない（Frosch 1983）。このような患者は治療のふりをするだけで，治療に触れることはない。彼らが退院後に反社会的行為に逆戻りするのを知って，病院スタッフは欺かれたと憤慨するのである。

　時間，金銭，そしてエネルギーの膨大な投資を無駄にしないために，病棟の臨床家はどの反社会的患者が精神科の入院治療を試みる必要があるのかを決定しなければならない。真の精神病質者にとって，一般の精神科病棟は彼らのいるべき場所ではないということが幅広く合意されている。その理由は，そうした治療では効果を挙げられないからだし，さらにおそらく彼らはその経験を，「鶏舎の中の狐」という諺のような搾取的状況に変形させてしまうからである。刑務所の設定のような特殊病棟（Kiger 1967; Sturup 1968），医療とは異なる宿泊形式の共同生活プログラム（Reid and Solomon 1981），およびウィルダーネス wilderness プログラム（Reid 1985）などは精神病質の患者にはある程度適していて，この診断分類の人びとに対する唯一の希望とみなされている。

　メリーランド州の Patuxent 院やデンマークの Herstedvester 院といった，これまでの特殊施設の設定では，精神病質者の治療は環境の均質な構成が強調された。他の精神病質者たちは，仲間の「詐欺師」テクニックを熟知していて，継続的な直面化ができる。その理由からこれらのプログラムでは，集団における仲間からの直面化に重きが置かれた。そうすることで，それらのテクニックは中和できる。これらのプログラムはさらに，明確で厳密に執行される規則のある堅い構造を持っていた。いかなる規律違反においても，患者側の交渉や正当化に応ずることなく，迅速にその責任を患者はとらされる（Reid 1985; Yochelson and Somenow 1977）。

　このような施設によって患者の生活が制御され，不快な感情を行動で発散するという通常経路が遮断されたならば，これらの患者は不安や攻撃性を受け入れるようになるかもしれない。構造のすべての破損に対して，スタッフがいつも通り対応を一貫して取ることによって，「体制」を取り込むという通例の試みは失敗する。しかしながら，患者は嫌な気持ちの存在に気づくや否や施設から去りたいと思うため，これらのプログラムがどうなるかは司法命令の治療であるかどうか次第である。

　反社会的特徴を持つものの中には，一般精神科病棟での自発的に入院治療で効果が得られる

小さな一群が存在する（Gabbard and Coyne 1987）。その場合，通常境界性あるいは自己愛パーソナリティ障害を伴っている。しかしながら，反社会的患者が引き起こす強烈な逆転移のために，このような患者を真の精神病質者から鑑別することは困難である。精神保健の専門家は，まさにその職業選択を行う特性によって，治療する相手に対して情け深く親切になりがちである。そのため彼らは，患者のことを好意的に解釈して，患者がどれほど治療抵抗性に見えたとしても何とかして治療可能性を見出そうとする。こういった傾向のために，治療者は精神病質の患者の無慈悲さの程度を軽視して，反社会的行動は実際は「助けを求める叫び」であるとみなしがちである。とりわけ病棟のスタッフの場合は，自分には治療不能な患者を治す能力があると思いたい，深く根ざしたニーズが存在していることがある。彼らは，意味ある人間関係に全く関心のない患者にも，ありとあらゆる手段を講じて接触を試みるかもしれない。このような患者に手を差し伸べる中で，患者の反社会的行動と超自我の病理を最小限に見積もる傾向と彼らは共謀してしまうことがある。この逆転移による否認は，臨床家が精神病質者を過小診断し，実際以上に彼らが治療可能であるとみなすことに表れる。たとえば，ある研究では，DSM-III-R（米国精神医学会 1987）の ASPD の診断基準を満たす患者のうち半数しかその診断を下されていなかった（Gabbard and Coyne 1987）。

　過小診断の結果は，患者を精神病質なのではなく，単に自己愛的であるとか，性格構造が「まだ結晶化していない」という意味で未熟であるとか，一義的には物質使用者であるとみなすことになる。事実，物質使用は精神病質者の言い訳に用いられることがある。時に，治療スタッフがこの言い訳と共謀することがあり，患者はあくまで薬物やアルコールの影響下で犯罪を犯したのであって，患者を反社会的とみなすべきではない，と強硬に主張する。このような専門家はしばしば，患者の物質乱用を治療することで問題ある反社会的行動を撲滅できると主張する。このような視点は，この章の初めに述べた精神病質と物質乱用との間の大きな重複が考慮されていない。さらに，いくつかの研究によれば，物質乱用の併存診断は精神病質の心理的変化の予後を決して改善しない（Gabbard and Coyne 1987; Woody et al. 1985）。

　逆転移という汚染のゆえに，治療可能な反社会的患者と真の精神病質者の区別をつける際には，決定を下すための客観的な基準が重要となる。特定の患者への「直感」が非現実的なのは有名なことである。反社会的特徴をもつ入院患者に関する 1 つの研究で，一般精神科病棟でこのような患者にある程度の良好な治療結果をもたらす 3 つの予測因子が明らかにされた（Gabbard and Coyne 1987）（表 17-1）：不安の存在，うつ病の診断，および精神病の診断が存在していること。

　大うつ病エピソードの存在は（定義上）真の精神病質の存在を効果的に除外する。うつ病の診断基準を満たす患者はある程度超自我の発達があり，最小限であるとしても，良心の呵責を抱くことができる。同様に不安の存在は，自分の行動とその顛末にある程度心配があることを示している。De Brito と Hodgins（2009）はおよそ半数の反社会性パーソナリティ障害患者が同時に起こる不安によって特徴づけられ，小児期には冷淡 - 無情 callous-unemotional という特質のレベルが低かったと述べている。不安が予後良好な因子である理由のひとつは，それが対象関係を内在化する能力を示し，他の感情の存在を示唆しているからである（Meloy and Yakeley 2014）。加えて，不安はしばしば情緒的つながりを形成する能力を反映している。一般に治療は愛着を形成する能力に依存している。

表17-1 一般精神科病棟における治療反応性の良好 - 不良予測因子

不良反応

重罪の逮捕歴

繰り返す虚言，偽名，詐欺の既往

入院時に未決の司法問題がある

重罪の有罪判決

矯正施設の代わりとしての強制入院

器質性脳障害の診断

良好反応

不安の存在

うつ病の診断

うつ病，器質性脳障害以外の精神病の診断

注：Gabbard and Coyne 1987 より。

　真の精神病質者に薬物療法はとりたてて効果があるわけではない。薬物試験に関する2つのメタ分析（Khalifa et al. 2010; National Institute for Health and Clinical Excellence 2009）は，反社会性パーソナリティ障害の治療にいかなる薬物を使用することも支持する一貫性のあるエビデンスは存在しないと結論づけた。最後に，躁病のような精神病診断の存在は，薬物療法が予後を改善することを示唆している。患者が躁病エピソードのさなかにしばしば反社会的行動をとることはよく知られているとおりである。

　予後良好因子を示唆した上述の研究は，同じ患者群からいくつかの予後不良因子も抽出した（表17-1 参照）。精神病質患者を治療に参加させる方法が他にない時，彼らは刑罰上の専門施設での強制的な入院治療によって恩恵を受けるかもしれない。しかしながら，刑務所に入る代わりに入院治療に受けるように強制しても，精神病質者はその機会を病棟スタッフを欺くことにしか使わない。病棟スタッフの側にも，こうした患者を処罰の必要な犯罪者としてよりも「病んでいる」とか「障害のある」人として見てしまいがちな傾向がある。こういった状況下では，患者は病棟を破壊するか，ただ形だけ治療に参加するかである。患者の多くは，出廷が求められる未決の法的問題から「逃れるため」に病院を利用する。重篤な暴力の既往は予後不良の前兆である。なぜなら，彼らはフラストレーションがたまると，スタッフに対してでも他の患者に対してでも暴力に訴えるからである。同様に，重篤な脳機能障害を伴う場合，病棟環境で提供される建設的なフィードバックを理解し，役立てるための患者の能力は低下し，その代わりにフラストレーションが高まることがある。

　表17-1 にある予後良好因子のすべてを持っている反社会的患者はまれで，通常予後不良因子のいくつかを持っている。理想的な反社会的患者がいるのではないにせよ，付加的な予後良好因子のひとつひとつが患者の入院治療への適性を高め，予後不良因子のひとつひとつによって入院治療への適性は低下する（Gabbard and Coyne 1987）。

比較的良好なプロファイルをもっていても，典型的な精神科病棟では反社会的患者は多くの困難を引き起こす。長期的な入院治療だけがこのような患者に持続性のある変化をもたらす可能性がある。彼らは当然ながら，彼らの感情を衝動的に行動に移すパターンを続けようとする。それゆえ，治療の要はしっかり制御された構造にある。入院初日から，治療者たちは病院内でどのような行動化が生じうるかを予測し対処しなければならない。たとえば，物質乱用，暴力，窃盗，他の患者と性的関係を結ぶことは許されないことを患者に告げなければならない。もし患者が薬物乱用者なら，薬物の持ち込みを防ぐためにすべての郵便物はスタッフ立ち会いのもと開封しなくてならない。患者には，病棟の外に出る際にはスタッフが付き添うこと，一定の期間特定の責任レベルにとどまることを告げなければならない。電話連絡および現金とクレジットカードへのアクセスもまた制限されなければならない。このような構造に対するいかなる違反も明快な帰結，すなわち自室での隔離となることを患者は自覚すべきである。治療のはじめは，治療が患者に適しているかどうかを決定するための評価する期間であり，試行であるとみなさなくてならない。これらすべての条件は入院時に「契約」として文書化すべきである。

スタッフメンバーは個人としても，グループの文脈においても自分自身の逆転移反応を監視することに細心の注意を払わねばならない。スタッフの反応としてよく目にするのが信じないこと disbelief と共謀 collusion という 2 つである（Symington 1980）。**信じないこと**は，患者は「そこまで悪いわけじゃない」といって否認する形で表面化する。スタッフメンバーは，反社会的行動を薬物乱用や思春期の反抗などの問題のせいだと合理化し，精神病質の特徴が存在することを否認する。そして，代わりに患者のことを抑うつ的な人とか，誤解されている人とみなす。

共謀は，逆転移の中でも最も問題のあるものの 1 つである。反社会的患者の入院治療でよく目にする展開が，患者が 1 人かそれ以上のスタッフを堕落させることである。このような逆転移性の行動化に巻き込まれたスタッフメンバーは，患者を助けているという信念のもと，違法行為を犯したり，さもなければ倫理に反する行動をしたりすることがある。このような患者のためにスタッフメンバーが嘘をつくことが知られている。さらに，彼らは記録を改ざんし，性的関係の誘惑に駆られ，そして患者の離院を手助けすることもある。これらの逆転移の展開は投影同一化の過程の一部として理解することができる。そこでは患者の自己の堕落した部分が治療者に入り込み，相手の行動を変容させるのである。このような逆転移の行動化に巻き込まれたスタッフメンバーは多くの場合，「私は私でないように振る舞っていた」と報告する。

反社会的な患者の治療でよく見られるその他の逆転移として，次のような感情や願望がある。それは，治療抵抗性の疾患をもつ患者に直面したときの無力感や無能さ，怒りに起因した患者を破壊したい願望，そしてアイデンティティの喪失と不適格であるという感覚である（Strasberger 1986）。治療スタッフは患者からしばしば脅されたり威嚇されたりすることで，患者の暴行を怖れるようになることもある（一部の精神病質の患者はまなざしだけで治療者に捕食される恐怖を引き起こす〔Meloy 1988〕）。暴行への恐怖のために，スタッフメンバーは，患者に是が非でも必要とされる厳密な構造を実施しなくなることがある。患者に怒りや暴力を喚起しないよう，スタッフメンバーは構造を緩め，患者を甘やかすことを合理化するかもしれない。おそらく最も問題のある逆転移のひとつが，精神病質者に複雑な心理を想定することである（Meloy and Yakeley 2014）。入院治療スタッフはしばしば，彼らと精神病質者は根本的に**異なっている**とい

うことをなかなか受け入れることができない。精神病質者は他者の感情や安全に一切関心がなく，彼が治療スタッフと関わるのは単に彼自身の興味のためにすぎない。精神病質者は，彼が治療者と同一であるかのように見せることで，この逆転移性の盲点を利用することがある。この**自己愛的双生児** narcissistic twinship という策略によって，治療者は堕落した共謀に積極的に参加することになる。彼はスタッフメンバーと根本から同じ人間であるとメンバーを納得させることで，治療者の信頼を勝ち取り，より大きな自由と力を手に入れる。伝統的な観点ではこれらの患者は非共感的であるとされるが，治療スタッフへのこの調律は，彼らに高度に発展した共感性があることを示している。

　反社会的な患者の入院治療の重要な側面は，彼らの欠陥ある思考過程に絶え間なく焦点を当てるものでなければならない（Yochelson and Samenow 1976）。彼らが自らの行動の責任を取らされた犠牲者の振りをする場合，自分の身に起きていることにどれほど責任があるかに直面しなければならない。スタッフメンバーもまた，判断に関する補助自我として機能しなければならない。スタッフは，これらの患者が自らの行動がどのような結果になるかを予測できていないことを何度も繰り返し指摘しなくてはならない。

　反社会的な患者には衝動を直接行為に移す傾向がある。そのため病棟スタッフは，こういった患者が衝動と行為の間に**思考**を挿入できるよう手助けしなければならない。換言すれば，反社会的な患者が衝動を抱くたびに，スタッフは行為が何をもたらすかを考えるように患者に促さなければならない。環境療法の中では，患者は衝動と行為が感情から発生することも学ばなければならない。情緒を表す言葉はしばしば患者にとって外国語のようなものであり，彼らは自分の内的な状態を同定することができない。このような患者の衝動性は自殺の危険性として表れていることもまた認識する必要がある。4,745 名を対象としたコロラドの調査研究で，反社会的行動は男女ともに自殺の危険性と関連があった（Verona et al. 2004）。著者は，この対象では自殺行動が気分障害の併存とは相関していないと記している。

　これらすべての戦略は，環境における「いまここで」に焦点づけられている。なぜなら，反社会的な患者においてはその問題に関する小児期の起源を探究しても無駄だからである。反社会的な患者によるスタッフメンバーを堕落させるいかなる試みも**それが起きたとき**に直面化しなければならない。行動化の直後に介入が行われなければ，患者はそれを片付けて忘れてしまうのである。

　共感性のなさは ASPD の特徴であると一般に考えられているが，この見解には疑わしいところがある。反社会的な人間の多くが，他者を利用するためにその人の内的状態を認識する能力にたけている。したがって，この下位群に属する反社会的な患者を記述するには，哀れみや情緒的余韻の欠如といったほうがより適しているのだろう。

　　JJ 氏は 40 歳の男性で，妻と子どもが自動車事故で死んだことによる抑うつを主訴に入院となった。入院に携わった女性の精神科医が，彼の亡き妻への深い愛情に心を動かすことを知って，彼は悲しみに打たれているというイメージを提示した。彼は詳細に，彼らの関係性が彼にとってすべてであったことを語った。ある時点で，彼は精神科医にこう言った「私たちはただセックスをしたのではありません，愛を営んだのです」。彼らの親密な関係を表す彼の描写の仕方に精神科医は深く感銘

を受けて，彼がこの状況について真実を語っていると確信した。他の患者にありもしない土地を売るという詐欺を働いた後，彼は病院から姿を消した。のちに，JJ氏は過去に，彼の家族が死んだ話をでっちあげてそれを理由にいくつもの病院に入院し，それを疑わない患者に詐欺を働いていたことが判明した。彼の精神科医は騙され，侮辱された気持ちになった。JJ氏は明らかに哀れみの心を持っていなかったが，彼は共感性やメンタライズ能力を使って他者を操作することに確かに熟練していた。

個人精神療法

　力動的な意味でも生物学的な意味でも，純型の精神病質者は精神療法に反応しない。したがって，それを試みるべきではない（Kernberg 1984; Meloy 1988, 1995; Woody et al. 1985）。その連続体の先に位置づけられる，重篤な反社会的特徴を持つ自己愛性パーソナリティ障害の患者の場合は，いくぶんか精神療法への適応がある。これらの患者は，転移において微妙に依存性をあらわす。彼らの反社会的行動には，依存性をめぐる怒りの性質が含まれているかもしれない。また，彼らの内的な「理想対象」は，純型の精神病質者のそれに比べれば，いくぶん攻撃的ではないのかもしれない（Kernberg 1984; Meloy 1988）。彼らは自らの行動を合理化したり正当化したりしようとすることがあるが，これは未発達な価値体系の存在を反映している。彼らの治療可能性は本質的に，他者への情緒的愛着をうわべであっても形成する能力があるかどうかと，未発達であってもいくばくかの超自我機能があるかどうかによって決定づけられる。

　正真正銘のうつ病の存在は入院治療への反応性という意味で良好な予測因子であるだけでなく，精神療法が適応であるサインでもあると思われる。麻薬依存のあるASPD患者の研究では，精神病質の行動的兆候が持続していても，うつ病が存在すれば精神療法への適性があると思われた（Woody et al. 1985）。この研究に参加した，うつ病を伴わない反社会性の患者には，精神療法は効果を挙げられなかった。加えて，他者との関係性の欠如は精神療法の反応性について最も予後不良因子である。

　反社会性の患者を評価する臨床家は，治療法がないという勧告を行うことで満足しなければならない。こうした判断は，患者の長所と短所，および危険性に基づいた完全に合理的なものでなければならない。その危険性とは，治療を試みたときに患者が臨床家にもたらす危険性である。治療可能性を評価するこのやり方，先に述べた反射的な逆転移反応とは大きく異なる。この患者群に対して，力動的知識に基づく治療の有効性を示すいかなる研究も存在しないのである。

　もし治療者がこのような患者が詐欺を働くだろうという事実を受け入れることができれば，この患者群について広範な経験をもつ治療者たちの助言に基づきながら精神療法を進めていくことができる（Adler and Shapiro 1969; Frosch 1983; Kernberg 1984; Lion 1978; Meloy 1988; Person 1986; Reid 1985; Strasberger 1986; Vaillant 1975）。これらの助言から9つの基本的技法を抽出することができる。

1. **治療者は安定していて，根気強く，徹底的に清廉潔白でなければならない。**他の患者群にも増して，治療者は治療における正規の手続きを絶対にきちんと維持しなくてはならない

（Person 1986）。構造と通常の時間管理から逸脱することは得策ではない。これらの患者は治療者を非倫理的な行為や不正行為へと堕落させることのできることならなんでもするだろう。David Mamet の映画『スリル オブ ゲーム House of Games』は，反社会的な患者を助けようとして治療者の役割を離れて，患者の人生に巻き込まれてしまう危険を描いている。

2. **治療者は反社会的行動に対する患者の否認と過小評価を繰り返し直面化しなければならない**。倒錯的な否認は反社会的な患者の言葉の選択にさえ浸透する。もし患者が「俺はそいつから法外な金をふんだくった」といえば，治療者は「それでは，あなたは泥棒なのですね」と直面化しなければならない。もし患者が「そいつを殺ったんだ」といえば，治療者は「では，あなたは殺人者なのですね」と反応することで直面化することができる。繰り返し直面化する技法によって治療者は，このような患者の責任を転嫁する傾向を彼らに気づかせることができる。その結果，患者は自らの反社会的行動への責任を自覚し，受け入れるようになってゆくのである。

3. **治療者は，患者が行為と内的状態を結びつけられるように支援しなくてはならない**。入院治療を受けている患者とまったく同じように，個人精神療法を受けている者もこの点に関する教育が求められる。

4. **いまここでの行動への直面化が，過去の無意識的素材に対する解釈よりもより効果的である**。特に，治療者を中傷したり治療プロセスを見下し脱価値化したりする患者の行動については，繰り返し取り上げなくてはならない。

5. **逆転移は治療者による行動化を避けるために厳密に監視されなければならない**。「易きにつく」という傾向があるが，いかなる共謀関係も注意深く避けなければならない。

6. **治療者は改善への過剰な期待を抱くことを避けなければならない**。反社会的な患者はこの治療的熱狂 furor therapeuticus を察知して，嬉々として，彼らを変えるという治療者の望みを挫折させようとする。患者が改善することに自らの自己評価が依存している治療者は反社会性の患者を診るべきではない。

7. **不安や抑うつといった治療可能な状態は同定し，治療しなくてはならない**。

8. **患者のメンタライズする，共感する能力は促進されるべきである**。この一群の患者たちの行動は自分の人生のことしか考えておらず，彼らが人に言ったりしたりすることの最終的な影響を考えることもしないし，そうした行動をやめることもしない。したがって，精神療法において被害者への思いやりに関連したメンタライジング能力を育もうとすることは努力しがいがある。反社会性パーソナリティ障害の診断を受けた暴力的な患者に対するメンタライゼーションに基づく治療の予備研究で，治療が攻撃的な行為を減少させることが見出された（McGauley et al. 2011）。

9. **治療者は治療における法的な事情に注意を払うべきである**。1 人で外来治療にやってくる反社会性の患者はほとんどいない。もしそんなことがあったら，彼らの動機に対して注意を払うべきである。係争中の裁判沙汰があったり近い将来訴訟が起こされたりするので，彼らは外来治療を求めたのかもしれない。感情的な問題があり，そのための治療を求めていると言って，裁判官や陪審に「よく見せ」たいのかもしれない。

最後にひとつのコメントを述べたい。反社会的な患者を治療する治療者には，患者の反社会的行為について中立的であることを期待することは当然できない。中立であろうとすることは，患者の行為を無言で承認することや共謀することと同じことである。さらに言えば，治療者の道徳的な怒りは治療者の無数の非言語的コミュニケーションや声の抑揚にはっきりと表れる。したがって，中立性へのいかなる努力も患者には偽善に映るだろう。治療者が患者の反社会的行動にショックを受けたなら，彼らは単にそのように言うべきである（Gedo 1984）。自己心理学的接近に従った共感はこのような場合には誤っているし，共謀である。

反社会性の患者が示す抵抗というさまざまな障害を回避して進む能力のある治療者であっても，効果的であろうという彼らの企てはそれでもなお失敗する可能性がある。患者に破壊されるのを回避する力のある治療者は，激しい羨望を最も惹起しやすい。その羨望は，愛情対象あるいは理想対象（たとえば治療者）に向けた憎しみとして表面化し，最終的には難治性の陰性治療反応となる。しかしながら，これらの落とし穴にもかかわらず，経験ある臨床家の多くが，これらの患者の精神療法を努力することはしばしば，このような勇ましい治療を正当化するに十分な利益をもたらすと信じている。

予防への展望

特定の遺伝子の発現と抑制には早期の環境が大きく影響していることを示唆する調査によって，この領域に予防の努力への希望が与えられている。反社会性パーソナリティ障害および/あるいは精神病質を伴う成人は，社会にとって恐るべきリスクであり，治療者にとって大いなる挑戦である。おそらく，この領域でわれわれが最も大きな希望を抱いているのが家族療法を通した予防の努力である。Reiss ら（1995, 2000）が強調したのは，子どもの遺伝的な性質に両親が極端に過酷な反応をすることにより，反社会的行動がある程度予測できるということである。この観察は家族療法による接近が伝えているもののうちのひとつである。

反社会的行動についてハイリスクな就学前児童への家族介入による予防的介入についての文献が少なくとも1つある（Brotman et al. 2007）。この調査は，非行少年の就学前同胞92名を無作為に22週プログラムと対照群の2つのグループのどちらかに振り分けた。22週プログラムでは，両親と就学前児童を対象に週1回の集団療法を行った後，6カ月目から8カ月目の間に計10回隔週で家庭訪問を行った。対照群では，評価と毎月の電話を行った。プロトコールの最初と最後に，行為上の問題や反社会的行動を研究するための有効な指標である唾液中のコルチゾール分泌量が測定された。唾液中のコルチゾール分泌が低いことは，将来の行為上の問題の出現に関連していることはよく知られており，研究者は人生早期の社会経験がコルチゾール分泌を変化させるという仮説を立てた。研究者らは，馴染みのない仲間集団への参加を社会的課題とした。対照群に比較して，その社会的課題のことを予想した時に，介入群の子どもたちはコルチゾール量を増加した。換言すれば，ある種の不安は他者に対する思いやりや関心を将来よりよく発達させることにつながるが，その不安を彼らは発達させた。研究者は，反社会的行動についてハイリスクな子どもたちへの予防的家族介入は，仲間集団に参加するという社会的課題に取り組むことを考え

たときに生じるストレス反応を変えることができると結論づけた。介入した後は，子どもたちのコルチゾール量は普通に育ったリスクの低い子どもたちの量に近いものだった。

これらの知見は両親への個人療法を伴う早期介入が反社会的行動に至る遺伝子の発現に影響するという可能性を提出した。個人精神療法の成果で見過ごされがちなのが，患者の子ども世代への良い効果である。ASPD の治療に対する悲観主義を考慮すると，公衆衛生の立場に立った予防戦略は決定的な重要性を呈するのである。

文　献

Adler G, Shapiro LN: Psychotherapy with prisoners. Curr Psychiatr Ther 9:99–105, 1969

American Psychiatric Association: Diagnostic and Statistical Manual of Mental Disorders, 2nd Edition. Washington, DC, American Psychiatric Association, 1968

American Psychiatric Association: Diagnostic and Statistical Manual of Mental Disorders, 3rd Edition. Washington, DC, American Psychiatric Association, 1980　高橋三郎，花田耕一，藤縄昭訳：DSM-III 精神障害の分類と診断の手引．医学書院，1982

American Psychiatric Association: Diagnostic and Statistical Manual of Mental Disorders, 3rd Edition, Revised. Washington, DC, American Psychiatric Association, 1987　高橋三郎，花田耕一，藤縄昭訳：DSM-III-R 精神障害の分類と診断の手引．医学書院，1988

American Psychiatric Association: Diagnostic and Statistical Manual of Mental Disorders, 5th Edition. Washington, DC, American Psychiatric Association, 2013　高橋三郎，大野裕監訳：DSM-5 精神疾患の診断・統計マニュアル．医学書院，2014

Black DW: Bad Boys, Bad Men: Confronting Antisocial Personality Disorder (Sociopathy). New York, Oxford University Press, 2013

Blair RJR: Corticol thinning and functional connectivity in psychopathy. Am J Psychiatry 169:684–687, 2012

Blair RJ, Colledge E, Murray L, et al: A selective impairment in the processing of sad and fearful expressions in children with psychopathic tendencies. J Abnorm Child Psychol 29:491–498, 2001

Brennan PA, Raine A, Schulsinger F, et al: Psychophysiological protective factors for male subjects at high risk for criminal behavior. Am J Psychiatry 154:853–855, 1997

Brotman LM, Gouley KK, Huang KY, et al: Effects of a psychosocial family-based preventive intervention on cortisol response to a social challenge in preschoolers at high risk for antisocial behavior. Arch Gen Psychiatry 64:1172–1179, 2007

Cadoret RJ: Psychopathology in the adopted-away offspring of biologic parents with antisocial behavior. Arch Gen Psychiatry 35:176–184, 1978

Cadoret RJ: Epidemiology of antisocial personality, in Unmasking the Psychopath: Antisocial Personality and Related Syndromes. Edited by Reid WH, Dorr D, Walker JI, et al. New York, WW Norton, 1986, pp 28–44

Cadoret RJ, Yates WR, Troughton E, et al: Genetic-environmental interaction in the genesis of aggressivity and conduct disorders. Arch Gen Psychiatry 52:916–924, 1995

Cale EM, Lilienfeld SO: Histrionic personality disorder and antisocial personality disorder: sex-differentiated manifestations of psychopathy? J Pers Disord 16:52–72, 2002

Caspi A, McClay J, Moffitt TE, et al: Role of genotype in the cycle of violence in maltreated children. J Sci 297:851–854, 2002

Cleckley HM: The Mask of Sanity: An Attempt to Clarify Some Issues About the So-Called Psychopathic Personality, 5th Edition. St Louis, MO, CV Mosby, 1941/1976

Cloninger CR, Guze SB: Hysteria and parental psychiatric illness. Psychol Med 5:27–31, 1975

Cloninger CR, Sigvardsson S, von Knorring A-L, et al: An adoption study of somatoform disorders, II: identification of two discrete somatoform disorders. Arch Gen Psychiatry 41:863–871, 1984

Constantino JN, Morris JA, Murphy DL: CSF 5-HIAA and family history of antisocial personality disorder in newborns. Am J Psychiatry 154:1771–1773, 1997

De Brito SA, Hodges S: Antisocial personality disorder, in Personality, Personality Disorder and Violence. Edited by McMurran M. Chichester, UK, Wiley, 2009, pp 144–153

Feinberg ME, Button TM, Neiderhiser JM, et al: Parenting and adolescent antisocial behavior and depression: evidence of genotype X parenting environment interaction. Arch Gen Psychiatry 64:457–465, 2007

Foley DL, Eaves LJ, Wormley B, et al: Childhood adversity, monoamine oxidase A genotype, and risk for conduct disorder. Arch Gen Psychiatry 61:738–744, 2004

Frosch JP: The treatment of antisocial and borderline personality disorders. Hosp Community Psychiatry 34:243–248, 1983

Gabbard GO, Coyne L: Predictors of response of antisocial patients to hospital treatment. Hosp Community Psychiatry 38:1181–1185, 1987

Gao Y, Raine A, Venables PH, et al: Association of poor childhood fear conditioning and adult crime. Am J Psychiatry 167:56–60, 2010

Gedo JE: Psychoanalysis and Its Discontents. New York, Guilford, 1984

Halleck SL: Sociopathy: ethical aspects of diagnosis and treatment. Curr Psychiatr Ther 20:167–176, 1981

Hare RD: Diagnosis of antisocial personality disorder in two prison populations. Am J Psychiatry 140:887–890, 1983

Hare RD: The Hare Psychopathy Checklist—Revised. Toronto, Ontario, Multi-Health Systems, 1991

Hare RD: Psychopathy: a clinical and forensic overview. Psychiatr Clin North Am 29:709–724, 2006

Hare RD, Hart SD, Harpur TJ: Psychopathy and the DSM-IV criteria for antisocial personality disorder. J Abnorm Psychol 100:391–398, 1991

Hart SD, Hare RD: Association between psychopathy and narcissism: theoretical views and empirical evidence, in Disorders of Narcissism: Diagnostic, Clinical, and Empirical Implications. Edited by Ronningstam EF. Washington, DC, American Psychiatric Press, 1998, pp 415–436

Herpertz SC, Werth U, Lukas G, et al: Emotion in criminal offenders with psychopathy and borderline personality disorder. Arch Gen Psychiatry 58:737–745, 2001

Hodgins S, Kratzer L, McNeil TF: Obstetric complications, parenting, and risk of criminal behavior. Arch Gen Psychiatry 58:746–752, 2001

Holden C: Growing focus on criminal careers. Science 233:1377–1378, 1986

Ishikawa SS, Raine A, Lencz T, et al: Autonomic stress reactivity and executive function in successful and unsuccessful criminal psychopaths from the community. J Abnorm Psychol 110:423–432, 2001

Johnson AM: Sanctions for superego lacunae of adolescents, in Searchlights on Delinquency: New Psychoanalytic Studies. Edited by Eissler KR. New York, International Universities Press, 1949, pp 225–245

Johnson JG, Cohen PA, Brown J, et al: Childhood maltreatment increases risk for personality disorders during early childhood. Arch Gen Psychiatry 56:600–606, 1999

Jones AP, Laurens KR, Herba CM, et al: Amygdala hypoactivity to fearful faces in boys with conduct problems and callous-unemotional traits. Am J Psychiatry 166:95–102, 2009

Karterud S, Pedersen G, Bjordal E, et al: Day treatment of patients with personality disorders: experiences from a Norwegian treatment research network. J Pers Disord 17:243–262, 2003

Kernberg OF: Severe Personality Disorders: Psychotherapeutic Strategies. New Haven, CT, Yale University Press, 1984 西園昌久監訳：重症パーソナリティ障害——精神療法的方略. 岩崎学術出版社, 1996

Kernberg OF: Pathological narcissism and narcissistic personality disorder: theoretical background and diagnostic classification, in Disorders of Narcissism: Diagnostic, Clinical, and Empirical Implications. Edited by Ronningstam EF. Washington, DC, American Psychiatric Press, 1998, pp 29–51

Khalifa N, Duggan C, Stoffers J, et al: Pharmacological interventions for antisocial personality disorder. Cochrane Database of Systematic Reviews 2010, Issue 8. Art. No.: CD007667. DOI: 10.1002/14651858. CD007667.pub2

Kiger RS: Treating the psychopathic patient in a therapeutic community. Hosp Community Psychiatry 18:191–196, 1967

Klonsky ED, Jane JS, Turkheimer E, et al: Gender role in personality disorders. J Pers Disord 16:464–476, 2002

Lilienfeld SO, VanValkenburg C, Larntz K, et al: The relationship of histrionic personality disorder to antisocial personality and somatization disorders. Am J Psychiatry 143:718–722, 1986

Lion JR: Outpatient treatment of psychopaths, in The Psychopath: A Comprehensive Study of Antisocial Disorders and Behaviors. Edited by Reid WH. New York, Brunner/Mazel, 1978, pp 286–300

Livesley WJ: Practical Management of Personality Disorder. New York, Guilford, 2003

Luntz BK, Widom CS: Antisocial personality disorder in abused and neglected children grown up. Am J Psychiatry 151:670–674, 1994

Ly M, Motzkin JC, Philippi CL, et al: Corticol thinning in psychopathy. Am J Psychiatry 169:743–749, 2012

Mannuzza S, Klein RG, Bessler A, et al: Adult psychiatric status of hyperactive boys grown up. Am J Psychiatry 155:493–498, 1998

McGauley G, Yakeley J, Williams A, et al: Attachment, mentalization and antisocial personality disorder: the possible contribution of mentalization based treatment. Eur J Psychother Couns 13:1–22, 2011

Meloy JR: The Psychopathic Mind: Origins, Dynamics, and Treatment. Northvale, NJ, Jason Aronson, 1988

Meloy JR: Antisocial personality disorder, in Treatments of Psychiatric Disorders, Vol 2, 2nd Edition. Edited by Gabbard GO. Washington, DC, American Psychiatric Press, 1995, pp 2273–2290

Meloy JR, Yakeley J: Antisocial personality disorder, in Gabbard's Treatment of Psychiatric Disorders, 5th Edition. Edited by Gabbard GO, Washington DC, American Psychiatric Publishing, 2014

Modlin HC: The antisocial personality. Bull Menninger Clin 47:129–144, 1983

National Institute for Health and Clinical Excellence: Antisocial Personality Disorder: Treatment, Management and Prevention. NICE Clinical Guidelines 77. London, National Institute for Health and Clinical Excellence, 2009

Neugebauer R, Hoek H, Susser E: Prenatal exposure to wartime famine and development of antisocial personality disorder in early adulthood. JAMA 282:455–462, 1999

Nilsson KW, Sjoberg RL, Damberg M, et al: Role of monoamine oxidase-A genotype and psychosocial factors in male adolescent criminal activity. Biol Psychiatry 59:121–127, 2006

Ogloff JRP: Psychopathy/antisocial personality disorder conundrum. Aust N Z J Psychiatry 40:519–528, 2006

Paris J: Personality disorders over time: precursors, course and outcome. J Pers Disord 17:479–488, 2003

Person ES: Manipulativeness in entrepreneurs and psychopaths, in Unmasking the Psychopath: Antisocial Personality and Related Syndromes. Edited by Reid WH, Dorr D, Walker JI, et al. New York, WW Norton, 1986, pp 256–273

Raine A, Venables PH, Williams M: Relationships between central and autonomic measures of arousal at age 15 years and criminality at age 24 years. Arch Gen Psychiatry 47:1003–1007, 1990

Raine A, Venables PH, Williams M: High autonomic arousal and electrodermal orienting at age 15 years as protective factors against criminal behavior at age 29 years. Am J Psychiatry 152:1595–1600, 1995

Raine A, Brennan P, Mednick B, et al: High rates of violence, crime, academic problems, and behavioral problems in males with both early neuromotor deficits and unstable family environments. Arch Gen Psychiatry 53:544–549, 1996

Raine A, Brennan P, Mednick SA: Interaction between birth complications and early maternal rejection in predisposing individuals to adult violence: specificity to serious, early onset violence. Am J Psychiatry 154:1265–1271, 1997

Raine A, Lencz T, Bihrle S, et al: Reduced prefrontal gray matter volume and reduced autonomic activity in antisocial personality disorder. Arch Gen Psychiatry 57: 119–127, 2000

Raine A, Lencz T, Taylor K, et al: Corpus callosum abnormalities in psychopathic antisocial individuals. Arch Gen Psychiatry 60:1134–1142, 2003

Reid WH: The antisocial personality: a review. Hosp Community Psychiatry 36:831–837, 1985

Reid WH, Solomon G: Community-based offender programs, in Treatment of Antisocial Syndromes. Edited by Reid WH. New York, Van Nostrand Reinhold, 1981, pp 76–94

Reid WH, Dorr D, Walker JI, et al (eds): Unmasking the Psychopath: Antisocial Personality and Related Syndromes. New York, WW Norton, 1986

Reiss D, Hetherington EM, Plomin R, et al: Genetic questions for environmental studies: differential parenting and psychopathology in adolescence. Arch Gen Psychiatry 52:925–936, 1995

Reiss D, Neiderhiser JM, Hetherington EM, et al: The Relationship Code: Deciphering Genetic and Social Influences on Adolescent Development. Cambridge, MA, Harvard University Press, 2000

Rutherford MJ, Cacciola JS, Alterman AI: Antisocial personality disorder and psychopathy in cocaine-dependent women. Am J Psychiatry 156:849–856, 1999

Salekin RT, Worley C, Grimes RD: Treatment of psychopathy: a review and brief introduction to the mental model approach for psychopathy. Behav Sci Law 28:235–266, 2010

Strasberger LH: The treatment of antisocial syndromes: the therapist's feelings, in Unmasking the Psychopath: Antisocial Personality and Related Syndromes. Edited by Reid WH, Dorr D, Walker JI, et al. New York, WW Norton, 1986, pp 191–207

Sturup GK: Treating the Untreatable: Chronic Criminals at Herstedvester. Baltimore, MD, Johns Hopkins University Press, 1968

Symington N: The response aroused by the psychopath. International Review of Psychoanalysis 7:291–298, 1980

Vaillant GE: Sociopathy as a human process: a viewpoint. Arch Gen Psychiatry 32: 178–183, 1975

Vaillant GE: Natural history of male alcoholism, V: is alcoholism the cart or the horse to sociopathy? Br J Addict 78:317–326, 1983

Verona E, Sachs-Ericsson, N, Joiner TE: Suicide attempts associated with externalizing psychopathology in an epidemiological sample. Am J Psychiatry 161:444–451, 2004

Walsh Z, Allen LC, Cosson DS: Beyond social deviance: substance use disorders and the dimensions of psychopathy. J Pers Disord 21:273–288, 2007

Woerner PI, Guze SB: A family and marital study of hysteria. Br J Psychiatry 114:161–168, 1968

Woody GE, McLellan AT, Luborsky L, et al: Sociopathy and psychotherapy outcome. Arch Gen Psychiatry 42:1081–1086, 1985

Yang Y, Raine A, Lencz T, et al: Volume reduction in prefrontal gray matter in unsuccessful criminal psychopaths. Biol Psychiatry 57:1103–1108, 2005

Yang Y, Raine A, Narr K, et al: Localization of deformations within the amygdala in individuals with psychopathy. Arch Gen Psychiatry 66:986–994, 2009

Yochelson S, Samenow SE: The Criminal Personality, Vol 1: A Profile for Change. New York, Jason Aronson, 1976

Yochelson S, Samenow SE: The Criminal Personality, Vol 2: The Treatment Process. New York, Jason Aronson, 1977

Young SE, Smolen A, Hewitt JK: Interaction between MAO-A genotype and maltreatment in the risk for conduct disorder: failure to confirm in adolescent patients. Am J Psychiatry 163:1019–1025, 2006

Zlotnick C: Antisocial personality disorder, affect dysregulation and childhood abuse among incarcerated women. J Pers Disord 13:90–95, 1999

第18章

ヒステリーおよび演技性パーソナリティ障害

　DSM-5（米国精神医学会，2013）の診断基準（ボックス18-1）では演技性パーソナリティ障害は統合に問題なく，より高機能のヒステリー性パーソナリティに該当しない。この後者の疾患は，力動精神医学を実践する臨床医の間では古くから知られる伝統的な疾患である。残念ながら演技性パーソナリティ障害の基準は自己愛性パーソナリティ障害患者および境界性パーソナリティ障害患者が示す臨床像に非常に近いため，伝統的なヒステリー性人格を有する患者に適応させるのは困難である。高水準のヒステリー性パーソナリティ障害およびより原始的な演技性パーソナリティ障害はともに臨床実践で一般的に遭遇するために本章では両者について臨床的に有用な鑑別点と治療的知見を検討する。

ヒステリーと演技性との対比

　DSM-5におけるパーソナリティ障害の診断基準のきわめて非論理的な特質は，ヒステリーまたは演技性傾向の患者を検討する際に特に問題となる。この多様な患者群に対し，適切な治療を決定するために顕在的行動を単に記述するよりも，注意深い精神力動的アセスメントの方がはるかに重要である。関連文献に見られる主たる混乱の原因は力動的理解ではなく行動特性に依拠する傾向に起因するものである。

　さらに事態を複雑化させているのは，**ヒステリー的** hysterical という用語がパーソナリティ障害を記述するためだけでなく，大部分が女性の疾患とされる頻回手術症（ポリサージェリー）および多様な身体的愁訴が特徴の疾患としても言及され，身体所見のない麻痺や失明というようなさまざまな転換症状を意味するのにも使用されているためである。前者の疾患はブリケヒステリーまたは，ブリケ症候群として知られており，現在 DSM-5（米国精神医学会，2013）において，「身体症状および関連障害」という項目に組み込まれている。転換症状も同様にその疾患群に分類されている。ヒステリー転換は症候学的に Freud に「無意識」という概念の門戸を開き精神分析の発展をもたらしたものである。置き換えられ抑圧された本能的願望を表象する象徴的な身体症状として Freud は転換症状を理解した。しかしながら現代の精神医学ではヒステリー性の

452 第Ⅱ部 DSM-5 障害への力動的アプローチ

ボックス 18-1 DSM-5 の演技性パーソナリティ障害の診断基準

301.50（F60.4）

過度な情動性と人の注意を引こうとする広範な様式で，成人期早期までに始まり，種々の状況で明らかになる。以下のうち 5 つ（またはそれ以上）によって示される。

（1）自分が注目の的になっていない状況では楽しくない。
（2）他者との交流は，しばしば不適切なほど性的に誘惑的な，または挑発的な行動によって特徴づけられる。
（3）浅薄ですばやく変化する情動表出を示す。
（4）自分への関心を引くために身体的外見を一貫して用いる。
（5）過度に印象的だが内容がない話し方をする。
（6）自己演劇化，芝居がかった態度，誇張した情動表現を示す。
（7）被暗示的（すなわち，他人または環境の影響を受けやすい）。
（8）対人関係を実際以上に親密なものと思っている。

出典 The Diagnostic and Statistical Manual of Mental Disorders, 5th Edition. Washington, DC, American Psychiatric Association, 2013.（『DSM-5 精神疾患の診断・統計マニュアル』東京，医学書院，2014.）から転載。許諾を得て使用。Copyright© 2013 American Psychiatric Association.

転換症状とヒステリー性パーソナリティ障害には臨床的にも力動的にも関連がないという合意が一般的に得られている（Chodoff 1974; Gabbard 2014）。転換症状はヒステリー性パーソナリティ障害において起こる可能性があるが，幅広く多様な他の診断が下されるような人格でも起こりうる。

　20 世紀前半におけるヒステリー性人格に関連した精神内界の葛藤は性器期 - エディプス期の発達的問題から生じると考えられた。性格神経症と神経症的症状のいずれにおいても抑圧された性的欲望が最も重要であるという，より一般化された見解が，まさに Freud のヒステリー転換症状への取り組みの遺産の一部であった。これらの患者を治療するための精神分析的な取り組みが臨床的に不成功に終わったことにより，Freud の定式化に異論を唱える人が出てきた。Marmor の古典的な 1953 年の論文にはじまり精神医学の文献では，前性器期的問題こそがヒステリー性パーソナリティ障害の病因の中核であると認識されている（Chodoff 1974）。

　過去 40 年の文献で意見の一致がみられているのは「健康な」ヒステリー患者および「病的な」ヒステリー患者の両者が存在するという点である（Baumbacher and Amini 1980-1981; Blacker and Tupin 1977; Chodoff 1974; Easser and Lesser 1965; Horowitz 1997, 2001; Kernberg 1975; Lazare 1971; Sugarman 1979; Wallerstein 1980-1981; Zetzel 1968）。「健康な」ヒステリー患者は，「良い」「男根期」または「真の」などの用語を含むさまざまな名称で表現されている。後者には，「口唇的ヒステリー」「いわゆる良いヒステリー」「ヒステロイド」「幼児性パーソナリティ」など，さらに多くの名称が用いられている。研究者の中には（Gabbard 2014）「境界性パーソナリティ障害」とかなりの重複が後者の群に存在すると主張する者がいる。実際，経験豊富な臨床医 1,201 名の集団に対して Blagov および Westen（2008）は成人におけるパーソナリティとその病理を Q ソート分類法により捉える修正版 Shedler-Westen Assessment Procedure（SWAP-II）などの厳密な精神測定法を用いて，無作為に抽出されたパーソナリティ病理を持つ患者を描写するように求めた。DSM-IV-TR に基づく尺度（米国精神医学会 2000）を用いて演技性パーソナリティ障害（HPD）の基準を満たした患者を特定し，最も記述的で最も顕著な特徴には HPD の

特徴の一部が含まれるが，同時に多くの境界性パーソナリティ障害の特徴も含まれることを彼らは確認した。またノルウェーにおけるデイケア病院の患者2,289例を対象とした研究（Bakkevig and Karterud 2010）ではHPDの罹患率は非常に低いことが分かった（0.4％）。最も特徴的だったのは特に境界性，自己愛性，依存性パーソナリティ障害などの併存率が高いことであった。著者らはHPDのカテゴリーは構成概念の妥当性に乏しいと結論づけた。鑑別を明確にするため本章で著者はより健康な集団をヒステリー性パーソナリティ障害とし，より障害された集団を演技性パーソナリティ障害とする。

　ヒステリー性パーソナリティと演技性パーソナリティの間の正確な相関関係の定義付けは議論の多いところである。この2つは一つの連続体上の単なる程度の差に過ぎないと論じている研究者（Blacker and Tupin 1977; Lazare 1971; Wallerstein 1980-1981; Zetzel 1968）もいるが，2つの集団は非常に異なるものであり，明確に区別されるべきだととみなす研究者（Baum-bacher and Amini 1980-1981; Sugarman 1979）もいる。Horowitz（1997, 2001）は，アイデンティティの一貫性と重要な他者への揺るぎない関心の観点から，演技性パーソナリティ障害の対人様式特性を示す患者は，精神医学的に健康で，神経症的，自己愛的または境界的である可能性があると述べた。これらの水準は個人の存在様式における自己と他者の統合の水準により区別される。互いにスプリットしている「すべて良い」と「すべて悪い」という人の捉え方は境界性水準との関連性が認められる。自己愛的な脆弱さを持つ水準で組織化された演技性患者にはより融和的な自己存在様式が認められるが，誇大的か極端に惨めな感情に陥りやすい。このような人びとはまた他者を自分たちの延長とみなす。Horowitzのモデルにおける神経症的に構造化された演技性患者には，親密な交遊関係と仕事の面で反復される，適応困難な関係性の中で演じられる，長期的に解決されない内的な葛藤がある。この議論のため，神経症的に構造化された演技性患者をヒステリー性パーソナリティ障害患者と同一とみなし，一方，自己愛性または境界性水準で構造化されたパーソナリティを持つ患者を，演技性パーソナリティ障害と呼ばれる群に組み込む。

　ヒステリー的な人と演技的な人が関連しているように見えるものは，不安定で浅薄な情動，注目を求めること，性機能の障害，依存性と無力感，自己演出といった顕著な行動特性が一致していることである。これらの特質は一般の人びとが著しい演技的反応を意味するために，「ヒステリー的」という言葉を使用するようになったことと関連している。逆説的なことに，これらの特質はヒステリー患者よりも演技性患者の方がより一層典型的である。Wallerstein（1980-1981）は「行動的に芝居がかっているか派手なヒステリー性格のタイプという意味においてよりヒステリー的に見える人は，『良い』または『真の』ヒステリーの力動という意味合いではそれほどヒステリー的ではないように見える人である」と述べている（p. 540）。同様にZetzel（1968）は，華やかにヒステリー的に見える「いわゆる良いヒステリー」の人は，分析可能な高水準のヒステリー患者としばしば間違われるが，実際には，彼らは原始的な構造を有する分析困難な患者であり，こうした人たちはここで言及されている演技性パーソナリティであると述べている。

　診断の妥当性をめぐる論争がある一方で，この診断を受けた人がかなりの苦しみと情緒的苦痛とともに生きていくことはほぼ間違いない。熟練した臨床家は，精神療法家に有用な概念的な枠組みを提供する，いくつかの特徴の特定に有用な診断を継続して見出そうとしている。さらに一部の研究は，このような患者に見られる特性はとりわけ揺るぎないもので，成熟とともに衰退

454 第Ⅱ部　DSM-5障害への力動的アプローチ

するものではないことを示唆している。多くのパーソナリティ障害は経時的に症状は軽減するが，1,477例の患者を対象としたある研究（Gutierrez et al. 2012）によると演技性パーソナリティ障害患者では臨床的特徴が人生の歩みに比例して軽減しないことを示している。さらに，彼らは苦悩に対処するために物質乱用に頼るかもしれない。40,000名以上の個人を対象とした疫学研究（Trull et al. 2010）において，すべてのパーソナリティ障害の中で演技性パーソナリティ障害は生涯にわたる薬物依存の合併症発生率が最も高かった（29.72％）。HPDを有する人は明らかに治療を必要としており，臨床家は，治療が個々の患者に合ったものとなるように，パーソナリティ機能の水準を注意深く評価しなければならない。

　顕在的な対人関係の特性はこれらの患者の潜在的な精神力動的構造の理解にそれほど役立たない可能性がある。たとえば，Horowitz（1997, 2001）は演技性パーソナリティ障害の対人関係様式の特徴を示す患者は，アイデンティティの一貫性と重要な他者への揺るぎない関心の観点からすると，精神医学的に健康的，自己愛的，もしくは境界的であるかもしれないと述べている。注目を求めること，自己演出，性機能の障害，依存性，無力感，不安定で浅薄な情動といった顕在的な行動特性は，表面的にはスペクトラムのより高水準とより低水準で患者を関連付ける。精神療法家は戦略的介入を計画するためにこれら2つのサブグループを明確に識別しなければならない。神経症的に組織化された患者は精神分析，または高度に探索的な精神療法により治療可能であるが，その一方で精神内界の構造がより原始的な患者にはより支持的‐表出的アプローチの方に重点が置かれたものが必要とされる。

　2つの集団を鑑別する文献が表18-1に要約されている。これには神経症的に構造化された（ヒステリー）パーソナリティ障害とより原始的な変型である（演技性）パーソナリティ障害を鑑別する特徴が挙げられている（Easser and Lesser 1965; Kernberg 1975; Lazare 1971; Sugarman 1979; Zetzel 1968）。真の演技性パーソナリティはヒステリー性パーソナリティよりも実質的にあらゆる面においてより人目を引く。また演技的な人物ではDSM-5診断基準のすべての症状はより必要以上に強調される。情動の著しい不安定性，より強い衝動性，より艶かしい誘惑はすべて顕著な特徴である。演技性患者の性愛は非常に直接的で慎み深さがないので実際に異性を「うんざりさせる」可能性がある。注目の的でなければならないという，彼らの激しい顕示欲はまた遠慮会釈もない性質のために他者から疎まれる。この点において明らかにこれらの患者は自己愛性パーソナリティ障害の人との共通点が非常に多い。

　対照的に真のヒステリー性パーソナリティ障害の人は，芝居がかった顕示的な傾向ははるかに微妙で，彼らの性愛は遠慮がちでかえって魅力的に表現される。さらにWallerstein（1980-1981）は高水準のヒステリー患者の大部分は全く芝居がかっておらず派手でもないと示唆している。彼はこのような患者を「蕾のままにされた壁の花で，人との出会いでは，内気で，言葉少なく，非常に憶病で，立ち振る舞いと人との交流が完全に抑制されている」と示唆した（p. 540）。潜在的な力動よりも顕在的な行動に焦点を当てることは誤診をもたらす可能性があると彼は説得力のある指摘をした。

　ヒステリー性パーソナリティ障害を持つ患者は，仕事でそれなりに成功することが多く，建設的な競争心および野心を示す。この能動的に何かを達成しようとする態度は，自己の欲求を満たすため他者を受身的に操作する場合を除き，演技性患者の成功を妨げる無目的で，無力な依存的

第18章　ヒステリーおよび演技性パーソナリティ障害　455

表18-1　演技性パーソナリティ障害の神経症的および原始的な異型の区別

神経症的（ヒステリー）異型 variant	原始的（演技性）異型 variant
抑制され制限された情動表出	華やかで，万人受けする情動表出
性愛化された顕示性と愛されたい欲求	要求が多く，「冷淡」で魅力のない口愛的な性質を伴う貪欲な顕示性
衝動コントロールの良さ	全般に及ぶ衝動性
穏やかに示される誘惑性	下劣で，不適切で，遠ざけたくなる誘惑性
野心と競争心	無目標と無力
成熟した三者間の対象関係	しがみつきやマゾキズムや妄想によって特徴づけられる原始的な二者間の対象関係
愛情対象からの分離に耐えられる	愛情対象に見捨てられた時に圧倒的な分離不安が起こる
厳しい超自我とある程度の強迫的防衛	放逸な超自我，ストレス下でのスプリッティングや理想化などの原始的防衛の優勢
性愛化された転移願望は徐々に発展し，非現実的なものと見ている	強烈な性愛化された転移願望は急速に発展し，現実的なものと見ている

性質とは対照的である。真のヒステリー患者はエディプス的三者関係の課題によって特徴付けられる成熟した全体対象関係を獲得し，両親との重要な関係を形成することができている一方で，演技性患者はしばしばしがみつき，マゾヒズム，および猜疑性によって特徴づけられるより原始的な二者関係の水準に対象関係は固着している。

　愛情対象との関係性が主たる困難さの領域にあることを認めながらもヒステリー患者はその対象から分離に耐えられる。一方，演技性患者は愛情対象から離れると分離不安に圧倒されることが多い。ヒステリー患者の厳格な超自我とその他の強迫的防衛は演技性患者に典型的な放逸な超自我，および分裂と理想化といった，主としてより原始的な防衛とは対照的である。

　ヒステリー患者が精神療法や精神分析に参加すると，性愛化された転移願望はかなりの時間をかけて徐々に発展し，一般的には患者自身によって非現実的なものとみなされる。一方で，演技性患者は直ちに激しい性愛転移願望を発達させて，しばしばこれらの願望を実現可能な期待とみなしている。願望がくじかれると，患者はもっと喜ばせてくれなかったといって，治療者に対して怒り狂うようになることがある。転移感情から治療同盟を区別するヒステリー患者の能力は，外的現実から内的現実を分ける能力と密接に関係しているが，それは演技性患者では損なわれている自我機能であると Zetzel（1968）は指摘した。

　演技性パーソナリティ障害の目立った特徴は境界性パーソナリティ障害との密接な関係を強調するものになっている。たとえば，Kernberg（1975）は根底に境界性パーソナリティ構造が存在するものとして幼児性パーソナリティを明確に概念化した。これらの患者が防衛しているのは性器的な性愛性ではなく，受身的で原始的な口唇性である（Lazare 1971）。

　その一方で一般的にヒステリー性パーソナリティ障害の患者は，性器的性愛自体や彼らの生活

における性的対象とかかわる困難をめぐる問題が存在する。古典的に「冷感症」，もしくは無オルガスム症であるとヒステリーの女性は記述されてきたが，同時に性的に乱れているか，十分にオルガスムを得ることができるが実際は性的関係に満足していない可能性がある。このような女性は，自分に相応しい男性とロマンティックな，もしくは性的な関係を持つことができず代わりに手の届かない男性に望みのない激しい恋愛感情を抱くことがある。女性のヒステリー患者に繰り返されるもう一つの問題は，男性がしばしば彼女の行動を性的な誘いと誤解し，絶えず彼女はこの誤解に驚くことである。この事実は彼女の誘惑性という無意識的性質の反映である。

性別と診断

　精神医学の歴史を通じて，ヒステリー性パーソナリティは女性としての性の在り方 female gender と関連づけられてきた。診断について考える場合に女性だけに関連づけるこの傾向は，おそらく精神力動というよりも文化的な性役割の固定観念とより関連していると思われる。Hollender（1971）および Lerner（1974）が述べているところによると，ヒステリー性パーソナリティの特性は，女性が米国社会にどのように適応すべきかという想定に基づいた文化的期待の反映である。ヒステリー性パーソナリティを女性の疾患とみなす圧倒的な傾向に多大な貢献をなしているのは，わずかな例外を除けば障害に関する文献が完全に男性によって書かれているという事実である（Chodoff and Lyons 1958; Luisada et al. 1974）。

　ヒステリー性パーソナリティと女性性との間には顕著な関連が認められるが，ヒステリー性パーソナリティ障害は男性にも認められることが文献的にも広く報告されている（Blacker and Tupin 1977; Bollas 2000; Cleghorn 1969; Halleck 1967; Kolb 1968; Lubbe 2003; Luisada et al. 1974; MacKinnon et al. 2006; Malmquist 1971）。男性のヒステリー患者の記述は大まかにいって2つのサブタイプに分けられる。それらは過剰な男性性と受身/軟弱である。男らしさのカリカチュアであるということで過剰に男性的なサブタイプの男性と古典的な女性のヒステリーとはまさに相似形である。第16章に示されたように，655名の大学生を対象とした研究（Klonsky et al. 2002）から自己愛性および演技性の特徴は，ともにそれぞれの性的在り方にきわめて相応しい振る舞いをする男女と関連していた。彼らはすべての女性に対して誘惑的に行動する「ドン・ファン」であるかもしれないし，反社会的な行動をとる可能性さえあるかもしれない。受身/軟弱な男性のサブタイプは「おしゃれ」（MacKinnon et al. 2006）でけばけばしい同性愛者か，女性を恐れる受身的で性的に不能な異性愛者である可能性がある。高水準のヒステリー性パーソナリティとより低水準の演技性パーソナリティを識別する際に主として用いられたのと同じ基準に基づいて男性患者でもこの2群を同様に識別することが可能である。

　Luisada ら（1974）によるヒステリー性パーソナリティ障害のある男性患者27例の研究によると患者の大部分は異性愛者であるが，性的な関係性に何らかの形で障害が全員にあることが認められた。アルコールや薬物乱用も同様に認められたが，嘘をつくことや信頼が置けないことといった反社会的行動はこの群に共通の問題であった。これらの研究者たちは，受身/軟弱，および過剰に男性的なサブタイプ両方を特定し典型的にはどちらも関係性が不安定であることを確

認した。これらの患者の多くは，おそらく自己愛性パーソナリティ障害と診断され，一部には反社会的特徴がみられるだろうが，集団としては真の自己愛者よりも他者に対して温かく共感を示す傾向があった。一部の研究者は精神病質と演技性パーソナリティ障害を関連づけようと試みたが（Hamburger et al. 1996)，演技性パーソナリティ障害は精神病質または反社会性パーソナリティ障害の女性型の変型であるというこの考えにその文献は強力な支持を与えるに至らなかった（Cale and Lilienfeld 2002)。ヒステリーの症状が歴史的に女性特有のものとされてきたことにより男性のヒステリー患者は精神分析理論と実践において軽んじられるようになったと Mitchell (2000) は主張した。にもかかわらず同じ問題の多くがヒステリー性パーソナリティ障害，もしくは演技性パーソナリティ障害の男女共にみられる。これらには誘惑，乱交，性的嫉妬，理想的な愛への憧れ，移り気，性愛化などが含まれている。

認知スタイルと防衛機制

　ヒステリー性パーソナリティ障害と演技性パーソナリティ障害を関連づける精神内界機能の一つの側面は**認知スタイル**である。これらのパーソナリティ障害患者に特徴的な認知スタイルを一般的に「包括的，比較的散漫で，鮮明さ，特に鮮明な詳述に欠ける。要するに，それは印象主義的である」(p. 111) ことを Shapiro (1965) は明らかにした。治療者がこの認知スタイルを持つ患者に「週末はいかがでしたか？」と尋ねるとその返事は協力的に詳細を話すことはなく「素晴らしかった」，または「本当にひどかった」というような語り口になる傾向がある。同じ形式の反応は患者の生活において重要な人物にも当てはまる傾向がある。あるヒステリー患者が父親について述べるように求められた時彼女は「父は本当に素晴らしいです！」と返答した。

　同様にこのような認知スタイルのある患者が心理テストのような課題に取り組む時には事実に集中することを避け，代わりに直感で反応する傾向がある。高い名声を得た知的専門職の男性が米国の人口を推定するよう求められると彼は慌てて「わかりません。約 50 億だと思います」と答えた。心理士が彼に質問についてもう少し考えるように求めると彼は自分が米国の人口ではなく世界の人口を伝えたことに気づいた。この患者は無知なのではなく，ヒステリーの認知スタイルのためにそのような細部に集中せざるを得ないことに怒りを感じたのである。たとえば患者の背景にある生活史上の事実を聴取する際に治療者は予期せずかなり苛立つかもしれない。

　この包括的で印象主義的な認知スタイルはヒステリー患者および演技性患者による防衛機制の使用と緊密に関連している（Horowitz 1977a, 1997, 2001)。これらの患者は強い感情を鈍化させるために情報処理を制止する。抑圧，否認，解離および抑制は感情の喚起をまた減弱させる防衛的戦略である。これらの患者は「私は知ってはいけない」がより正しい意味合いである場合に「私は知りません」と言うことがある（Horowitz 1997)。ヒステリーに関する初期の文献で感情的つながりの鈍化はしばしば**満ち足りた無関心** la belle indifference と記述された。これは女性患者が自分の転換症状に表面上は関心が欠如していることを言う。ヒステリー，もしくは演技性患者は経験の影響，結果および詳細を統合または認識することを失敗するが理由はこの認知スタイルである。

458 第Ⅱ部　DSM-5障害への力動的アプローチ

　一方で，この感情の喚起の制止は一般的に他者からの反応を故意に引き出すために誇張された感情表出と共に揺れ動く。ヒステリー/演技性の患者は彼らの注意力を包括的に，そして散在的に分散させるが，彼らの関心の多くは他者が自分に注目しているかどうか，についてである。

　解離状態は転換症状のようにさまざまな診断を持つ患者に見られるにもかかわらず，ヒステリー現象として分類されることが多かった。解離の最も極端な症状発現は解離性同一性障害で，これはスプリッティングと抑圧の双方が関与する。前者は異なる自己表象が別々に維持されるという意味である。また後者は通常主人格が交代人格についての記憶がないという意味においてである。感情の爆発に対する演技性患者の反応は，たとえ弱められた形だとしても解離や解離性同一性障害と類似している。これらの患者は自分の行動をしばしば想起することができず，「誰かほかの人」の行動のようであったと言う。

　解離症状も伴うある演技性患者は左胸に切り傷を発見したが，それがどのようにしてできたのかを説明できなかった。この発見の直後に彼女の夫は午前３時に彼女が浴室にいるのを発見した。彼女は解離状態で自分の左胸を剃刀の刃で軽く切っていた。診断目的で催眠術をかけられた時患者は「母が苦しんだように，私も苦しまなくてはならない」と言った。彼女の母親は乳癌の手術を受けたばかりであった。この患者はもう一つの一般的なヒステリーの防衛でもある同一化という防衛機制を例示している（MacKinnon et al. 2006）。

　ヒステリーおよび演技性の双方の患者にみられることのある最後の防衛機制は**情動的であること**それ自体である。表面的で浅薄であるが，激しく感情的になることは患者が避けることを望んでいるより深く，より心の底からの情動を防衛しているかもしれない（MacKinnon et al. 2006）。型にはまった情動性は包括的で印象主義的な認知スタイルに呼応して，演技性患者が自己と他者に対するどんな真の感情状態や態度からも遠ざけたままにするのに役立つ。

精神力動的理解

　両方の性別におけるさまざまな顕在的行動がヒステリー性および演技性のパーソナリティ障害の分類に包含されているため，注意深い精神力動的評価は適切な形の精神療法について告知された治療課題に重要である。ヒステリー性または演技性パーソナリティのスタイルを持つ女性患者は，古典的な精神性的発達の２つの段階において困難に直面する傾向がある。１つは，口唇期においてさほど重篤でない母性剥奪を体験していること，そしてもう１つはエディプス状況の解消と明確な性同一性の確立に困難さがあることである（Blacker and Tupin 1977）。ヒステリー患者および演技性患者の両者ともに口唇期および男根 - エディプス期の問題に伴う困難さをいくぶんは持っているが，演技性患者は明らかにより早期の段階により大きな困難を抱えており，一方ヒステリー患者は主により後期の段階に固着している。

　より原始的に構造化された女性患者の場合，母性的養護性の欠如は依存要求の満足を父親に求めるように導く（Blacker and Tupin 1977; Hollender 1971; MacKinnon et al. 2006）。そのうちに彼女は父親の関心を得るために気を引くようなそぶりや，芝居じみた自己顕示的な感情表出が必要だということを学ぶ。彼女は成熟するにつれて「パパのかわいい女の子」であり続けるために，

彼女の性器的な性愛を抑圧しなければならないことを学ぶ。小さな女の子が成長した時，彼女のすべての性的関係を特徴づける原始的な要求は「乳房 - ペニスの等価物 breast-penis equation」と呼んでもいいかもしれない。男性のペニスは無意識的に憧れる母親の乳房の代用物でしかないので，彼女はしばしば最終的に満足できない乱交的な性行為に及ぶ。

　さらに神経症的異型を伴う女性は口唇期発達を問題なくある程度克服している。彼女もまた母親に失望するが，この失望は発達のより進んだ段階で起きる。本格的なエディプス状況に入る直前の発達の男根期において，父親ができるようには彼女の母親を肉体的に所有できないという事実と折り合わなければならない。ヒステリーの人の目標は他者の欲望の対象であることである（Bollas 2000）。この幼い少女の場合，母親に負けたという感情を持ち，父親の欲望の対象になるために自分にできることは何でもしようと思うだろう。しばしば，このことによって他者の望むものになろうとするために，自己の真の姿を一時停止する偽りの自己適応がもたらされるかもしれない。多くのヒステリーの女性は，男性が彼女たちに最もこうであってほしいと彼女たちが考えるものになろうと試みながら男性に接近するが，男性は女性の偽物の表現に騙されていたと感じるので結局は失望することになる。

　ヒステリー的な人は，身の上話に性的な意味を与える傾向があり，その中で自分が他者の性の対象になると Bollas（2000）は述べている。演技性およびヒステリー性パーソナリティ障害に典型的な複数の恋人を持つ現象は，ある特定のパターンでしばしば展開する。つまり，選ばれた恋人の男性は決して理想の恋人ではないために使い捨てにされる。これらの女性はこのように父親のために自分を大事に取っておく。たとえば絶対無二の男性として幼い少女の時に彼女たちは父親をしばしば理想化していた。母親に対する競争心や，母親に取って代わりたいという能動的な願望は，この激しい愛着がもたらすものである。治療や分析の過程で多くのヒステリー患者はこの種の空想を想起する。もし彼女たちが，自分の兄弟が男性という性別のおかげで父親と同じ特別な地位が与えられていると感じたならば，彼女たちはまた激しい憤りを発展させて，男性に対して非常に競争的になるだろう。

　無オルガスム症は古典的にヒステリーと関連づけられてきたが，性に関する症候学によると，実際にはヒステリー性パーソナリティ障害患者もしくは演技性パーソナリティ障害患者でそれは一様ではない。性的機能には相対的に何の症状も見られないが，性的な関係が続いている間，恋愛または親密さという本当の内的体験が切り捨てられている患者もいる。挑発的な行動に伴う性的興奮はほとんどないけれども，性的な身体部分は挑発的な着こなしを通じて誇示されるかもしれない。実際，女性のヒステリー患者および演技性患者における共通する出来事は，まるで彼女たちが誘惑または性的に挑発しているかのように他者が反応した時の驚きである。言い換えれば，注意を引く目的で無意識的に意図されている明らかに性愛化された行動と，それが他者にどのような影響をもたらすのかと相手の身になって感じ取ることとの間に解離がある。すべての性愛は父親に対するエディプス的愛着のために，近親姦的な意味を帯びるかもしれない。このような女性はまた，エディプス的な憧れを断念することに対するさらなる防衛として，不適切なパートナーを選ぶかもしれない。しかしながらこれらの精神力動はしばしば隠されていて，注意深い評価の後にしか明らかにならないこともたびたびである。ヒステリー患者の中には父親に対して明らかに意識的な愛着を抱く者もいるが，発達のこの特質を抑圧してしまう患者もいるだろう。父親

460 第Ⅱ部 DSM-5障害への力動的アプローチ

を意識するという体験は，彼らの根底にある憧れに対する防衛として怒りを漂わせるかもしれない。同様に意識的には愛している母親に対するライバル感情に彼らが気づかない場合もある。この代わりとしてヒステリー患者の神経症的力動を示すエビデンスは，既婚男性と恋に落ちるなどの三者関係の永続的なパターンに基づくか，あるいは他の女性患者への激しい競争心などが，転移の中で徐々に発展するということに由来することもある。その力動が抑圧されるかどうかは娘のエディプス的な憧れに対する父親の反応に依拠するかもしれない。もし父親がそのような感情を容認できないとみなしたなら，娘にそのような態度を示し，娘はそのような感情を抑圧しなければならないと感じるだろう。同性愛女性においては陰性のエディプス状況が存在するだろう。言い換えれば，彼女たちは母親の愛情争いでいつも勝利するように思える競争相手として父親を嫌悪する一方で，母親に対する激しい愛着を感じた。結果として，他に特定の相手がいるために本当には付き合うことのできないような女性の恋人を彼女たちは次々に作るかもしれない。

　これらの患者に典型的な誇張され芝居がかった行動は，見守られていなかったことに伴う子ども時代早期の中核的な体験にしばしば関連している。言い換えれば，あまりにも自分のことしか考えていなかったり，あまりにも抑うつ的であったり，自分の子どもの発達的欲求にあまりにも腹を立てていた親は，子どもを無視し，子どもの内的な情緒的体験を認識していなかったかもしれない。この点において，養育者は子どもの発達を援助し，圧倒的で恐ろしい情動状態を消化するために必要なコンテイニング機能の役割を果たしてなかったかもしれない。Riesenberg-Malcolm（1996）は，大げさな態度や誇張した言い方は，認識されていない感情を他者に気づかせようとしながらも，内的に起きていることから彼ら自身も遠ざけるための患者たちの努力なのかもしれないと強調した。

　女性患者に当てはまる発達的な力動の多くは男性患者にも同様に当てはまる。ヒステリー的女性はしばしば「パパの女の子」であるが，ヒステリー的男性の多くは現在に至るまでずっと「ママの男の子」である。彼らは不在対象を性愛化することによって小児期における分離‐個体化のテーマに対応するかもしれない（Bollas 2000）。母親対象がいなくなるやいなや，彼らは母親が自分たちよりも好きな他の男性と一緒にいることを想像する。したがって，ドン・ファン型の男性のヒステリー患者たちの多くは分離と排除という恐怖の組み合わせにより苦しめられる（Lubbe 2003）。このために彼らは過剰な男性的行動を取るようになるかもしれない。女性たちを片っ端から誘惑することによって性的な競争相手に打ち勝つことを証明しようとして，彼らは過剰な男性的行動を取るようになるかもしれない。しかし，彼女たちの多くはすでに他の男性たちとつき合っている。彼と類似する女性のように，ヒステリー的男性は欲望の対象であることを願い，そして母親の完全な代理を探して次から次へと関係を続けるかもしれないが，結局自分が必要とする特別な承認を誰も提供してくれないことに気づくだけである。

　同様に他の適応も考えられる。ヒステリー的構造を持つ男性の一部は母親に対する変わらない献身的な愛情を無意識的に維持するために，聖職者などの独身生活を選ぶだろう。他の少年はボディービルディングといった独りで過剰な男性的活動にふけることによって，意識している性器的な機能不全に対処するだろう。このようにして彼らは自分がなんら劣等感を抱くことなく「本物の男性」であることを確かめることができる。同性愛男性は父親の注目に対する競争相手として母親を認識する陰性エディプス状況を経験するかもしれない。そして彼らが親しみを感じる父

親への憧れを満たすために年上の男性を探すかもしれない。実際，Isay（2009）は，他の少年に魅力を感じている幼い少年たちが父親の期待に沿うことに失敗したために，父親が自分たちを遠ざけていることをどのように体験しているか指摘している。

ヒステリーについての議論は，近親姦および小児期の誘惑への言及がなければ完全ではないだろう。もともと Freud は自分のヒステリー患者の多くは，父親に誘惑されたと考えていた。なぜならしばしば患者からそのような報告を聞いていたからである。後に彼はこれらの報告の多くはエディプス的願望から生じた空想であると確信するようになった。Freud の見解の妥当性についての激しい論争の中で，多くの臨床家は二者択一の立場を採用した。少女は実際に誘惑されたのか，それとも単に誘惑されたと空想したのか。この二項対立は近親姦の犠牲となった多くの女性が，それでもなお近親姦の加害者に対して，強力な空想や憧れを抱くという事実によってさらに複雑化する。父親から性的暴行を受けたことが一度もない女性でさえも父親に対して強く意識的，または無意識的に性的願望を抱くことがそれでもなおあるかもしれない。結局のところ，はっきりとした近親姦には至ら**ない**が，空想を助長**する**性愛化された相互作用が起こるという注目に値する中間の領域がある。

このパーソナリティ障害の神経症的および，より原始的な異型における発達的病理の観点からすると，実際の近親姦の病歴は演技性患者の方がより多くみられる傾向がある。これらの患者は治療者，既婚男性，もしくは上司など，何かにつけて禁じられている男性を探し求めることで，最初の外傷を繰り返しながら成人になってからの人生を遂げるかもしれない。無意識的に彼らは受身的に服従するよりも，むしろその外傷体験を始める人であることで，受身的に体験した外傷を能動的に克服しようとしているかもしれない。

高水準のヒステリー患者では明らかな近親姦の病歴は少ない傾向にあるが，彼女が父親との特別な関係と認識したものがあるかもしれない。しばしばヒステリー患者の父親は妻に不満を持ち，結婚生活で得られなかった達成感や満足感を得るために患者をその代わりにした。患者は不幸な結婚から父親を救うため父親に忠誠を永遠に誓わなければならないという暗黙のメッセージを受け取るかもしれない。この状況にある父親は自分の娘が他の男性に関心を示すときはいつも暗に，あるいは明らかに承認できないという合図を送るかもしれない。このシナリオにおいてヒステリー患者は，弱められた形だけではあるが，近親姦と同様の力動に自分自身が取り囲まれていることに気づくであろう。これらの力動と家族の布置にあるヒステリー患者は，父親への依存を諦めることも自分の人生を生きていくこともできないと気づくかもしれない。

治療アプローチ

個人精神療法

パーソナリティ障害に対する精神療法的な治療の 2 つのメタ解析（Leichsenring and Leibing 2003; Perry et al. 1999）は，精神力動療法および認知行動療法の両者にこれら疾患が反応するこ

とを示唆している。しかしいずれの研究も演技性パーソナリティ障害に特別に焦点づけたものを含んでいなかった。ヒステリー性パーソナリティ障害の患者は一般的に表出的個人精神療法または精神分析に良い反応を示す。より原始的な構造を持つ人は，境界性パーソナリティ障害に用いられる治療アプローチと非常に近いものが必要である（第15章を参照）。たとえば，メンタライジングを重視することはかなり有益である。

　ヒステリー性パーソナリティ障害患者には性機能不全など個別的な症状が存在するが，より一般的にいって人間関係様式に対する全般的な不満のために精神療法を彼らは受けることになる。契機となる出来事は結婚や恋愛関係の破綻かもしれない。彼らはまた現在のパートナーへの失望に関連する抑うつや不安といった漠然とした感情を経験するかもしれない（MacKinnon et al. 2006）。他のパーソナリティ障害を持つ多くの患者と異なって，ヒステリー性パーソナリティ障害の患者は治療者に対して容易に愛着を持つようになり，治療者が有益であると認識する治療同盟をすぐに発展させる。精神療法過程は一般的に治療者がいくつかの一般原則を遵守する限り問題なく進展する。

技法の原則

　表出作業における経験則は，潜在的な内容解釈を試みる前に抵抗を扱うことである。ヒステリー患者の場合には患者の認知様式が最初に扱われなければならないことをこの確立された原則は決定している。なぜならそれは患者の防衛的な布置と密接に関係しているからである。ヒステリー患者は彼らの内的世界を詳細に述べなくても，直感的，非言語的に，そして包括的に彼らを治療者が理解できるであろうという無意識的な期待を抱いて精神療法を始めることがよくある（Allen 1977; Gabbard 2014）。この期待は子ども時代に両親，もしくは母親か父親が自分を認めて理解してくれていたなら，という痛ましい願望としばしば関連している。したがって，見てもらえる，聞いてもらえる，理解してもらえるという期待は希望と失望が入り交じったものをはらんでいる（Riesenberg-Malcolm 1996）。このような患者は，自分のすること，成すことが治療者に退けられたり，中傷されたりするだろうという不安を抱く。実際に誇張された情動表現に対してよくある逆転移反応はまさに侮辱の類いである。治療者は，何か重要なことが大げさな感情表出で伝えられていることと同時に，このように誇張された感情には真実の核心が含まれているということも理解しなければならない。絶望的な何か，つまり「私を理解して！　私の痛みに耳を傾けて！」という意味の何かが治療者に伝えられている。

　治療者が情動的交流に共感している時でも，より良い理解のためにはもっと詳細に語ることが必要であると患者に伝えなければならない。このアプローチは感情で伝えられているものを，言葉で明確に表現し始めることを患者に促す。慎重に練られた質問の中には有用なものがある。たとえば，患者は何を恐れているのか？　患者は何を求めているのか？　患者が感じている葛藤は何か？（Horowitz 1997）。あなたが人との関わりでしていることによって，望んでいるものが手に入るか，もしそうでないなら，何がより効果的なのか？　観察したことに基づいて治療者はまた患者の気持ちを言葉で言い表そうと試みるかもしれない。この外部の視点（Gabbard 1997）は治療者が患者をどのようにみているかを内在化することによって，患者がより大きな自己感覚を得る助けとなるかもしれない。

ヒステリーまたは演技性の患者の内的体験は，しばしば強力な感情状態に巻き込まれた風の中の1枚の葉のようである。ある感情と別の感情を結びつける考えは完全に抑圧されているかもしれない。ヒステリー患者に内的および外的現実を思案し，あらゆる点に関心を向けるように促すことで，治療者は患者が感情と感情の間の観念的なつながりを回復させることを援助する。Allen（1977）が言及したように，この過程のある部分は，より一層の深遠さと真実さに感じ入ることをヒステリー患者に教えることを意味する。表面的で浅薄な感情は，より不穏でより深く体験された情動を防衛している。患者はこれらの深い感情状態への耐性が増加するのに応じて，細部に注意を払う患者の能力は付随的に増加する（Horowitz 1977b）。

演技性連続体の患者は，自分の感情，態度，観念的状態を同定することができるようになると，環境の受身的‐被害者としての自己よりも，環境との効果的な相互作用における主体者としての自己感がより大きく成長する（Horowitz 1977b）。これらの患者はしばしば鮮明な視覚イメージや空想を体験するが，治療者がこの過程を援助しないかぎり，彼らはこのような体験を言葉に翻訳することはないだろう。したがって，治療者は患者が望んでいることと感じていることを同定することを助ける。また特定の思考や感情を持つことは危険ではないことを患者は学ぶ。

脅かす思考や感情が現れた時，より演技的あるいは原始的に構造化された患者は，よく治療者の生活についてのすべてを知りたいという願望を表現する。彼らは非常に暗示を受けやすく，治療者が自分の生活や信念について多くを共有するならば，患者は治療者を満足させるために，そしてそれによって自分自身の感情や信念に触れるという，困難な作業を避けるために速やかに同じ特性を取り入れるであろう。彼らの問題に取り組む相当な力量が自らの内にあることを学ぶ必要があるために，治療者は神経症的に構造化されたヒステリー患者に多くの助言を与えることを同様に避けるべきである。

長期にわたり治療を受けている患者は，認知様式の修正過程が対象との関連性の修正にもなっていることに気づくかもしれない。このような患者は，対人関係の文脈で自己と他者のより詳細な部分に関心を向けるようになると関係を認識する新しいパターンを発展させる（Horowitz 1977b）。常に自分自身を他者の犠牲者としてみるのではなく，他者と関わる永続する一定のパターンのなかで，自分自身が能動的に役割を担っていることを理解し始める。彼らは，対人関係における事実と外的状況に，しばしば重なる内的パターンとを比較する能力を発展させる。最終的にヒステリー患者に見られる典型的な受身的子どもという自己表象は，活動と性愛を含むより成熟した表象によって置き換えられる。しかしながら，ヒステリー的な認知スタイルの喪失を，アイデンティティの基本的感覚に対する脅威として患者は体験するので，この移行は何年もかかる場合もある。

ヒステリー性の異型，そして比較的少数ではあるがより原始的異型も伴ったものに対する精神療法では，転移の中の治療的作業が変化のための第一の手段である。患者が治療外の関係において遭遇する問題は転移内で再現されるだろう。これらの患者はしばしば恋に落ちるか，治療者に対して性愛的な熱望を，そして時にはその両者を体験する。精神療法は有効でありヒステリー患者を満足させるかもしれないが，転移の誤った取り扱い，特に性愛転移は治療の失敗によく見られる原因である。したがって，性愛転移の包括的な視点を提供し，それが演技性連続体の患者に限定されないということを知ることが適切と考え，本章で取り上げる。

464　第Ⅱ部　DSM-5障害への力動的アプローチ

性愛転移の取り扱い

　ヒステリー患者のみならず他の患者においても性愛転移の現象は広範囲に見られるにもかかわらず，多くの治療者は転移感情の効果的および治療的な取り扱いにおいて十分な訓練を受けていない。ある女性の精神科レジデントは男性患者の彼女に対する性的感情に苦労し，その問題を精神療法のスーパーバイザーである精神分析家に相談した。彼は頭をかいて「私はあなたたち女の子がこの問題についてどう対処したらよいかわからない」と返答した。歴史的にではあるが，微妙に（あるいはそれほど微妙ではなく）男性上位主義が精神療法の訓練のプログラムの中に浸透している。Freud から現在に至るまで，文献で報告されている性愛転移の大部分は，男性の治療者や精神分析家と恋に落ちる女性患者に関するものなので，男性のスーパーバイザーは，男性のスーパーバイジーの間に性愛転移が進展する女性患者に対して無遠慮で侮辱的な態度を不用意に助長している。精神療法の訓練を始めたばかりのある男性レジデントは初めての精神療法の患者に対してどのようにアプローチしてよいかよくわからないと男性のスーパーバイザーに話した。スーパーバイザーは彼に次のように伝えた。「そんなことはとても簡単だよ。女性を誘惑する方法を知っているかい？」。そのスーパーバイザーは，精神療法過程で患者を「引っ掛ける」ことと女性を誘惑することが似ている例を引き合いに出し続けた。この専門家らしからぬ態度は性愛転移を分析し，理解するよりも「楽しむ」という不幸な歴史的な傾向を象徴している。

　この用語は多くの異なる転移の発現を記述するために不正確に使用されているので，この現象を明確に定義することはその取り扱いの議論に関連して来る。Person（1985）は，精神分析と同様に精神療法にも応用される簡潔な定義を示した。

　　性愛転移 erotic transference という用語は，**転移性恋愛** transference love という用語と同義的に用いられている。それは彼あるいは彼女の分析家に関して患者が体験する，優しい，性愛的，性的な感情が混ざり合ったものとして言及されるが，それ自体は陽性転移の一部を形成する。性的な転移 sexual transference は不完全な性愛転移 erotic transference の構成要素であり，それは十分には発展してきていない，もしくは十分には経験されていないものである（p. 161）。

　神経症的あるいはヒステリー的な異型の患者において性愛転移は通常恥じらいと困惑を伴って徐々に発展する。治療者に対する性的な切望は多くの場合自我異和的に体験され，患者はこのような願望の実現は不適切であることを知っている。

　演技性スペクトラムにおいてより原始的に構造化された患者では，境界性患者と同様に**性愛化された転移** erotized transference（Blum 1973）と呼ばれる性愛転移のサブタイプが発展する可能性がある。通常の転移性恋愛とは対照的に性愛化された転移にもがき苦しんでいる患者は，執拗に自我親和的な性的満足を要求する。このような患者では自我が欠損しているために内的現実と外的現実の境界は不鮮明で，彼らは治療者との性的満足の期待が理にかなった望ましいものであると見なしている。彼らが近親姦の境界を象徴的に越えることを意に介していないように見えるのは，親や親のような人物による実際の性的誘惑の犠牲になったという小児期の生活史に由来しているかもしれない（Blum 1973; Kumin 1985-1986）。

　無いこと absence はヒステリー患者において性愛化されるために精神療法は本質的に興奮さ

表 18-2 性愛性転移の治療的マネジメント
1. 逆転移感情を吟味する
2. 性愛転移を理解されるべき重要な治療的素材として，搾取しない方法で受容する
3. 治療過程を深めることに対する抵抗として働いている転移の多義的な意味に接近する
4. 転移と現在および過去の関係の間のつながりを解釈する

せる場である。治療の場で身体的接触が無いことは各セッション時間の終わりに繰り返される分離も相まって，多くのヒステリー患者によって常に刺激的なものとしてみなされるであろう。治療が独占的な関係として経験されるため，Bollas（2000）が転移中毒 transference addiction と言及した状況にさえ発展する患者もいるようである。これらの患者は終結に関心がなく，治療が永遠に続くことを願う可能性がある。当然のことではあるが，ヒステリーおよび演技性の患者の多くは異議申立をするかのように治療者に接近する。すなわち彼らは治療者にとって欲望の対象になることを願う。その結果治療者は患者に魅了され，夢中になるように運命づけられていて，彼らはこの目的の達成を試みるために服装，マナー，行動においてどんなことでもするであろう。

　性愛的から性愛化されたものまでを含む転移のスペクトラムは，Person（1985）により「金鉱でもあり，地雷原でもある」と適切に記述されている（p. 163）。これらの転移は壊滅的な逆転移からの行動化の舞台を設定する可能性がある。治療者と患者の間の性行為は精神保健の専門家に深刻な汚名を着せ，多くの精神科医と精神療法家のキャリアを台無しにし，その犠牲者である患者に深刻な心理的ダメージを引き起こす（Gabbard 1989; Gabbard and Lester 2003; Pope and Bouhoutsos 1986）。いくつかの調査はこの境界侵犯がまれではないことを明らかにしており（Gabbard and Lester 2003），それは著しく情緒不安定な治療者だけに時折見られる逸脱として片づけられるものではない。これらの不幸な治療者の多くは彼ら自身の救済を探し求めると同時に自分の患者を治そうと決死の試みをしているようにみえる（Gabbard and Lester 2003）。

　性愛転移の「金鉱」の側面は，それが転移関係の文脈において転移外の恋愛関係における一般的なパターンを垣間見ることだけでなく，過去の関係が生き生きと治療中に再現される状況を治療者に提供することである。したがって，恋愛と性愛を伴う患者の問題が搾取も虐待も受けないであろう安全な関係において展開されるので，吟味され，理解されることが可能になる。地雷源によって破壊されることなく体験の中で金鉱を採掘するために，治療者は4つの技法原則が有用であることに気づくかもしれない（表18-2を参照）。性愛転移の表出において明確な性差が認められるが，まず私は性愛転移の一般的な対処について考察し，それからその現象が性別によって決定される特有の側面について検討する。

　逆転移感情の検討　患者の性愛転移感情に対する治療者の逆転移反応は，狭義には治療者の過去の関係の再活性化，広義には患者から投影されたある側面との同一化，あるいは両者の混合としての逆転移を意味するかもしれない（Gabbard 2010）。禁じられてはいたが性的に興奮させる治療者の過去に由来する対象を患者が象徴するというのは一理あるが，患者に対する治療者の欲望は，患者の発達上のエディプス期の親のような人物に対する実際の近親姦願望とも結びついていることがある。したがって，逆転移の監視における第1段階は，力動精神医学を実践しながら，

患者の寄与と対比して治療者自らが寄与している相対的な比重を評価することである。しかしながら，治療者自身が訓練のための個人療法の経験なく集中的な精神療法で性愛転移を取り扱おうとすると，かなり不利な立場となるだろう。

　いくつかの一般的な逆転移パターンは性愛転移と関連する。第1に，魅力的な女性患者を治療する男性のレジデントに一般的なのは，何も存在しないところに性愛転移を認めることである。男性の治療者は自分自身の性的興奮に反応するのであろうが，それを投影的に否定しその代わりに患者にそれを押しつけ「誘惑的」というレッテルを貼る。このような状況において，患者はなぜ誘惑的なのか，彼女はなぜ性的に彼に興味をもったのかについて詳細に説明するように強く求められたレジデントは，しばしば説得力のある証拠を提示するのに困り果てる。ヒステリー患者が自分の性的感情を避けようとするのと同じように，彼自身の性的感情についての不安のためにそれを避けようとしている。この回避は精神療法の中で性的感覚を持つことについての初心者の不安を単に反映しているかもしれないが，それはまた自分の娘への性的欲望に対する患者の父親の反応の反復かもしれない（Gorkin 1985）。

　もう1つの可能性は，患者に対する治療者自身の性的感情の投影的否定が，患者の性愛転移の発展に微妙に影響している可能性があるということである。構成主義的見解は，患者の転移における治療者の主観性の継続的な影響を強調している。性愛転移は特に治療者が重要な寄与をしていることの反映かもしれない（Gabbard 1996）。これらの寄与には多様な要因が含まれる可能性がある。これには治療者の期待，治療者の必要性，治療者の理論的見解，治療者の逆転移，そして治療者の性別，外見，年齢のようなありふれた要素さえも含まれている。これらすべての要因は，患者が治療者をどのように見るかを部分的に決定するかもしれないし，内省の継続は患者に由来するものは何か，そして患者に対する治療者の影響から何が生じるかを治療者が整理するのを助けるだろう。ヒステリー‐演技性の連続体の患者は，とても暗示にかかりやすく，もし彼らが転移の中で治療者が自分と恋に落ちることを望んでいると信じるなら容易に応じる可能性がある。

　第2の逆転移反応は，患者の治療者への性的な熱望の告白に対して冷たく，よそよそしい態度である（MacKinnon et al. 2006）。患者の感情に対する性的逆転移反応を制御するために，治療者は沈黙がちになり，あまり共感を示さず，より距離をおくようになるかもしれない。このようなすべての感情に「拘束服を着せること」は脅威を与えるかに見える性的衝動を，頑なに押さえつけることを助長する。

　第3のよく見られる逆転移反応は，患者であれ，治療者であれ性的な感情が制御不能になる恐れに由来する不安である。この不安から治療者は患者が語る愛や性的興奮の話題を逸らし，あるいはそのような感情を早まって「抵抗」，つまり治療的作業からの逸脱として解釈してしまうかもしれない。不適切にも男性治療者が女性患者に対して，自分への彼女の感情によって治療が横道に逸れるのは許さないと伝えた時，彼は気づかずに患者を治療へと導いた治療外の問題に関わるよう彼女に強要しているかもしれない。性愛転移感情を排除しようとするこのような不安に満ちた試みは，性愛転移感情は受容できず，場合によっては実に嫌なものであるというメッセージや，これらの患者の感情をしばしば反映する見解を患者に伝えることになる。治療は役に立たず，セックスや「愛」のみが病気を治すことができるという，強い性愛転移に隠されたメッセージと

治療者自身の根底にある嫌悪感は関連している（Gorkin 1985）。

　他よりもより潜行性の第4の逆転移パターンでは，治療者は自分の個人的な満足感のために性的な感情が抱かれるように唆し助長しているのかもしれない。患者の性的空想の細部まで楽しみながら覗き見るように聴くこれらの治療者は，自分が理想化され愛されることを切望しているためにこの職業に惹かれているのかもしれない。この願望の下で無益な性的願望を患者に誘発させることでサディスト的な快楽を彼らは得るかもしれない。このパターンは欲求不満になるためにだけ異性の親によって性的に興奮させられた，これらの治療者の子ども時代の相互交流にしばしば遡ることができる。精神療法を実践することによって，彼らは子ども時代の状況を逆転させようとしているかもしれない。したがって治療者は治療関係における自らの欲望を自覚しなければならない。Kumin（1985-1986）が注釈したように「転移における患者の願望を正確に解釈するために必要とされるものは，患者が何を求めているか，そして誰を求めているかのみならず，分析家が何を，そして誰を求めているかを評価する精神分析家の能力の有無である」（p. 13）。Kumin はまた，治療者の患者に対する欲望は，患者の治療者に対する欲望よりも手ごわい抵抗を示すかもしれないと示唆した。治療者が性的感情というぬるま湯に浸ることに夢中なあまり，強い性愛転移という断末魔に入り込み，数多くの精神療法過程が膠着状態になっている。特定の症例では限界点まで境界を押し上げることが患者にとって最大の利益であるという理由で，その必要性を合理化する場合には，われわれはみな自己欺瞞の達人となりうることを肝に銘じなければならない（Gabbard and Hobday 2012）。

　理解されるべき重要な治療素材として性愛転移を非搾取的に容認すること　治療者は，性的感情や恋愛感情は治療体験の容認できる側面であることを患者に伝えたいと願うかもしれない。治療者は「精神療法であなたは，憎しみ，愛情，羨ましさ，性的興奮，恐怖，怒り，そして喜びといったさまざまな気持ちをおそらく経験するでしょう。これらすべては話し合われる話題として適切で，治療に重要な情報をもたらしますから，扱われる必要があります」というような教育的説明をするかもしれない。確かに性愛転移は治療中に出現する他の素材への抵抗とはなるかもしれないが，通常そのような感情をすぐに抵抗として解釈するのは技法的に誤りである。過去から繰り返されているものを理解するために性愛転移が十二分に展開することが許されなければならない。

　Freud（1914/1958）は，想起したり言語化したりするよりむしろ，過去の何かを行動において反復する患者の傾向を記述するために，**行動化**という用語を初めて使用した。患者には，治療において進展した感情は過去および現在の双方において，他の関係で発展した感情についての重要な情報を提供すると伝えてもよいだろう。もし患者が治療者に転移願望を満たしてもらうことを強く求めるならば，その願望を叶えないことによって他の関係で起きていることをより理解することが可能である，と治療者は指摘することができる。性愛転移は患者にとって（それは治療者にとっても同じように）とても不快に感じる可能性があるということを治療者は心に留めておかなければならない。なぜならそれは欲求不満だけでなく，困惑をもたらす可能性があるからである。治療者は患者の恥ずかしさに共感的理解を伝えたいと願うかもしれない。すなわち「あなたがこれらの感情をもち，それについて実際に私と話し合うことは困難で苦痛であると思いますが，もしそれについて一緒に探索できればあなたをこの場所に来させた問題をより十分に理解す

る助けとなるかもしれません」と。

　患者の視点からすれば，転移感情が心底から本物であるということを治療者は覚えていなければならない。それゆえ転移感情は「本物」ではないと示唆することにより転移感情を放棄させる努力は裏目に出やすい。患者は誤解され，無価値化され，屈辱を受けたと感じるかもしれない。

　抵抗として機能する転移の多様な意味の評価　性愛転移は，何かが想起され，言語にされるよりもむしろ反復されるという意味において抵抗である。しかし経験の浅い治療者にありがちな「直ちに取り除かれなければならない悪いこと」と抵抗は同一視されるべきではない（Gabbard 2010）。ここで述べられたように，性愛転移もまた理解されるべき重要なコミュニケーションである。他のすべての精神現象のように，性愛転移は多元機能の原理によって決定される。それは単に文字通りの意味でとられるべきではなく，患者の連想，夢および記憶がすべて複合的意味合い（その一部は無意識であるかもしれない）を持つために，それらを通じて探求されるべきである。精神療法の設定において，性別および性的指向性はかなり流動的である（Gabbard and Wilkinson 1996）。たとえば女性治療者に対する男性患者の性愛転移は，たとえ治療者が異性であっても受身的な同性愛的切望を表しているかもしれない（Torras de Bea 1987）。性愛転移は治療のある特定的瞬間でのその機能の観点から理解されなければならないので，治療者はその進展に何が先行したのか，そしてその開花の後に何が引き続いて起きるのかを評価しなければならない。

　　ある男性患者は，治療セッションの初めに前回のセッションで治療者の説明によって非常に助けられたと述べて，男性治療者とのセッションを始めた。患者は治療者の解釈が仕事でどれだけ自分を助けたかについて述べた後で，彼の関係性は依然として悪化したままの状態が続いていた，と矛盾したことを言い始めた。彼は話し続けるうちに治療者についての性的空想を抱いていたこと，そして彼をより男らしくさせるために彼の直腸に射精することでしか治療者は彼を助けることができないと信じていたことを明らかにした。情交だけが唯一の救いの方法であるという魔術的な信念にしがみつくことによって，患者が前のセッションで得た洞察の助けを脱価値化していると治療者は指摘した。患者は「オリンポス山の上にいる」治療者よりも非常に劣っていると感じているので，彼の助けを脱価値化する必要があるということを認めた。その後治療者は患者が助けられるにつれて羨望が増大したため，助けを脱価値化するために転移を性愛化したと説明した（もし治療者の洞察が特に効果的でも有益なものでもなかったなら羨望は強くはなかった）。これに対して助けられたという患者の解放的な感情と，患者が知らないことを治療者が知っている（このことが患者を傷つきやすい気持ちにさせた）ために屈辱を受けたという感情が交互に出現したと述べた。

　この例で患者の性愛転移は治療者の能力を脱価値化し，それに対する羨望を防衛する方法であった。転移における性愛化は同様に他の感情を防衛する方法かもしれない。

　　ある男性患者は女性治療者が卒後訓練プログラムを終了して去る前の最後の時に彼女に会っていた。彼は女性治療者に昨日観た映画の中である女性精神科医が自分の男性患者の1人にキスをしていたと話した。彼はその患者が治療者の愛情から恩恵を受けたように思ったと語り，そして彼は治療者にその患者と同じことをしてもらえないかと頼んだ。その要求に対して当初治療者は不安を感

じたが，その後にこの予期せぬ要求は治療の終結と関連しているのではないかと尋ねた。患者はその問題についてはむしろ考えたくないと答えた。患者が2人の関係を性的なものにしたいと願うのは治療の終結と関連した悲しみに直面することへの防衛であるかもしれないとその後に治療者は患者に指摘した。

　関係の終わりを性愛化することは一般的な現象である（治療においても人生一般においても）。それは重要な人物を失うことに関連した喪の過程を回避する役割を果たしている。このビネットにおいて，治療者と肉体的な関係をもちたいという患者の願望は，終局的に終結の本質を否認する方法でもあった。キスは終わりというよりもむしろ始まりとなるかもしれない。実際，治療者と患者の性的境界侵犯の多くの症例は治療終結の前後で起こる（Gabbard and Lester 2003）。性愛化は一対の治療関係にある2人が相互否認に引き込まれることになる，喪失に対する躁的防衛である可能性がある。両者は自分たち自身で「これは終わりではない。単に何か他のものに生まれ変わったのだ」と考える可能性がある。

　転移性恋愛を彼らの常人にはない性的魅力に対する自然で理解可能な反応と捉える治療者は，性愛転移の影の部分を見落としている。患者の転移性恋愛の表層の直下にはしばしば敵意が隠れている。性愛転移は実際のところ無視できない攻撃性とサディズムを多くの場合覆い隠している（Kumin 1985-1986）。性的関係の転移願望の探索は，治療者を傷つけ，辱め，または破壊したいという願望を徹頭徹尾明らかにする。性的境界を越えることへの患者の要求は，特に演技性および境界性患者に典型的な性愛化された異型の場合，非常に治療者を苦しめるので治療者は各セッションをひどく恐れる。治療者は利用され，患者の法外な強要を実行に移すだけの役割を担う要求を満たす対象へと変形させられたと感じるかもしれない（Frayn and Silberfeld 1986）。

　　KKさんはヒステリー‐演技性の連続体の演技性側の典型的な患者で，24歳の同性愛患者であった。彼女には男性の親戚からの性的虐待の病歴があった。彼女は，ほとんど即座に女性治療者に激しい性愛化された転移を形成した。彼女はセッション中に治療者の足に自分の足で軽く触れ「こうすると緊張する？」と尋ねることで挑発的に治療者にいちゃついた。KKさんは治療者が彼女と一緒に寝たら彼女のことがわかるようになるだろうと断固として主張した。彼女はまた治療者の性的好みを知りたいと要求した。治療者は職業的関係を性的関係に変形させることによって，それを破壊したいという患者の願望に応じることはなかったが，患者は誘惑すべく奮闘し続けた。患者は決まりきったように治療者についての性的空想を露骨に伝えた。
　　「私はあなたの体——あなたの背中，あなたのお尻，あなたの太ももを愛撫している。私は優しく，すばやく自分の手であなたの陰部をなでる。あなたはそっとうめき声をあげ，私の背中をきつく抱きしめる。私はあなたにキスし，耳元で優しく，セックスしましょうとささやく。私は優しくあなたの胸をもみ，キスをする。私はあなたのおなかにキスをし，あなたの陰部のほうへ移動する。私はあなたの太ももの内側にキスをし，舌でクリトリスをなでる。私は続けてキスし，乳首を吸い，舌で愛撫する。あなたはオルガスムに達した時には喜びでうめく。私はあなたの太ももに再びキスをし，軽くあなたの胸をもみ，私の指をあなたのお尻の方へと走らせる。私は再びあなたのクリトリスを舐めはじめ，私の舌をあなたの内部に入れる。そして指をゆっくり進めながら，あなたのクリトリスを舐め，しゃぶり，私の指2本があなたのなかに入る。あなたはしばらく，強いオルガスムで満たされ，最後に私の頭をなで，私はあなたの陰部に軽くキスをする。」
　　言うまでもなく，患者のそのような空想の表出によって治療者は支配されていると感じると同時

に不快になり不安を感じた。もし彼女が患者の空想を妨げたなら患者の転移感情を治療者が不快に感じ，非難していることを露呈することになると感じた。もし沈黙したままであれば，彼女は露出狂者，すわなち窃視者同士となり共謀していると感じた。

患者はついに性愛化された転移として装っている，その根底にあるいくつの攻撃的感情を明らかにした。彼女は治療者に次のように伝えた。「知っているわよね，それでもあなたを私が怒らせたいと思っていることを。静かに私は待っているのよ。多分無理にでも私を拒絶するようにさせているのだわ。私を嫌いにさせるように，うまくいったかしら？　心から私を好きになってほしいの。でも，それは無理な注文なのはわかっているから，あなたを追い払うわ。最低でしょうね。ねえ，私たちの関係は二つに一つ。セックスするか，心底私を嫌いにさせるか。」

　KK さんはかなりの程度まで治療者の機能を麻痺させたが，患者の願望を挫折させたことで治療者は残酷さとサディスティックさを感じた。精神療法の標準的な専門職としての境界が，投影同一化の過程によって残酷で非合理的に見えるように支配されていたと治療者が理解するのにコンサルテーションは助けとなった。言い換えれば，患者の過去からの無慈悲で剥奪的な対象が治療者に投影され，治療者は無意識的にこの投影された素材に同一化したのである。さらに治療を執拗にコントロールする患者への治療者自身の怒りもまたどんな介入も冷たく無慈悲に思われるだろうと患者が感じることに寄与した。

　精神療法が続くにつれてあからさまな性的願望は氷山の一角に過ぎないことがさらに明らかになった。あるセッションでKK さんがハイテクなオフィスにいる夢を報告した。患者の考えを翻訳できる機械があったので彼女の考えを治療者に言う必要はなかった。夢についての患者の連想の中で，治療者への彼女の本当の切望は真に性的なものではなく，むしろ治療者が本当に彼女を親密に知ってほしいという望みであることを彼女は認識した。治療者は彼女の性的願望は結果として融合願望を含んでいること，すなわち，自分の考えを声にしなくても治療者は彼女の考えをわかってくれるだろうという願望を KK さんが理解することを助けた。この母 - 乳児の共生状態への回帰という退行的願望はしばしば女性患者 - 女性治療者の一対における性愛転移，または性愛化された転移の強力な構成要素である。性愛化された願望はより脅威を与える融合願望よりも好ましいかもしれない。

転移と現在および過去の関係とを繋げる解釈　性愛転移の意味と機能を明らかにする解釈は，転移性恋愛に固有の欲望と抵抗をしばしば軽減するだろう（Kumin 1985-1986）。早過ぎる解釈を避けるために，治療者は逆転移願望の助けを借りて解釈を静かに練っておく必要があるかもしれない。患者に解釈を伝える前に，その解釈の言葉を黙って心の中で 4 回繰り返すのが多くの場合賢明なやり方である。転移解釈のタイミングは判断の問題である（Gabbard 2010）。一つのガイドラインは，根底にある過去の関係や現在の転移外関係とのつながりが意識的な自覚に近くなるまでは解釈を避けるべきだというものである。治療者は第 4 章に述べられた洞察の三角形のモデルを用いて，転移と現在の転移外の関係の間のみならず，転移感情と過去の関係の間の結びつきを構成することができる。転移性恋愛は過去の出来事の反復であることを指摘し，その状況が過去の状況を思い起こさせるものであるかどうかを患者に尋ねることで，治療者は解釈的介入のための土台を築くことができる。しかしながら，その感情は治療者へのものというよりも本来は

他の誰かへのものであるという意味合いに解釈することは避けなければならない。このような患者が治療者に対して感じている愛情は，部分的には過去からの対象に向けて体験した感情から由来するという意味で本物でもあり，置き換えられたものでもあるということを患者が理解することを助ける過程がより効果的である（Gabbard 1996）。

　精神療法セッションの実際の記録は，性愛転移を解釈するいくつかの技法的アプローチを例証するだろう。

　　LL さんは，基盤が神経症的であるヒステリー性パーソナリティ障害の 26 歳の既婚女性である。彼女は，男性治療者から主に表出に重点を置いた週 2 回の表出的‐支持的精神療法を受けていた。彼女は無オーガズム症，頭痛，慢性的な夫婦間の問題，「両足で立つこと」への恐れ，愛されても，望まれてもいないという感情，そして自分が依存的過ぎるのではないかという全般的な心配を主訴に精神療法を始めた。治療 2 年目の半ばのあるセッションで次のようなやりとりが起きた。

LL さん：夫と私はうまくいっていません。私たちはあまり顔を合わせないようにしています。顔を合わせると口論になるのです。今日，あなたとまた親しくなりたかったけど，部屋に入ったら何かが変わったのです。今日何を話したらいいのかわかりません。本当はあなたに怒りたい気持ちがあるけれど，どうしてなのかわかりません。多分，注目してほしいから，私の夫は私に全く関心を示さないからだと思います。私が何も言うことがない時，それはたいてあなたに特別な感情を抱いているからです。今そう言ったらドキドキしました。私には今 2 種類の感情があります。1 つは，あなたを自分のお父さんのように感じ，私をそっと抱っこしてあやしてほしい，背中を優しくなでてほしいという時の気持ち。もう 1 つは，私を本当にきつく抱きしめてほしいと願う時の気持ち……（患者は，話をやめる）。

治療者：今まさに話の途中であなたを思いとどまらせるような感情を抱いたのですね。それは何ですか？

LL さん：言いたくありません。馬鹿げたことです（かなり躊躇いながら）ここに来て……，あなたを見て……「あなたとセックスしたい」と思ってしまって。そんなふうに感じるはずがない。こんなのは私じゃない。

治療者：性的な感情をもっていると考えることは，あなたにとってとても受け入れられないことなので，その感情をあなた自身のものとして認めることができないのですね。

LL さん：そういうことではありません。夫とさえありません。私の潜在意識は，あなたにしがみついて，きつく抱きしめたいけれど，私の意識は，そのような感情をもっていないというふりをしたい。私はむしろあなたを私のお父さんのように感じる気持ちに戻りたいだけで，背中を優しくなでてほしいのです。

治療者：あなたは，自分がお父さんとしてもみている人に性的感情を持つことが特に受け入れられないのですね。あなたが幼い少女だった頃のお父さんとの関係と同じことが起こるでしょうか。

LL さん：私はいつもお父さんにとってとても特別な存在だったんです。結婚式でお父さんは私の手を引いてバージンロードを歩いて，私を夫に引き渡す時，3 人の娘の中でずっと一番好きだったと私に言いました。このような話をするべきではありませんね。私はここを出て夫と一緒に車に乗り，一緒に夜を過ごさなければなりません。でも私の心はあなたのことを考えてしまうでしょう。

治療者：あなたの私に対する愛着と，お父さんに対する愛着は，どちらもあなたが感情的に夫に関わることを難しくさせるという点で似ているようですね。

472　第Ⅱ部　DSM-5障害への力動的アプローチ

このビネットにおいて治療者は，患者の性愛転移と父親に対する感情とのつながりを指摘している。彼女は性的感情を治療者と父親では別の父性的なもので相いれないと見ているので，どちらの関係においても性的感情は禁じられている。転移感情を患者の過去の父親との関係と関連づけた後で治療者はこれらの願望を夫との困難，つまり現在の転移外での関係と結びつけている。

経験を積んだ治療者でさえ，患者からの愛情と欲望の表出に困惑することが多い。詩人が昔から詠んでいるように熱情は判断を鈍らせる。まさにその特質から愛情と渇望の双方，もしくはそのどちらかの感情は患者と治療者の両者におけるエナクトメントを喚起する傾向がある（Gabbard 1994）。換言すれば，愛情や渇望の感情はそれほどまでに現実的で抗しがたいように思えるので，患者と治療者の両者はその感情の持つ転移および逆転移に特有の問題を省みることに無頓着になりがちである。治療者は，逆転移エナクトメントに対する注意を喚起する方法として標準的な臨床実践からの逸脱を注意深くモニターしていなければならない。このように境界をモニターする際にはいくつかの徴候が特に有用である（Gabbard 2003）。それは，通常の時間よりもセッション時間を延長すること，患者の治療費を減額または無料にすること，患者に私生活を自己開示すること，絶えず患者について空想にふけること，患者の予約日には外見にいつも以上に気を遣うこと，患者を抱きしめる，あるいは他の形で身体的接触をすること，施設以外で患者に会いたいと願うこと，患者の苦悩を救済できると想像すること，などである（Gabbard and Wilkinson 1994; Gutheil and Gabbard 1993）。治療者はこれらの一線を越えていたり，患者に対する性的感情に流されたりしていることに気づき始めたら，信頼できる同僚にコンサルテーションやスーパービジョンを求めるのが賢明であろう。実際，性愛転移を伴う患者を治療しているか，性愛的逆転移を体験している時に定期的にコンサルテーションを活用することは，すべての治療者にとっておそらく賢明だろう（Gabbard 1996, 2003; Gabbard Lester 2003）。さらに，治療関係における一対の2人の性的感情は「片思い」かもしれないし，欲望は治療者と患者の間を振り子のように行ったり来たりし，両者ともに巻き込まれているのはまれである。

治療者に対する性的感情を体験するすべての患者が懸命の解釈に反応するわけではない，ということも治療者はまた知らなければならない。より原始的に構造化された患者は自分の感情を行動に移し治療者の足元にひざまずいたり，治療者の膝の上に座ったり，あるいはオフィスのドアに向かう際に治療者を熱烈に抱きしめたりするかもしれない。そのような場合治療者は断固として限界設定をしなければならない。患者は椅子に戻らなければならず身体的接触は許されないということを伝えられる必要があるだろう。同様に次のような教育的なコメントが役に立つ場合もある。「精神療法は言葉による治療で，ある環境下でのみ効果がある治療です。その環境の一つは，あなたはあなたの椅子に座り，私は私の椅子に座ることなのです。」

性愛転移における性差

性愛または性愛化された転移を含む文献における症例報告の圧倒的大多数は男性治療者と女性患者についてのものである（Lester 1985）。しかしそれは他の性別の組合せでも全く珍しいことではない。一部の男性患者は直接的に性的感情を言葉にするよりも女性と向かい合って受身的で依存的である方がより受け入れがたいと感じるとGornick（1986）は記述した。依存的であることに羞恥心を感じるある特定の男性患者は転移での男性の優越感を取り戻すために「形勢を逆転

させて」から性的感情を用いることでそのような感情を防衛するようにするかもしれない。

　女性治療者が男性患者を治療している時，もう1つの性差，すなわち暴行の危険性があることは明らかである。一般的にいって男性治療者よりも女性治療者は安全に対する脅威を経験する傾向が強い（Celenza 2006; Hobday et al. 2008）。男性患者が重度の反社会性パーソナリティ障害または境界性パーソナリティ障害で衝動の抑制が困難な場合，女性治療者は鍵のかかったオフィスで危険にさらされるかもしれない。攻撃的で衝動的な患者への転移解釈はどんなものであっても役立たない可能性もあり，限界設定を明確にしなければならない。場合によっては暴行の脅威が存在する状況で治療することができないため，治療を終了させなければならない必要性さえあるかもしれない。女性治療者は，性愛または性愛化された転移が男性患者に表れる時はいつでも注意深く判断しなければならない（Gabbard 2010）。一部の男性患者は女性治療者への性的感情をもち出すことについて制止されたと感じて，転移感情の置き換えとしてすでに知っている女性と恋愛を始めるかもしれない（Person 1985）。一方で治療者を動揺させ，治療中の2人の間で優位になるために露骨に性的な発言をする患者もいる。治療中に性的な感情が浮かび上がってきた時に女性治療者は特定の質問について熟考しなければならない。この患者は性的空想を空想の領域に留めてその意味を探究することにより，それを生産的に用いることができるのか？　それとも性的空想について話すことで女性治療者が現実的に性的接触を望んでいるとその場で男性患者が確信するような何らかの行動を賦活する可能性があるか？　換言すれば，患者は探索をエナクトメントとして誤解しないだろうか？

　性愛転移を伴う女性患者に関するさらに多くの症例報告は文献で明らかであるので，臨床医は治療における性的感情は特異的かつ独占的に女性心理学と関連しているという印象を抱くかもしれない，と Person（1985）は述べている。しかしながら男性治療者によって治療を受けている男性患者の多くは，同性愛不安から性愛転移を抑制または否認しているかもしれないが，中には男性治療者に対して本格的な性愛転移または性愛化された転移を示す患者もいる。これについては体系的に理解され解釈される必要がある。多くの場合，性愛化された転移は表出困難な愛と憧れという不快な感情に対する防衛である（Gabbard 1994）。

集団精神療法

　力動的個人精神療法に適応のある患者は力動的集団精神療法にもまた適応がある患者でもあると多くの臨床医はしばしば述べている。この考えは集団の中で「スター」となることが多いヒステリー患者に当てはまる。直接感情を表出する能力や集団における他人への世話や気遣いのために彼らは他の集団のメンバーからとても高い評価を受ける。ヒステリー患者の認知様式とそれに関連した抑圧と否認の防衛は集団精神療法でかなり効果的に扱うことができる。その集団における他の患者たちはお互いが交流している状況から細かな点をいくつか省略するために，自己と他者の見方をヒステリー患者がいかに歪めやすい傾向にあるのかに気づくように手助けする。たとえば，ある女性ヒステリー患者が職場である男性にただ親切にしただけなのに誘惑的であると誤解されたと説明した時，その集団の男性患者らはそのやり取りの中で彼女が何を言ったか（あるいはどのように言ったか）を見落としているかもしれないと指摘した。いかにこの患者がその集

団内，それ自体においても同様に振る舞っているか，同様にその集団で男性に見せる気を引くようなしぐさにいかに気づいていないように見えるかを彼らは指摘した。

　一般的にヒステリー患者は全体としての集団に対して陽性の母親転移を形成する。幼少期に得られなかったと信じている母親の愛情に満ちた世話を受ける機会として彼らは集団療法を捉えている。そのために集団療法に参加する動機は高く，他の人に集団を価値ある頼みの綱として見るように促す。

　しかしながら演技性患者は集団において問題となることが多い。その理由は感情を派手に表出することを通じて注目の的にさせるよう強要することでしばしば彼らは他の患者を「背後に押しやる」からである。そのような患者は境界性患者の集団精神療法と同様に個人精神療法をも受けている場合に限り集団精神療法で効果的に治療することが可能である（第15章を参照）。

結　語

　演技性‐ヒステリー性連続体は，強弱によって配列することでその連続体に位置づけられる患者のさまざまな病理を包含している。治療計画を立てる前にまずヒステリー性と演技性との対比の特徴から評価し，その評価に続いて表出的精神療法と支持的精神療法の適合性をも比較検討しなければならない。これらの患者が治療者を満足させようとしていることも考えられるため，治療者を満足させたいという願望の背後に潜む陰性転移を見落とさないように慎重でなければならない。自己愛性パーソナリティ障害の患者のように一部の演技性患者は自分の容姿や人を魅了する能力に過度に重きを置いている場合がある。したがって，人を魅了する能力の低下は抑うつ傾向と関連するかもしれないが，それはまた感情表現において彼らをより本人らしくさせるかもしれない。その一方でこの若々しさと性的魅力の衰えは治療関係の性愛化において彼らをより絶望的にさえさせる可能性がある。治療者はこの発達的危機に特有の自己愛的な傷つきに敏感でなければならないし，容貌や性的魅力を越えた深遠さが彼らにはあるということを知るのを助けなければならない。

文　献

Allen DW: Basic treatment issues, in Hysterical Personality. Edited by Horowitz MJ. New York, Jason Aronson, 1977, pp 283-328.

American Psychiatric Association: Diagnostic and Statistical Manual of Mental Disorders, 4th Edition, Text Revision. Washington, DC, American Psychiatric Association, 2000.　高橋三郎，大野裕，染矢俊幸訳：DSM-IV-TR 精神疾患の診断・統計マニュアル．医学書院，2003

American Psychiatric Association: Diagnostic and Statistical Manual of Mental Disorders, 5th Edition. Washington, DC, American Psychiatric Association, 2013.　高橋三郎，大野裕監訳：DSM-5 精神疾患の診断・統計マニュアル．医学書院，2014

Bakkevig JE, Karterud S: Is the Diagnostic and Statistical Manual of Mental Disorders, Fourth Edition, histrionic personality disorder category a valid construct? Compr Psychiatry 51:462-470, 2010.

Baumbacher G, Amini F: The hysterical personality disorder: a proposed clarification of a diagnostic dilemma. IntJ Psychoanal Psychother 8:501-532, 1980-1981.

Blacker KH, Tupin JP: Hysteria and hysterical structures: developmental and social theories, in Hysterical Personality. Edited by Horowitz MJ. New York, Jason Aronson, 1977, pp 95-141.

Blagov PS, Westen D: Questioning the coherence of histrionic personality disorder: borderline and hysterical subtypes in adults and adolescents. J Nerv Ment Dis 196:785-797, 2008.

Blum HP: The concept of erotized transference. J Am Psychoanal Assoc 21:61-76, 1973.

Bollas C: Hysteria. London, Routledge, 2000.

Cale EM, Lilienfeld SO: Histrionic personality disorder and antisocial personality disorder: sex-differentiated manifestations of psychopathy? J Pers Disord 16:52-72, 2002.

Celenza A: The threat of male-to-female erotic transference. J Am Psychoanal Assoc 54:1207-1231, 2006.

Chodoff P: The diagnosis of hysteria: an overview. AmJ Psychiatry 131:1073-1078, 1974.

Chodoff P, Lyons H: Hysteria, the hysterical personality and "hysterical" conversion. Am J Psychiatry 114:734-740, 1958.

Cleghorn RA: Hysteria: multiple manifestations of semantic confusion. Can Psychiatr Assoc J 14:539-551, 1969.

Easser BR, Lesser SR: Hysterical personality: a re-evaluation. Psychoanal Q 34:390-405,1965.

Frayn DH, Silberfeld M: Erotic transferences. Can J Psychiatry 31:323-327, 1986.

Freud S: Remembering, repeating and working-through (further recommendations on the technique of psycho-analysis 11) (1914), in The Standard Edition of the Complete Psychological Works of Sigmund Freud, Vol 12. Translated and edited by Strachey J. London, Hogarth Press, 1958, pp 145-156. 小此木啓吾訳：想起，反復，徹底操作．フロイト著作集6．人文書院，1970；道籏泰三：想起，反復，反芻処理．フロイト全集13．岩波書店，2010

Gabbard GO (ed): Sexual Exploitation in Professional Relationships. Washington, DC, American Psychiatric Press, 1989.

Gabbard GO: On love and lust in erotic transference. J Am Psychoanal Assoc 42:385-403, 1994.

Gabbard GO: Love and Hate in the Analytic Setting. Northvale, NJ, Jason Aronson, 1996.

Gabbard GO: A reconsideration of objectivity in the analyst, lnt J Psychoanal 78:15-26, 1997.

Gabbard GO: Miscarriages of psychoanalytic treatment with suicidal patients. Int J Psychoanal 84:249-261, 2003.

Gabbard GO: Long-Term Psychodynamic Psychotherapy: A Basic Text, 2nd Edition. Washington, DC, American Psychiatric Publishing, 2010. 狩野力八郎監訳／池田暁史訳：精神力動的精神療法——基本テキスト．岩崎学術出版社，2012

Gabbard GO: Histrionic personality disorder, in Gabbard's Treatments of Psychiatric Disorders, 5th Edition, Washington, DC, American Psychiatric Publishing, 2014.

Gabbard GO, Hobday GS: A psychoanalytic perspective on ethics, self-deception, and the corrupt physician. Br J Psychother 28:221-234, 2012.

Gabbard GO, Lester EP: Boundaries and Boundary Violations in Psychoanalysis. Washington, DC, American Psychiatric Publishing, 2003. 北村婦美，北村隆人訳：精神分析における境界侵犯——臨床家が守るべき一線．金剛出版，2011

Gabbard GO, Wilkinson SM: Management of Countertransference With Borderline Patients. Washington, DC, American Psychiatric Press, 1994.

Gabbard GO, Wilkinson SM: Nominal gender and gender fluidity in the psychoanalytic situation. Gender and Psychoanalysis 1:463-481, 1996.

Gorkin M: Varieties of sexualized countertransference. Psychoanal Rev 72:421-440, 1985.

Gornick LK: Developing a new narrative: the woman therapist and the male patient. Psychoanalytic Psychology 3:299-325, 1986.

Gutheil TH, Gabbard GO: The concept of boundaries in clinical practice: theoretical and risk management dimensions. Am J Psychiatry 150:188-196,1993.

Gutierrez F, Vail G, Peri JM, et al: Personality disorder features through the life course. J Pers Disord 26:763-774, 2012.

Halleck SL: Hysterical personality traits: psychological, social, and iatrogenic determinants. Arch Gen Psychiatry 16:750-757, 1967.

Hamburger ME, Lilienfeld SO, Hogben M: Psychopathy, gender, and gender roles: implications for antisocial and histrionic personality disorders. J Psychother Pract Res 10:41-55, 1996.

Hobday GS, Mellman L, Gabbard GO: Complex sexualized transferences when the patient is male and the therapist female. AmJ Psychiatry 165:1525-1530, 2008.

Hollender M: Hysterical personality. Comment on Contemporary Psychiatry 1:17-24, 1971.

Horowitz MJ: The core characteristics of hysterical personality (Introduction), in Hysterical Personality. Edited by Horowitz MJ. New York, Jason Aronson, 1977a, pp 3-6.

Horowitz MJ: Structure and the processes of change, in Hysterical Personality. Edited by Horowitz MJ. New York, Jason Aronson, 1977b, pp 329-399.

Horowitz MJ: Psychotherapy for histrionic personality disorder. J Psychother Pract Res 6:93-107, 1997.

Horowitz MJ: Histrionic personality disorder, in Treatments of Psychiatric Disorders, Vol 2, 3rd Edition. Edited by Gabbard GO. Washington, DC, American Psychiatric Publishing, 2001, pp 2293-2307.

Isay R: Becoming Gay: The Journey to Self-Acceptance. New York, Owl Books, 2009.

Kernberg OF: Borderline Conditions and Pathological Narcissism. New York, Jason Aronson, 1975.

Klonsky ED, Jane JS, Turkheimer E, et al: Gender role and personality disorders. J Pers Disord 16:464-476, 2002.

Kolb LC: Noyes' Modern Clinical Psychiatry, 7th Edition. Philadelphia, PA, WB Saunders, 1968.

Kumin I: Erotic horror: desire and resistance in the psychoanalytic situation. Int J Psychoanal Psychother 11:3-20,1985-1986.

Lazare A: The hysterical character in psychoanalytic theory: evolution and confusion. Arch Gen Psychiatry 25:131-137, 1971.

Leichsenring F, Leibing E: The effectiveness of psychodynamic therapy and cognitive-behavioral therapy in the treatment of personality disorders: a meta-analysis. Am J Psychiatry 160:1223-1232, 2003.

Lerner HE: The hysterical personality: a "woman's disease." Compr Psychiatry 15:157-164, 1974.

Lester EP: The female analyst and the erotized transference. Int J Psychoanal 66:283-293, 1985.

Lubbe T: Diagnosing a male hysteric: Don Juan-type. IntJ Psychoanal 84:1043-1059, 2003.

Luisada PV, Peele R, Pitard EA: The hysterical personality in men. Am J Psychiatry 131:518-521, 1974.

MacKinnon RA, Michels R, Buckley Pj: The Psychiatric Interview in Clinical Practice, 2nd Edition. Washington, DC, American Psychiatric Publishing 2006.

Malmquist C: Hysteria in childhood. Postgrad Med 50:112-117, 1971.

Marmor J: Orality in the hysterical personality. J Am Psychoanal Assoc 1:656-671, 1953.

Mitchell J: Madmen and Medusas. London, Penguin, 2000.

Perry JC, Barron E, Ianni F: Effectiveness of psychotherapy for personality disorders. Am J Psychiatry 156:1312-1321, 1999.

Person ES: The erotic transference in women and in men: differences and consequences. J Am Acad Psychoanal 13:159-180, 1985.

Pope KS, Bouhoutsos JC: Sexual intimacy between therapists and patients. New York, Praeger, 1986.

Riesenberg-Malcolm R: "How can we know the dancer from the dance?" Hyperbole in hysteria. Int J Psychoanal 77:679-688, 1996.

Shapiro D: Neurotic 5tyles. New York, Basic Books, 1965.

Sugarman A: The infantile personality: orality in the hysteric revisited. Int J Psychoanal 60:501-513,1979.

Torras de Bea E: A contribution to the papers on transference by Eva Lester and Marianne Goldberger and Dorothy Evans. Int J Psychoanal 68:63-67,1987.

Trull TJ, SeungminJ, Tomko RL, et al: Revised NESARC personality disorder diagnoses: gender, prevalence, and comorbidity with substance dependence disorders. J Pers Disord 24:412-26, 2010.

Wallerstein RS: Diagnosis revisited (and revisited): the case of hysteria and the hysterical personality. Int J Psychoanal Psychother 8:533-547,1980-1981.

Zetzel ER: The so called good hysteric. Int J Psychoanal 49:256-260, 1968.

第19章

C群パーソナリティ障害

強迫性, 回避性, 依存性

　DSM-5 の C 群パーソナリティ障害における 3 つのパーソナリティ障害——強迫性, 回避性, そして依存性——は, 不安や恐怖という突出した特徴を持つという共通の理由で, まとめて分類された。また, これらの障害は, 自他に向かう心の痛みに関する精神内界の葛藤によって特徴づけられている。精神療法の研究において, 強迫性, 回避性, そして依存性パーソナリティ障害は, しばしば, 一緒に研究される。そして, 3 種すべての障害は力動的精神療法によって改善するというデーターベースが, 増えている (Perry 2014)。

強迫性パーソナリティ障害

　強迫性パーソナリティ障害は一般的な疾患である。2001 年から 2002 年までのアルコールおよび関連状況の国立疫学調査において, 強迫性パーソナリティ障害は一般人口の 7.88% に認められた。しかしながら, 強迫性障害 (あるいは強迫神経症) と強迫性パーソナリティ障害とは混同されている。

　強迫性障害 (あるいは強迫神経症) と強迫性パーソナリティ障害は, 症状と持続する性格傾向との違いによって区別される。第 9 章に記述されたように, 強迫性障害の患者は, 繰り返される不快な考えに苦しみ, 儀式的行為をさせられている。対照的に, 強迫性パーソナリティ障害の DSM 診断 (ボックス 19-1) を構成する特徴は, 自我親和的に生涯にわたって持続するパターンである。これらの傾向は, 患者自身を悩ませるということはなく, 高い適応があるとさえ考えられている。実際に, 医師に関する研究では, 特定の強迫傾向が医師として成功の有意な要因になると示唆されている (Gabbard 1985; Vaillant et al. 1972)。強迫的な人に特有の揺るぎない献身は, 詳細な注意が欠かせない医療以外の職業においても高い業績につながる。しかしながら, 職業領域の成功は, しばしば彼らに対する高い代価をもたらす。彼らの近親者は, しばしば彼らは共に生活することが堪え難いと気づき, 何度も精神医学的な援助をうけるように促す。

480 第Ⅱ部　DSM-5 障害への力動的アプローチ

ボックス 19-1　DSM-5 の強迫性パーソナリティ障害の診断基準

301.4（F60.5）

　秩序，完璧主義，精神および対人関係の統制にとらわれ，柔軟性，開放性，効率性が犠牲にされる広範な様式で，成人期早期までに始まり，種々の状況で明らかになる。以下のうち 4 つ（またはそれ以上）によって示される。

(1) 活動の主要点が見失われるまでに，細目，規則，一覧表，順序，構成，または予定表にとらわれる。

(2) 課題の達成を妨げるような完璧主義を示す（例：自分自身の過度に厳密な基準が満たされないという理由で，1 つの計画を完成させることができない）。

(3) 娯楽や友人関係を犠牲にしてまで仕事と生産性に過剰にのめり込む（明白な経済的必要性では説明されない）。

(4) 道徳，倫理，または価値観についての事柄に，過度に誠実で良心的かつ融通がきかない（文化的または宗教的立場では説明されない）。

(5) 感傷的な意味をもたなくなってでも，使い古した，または価値のない物を捨てることができない。

(6) 自分のやるやり方どおりに従わなければ，他人に仕事を任せることができない。または一緒に仕事をすることができない。

(7) 自分のためにも他人のためにもけちなお金の使い方をする。お金は将来の破局に備えて貯めこんでおくべきものと思っている。

(8) 堅苦しさと頑固さを示す。

出 典　The Diagnostic and Statistical Manual of Mental Disorders, 5th Edition. Washington, DC, American Psychiatric Association, 2013.（『DSM-5 精神疾患の診断・統計マニュアル』東京，医学書院，2014.）から転載。許諾を得て使用。Copyright© 2013 American Psychiatric Association.

　DSM-5 における強迫性障害と強迫性パーソナリティ障害の区別は明確で有用であるが，2 つの診断の共通部分の範囲にはいくらかの議論がある。強迫特性を持つ症状が，強迫性パーソナリティ障害の分析的治療中に一過性に出現すると報告された（Munich 1986）。しかしながら，広範囲なパーソナリティ障害が強迫性障害の患者に生じることは，いくつかの実証研究で示唆されている。ある研究では，強迫性障害患者の半数以下だけが強迫性パーソナリティ障害の診断基準を満たしていた（Rasmussen and Tsuang 1986）。実際，このサンプルで最も多い性格的診断は，回避制，依存性，受動攻撃性の特徴が混在したパーソナリティ障害だった。ある研究では，強迫性障害と評価された 96 名の患者のうち，たった 6% しか強迫性パーソナリティ障害と診断されなかった。他の調査では，強迫性パーソナリティ障害は，パニック障害や大うつ病性障害よりも強迫性障害を有意に多く併存し（Diaferia et al. 1997），強迫症状は，他のパーソナリティ障害傾向よりも強迫性パーソナリティ障害傾向により関連した（Rosen and Tallis 1990）。スカンジナビアの強迫性障害とパーソナリティ障害の併存に関する研究（Bejerot et al. 1998）では，36% の強迫性障害患者が強迫性パーソナリティ障害を併存した。72 名の強迫性障害患者と 198 名の第 1 度親族を含んだある対照研究（Samuels et al. 2000）は，強迫性障害患者の家族に強迫性パーソナリティ障害の有病率が高く，強迫性パーソナリティ障害と強迫性障害のなんらかの共通した家族的病因が存在することを示した。実際に，2 つの疾患に関連があるかどうか確実ではないにもかかわらず，強迫性パーソナリティ障害と強迫性障害は，治療的関わりが全く異なるので，通常，区別して議論される。

精神力動的理解

初期の精神分析の貢献（Abraham 1921/1942; Freud 1908/1959; Jones 1948; Menninger 1943）は，性的発達論 psychosexual development の肛門期におけるある種の性格傾向——特に頑固，けち，几帳面——と関連づけた。これらのパーソナリティ特性をもつ患者は，エディプス期に関連する去勢不安から比較的安全な肛門期へと退行しているとみなされた。彼らは，懲罰的な超自我によって，感情の隔離，知性化，反動形成，打ち消し，置き換えを含む特徴的な防衛を用いると考えられた（第2章参照）。たとえば，彼らの強迫的な几帳面さは，肛門期的な汚さとその派生物にまみれたいという根本的な願望に対する反動形成として概念化された。強迫性パーソナリティ障害をもつ人は，怒りを表現することが非常に困難であるが，これはトイレットトレーニングをめぐる母親との早期の闘争と関連づけられた。

最近の知見（Gabbard 1985; Gabbard and Menninger 1988; Gabbard and Newman 2005; Horowitz 1988; Josephs 1992; McCullough and Maltsberger 2001; Salzman 1968, 1980, 1983; Shapiro 1965）では，肛門期の変遷に注目する以上に，自己評価の問題，感情恐怖，完全主義，楽しみや喜びの欠如，労働と愛着関係とのバランス，自己と他者をコントロールする努力に焦点づけられている。強迫性パーソナリティ障害をもつ人の多くは，自信を喪失している。子どもの頃，彼らは両親によって十分に評価されたり愛されたりしていると感じなかった。ある子どもたちの場合にはこの認識は，両親像における実際の冷たさや距離に関する一方で，他の場合では子どもたちは，普通の子どもたちが両親からの承認を感じるよりも多くの安心感と愛情を求めていたのかもしれない。これらの患者に力動的精神療法を提供すると，患者の強く果てしない依存欲求と，感情的に近づき難い両親への怒りの蓄積が明らかとなる。強迫的な患者は怒りと依存の両者を意識的には受け入れがたいので，彼らはそれらの感情から反動形成や感情隔離という防衛で自分を守る。多くの強迫的な人は，いかなる人に対する依存も否定するために依存しないように努力し，自立して「無骨な個人主義」を示すためにどんなことでもする。同様に，彼らはすべての怒りを完全にコントロールするために努力し，怒りの感情を心に抱くことを避けるため，うやうやしく従順に見えるかもしれない。

親密な人間関係は，強迫的な患者に重大な問題を投げかける。親密さは，世話されたいという強い願望に圧倒されるかもしれないが，これらの願望は満たされないかもしれず，結果として憎しみや憤怒や復讐の願望が生じかねない。親密な関係に固有な感情は，「コントロール不能」に陥る可能性のために，強迫的な人が抱く根源的なおそれに脅威を与える。重要な他者は，しばしば，彼らの愛する強迫的な人があまりにも支配的だと不平を述べる。強迫的な人は，自分以外の人が自分よりうまく立ち回ることを認めたがらないので，行き詰まりと難局がそのような人間関係にしばしば生じる。他者をコントロールしたいという必要性は，しばしば，養育環境がとても希薄で，いつ何時，消えるかもしれないという懸念から生じている。すべての強迫的な人には，愛されていないと感じる子どもの姿がつきまとう。評価されなかった幼少期の感覚と関連する低い自己評価のために，他者は強迫的な人を我慢できないのだろうと考えるようになる。強迫的な人の無意識に潜んでいる高い水準の攻撃性と強い破壊願望によって，他者を失うかもしれないと

いう恐怖が生じるかもしれない。これらの患者は，しばしば，自分の破壊性が他者を遠ざけるか，あるいは，自分の憤怒の投影である逆襲を引き出すかもしれないと恐れている。

忠実で優しくて素直でありたいという強迫性障害の患者の努力にもかかわらず，彼らが他者を遠ざけてしまう恐怖は，恐れている現実を作り出してしまう。強迫的な行為は，付き合う人を苛立たせ，腹立たせる傾向がある。しかしながら，その行為を行っている人は，関係における権力格差に応じて，異なった仕方で受け取られることがある（Josephs 1992）。部下にとって，強迫性パーソナリティ障害の人は，傲慢であら探しをして支配的だという印象を与える。上司にとって，彼らは，欺瞞的なやり方で迎合的で従順に見えるかもしれない。皮肉なことに，その時に，彼らが求めている当の賞賛や愛が蝕まれるのである。そして，強迫性パーソナリティ障害の人は，自分自身を苦しめる方法で，切望する他者からの賞賛を得ようとするので，慢性的に価値を認められないと感じている。

強迫的な人は，また，完璧さを求めることによって特徴づけられる。彼らは，飛び抜けて完璧な状態に達したときにのみ，ようやく，子どもの時に得られなかった親の賞賛や評価を得られるという密かな信念を抱いてかのようである。子どもの頃，彼らは十分に努力しなかったと確信して成長し，大人になってからも，彼らは「十分に努力していない」と慢性的に感じている。けっして満足しなかった両親は，ますます患者に期待する過酷な超自我として内在化される。多くの強迫的な人は，仕事人間である。というのも，彼らは自分の選んだ職業において並外れた英雄的な努力をすることによってのみ愛や賞賛を得られると信じ，その確信に無意識的に動かされているからである。しかしながら，皮肉にも，強迫的な人は，完璧さを求めるために，いかなる業績にもけっして満足しないようである。彼らは，喜びを求める心からの願望によってよりも，自らを苦しめる超自我を軽減しようとする願望によって動かされるようにみえる。

これらの基礎的な力動は，特徴的な認知様式を導く（Horowitz 1988; Shapiro 1965）。ヒステリー的で演技的な患者は，慎重な考えを犠牲にして情緒的な状態を過大評価するのに対し，強迫的な人は反対である。有名な『スタートレック』のミスタースポックと同じように，強迫的な人は，完全に合理的で論理的であろうとあらゆる努力をする。彼らは，感情をコントロールできない状況を恐れ，彼らの情緒を伴わない機械的な傾向は周囲の人を混乱させるかもしれない。さらに，彼らの考えは，特定の狭い範囲の中だけで論理的である。彼らの思考パターンは融通がきかず独善的である（Shapiro 1965）。力動的に，これらの特徴は，強迫的な人を悩ませる根本的な自己不信と両価性を代償するものとして理解される。

ヒステリー的な患者の認知様式とは対照的に，強迫的な人の場合は，注意深く細部に関心を向けるが，自発性と柔軟性はほとんど失われており，印象的に直感されるものを「非論理的」と自動的に排除する。強迫的な人は，融通がきかない認知様式と注意様式を維持するために並外れたエネルギーを費やす，手を抜くことは絶対にありえない。一連の不適応的な信念は強迫性パーソナリティ障害の人を悩ませる。それらは以下のようである。「すべてにおいて完璧な仕事をすることが重要である」「実績におけるいかなる欠陥や欠損も破滅に陥る」「人は私の方法でものごとを行うべきである」「細部がきわめて重要である」（Gabbard and Newman 2005）。休暇を取ったり，リラックスをしたりすることは，強迫的な人にとって，通常，まったく魅力を持たない。

このような人たちの多くは，高い業績を上げているが，一部の人は，自分の性格様式が職業的

な成功を妨げていることに気づいている。強迫的な人は，詳細なことに絶えず思いを巡らせ，周りの人を腹立たせている。彼らはしばしば細部に行き詰まり，その時の仕事の主な目的を見失う。彼らの優柔不断は，力動的に，自己不信という深い感情と関連するかもしれない。失敗するリスクがとても大きいためにどうしても間違いのない決定を下すことはできないと彼らは感じていることがある。同様に，プロジェクトの最終的な結果が完璧ではないという彼らの懸念は，彼らの決断力の欠如に寄与している可能性がある。多くの強迫的な人びとは，人並み以上に明確に意見を述べるが，最終的な仕上がりが完璧でないことを懸念するので，文章を書く時に大変な心理的困難に直面する。

　　強迫的な人の行為において生来的に「動かされる」性質は，Shapiro（1965）によって「行動しようとしている人自身の関心を超えて，何かに圧力を受けたり，動機づけられたりしているようにみえる。彼は熱中しているようにはみえず，換言すれば，ある活動における彼本来の関心は，彼が追求する際の激しさを説明するようにはみえない」と記述されている（p. 33）。これらの患者は，常に自分自身の「すべきである」「しなければならない」と命令する内的な監督官によって動かされている。力動的に言えば，彼らは，彼ら自身の超自我の命令に対して少しの自律性も持っていない。彼らは，他者と衝突することにかまわず，しなければならないので実行するというやり方で行動する。

　　強迫的な人の肥大した超自我は，完璧さを情け容赦なく要求する。これらが長期に満たされない時，うつ病が現れることがある。強迫的な性格とうつ病の力動的な関連は，以前から臨床家によって観察されている。強迫的な人は，中年期に，若い頃に思い描いた夢が，加齢とともに時が過ぎるという現実に打ち砕かれると，特にうつ病の高いリスクがある可能性がある。これらの患者は，それまで職業的にかなり良く機能していたとしても，ライフサイクルのこの時点で自殺したり，入院が必要になったりすることがある。第8章で特に治療抵抗性の疾患になると記述された完全主義的なうつ病患者の多くは，強迫性パーソナリティ障害に駆り立てられている。

　　第8章で記述されたように，うつ病は，しばしば，そうあるべきことやそうするべきことに到達しないという感覚と関連する。このような完全主義的な傾向は，自分が常に足りないと感じるような不安とも関連する。強迫性パーソナリティ障害の多くの患者は，特定期間内にすべての課題を完遂しようとするので，不安で夜も眠れないと述べる。完全主義が課題の完遂を妨げるために，彼らは仕事を終えるためにほかの何を犠牲にできるだろうかと考え始めるのである。

　　強迫性パーソナリティ障害の多くの人たちは，自分は両親によって書かれた「シナリオ」に従っていると思っているが，同様に明確な遺伝的要因もまた存在する。ミシガン州立大学双生児登録局の292名の女性双生児研究（Moser et al. 2012）では，不安と不適応な完全主義の両者は，遺伝率の推定範囲が0.45から0.66の中等度だとわかった。著者は，遺伝的要因が測定された2つと主に関連すると示唆した。同様の困難は不安と完全主義を伴い，強迫的な個人が他者への委託業務を行う際の困難にも寄与する可能性がある。物事をどのようになすべきかについての柔軟性のなさは，彼らが自分だけが適切な方法で課題を達成できると確信させるのかもしれない。Collaborative Longitudinal Personality Disorders Study（McGlashan et al. 2005）における研究の成果において，強迫性パーソナリティ障害患者の頑さと委任に関する問題が，2年間で最も高頻度で，変化に乏しい基準であったことは特筆に値する。

484　第Ⅱ部　DSM-5障害への力動的アプローチ

　強迫性パーソナリティ障害患者の複雑な性格構造は，公的な自己感，私的な自己感，そして無意識の自己感を伴うものとして要約できる（Josephs 1992）。これらの一つひとつは，ある次元では上司に対してより適応的であり，別な次元では部下との関係に関連する。たとえば，上司との関係における公的な自己感は，信頼できる良心的な労働者である。つまり，まじめで，気が効き，すべての状況で社会的に適切で，予測可能である。部下との関係における公的な自己感は，聞く人に貴重なフィードバックをするような思慮深い師あるいは建設的な批評家である。不幸にも，これらは主観的には公的な個性として経験されるが，必ずしも他者の認識とは一致しない。事実，他者の反応は，大部分が隠されているものの意識は十分にされている私的な自己感を惹起する。強迫性パーソナリティ障害患者は，しばしば，自分が評価されていないという感覚を持っていて，結果として傷つき怒っている。承認されないことによって，彼らは自己不信となり苦しむ。強迫性パーソナリティ障害の人は，自己不信が露呈することでもたらされる屈辱や恥を恐れるので，このような不安な気持ちは，上の立場の者に対して隠さなくてはならないものとなる。彼らは，しばしば，他者が自分たちを弱くて泣き虫と見ていると確信している。私的な自己感に並んで，従属的な位置にある人たちに対して道徳的に優位であるという徹底的な確信が存在している。強迫性パーソナリティ障害患者は，自身のサディズムと攻撃性に対してとても防衛的なので，彼らは人を見下しているとみられることを望まない。彼らはうぬぼれたり，尊大だったり，あら探しをされることを避けるため，私的な自己感のこうした面を隠そうとする。その時，彼らは「自分たちより低い」人たちに対して，いかに配慮があり自制的であるかについて，誇りに感じることができる。

　無意識的自己感の2つの側面は，上司との関係では追従的なマゾヒストであり，部下との関係では支配的なサディストであると要約できる（Josephs 1992）。彼らの支配を受けたくない人に痛みを与えるサディスティックで卑劣な無意識的願望は，強迫性パーソナリティ障害患者に取って受け入れがたいため，抑圧されなければならない。それ以外のやり方で願望を満たすには，彼らの高い道徳的な基準を曲げることになるだろう。一方で，権威的存在との関係では，これらの患者は，従順で愛情を求める文脈での屈辱を恐れるので，彼らはマゾヒスティックに自らの過度に辛辣で道徳的な基準を受け入れ，これらの期待に応えられない自分自身を責める。この苦行によって，彼らがおそれていること，すなわち，他者による支配的で優越的でサディスティックな屈辱を免れるのである。上司に対して伝わる無意識のメッセージは「あなたがすでに見ているように，私は情け容赦なく自分自身を苦しめているので，あなたは私を非難して攻撃する必要がありません」である。

精神療法に関する考察

　強迫性パーソナリティ障害は，しばしば，精神分析や表出技法を重視した個人精神療法によってかなり改善する（Gabbard and Newman 2005; Gunderson 1988; Horowitz 1988; McCullough and Maltsberger 2001; Munich 1986; Salzman 1980）。Winston ら（1994）は，平均治療期間が40.3 セッションにわたる力動的精神療法で治療した C 群障害の患者 25 名の比較対照試験を行った。多くの患者がより長い治療を要したが，このサンプルの患者は，待機リストの対照患者と比

較して有意に改善した。治療終了後，平均1.5年のフォローアップにおいて，治療効果は持続していた。研究データは，治療終了後の追跡期間にも改善し続けていたことを示唆した。第4章にあるように，Svartbergら（2004）は，C群パーソナリティ障害患者を，力動的治療あるいは認知行動療法に無作為に割り付けた。患者全体では，治療中および2年間のフォローアップで有意な改善を示した。苦痛な症状の優位な改善は，力動的精神療法を受けたグループで認められたが，認知行動療法を受けた患者では認められなかった。治療の2年後，力動的治療群の患者の54%と認知行動療法群の患者の42%で，症状は改善した。一方で，両群の約40%の患者が，対人関係の問題とパーソナリティ機能に関して改善した。中核的なパーソナリティ病理は，治療期間において最小限しか改善しなかったが，2年後に患者の35%〜38%が明らかに改善した。このように，多くの患者に，治療的対話を内在化することによって治療終了後に使い続けるという「除放」効果が存在した。

　強迫性障害患者の精神療法に共通して生じる抵抗について考えるにあたって，力動的精神療法がそのような患者にとって持つ意味について最初に共感する必要がある。無意識という概念自体が，患者のコントロール感を脅かす。その脅威に対処するために，強迫的な人は治療者のすべての洞察を「目新しくない」と価値下げするかもしれない。強迫性障害患者は最初に，治療者が自分の気づいていないことに言及することを認めたがらないかもしれない（Salzman 1980）。抵抗は，精神療法過程で明らかにされる患者の典型的な防衛手段として理解される。これらの防衛は，感情の隔離，知性化，取り消し，反動形成，置き換えを含んでいる。感情の隔離は，治療者に対するあらゆる感情，特に依存や怒りに気づかないことを示している。患者は，過去と現在の状況について，感情的な反応を全くせずに，長々と話すかもしれない。治療者が長い休暇から戻るとき，強迫性障害患者は，分離に対する情緒的な反応を認めようとはしない。仮に反動形成が最も目立っている防衛なら，おそらく患者は「いえ，ちっとも困りませんでした。私は，先生が気分転換できる素晴らしい時間を持てたことを願っているだけです」と応えるだろう。公的な，私的な，そして無意識的な自己表出を区別するならば，主な抵抗は，忠実で誠実な公的な表出の背後にある私的な自己を隠そうとすることだと説明できる（Josephs 1992）。

　強迫的な人は，また，本当の気持ちを隠すために，煙幕の働きをする強迫的なとりとめのない話をして，激しい感情に対する恐怖に反応する。より正確にいうなら，それは相手を眠らせるための麻酔として用いられているのだろう。患者が元の場所からずっと遠く離れてさまよう時，治療者は患者の連想とつながる糸を失うかもしれないし，患者に「同調しなく」なり始めるかもしれない。これらの人たちは，思考が行為と同じような力を持っていると経験しているので，彼らがすでに述べたことを，以下のように，打ち消す必要があると感じるのだろう。

　　週末に両親を訪ねた時，私は父親に多少いらいらし始めた。まあ，いらいらしたと言っても，私は本当に父親に怒りを感じたというわけではない。それは，父親が座ってテレビを見ていて，私に話すことに全く関心がないように見えた時のことである。一瞬，私はテレビを消して彼に立ち向かう，という考えがよぎったが，私はそうしなかった。実際，私は誰に対してもそんなふうに失礼ではないのだ。

　強迫的な患者の精神療法に特徴的なとりとめのない会話のパターンは，ちょうどその時に言

486 第Ⅱ部 DSM-5障害への力動的アプローチ

葉にした考えや願望を繰り返し取り消すことである。さらに，思考の過剰状態のために，患者は，面接の主なテーマから離れて，次第にとりとめのない周辺の出来事に移っていく。

多くの強迫的な患者は「完璧な患者」になろうとする。彼らは，子どもの頃に得られなかった愛や評価を最終的に得ようとする無意識によって，治療者が聞きたいと彼らが思っていることを正確に話そうと努力するかもしれない。McCulloughとMaltsberger（2001）によると「患者は治療的な出会いを儀式化し，けっして遅れないこと，すぐに料金を支払うこと，そして治療では箱詰め作業をするようにサービスして表面的にとても『改善』することで治療者を囲い込んでいるのかもしれない」（p. 2346）。強迫性パーソナリティ障害患者には，自然なコメント，時々の遅刻，あるいは支払う料金の遅れが，治療者と患者双方が治療過程の理解を深めるのに役立つかもしれないことが，とてもわかりにくいのである。彼らは，いかなる怒りの表出も不承認につながると確信しているので，セッションを完全に支配することによって無意識的に怒りを表出する間にも意識的には全くそれを経験しない。ある強迫性障害患者は，50分間止まらずに話し，治療者に一言もしゃべらせず，時間通りに終えた。このように，患者は，いかなる怒りの感情も認識することなく，怒りを表出することができた。

強迫的な患者の中には，治療者との転移関係の中で，彼らの両親との権力闘争を再現して抵抗を明らかにするものもいる。

　　MM氏は強迫的な印刷業者で，週2回の精神分析的治療を受けていた。初期の頃，彼は，むしろ従順で受け身的な「良い子」として振る舞って，セッションの中で怒りを表出することはまったくできなかった。しかし，彼は，50分間の面接のおよそ半分の時間を沈黙し，料金を支払わないというパターンを見せ始めた。このような行為が引き出された時，彼は治療者に対する怒りを否認したが，退室する間際に怒りを発散するパターンを現すようになった。ある日のセッションで，治療者が彼を「凝視」したことについて怒りを表せなかった後，彼はドアに向かって大股で歩いて行った。そして治療者に風邪をうつすかもしれないと以前に懸念を表明したことに関連させ，「私の風邪は，あなたにうつってないと思う」と言った。別のセッションでは，料金を支払わなかったことについて直面化された後，彼は「凍え死なないように！」と言いながら退室した。すぐ後の別のセッションでは，「氷の上で滑って転ばないように！」と言いながら終了した。
　　MM氏の最も際立った退室時の一言は，料金を支払わないことについて，時折言及する以外はほとんど沈黙している面接で生じた。治療者は料金を支払わないこととセッションでほとんど話さないことを関連づけた。長い沈黙の後，MM氏は時間が終了したことを告げられた。彼はドアのところに行き，治療者のほうを振り返って「昨日のセールで，あなたのために本を買いかけました。医者が書いたもので『肛門治療30年』というタイトルでした」と言った。次のセッションで，治療者は贈り物を買いたいという一見親切そうな願望について取り上げた。MM氏は，治療者がお金や言葉をしぼりとろうとしており，それは肛門に指を入れて便をかきだすことと同じだと感じているという自分の気持ちを理解することができた。

転移において，MM氏は，溜め込みとコントロールの問題を含む母親との非常に両価的な関係を再現した。彼は，いつでもどこでも命令したとおりの糞便（言葉やお金）を要求した母親のように治療者を経験していた。彼が不合理でサディスティックな命令と感じることに逆らうため，彼は最後の瞬間まで彼の生産物を溜め込み，そして彼自身のコントロール下で放出した。そうすることによって，彼は受動的な経験を能動的に切り替えようとし，怒りのコメントでサディステ

ィックな攻撃性を発散した。しかしながら，例に示したように，彼の反動形成という性格因性の防衛は，捨て台詞によって彼を出し抜いたのだった。反動形成という観点から見れば，退室時の言葉は，次のように聞くこともできる。「氷の上で滑って転ばないように！」は「氷の上で滑って転ぶことを望んでいます」となり，「凍え死なないように！」は「凍えて死んでほしいと思っています」となる。体内の内容物を強制的に引き出そうとするサディスティックで侵入的な母親と治療者とを同一視するMM氏の試みさえ，贈り物を購入するという考えによって，覆い隠されなければならなかった。しかし，反動形成にもかかわらず，退室時の言葉の中で，怒りは，治療者に伝わったのだった。自分の怒りの破壊的な力に関する懸念が絶大であったため，MM氏は敵意をあらわした後，すぐに逃げ出さなければならなかった。彼は，治療者が自分のコメントに深く動揺し，強烈で破壊的な報復をするだろうと恐れた。それゆえに，MM氏はオフィスを立ち去るときに，報復の危険を脱したところでしか，怒りを表出することができなかった（Gabbard 1982）。

　このような強迫性障害患者特有の抵抗に対する治療アプローチは，逆転移に注意深く目を向けることから始める。治療者は，事実をとりとめもなく機械的に話す態度から撤退したいという気持ちになってしまうかもしれない。治療過程の重要な部分として，患者に対して解釈を必要とする焦燥感や怒りを体験するよりも，患者が感情を隔離し始めるように，治療者も感情を隔離し始めるかもしれない。たとえば，患者の臨床素材にうんざりして気持ちが遠ざかり始める時，「あなたは私に対して感情的にならないように事実ばかりを話している可能性はありますか？」というコメントが有効かもしれない。もう1つの逆転移の落とし穴は，治療者自身の強迫的傾向のため，患者の精神病理の特定部分が治療者に見えなくなることである。強迫的傾向は医学校と精神科レジデントの訓練期間中には，きわめて適応的である（Gabbard 1985）ので，治療者は，このような傾向が患者との関係でいかに否定的な影響を与えているかを見落とす可能性がある。患者の状況は治療者自身の個人的な人間関係の同じような傾向と共鳴するので，強迫的傾向の否定的な結果を知ることは，治療者にとって不快かもしれない。

　強迫的な性格構造を持つ患者の精神療法的な治療の効果的戦略の1つは，感情を直接求めるために言葉の煙幕を切り開くことである。治療過程は，以下の例のように，感情を避けるという患者のこだわりに，しばしばはまり込む。

　　　NN氏は29歳の大学院生である。彼は学位論文を完成させることができないという主訴で精神療法を求めた。彼よりも少し若い精神科レジデントが治療者になった。最初の数セッションで，患者は特定の事実をはっきりさせようとして，治療者の年齢にこだわった。

NN氏：あなたは十分に訓練を受けた精神科医というほどの年齢ではないようですね。私とほぼ同じ年齢だと思います。そうですよね？
治療者：はい。私は，ほぼ，あなたと同じ年齢です。
NN氏：あなたは，精神療法について，かなりのトレーニングを受けられたのでしょうね。違いますか？
治療者：ええ。受けています。
NN氏：ところで，精神科の研修はどれくらいの期間するのですか？

488　第Ⅱ部　DSM-5障害への力動的アプローチ

治療者：4年間です。
NN氏：あなたは何年目ですか？
治療者：3年目です。
NN氏：おそらく，あなたにはスーパーバイザーがついているのでしょう，違いますか？

　この時点で，レジデントは，このような一問一答のアプローチが患者の感情を回避していることに気がついた。そこで，治療者は事実に関する質問に答える代わりに，その過程そのものに焦点を当てた。

治療者：NNさん，私のトレーニングの事実をはっきりさせようとしているのは，ほぼ同年齢の訓練中の治療者が担当になったことにまつわる感情を話さない方法のように思えます。おそらく，レジデントを割り当てられて，若干の怒りと，おそらくわずかな屈辱さえも感じているのではないでしょうか？

　この臨床素材は，患者が自分の気持ちについて否認している時でさえも，治療者はいかに患者の気持ちに，直接，言及しなければならないかを示している。強迫的な患者は，昔の出来事を長々と話して退避することによって，転移感情から逃れようとする。治療者は，いまここでの解釈に引き戻し，患者を過去の話題に退避させる現在の状況について明確にしなければならない（Salzman 1980, 1983）。患者が治療を求めた理由である治療の一貫したテーマと目標を維持することによって，治療者は治療過程のための一定の基準点を維持することができる（Salzman 1980, 1983）。患者が，一見，無関係なことを詳細に際限なく反芻するとき，治療者はその反芻を解釈し，セッションを始めるに至った中心的なテーマや問題に引き戻さなければならない。集団精神療法は，しばしばこの問題を扱うために，きわめて効果的である。というのも，患者は，治療者からのフィードバックに伴う権力闘争を体験することなく，仲間のフィードバックを受け入れるからである。
　感情をめぐる葛藤は，強迫性パーソナリティ障害の力動的精神療法の中核にある。それらの葛藤は，怒りへの罪責感，泣くことへの当惑，親密さへの痛みと不安，そして欠点についての羞恥心がある。感情恐怖に対して焦点を当てることは，強迫性パーソナリティ障害や他のC群パーソナリティ障害へのシステム化されたアプローチになる（Svartberg and McCullough 2010; Towne et al. 2012）。主要な目的は，無意識的葛藤を回避するパターンを同定することによって防衛を再構築し，暴露と脱感作を通じて感情を再構築し，そして自己像に対する羞恥心の軽減，適度な期待，肯定的感情の促しによって自己と他者の適応的な感覚を作り上げることにある。治療者は，患者の感情を言語的にも非言語的にも追いかけ，感情に対して動員されたどのような防衛にも注意を払い，防衛が発動するときには指摘しなければならない。この方法では，患者が単に抽象概念として話すよりもむしろ，今ここでの感情体験をできるように援助することが重要である。厳密な研究において，どのようなタイプの治療者の介入が感情恐怖に対して有効なのかが明らかになった（Town et al. 2012）。自己開示，質問すること，あるいは情報を提供することと比較して，治療者の直面化，明確化，そして支持が，直接的な感情をより高いレベルにしたという結論を得た。これらは，6例の短期力動的精神療法を何時間もビデオ撮影した研究用セッションを処理したデータに基づいている。直感的な感情体験か感情に対する防衛かのどちらかへ向か

わせようとする直面化的な介入は，最も高いレベルの直接的な感情体験をもたらした。

　患者の性格的な防衛を直面化し解釈することにより，これらの防衛の背後にある感情を患者が表出できるように援助することに加え，精神療法や精神分析のもう一つの全体的な目標は，非情な超自我的な態度を緩和して修正することにある。最も単純な言葉でいえば，これらの患者は自身の人間性を受け入れなければならない。彼らは，怒り，恨み，欲望，依存などの感情を超越したいとの願望は潰える運命にあることを受け入れなければならない。最終的に，感情は人間のありようの一部として取り入れられなければならない。感情は，抑制されたり，否認したり，抑圧したり，あるいは自分以外の誰かに生じているものであると否定するのではなく，その人の自己体験の一部として統合されなければならない。超自我をより良い構造にする目標を達成するために，再保証はほとんど有用ではない。「あなたが思っているほど，本当は悪くない」あるいは「あなたは自分に厳しすぎる」というコメントは，患者に対してうつろに響くばかりである。

　超自我の変化は，長い時間をかけた治療者の良質で有効な存在に共働する，患者の依存，怒り，性をめぐる葛藤に対する詳細な解釈を通じて生じる可能性が高い。治療者が価値判断を控えることによって，患者の治療者についての知覚が過去の人間関係により形成された鋳型によって歪曲していると気づかせることができる。患者は繰り返して，治療者が批判的で断定的だとみなそうとするが，治療者は，患者自身の批判的で断定的な態度が治療者に帰せられているという指摘によって，患者を援助することができる。

　これらの患者は，他者が自分ほど批判的ではないと理解するようになれば，彼らの自己評価は高まるかもしれない。彼らは，想像していたよりも他者が自分を受け入れたと理解する。自分が自分であることを治療者に受容されたと経験するにつれて，自己受容感も持てるようになる。彼らが怒りや依存を巡る葛藤が子ども時代の状況から生じているとわかるようになると，これらの感情をよりうまく制御できるようになり，人間らしさの一部として受け入れる。治療者は，このような患者が自分自身についてしばしば抱いている非現実的な期待感について，周期的に直面化する。たとえば，ある患者は，クリスマスに家族が集まった時，兄にライバル心を抱いたことについて自分を責めた。治療者は「あなたはお兄さんへの競争心はすべて乗り超えるべきであり，それができないなら自分はだめなやつだと信じているようにみえます」とコメントした。

　大部分の患者の精神療法と同じように，抵抗は背後にある内容よりも先に解釈される。しかしながら，患者の防衛に対する配慮を欠くと，分別のない早まった解釈になる可能性がある。いらいらしたり腹を立てたりして患者の私的な自己感あるいは無意識の自己感を解釈する治療者は，患者に恥や屈辱を感じさせるかもしれない。治療者が逆転移によるいらいらをコンテインすることができれば，患者は他者に対する個人的な疑い，不安感，そして密かな軽蔑を表出し始める。反動形成のような怒りに対する防衛は，患者がそれをはっきり理解し，その根本にある怒りと関連づけられるようになるまでの間，しばらくは対処されなければならない。たとえば，治療者は以下のような解釈を伝える必要があるかもしれない。「私が休暇について伝える時，あなたは『まったく，大丈夫です』と言いますね。その反応は，受け入れがたい気持ちを隠しているように思います。」強迫的な患者が治療者に対するむき出しの怒りを表明することができた時，彼らはそれが思っていたほど破壊的ではないと知る。治療者は，一貫して変わらない人物であり，毎週そこにいて，怒りの表出に対して無傷である。同時に，これらの患者は自分自身が怒りによ

って破壊的なモンスターに変化しないことを発見する。

　強迫性パーソナリティ障害の患者は，「思考犯罪」によって苦しめられる傾向にある。患者の無意識では，怒りの思考と誰かの鼻っ柱にパンチを食らわすことは，ほとんど相違がない。力動的精神療法や精神分析において生じる超自我の修正の一部は，敵対的な衝動，感情，思考が，行為と同様ではないと患者に認めさせる援助を伴う。結局，患者は，思考と感情が破壊的行為と同様の倫理的な基準に従わされないと知るのである。患者の精神生活を受け入れることによっても不安は軽減する。

　強迫的な患者にとって，性的な感情は，怒りや依存のようにしばしば受け入れがたい。転移は，幼少期の状況を再演し，患者は性的関心を認めない両親のようだと治療者をみなす。治療者が中立性を維持することによって，患者はそのような禁止が外的なものではなく内的なものであると見るようになる。治療者による脅威（去勢あるいは愛情喪失）は，患者の内側から発せられる錯覚として理解されるようになる。

　強迫性パーソナリティ障害患者の有効な治療戦略は，強迫的思考がどれほど喪失に対する防衛として働いているかを積極的に探究することに，彼らの協力を得ることである（Cooper 2000）。優柔不断で身動きできなくなるほどさまざまな選択肢を反芻することによって，これらの患者は断念することを回避しているのかもしれない。彼らは，果てしない選択肢があると考えることによってすべての可能性を生かしておく。患者は，このような空想を積極的に探索することによって，望むものはすべて持っているということについてその喪失を悼むことができるかもしれない。多くの強迫性パーソナリティ障害の人たちは根底に抑うつ的なテーマを持っており，これらの患者のうつ病罹患率は比較的高い（Skodol et al. 1999）。

　最終的に，強迫性パーソナリティ障害患者との精神療法や精神分析におけるもう1つの成功の鍵は，患者が自己嫌悪にいそしむ原因になっている私的な自己感と無意識的な自己感の受け入れがたい側面に関連する恥や罪責感に対して共感することである。自分のサディスティックな衝動性，従順な切望，全般的な不安感が他者に見つかるかもしれないという患者の恐怖を認めるような介入は，精神の暗い側面が探索され得るような抱える環境を造りだすことに役立つ可能性がある。

回避性パーソナリティ障害

　議論の的となる回避性パーソナリティ障害というカテゴリーは，スキゾイド患者とは異なるが社会的に引きこもっている一群の特徴を記述するために設けられた。（第14章で論じたように）スキゾイド患者とは違って，回避的な患者は親密な対人関係を望んでいるが，恐れてもいる。これらの人たちが人間関係や社会的場面を避けるのは，失敗した時の屈辱感と拒絶された時の苦痛を恐れているためである。彼らが人間関係を求めていることは，元来の内気で，自分を表に出さない自己呈示のために，すぐには明らかにならないかもしれない。

　全般性社交恐怖と回避性パーソナリティ障害との鑑別について，大きな論争があった。社会恐怖症の広範な研究があったことと比較して，回避性パーソナリティ障害は，特に治療的介入に関

第19章 C群パーソナリティ障害：強迫性，回避性，依存性 *491*

ボックス 19-2 DSM-5 の回避性パーソナリティ障害の診断基準

301.82（F60.6）

社会的抑制，不全感，および否定的評価に対する過敏性の広範な様式で，成人期早期までに始まり，種々の状況で明らかになる。以下のうち 4 つ（またはそれ以上）によって示される。

（1）批判，非難，または拒絶に対する恐怖のために，重要な対人接触のある職業的活動を避ける。

（2）好かれていると確信できなければ，人と関係をもちたがらない。

（3）恥をかかされる，または嘲笑されることを恐れるために，親密な関係の中でも遠慮を示す。

（4）社会的な状況では，批判される，または拒絶されることに心がとらわれている。

（5）不全感のために，新しい対人関係状況で抑制が起こる。

（6）自分は社会的に不適切である，人間として長所がない，または他の人より劣っていると思っている。

（7）恥ずかしいことになるかもしれないという理由で，個人的な危険をおかすこと，または何か新しい活動にとりかかることに，異常なほど引っ込み思案である。

出 典 The Diagnostic and Statistical Manual of Mental Disorders, 5th Edition. Washington, DC, American Psychiatric Association, 2013.（『DSM-5 精神疾患の診断・統計マニュアル』東京，医学書院，2014.）から転載。許諾を得て使用。Copyright© 2013 American Psychiatric Association.

するわずかな研究しかなかった。社会恐怖症と回避性パーソナリティ障害の文献を比較した総説（Alden et al. 2002; Rettew 2000）では，現象学，人口統計学，病因，臨床経過，治療という視点において，2 つの疾患の間には，質的な違いについてほとんどエビデンスがなかった。この 2 つの間に見出された違いは，症状の違いというよりも重症度の違いに関連しているようにみえる。

回避性パーソナリティ障害の診断基準（ボックス 19-2）は，しばしば臨床群で確認される。ノルウェーの研究では，最も普遍的なパーソナリティ障害であり，罹患率は 5％である（Torgersen et al. 2001）一方，アメリカ合衆国では 2.36％であった（Grant et al. 2004）。しかしながら，その障害は，主要な診断だったり唯一の診断だったりすることはほとんどない（Gunderson 1988）。他のパーソナリティ障害や他の診断の補助的診断であることが最も多い。回避的な患者における羞恥心の重要性は，力動的には，自己愛的な患者（特に，現象的には過敏型と Kohut が記述した患者の一部）との関連を示唆する。実際に，あるデータによると，過敏型の自己愛的な人たちが回避性パーソナリティ障害と誤診されている（Dickinson and Pincus 2003）。というのも，彼らは，対人関係におけるかなりの恐怖心，社会的な関係を開始して維持する自信の欠如，そして対人関係で願望が満たされない時の羞恥心や失望に対する恐怖心を呈するからである。回避性パーソナリティ障害の人と過敏型の自己愛的な人たちは，ともに他者から受け入れられたいという願望を持っている。しかし，自己愛性パーソナリティ障害に特徴的である密かな尊大感は，回避的な人たちでは認められない。さらに，過敏型の自己愛的な人は，それが得られるかどうかにかかわらず賞賛を必要とする。

精神力動的理解

人はいろいろな理由で内気にも回避的にもなりうる。人は生来の気質に基づいてストレス状況を回避する生来的な傾向があり，それが 2 次的に加工され全体的なパーソナリティの形をなす（Gunderson 1988）。たとえば，Cloninger ら（1993）の精神生物学的モデルで**損害回避**として言

及されたディメンションは，回避的パーソナリティ障害の患者の多くに共通した生物学的要因と関連するかもしれない。いくつかの研究データによると，内気という傾向には遺伝的‐生来的な起源があるが，最終的な傾向に発展するためには特定の環境が必要になるとされる（Kagan et al. 1988）。Nachmias ら（1996）は，愛着の状態が気質的な抑制の表出を和らげることを示した。抑制的で内気な生物学的脆弱性をもつ子どもが，安定した愛着よりも不安定な愛着を持つ時，見知らぬ人に対してより大きな自律神経の興奮を示した。学生を対象にした他の研究では，悪環境の経験においても回避性パーソナリティ障害の兆候を認めた（Meyer and Carver 2000）。これらの兆候を持つ学生は，隔離されたり，拒絶されたり，不遇な幼少期の社会経験を持ったりする否定的な幼少期記憶を，有意に報告した。内気あるいは回避性は，当惑，屈辱，拒絶，失敗に対する防衛である。他の形態の不安と同様に，不安の精神力動的意味は，それぞれの患者の起源を十分に理解するために探索されなければならない。しかしながら，これらの心配をもつ人たちに精神療法的な治療や精神分析的な治療を提供すると，しばしば，中心的な情緒体験である羞恥心が明らかになる。

　羞恥心と自己表出は密接に関連する。回避的な患者が一般的に恐れていることは，彼ら自身の弱みを明らかにしなければならない状況である。罪責感は，ある内的な規則を破ったことに対する処罰という懸念を伴う一方で，羞恥心は，内的基準に適合しないために不十分だという自己評価により関係する。この意味で，罪責感は構造モデルにおける超自我に密接に関連するが，羞恥心は自我理想（第2章参照）により密接に関連する。彼らは，自分自身のさまざまな側面について羞恥心を感じるかもしれない。たとえば，弱虫で，競争できず，肉体的精神的に不十分で，汚くてうんざりさせ，身体機能をコントロールできず，大袈裟であると，自分自身を認識するかもしれない（Wurmser 1981）。

　羞恥心は，「隠す」という語源から派生し（Nathanson 1987），回避的な患者は羞恥心というとても不快な感情から「隠れたい」という願望を持ち，対人関係や状況からしばしばひきこもる。羞恥心は，幼少期の発達的な局面に還元させることができず，その代わりにさまざまな年代の異なった発達的な経験から発展するようである（Nathanson 1987）。羞恥心は，人生のかなり早期から明らかに存在し，生後8カ月前後頃の人見知りの始まりにおいて明らかになる（Broucek 1982）。羞恥心は，排尿や排便を失敗した時の感情や，それらの失敗について両親の叱責を内在化した時の感情と関連する。裸でふざけながらご機嫌な2歳児は，両親から服を着させられてそのような振舞いをやめさせられる時に，羞恥心を持つようになるかもしれない（Gabbard 1983）。これらの発達における経験のすべては，回避的な患者が非常に大切だと考える集団や個人において露呈した時，患者の中で再活性化されるかもしれない。

　愛着理論は，回避的な患者を理解するために，とても役に立つ。回避的な愛着スタイルを持つ成人は，一般的に，両親や養育者から拒絶されたと感じており，成人になって性愛関係を発展させることを怖がる（Connors 1997）。彼らは，発達上の願望が過剰あるいは不適切だったという感覚をしばしば持っており，そして十分な自己対象の応答を得られなかったと経験する。

精神療法的アプローチ

　回避性パーソナリティ障害の力動的治療の実証研究数は限られているが，本章の最初の強迫性パーソナリティ障害のところで言及した2つの研究は，このアプローチが有効だと示唆している。Winstonらによる対照研究（1994）では，力動的治療が行われたC群パーソナリティ障害患者は，待機リストの対照群患者よりも有効であった。Svartbergらの研究（2004）の研究では，C群患者は力動的治療によってきわめて改善し，経過観察期間においてさらに変化し続けた。

　特に回避性パーソナリティ障害に注目した研究では，20セッションの認知行動療法（CBT）と20セッションの短期力動的精神療法とを，待機リストの対照群に割り付けられた（Emmelkamp et al. 2006）。両方の治療を受けた患者は，統計学的に不安症状，回避行動，回避と依存に関連する中核信念に有意な改善が認められた。しかしながら，6カ月後のフォローアップ期間に，回避性パーソナリティ障害の寛解率については，認知行動療法（CBT）の効果は短期力動的治療よりも優れていた。短期力動的治療を受けた患者のうち36％は回避性パーソナリティ障害の診断基準を満たしたが，一方，認知行動療法（CBT）はたった9％しか満たさなかった。それでも，64％と91％の寛解率は，いずれも印象深い。

　回避性パーソナリティ障害の患者は表出‐支持精神療法に，恐れている状況に自分自身を曝すよう断固とした励ましが組み合わされると最も良く反応するだろう。恐れている状況に直面するためのこのような励ましは，もちろん，暴露に関連する困惑や屈辱に対する共感的な理解につながっていなければならない。その治療が表出‐支持的であると言えるのは，次のような意味においてである。つまり，表現的な要素は，羞恥心の基礎にある理由と背景と過去の発達体験との関連を探索することを含んでいる一方で，支持的な要素は，恐怖の状況から撤退するよりも直面するための共感的な励ましを含んでいる。このアプローチは，生物学的な気質を扱うため，選択的セロトニン再取り込み阻害薬 selective serotonin reuptake inhibitor（SSRI）と併用されることがある。

　より多くの不安や想像は，防衛的な撤退姿勢でいるよりも現実の露出状況にいる方が刺激されるだろう。このような事実は，患者に教育的な介入として説明され，恐怖の状況を積極的に探索することの価値を見出すための援助ができる。治療者は，恐怖の状況に直面する必要性について患者が同意した後に課題の達成に失敗することを覚悟すべきである。回避的な患者は，治療者から失望されたり批判されたりする恐怖のため，治療の中でこのことを取り上げることを恐れる場合があるのである（Newman and Fingerhut 2005）。

　回避的な患者は，自分が何を恐れているかよくわからないため，治療初期に探索しようとしてもいらだたしさをもたらすばかりだろう。回避的な患者は，しばしば「拒絶」のような精神医学の常套句を用いる。治療者は，回避に関するそのような曖昧な説明の先に患者が進むことを援助するために，より詳細に探求しなければならない。治療者は「昨日，あなたが同僚と食堂に行って座った時，同僚があなたについてどのように考えるだろうという想像を実際に持ちましたか？」と尋ねるとよい。同様に，特異的な想像は，転移の文脈で探索されうる。通常，回避的な患者は，精神療法に固有の暴露について，強い不安を抱いている。患者が話したことについて赤面するな

ら，治療者は「今あなたが戸惑ったことについて，一緒に考えませんか？　今話したことについて，私はあなたが想像していたような反応をしたのですか？」と尋ねるとよい。特定の状況を詳細に追求することによって，患者は羞恥心に関連した認識をよりよく理解するようになる。

　　OOさんは24歳の看護学生である。彼女は自分の人生に満足できず，異性関係を持つことが困難で，社会生活で不安を経験するため，精神療法を求めてきた。彼女は男性に対して臆病で内気という長年悩んできた問題について話した。彼女は大変魅力的だったので，しばしばデートに誘われたが，そのたびごとにアルコールを飲んでリラックスしなければならないほどになった。彼女はアルコールの力を借りなければ男性と「うちとける」ことができなかったため，彼女はアルコール依存症になってしまうかもしれないと治療者に話した。また，OOさんは，看護学校の仲間のような他者と「リラックスしている」とわかる時にも同じ不安を経験することに気がついた。
　　彼女は数カ月間，集団精神療法を試みたが，集団の中ではうまく話ができず，自意識過剰になった。彼女は「間違ったことを言ってしまう」ことを恐れて，めったに話さなかった。彼女が集団療法のセッションを始めた時，自分はあまり深くかかわっていないのだから問題ない，と言って欠席を合理化した。OOさんは8人よりも1人を相手にした方が打ち解けやすいだろうと考え，個人精神療法を受ける決心をした。
　　精神療法が始まって3回目のセッションで，彼女は，何度も沈黙するようになった。治療者は，このような沈黙の間に耐えていたが，数セッション後，彼女がとても感情的になる時に黙ることに気づいた。彼女は感情的になるとコントロールを失うのではないかとひどく恐れていることを認めた。治療者はOOさんに，感情的になったときの治療者の反応を心配しているのかどうか尋ねた。OOさんは，確かに，治療者が「赤ちゃんのように振る舞っている」と批判して，彼女に「恥をかかせている」と感じたのだと述べた。
　　この時点で治療者は，OOさんに，この恐怖が過去の類似した体験に基づいているかどうかを尋ねた。彼女は，父親がいかに自分を子ども扱いしていたかについてたくさん説明を始めた。彼女は，父親を「人には批判させず，指図するお偉方」と言った。彼女が通知表を持ってくるごとに「なぜAが取れないのだ！」と怒鳴りながら要求した。また，彼女が夕食でミルクをこぼした時に「なぜ妹のようにできないのだ」とののしられ，厳しく叱責されたことを思い出した。彼女は困惑しながら，父親はけっして彼女が女性であることに満足を感じさせなかったと話した。父親は，彼女の生理が始まったその日，月に1度「悪い」子であることの言い訳ができるとしつこくからかった。彼女は，とても恥ずかしくなり，自分の部屋で何時間も泣いたことを思い出した。ある日，彼女がチアリーダーに選ばれて興奮しながら家に帰ってきた時，父親は彼女に「生意気な」と叫んだ。彼女は父親の期待に応えることは，決してできないだろうと強く確信した。
　　治療のある時点で，OOさんは，パーティや他の社会的場面に参加することが難しいことについて話していた。治療者は，再び，この恐怖に関連するかもしれない過去の場面について尋ねた。OOさんは，自分が小さな女の子だった時，母親にドレスアップしてもらい友人の家に行くと，皆に，なんて「かわいいの」と常に言われたことを思い出した。彼女は，このような挨拶をまるで自分が「見せびらかしていた」ようで当惑していたことを思い出した。治療者がその感覚をさらに探索することを手助けしたので，彼女は，父親から受ける批判とは対照的に肯定的なフィードバックを受けられるので，ある程度は見せびらかすことを楽しんだと理解した。治療者は，彼女が誘われる社交の場に時には足を向けて，不安発作の間にどのような連想が浮かぶか見てみるよう促した。
　　OOさんが初めて酔わずに社交的になった時，彼女は楽しむことを恐れていたと理解した。もし，社交的な集まりで，彼女の周りに集まった男性の賛辞を楽しんだら，彼女はまさに父親が言っていたように「生意気になる」と確信した。このような確信によって，彼女は「悪い女の子」であると

感じた。

OOさんの症例は，対人関係場面における成功は，しばしば失敗と同様に恐れられることを示唆する。露出的に表出するスリルは，「見せびらかす」ことを早期に親が戒めたことにより，自動的に引き出されたかもしれない。回避性パーソナリティ障害をもつ人の多くは，スポットライトの中にいる時に自分自身に酔うことを恐れる。このような力動の中心的な体験は，あがり症である（Gabbard 1979, 1983）。舞台の中央で楽しむことへのOOさんの恐怖は，自分自身に対して抱いている高い期待にはとてもかなわないだろうという別の恐れを伴うものであった。こうした期待は，過度に高い期待感を持っていた父親との生活によって内在化された。治療において彼女は，繰り返し恥ずかしい思いをさせ，性愛と女性性に関して葛藤的にさせた父親に対する激しい怒りを，ついには認めることができるようになった。Miller（1985）は，怒りの禁止と羞恥の体験の間に一貫した関連があると示している。OOさんは，父親に対する自分の怒りを自由に表現することがまったくできず，そのような気持ちを持つことを恥ずかしいとさえ感じていたのだった。

依存性パーソリティ障害

依存性は，拒絶と同じように，一種の精神医学的な決まり文句になった。誰もがある程度は依存的である。そして，臨床場面では，多くの患者が依存感情についていくらかの葛藤を持つだろう。特にアメリカ文化では，無骨な個人主義と独立という強力な神話が根付いるために，「依存」という言葉は，しばしば軽蔑的に用いられる。しかし，自己心理学者なら，真の依存はありえないし望むべくもないと主張する（第2章参照）。われわれの多くは，自分を支えて自己評価を保つために，承認，共感，妥当性の確認，賞賛のようなさまざまな自己対象機能を必要とする。

DSM-5における依存性パーソリティ障害（DPD）のカテゴリーは，きわめて強い病的な依存性について把握することを企図する（ボックス19-3）。これらの人たちは，自分自身で決断することができず，異常に従順で，いつも保証を求め，世話をしてくれる人がいなければうまく機能できない。

回避性パーソナリティ障害と同様に，DPDは，主要な診断あるいは単独の診断では，めったに用いられない。さまざまな研究（Bornstein 1995; Loranger 1996; Skodol et al. 1996）では，DPD患者に関して高率の併存症が認められる。DPDとともにしばしばみられる疾患は，大うつ病性障害，双極性障害，ある種の不安障害，そして摂食障害である。Skodolら（1996）は，DPDとうつ病に特定の関連はないことを示唆した。単純にいえば，DPDは，一連の不適応行動をあらわし，広範囲なパーソナリティ病理にわたる一側面であり，さまざまなタイプの精神的苦悩と関連する。実際に，ほとんどの研究は，DPDと診断された患者はいくつかの他のパーソナリティ障害の診断基準も満たすことを示唆する。DPDと診断された患者の50%以上は境界性パーソナリティ障害と診断されたが，2つの診断は，対人関係のパターンという側面に基づいて鑑別できる。境界性パーソナリティ障害患者は見捨てられることに対し怒りや操作によって反応

496 第Ⅱ部 DSM-5障害への力動的アプローチ

ボックス 19-3 DSM-5の依存性パーソナリティ障害の診断基準

301.6（F60.7）

面倒をみてもらいたいという広範で過剰な欲求があり，そのために従属的でしがみつく行動をとり，分離に対する不安を感じる。成人期早期までに始まり，種々の状況で明らかになる。以下のうち5つ（またはそれ以上）によって示される。

(1) 日常のことを決めるにも，他の人達からのありあまるほどの助言と保証がなければできない。

(2) 自分の生活のほとんどの主要な領域で，他人に責任をとってもらうことを必要とする。

(3) 支持または是認を失うことを恐れるために，他人の意見に反対を表明することが困難である（注：懲罰に対する現実的な恐怖は含めないこと）。

(4) 自分自身の考えで計画を始めたり，または物事を行うことが困難である（動機または気力が欠如しているというより，むしろ判断または能力に自信がないためである）。

(5) 他人からの世話および支えを得るために，不快なことまで自分から進んでするほどやりすぎてしまう。

(6) 自分自身の面倒をみることができないという誇張された恐怖のために，1人になると不安，または無力感を感じる。

(7) 1つの親密な関係が終わったときに，自分を世話し支えてくれるもとになる別の関係を必死で求める。

(8) 1人残されて自分で自分の面倒をみることになるという恐怖に，非現実的なまでにとらわれている。

出典 The Diagnostic and Statistical Manual of Mental Disorders, 5th Edition. Washington, DC, American Psychiatric Association, 2013.（『DSM-5 精神疾患の診断・統計マニュアル』東京，医学書院，2014.）から転載。許諾を得て使用。Copyright© 2013 American Psychiatric Association.

する一方で，依存性パーソナリティ障害患者は従順でしがみつくようになる（Hirschfeld et al. 1991）。さらに，境界性パーソナリティ障害患者の激しく不安定な対人関係は，依存性パーソナリティ障害患者ではみられない。

ノルウェーの調査では，依存性パーソナリティ障害の罹患率は1.5%であり，女性は男性の2倍であった（Torgerson et al. 2001）。しかしながら，この事実は，男性より女性が依存しやすく，女性が華々しく依存を表すことを許されるという文化の中で根づいてきた性別の類型に関連するかもしれない。

精神力動的理解

初期の精神分析の著者たちは，依存の問題が精神性的発達の口唇期の障害と関連すると確信していたが，現在，そのような観点は広く受け入れられていない（Gunderson 1988）。そのような定式化は，他の精神病理学の病相‐特異的な説明と同様な問題がある。すべての発達期を通して，常に依存を強要する両親の広範なパターンは，依存性パーソナリティ障害患者の背景で作用しているといったほうがよさそうである。ある実証研究（Head et al. 1991）では，依存性パーソナリティ障害患者の家族は，臨床対照群と健康対照群の家族と比較して，感情表出の低さと過剰な支配という特徴を持つことが明らかになった。別の幼少期の家族環境の研究（Baker et al. 1996）は，依存性パーソナリティ障害患者の家族では，自立性が低く支配性が高いことを示した。

不安定な愛着は，依存性パーソナリティ障害の特徴であり，依存性パーソナリティ障害患者の研究（West et al. 1994）では，とらわれの愛着パターンが認められた。多くの患者は，何らかの方法で両親から自立は危険に満ちていると伝えられて成長した。彼らは両親への忠誠を続

けてわずかに報われ，両親は彼らのどんな自立も拒絶するようだった。対人的な依存もまた，臨床像に影響を及ぼす環境的要因に加え，中等度の遺伝的影響が認められた（O'Neill and Kendler 1998）。このように，生物学的な気質も，全体像の中では1つの病因かもしれない。

Bornstein（1993）は，依存性と受動性は自動的に同等と考えるべきではないと強調した。DPD 患者の中核的な動機は，愛情を込めた配慮のある支持的な対人関係を獲得して維持することである。このゴールに達成するために，彼らはきわめて適応的に積極的で活動的な行動に携わることがある。たとえば，DPD 患者は，心理テストのフィードバックを聞きたがりがちであり，研究設定で難題を解決する時には援助を求めることが多く，身体症状が生じる時には治療を求める可能性が高い。

他者に対する従順な態度には，多くの意味がある。回避的な患者が多元的に決定される無意識な要素の結果として人前に自分を露出することを避けるように，依存的な患者は背後にある不安によって世話されることを求める。臨床医は，それぞれの患者に「自立や分離が恐怖を感じさせるのはどうしてなのだろうか」と尋ねるべきである。依存的なしがみつきは，しばしば怒りを隠してしまう。それは，敵意を防衛するという意味で，妥協形成としてみられるかもしれない。多くのメンタルヘルスの専門家が直接体験するように，依存的な患者のしがみつきの対象になると，患者の要求は敵意のある堪え難いものとして経験されるだろう。

依存的な行為は，過去の外傷的な体験の再活性化を避ける方法かもしれない。治療者は，患者とともに，過去の分離とその影響に関するいかなる記憶についても，探索すべきである。

　　PP 氏は，29 歳の既婚の郵便局員であった。彼は長年の気分変調症があり，不眠，気力の欠如，決断の困難と不安を慢性的に訴えていた。しかしながら，彼は期待に応えて率先することは難しかったとしても，自分の仕事を良心的に行っていた。自殺念慮と自殺願望のために精神科に入院する前に，PP 氏は上司から仕事をきちんとしていないと言われて泣き崩れた。

　　入院時の面接の間中，PP 氏は危険な自殺願望のため入院治療が必要であると理解しながらも，入院中に妻と離れることへの極度の懸念を表し続けた。PP 夫人は，彼がこれまでけして彼の妻から離れようとしなかったと説明した。彼は，家庭での決断のすべてを彼女に頼り，彼女がいなければ十分に機能できなかった。入院直後に，PP 氏はほぼ同年代の女性患者につきまとい，妻との関係と同じように彼女を頼りにした。彼はいつも彼女と食事をして，治療以外のすべての余暇を彼女と過ごした。彼は，この患者に対して性的な欲求を向けることはなく，単に彼女と一緒にいると安心すると言った。

　　PP 氏の生活史は，生涯にわたって不安で依存的になるパターンがあった。彼は，1 人で何かをしようとする時や他者に相談せずに計画に取りかかろうとする時，常にかなりの不安を経験した。彼は小学生になった時，学校恐怖症になった。そして，母親によると彼は家につれて帰るまで泣き叫んだ。同様に 10 歳の時，叔父の家で一晩過ごすために連れて行かれたが，あまりにも激しく泣くので，母親は彼を自宅に連れ戻すために叔父の家に戻らねばならなかった。彼が高校を卒業した時，彼の仲間は皆，軍務に志願し，彼も同じようにした。軍務を終えた後，仲間たちが郵便局で働くと，彼も一緒に応募した。彼が自立する行為は，早期の分離に関連した痛ましい不安を再活性化するようだった。彼は，自律的な行動をおこすと見捨てられてしまうと確信しているかのように振る舞った。

　　PP 氏の依存と分離不安の起源は，彼の母親が病院に電話を始めるようになって，より明らかになった。彼女は彼が入院を決心したことに不満を持った。「どうしてこんなふうに私たちから離れ

498 第Ⅱ部　DSM-5障害への力動的アプローチ

る必要があったの？　あなたの体調は悪くないわよ。私たちがあなたに手伝ってもらいたい時に助けてくれないのかい？」患者は，成人になってからでさえも，毎週，さまざまなささいな用事のために，母親に実家に呼び戻され，要望に応じた。彼は，実際に両親の間にはコミュニケーションがなく，母親はもっぱら彼と会話したと話した。PP氏は，母親から強力なメッセージ——私はあなたに感情的に別居している夫の代役を必要としている——を与えられた家庭で育った。このように，独立は，母親の愛の喪失につながる破壊的で不誠実な行為とみなされていた。

精神療法に関する考察

　本章で前述したように，2つの無作為対照化試験（Svartberg et al. 2004; Winston et al. 1994）において，週1回40セッションの力動的精神療法はきわめて有効であると示された。そのうえ，DPDの患者は，他のパーソナリティ障害よりも脱落率がより低い傾向にあった。Affect Phobiaモデル（Svartberg and McCullough 2010）を用いる場合，他者との対人感覚に潜むすべての問題と同様に，心の奥にある他者に対する愛着感情を探索する。両親が甘やかすことは，しばしば**敵対的依存**のような怒りと依存が融合してしまう困難の原因の1つになる。幼少期に依存や孤立を強く経験した子どもたちは，不安定な愛着のため自立について不安を持ち，それに対処するためにしがみつきや依存という行動をする。これらの患者の精神療法は，すぐに治療的ジレンマに陥る。つまり，依存の問題を克服するために，まず治療者への依存を発展させなければならない。このジレンマは，治療者への依存を治療目標のための方法ではなく，むしろ依存自体を治療目標にする特殊な形態の抵抗に発展する。治療を開始してある程度すると，これらの患者は治療を受けなければならなくなった主訴を忘れ，治療者への愛着を維持することだけが目的になる。彼らは終結を恐れるために，治療継続を確実にしようと，自分がいかにひどい気分でいるかについて治療者に繰り返し釘を刺すかもしれない。もし治療者が少しでも改善についてコメントするならば，患者は改善と終結を同一視するため，逆説的に悪化することがある。

　依存的な患者を治療する際の実践的な方針の1つは，彼らが欲していると述べていることがおそらく必要なのではない，ということを覚えておくことである。彼らは，治療者が彼らに何をすべきかを話し，彼らが依存し続けることを容認させ，意志を決定したり願望を主張したりしなくていいように治療者を共謀させようと試みる。治療者は，これらの願望を満たさなくてもよいと感じなければならないし，その代わりに患者が自分で考え行動するように促さねばならない。この欲求不満によってもたらされる不安は，耐えることができるもので，依存の起源と関連する恐怖について連想できる生産的なものであると伝えなければならない。

　もう一つのよくある転移の展開は，治療者の理想化である（Perry 2014）。患者は治療者を何でも知っているとみなし，すべての重要な決定の責任を治療者に差し戻したいと表明し始めることがある。治療者とは別に真の自己感覚をみつけるという困難な仕事は回避されるため，このような願望は治療の進展とともに解釈され直面化されることが必要である。患者は治療目標を密かに害しようと試み，治療者から自立して考えたり機能したりできないと表明さえするかもしれない。

期間限定の力動的精神療法は，これらの多くの患者に有効であった（Gunderson 1988）。精神療法の開始から，治療者‐患者関係が12，16，20セッション後に終結することを知ることによって，これらの患者は喪失と自立をめぐる最も深い不安に直面させられる。さらに，このアプローチはまた，養育する人物が永続的にいてくれるという患者の強力な想像fantasyを扱うことに役立つ。長期で無期限の治療が何らかの行き詰まり状態に陥る時，終結時期を設定することによって，期間限定の技法に修正することができる。治療終結が間近になると，休眠中だった不安は急速に表面化するだろう。

一部の依存的な患者は，短期精神療法の枠組みをまったく使うことができなかったり，使いたがらなかったりする。「開始したばかり」に治療者を失うと予測し，きわめて強い不安を抱くのである。自我が弱く，強い分離不安があるため，これらの患者は，長期にわたって治療者に依存的な陽性転移を発展させることを必要とする。それでもWallersteinの研究（第4章に記述）によると，支持的な方法によってかなりの治療的効果が得られる。一部の患者は，治療者と「転移の取り引き」（Wallerstein 1986, p. 690）の一部として変化する。彼らは治療者の承認に応じて自分の人生に変化をもたらそうとする。他の患者は，治療者が常に自分のためにいてくれると知る限り，変化を続けることができる「終身患者」になるかもしれない。これらの患者は，終結の恐れがなければ，治療者が数カ月に1度の頻度に下げたとしてもうまくやるだろう（Gabbard 2009）。

DPD患者の場合，文化的問題は，診断理解や治療計画において考慮されなければならない。一部の文化において，依存は，推奨されるだけでなく家族の年長者への忠誠の形として賞賛される。家族がコンサルテーションに同行する時は，依存に関する家族と文化的見解をより幅広く理解したり，家族を治療に組み込む機会になる。患者の自律性が高まることが，家族に取って脅威になる場合，治療者は補助的な治療として家族療法について検討することがある（Perry 2005）。

DPDの患者は，治療者の依存をめぐる葛藤に関連した逆転移の問題を引き起こす。一般的に医師，特に精神科医は，自分自身の依存をめぐって葛藤を感じやすい（Gabbard 1985; Gabbard and Menninger 1988; Vaillant et al. 1972）。精神療法家は，依存的な患者に対する軽蔑や蔑みという逆転移について留意しなければならない。患者の願望は，治療者の無意識的な願望と共鳴するかもしれず，そのような依存的願望に対する共感的な調律が，ひどく不快になるかもしれない。患者の願望を拒絶する治療者は，同じように自分自身の願望を拒絶しているのだろう。他の逆転移の問題には，患者からの理想化にうかれてしまうということがある。その理想化によって，患者が本当には変化していないことに直面することを治療者が回避する（Perry 2014）。治療者は，また，特に患者が虐待的な関係にとどまり，治療関係が破壊的であるという治療者の警告を聞かないならば，とても権威的で指示的になるかもしれない。

力動的精神療法の基本原理は，他者に対して何かをさせることはできないということである。それゆえ，回避すべき逆転移の立場とは，患者が自分自身を「育てよう」としたり，家族から分離しようとしたりするよりも，治療者自身のほうがよっぽど仕事していると感じてしまうことである。患者と家族は一緒にいることを好む理由があるかもしれず，その場合は治療者が彼らの分離を促すどんな努力も打ち負かされる。患者が家から離れようとするポジションから撤退し，代わりに家族がその状況をどのように見ているかに焦点化することで逆説的な効果になることがあ

る。換言すれば，治療者は，患者と家族に「患者が家族と一緒に住み続けることが許される可能性についてどう思いますか？」と尋ねることがある。このアプローチは，患者を家族のシステムから「引き離そう」とする状況から治療者を遠ざける。それはまた，患者と家族が本当に求めていることやどのような変化を恐れているかについて，内省を促進する。今日，治療者は，さまざまな不安がはびこる家族システムのなかに埋め込まれて「独り立ちできない」若者に頻繁に出会う。これらの恐怖に関する探索は，依存的な患者に対して最善の，最も批判的でないアプローチになるかもしれない。

他の特定されるパーソナリティ障害そして特定不能のパーソナリティ障害

　DSM-5 のパーソナリティ障害の概説を終えるにあたり，患者は一般的に一つのパーソナリティ障害の「純粋培養」を呈するわけではないことに留意する必要がある。DSM-5 のパーソナリティ障害患者は，通常，複数の傾向や特徴を持っている。DSM-5 において，臨床家は，これらの状況に対して 2 つの選択肢を持つ。**他の特定されるパーソナリティ障害**というカテゴリーは，臨床医がいかなる特定のパーソナリティ障害の基準も満たさないという理由を伝えたいときに使用される。

　もう一方の選択肢は，臨床的に意味のある苦痛，または社会的，職業的な機能障害が認められるが，DSM-5 のいかなる障害の基準も満たさない場合，**特定不能のパーソナリティ障害**になる。特定不能のパーソナリティ障害のカテゴリーは，臨床家が 1 つのパーソナリティ障害の基準を満たさない理由が特定できないと判断する状況で使用される。このカテゴリーはさらなる情報が必要な場合も含む。

　純粋なカテゴリーにあわないこのパーソナリティ特性の議論は，このテキストを終えるうえで幸先良い。力動的な精神科医は，個人のユニークさと特異性に関心がある。実際に，力動的な精神科医は，患者がいかに類似しているかよりもいかにお互いに異なるかに関心を持つ。この原理は，パーソナリティ障害のある状況において，他のどんな状況よりも的を射ている。しかしながら，診断にかかわらず，力動的な精神科医は，人間が常に疾患に影響を及ぼすことを知りつつも，常に人間と疾患の両者を手当て（治療）するのである。

文　献

Abraham K: Contributions to the theory of the anal character (1921), in Selected Papers of Karl Abraham, MD. London, Hogarth Press, 1942, pp 370–392　前野光弘訳：肛門性格の理論のための補遺．アーブラハム論文集──抑うつ・強迫・去勢の精神分析．岩崎学術出版社，1993

Alden LE, Laposa JM, Taylor CT, et al: Avoidant personality disorder: current status and future directions. J Pers Disord 16:1–29, 2002

American Psychiatric Association: Diagnostic and Statistical Manual of Mental Disorders, 5th Edition. Washington, DC, American Psychiatric Association, 2013　高橋三郎，大野裕監訳：DSM-5 精神疾患

の診断・統計マニュアル. 医学書院, 2014

Baer L, Jenike MA, Ricciardi JN, et al: Standardized assessment of personality disorders in obsessive-compulsive disorder. Arch Gen Psychiatry 47:826–830, 1990

Baker JD, Capron EW, Azorlosa J: Family environment characteristics of persons with histrionic and dependent personality disorders. J Pers Disord 10:81–87, 1996

Bejerot S, Ekselius L, von Konorring L: Comorbidity between obsessive-compulsive disorder (OCD) and personality disorders. Acta Psychiatr Scand 97:398–402, 1998

Bornstein RF: The Dependent Personality. New York, Guilford, 1993

Bornstein RF: Comorbidity of dependent personality disorder and other psychological disorders: an integrative review. J Pers Disord 9:286–303, 1995

Broucek FJ: Shame and its relationship to early narcissistic developments. Int J Psychoanal 63:369–378, 1982

Cloninger CR, Svrakic DM, Pryzbeck TR: A psychobiological model of temperament and character. Arch Gen Psychiatry 50:975–990, 1993

Connors ME: The renunciation of love: dismissive attachment and its treatment. Psychoanalytic Psychology 14:475–493, 1997

Cooper S: Obsessional thinking: the defence against loss. Br J Psychother 16:412–422, 2000

Diaferia G, Bianchi I, Bianchi ML, et al: Relationship between obsessive-compulsive personality disorder and obsessive-compulsive disorder. Compr Psychiatry 38: 38–42, 1997

Dickinson KA, Pincus AL: Interpersonal analysis of grandiose and vulnerable narcissism. J Pers Disord 17:188–207, 2003

Emmelkamp PM, Benner A, Kuipers A, et al: Comparison of brief dynamic and cognitive-behavioral therapies in avoidant personality disorder. Br J Psychiatry 189:60–64, 2006

Freud S: Character and anal erotism (1908), in The Standard Edition of the Complete Psychological Works of Sigmund Freud, Vol 9. Translated and edited by Strachey J. London, Hogarth Press, 1959, pp 167–175　懸田克躬, 吉村博次訳：性格と肛門愛. フロイト著作集 5. 人文書院, 1969；道籏泰三訳：性格と肛門性愛. フロイト全集 9. 岩波書店, 2007

Gabbard GO: Stage fright. Int J Psychoanal 60:383–392, 1979

Gabbard GO: The exit line: heightened transference-countertransference manifestations at the end of the hour. J Am Psychoanal Assoc 30:579–598, 1982

Gabbard GO: Further contributions to the understanding of stage fright: narcissistic issues. J Am Psychoanal Assoc 31:423–441, 1983

Gabbard GO: The role of compulsiveness in the normal physician. JAMA 254:2926–2929, 1985

Gabbard GO: What is a "good enough" termination? J Am Psychoanal Assoc 57:575–594, 2009

Gabbard GO, Bartlett AB: Selective serotonin reuptake inhibitors in the context of an ongoing analysis. Psychoanalytic Inquiry 18:657–672, 1998

Gabbard GO, Menninger RW: The psychology of the physician, in Medical Marriages. Edited by Gabbard GO, Menninger RW. Washington, DC, American Psychiatric Press, 1988, pp 23–38

Gabbard GO, Newman CF: Psychotherapy of obsessive-compulsive personality disorder, in Oxford Textbook of Psychotherapy. Edited by Gabbard GO, Beck J, Holmes JA. Oxford, England, Oxford University Press, 2005

Grant BF, Hasin DS, Stinson FS, et al: Prevalence, correlates and disability of personality disorders in the United States: results from the National Epidemiologic Survey on Alcohol and Related Conditions. J Clin Psychiatry 65:948–958, 2004

Gunderson JG: Personality disorders, in The New Harvard Guide to Psychiatry. Edited by Nicholi AM Jr. Cambridge, MA, Belknap Press, 1988, pp 337–357

Head SB, Baker JD, Williamson DA: Family environment characteristics and dependent personality disorder. J Pers Disord 5:256–263, 1991

Hirschfeld RMA, Shea MT, Weise R: Dependent personality disorder: perspectives for DSM-IV. J Pers Disord 5:135–149, 1991

Horowitz MJ: Introduction to Psychodynamics: A New Synthesis. New York, Basic Books, 1988

Jones E: Anal-erotic character traits, in Papers on Psycho-Analysis, 5th Edition. Baltimore, MD, Williams & Wilkins, 1948, pp 413–437

Josephs L: Character Structure and the Organization of the Self. New York, Columbia University Press, 1992

Kagan J, Reznick JS, Snidman N: Biological bases of childhood shyness. Science 240: 167–171, 1988

Karterud S, Pedersen G, Bjordal E, et al: Day treatment of patients with personality disorders: experiences from a Norwegian treatment research network. J Pers Disord 17:243–262, 2003

Loranger AW: Dependent personality disorder: age, sex, and Axis I comorbidity. J Nerv Ment Dis 184:17–21, 1996

McCullough PK, Maltsberger JT: Obsessive-compulsive personality disorder, in Treatments of Psychiatric Disorders, Vol 2, 3rd Edition. Edited by Gabbard GO. Washington, DC, American Psychiatric Publishing, 2001, pp 2341–2352

McGlashan TH, Grilo CM, Sanislow CA, et al: Two-year prevalence and stability of individual DSM-IV criteria for schizotypal, borderline, avoidant and obsessivecompulsive personality disorders: toward a hybrid model of Axis II disorders. Am J Psychiatry 162:883–889, 2005

Menninger WC: Characterologic and symptomatic expressions related to the anal phase of psychosexual development. Psychoanal Q 12:161–193, 1943

Meyer B, Carver CS: Negative childhood accounts, sensitivity, and pessimism: a study of avoidant personality disorder features in college students. J Pers Disord 14:233–248, 2000

Miliora MT: Facial disfigurement: a self-psychological perspective on the "hide-andseek" fantasy of an avoidant personality. Bull Menninger Clin 62:378–394, 1998

Miller S: The Shame Experience. Hillsdale, NJ, Analytic Press, 1985

Moser JS, Slane JD, Burt SA, et al: Etiologic relationships between anxiety and dimensions of maladaptive perfectionism in young adult female twins. Depress Anxiety 29:47–53, 2012

Munich RL: Transitory symptom formation in the analysis of an obsessional character. Psychoanal Study Child 41:515–535, 1986

Nachmias M, Gunnar M, Mangelsdorf S, et al: Behavioral inhibition and stress reactivity: the moderating role of attachment security. Child Dev 67:508–522, 1996

Nathanson DL: A timetable for shame, in The Many Faces of Shame. Edited by Nathanson DL. New York, Guilford, 1987, pp 1–63

Newman CF, Fingerhut R: Psychotherapy for avoidant personality disorder, in Oxford Textbook of Psychotherapy. Edited by Gabbard GO, Beck JS, Holmes JA. Oxford, England, Oxford University Press, 2005

O'Neill FA, Kendler KS: Longitudinal study of interpersonal dependency in female twins. Br J Psychiatry 172:154–158, 1998

Perry JC: Dependent personality disorder, in Oxford Textbook of Psychotherapy. Edited by Gabbard GO, Beck J, Holmes JA. Oxford, Oxford University Press, 2005

Perry JC: Cluster C personality disorders: avoidant, obsessive-compulsive and dependent, in Gabbard's Treatment of Psychiatric Disorders, 5th Edition. Edited by Gabbard GO. Washington, DC, American Psychiatric Publishing, 2014

Rasmussen SA, Tsuang MT: Clinical characteristics and family history in DSM-III obsessive-compulsive disorder. Am J Psychiatry 143:317–322, 1986

Rettew DC: Avoidant personality disorder, generalized social phobia, and shyness: putting the personality back into personality disorders. Harv Rev Psychiatry 8: 283–297, 2000

Rosen KV, Tallis F: Investigation into the relationship between personality traits and OCD. Behav Res Ther 33:445–450, 1995

Salzman L: The Obsessive Personality: Origins, Dynamics, and Therapy. New York, Science House, 1968

Salzman L: Treatment of the Obsessive Personality. New York, Jason Aronson, 1980

Salzman L: Psychoanalytic therapy of the obsessional patient. Curr Psychiatr Ther 22:53–59, 1983

Samuels J, Nestadt G, Bienvenu OJ, et al: Personality disorders and normal personality dimensions in obsessive-compulsive disorder. Br J Psychiatry 177:457–462, 2000

Shapiro D: Neurotic Styles. New York, Basic Books, 1965

Shea MT, Pilkonis PA, Beckham E, et al: Personality disorders and treatment outcome in the NIMH Treatment of Depression Collaborative Research Program. Am J Psychiatry 147:711–718, 1990

Skodol AE, Gallaher PE, Oldham JM: Excessive dependency and depression: is the relationship specific? J Nerv Ment Dis 184:165–171, 1996

Skodol AE, Stout RL, McGlashan TH, et al: Co-occurrence of mood and personality disorders: a report from the Collaborative Longitudinal Personality Disorders Study (CLPS). Depress Anxiety 10:175–182, 1999

Sutherland SM, Frances A: Avoidant personality disorder, in Treatments of Psychiatric Disorders, Vol 2, 2nd Edition. Edited by Gabbard GO. Washington, DC, American Psychiatric Press, 1995, pp 2345–2353

Svartberg M, McCullough L: Cluster C personality disorders: prevalence, phenomenology, treatment effects, and principles of treatment, in Psychodynamic Psychotherapy for Personality Disorders: A Clinical Handbook. Edited by Clarkin JF, Fonagy P, Gabbard GO. Washington, DC, American Psychiatric Publishing, 2010, pp 337–367

Svartberg M, Stiles TC, Seltzer MH: Randomized, controlled trial of the effectiveness of short-term dynamic psychotherapy and cognitive therapy for Cluster C personality disorders. Am J Psychiatry 161:810–817, 2004

Torgersen S, Kringlen E, Cramer V: The prevalence of personality disorders in a community sample. Arch Gen Psychiatry 58:590–596, 2001

Town JM, Hardy GE, McCullough L, et al: Patient affect experiencing following therapist interventions in short-term dynamic psychotherapy. Psychother Res 22:208–219, 2012

Vaillant GE, Sobowale NC, McArthur C: Some psychologic vulnerabilities of physicians. N Engl J Med 287:372–375, 1972

Wallerstein RS: Forty-Two Lives in Treatment: A Study of Psychoanalysis and Psychotherapy. New York, Guilford, 1986

West M, Rose S, Sheldon-Keller A: Assessment of patterns of insecure attachment in adults and application to dependent and schizoid personality disorders. J Pers Disord 8:249–256, 1994

Winston A, Laikin M, Pollack J, et al: Short-term psychotherapy of personality disorders. Am J Psychiatry 151:190–194, 1994

Wurmser L: The Mask of Shame. Baltimore, MD, Johns Hopkins University Press, 1981

あとがきに代えて
──力動精神医学の復権に向けて──

　本書は 1994 年に American Psychiatric Publishing Inc. より出版され，97-98 年にかけて 3 分冊で岩崎学術出版社より邦訳出版された DSM-IV 版をもとに，同著者により DSM-5 に準拠して 2014 年に改版を受けたものの合冊全訳である。前版の第 1 部を訳された権成鉉に監訳者に加わっていただいた以外は新たな翻訳チームによって，前版から変更ない部分も新たに訳し直し，白波瀬丈一郎，池田暁史と奥寺の 4 名で監訳を分担し，その上で奥寺が全体の統一を図った。訳語については，DSM-5 の日本語版，あるいは『現代精神医学事典』に添い，日頃精神分析用語に馴染みのない読者のために配慮した。

1）力動精神医学について

　第一次大戦前に中央ヨーロッパで産声を上げた精神分析療法は，1920 年代に大西洋を越えて北米に広まる際に精神科医が主な担い手となった。合衆国における清教徒による独立という文化的土壌（そこにはインディアン戦争，市民戦争後も尾を引くマイノリティ問題，奴隷制度といった大きな社会問題をはらんでいるのも事実であるとしても），19 世紀来のモラル（道徳）療法の伝統，2 つの大戦の戦禍にまみえることが少ないことによる経済的な繁栄は，philanthropy の理念をもたらした（先に記した攻撃的な建国の成り立ちに伴う罪悪感も働いているのかもしれない）。そこでは，従来の精神分析が治療対象とはしなかった精神病圏の患者をはじめとする，今で言うパーソナリティ障害，外傷性障害などの非神経症の症例への適用，入院治療への応用を促し，60 年代には，医学部精神科教授のほとんどが精神分析家であるという状況をもたらすことによって，多職種チーム医療を駆使し，病状の発生的理解，対話による治療を目する「力動精神医学」が米国の精神医療の中核を担うに至った。

　このような力動精神医学の席捲は，80 年代以降の操作的診断基準の隆盛，90 年代以降の短期的エヴィデンス・医療経済を重用する医療情勢により大きく様変わりし現在に至っている。しかしながら，その際盛んに喧伝された「精神分析的精神療法，力動精神医療にはエヴィデンスが乏しく，医療経済上も不利である」といった批判は，21 世紀に入り，病因論における外傷性障害

の詳細な明確化，脳科学の発展とともに，精神分析療法・精神分析的精神療法が他の治療法に比べて再発率の軽減に優位であるという長期的エヴィデンスから医療経済に不利というわけではないという事実は，操作的診断基準，短期的エヴィデンスに偏った現状からの揺り戻しを起こしている。それは精神分析理論・療法が他の精神障害理解・治療に優っている，という二律背反の議論ではない。例えば，障害受容という視点を一つ取り上げても，治療上の重要性は悪性，あるいは慢性の身体疾患にとどまることはなく，統合失調症であっても，発達障害であっても，時には認知症においても受容に伴う困難の経緯を力動的に理解することは治療上重要となることは論を待たない。脳科学の発展とエヴィデンスによって力動的人間理解・疾病理解の重要性が明確化されていると考えられる。本書における著者の定義を以下に再掲する。

"精神力動的精神医学とは，無意識的葛藤，精神内界の構造の欠損と歪曲，及び対象関係を含み，これらの要素を神経科学の現代の知見と統合する，患者と治療者双方について思考する方法を特色とした診断と治療の取り組みである。" さらに著者は "現代の力動精神科医はバイリンガルであるよう努めなくてはならない。人を知り最適な患者のケアを与えるためには，脳の言語と心の言語のどちらも習得されなければならない" と述べている（第1章より）。

2）著者について，著者を輩出したMenninger病院について

　Gabbard先生の教養と品を兼ね備えウィットに富んだ洗練されたたたずまいから，私は，東海岸のエスタブリッシュメントの出身では，と勝手に思い込んでいたが，ある時高橋哲郎先生に彼が西海岸出身のstudent actorであったと聞いた。"Psychoanalysis and Film" という著作もある先生は，父親がEastern Illinois大学Theatre Arts学部長，母親が女優という芸術一家の出身で，先生ご自身，Eastern Illinois大学でTheatre Artsの学士となったのちシカゴのRush Medical Collegeを卒業し1975年に医師となった。その後，カンサス州トピーカにあるC.F. Menninger Memorial病院の研修医となり，長らく指導的立場につき，同病院長/カンサス州立大学医学部精神科教授を兼務するに至った。

　Menninger病院は，Charles Menningerと二人の息子KarlとWilliamによって創設された私立の精神病院で，米国初の卒後精神医学校（Karl Menninger School of Psychiatry and Mental Health Sciences）を併設し，敷地内には米国精神分析協会に属するTopeka Institute of Psychoanalysisという精神分析家の訓練施設を持つ臨床・教育・研究施設に発展した。第二次世界大戦時にはヨーロッパから数多く流出した精神分析家の受け皿となって，さらにR. Night, D. Rappaport, M.M. Gill, R. Schaferらのすぐれた精神分析家を輩出し，Vienna in wheat land（小麦畑の中のウィーン）と呼ばれた。その後もE. Bleiberg, K. Zerbe, B. Benalcazarら日本でもおなじみの精神分析家らが活躍した。日本からも50年代に初めて留学した土居健郎先生以降，小倉清先生，岩崎徹也先生，狩野力八郎先生をはじめとして本書の翻訳に携わった権，奥寺ら多くの専門家が留学を果たしている。また，Hope Unitという精神病圏の患者を対象にした病棟の診療部長を務められた高橋哲郎先生をはじめとして，岡野憲一郎先生，吉田剛先生（在米），田宮聡先生らが同院での臨床研修を修められて日本との関係を深めてきた。

　この，いわゆる「メニンガークリニック」において国際精神分析協会（IPA）の会長を歴任し

た R. Wallerstein，O. Kernberg といったそうそうたる歴代の院長に並ぶのが Gabbard 先生である。特徴的なのは，彼は米国精神医学会においても学会誌の編集者などを務める重要な立場にあり，その一方で国際精神分析学雑誌の編集者としては，英国精神分析協会以外から初めて選ばれたことでもわかるように，精神医学全般と狭義の精神分析学の双方における業績・立場を持っている。27 冊の著書，320 の論文という膨大な学術的業績のなかでも境界例・自己愛パーソナリティ，治療困難例の精神病理，逆転移に着目した治療技法についてが多い。代表的なものに "Management of Countertransference with Borderline Patients"（共著）があり，邦訳されているものをみても，本書のほか，『精神力動的精神療法』『精神分析における境界侵犯』（共著）『医師が患者になるとき』（共著）など多岐にわたる切り口によって，逆転移を考慮した重症例の治療技法，治療に起こりがちな境界侵犯をはじめとする精神分析的倫理の問題，一種の 2 次被害というべき医療従事者や専門職のメンタルヘルスの問題を取り上げていることには，彼が立体的に事象を理解し検討する姿勢が見て取れる。

　これらは実践としても個人療法，病棟運営，管理職としての業務以外に医師と家族のための生涯教育ワークショップを営み，Menninger 病院において Professional in Crisis という専門家向けの治療ユニットを開設したことにも現れている。筆者の留学中所属していた病棟が危機的状況に陥って，緊急のスタッフミーティングが開かれた際，病棟外部からミーティングをファシリテートした際の先生の姿勢は非常に印象深いものであった。これらは 2003 年に Menninger 病院がテキサス州ヒューストンに移転してからも受け継がれ，Gabbard 先生もテキサス大学ヒューストン校の精神科教授として，退官した現在は同臨床教授の傍ら，ギャバードセンターという組織を立ち上げ開業され，臨床とともに文字通り世界を股にかけ指導に勤しんでおられる。

3）日本における力動精神医学の状況

　日本においては，60 年代以降，東京大学精神科における中久喜雅文先生による大学病院への力動精神医学の紹介，九州大学精神科において西園昌久先生をはじめとして，牛島定信先生（後に福岡大学へと受け継がれて現在に至る），神田橋條治先生らがかかわった入院治療における依存的薬物精神療法，慶応大学精神科の流れを汲む岩崎徹也先生，狩野力八郎先生らによる東海大学精神科における力動的病棟運営，大学以外では小倉清先生率いる関東中央病院児童精神科における退行を利用した長期入院治療，病院そのものが力動的に運営されていた武田専先生が開設した武田病院はいずれも精神分析，力動精神医学の薫陶を受けており，世代交代を重ねた今回の監訳者，訳者らも含めて個人のレベルでも日本精神分析学会会員を中心に，精神分析的アプローチに労を惜しまないひとりひとりの患者への対応にその成果を見ることができる。その一方で現在の政策医療に関連して，総合病院における精神科の無床化などの動きはこれらの系譜を受け継ぐことを困難にしており，詳細な病歴の聴取に基づく，共感的理解と丹念な再構成の作業による総合的な力動精神医療の実践は容易いものではなくなっているようにも見える。あるいはまた，精神分析的精神療法・精神分析療法という構造化された 1 対 1 の場に重心が偏りがちなのも力動精神医学の姿が見えづらくなっている一因かもしれない。

　しかしながら，患者中心で事態を見るなら，精神医療にとどまらず，医療全般，さらには保健

福祉分野において力動的な視点に立った全人的な当事者理解に基づく治療・働きかけは必須であり，その利益は精神分析的精神療法・精神分析療法の治療を受けるものだけに限られるべきものではないだろう。多職種チーム医療の実践は精神医学において常態化してもいる現在，読者にはこのようなニーズの受け皿づくりとして本書を役立てて頂ければと願う。もちろん，狭義の精神分析的精神療法/心理療法を志す臨床家にもおさえていただきたい内容であることは言うまでもない。

4) 狩野力八郎先生のこと

翻訳にあたっては本邦の力動精神医学の重要な担い手であった狩野力八郎先生にお願いし，広く精神医療において指導的役割に立つ精神分析コミュニティの方々にお声がけいただき，できるだけそれぞれの専門性を勘案して各章を担当していただいた。貴重な時間を割いて翻訳・監訳の労をとりいただいた各先生にこの場を借りて感謝したい。また，岩崎学術出版社の長谷川純氏には根気強く訳者間の連絡をとっていただき，加えて大いに力添えを頂いた。本来このあとがきは既に体調を崩されていた狩野力八郎先生に無理を言ってお願いし，了承を得たものの，病魔の進行に作業が間に合わなかったことは慙愧の念に耐えない。

5) To my teachers, my patients, and my students

最後に，私事になるが，2つのエピソードを紹介させていただく。1994年秋，私がMenninger病院のInternational FellowとしてGabbard先生の講義を初めて聴き終えたとき，思わず後を追って翻訳の意向を伝えたものの，それは既に小此木啓吾先生の主導のもと，権先生，大野裕先生，舘哲朗先生を中心に進められていたため，今回の翻訳に携わることができたのは，望外の喜びである。そしてその機会を与えてくれたのはかつて治療関係にあったある人物（Aとする）の発言がきっかけである。Aはあるとき，「なぜ精神医療にとってあんなに大事なテキストが既に改版されているのに誰も訳出しないのか」と私に述べた。この発言は字義通り今回の出版によって生かされたのだし，転移の文脈では「専門家として治療に当たっているからといってアップデートを怠ってはいけない」という治療者である筆者への諫めであるとも理解できる。このことを肝に銘じて，Aへの感謝とともに稿を締めくくりたい。

2019年　晩夏の東京にて　　奥寺　崇

人名索引

A

Abbass, A. A. *104*
Abraham, K. *186, 188*
Ackerman, N. *117*
Adler, G. *143, 377, 388*
Agid, O. *184*
Ainsworth, M. S. *51*
Akhtar, S. *334, 344*
Allen, J. G. *237, 239, 240, 463*
Anderson, E. M. *104*
Andreasen, N. C. *66*
Andrulonis, P. A. *368*
Arieti, S. *187, 188, 191, 197*

B

Bacal, H. A. *45*
Balint, M. *35, 44, 290, 345*
Balon, R. *280*
Barber, J. P. *228*
Baron-Cohen, S. *365*
Bateman, A. *148, 361, 371〜373, 391*
Bateson, G. *117*
Bellak, I. *32*
Bemporad, J. R. *299*
Bennett, A. J. *14*
Bergman, I. *347*
Bergner, R. M. *261*
Berridge, K. C. *295*
Bibring, E. *186〜188, 198, 199*
Biggs, K. H. *250*
Bigras, J. *250*
Bion, W. R *39, 111, 112, 118, 168, 379*
Blagov, P. S. *452*
Blagys, M. D. *95*
Blatt, S. *94, 189, 194, 294*
Bollas, C. *36, 459, 465*
Book, H. E. *102*

Boris, H. N. *299, 302, 303*
Bornstein, R. F. *497*
Bowen, M. *117, 118*
Bowlby, J. *51, 188*
Bremner, J. D. *15*
Brenner, C. *15, 243*
Bromberg, P. M. *40, 244, 299*
Brom, D. *235*
Brown, G. W. *170*
Bruch, H. *298, 303, 304*
Buchele, B. J. *245, 273*
Buchheim, A. *20*
Buie, D. H. *204*
Burnand, Y. *193*
Burnham, D. L. *143, 144*
Busch, F. N. *124, 150, 220*
Butler, R. N. *323*

C

Calarge, C. *367*
Campbell, W. K. *400*
Carpenter, W. T. *158*
Carsky, M. *167*
Chaudhury, H. *323*
Chessik R. D. *303*
Chiesa, M. *148*
Chodorow, N. J. *48*
Ciechanowski, P. S. *125*
Cierpka, M. *305, 306, 309*
Clayton, A. H. *280*
Cleckley, H. *427, 428*
Cloninger, C. R. *491*
Cohen, D. W. *419*
Cohler, B. J. *319*
Cooper, D. E. *292*
Cuijipers, P. *192*

D

Damasio, A.　*5*
Davanloo, H.　*101*
Davies, J. M.　*242, 243*
De Brito, S. A.　*439*
de Jonge, F.　*200*
DeMasi, F.　*219*
Deutch, F.　*66*
Dickinson, K. A.　*404*
Dicks, H.　*118, 119*
Diener, M. J.　*95*
Dodes, L. M.　*290, 291, 293*
Dolan, B.　*387*
Driessen, E.　*192*

E

Eack, S. M.　*158, 167*
Eagle, M.　*53*
Eaves, L. J.　*160*
Ekman, P.　*70*
Emerson, R. W.　*18*
Engel, G. I.　*76*
Epstein, L.　*346*
Erikson, E. H.　*46*
Ernst, C. I.　*127, 150*
Ezriel, H.　*114*

F

Fairbairn, W. R. D.　*27, 35, 50, 243, 279, 345, 351*
Falloon, I. R. H.　*171*
Fechner　*3*
Federn, P.　*160*
Fenichel, O.　*191, 263, 264*
Fenton, W. S.　*166*
Fertuck, E. A.　*365*
Fink, P. J.　*76*
Fogassi, I.　*50*
Foley, D. I.　*431*
Fonagy, P.　*95, 148, 361, 362, 371〜373, 391*
Frances, R. J.　*289*
Frank, A. F.　*167*
Frankenburg, F. R.　*369*
Franklin, B.　*422*
Frawley, M. G.　*242, 243*
Frenkel, R. S.　*47*
Frese, F. J.　*167*
Freud, A.　*29, 35, 86*
Freud, S.　*3, 8, 11〜13, 17, 18, 27〜29, 33, 34, 37, 40, 42, 45〜47, 70, 85, 86, 89, 93, 104, 147, 159, 160, 184, 186〜188, 190, 213, 214, 244, 247, 259〜261, 265, 269,*
334, 451, 452, 464, 467
　——と自己愛性パーソナリティ障害　*410*
　——における不安　*213*
　——の論文
　　「想起，反復，反芻処理」　*247*
Friedman, L.　*91*
Frith, U.　*367*
Fromm-Reichmann, F.　*159*

G

Galdi, S.　*9*
Gallese, V.　*50*
Ganzarain, R. C.　*115, 245, 273, 390*
Garner, J.　*325*
Gibbons, M. B. C.　*193*
Gillman, S. E.　*184*
Goldapple, K.　*20*
Goldberg, J. F.　*127, 150, 262, 271*
Goldstein, R. B.　*202, 317, 321*
Gornick, L. K.　*472*
Grandin, T.　*318*
Grant, P. M.　*167*
Gray, J. A.　*304*
Greenacre, P.　*266*
Greenson, R. R.　*84, 93*
Grinker, R. R.　*355〜357*
Grotstein, J. S.　*243*
Gunderson, J. G.　*163〜165, 167, 343, 356, 357, 368, 373, 375, 377, 381, 390*
Guntrip, H.　*35, 345*
Gustafson, J. P.　*102*

H

Haas, A. P.　*236*
Haley, J.　*117*
Hammen, C.　*185*
Hare, R. D.　*428, 429*
Harnden-Fischer, J.　*297, 305*
Harris, A. E.　*40*
Hartmann, H.　*32, 46*
Hatfield, A. B.　*171*
Heim, C.　*185*
Hendin, H.　*203, 236*
Hilsenroth, M. J.　*95*
Hoch, P.　*355*
Hodgins, S.　*439*
Hogarty, G. E.　*166, 172*
Hollender, M.　*456*
Holmes, T. H.　*67*
Horowitz, M. J.　*74, 453, 454*
Horton, R. S.　*410*

Horwitz, I.　　*4, 89, 114, 147, 390, 391*
Hsu, L. K.　　*304*
Hughes, P.　　*303*

I

Isay, R.　　*461*

J

Jackson, D.　　*117*
Jackson, H.　　*3*
Jacobson, E.　　*32, 187, 188, 199*
Jamison, K. R.　　*195, 196*
Joffe, W. G.　　*187, 188*
Johnson, C.　　*294, 295*
Johnson, J. G.　　*361*
Johnson, V.　　*276*
Josephs, I.　　*415*
Jung-Beeman, M.　　*19*

K

Kagan, J.　　*218, 224*
Kandel, E. R.　　*19*
Kanter, J.　　*171*
Kaplan, H. S.　　*276, 280, 282*
Kaplan, L.　　*262*
Karon, B. P.　　*163, 168*
Karterud, S.　　*387*
Keats, C. J.　　*167*
Keel, P. K.　　*307*
Keith, S. J.　　*162*
Kendler, K. S.　　*160, 183~185, 223, 305*
Kernberg, O. F.　　*37, 53, 65, 136, 243, 357, 358, 372,*
405~411, 413~416, 418, 422, 455
Keshavan, S.　　*158, 167*
Khantzian, E. J.　　*290, 292~294, 296*
Kibel, H. D.　　*147*
Killingmo, B.　　*244*
King-Casas, B.　　*367*
Kingdon, D. G.　　*168*
Kirkpatrick, B.　　*158*
Klein, M.　　*27, 33~35, 37, 39, 49, 52, 112, 186~188,*
195
Kluft, R. P.　　*240, 242, 248, 249, 251, 252*
Knight, R.　　*355, 357*
Kohut, H.　　*27, 41~45, 49, 50, 83, 121, 261, 262, 266,*
290, 303, 405~409, 411~416
Kumin, I.　　*467*
Kwon, P.　　*189*

L

Lambert, M. J.　　*104*

Lanius, A.　　*235*
Lasch, C.　　*399*
LeDoux, J.　　*219*
Lehne, G.　　*263*
Leibniz　　*3*
Leichsenring, F.　　*104, 226*
Lerner, H. E.　　*47, 456*
Lesch, K. P.　　*215*
Levine, S. B.　　*278*
Lewis, L.　　*321, 403*
Lichtenberg, J. D.　　*45*
Lidz, T.　　*117*
Lieb, R.　　*224*
Lindon, J. A.　　*45*
Lindy, J. D.　　*235, 236*
Linehan, M. M.　　*365*
Little, M.　　*35*
Luborsky, L.　　*102, 228*
Luisada, P. V.　　*456*
Lynch, T. R.　　*365*
Lyons-Ruth, K.　　*96*
Lyoo, I. K.　　*390*

M

MacGlashan, T. H.　　*165~167*
MacKenzie, K. R.　　*114*
MacKinnon, R. A.　　*63*
Mahler, M.　　*48, 49*
Malan, D. H.　　*102*
Maltsberger, J. T.　　*204, 379, 486*
Mamet, D.　　*444*
Mann, J.　　*101*
Marmer, S. S.　　*242*
Marmor, J.　　*452*
Marziali, E.　　*391*
Massie, H.　　*266*
Masters, W. H.　　*276*
Matthews, S. M.　　*162*
Mauron, A.　　*13*
McCullough, P. K.　　*486*
McDougall, J.　　*259, 261, 262*
McFarlane, W. R.　　*170*
McLellan, A. T.　　*295*
Meaney, M. J.　　*14*
Mednick, S. A.　　*161*
Meins, E.　　*50*
Meloy, J. R.　　*429, 433*
Menninger, K. A.　　*62, 102, 190*
Menninger, W.　　*136*
Miklowitz, D. J.　　*195, 196*
Miller, S.　　*495*

Milrod, B.   *218~220*
Minuchin, S.   *118, 298*
Mitchell, J. E.   *307, 457*
Mitchell, S. A.   *36, 261, 262, 264, 415*
Modell, A. H.   *410*
Mogtabai, R.   *148*
Money, J.   *263*
Munroe-Blum, H.   *391*
Murphy, L.   *270*
Murphy, W. F.   *66*

N

Nachmias, M.   *492*
Nemeroff, C.   *184, 200*
New, A. S.   *368*
Newman, K. M.   *45*

O

Ochsner, K. N.   *378*
Oesterheld, J. R.   *309*
Ogden, T. H.   *33, 39, 148, 251, 262, 347*
Ogrodniczuk, J. S.   *420*
Olfson, M.   *148*
Olin, S. S.   *161*

P

Palazzoli, S.   *118, 298*
Parsons, M.   *262*
Perry, S.   *21*
Person, E. S.   *429, 465, 473*
Pincus, A. L.   *404*
Pine, F.   *72, 73, 89*
Piper, W. E.   *387, 420*
Polatin, P.   *355*
Posner, M. I.   *50*
Prossin, A. R.   *367*
Putnam, F. W.   *239*

R

Rabung, S.   *104*
Rahe, R. H.   *67*
Raine, A.   *433*
Rapaport, D.   *32*
Ratey, J.   *299*
Rauch, S. L.   *237*
Reich, G.   *305, 306, 309*
Reiser, M. F.   *63*
Reiss, D.   *15, 51, 431, 445*
Riesenberg-Malcolm, R.   *460*
Ringstrom, P.   *121, 122*
Robbins, M.   *160*

Robinson, G. E.   *13, 295*
Ronningstam, E.   *405, 422*
Rosenbaum, J. F.   *224*
Rosenfarb, I. S.   *170*
Rosenfeld, H. A.   *409*
Rose, P.   *404, 421*
Rothbart, M. K.   *50*
Rothstein, A.   *410*
Russ, E.   *404, 419*

S

Saks, E.   *169*
Salminen, J. K.   *192*
Salzman, C.   *196*
Sandberg, L. S.   *124, 150*
Sandler, J.   *52, 139, 187, 188*
Satir, V.   *117*
Schafer, R.   *36*
Scharff, D. E.   *279*
Scheflin, A. W.   *247*
Scheidinger, S.   *115*
Schmahl, C. G.   *366*
Schore, A. N.   *16*
Schwartz, M. S.   *145, 146*
Searles, H. F.   *140, 204, 348*
Selzer, M. A.   *167*
Shapiro, D.   *457, 483*
Shedler, J.   *104*
Sherwood, M.   *11*
Shin, L. M.   *237*
Sifneos, P. E.   *101*
Simmel, E.   *136*
Simpson, W. S.   *278*
Skodol, A. E.   *495*
Slipp, S.   *123*
Spiegel, D.   *247*
Squire, L. R.   *9*
Stanley, B.   *368*
Stanton, A. H.   *145, 146, 163*
Steiner, J.   *403, 409*
Stern, D. N.   *46, 49, 50*
Stoller, R. J.   *47, 260, 261, 263, 264*
Stolorow, R. D.   *265*
Stone, M. H.   *348, 351*
Strachey, J.   *85*
Strauss, J. S.   *157*
Sugarman, A.   *319*
Sullivan, H. S.   *159, 160*
Suomi, S. J.   *13*
Svartberg, M.   *485, 493*
Symington, N.   *138*

Szajnberg, N. *266*

T

Thase, M. E. *200*
Thoreau, H. D. *351*
Tienari, P. *161*
Tillfors, M. *224*
Torok, M. *47*
Treece, C. *296*
Turkington, D. *168*
Twenge, J. M. *400*
Tyrer, P. *217*
Tyson, P. *47*

V

Vaillant, G. E. *48, 288~290, 292*
VandenBos, G. *163*
van Elst, T. L. *366*
Vitousek, K. M. *304*
Vythilingam, M. *184*

W

Waelder, R. *72*
Wagner, A. W. *365*
Waldinger, R. J. *382*
Wallerstein, R. S. *53, 82, 96, 374, 453, 454, 499*

Weiner, T. *319*
Weiss, J. *140*
Werman, D. S. *89*
Westen, D. *297, 305, 452*
Wilberg, T. *387*
Williams, G. *299, 325*
Wink, P. *403*
Winnicott, D. W. *17, 27, 35, 36, 44, 50, 345, 348, 373, 377*
Winston, A. *83, 484, 493*
Wolf, E. *45*
Wong, N. *420*
Wordsworth, W. *12*
Wurmser, L. *294*
Wynee, L. *117*

Y

Yager, J. *305, 307*
Yehuda, R. *237*
Young, W. C. *242*

Z

Zabenko, G. S. *322*
Zanarini, M. C. *369*
Zeitner, R. *121*
Zetzel, E. R. *453, 455*

事項索引

あ

「相性 fit」の良さの度合い　12
愛他主義　31
愛着　241, 492
　　拒絶型の──　125
愛着スキーマ　235
愛着パターン　361
　　──とメンタライゼーション　74
　　──が成人期へと連続的に引き継がれること　52
　　とらわれの──　496
愛着理論　51, 71
　　──におけるパニック障害　218
　　──の主要な概念　52
　　うつ病と──　188
　　回避性パーソナリティ障害と──　492
　　境界性パーソナリティ障害と──　362
　　猜疑性パーソナリティ障害と──　334
　　自己愛性パーソナリティ障害と──　410
赤ずきん空想　345
悪環境　492
悪性の自己愛　408, 436
アスペルガー障害　318
アセスメント　70
アタッチメント　139
　　──理論　137
アパシー　158
アヘン嗜癖者の抑うつ　294
新たな対象　140
アルコール症
　　──に対する精神力動的アプローチ　289〜292
アルコホーリックス・アノニマス（AA）　289, 291
　　──AA アプローチ　288
アルツハイマー病　321
安全　52, 473
安全基地　137
安全/自律的　362
安定した　52

あ（右段）

安定性　52
安定的に不安定　356
アンヘドニア　158

い

ECT　202
怒り　220
生け贄　113
移行対象　126
医師‐患者関係
　　──のもつ基本的な重要性　61
異性装　268
依存　111
依存型　197
依存性パーソナリティ障害
　　──の事例　497
　　──の精神力動的理解　496〜498
　　──の精神療法　498〜500
依存的タイプ　189
一次過程　357
一次的女性性　47
一次的成熟
　　──の失敗　346
一般精神科マネジメント（GPM）　370, 373
一方的な決断　98
偽りの自己 false self　36, 300
遺伝学的な還元主義　13
遺伝子
　　──とうつ病　185
　　──と環境の相互作用　13, 14
　　──と境界性パーソナリティ障害　368
　　──と心的外傷およびストレス因関連障害　234
　　──と統合失調症　157, 160
　　──と反社会性パーソナリティ障害　430〜431,
　　　431〜432
　　──と不安障害　215
イド　28
因果関係と意味　20

陰性エディプスコンプレックス　　46
陰性症状　158
陰性治療反応　127

う

受身/軟弱　456
打消し　31
うつ病　183, 196, 322
　　──の事例　198〜199
　　──の治療原則　194
　　──の適応と禁忌　200
　　──の予後研究　192
　　──の力動的理解　186

え

英国精神分析協会　35
エディプス期　46, 481
エディプスコンプレックス　34, 44
エナクトメント　247, 381, 382
エミー・フォン・N 夫人　244
演技性パーソナリティ障害　451
　　──の神経症的および原始的な異型の区別　455

お

Overeaters Anonymous　307
オープンエンドの質問　67
置き換え　30, 260
オピオイド　379
　　──欠損　367
　　内因性──　368
親子役割　273

か

解釈　87
外傷記憶　246, 248, 367
外傷体験　363
　　小児期の──　367
解体不安　214
改訂版精神病質チェックリスト（PCL-R）　428, 436
ガイドライン
　　反社会性パーソナリティ障害治療のための──
　　　443〜444
介入　86
　　──の表出的 - 支持的連続体　87
海馬　237, 365, 366
回避
　　──と全般性不安障害　228
回避行動 Avoidant behavior　51
回避性パーソナリティ障害
　　──の事例　494
　　──の精神力動的理解　491〜492

──の精神療法的アプローチ　493〜495
解離　30, 299
解離状態　458
解離性障害　236
　　──と逆転移　245〜251
　　──の事例　245〜246, 250
　　──の精神力動的理解　238
　　──の入院治療　251〜252
抱える環境　137, 319
　　ほど良い──　348
隠れた執行人　190
過去はプロローグ　12
過剰警戒　363〜365
過剰に気にかける自己愛　401〜404, 408, 410, 415, 416, 420
過食性障害　310
下垂体 - 副腎皮質系（HPA 系）　184
家族
　　──と反社会性パーソナリティ障害　431
家族介入　170
家族システム　120, 390
家族療法，夫婦療法　196, 326
　　境界性パーソナリティ障害の──　389〜390
　　自己愛性パーソナリティ障害の──　421
　　システム家族療法　117
　　反社会性パーソナリティ障害の──　445
葛藤　3, 28
　　──モデル　3, 176
　　──理論　35
過敏型　491
加齢の過程　422
環境要因
　　統合失調症の──　157
　　反社会性パーソナリティ障害の──　431
　　不安障害の──　215
観察　87, 95
患者
　　反社会性パーソナリティ障害における治療反応性の
　　　良好 - 不良予測因子　440
　　反社会的な──の治療可能性の決定　429
感情　69
　　──の隔離　31, 485
感情障害　183
感情表出　170

き

記憶
　　──の不連続性　239
期間限定の力動的精神療法　499
器質　317
記述精神医学　7

記述的診断　*71*
基底欠損　*345*
基底的想定
　　——集団　*111*
　　依存——　*112*
　　つがい——　*112*
　　闘争・逃避——　*112*
偽薬効果　*128*
虐待
　　子ども時代の——　*290, 361*
　　情緒的——　*240*
　　身体的——　*240*
　　性的——　*240, 262*
逆転移　*17, 39, 64, 85, 114, 126, 136*
　　——感情をモニターする　*383*
　　解離性障害と——　*245*
　　境界性パーソナリティ障害と——　*386*
　　自己愛性パーソナリティ障害と——　*416〜420,*
　　421
　　自殺念慮をもつ患者と——　*204*
　　神経性やせ症と——　*303*
　　パラフィリアと——　*269*
　　反社会性パーソナリティ障害と——　*439, 441,*
　　444
　　ヒステリー性パーソナリティ障害と——　*465*
客観的な憎しみ　*17*
Q ソート分類法により捉える修正版 Shedler-Westen
　　Assessment Procedure（SWAP-II）　*452*
教育的説明　*467*
境界　*86, 470*
境界侵犯　*465, 469*
境界性パーソナリティ構造　*357*
境界性パーソナリティ障害　*52, 149, 355*
　　——の家族療法　*389*
　　——の実証研究　*370〜373*
　　——の集団精神療法　*390*
　　——の事例　*380, 384〜386*
　　——の人口統計学的特徴と疾患経過　*359〜360*
　　——の精神力動的理解と病因論　*360〜363*
　　——の入院治療および部分入院治療　*386〜389*
　　——の薬物療法　*369*
　　——の用語の展開　*355〜357*
　　——への表出的接近と支持的接近　*374〜386*
　　神経生物学からみた——　*363〜369*
強化認知行動療法　*301*
共感
　　——的是認　*88*
　　——的調律　*250*
　　——の失敗　*41*
　　依存性パーソナリティ障害と——　*499*
　　うつ病と——　*196*

回避性パーソナリティと——　*493*
解離性障害と——　*251*
境界性パーソナリティ障害と——　*376, 379, 388*
強迫性パーソナリティ障害と——　*485*
猜疑性パーソナリティ障害と——　*335, 339*
自己愛性パーソナリティ障害と——　*411, 415*
神経性発達障害と——　*319*
神経性やせ症と——　*303*
統合失調型パーソナリティ障害と——　*348*
パラフィリアと——　*261*
反社会性パーソナリティ障害の治療における——
　　444
強迫性パーソナリティ障害　*29*
　　——の事例　*486, 487*
　　——の精神力動的理解　*481〜484*
　　——の精神療法　*484〜490*
恐怖
　　反社会性パーソナリティ障害での——　*441*
恐怖症
　　——の事例　*222〜223*
　　——の治療　*222〜226*
共謀
　　——と解離性障害　*247*
　　——とパラフィリア　*269*
　　——と反社会性パーソナリティ障害　*441, 444*
局所モデル　*8, 27, 28*
去勢　*46*
去勢不安　*261, 263, 266〜268, 481*
近親姦　*273*
禁欲　*85, 86*
禁欲主義　*31*

く

空想　*350*
繰り返し　*16*

け

系統的脱感作法　*235*
刑務所
　　——における精神病質の有病率　*438*
　　——における反社会性パーソナリティ障害の治療
　　438, 440
結婚　*119*
欠損症候群　*158*
欠損理論　*35*
限界設定　*175, 382*
限局性恐怖症　*222*
言語的自己 verbal self　*50*
顕在（意識的）記憶　*9, 247*
原始的防衛機制　*30*
献身的な医師　*140*

原則　17, 18
見当識と認識　68
健忘
　　解離性――　239

こ

攻撃者との非同一化 disidentification with the
　　aggressor　247, 379
攻撃性　186–187, 408
構造化面接　65
構造モデル　28
行動化　30, 147
　　逆転移性の――　347
行動療法　235
肛門期　481
合理化　31
効力自己対象転移 efficacy self-object transference
　　45
国立衛生研究所　400
心と脳についての論究　4
心の理論　52, 367
個人精神療法　81, 82, 136, 163, 349
　　――の効果　104
　　――の目標　82
　　自己愛性パーソナリティ障害の――　411～420
　　シゾイド・統合失調型パーソナリティ障害の――
　　　346～348
　　統合失調症の――　163～169
　　反社会性パーソナリティ障害の――　443～445
　　ヒステリーおよび演技性パーソナリティ障害の――
　　　461～473
固着　260
ごっこモード　362
子どもの発達理論　12
個別の自己感　49
Consumer Reports　105
コンテイナー　272, 336
コンテインメント　338
　　――技法　245

さ

罪悪感
　　――と羞恥心の区別　403
再演　247
猜疑性パーソナリティ障害　331
　　――の事例　338～339
　　――の精神力動的理解　333～335
　　――の治療的アプローチ
　　　335～339
　　――の暴力の予防　339～341
猜疑モード　337

再接近期　49
催眠療法　235
作業同盟　93
サディズム　264
作働集団　111

し

Shedler-Wetsern Assessment Procedure（SWAP-II）
　　404
自我　28, 34, 36, 72
　　――と Freud の不安モデル　213
　　――の強さ　113
　　反リビドー的――　279
　　リビドー的――　279
自我異和的　117
自我機能のアセスメント　72
自我欠損
　　――モデル　176
自我心理学　27, 28, 71, 176
　　――的アセスメント　73
自我親和的　117
　　――な方式　73
『自我と防衛機制 The Ego and the Mechanisms of
　　Defense』　29
自我の自己下位機構 self-suborganizations of ego
　　33
自己　3, 6, 74, 407
　　――と自我　36
　　――と自己愛性パーソナリティ障害　401, 411
　　偽りの――　345
　　本当の――　345
自己愛　126, 491
　　健康な――と病的な――の区別　399～401
自己愛性パーソナリティ障害　267
　　――と逆転移　416～420
　　――の現象学　401～404
　　――の集団精神療法　420
　　――の事例　417～418
　　――の精神力動的理解　405～410
　　――の治療的アプローチ　411～421
　　反社会性パーソナリティ障害と――　435～436
　　ライフサイクルと――　421～423
自己愛的傷つきやすさ　293
自己愛的双生児
　　――と反社会性パーソナリティ障害　442
自己愛的憤怒　121
思考
　　反社会性パーソナリティ障害と――　442
思考する方法　4
思考の貧困　158
思考犯罪　490

自己催眠　245
自己心理学　41, 71, 176
　　——的アプローチ　303
　　自己愛性パーソナリティ障害と——　410, 418
自己対象　42, 121, 266
　　——の次元　16
自己評価
　　自己愛性パーソナリティ障害と——　403
自己表象　142
自殺
　　——念慮をもつ患者の治療　201
　　——の精神力動　190
　　アルコール症と——　290, 291
　　うつ病と——　190, 202
　　心的外傷およびストレス因関連障害と——　236
　　反社会性パーソナリティ障害と——　442
支持的精神療法
　　うつ病と——　193
　　自己愛性パーソナリティ障害と——　414
　　統合失調症と——　163
支持的‐表出的連続体　82
指針　98
シゾイド/スキゾイドパーソナリティ障害　→ ス
　キゾイドパーソナリティ障害
自尊心　41, 74
疾患の「欠損モデル」　3
疾患モデル　288, 289
失策行為　8
至適提供　45
児童期のネグレクト
　　反社会性パーソナリティ障害と——　433
死の本能　34
支配的な他者　187, 197
自閉スペクトラム症　318
自閉‐隣接ポジション　251
死別　189, 190
社会病質者　427
社交恐怖
　　——の事例　222～223
　　——の治療　223～226
周囲を気にかけない自己愛　401～404, 408, 410,
　416, 421
終結　97
終身患者　499
修正感情体験　116
修正的関係　422
集団　111
集団精神療法　111, 136, 169, 273, 292, 309, 349
　　境界性パーソナリティ障害の——　390～391
　　自己愛性パーソナリティ障害の——　420
　　統合失調症の——　169

ヒステリーおよび演技性パーソナリティ障害の——
　473～474
集団同盟　115
羞恥心　402, 492, 493
　　——と自己愛性パーソナリティ障害　403, 404,
　412
12 ステップ　288, 289, 377
自由連想　84
主観的経験の比類ない価値　7
主観的自己　49
宿泊形式の共同生活プログラム
　　反社会性パーソナリティ障害の——　438
昇華　31
詳述の奨励　88
少数民族　65
情緒予見性と問題解決のためのシステムトレーニング
　370
情動　31, 69
衝動攻撃性とセロトニン系代謝の程度　13
衝動性
　　反社会性パーソナリティ障害の——　442
情動的であること　458
小児性愛　267
症例　75, 468
職歴　400
助言と称賛　88
事例
　　依存性パーソナリティ障害　497～498
　　うつ病　187, 198～199
　　演技性パーソナリティ障害　469～470
　　回避性パーソナリティ障害　494～495
　　外来治療　149
　　解離性障害　245～246, 250～251
　　境界性パーソナリティ障害　358, 380
　　強迫性パーソナリティ障害　485～488
　　恐怖症　222
　　猜疑性パーソナリティ障害　338～339
　　自己愛性パーソナリティ障害　405～406, 409,
　417～419
　　自殺　191, 204～205
　　神経性過食症　308～309
　　神経認知障害　323, 325～326
　　神経発達障害　320
　　スキゾイドパーソナリティ障害　349～350
　　性愛転移　468～469, 471～472
　　全般性不安障害　227
　　性機能不全　278～279, 281～282
　　精神力動的アセスメント　75～76
　　短期支持的精神療法　103
　　短期精神療法　102
　　統合失調症　173～176

入院治療　*143*
　　パニック障害　*221～222*
　　パラフィリア　*271～272, 274*
　　反社会性パーソナリティ障害　*434～435, 437-*
　　　438, 442～443
　　力動的薬物療法　*129*
神経症的防衛　*30*
神経性過食症　*304*
　　——の事例　*308*
　　——の精神力動的理解　*305～306*
　　——の治療的考察　*306～310*
神経生物学
　　——と精神療法　*19*
　　境界性パーソナリティ障害と——　*363～369*
　　統合失調症と——　*160*
　　反社会性パーソナリティ障害の——　*432～433*
神経生物的な性差　*48*
神経性やせ症　*297*
　　——の精神力動的理解　*298～300*
　　——の治療的アプローチ　*300～304*
神経認知障害　*317, 320*
　　——の事例　*323, 325*
　　——の精神力動的理解　*321*
神経発達障害　*317, 318*
　　——の事例　*320*
　　——の精神力動的理解　*318*
信号不安　*213, 216*
信じないこと
　　反社会性パーソナリティ障害事例における逆転移と
　　　——　*441*
人種　*65*
新生自己 emergent self　*49*
身体化　*30, 220*
身体的虐待　*361*
　　反社会性パーソナリティ障害と——　*433*
身体的検査　*71*
　　——と神経学検査　*71*
診断
　　依存性パーソナリティ障害の——　*496*
　　演技性パーソナリティ障害の——　*452*
　　回避性パーソナリティ障害の——　*491*
　　境界性パーソナリティ障害の——　*359*
　　強迫性パーソナリティ障害の——　*480*
　　猜疑性パーソナリティ障害の——　*332*
　　自己愛性パーソナリティ障害の——　*402*
　　スキゾイドパーソナリティ障害の——　*342*
　　全般性不安障害の——　*226*
　　統合失調型パーソナリティ障害の——　*343*
　　反社会性パーソナリティ障害の——　*428, 439*
心的外傷　*236*
心的外傷後ストレス症候群　*15*

心的外傷後ストレス障害（PTSD）　*15, 233*
心的決定論　*11, 12*
心的等価モード　*334, 362*
真の自己　*300*
親密な関係　*421*
心理学の素養　*72*
心理教育　*172*
心理検査　*70*
心理的資質　*271*
心理テスト　*457*

す

スーパービジョン　*144*
スキーマ焦点づけ療法　*370*
スキゾイド空想　*30*
スキゾイド・統合失調症型パーソナリティ
　　——の個人精神療法　*346～348*
　　——の精神力動的理解　*344～346*
スキゾイドパーソナリティ障害　*341, 349*
　　——の力動的集団精神療法　*349*
スタッフ・ミーティング　*140*
ストレス
　　パニック障害と——　*221～222*
ストレス脆弱性モデル　*184*
ストレスフルライフイベント　*183, 195*
ストレッサー　*68*
スプリッティング（分裂）　*30, 34, 36, 37, 138, 142,*
　　144, 194, 242, 294, 357, 363, 367, 382, 386, 388, 390

せ

性愛　*454, 455*
性愛化　*31*
性愛性転移の治療的マネジメント　*465*
性愛転移　*463, 464, 470*
性機能不全　*275*
　　——の事例　*278～279, 281～282*
　　——の精神力動的理解　*277～280*
制限された情動　*158*
成功した精神病質者　*436*
成熟した防衛　*31*
成人愛着質問表 Adult Attachment Inventry　*74*
精神科面接　*70*
精神状態の診察　*68*
精神性的療法　*280*
成人乳児症候群　*262*
精神病質　*457*
　　——の定義　*427～429*
精神病的不安　*112*
精神病部分
　　パーソナリティの——　*168*
精神分析理論の枠組み　*27*

精神力動的アセスメント　*61, 71, 73, 77*
　　——の網羅する手順　*76*
精神力動的診断　*71*
精神力動的精神医学　*3, 4*
　　依存性パーソナリティ障害と——　*496〜498*
　　回避性パーソナリティ障害と——　*491〜492*
　　解離性障害と——　*238〜243*
　　強迫性パーソナリティ障害と——　*481〜484*
　　猜疑性パーソナリティ障害と——　*333〜335*
　　自己愛性パーソナリティ障害と——　*405〜410*
　　スキゾイド・統合失調型パーソナリティ障害と——
　　　344〜346
　　性機能不全と——　*277〜281*
　　統合失調症と——　*159〜162*
　　パラフィリアと——　*260〜268*
　　反社会性パーソナリティ障害と——　*430〜437*
　　ヒステリーおよび演技性パーソナリティ障害と——
　　　458〜461
精神力動的精神療法
　　全般性不安障害と——　*226, 228*
　　パニック障害と——　*218〜219*
精神力動的定式化　*75*
精神力動的面接
　　——と医学的面接の違い　*62*
精神療法　*82, 124*
　　——と薬物療法の組み合わせ　*20*
　　——において表出的と支持的とのどちらを強調する
　　　のかについての適応　*99*
性的虐待　*5, 361, 366*
性的偏奇　*259*
性的欲望　*452*
性の在り方 gender　*456*
生物心理社会的　*75*
　　——精神医学　*4, 76*
性別
　　——と依存性パーソナリティ障害　*496*
　　——と自己愛性パーソナリティ障害　*408〜409*
　　——と診断　*456*
　　——と反社会性パーソナリティ障害　*430*
　　——とヒステリーおよび演技性パーソナリティ障害
　　　456, 458, 468, 472
　　パーソナリティ障害の診断と——　*430*
性欲過剰障害　*275*
セックス・セラピー　*278*
窃視症　*261, 263*
摂食障害　*287, 297*
絶対的自己 categorical self　*50*
説明二元論 explanatory dualism　*5*
セルフケアの欠損　*293*
セロトニン代謝への重要な影響　*19*
セロトニントランスポーター遺伝子　*13, 183*

前意識　*8*
前境界状態　*368*
潜在（無意識的）記憶　*9*
潜在手続き記憶　*247*
選択的セロトニン再取り込み阻害剤（SSRIs）
　　社交恐怖と——　*225*
前頭前皮質
　　——と海馬の相対的な位置を示す概略図　*10*
前頭前野　*365*
全般性不安障害
　　——の事例　*227*
　　——の治療　*226〜228*
羨望　*299*
　　自己愛性パーソナリティ障害と——　*408, 413*

そ

早期の外傷体験　*188*
早期の虐待　*184*
双極性自己 bipolar self　*42*
相互依存的な自己　*6*
喪失　*361*
　　パニック障害と——　*218*
　　幼少期の——体験　*184〜186, 188, 189*
躁的償い　*112*
躁的防衛　*112, 186*
躁病
　　反社会的な行動と——　*440*
挿話的　*9*
ソーシャルスキル　*172*
　　——トレーニング　*172, 348*
素行症　*431*
損害回避　*491*

た

大うつ病性障害　*19*
退屈
　　——と自己愛性パーソナリティ障害　*417*
退行　*30, 112, 119, 143, 172, 260*
対象関係　*73, 136*
対象関係論　*32, 35, 71, 119, 147, 176*
　　——における葛藤　*33*
対人関係　*73*
　　——の関係性　*32*
　　病的な自己愛と——　*422*
対人関係集団精神療法　*391*
対人関係療法　*196*
大脳辺縁領域　*235*
タイム誌　*400*
対立的自己対象転移 adversarial selfobject　*44*
脱個別化医療 de-personalized medicine　*4*
脱人格化　*137*

ダニーディン健康と発達に関する学際研究　*430*
他の特定されるパーソナリティ障害そして特定不能の
　　パーソナリティ障害　*500*
タビストック・クリニック　*111*
短期支持的精神療法　*103*
短期精神力動的精神療法　*192, 235*
　　──の効果　*104*
　　全般性不安障害に対する──　*226*
短期精神療法　*100*
男性上位主義　*464*

ち

力の行使
　　反社会性パーソナリティ障害と──　*434*
知性化　*30*
注意欠陥・多動症　*433*
中立性　*85, 86*
　　反社会性パーソナリティ障害の治療と──　*445*
長期力動療法
　　──の有効性　*104*
超自我　*28, 33, 73*
　　強迫性パーソナリティ障害と──　*483, 489*
　　反社会性パーソナリティ障害と──　*433*
調節機能の障害
　　感情と衝動コントロールの──　*293*
　　自己評価の維持における──　*293*
直面化　*87*
　　アルコール症と──　*292*
　　過食症と──　*309*
　　境界性パーソナリティ障害と──　*372*
　　強迫性パーソナリティ障害と──　*489*
　　自己愛性パーソナリティ障害の──　*413, 415*
　　パラフィリアと──　*275*
　　反社会性パーソナリティ障害の──　*444*
治療
　　──終結の前　*469*
　　──の終結　*469*
　　境界性パーソナリティ障害の──　*369〜391*
　　猜疑性パーソナリティ障害の──　*335〜339*
　　自己愛性パーソナリティ障害の──　*411〜421*
　　全般性不安障害の──　*226〜228*
　　統合失調症の──　*162〜177*
　　パニック障害の──　*217〜222*
　　反社会性パーソナリティ障害の──　*437〜445*
　　ヒステリーおよび演技性パーソナリティ障害の──
　　　461〜474
治療過程　*101*
治療可能性の決定　*429*
治療期間　*83*
治療共同体　*136*
治療同盟　*93, 94, 124, 128*

──の確立　*196*
うつ病と──　*197*
境界性パーソナリティ障害と──　*371, 383*
自己愛性パーソナリティ障害と──　*415*
心的外傷およびストレス因関連障害と──　*236*
スキゾイドパーソナリティ障害と──　*348*
統合失調症と──　*167*
沈黙　*347*

つ

つがい　*111*
償い　*34*

て

DSM-5　*71, 451*
　　──の依存性パーソナリティ障害　*496*
　　──の演技性パーソナリティ障害　*452*
　　──の回避性パーソナリティ障害　*491*
　　──の境界性パーソナリティ障害　*359*
　　──の強迫性パーソナリティ障害　*480*
　　──の猜疑性パーソナリティ障害　*332*
　　──の自己愛性パーソナリティ障害　*401〜404*
　　──のスキゾイドパーソナリティ障害　*342*
　　──の統合失調型パーソナリティ障害　*343*
　　──の反社会性パーソナリティ障害　*428*
抵抗　*18, 84, 91, 114, 127, 466〜468*
　　──と防衛機制の違い　*18*
　　逆転移──　*336*
抵抗的 resistant　*51*
デイ・ホスピタル　*137*
適応と禁忌　*100*
デキサメタゾン/CRH 負荷試験　*364*
敵対的依存　*498*
手順　*76*
テストステロン　*270*
転移　*15, 63, 64, 89, 98, 102, 114, 124*
　　アルコール症と──　*291*
　　依存性パーソナリティ障害と──　*498*
　　うつ病と──　*197*
　　解離性障害と──　*248*
　　境界性パーソナリティ障害と──　*372, 375*
　　強迫性パーソナリティ障害と──　*486*
　　自己愛性パーソナリティ障害と──　*413, 416, 417, 421*
　　自殺念慮をもつ患者と──　*190*
　　心的外傷およびストレス因関連障害と──　*236*
　　性機能不全と──　*278*
　　パニック障害と──　*220*
　　パラフィリアと──　*271*
　　ヒステリー性パーソナリティ障害と──　*464*
転移解釈　*375*

転移・逆転移　　63, 140
転移焦点づけ療法（TFP）　　370, 372, 377
転移抵抗　　91
転換症状　　451

と

同一　　74
同一化　　30
投影　　30, 34, 334, 345
投影同一化　　30, 36, 37, 113, 138, 249, 299, 334, 381, 382, 386, 390
投影法による心理検査　　70
動機づけ強化療法　　289
統合失調型パーソナリティ障害　　341
統合失調症　　157, 342
　　――の家族介入　　170
　　――の個人精神療法　　163
　　――の集団精神療法　　169
　　――の事例　　173〜176
　　――の心理社会的スキルトレーニング　　171
　　――の精神力動的理解　　159
　　――の入院治療　　172
　　――の薬物療法　　162
倒錯　　259, 261, 350
洞察性　　319
洞察的・支持的精神療法
　　不安障害の――　　228
洞察の三角形　　92, 102
同性愛　　460
闘争・逃避　　111
闘争・逃避反応
　　パニック障害の――　　219
道徳的モデル　　288
同胞葛藤　　115
独自の特徴　　95
匿名性　　85, 86
トラウマ　　4
トラウマフォーカスト療法　　235
とらわれ　　52, 362
取り入れ　　30, 33, 34, 36, 39, 40
取り入れ型　　94, 197
取り入れ的　　189
取り入れ同一化　　249

な

内的対象　　119, 142
内罰　　189

に

二軸理論　　42, 43
二次的成熟

――の失敗　　346
二重軸理論　　405
入院治療　　135
　　解離性障害の――　　251〜252
　　境界性パーソナリティ障害の――　　386〜389
　　統合失調症の――　　172〜177
　　反社会性パーソナリティ障害の――　　437〜443
入院治療におけるスタッフミーティング
　　逆転移と――　　441〜442
　　反社会性パーソナリティ障害と――　　441〜442
認知　　68
認知行動療法（CBT）　　192, 196, 226, 235, 289, 485, 493
　　恐怖症と――　　225
　　全般性不安障害と――　　226
認知症　　321
認知スタイル　　457

ね

ネオセクシュアリティ　　260, 261
ネグレクト　　184, 360, 361

の

脳外傷　　321
脳脊髄液（CSF）の5-ヒドロキシインドール酢酸（5-HIAA）濃度と衝動攻撃性の程度　　13
脳損傷　　321
脳の下面の眼窩前頭皮質　　17

は

パーソナリティ障害　　52, 101
　　――の診断における性差　　430
破局的状態　　321
破局的反応　　321
迫害不安　　214
暴露療法　　235
Patuxent 院（メリーランド）　　438
発達
　　――と不安のヒエラルキー　　214
発達論的考察　　46
パニック障害
　　――の事例　　221
　　――の治療における課題　　217〜222
パニック発作　　217
母親
　　ペニスをもった――　　268
母親集団　　115
パラフィリア　　259
　　――障害　　260
　　――の事例　　271
　　――の精神力動的理解　　260〜268

——の精神療法の事例　271
——の治療　268〜274
——の入院治療の事例　274〜275
異性装　268
サディズムとマゾヒズム　264〜265
小児性愛　266
フェティシズム　265〜266
露出症と窃視症　263〜264
パロ・アルト派　117
パロキセチン　20
反社会性パーソナリティ障害　263, 267, 269
——の疫学　429〜430
——の概念の発展　427
——の個人精神療法　443〜445
——の事例　434〜435, 437〜438, 442〜443
——の診断基準　428
——の精神力動的理解　430
——の入院治療　437〜443
——の予防　445
——への治療的接近　437
反社会的行動　15
——と自己愛性パーソナリティ障害　408
——と躁病　440
——の予防と家族療法　445
反転移的治癒　96
反動形成　31

ひ

被愛妄想　335
備給　159
非言語的　70
——行動　70
——態度　8
微小外傷 microtrauma　65
ヒステリーおよび演技性パーソナリティ障害　451
——での性愛転移の取り扱い　464〜472
——の個人精神療法　461〜473
——の集団精神療法　473〜474
——の事例　468〜471
——の性愛転移における性差　472〜473
——の精神力動的理解　458〜461
性別と診断　456
認知スタイルと防衛機制　457
ヒステリーと演技性との対比　451〜456
ヒステリー性人格　452
ヒステリー性パーソナリティ障害　452, 457
非精神病部分
パーソナリティの——　168
左海馬の容積の減少　15
人 person　5〜7, 32
否認　30, 36, 40

反社会性パーソナリティ障害の——　444
病院精神医学　135
評価　72, 74
恐怖症の——　225
表出的・支持的連続体　81, 82, 94, 113
病歴聴取　62, 63
病的な自己愛　400
病棟のスタッフ
反社会性パーソナリティ障害と——　439

ふ

5-HTTLPR マルチマーカー遺伝子型　234
不安
——の発達的なヒエラルキー　214
Freud の観点　213
不安/回避　362
不安障害
——における遺伝的要因　215
——における環境的要因　215
DSM-5 における——　216
反社会性パーソナリティ障害と——　439
不安神経症　213
不安定 insecure　52, 74
不安・両価的 anxious-ambivalent　51
夫婦療法　118, 272
フェティシズム　265
副腎皮質刺激ホルモン放出因子（CRF）　184
双子の不安　356
物質関連障害　287
物質使用
——障害　269
反社会性パーソナリティ障害と——　439
物質乱用　454
反社会的性格の病理と——　429
部分入院治療　135
分化 differentiation　49
文化　47, 456
自己愛的な——　399〜400
分離・個体化　49
分離の体験　184
分離不安　139, 366, 455
パニック障害と——　218
不安の形態と——　214

へ

米国の関係理論　40
併存症
依存性パーソナリティ障害の——　495
社交恐怖の——　224〜225
全般性不安障害の——　226
パラフィリアの——　268

反社会性パーソナリティ障害の―― 429〜430
不安障害の―― 216〜217
併用治療
うつ病の―― 193, 201
外来治療設定における―― 148
パニック障害の―― 220〜221
ペニス羨望 47
辺縁系 378
変化の機制 94
弁証法的行動療法（DBT） 370, 372, 391
扁桃体 219, 364〜366, 379, 432
変容性自我 alter ego 42

ほ

防衛機制 28, 29, 36
――の階層 30
うつ病の―― 189
恐怖症の―― 222, 223
全般性不安障害の―― 228
防衛機能 72
包括的 9
法的な事情
反社会性パーソナリティ障害と―― 444
暴力 339
補助自我 168, 172, 175, 323, 348
本当の自己 36

ま

マゾヒズム 264

み

未解決 unresolved 52, 74
未解決/解体 362
未関与の他者 248, 249
見捨てられ 356, 361, 366
――不安 379
ミネソタ多面人格目録 403
ミラーリング 137

む

無意識 8, 9, 28
――の人種差別主義傾向 9
無意識的 9
結びつき 9
無秩序・無方向 disorganized-disoriented 51

め

明確化 88
命日反応 68
メタファー 54
面接回数 101

面接の頻度 83
メンタライジング 318, 319
メンタライズ 74, 337
メンタライゼーション 52
愛着パターンと―― 74
家族/夫婦療法と―― 122
境界性パーソナリティ障害と―― 361, 367, 370, 371, 380, 381
猜疑性パーソナリティ障害と―― 334
自己愛性パーソナリティ障害と―― 415
反社会性パーソナリティ障害と―― 444
メンタライゼーションに基づく治療（MBT） 370, 372

も

妄想分裂ポジション/妄想（猜疑）分裂ポジション 34, 112, 331
目標 97, 102
物語的 narrative 自己感 50
喪の作業 195

や

薬物遵守 127
薬物乱用
――に対する精神力動的アプローチ 292
薬物療法 124
境界性パーソナリティ障害の―― 369〜370
全般性不安障害の―― 228
統合失調症の―― 162〜163
反社会性パーソナリティ障害の―― 440

ゆ

誘意性 114
ユーモア 31
夢 7, 8, 93
夢解釈 93

よ

養育
うつ病と―― 188
解離性障害と―― 240
境界性パーソナリティ障害と―― 360
自己愛性パーソナリティ障害と―― 405〜406
社交恐怖と―― 223, 224
反社会性パーソナリティ障害と―― 431, 432, 445
養育者からの相互の反応 45
容器 114, 120
幼少期早期の心的外傷 200
幼少期の身体的外傷 195
幼稚症 262

予期　*16, 31*
抑圧　*31*
抑うつ
　　アルコール症と──　*291*
　　境界性パーソナリティ障害と──　*414*
　　猜疑性パーソナリティと──　*334*
　　統合失調症と──　*158*
　　反社会性パーソナリティ障害の──　*439*
　　薬物乱用と──　*293*
抑うつポジション　*34, 112, 188*
抑うつモード　*337*
抑制　*31*
よそ者的自己　*363, 371, 378*
予防
　　反社会性パーソナリティ障害の──　*445〜446*
寄る辺なさ　*187, 188*

ら

ライフサイクル
　　──を通した自己愛性パーソナリティ障害　*421*
　　　〜423

り

離隔
　　解離性の──　*237*
力動的集団療法　*391*
力動的精神療法　*192, 236*
　　社交恐怖と──　*225*
力動的脱構築精神療法（DDP）　*370, 372*
力動的薬物療法　*123*
力動的療法　*235*

理想化　*30, 145*
　　──された万能的な救済者　*248, 249*
　　自己愛性パーソナリティ障害と──　*408, 414*
理想化転移　*41*
リフレクティブ機能尺度　*362*
両側の海馬　*9*
リラクゼーション訓練　*245*
　　──とパニック障害　*220*
理論的枠組み　*75*
理論は常にメタファー　*54*
臨床実践における理論の役割　*53*
臨床的現象　*53*
臨床面接　*61, 71*

れ

冷蔵庫マザー　*318*
霊長類の研究における環境の影響と遺伝子の性向
　　13
練習 Practicing　*49*
連想的病歴 associative anamnesis　*66*
連想ネットワーク　*94*
連続体　*82*

ろ

ロールシャッハテスト　*70*
露出症　*261, 263, 272, 350*

わ

ワーキングスルー　*92*
歪曲　*68*
悪い対象　*363*

監訳者略歴

奥寺　崇（おくでら　たかし）
1985年　群馬大学医学部卒業，同神経精神医学講座入局，1998年 同大学内講師
1994～1996年　米国メニンガー・クリニックに留学
1999～2002年　英国精神分析協会精神分析研究所ならびにタヴィストック・クリニック成人部門に留学
2006～2008年　国立精神・神経センター武蔵病院 精神科医長
専　攻　精神医学，精神分析学
現　職　クリニックおくでら院長，国際精神分析協会（IPA）正会員
著訳書　プレゼントモーメント（監訳，岩崎学術出版社），クライン派用語辞典（共監訳，誠信書房），精神分析の名著（分担執筆，中央公論新社），外来精神科診療シリーズ（分担執筆，中山書店）
監訳担当章　序，8章，10章，12章，15章，19章
翻訳担当章　17章

権　成鉉（ごん　せいげん）
1981年　川崎医科大学卒　同精神科入局
1996年　同精神科助教授
2000年　9月同上退職
2000年　10月クリニック ソフィアを開院
1985～1989年　東海大学医学部精神科学教室研修生
1989～1991年　米国メニンガー・クリニック留学
現　職　医療法人ミネルヴァ クリニック ソフィア院長
　　　　国際精神分析協会（IPA）正会員
著　書　（分担執筆）
　　　　摂食障害（岩崎学術出版社），神経症とその周辺（星和書店），精神療法マニュアル（金剛出版），精神分析事典（岩崎学術出版社），心身医学用語辞典（三輪書店），力動的集団精神療法（金剛出版），精神分析と文化（岩崎学術出版社）
訳　書　精神力動的精神医学①（岩崎学術出版社）
監訳担当章　1章，2章，3章，4章，18章
翻訳担当章　5章

白波瀬丈一郎（しらはせ　じょういちろう）
1986年　慶應義塾大学医学部卒業
　　　　慶應義塾大学医学部精神・神経科教室入室
専　攻　精神医学，力動精神医学
現　職　慶應義塾大学医学部特任准教授，同大学ストレス研究センター副センター長
著訳書　精神科プラクティス第3巻　神経症とその周辺（分担執筆，星和書店），青年のひきこもり（分担執筆，岩崎学術出版社），近親姦に別れを（訳，岩崎学術出版社），メンタライゼーションと境界パーソナリティ障害（監訳，岩崎学術出版社）
監訳担当章　9章，16章，17章
翻訳担当章　6章，15章

池田暁史（いけだ　あきふみ）
1972年　山形県に生まれ，鯰や雷魚を狙って釣りにいそしみつつ育つ
1999年　東京大学医学部卒業，東京大学医学部精神神経科入局
2003年　杏林大学医学部精神神経科学教室助教
2011年　文教大学人間科学部臨床心理学科准教授
専　攻　精神分析，力動精神医学
現　職　文教大学人間科学部臨床心理学科教授／精神分析的精神療法個人開業
著訳書　自我心理学の新展開（分担執筆．ぎょうせい），精神分析になじむ──狩野力八郎著作集1（共編，金剛出版），米国クライン派の臨床（共訳，岩崎学術出版社），メンタライゼーション・ハンドブック（訳，岩崎学術出版社），精神力動的精神療法──基本テキスト（訳，岩崎学術出版社）他
監訳担当章　5章，6章，7章，11章，13章，14章
翻訳担当章　4章

訳者紹介（50音順）

衞藤暢明（えとう　のぶあき）
2003年　熊本大学医学部卒業
現　職　福岡大学医学部精神医学教室　講師
著訳書　ウィニコット著作集2 愛情剥奪と非行（分担訳，岩崎学術出版社），HOPEガイドブック救急医療から地域へとつなげる自殺未遂者支援のエッセンス（分担執筆，へるす出版）他
担当章　16章

岡田暁宜（おかだ　あきよし）
1996年　名古屋市立大学大学院医学研究科修了
現　職　名古屋工業大学保健センター教授
著訳書　精神分析と文化——臨床的視座の展開（編著，岩崎学術出版社），自我心理学の新展開——フロイト以後，米国の精神分析（分担執筆，ぎょうせい），松木邦裕との対決——精神分析的対論（分担執筆，岩崎学術出版社），北山理論の発見——錯覚と脱錯覚を生きる（分担執筆，創元社），週一回サイコセラピー序説——精神分析からの贈り物（分担執筆，創元社），精神分析の基礎 現代精神分析基礎講座 第1巻（分担執筆，金剛出版），分析家の前意識——諸学派65人のインタビューによる研究（共訳，岩崎学術出版社）
担当章　3章，18章

加藤隆弘（かとう　たかひろ）
2000年　九州大学医学部卒業
現　職　九州大学病院精神科神経科　講師
著訳書　罪の日本語臨床（分担執筆，創元社），北山理論の発見——錯覚と脱錯覚を生きる（分担執筆，創元社），レジリアンス——症候学・脳科学・治療学（分担執筆，金原出版），専門家に相談する前のメンタルヘルス ファーストエイド（訳，創元社）他
担当章　2章，13章

木村宏之（きむら　ひろゆき）
1994年　東京慈恵会医科大学医学部卒業
現　職　名古屋大学大学院医学系研究科精神医学分野准教授，日本精神分析学会認定精神療法医スーパーバイザー
著訳書　日常臨床に活かす精神分析（共著，誠信書房），面接技術の習得法（金剛出版），初回面接（共訳，金剛出版），境界性パーソナリティ障害（共著，金剛出版），パーソナリティ障害治療ガイド（共訳，金剛出版），境界性パーソナリティ障害の精神療法（共著，金剛出版）
担当章　8章，19章

小林要二（こばやし　ようじ）
1992年　山梨医科大学医学部卒業
現　職　こもれび診療所院長
著訳書　現代精神医学事典（分担執筆，弘文堂）
担当章　1章，7章

清野百合（せいの　ゆり）
1999年　京都大学医学部卒業
現　職　パークサイドこころの発達クリニック
担当章　9章，10章

和田良久（わだ　よしひさ）
1993年　京都府立医科大学卒業
現　職　府中みくまり病院
著訳書　拒食症の克服（訳，新興医学出版社）
担当章　11章，12章，14章

精神力動的精神医学 第5版
―その臨床実践―
ISBN978-4-7533-1157-6

監訳者

奥寺　崇

権　成鉉

白波瀬丈一郎

池田暁史

2019 年 10 月 19 日　第 1 刷発行
2021 年　2 月 11 日　第 2 刷発行

印刷　（株）新協　／　製本　（株）若林製本工場
―――――――――

発行所　（株）岩崎学術出版社　〒101-0062　東京都千代田区神田駿河台 3-6-1
発行者　杉田 啓三
電話 03（5577）6817　FAX 03（5577）6837
©2019　岩崎学術出版社
乱丁・落丁本はおとりかえいたします　検印省略

精神力動的精神療法──基本テキスト
グレン・O・ギャバード著　狩野力八郎監訳　池田暁史訳
米国精神分析の第一人者による実践的テキスト（DVD付き）　本体5000円

メンタライゼーション実践ガイド
A・ベイトマン／P・フォナギー著　池田暁史監訳
境界性パーソナリティ障害へのアプローチ　本体3500円

メンタライゼーション・ハンドブック──MBTの基礎と臨床
J・G・アレン／P・フォナギー著　狩野力八郎監修　池田暁史訳
多面的かつエビデンスに基づく治療理論　本体5000円

精神力動的サイコセラピー入門──日常臨床に活かすテクニック
セーラ・フェルス・アッシャー著　岡野憲一郎監訳
明快かつ平易な言葉で書かれたテキスト　本体3000円

境界性パーソナリティ障害治療ハンドブック
ジョン・G・ガンダーソン著　黒田章史訳
「有害な治療」に陥らないための技術　本体3800円

連続講義 精神分析家の生涯と理論
大阪精神分析セミナー運営委員会編
分析家たち自身の苦悩の足跡をそれぞれの第一人者が語る　本体3800円

精神分析新時代──トラウマ・解離・脳と「新無意識」から問い直す
岡野憲一郎著
脳科学の視点から精神分析の前提に一石を投じる。　本体3200円

精神分析的アプローチの理解と実践
吾妻壮著
アセスメントから介入の技術まで　本体3000円

精神分析が生まれるところ──間主観性理論が導く出会いの原点
富樫公一著
人と人との出会いという視座から臨床上の問題を検証する　本体3200円

この本体価格に消費税が加算されます。定価は変わることがあります。